रसतरङ्गिणी

रसतरङ्गिणी

प्राणाचार्य श्रीसदानन्दशर्मणा विरचिता

आयुर्वेदाचार्य श्रीहरिदत्तशास्त्रिणा कृतया
प्रसादनीव्याख्यया समुद्भासिता च

आयुर्वेदाचार्य पं० धर्मानन्दशास्त्रिणा 'रसविज्ञान'
नामकहिन्दीभाषया वक्तव्येन च विभूषिता

सा चेयम्
पं० काशीनाथशास्त्रिणा
सम्पादिता

मोतीलाल बनारसीदास
दिल्ली, मुम्बई, चेन्नई, कोलकाता, बंगलौर,
वाराणसी, पुणे, पटना

ग्यारहवां संस्करण : १९७९
पुनर्मुद्रण : दिल्ली, १९८२, १९८९, १९९४, २०००, २००४

ISBN: 81-208-2542-x (सजिल्द)
ISBN: 81-208-2543-8 (अजिल्द)

मोतीलाल बनारसीदास
४१ यू०ए० बंगलो रोड, जवाहर नगर, दिल्ली ११० ००७
८ महालक्ष्मी चैम्बर, २२ भुलाभाई देसाई रोड, मुम्बई ४०० ०२६
२३६ नाइंथ मेन III ब्लाक, जयनगर, बंगलौर ५६० ०११
सनाज प्लाजा, १३०२ बाजीराव रोड, पुणे ४११ ००२
१२० रायपेट्टा हाई रोड, मैलापुर, चेन्नई ६०० ००४
८ केमेक स्ट्रीट, कोलकाता ७०० ०१७
अशोक राजपथ, पटना ८०० ००४
चौक, वाराणसी २२१ ००१

नरेन्द्रप्रकाश जैन, मोतीलाल बनारसीदास, बंगलो रोड, दिल्ली ११० ००७
द्वारा प्रकाशित तथा जैनेन्द्रप्रकाश जैन, श्री जैनेन्द्र प्रेस,
ए-४५ नारायणा, फेज-१, नई दिल्ली ११० ०२८ द्वारा मुद्रित

ॐ

समर्पणम्

गुणिगणभूषण-
परमविचक्षण-
लब्धसुशिक्षणकीर्तेः ।
प्रणयपरीक्षण-
सदयनिरीक्षण-
मधुरमनोहरमूर्तेः ॥
मित्रकुलोद्भव-
सज्जनवैभव-
वैद्यविकत्थितबुद्धेः ।
रसनिगमोदित-
सुबहुपरीक्षित-
मार्गकृतेशविशुद्धेः ॥

श्रीमत्परमपूज्यायुर्वेदार्णवकर्णधारशिरोमणेः
श्रीगुरुवर्यकविराजनरेन्द्रनाथमित्रमहोदयस्य

करकमलयुगले
समर्प्यते
इयं
रसतरङ्गिणी

तथा च—

यदेव सततं मया ह्यधिगतं भवद्भ्यः पुरा
तदेव खलु साम्प्रतं बत समर्पयेयं कथम् ।
तथापि विनयानतो लघुनिबन्धरूपेण तत्
भवद्धृदयतुष्टये किमिव नार्पयेयं मुदा ॥

इति निवेदयति

घिल्डियालोपाह्वः सदानन्दशर्मा

भूमिका

अयि आयुर्वेदार्णवकर्णधारधुरीणाः ! रसनिगमपारावारपारीणाः ! प्राणाचार्यशिरोमणयः ! विदिततरमेवैतत्सर्वेषां तत्रभवतां भवतां यत्सुरभारतीयसाहित्यस्य गौरवास्पदभूतासु रसमूलिकाशास्त्राभिधेयासु तिसृष्वपि चिकित्सासु रसचिकित्साया एव प्राधान्यम् । अतएव आमनन्त्येवं वृद्धवैद्याः—

"उत्तमो रसवैद्यस्तु मध्यमो मूलिकादिभिः । अधमः शस्त्रदाहाभ्याम्"

अपि च रसचिकित्सकचूडामणिना श्रीगोपालकृष्णेन रसेन्द्रसारसंग्रहनामकस्वसंगृहीतग्रन्थोपक्रमेऽपि समर्थितमस्य प्राशस्त्यम् । तथाहि

"अल्पमात्रोपयोगित्वादरुचेरप्रसंगतः ।
क्षिप्रमारोग्यदायित्वादौषधेभ्योऽधिको रसः ॥"

एतावतैवास्या रसचिकित्सायाः प्राशस्त्यमध्यवसीयते यदियमादिदेवेन महादेवेन शतसहस्रपद्यनिबद्धसंहितात्मकतया सर्वप्रथममाविष्कृतेति ।

अपि च समुपेयसुखावहपदार्थप्रधानभूतस्य पुरुषार्थचतुष्टयस्योपजनकत्वेन कियदुपादेयत्वमस्येति सुधीभिरेव भिषग्भिरवधेयम् ।

पुरुषार्थचतुष्टयप्रयोजकत्वं चास्याः सुविदितमेव सर्वेषां वैद्यविद्याविदाम् । तथाहि—निःशुल्कौषधदानरोगिनिरीक्षणादिना आर्तत्राणरूपः, सन्निपाताद्यात्ययिकामयेषु प्राणप्रदत्वेन नवजीवनदानरूपश्च धर्मः, प्रचुरार्थराशिशालिनां धनपतिविरुद्भाजां चिकित्साकरणेन अर्थोदयः, निरुक्तरीतिसमुपार्जितधनेन कामश्च समुल्लसतीति निर्विवादम् ।

आयुर्वेदांगभूतस्य रसशास्त्रस्य मोक्षाभिधायकत्वं च रसार्णवादिप्राचीनार्षग्रंथेषु षड्दर्शनादिविलक्षणतया प्राधान्येनैव प्रतिपादितम् । मन्यन्ते च प्राचीना रसायनाचार्याः प्रधानप्रयोजनं रसशास्त्रस्य मोक्षावाप्तिसाधनम् । तथाहि—

श्रीदेव्युवाच—त्वत्प्रसादाच्छ्रुतं सर्वमशेषमवधारितम् ।
यदि तेऽहमनुग्राह्या यद्यहं तव वल्लभा ॥

श्रीभैरव उवाच—साधु साधु महाभागे ! साधुपर्वतनन्दिनि ! ।

साधु पृष्टं त्वया देवि ! भक्तानां हितकाम्यया ॥
अजरामरदेहस्य शिवतादात्म्यवेदनम् ।
जीवन्मुक्तिर्महादेवि देवानामपि दुर्लभा ॥
पिण्डपाते च यो मोक्षः स च मोक्षो निरर्थकः ।
पिण्डे तु पतिते देवि ! गर्दभोऽपि विमुच्यते ॥
षड्दर्शनेऽपि मुक्तिस्तु दर्शिता पिण्डपातने ।
करामलकवत्सापि प्रत्यक्षं नोपलभ्यते ॥
देवानामपि देवेशि ! दुर्लभं पिण्डधारणम् ।
किं पुनर्मानुषाणां तु धरणीतलवासिनाम् ॥
तेन पिण्डो महादेवि रक्षणीयः प्रयत्नतः ।
यावन्न हरबीजं तु भक्षयेत्पारदं रसम् ।
तावत्तस्य कुतो मुक्तिः कुतः पिण्डस्य धारणम् ॥

(रसार्णवप्रथमपटलः)

श्रीमद्भगवद्गोविन्दपादाश्चैवमामनन्ति—

इति धनशरीरभोगान् मत्वाऽनित्याः सदैव यतनीयम् ।
मुक्त्यै सा च ज्ञानात् तच्चाभ्यासात् स च स्थिरे देहे ॥
स्थिरदेहोऽभ्यासवशात् प्राप्य ज्ञानं गुणाष्टकोपेतम् ।
प्राप्नोति ब्रह्मपदं न पुनर्भववासदुःखानि ॥

नहि देहेन कथंचिद् व्याधिजरामरणदुःखविधुरेण क्षणभंगुरेण सूक्ष्मं तद् ब्रह्मोपासितुं शक्यम् ॥

अस्मिन्नेव शरीरे येषां परमात्मनो न संवेदः देहत्यागादूर्ध्वं तेषां तद् ब्रह्म दूरतरम् । तस्माज्जीवन्मुक्तिं समीहमानेन योगिना प्रथमं दिव्या तनुर्विधेया हरगौरीसृष्टिसंयोगात् । (रस० हृ० त० प्र० अ०)

अस्याश्च रसचिकित्सायास्तन्त्रकाराः—श्रीशङ्कर-नन्दीश्वर-भैरवब्रह्मविष्णु-दत्तात्रेयप्रभृतयो देवाः अगस्त्य-कपिल-मालुकि-व्याडिमत्तमाण्डव्यादयो महर्षयः, चन्द्रसेन-लङ्केश-विशारद-भास्कर-सुरसेन-रत्नकोश-स्वच्छन्दभैरव-मन्थानभैरव-काकचण्डीश्वर-नरवाहन-कपालिक-रसेन्द्रतिलक-सुरानन्द-यशोधन-गोमुख-नरेन्द्र-मैथिल-स्कन्द-भगवद्गोविन्द पाद-प्रभृतयः प्राचीना रससिद्धाः नागार्जुन-भैरवनाथ-

सोमनाथ-सिद्धनाथ-चर्पटीनाथ-गोरक्षनाथ-मत्स्येन्द्रनाथादयश्च प्रसिद्धा बहवो रससिद्धा महानुभावाः समजायन्त ।

रसतन्त्रेषु च रसेन्द्रसंहिता-दत्तात्रेयसंहिता-अगस्त्यसंहिता-नासत्यसंहिता-गोरक्षसंहिता-रुद्रयामलतन्त्र-महारसायनतन्त्र कामधेनुतन्त्र-दत्तात्रेयतन्त्र-सिद्धलक्ष्मीश्वरतन्त्र-नागार्जुनतन्त्र-बालतन्त्र-चन्द्रसेनसिद्धान्त-लंकेशसिद्धान्त-कपिलसिद्धान्त-ब्रह्मसिद्धान्त-रसरत्नाकर-रसरत्नप्रदीप-रसपारिजातप्रभृतयोऽसंख्या रसग्रन्थाः श्रूयन्ते नाममात्रेण सांप्रतम् ।

हन्त ! यस्या रसविद्याया इतः सहस्त्रवर्षपूर्वं भारतेऽपरिगणनीया आचार्याः ग्रन्थाश्च लब्धप्रतिष्ठा लब्धप्रचाराश्च आसन् तस्या एव अंगुलिगणनीया ग्रन्था दृष्टिसरणिमुपयान्तीति महान् खेदः । रसतन्त्राचार्याश्च न दृश्यन्ते नाममात्रेण क्वापि । उपलब्धरसतन्त्राणामप्यतिदुर्बोधतया विरला एवोपलभ्यन्ते तदर्थज्ञा रसवैद्याः । ये केचन रसायनाचार्यम्मन्या रसवैद्याः क्वचिद् दृश्यन्ते ते रसतन्त्रार्थजातं स्वकीयं पैतृकं धनमिति मन्यमानाः देशजात्यादिसाम्यभेदजनितमात्सर्यमलकलुषितस्वान्ताः पठनकर्मणि व्ययीकृतानेकवर्षेभ्योऽनन्यभक्तेभ्यः शिष्येभ्योऽपि गोपयन्त्येव । कुतश्चित् समधिगतनिशाशकलोऽपि मूषिकश्चिकित्सकत्वेनात्मानं सम्भावयतीति लोकश्रुतिं प्रत्यक्षीकारयन्ति ।

अपि च इदानीतना ये केचन वैद्याः प्राचीनाचार्यप्रणीतान्यपि पुस्तकानि कुतश्चित्स्वगृहाद्वा समधिगच्छन्ति तानि सूर्यदेवमपि नोपदर्शयन्ति, किं पुनर्मुद्रणालयान् ।

हन्त ! यस्यायुर्वेदशास्त्रस्य विविधदेशागतऋषिमहर्षिसिद्धाचार्यसंमेलनसाहाय्येनैव पुरा प्रादुर्भावः समजनि,सम्मिलिता ऋषयः सिद्धा आचार्याश्च समस्तविश्वमङ्गलकाम्यया स्वानुभवपथमुपगतमायुर्वेदतत्त्वं निरवशेषं सदसि समभिधाय आयुर्वेदकल्पतरुं प्रत्यहमुत्तरोत्तरमतिवेलं परिपोषयामासुस्तस्यैव सांप्रतिकी कीदृशी दुरवस्थेति परं परिभवस्थानं भारतीयभिषजाम् ।

इमामेव दशामवलोकयद्भिः श्रीमद्भिर्गुरुवर्यैः कविराजनरेन्द्रनाथमित्रमहोदयैराज्ञप्तोऽहं पद्यनिबद्धग्रन्थं स्वानुभूतरसशास्त्ररहस्यं भारतीयभिषजां करकमलेषु उपायनीकर्तुम् ।

एतादृशदुष्करकर्मणि अशक्तस्यापि मादृशस्य मन्दमतेः गुर्वादेशस्य शिरोधार्यतया कृतोऽयं प्रयत्नश्चेद् भारतीयभिषजां किञ्चिदप्युपकारजातमुपजनयेत्तदात्मानं सफलपरिश्रमं मन्येय ।

अस्मिंश्च ग्रन्थे पारदस्य स्वानुभूता अष्टावेव संस्काराः प्रतिपादिताः, न तु स्वानुभवपथबहिर्भूताः सर्वे (अष्टादश) संस्काराः। अस्यां च रसतरङ्गिण्यां क्वचित्पूर्वाचार्यपद्धतिरेवानुसृता, क्वचिच्च नव्यरसायनतन्त्रोक्तसिद्धान्ता एवानुमता मया। तथाहि—

"गंधाश्मगैरिकाशीसकांक्षीतालशिलाञ्जनम्। कंकुष्ठं चेदुपरसाश्चाष्टौ पारदकर्मणि॥"

इत्यत्र पूर्वाचार्यैरुपरसत्वेन स्वीकृतानां गैरिककाशीसाञ्जनकंकुष्ठानां मध्ये गैरिकं लोहांशविशिष्टतया, काशीसं च रूपांतरीभूतलोहांशसमन्वितत्वेन उपधातुषु परिसंख्यातम्। कंकुष्ठञ्च वनौषधिविशेषतया नेह प्रदर्शितम्।

"कम्पिल्लश्चपलो गौरीपाषाणो नवसादरः। कपर्दो वह्निजारश्च गिरिसिंदूरहिंगुलौ॥
मृद्दारशृंगमित्यष्टौ साधारणरसाःस्मृताः। रससिद्धकराः प्रोक्ता नागार्जुनपुरःसरैः॥"

इत्यत्र नागार्जुनादिभिः सिद्धैः साधारणरसत्वेन समाम्नातानां कम्पिल्लनवसादरकपर्दवह्निजारगिरिसिंदूरमृद्दारशृङ्गानां मध्ये कम्पिल्लो वनौषधिविशेषतया साधारणरसेषु न परिगणितः (परित्यक्त एव, निघण्टुग्रन्थैरेव तस्य प्रतिपादनीयत्वात्)। नवसारश्च क्षारविशेषात्मकतया इह क्षारविशेषेषु निर्दिष्टम्, कपर्दश्च मृतजलजन्तुकीकसविशेषात्मकतया जान्तवपदार्थे पृथक् परिगणितः। वह्निजारस्तु जन्तुविशेषजतयापि प्रायशो रसौषधेष्वप्रयुक्तत्वात् नेह प्रदर्शितः। गिरिसिंदूरमृद्दारशृंगे च सीसकधात्वात्मकतया उपधातुषु परिगणिते।

"ताप्यं च विमला तुत्थं कांस्यं पित्तलकं तथा।
सिंदूरं शैलनिर्यासः स्मृताः सप्तोपधातवः॥"

इत्यत्र उपधातुत्वेन समाम्नातानां कांस्यपित्तलशैलनिर्यासानां मध्ये कांस्यं ताम्रवङ्गांशमिश्रितत्वेन, पित्तलं ताम्रयशदांशमिश्रितत्वेन, शिलाजतु च लोहादिधातुमिश्रितत्वेन मिश्रकधातुषु परिगणितम्।

क्वचिच्च रसतन्त्रानिर्दिष्टानां मृगशृङ्गसमुद्रफेनादिकानां शोधनमारणादिविधानात् वराटकादिजान्तवपदार्थेषु समाख्यानं विहितम्। तथा च प्राचीनरसागमेषु सामान्यतया प्रतिपादितानां विषोपविषाणां तत्तद्रसेषु प्रधानाङ्गतया सुसूक्ष्मभावेनावश्यज्ञातव्यतया च पृथगेव परिगणनं कृतं सविस्तरं गुणनिरूपणपूर्वकम्।

क्वचिच्च प्राचीनरसतन्त्रेषु नाममात्रेणाप्यश्रुतानां नव्यरसायनतन्त्रप्रसिद्धानां

निम्बूकाम्ल-टङ्कणाम्ल-सुवर्णलवण-क्षारकाम्लीय-रजतारनालीयक—सीसकद्रव-गन्धकाम्लीय-यशदादीनामत्युपयोगिनां विषयाणां सन्निवेशः कृतः।

अपि च रसोपरसधातूपधात्वादिकानामवश्यप्रतिपत्तव्याः स्वानुभूताः शास्त्रसंमताश्च मात्राभेदाः, गुणाः, पूर्वाचार्य्यैरनिरूपिताविशिष्टा गुणाः, सद्यो व्याधिहराः शास्त्रदृष्टाश्चामयिकाः प्रयोगा निर्दिष्टास्तत्र तत्र निर्व्याजम्। इहोक्ताश्च रसोपरसादिकानां शोधनमारणादिविषयः प्रायशः स्वानुभूताः सुखसाध्या एव वा सविस्तरं तथा प्रतिपादिता यथा सुकुमारमतयोऽपि शास्त्ररहस्यमधिगन्तुं शास्त्रोक्तक्रियाश्चानायासेनैव साधयितुं प्रभवेयुः।

एतद्ग्रन्थनिर्माणे श्रीमद्भिर्गुरुवर्यैः कविराजनरेन्द्रनाथमित्रमहोदयैर्यन्महत्साहाय्यमनुष्ठितं तदुपकारभारं वहामि सादरमवहितचेतसा। यच्च मदीयपरमसुहृद्भिर्विद्यालङ्कारपदवीविभूषितैः श्रीजयदेववर्म्ममहोदयैः मुद्रणपत्रसंशोधनादिकर्मणि साहाय्यं सम्पादितं तदपि कृतज्ञतापूर्वकमभिनन्दनीयम्। अन्ते तु—

वर्णयोजकदोषेणाविज्ञानाद्वा प्रमादतः। कुत्रचित्स्खलनं जातं वर्णान्यत्वादिरूपकम्॥
संशोधयन्तु सततं सन्तस्तदनुकम्पया। स्खलनं यच्च कुत्रापि स्यान्मे पुरुषदोषतः॥

इति निवेदयति—
भिषजां वशंवदः
सदानन्दशर्म्मा घिल्डियालोपाह्वः।

प्राक् पठनीयम्

सन्तः ! प्राणाचार्य्याः ! प्राणकामाश्च ! भारतीये रसायनशास्त्रे नवीनं पदमादधाना रसतरङ्गिणीयं सद्भिषजां प्रथमदर्शनत एव परं प्रमोदमातन्वानाऽतिशयसाधारणरसगुणविचारणकारणादपरमानन्दाधिकारमतानीत् ।

तस्याः प्रथमादिसंस्करणमुदारचरितैर्गुणगृह्यैर्भिषग्वरैस्तत्र तत्र विशिष्टायुर्वेदविद्यालयेषु पाठ्यत्वेनाङ्गीकृतमपरैश्च जिज्ञासुभिरहमहमिकयैवात्मसात्कृतमिति भूयोऽपि भूयसीमावश्यकतामपरसंस्करणस्यान्वभूम ।

अत्र च तत्र तत्र बहुत्र कठिनदुरूहस्थलेषु निगूढरहस्यप्रसादनी विषमस्थलव्याख्या निवेशितेति जिज्ञासुच्छात्राणां परं प्रमोदस्थानम् । किञ्च मूलेऽप्यत्र बहुत्र पूर्वसंस्करणापेक्षयोपयोगि योगाधिक्यमस्ति मननीयम् । विशेषतो यथा 'तलसिन्दूरम्' 'शुक्रशोधिगन्धयोगः' 'मल्लमारणविधिः' 'स्वर्णमारणप्रकारे पञ्चमे वैशेष्यम्' 'कासीसमारणप्रकारः' इत्यादि । प्रसादन्यान्तु बहुत्र रहस्योद्घाटनम्, पारदावशिष्टदशसंस्कारसंक्षिप्तसमुल्लेखः, अन्तधूमवालुकायन्त्रप्रकारः, गन्धकयोगविशेषाः, मल्लभस्मयोगः—इत्यादयोऽनेके सूक्ष्मेक्षिकासमीक्षणीयाश्चापरे विशेषाः भावुकमनोमोदावहाः सन्त्येव ।

अत्र च अतीव महत्त्वपूर्णः चपलनिर्णयोऽपि यथास्थानं निवेदित इत्यवधेयम् ।

अपि च एतावता कृतेऽपि प्रयत्ने भ्रमप्रमादादिस्वाभाविकारमदीयदोषहेतोर्जायमानं स्खलनं चेत् शोधनीयं सुधीरैः ।

इति निवेदयति—

भिषजामनुग्राह्यो

हरिदत्तः शास्त्री

आयुर्वेदाचार्यः ।

हिन्दी अनुवाद की भूमिका

अयुर्वेद में रसशास्त्र को कितनी महत्ता है यह बात आजकल के प्रतिदिन के व्यवहार में आनेवाली रसचिकित्सा पद्धति के अनुसरण करनेवाले किसी से छिपी नहीं है। यही नहीं रसशास्त्र में धातुविद्या का भी विशद वर्णन पाया जाता है, जिसके लिए अभी वैद्यसमुदाय को बहुत कुछ करने को बाकी है। परन्तु चिकित्सा के लिए रसशास्त्र का अध्ययन-अध्यापन तथा क्रियात्मक प्रयोग करने पर कई बार यह कठिनाई उपस्थित हो जाती है। रसचिकित्सा में व्यवहार में आनेवाले खनिज-द्रव्यों का शोधन मारण आदि किस शास्त्र के अनुसार विधि से करने पर उत्तम गुणदायक हो सकता है—किससे नहीं ? इसके साथ ही यह भी देखना होता है कि अमुक विधि का अनुसरण करने से उसमें अधिक व्यय तथा समय का तो उपयोग नहीं होता जिससे हम उसके उपयोग अथवा लाभ से वञ्चित रह जायँ। इन सब बातों का चिर-काल से विचार करते हुए ही रसचिकित्सा में काम आनेवाले प्रसिद्ध खनिज द्रव्योंके विज्ञान की कोई ऐसी पुस्तक हो जिसमें खनिजों की प्रकृति, प्राप्ति और गुण दोष आदि का वर्णन आयुर्वेददृष्टि से उत्तम और सरल हो, जिसके अनुसार उनका शोधन-मारण सही रूप में हो सके और उसके उपयोग का भी ज्ञान अच्छी तरह हो जाय। इसके साथ ही अपना और अन्य रसचिकित्साधुरीण वैद्यों का भी उनके विषय में पूर्ण अनुभव प्रकट हो जाय, जिससे रसचिकित्सा का महत्त्व और सद्यःफलप्रद चमत्कार सब के सामने बड़ी सरलता के साथ आ जाय। इसी आवश्यक कार्य को यथासम्भव पूरा करने के लिए उक्त गुणसम्पन्न पुस्तक की अत्यन्तावश्यकता थी कि सर्वसाधारण के लिए हिन्दी भाषा में संस्कृतमय रसशास्त्रों के निचोड़ के रूप में एक पुस्तक हो। सौभाग्य से लाला मोतीलाल बनारसीदास फर्म के मालिक श्री सुन्दरलालजी ने भी यही आग्रह कई बार दुहराया। इस बात को दृष्टि में रखते हुए रसशास्त्र की पुस्तकों का मैंने इस प्रकार निरीक्षण करना आरम्भ किया कि किस रसशास्त्रसम्बन्धी पुस्तक में विषयबिन्यास

उत्तम विधि से वर्णित है। मेरी दृष्टि में आधुनिक काल में लिखी हुई स्व० कविराज **सदानन्द शास्त्री** कृत रसतरंगिणी बहुत उत्तम सिद्ध हुई। अतः मैंने उसी का सरल हिन्दी अनुवाद 'रस विज्ञान' नाम से यह लिखा है। इस पुस्तक में प्रकरण के स्थान-स्थान पर उन पाश्चात्य योगों का भी दिग्दर्शन करा दिया गया है, जो एक रसचिकित्सक को जानने जरूरी हैं। साथ ही यथासम्भव खनिजादि द्रव्यों का परिचय, उनमें पाये जानेवाले तत्वों का विश्लेषण, उपयोग-विधि और उनके योगों का भी वर्णन किया गया है, जिससे रसचिकित्सक आधुनिक रसविज्ञान से भी परिचित हो जायँ। यदि यह चिरकालीन धारणा क्रियात्मक रूप धारण कर रसशास्त्र के प्रेमियों के लिए उपयोगी सिद्ध हुई तो मैं अपनी धारणा और प्रयत्न को सफल समझूँगा।

धर्मानंद

तरंगानुक्रमणिका

विषय सूची

छठवा तरङ्ग

विषय	पृष्ठ

ॐ

रसतरङ्गिणी

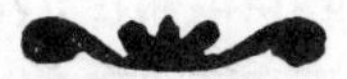

श्रीकंसमर्दिन्यै नमः

अथ रसशालाविज्ञानीयः प्रथमस्तरंगः

गणेशमुखचुम्बिनी सुरकदम्बकादम्बिनी
दयारसतरङ्गिणी दनुजसङ्घसंहारिणी।
अघव्रजविडम्बिनी हरकुटुम्बिनी सन्ततं
भवत्वमरवन्दिता मम हृदन्तरालम्बिनी ॥ १ ॥

प्रसादिनी

ध्रुवोऽखिलनमस्कृतः स्थिरतनुश्च यत्साधकः
समस्तगुणमण्डितो जगति यन्नियुक्तो बलिः ॥
यवोऽतनुरपि स्मरस्तनुयुतोऽनिरुद्धस्थितिः
स नोऽवतु समंततो मुरहरः सदा पारदः ॥ १ ॥

अथ खलु रसतन्त्रविविदिषामुह्यन्मनुजमानसमलमोषिणीं रसतरङ्गिणीमाविष्करिष्यन्नाचार्य्यः सम्भावितप्रत्यूहव्यूहापोहाय शिष्टाचारानुमितस्मृत्यनुमितश्रुतिबोधितकर्तव्यताकम्मङ्गलमाचरन् स्वेष्टदेवतामुपश्लोकयति—गणेशमुखचुम्बिनीत्यादिना पृथ्वीवृत्तेन। गणेशो विघ्नहरः, तस्य मुखं चुम्बतीति, सुनवत्सलतया, गणेशः पार्वतीसुतः इति पौराणिकस्मरणात्। अत्र चादौ गणेशनामकीर्तनमपि माङ्गलिकमित्यपि रहस्यम्। सुरकदम्बः = देवसमूहः तत्र कादम्बिनी = सामूहिका प्रधानभूतेति यावत्, दया = करुणा एव रसस्तस्य तरङ्गिणीव अत्यन्तदयायुक्तेति यावत्, दनुजसङ्घो = दैत्यसमूहस्तस्य संहारिणी = विनाशिका, अघव्रजः = पापसमूहः तस्य विडम्बिना = अपहरणशीला, अमरवंदिता = देवैः स्तुता, नमस्कृता च, हरकुटुम्बिनी = शिवस्यार्धाङ्गिनी, संततं = निरन्तरं मम हृदंतरालम्बिनी = मानसमध्यस्थायिनी भवतु इत्याशीः प्रार्थनम् ॥१॥

भा.टी.—गणेशजी के मुख को प्यार करनेवाली, देवसमूह में प्रथम पूजनीया, अत्यन्त दयावाली, दैत्य समूह को विनाश करनेवाली, पाप समूह

को नष्ट करनेवाली, शिव के आधे भाग में विराजमान और देवसमूह से पूजनीया श्रीपार्वती देवी मेरे हृदय में वास करें ॥ १ ॥

ज्योतिःशास्त्रमहाम्भोधिकर्णधारं नमाम्यहम् ।
जीवानन्दं तु पितरं मातरञ्च सरस्वतीम् ॥२॥

ज्योतिःशास्त्रेत्यादिना पित्रोर्नमस्कारः ॥२॥

भा.टी.—ज्योतिष शास्त्ररूपी समुद्र में नाविक स्वरूप पिता श्री पं० जीवानन्दजी, एवं माता सरस्वतीदेवी को नमस्कार करता हूँ ॥ २ ॥

क्वाहं विमूढधिषणः क्व च सूततन्त्र-
माकुण्ठितामलधियामपि यत्र बुद्धिः ।
सत्यं तदेतदपि तत्र तथापि यत्नः
साफल्यमेष्यति गुरोरनुकम्पयाऽयम् ॥ ३ ॥

गुर्वनुकम्पासामर्थ्यं प्रकटयन् स्वाभिमानमपाकरोति क्वाहमिति–विमूढधिषणः मुग्धबुद्धिः अहं क्व ? अमलधियां निर्मलमतीनामपि यत्र सूततन्त्रे बुद्धिः आकुण्ठिता स्यादिति शेषः, तादृशं सूततंत्रं पारदसाधनशास्त्रं च क्व ? अहो वैषम्यम् । अपि यद्यप्यर्थे, यद्यपि तदेतत् वैषम्यं सत्यं, तथापि तत्रायं यत्नः रसतरङ्गिणीनिर्माणरूपः गुरोरनुकम्पया साफल्यमेष्यति ॥३॥

भा.टी.–स्वच्छ एवं पवित्र बुद्धिमान् वैद्यों की बुद्धि भी जिस रसशास्त्र में कुंठित हो जाती है उसमें मेरे जैसे अल्पज्ञ की बुद्धि कुंठित हो तो यह स्वाभाविक है फिर भी गुरु की कृपा से यह परिश्रम मेरा सफल होगा ऐसा विश्वास है॥३॥

य इह गुरुसमीपे यत्नतोऽब्दत्रयेण
रसनिगमनिगूढग्रन्थितत्त्वावबोधः ।
अपि च गुरुरहस्यः कर्ममार्गोऽप्यकारि
सरलमधुरपद्यैर्ग्रथ्यते वै स एव ॥ ४ ॥

ननु क्रियमाणोऽयं भवद्यत्नो रसयोगसंग्रहफल एवेति कृतं प्रयत्नेन, तादृशसंग्रहाणां बाहुल्यात् इति चेत्तत्राह, य इहेति—यत्नतः शिष्यधर्मपालनपरतया रसनिगमे रसशास्त्रे निगूढा यत्नलभ्याः ये ग्रंथयः आवरणसामान्याद् गुप्तरहस्यस्थलानि, तेषां यः तत्त्वावबोधो मर्मज्ञानं गुरुसमीपे मया अकारि, अपि च गुरुणा बोधितं रहस्यं यस्य तादृशः, कर्ममार्गः, रचनात्मकः क्रमोऽपि अकारि स एव सरलमधुरपद्यैः सुखेनैवार्थज्ञापकैः; मधुरैश्च श्लोकैः ग्रथ्यते, नतु संग्रहमात्रमिति भावः ॥४॥

भा.टी.--तीन वर्षों तक गुरु की सेवा कर रसशास्त्र के गूढ़ तत्त्वों का और गुरूपदेश से कर्म मार्ग का जो हमने ज्ञान प्राप्त किया है–उन्हीं ज्ञानों को सरल एवं मधुर पद्यों द्वारा इस ग्रंथ में ग्रथित कर रहा हूँ ॥ ३ ॥

प्राचीनेषु दुरूहेषु रसतन्त्रेषु मुह्यताम् ।
सन्दिग्धास्वतिकष्टासु रसपाकक्रियासु च ॥५॥
पदे पदे विशेषेण नित्यं व्यामोहितात्मनाम् ।
ग्रन्थसम्पद्विहीनानां स्वल्पाध्ययनसम्पदाम् ॥६॥
इदानींतनबालानां स्वल्पेन समयेन तु ।
सुखतः प्रतिपत्त्यर्थं प्रयत्नोऽयं कृतो मया ॥७॥
घिल्डियालोपसंज्ञेन सदानन्देन शर्मणा ।
निबध्यते महायत्नादियं रसतरङ्गिणी ॥८॥

अथ ग्रन्थानुबन्धचतुष्टयं दर्शयति विशेषकेण—प्राचीनेष्विति । दुरूहेषु कष्टलभ्यतत्त्वेषु = रसहृदयतन्त्रादिषु, मुह्यतामाकुलानाम् , सन्दिग्धासु स्फुटनिश्चायकवर्णनारहितासु अत एव अतिकष्टासु बहुसमारम्भाल्पफलासु रसपाकक्रियासु = पारदादिजारणमारणव्यापारेषु, पदे पदे इति बाहुल्याभिप्रायेण स्वल्पेन समयेन तु इति तुर्विशेषार्थे, यदयमेव प्राक्तनतन्त्रेभ्यो रसतरङ्गिण्यां विशेषो यावता परिमितकालमप्येतदध्ययनं जिज्ञासुमनःसु रसरहस्यमाधातुमलमिति । तदेतदाह–सुखतः प्रतिपत्त्यर्थमिति प्रतिपत्तिः ज्ञानम् , महायत्नात् गुर्वनुकम्पासहायविशिष्टाद् यत्नात् इत्यर्थः ॥५–८॥ एतेन स्वगुरूणां श्रीनरेन्द्रनाथ-मित्रमहोदयानां रसतरङ्गिणीनिर्माणे साहाय्यं ध्वनितम् ।

भा.टी.—अत्यन्त दुरूह रसशास्त्र में और संदिग्ध एवं अतिकष्टकारी रसपाकक्रिया में व्यामोह प्राप्त वैद्यों के लिए, ग्रन्थ की कमी के कारण, स्वल्प अध्ययन करनेवाले, आजकल के अल्पज्ञ वैद्यों को स्वल्प समय में सुखपूर्वक ज्ञान कराने के लिए घिल्डियालोपाधियुक्त सदानन्द शर्मा ने रसतरंगिणी नामक ग्रंथ रचने का प्रयास किया है ॥ ५–८ ॥

रसतरंगिण्याः परिचय;

सशिलापि निराघाता सनागापि भयोज्झिता ।
सुखावगाहा बोभूयादियं रसतरङ्गिणी ॥९॥
ससत्त्वापि निराबाधा सघोषापि स्थिरक्रिया ।
सुखावगाहा जयति भृशं रसतरङ्गिणी ॥१०॥

अथ रसतरङ्गिण्या अलौकिकत्वं ध्वनयति युग्मकेन सशिलापीति । लोकोपलब्धा हि तरंगिणी नदी शिलापाषाणयुता चेदाघातविशिष्टा, ससर्पा च भयप्रदा जलजन्तुसमन्विता चेत् प्रविष्टपुरुषप्राणहरा च, सजलशब्दा चञ्चला च, इयन्तु सह शिलया=मनःशिलया उपलक्षितापि निराघाता=सङ्घट्टनवर्जिता, सनागा=सीसकयुतापि भयोज्झिता=निर्भयसाधना, ससत्त्वा=अभ्रकादिसत्त्वयुतापि निराबाधा=प्राणबाधारहिता, घोषः=कांस्यं तद्युतापि स्थिरक्रिया=निश्चितगुणसाधना च, सेयमध्यापकाध्येतॄणां सुखावगाहा सरसवर्णनायुक्तत्वेन सुखप्रवेशा भृशं=अत्यर्थं बोभूयात्=आस्तामित्याशिषः । जयतीत्यस्याः सर्वोत्कर्षो बोधितः ॥६, १०॥

भा.टी.—अपने ग्रंथ की उत्तमता बताते हुए रसों का तरंग है जिसमें ऐसी, रसतरंगिणी की, गंगा इत्यादि पवित्र नदियों से तुलना करते हैं—

जहाँ नदियों में पत्थर का चट्टान इत्यादि रहता है वहाँ आघात अवश्य रहता है और जहाँ सर्प रहता है वहाँ भय अवश्य रहता है पर इस रसशास्त्र रूपी नदी में शिला (मैनशिल) और नाग (सीसा) के रहते हुए सुखपूर्वक प्रवेश करने योग्य है ॥९॥

जहाँ सत्त्व, मारक जीव (नक्रादि) रहते हैं वहाँ बाधा अवश्य होती है और जहाँ नदी में=भ्रमर (चकोह) रहता है वहाँ कोई कार्य स्थिर नहीं होता है । पर सत्त्व (अभ्रक धात्वादि सत्त्व, एवं घोष (कांसा) इत्यादि के रहते हुए भी इस रसशास्त्र में सुखपूर्वक प्रवेश कर सकते हैं । अतः इस रसतरंगिणी की जय हो ॥ १० ॥

रसवैद्यस्य प्रशंसा

तत्तत्संस्काररीत्या सपदि रसवरः शोधितः स्यान्न यावद्
यावद्वा मारितः स्यात्सकृदपि न रसो नो कृता स्याद्बुभुक्षा ।
यद्वा नैवाभ्रसत्त्वं खलु कृतमथवा जारितं वा सुवर्णं
प्राणाचार्यः क तावद्भवति हि भिषजां मण्डले मण्डनीयः॥११॥

अथ चिकित्साप्रधानपादं रसवैद्यं प्रस्तौति स्रग्धरया, तत्तदिति—मारणं भस्मत्वापादनं, बुभुक्षा पारदस्य धात्वादिग्राससामर्थ्यम् , एतावता च पारदसंस्कारादि जारणान्तं कर्म भिषग्बुभूषुणावश्यं ज्ञातव्यमिति ध्वनितम् ॥११॥

भा.टी.–जो वैद्य भिन्न-भिन्न संस्कारों द्वारा पारद का अच्छी तरह से शोधन कर लेता है और जो पारद का मारण (भस्म) तथा पारद को बुभुक्षित (धातुओं

को खा जानेवाला) नहीं कर लेता है और जो पारद में अभ्रक सत्त्व तथा स्वर्ण का जारण नहीं कर सकता है वह किस तरह वैद्यसमुदाय में माननीय हो सकता है अर्थात् उपर्युक्त गुण होने पर ही श्रेष्ठ रसवैद्य हो सकता है ॥११॥

कृतिरियमिह दोषैराचिता स्यान्मदीया
यदि तदपि न धीरैः काप्युपेक्षा विधेया ।
कृमिशतपरिपूर्णा कण्टकाकीर्णकाया
स्वनसि नहि नरेन्द्रैरर्प्यते केतकी किम् ॥१२॥

अथ दोषैकदृष्ट्या नेयमुपेक्षणीयेति दृष्टान्तयति कृतिरियमिति—दोषभरितापीयं मत्कृतिः धीरैर्नोपेक्षणीया, इति नात्राधीराः प्राध्यन्ते तेषामुपेक्षण-स्वभावत्वात् , यतः कृमिशतैः पूर्णा अथ च कण्टकव्याप्तशरीराऽपि केतकी नरेन्द्रैः किं स्वनसि=स्वकीयनासिकायां नार्प्यते ? अपि त्वर्प्यत एव । तथा च विधूय पुरोभागितां गुणैकग्रहिलैर्भव्यैर्भाव्यमिति भावः ॥ १२ ॥

भा.टी.—यद्यपि इस मेरी कृति में अनेकों दोष होंगे फिर भी धीर वैद्यों को इसकी उपेक्षा नहीं करनी चाहिए, क्या सैकड़ों कृमियों से परिपूर्ण और काँटों से युक्त केतकी (केवड़ा) के पुष्प को राजवर्ग नासिका पर नहीं रखते हैं अर्थात् सुगन्ध नहीं ग्रहण करते हैं, किन्तु ग्रहण करते ही हैं ॥ १२ ॥

रसशाला

विमलोपवनप्रदेशगां रमणीयां जलयन्त्रशोभिताम् ।
कमनीयगवाक्षसंयुतां जनबाधारहितामसंकुलाम् ॥१३॥
निखिलौषधवर्गमण्डितां रससिद्धेश्वरचित्रभूषिताम् ।
विपुलाखिलसाधनान्वितां रसशालां विदधीत शोभनाम् ॥१४॥

अथ साधनप्राथम्यादुपक्रमो रसशालायाः—विमलेत्यादि, वियोगिनीवृत्तयुगलेन—विमले उपवनप्रदेशे स्थापितां, उपवनस्य औषधिसुलभताजनकत्वात् रजोधूमादिबाधारहितत्वात् रम्यत्वाच्च । औषधव्याघातभयात् जनबाधारहिताम्, असङ्कुलां=असङ्कीर्णाम् , निखिलौषधवर्गेण रसक्रियोपयोगिभेषजसमूहेन, रससिद्धेश्वराः श्रीशङ्करादयः, तेषां चित्रैः भूषितां श्रद्धाप्रोत्साहनहेतोः । स्पष्टमन्यत् ॥ १३-१४ ॥

भा.टी.—औषधि निर्माण करने के लिए एक स्वच्छ उपवन (बगीचा) में जहाँ पर रहट या पानी का नल लगा हो और मनुष्यों के आने जाने से

जहाँ पर औषधि-निर्माण में कोई विघ्न न हो सके, ऐसी एक रसशाला (*Pharmacy*) बनानी चाहिये यह शाला विस्तृत और वायु के आने जाने के लिये सुंदर खिड़की तथा रोशनदानों से युक्त होनी चाहिए । इसमें सब औषधियाँ वर्ग-क्रम से रखी हुई और दीवारों पर रस-आचार्यों के चित्र टँगे होने चाहिये । इसमें औषधिसिद्धि के लिये काम में आनेवाले सब साधन पर्याप्त रूप में होने चाहिये ॥१३–१४॥

रसशालायां कर्मविभागः

शङ्करं पूर्वदिग्भागे स्थापयेद्भिषजाग्रणीः ।
आग्नेये वह्निकार्याणि याम्ये प्रस्तरकृत्यकम् ॥१५॥
शस्त्रकृत्यन्तु नैर्ऋत्ये क्षालनादीनि वारुणे ।
वायव्ये शोषणं शस्तमुत्तरे यन्त्ररक्षणम् ॥१६॥
निदध्यादीशकोणे तु रससाधनमूलकम् ।
मुख्योपकरणं तत्तन्नित्यकृत्यं समागतम् ॥१७॥

अत्र च कर्मसौकर्यार्थं दिग्भेदेन रसशालायां कर्मविभागमाह–शङ्करं पूर्वं दिग्भाग इति–शङ्करो रससाधकेष्टतमः,शङ्करप्रिय इत्याचार्यगुणेषूक्तेः । वह्निकार्याणि भ्राष्ट्रीप्रभृतीनि, प्रस्तरकृत्यं खल्वपेषणादिकम् । याम्ये=दक्षिणस्याम् , वारुणे=पश्चिमायाम् ॥ अन्यत् सुगमम् ॥ १५–१७ ॥

भा.टी.—पुरानी प्रथा के अनुसार पूर्वोक्त रसशाला में पूर्व दिशा में शंकर की स्थापना करनी चाहिये और आग्नेय कोण में आग की भट्ठी चूल्हा आदि बनाने चाहिये। दक्षिण दिशा में सिल खरल में पीसने रगड़ने का कार्य करने चाहिये। नैर्ऋत्य कोण में शस्त्र आदि से काटने आदि के कार्य करने चाहिये। पश्चिम दिशा में जल से धोने के कार्य करने चाहिये। वायव्यकोण में औषधि आदि को सुखाने के कार्य करने चाहिये। उत्तर दिशा में भिन्न-भिन्न प्रकार के यन्त्रों को बनाकर रखना चाहिये और ईशान कोण में पारद के शोधन-मारण में प्रतिदिन काम आनेवाले मुख्य-मुख्य उपकरणों को रखना चाहिये। जिससे काम करनेवालों को सुविधा हो और समय नष्ट न हो ॥ १५–१७ ॥

रसशालायां उपकरणद्रव्याणि

द्रोणीरूपा वर्तुलाश्च खल्वाः पाषाणनिर्मिताः ।
आयसाश्चापि संग्राह्यास्तद्‌योग्याश्चैव मर्दकाः ॥१८॥

काचमृत्काष्ठलोहादिनिर्मितानि बहूनि च।
पात्राणि कारयेद्धीमान् यत्नतः पात्रमानवित् ॥१९॥
सन्दंशिका कर्तरी च तथा शूर्पमुदूखलम्।
चालनी वह्निमित्रा च स्थापनीया प्रयत्नतः ॥२०॥
दोलायन्त्रादिकानाञ्च सामग्रीं निखिलामपि।
सुरक्षिते प्रदेशे तु स्थापयेद् भिषजाग्रणीः ॥२१॥
सुदृढा विविधाकाराः कूपिकाः काचनिर्मिताः।
सपिधानाः सिद्धरसस्थापनाय समाहरेत् ॥२२॥
विविधानि सुरूपाणि पित्तलादि कृतानि च।
मानयुक्तानि वै वैद्यस्तुलायन्त्राणि रक्षयेत् ॥२३॥
मसृणान्यतिनूत्नानि कागदानि सितानि तु।
रसौषधप्रदानार्थं प्रशस्यन्ते भिषग्वरैः ॥२४॥
वन्योत्पलानि काष्ठानि तुषादीनि तृणानि च।
शिखित्रान् कोकिलांश्चापि रक्षयेद्भिषजां वरः ॥२५॥
यच्चान्यदुपयोगि स्याद् देशकालाद्यपेक्षया।
तत्तत्संस्थापयेत्तत्र रसकर्मविशारदः ॥२६॥
प्रत्यहं कारयेद्धीमान् शालायां मार्जनादिकम्।
भृत्यैः कर्मसु निष्णातैः सदाऽऽतङ्कनिवृत्तये ॥२७॥

प्रसङ्गादुपकरणद्रव्याणि--द्रोणीरूपाः=नौकाकाराः, वर्तुलाः=गोलाः. तद् योग्याः खल्वसमानोपादानाः। सन्दंशिका वस्तुदृढग्रहणसाधनम्, चालनी औषधादिशोधनी "तितउ" इति ख्याता, वह्निमित्रा=मूषा, सुरक्षिते रजः-कृम्यादिवर्जिते, सपिधानाः यथायोगं कोमलकाष्ठकाचादिनिर्मितमुखावरणान्विताः, विविधानि लघूनि बृहन्ति च, मसृणानि=सुचिक्कणानि अतिनूत्नानि, पुरातनानि विदीर्य्यन्ते, कागदानि सितानि मस्यादिसम्पर्करहितानि तथा च मुद्रितपत्रेष्वौषधं न्यस्तं विगुणीभवतीति। वन्योत्पलानि वने स्वयं शुष्काणि, शिखित्रः जलनिर्वापितं दग्धकाष्ठं, कोकिलः सबाष्परोधं निर्वापितमिति भेदः। "शिखित्राः पावकोच्छिष्टा अङ्गाराः कथिताः पुनः। कोकिलाश्चेतिताङ्गारा निर्वाणाः पयसा विना॥" इति रसरत्नसमुच्चयात्। अन्यदपि योग्यतानुसारमावश्यकं सुरा-प्रदीपादि। आतङ्कनिवृत्तये रोगपरिहारार्थम्। स्पष्टमन्यत् ॥ १८-२७ ॥

भा.टी.—रसशाला में निम्नलिखित उपकरण और समय समय पर यन्त्र

मूषा आदि बनाने की सामग्री भी रखनी चाहिये, पत्थर और लोहे के गोल और किश्तीनुमा खरल और उनकी मूसली और अनेक प्रकार के काँच, मिट्टी, लकड़ी, लोहादि धातुओं के बने हुए सँड़सी, कैंची, सूप, ऊखल, चलनी, मूषा और दोलायन्त्र आदि यन्त्रों को बनाने की सामग्री और बने हुए रस भस्म आदि को रखने के लिए मजबूत और डाटवाली काँच की शीशी। इसके अतिरिक्त अनेक प्रकार के धातुओं के बने हुए छोटे बड़े तराजू या काँटे, रसौषधि-वितरण करने के लिए पतले सफेद और बारीक चिकने कागज, जंगली उपलें, लकड़ी, भूसी, फूस, बुझे और अनबुझे कोयले। इसके अतिरिक्त देश काल आदि के अनुसार और भी जो जो उपयोगी चीजें हों उनका भी रसशाला में संग्रह करना चाहिये। इस प्रकार सब सामग्री से परिपूर्ण हुई रसशाला को प्रतिदिन सेवकों द्वारा झाड़ना-बुहारना चाहिए, जिसमें उससे अशुद्ध वायु धूल आदि द्वारा औषधियों में खराबी न आ जाय ॥१८–२७॥

वक्तव्य—उक्त रसशाला में प्रधान रूप से निम्न उपकरण भी होने चाहिये। पारद, उपरस, शंख, शुक्ति आदि जान्तवपदार्थ, विशिष्ट क्षार, सब प्रकार के नमक, जौ, अपामार्ग, पलाश, थोहर, इमली, तिल आदि से प्राप्त होनेवाले क्षार स्वर्ण आदि धातु-उपधातु, मिश्रलोह, महारत्न, क्षुद्ररत्न, विष, उपविष और भिन्न-भिन्न धातु आदि के शोधन-मारण में काम आनेवाली औषधियाँ तथा सुराप्रदीप काँच के प्याले, दृढ़ काँच की नलियाँ, सीसे के पात्र, सारक पत्र, वर्णपत्र, इसके अतिरिक्त गंधकद्राव को रखने के लिए मजबूत काँच के डाटवाली नीलवर्ण काँच की शीशियाँ और कस्तूरी आदि सुगन्धित औषधियों के रखने के लिए काँच के डाटवाली सुन्दर शीशियाँ और छपे हुए या हाथ से लिखे हुए भिन्न-भिन्न औषधि नाम के लेबल होने चाहिये। गन्धकद्राव तथा विषैली औषधियों के लेबल विशेषरूप से लाल वर्ण के होने चाहिए जिससे इनको सावधानी से प्रयोग किया जाय, भिन्न-भिन्न रसौषधियों को शीशियों में भरकर उनके ऊपर अच्छी तरह लेबल लगा देना चाहिए। इसके अतिरिक्त रोगियों के घर जाकर देखनेवाले वैद्यों के लिए सुन्दर और रसौषधियों से भरी हुई शीशियों से युक्त एक करभेषजपेटिका होनी चाहिये।

परिचारकलक्षणम्

सोद्यमाः सत्यवक्तारो निर्लोभाः शुचयः परम्।
शूराः पथ्याशिनो ग्राह्याः भिषग्भिः परिचारकाः ॥२८॥

प्रसङ्गाद् योग्यपरिचारकलक्षणम्—पथ्याशिनः, अन्यथा रोगादिभिः कर्मकालातिपातः ॥ २८ ॥

भा.टी.—रसशाला में काम करने के लिए रखे जानेवाले सेवक लोग, परिश्रमी, सत्यभाषी, निर्लोभ, साफ-सुथरे रहनेवाले, बलवान् और अपने कर्तव्य को अच्छी तरह समझनेवाले होने चाहिए ॥ २८ ॥

रससिद्धानां नामपरिगणनम्

श्रीशङ्करो भैरवश्च नन्दी स्वच्छन्दभैरवः ।
मन्थानभैरवः शम्भुर्ब्रह्मा विष्णुश्च भास्करः ॥२९॥
कापालिकश्च लङ्केशो ह्यगस्त्यो नरवाहनः ।
नागार्जुनो नरेन्द्रश्च काकचण्डीश्वराभिधः ॥३०॥
मत्तो माण्डव्यगोविन्दौ नागबोधिर्विशारदः ।
यशोधनो रत्नकोशो व्याडिर्गोरक्षनाथकः ॥३१॥
सुगृहीताभिधेयास्तु रससिद्धा इमे मताः ।
नामान्येतानि हि पठेत् प्रत्यहं रससिद्धये ॥३२॥

अथ रससिद्धानां नामपरिगणनं मङ्गलार्थं सम्प्रदायप्रवृत्तये च । सुगृहीताभिधेयाः पुण्यश्लोकाः । सिद्धिश्च तादृशादृष्टसंपत्त्या ॥ २९–३२ ॥

भा.टी.—पुरानी प्रथा के अनुसार निम्नलिखित नामवाले रसाचार्यों के नाम का जप उक्त रसशाला में होना चाहिए क्योंकि इन पवित्रात्माओं के नामकीर्तन से रस की सिद्धि होती है । रसाचार्यों के नाम ये हैं—श्री शंकर, भैरव, नन्दी, स्वच्छन्दभैरव, मन्थानभैरव, शम्भु, ब्रह्मा, विष्णु, भास्कर, कापालिक, लङ्केश, अगस्त्य, नरवाहन, नागार्जुन, नरेन्द्र, काकचंडीश्वर, मत्त, माण्डव्य, गोविन्द, नागबोधि, विशारद, यशोधन, रत्नकोश, व्याडि, गोरखनाथ आदि ॥ २९–३२ ॥

रसशास्त्राचार्यस्य स्वरूपम्

सदाचारः सुचरितः समदर्शी सदाशयः ।
सत्यवादी सिद्धमन्त्रः सर्वदा शङ्करप्रियः ॥३३॥
धीरो वीरः स्थिरप्रज्ञो रसकर्मविचक्षणः ।
रसतन्त्रस्वतन्त्रो यः स आचार्यः प्रशस्यते ॥३४॥

“ततोऽनन्तरमाचार्यमरीचेत” इति विमानस्थाने चरकस्मरणात् आचार्य-

परीक्षोपयोगि रसशास्त्राचार्यस्वरूपमाह सदाचार इत्यादिना—सदाचारादयो गुणाः प्रभावरक्षार्थं व्यवहारशुद्धयर्थञ्च, सिद्धमन्त्रः = आप्तमन्त्रसिद्धिः। रसतन्त्रस्वतन्त्रः स्वतन्त्रप्रज्ञः नवनवरसतन्त्रनिर्माणकुशलः ॥३३, ३४॥

भा.टी.—रसशास्त्र को पढ़ानेवाला तथा क्रियात्मक ज्ञान करानेवाला आचार्य (गुरु) सदाचारी, सच्चरित्र, पक्षपातरहित, सद्भावयुक्त, सत्यवक्ता, मन्त्र-सिद्ध किया हुआ, शिव का परमभक्त, धैर्यवान्, बलवान्, स्थिरविचारवाला, पारद की जारण-मारणादि क्रिया में अत्यन्त चतुर, विज्ञान विचार और अनुभव द्वारा नूतनरसशास्त्र रचने में भी प्रवीण श्रेष्ठ आचार्य कहा जाता है ॥३३,३४॥

शिष्यस्य स्वरूपम्

सदाशयः सदाचारः स्वकुलाचारदीक्षितः।
गुरुपूजारतो वीरः सत्यवादी दृढव्रतः ॥३५॥
आज्ञापरो निरालस्यो कुलीनोऽतिविचक्षणः।
आयुर्वेदकृताभ्यासः शिष्यः खलु प्रशस्यते ॥३६॥

सदाशयादयः शिष्यगुणाः शिक्षादृढताव्यवहाररक्षार्थाः। दृढव्रतः प्रतिज्ञापालकोऽतिविचक्षण ऊहापोहकुशलः॥ ३५, ३६ ॥

भा.टी.—रसशास्त्र पढ़नेवाला शिष्य शुद्ध भाववाला, सदाचारी, अपने कुलाचार को जाननेवाला, गुरुपूजक, बलवान्, सत्यवक्ता, प्रतिज्ञा को पूरा करनेवाला, आज्ञापालक, निरालसी, कुलीन, अत्यन्त समझदार और रस-शास्त्र के अतिरिक्त आयुर्वेद का विद्वान् होना चाहिए॥ ३५, ३६ ॥

शिष्योपनयने वर्जनीयाः

दुराचारा दुश्चरिता अकुलीना महोद्धताः।
चौर्यच्छलादिना नित्यं विद्याग्रहणलोलुपाः ॥३७॥
अज्ञातकुलशीला ये नास्तिका गुरुनिन्दकाः।
शिष्योपनयने हेया नरा रसविशारदैः ॥३८॥

इति रसशालाविज्ञानीयो नाम प्रथमस्तरङ्गः।

दुराचारादयः शिष्यदोषास्त्यागार्थाः, नास्तिकाः—"नास्तिको वर्ज्यानामिति" चरकस्मरणात्, शिष्योपनयने शिष्यतास्वीकारकर्मणि हेयाः वर्जनीयाः ॥ ३७, ३८ ॥

भा.टी.-रसशास्त्र के अध्यापक को दुराचारी, दुश्चरित्र, नीचकुलोत्पन्न, नम्रतारहित, चोरी और छल से विद्या ग्रहण करनेवाला, जिसके स्वभाव और

कुल का पता न हो ऐसा और नास्तिक तथा गुरु की निन्दा करनेवाला शिष्य विद्या पढ़ाने में स्वीकार नहीं करना चाहिये ॥ ३७, ३८ ॥

रसशालाविज्ञानीय नामक प्रथम तरङ्ग समाप्त हुआ ।

—:०:—

अथ परिभाषाविज्ञानीयो द्वितीयस्तरङ्गः

परिभाषाविज्ञानफलम्

परिभाषाध्यायमादौ योऽधीते रससाधकः ।
रसतन्त्रार्थविज्ञाने न स मुह्यति कुत्रचित् ॥१॥

स्पष्टम् ॥ १ ॥

भा.टी.—जो रससाधक वैद्य रसनिर्माण करने के पूर्व रसशास्त्र की परिभाषा को अपने अध्यापकों से अच्छी तरह पढ़ लेता है उसे रसशास्त्र के अर्थज्ञान में कहीं भी कठिनाई नहीं आती है। अतः परिभाषाज्ञान अत्यावश्यक है ॥१॥

परिभाषालक्षणम्

निगूढानुक्तलेशोक्तसन्दिग्धार्थप्रदीपिका ।
सुनिश्चितार्था विबुधैः परिभाषा निगद्यते ॥२॥

स्पष्टम् ॥ २ ॥

भा.टी.—जिस संक्षिप्त और सांकेतिक शब्द द्वारा शास्त्र के गुप्त अप्रकट अथवा किञ्चित् प्रकट तथा सन्दिग्ध भाव या अर्थ का स्पष्ट और निश्चित अर्थ (मतलब) प्राप्त हो उसे परिभाषा कहते हैं ॥ २ ॥

लवणपञ्चकम्

सैन्धवञ्चाथ सामुद्रं विडं सौवर्चलं तथा ।
रोमकञ्चेति विज्ञेयं बुधैर्लवणपञ्चकम् ॥३॥

विडसौवर्चले कृत्रिमे ॥ ३ ॥

भा.टी.—सैन्धानमक, समुद्रनमक, विडनमक, सौंचलनमक, रोमक (रेह) नमक, इन पाँच नमकों को लवणपंचक नाम से कहा जाता है ॥ ३ ॥

लवणत्रिकम्

सिन्धुजं रुचकं पाक्यमेतत् त्रिलवणं स्मृतम् ।
प्रकीर्तितञ्च लवणत्रिकं वा लवणत्रयम् ॥४॥

रुचकं सौवर्चलम् , पाक्यं विडम् ॥ ४ ॥

भा.टी.—सैन्धा, सौंचल और विडनमक को त्रिलवण, लवणत्रिक या लवणत्रय नाम से कहा जाता है ॥ ४ ॥

सैन्धवस्य मुख्यत्वम्

तत्रापि सैन्धवं मुख्यं विद्वद्भिः परिकीर्तितम् ।
उक्ते लवणसामान्ये सैन्धवं विनियोजयेत् ॥५॥

मुख्यं नेत्र्यत्वाद् बहुगुणवत्त्वाच्च ॥५॥

भा.टी.—यद्यपि औषधि-प्रयोग में पाँचों नमक काम में आते हैं परन्तु इनमें सैन्धानमक मुख्य माना जाता है । अतः जहाँ पर केवल लवण शब्द लिखा हो वहाँ सैन्धानमक ही लेना चाहिये ॥ ५ ॥

क्षारद्वयं क्षारत्रिकञ्च

स्वर्जिक्षारो यवक्षारः क्षारद्वयमुदाहृतम् ।
सौभाग्येन समायुक्तं क्षारत्रिकमुदाहृतम् ॥६॥

क्षारपञ्चकम्

मुष्कक्षारो यवक्षारः किंशुकक्षार एव च ।
स्वर्जिक्षारस्तिलक्षारः क्षारपञ्चकमुच्यते ॥७॥

किंशुकक्षारः = पलाशक्षारः ॥ ६, ७ ॥

भा.टी.—सज्जीखार और जवाखार को क्षारद्वय शब्द से कहा जाता है । इन दोनों के साथ सुहागा भी हो तो इसको क्षारत्रिक शब्द से कहा जाता है ॥६॥

पाढलक्षार, जवाखार, ढाकक्षार, सज्जीखार और तिलक्षार को क्षारपंचक शब्द से कहा जाता है ॥ ७ ॥

क्षाराष्टकम्

सुधापलाशशिखरिचिञ्चार्कतिलनालजाः ।
स्वर्जिका यावशूकश्च क्षाराष्टकमुदाहृतम् ॥८॥

सुधा स्नुही, शिखरी अपामार्गः ॥ ८ ॥

भा.टी.—थोहर, ढाक, अपामार्ग, इमली, आक, तिल के डंठल के क्षार, सज्जीखार और जवाखार को क्षाराष्टक शब्द से कहा जाता है ॥ ८ ॥

मूत्राष्टकम्

सैरिभाजाविकरभगोखरद्विपवाजिनाम् ।
मूत्राणीति भिषग्वर्यैर्मूत्राष्टकमुदाहृतम् ॥९॥
खरेभोष्ट्रतुरङ्गाणां पुंसां मूत्रं प्रशस्यते ।

गोजाविमहिषीणाञ्च मूत्रं स्त्रीणां हितं मतम् ॥१०॥
निखिलेष्वपि मूत्रेषु गोमूत्रं गुणवत्तमम् ।
अतो विशेषानुक्तौ तु गोमूत्रं विनियोजयेत् ॥११॥

सैरिभी महिषी, करभः = उष्ट्रः, द्विपः = हस्ती ॥ ९-११ ॥

भा.टी.—भैंस, बकरी, भेड़, ऊँट, गाय, गधा, हाथी और घोड़े के मूत्रों को मूत्राष्टक शब्द से कहा जाता है। इनमें से गधा, हाथी, ऊँट और घोड़े का पुरुष जाति का मूत्र और गाय, बकरी, भेड़ और भैंस का मूत्र लेना हो तो स्त्री जाति का मूत्र लेना चाहिये। सब मूत्रों में गोमूत्र विशेष गुणवाला होता है अतः जहाँ किसी विशेष मूत्र का वर्णन न हो किन्तु केवल मूत्र शब्द ही लिखा हो तो वहाँ पर गोमूत्र का ही प्रयोग करना चाहिये । कहीं-कहीं मनुष्य-मूत्र का भी प्रयोग होता है ॥ ९-११ ॥

गोर्वरम्

गोखुरैस्ताडितं गोष्ठे शुष्कं चूर्णोपमञ्च यत् ।
गोमयं तत्समाख्यातं बुधैर्गोर्वरसंज्ञकम् ॥१२॥

गोष्ठे = गोनिवासस्थले ॥ १२ ॥

भा.टी.—गोशाला या गाय बाँधने की जगह में गाय के खुरों से पिचकर टूट-टूट करके सूखने के बाद मोटे चूर्ण के समान हुए गोबर को गोमय या गोर्वर शब्द से कहा जाता है ॥ १२ ॥

अम्लवर्गः

जम्बीरं निम्बुकञ्चैव त्वम्लवेतसमम्लिका ।
नारङ्गं दाडिमञ्चैव वृक्षाम्लं बीजपूरकम् ॥१३॥
चाङ्गेरी चणकाम्लञ्च कर्कन्धुः करमर्दकः ।
चुक्रिका चेति सामान्यादम्लवर्गः प्रकीर्तितः ॥१४॥

वृक्षाम्लं = तिन्तिडीकम् , कर्कन्धुः = बदरीफलम् , चुक्रिका "चूका" इति ख्याता ॥ १३, १४ ॥

भा.टी.—जम्बीरी नींबू , कागजी नींबू , अमलवेत, इमली, नारंगी, दाड़िम, विषांविल, बिजौरा नींबू ,चने का खार,खट्टा बेर, करौंदा और चूका; इन सब को सामान्यरूप से "अम्लवर्ग" के नाम से लिया जाता है । अर्थात् जहाँ कहीं अम्लवर्ग से मर्दन भावना आदि लिखा हो इन द्रव्यों के रस को लेना चाहिये ॥ १३, १४ ॥

अम्लपञ्चकम्

अम्लवेतसजम्बीरलुङ्गनारङ्गनिम्बुकैः ।
फलपञ्चाम्लकं ख्यातं कीर्तितञ्चाम्लपञ्चकम् ॥१५॥

अपरमम्लपञ्चकम्

कोलदाडिमवृक्षाम्लचाङ्गेरीचिञ्चिकारसैः ।
पञ्चाम्लकं समाख्यातं त्वम्लपञ्चकमेव च ॥१६॥
सर्वेषामम्लजातीनां निम्बूकं गुणवत्तमम् ।
अम्लवेतसकं वापि त्वम्लिका वा गुणाधिका ॥१७॥

लुङ्गं=मातुलुङ्गम् ॥ १५-१७ ॥

भा.टी.-अमलवेत, जम्बीरी नींबू, बिजौरा नींबू, नारंगी और कागजी नींबू को पञ्चाम्लक या अम्लपञ्चक शब्द से कहा जाता है ॥ १५ ॥

बेर (खट्टा), दाड़िम, विषांविल, चांगेरी, इमली, इनके रसों को भी पञ्चाम्लक या अम्लपञ्चक शब्द से कहा जाता है । सब प्रकार के अम्लद्रव्यों में कागजी नींबू विशेष गुणयुक्त होता है । अथवा अमलबेत या इमली भी अन्यों की अपेक्षा अधिक गुणवाली होती है ॥ १६, १७ ॥।

पञ्चतिक्तकम्

गुडूची निम्बमूलत्वक् भिषङ्माता निदिग्धिका ।
पटोलपत्रमित्येतत् पञ्चतिक्तं प्रकीर्तितम् ॥ १८ ॥

भिषङ्माता = वासकः, निदिग्धिका क्षुद्रभण्टाकी ॥ १८ ॥

भा.टी.--गिलोय, नीम की जड़ की छाल, अडूसा, छोटी कटेली और पटोलपत्र, इन पाँच द्रव्यों को पञ्चतिक्त शब्द से ग्रहण किया जाता है ॥१८॥

पञ्चमृत्तिकाः

इष्टिकाचूर्णकं भस्म तथा वल्मीकमृत्तिका ।
गैरिकं लवणञ्चेति कीर्तिताः पञ्चमृत्तिकाः ॥१९॥

इष्टिकाचूर्णं = पक्वेष्टिकाक्षोदः ॥ १९ ॥

भा.टी.-ईंट का चूर्ण,साधारण घर की राख, बाँबी की मिट्टी, गेरी और नमक इन पाँच द्रव्यों को पञ्चमृत्तिका (मिट्टी) शब्द से लिया जाता है ॥१९॥

मधुरत्रिकम्

आज्यं गुडो माक्षिकञ्च विज्ञेयं मधुरत्रिकम् ।
मतं त्रिमधुरञ्चापि तथैव मधुरत्रयम् ॥ २० ॥

आज्यं = घृतम् ॥ २० ॥

भा.टी.—घी, गुड़ और शहद इन तीन द्रव्यों को मधुरत्रिक, त्रिमधुर या मधुरत्रय शब्द से ग्रहण किया जाता है ॥ २० ॥

पञ्चामृतम्

गव्यं क्षीरं दधि घृतं माक्षिकञ्चाथ शर्करा ।
पञ्चामृतं समाख्यातं रसकर्मप्रसाधकम् ॥२१॥

पञ्चगव्यम्

गव्यं क्षीरं दधि घृतं गोमूत्रं गोमयं तथा ।
एकत्र योजितं तुल्यं पञ्चगव्यमिहोच्यते ॥२२॥

दधिघृतेऽपि गव्ये ग्राह्ये ॥ २१–२२ ॥

भा.टी.—गाय का दूध, घृत और दही, शहद और शर्करा (खाँड़) को पञ्चामृत शब्द से लिया जाता है। इसके द्वारा रसों के अनेक प्रकार के कार्य सिद्ध होते हैं ॥ २१ ॥

गाय के दूध, दही, घृत, गोमूत्र और गोबर के रस को एकत्र मिलाने पर इसे पञ्चगव्य शब्द से लिया जाता है ॥ २२ ॥

क्षीरत्रयम्

रविक्षीरं वटक्षीरं स्नुहीक्षीरन्तथैव च ।
क्षीरत्रयमिति ख्यातं मारणादौ प्रशस्यते ॥२३॥

रविक्षीरं अर्कदुग्धम् ॥ २३ ॥

भा.टी.—आक का दूध, बड़ का दूध, थोहर का दूध, इन तीनों को एकत्र मिलाकर ग्रहण करने को क्षीरत्रय कहा जाता है। यह क्षीरत्रय धातु आदि के शोधन-मारण में विशेषरूप से काम आता है ॥२३॥

दुग्धवर्गः

करिणी घोटिका धेनुस्त्वविका छागिकोष्ट्रिका ।
महिषी गर्दभी नारी काकोदुम्बरिका सुधा ॥२४॥
दुग्धिकोदुम्बरश्चार्कौ न्यग्रोधोऽश्वत्थतिल्वकौ ।
एषां दुग्धैःसमाख्यातो दुग्धवर्गः समासतः ॥२५॥

करिणीतो नारीपर्यन्तं जङ्गमवर्गः, काकोदुम्बरिकातस्तिल्वकपर्यन्तं स्थावरवर्गः उभयग्रहणं तन्त्रानुरोधात्। तिल्वको लोध्रः ॥ २४–२५ ॥

भा.टी.—हथिनी, घोड़ी, गाय, भेड़, बकरी, ऊँटनी, भैंस, गधी, स्त्री,

कठूमर, थोहर, दूधी, गूलर, आक, बड़, पीपल और लोध, इनके दूध को दुग्ध-वर्ग शब्द से लिया जाता है । इनमें हथिनी से स्त्री-पर्यन्त दूध को जंगम दूध और कठूमर से लोध-पर्यन्त दूध को स्थावरदुग्ध कहा जाता है ॥ २४, २५ ॥

तैलवर्गः

तिलसर्षपकोन्मत्तभल्लातैरण्डनिम्बजैः ।
उमादीनाञ्च तैलैस्तु तैलवर्गोऽत्र सम्मतः ॥२६॥

उन्मत्तः धत्तूरः । उमा अतसी ॥ २६ ॥

भा.टी.—तिल, सरसों, धतूरा, भिलावा, एरण्ड, नीम के बीज, जयपाल-बीज, दन्तीबीज, कुसुम्भबीज और अलसी आदि के तैलों को तैलवर्ग में लिया जाता है ॥ २६ ॥

कज्जलीस्वरूपम्

निर्द्रवैर्धातुभिश्चाथ गन्धादिभिः
पेषितः पारदः श्लक्ष्णतां प्रापितः ।
कज्जलाभो यदा जायतेऽसौ तदा
नामतः कोविदैः कज्जलीत्युच्यते ॥२७॥

कज्जली कज्जलश्चैव मता कज्जलिका च सा ।
रससम्पादनादौ च विशेषात्सा विधीयते ॥२८॥

रसपङ्कस्य लक्षणम्

सद्रवैर्गन्धकाद्यैश्च धातुभिः पेषितो रसः ।
सुश्लक्ष्णः पङ्कसङ्काशो रसपङ्क इति स्मृतः ॥२९॥

पिष्टिका

सूतं विमर्द्य गन्धेन दुग्धाद्यैस्तु द्रवैस्तथा ।
पेषणात् पिष्टतां नीता मता पिष्टी च पिष्टिका ॥३०॥

हिङ्गुलाकृष्टो रसः

ऊर्ध्वपातनयन्त्रेण हिङ्गुलादुत्थितो रसः ।
हिङ्गुलोत्थः स्मृतश्चैव हिङ्गुलाकृष्ट उच्यते ॥३१॥

निर्द्रवैरित्यारभ्य हिङ्गुलाकृष्ट उच्यत इति पर्यन्तं सुगमम् ॥ २७–३१ ॥

भा.टी.—पारद को गंधक आदि उपरस द्रव्यों के साथ अथवा किसी धातु के साथ बिना द्रव (पतला, जल, कषाय, रस) योग के ही अच्छी तरह मर्दन कर चिकना चमकीला करके कज्जल के सदृश काला कर लिया जाय तो उसे विद्वान्

लोग कज्जली कहते हैं। इस कज्जली को कजल और कज्जलिका भी कहा जाता है पारद गन्धक की कज्जली विशेष रूप से अनेक प्रकार के रसों के बनाने तथा धातुओंके मारण में काम आती है ॥ २७-२८ ॥

पारद को गन्धक आदि उपरस अथवा धातु के साथ किसी द्रव के साथ अच्छी तरह मर्दन करके चिकना चमकीला लेसदार कीचड़ के समान कल्क जैसा बना लेना रसपंक कहा जाता है ॥ २९ ॥

पारद में गन्धक मिलाकर दूध आदि किसी पतली चीज के साथ अच्छा तरह मर्दन करके पीठी-सी बना लेना रसपिष्टिका या पारदपिष्टी कहा जाता है ॥ ३० ॥

सिंगरफ को नींबू के रस आदि में घोट सुखाकर ऊर्ध्वपातन यन्त्र में बंद करके ऊपर उड़ा लेने से निकाला हुआ पारा, हिंगुलोत्थ पारद या हिंगुलाकृष्ट पारद कहा जाता है। इसकी विधि आगे लिखी जायगी ॥ ३१ ॥

धातुसत्वलक्षणम्

कोष्ठ्यां ध्मातस्य वज्रादेर्द्रावकोषधिभिः समम् ।
सारो यो निर्गतः सोऽत्र सत्त्वमित्यभिधीयते ॥३२॥

वनौषधिसत्त्वलक्षणम्

वाष्पस्वेदनयन्त्रेण वनौषधिसमुद्भवः ।
सारः सत्त्वमिति प्रोक्तं रसतन्त्रविचक्षणैः ॥३३॥

द्रावकौषधिभिर्वक्ष्यमाणैर्गुडगुग्गुल्वादिभिः ॥ ३२-३३ ॥

भा.टी.—हीरा अभ्रक आदि द्रव्यों को आगे लिखी हुई द्रावक गण की औषधियों के साथ घोटकर भट्ठी में रख तपाने से जो उनका सार भाग पदार्थ प्राप्त होता है उसे उस वस्तु का सार या सत्त्व कहा जाता है ॥ ३२ ॥

बाष्पस्वेदन यन्त्र द्वारा वनौषधियों का जो सार भाग प्राप्त होता है उसे रस-शास्त्रज्ञ, विद्वान् सत्त्व कहते हैं ॥ ३३ ॥

सिक्थतैलस्य लक्षणम्

सिक्थकं तिलतैलञ्च युक्तमानविमिश्रितम् ।
विपक्वं नवनीताभं सिक्थतैलं प्रकीर्तितम् ॥ ३४ ॥

सिक्थकं मधूच्छिष्टम्, युक्तमानविमिश्रितमिति मूर्च्छनाविज्ञानीयोक्तप्रमाणेन विमिश्रितम् ॥ ३४ ॥

भा.टी.—मोम और तिलों के तैल को आवश्यकतानुसार योग्य मान में

मिलाकर अग्नि पर रखकर पका लेने पर जब वह मक्खन के सदृश कोमल और गाढ़ा हो जाय तो उसे सिक्थतैल कहते हैं ।। ३४ ।।

वक्तव्य—उक्त दोनों तैलों को अग्नि पर रखकर पकावें, जब मोम पिघलकर तैल में मिल जाय तो उसे उतार लें। ठंडा होने पर यह तैल मक्खन के समान गाढ़ा और कोमल होता है।

द्रावको गणः

गुञ्जा मधु गुडः सर्पिः सौभाग्यं गुग्गुलुस्तथा।
पूर्वाचार्यैः कीर्तितोऽयं धातूनां द्रावको गणः ।।३५।।

भा.टी.—रत्ती, शहद, गुड़, घृत, सुहागा और गूगल को प्राचीन आचार्यों ने धातुद्रावकगण माना है ।। ३५ ।।

ढालनम्

संद्रावितस्य द्रव्यस्य द्रवे निक्षेपणन्तु यत्।
ढालनं तत्समुद्दिष्टं रसकर्मविशारदैः ।।३६।।

भा.टी.—किसी सोना चाँदी आदि द्रव्य को अग्नि में पिघलाकर किसी क्वाथ स्वरस दूध आदि द्रव्य में डाल देने को रसशास्त्र में ढालन शब्द से कहा जाता है ।। ३६ ।।

मित्रपञ्चकम्

आज्यं गुञ्जाथ सौभाग्यं क्षौद्रं च पुरसंज्ञकम्।
एतत्तु मिलितं विज्ञैर्मित्रपञ्चकमुच्यते ।। ३७ ।।
विविधानां तु लोहानां द्रावणाय विशेषतः।
रसतन्त्रविशेषज्ञैर्युज्यते मित्रपञ्चकम् ।। ३८ ।।

पुरुसंज्ञकं गुग्गुलुः ।। ३७, ३८ ।।

भा.टी.—घी, रत्ती, सुहागा, शहद और गूगल को एकत्र मिलाकर ग्रहण करने को मित्रपञ्चक शब्द से लिया जाता है। विभिन्न प्रकार के धातुओं को पिघलाने के लिए रसशास्त्र में मित्रपञ्चक का प्रयोग होता है ।।३७-३८।।

वक्तव्य—मित्रपञ्चक द्वारा धातुओं का द्रावण भी किया जाता है। इसके द्वारा धातुओं की कच्ची बनी हुई भस्मों की भी परीक्षा हो जाती है।

आवापलक्षणम्

द्रव्यान्तरविनिक्षेपो द्रुते वङ्गादिके तु यः।
क्रियते स प्रतीवाप आवापश्च निगद्यते ।। ३९ ।।

निर्वापलक्षणम्

धात्वादेर्वह्नितप्तस्य जलादौ यन्निषेचनम्।
स निर्वापः स्मृतश्चापि निषेकः स्नपनञ्च तत् ।।४०।।

द्रव्यान्तरस्य अश्वत्थकल्कचूर्णादेः ।। ३९, ४० ।।

भा.टी.—किसी पिघलनेवाली वंग आदि धातु को पिघलाकर उसमें किसी अन्य द्रव्य डालने को प्रतीवाप अथवा आवाप कहा जाता है ।।३९।।

किसी लोहा, ताँबा, चाँदी आदि धातु को अग्नि में तपाकर जल अथवा मट्ठा, दूध, क्वाथ आदि में डालने या बुझाने को निर्वाप, निषेक अथवा स्नपन शब्द से कहा जाता है ।। ४० ।।

वक्तव्य—यह आवाप, जब वंग या सीसे की भस्म करते हैं तो उसे पिघलाकर पिघली हुई अवस्था में थोड़ा करके हल्दी, अपामार्गचूर्ण, इमली-छालचूर्ण को डालते हैं जिससे वंगादि की भस्म हो जाती है।

शुद्धावर्तलक्षणम्

यदा तु ज्वलनो ज्वालाकुलः शुक्लसमुत्थितिः।
सत्त्वनिर्गमकालः स शुद्धावर्त इति स्मृतः ।।४१।।

ज्वलनोऽग्निः, शुक्लसमुत्थितिः शुक्लवर्णज्वालायुक्तः। सत्त्वनिर्गमकालः स इति तदानीं वह्नितीव्रतासद्भावात् ।।४१।।

भा.टी.—जब किसी अभ्रक आदि द्रव्य को सत्त्व निकालने के लिये भट्ठी में रखते और अग्नि तेज करते हैं तब अग्नि एक बार बहुत तेज होकर सफेद ज्वालावाली हो जाती है तो उसे शुद्धावर्त कहते हैं ।। ४१ ।।

वक्तव्य—अग्नि के इसी अवस्था में आने पर धातु का सत्त्व-पतन होने लगता है।

पर्पटीस्वरूपम्

संद्राविता कज्जलिकाग्नियोगात् रम्भापलाशे चिपिटीकृता च।
रसागमज्ञैः खलु पर्पटी सा प्रकीर्तिता पर्पटिका च सैव ।।४२।।

रम्भापलाशे कदलीपत्रे ।। ४२ ।।

भा.टी.—पारद गन्धक की कज्जली को किसी लोह आदि धातु के पात्र में रख अग्नि में पिघला करके केले के पत्ते पर डालकर दूसरे केले के पत्ते से दबाकर चपटी पपड़ी सी बना लेने को पर्पटी या पर्पटिका कहते हैं ।।४२।।

वक्तव्य—पर्पटी बनाने में पिघले हुए द्रव्य को गोबर के ऊपर रखे हुए केले के पत्ते पर डालकर दूसरे पत्ते से दबाकर पपड़ी बनायी जाती है।

ताडनम्

यत् श्लिष्टलोहयोरेकतरस्य परिणाशनम्।
अपरस्य च लोहस्य भवेच्च परिसाधनम् ॥४३॥
ध्माप्मानाद् वङ्कनालेन ताडनं तदिहोच्यते।
सञ्जातताडनं लोहं ताडितं परिकीर्तितम् ॥४४॥

भा.टी.—आपस में मिले हुए दो धातुओं में से एक धातु को नष्ट करने और दूसरे धातु को शुद्ध रूप में प्राप्त करने के लिए मिश्रित धातु को अग्नि में रखकर आगे लिखे हुए वंकनाल द्वारा तीव्र रूप में तपाने को ताडन कहा जाता है। इस ताडन क्रिया से प्राप्त लोह को ताड़ित लोह कहा जाता है ॥ ४३–४४ ॥

घोषाकृष्टं ताम्रम्

ताडितं वङ्कनालेन सौषधं घोषकं यदा।
स्यान्मुक्तरङ्गं तत्ताम्रं घोषाकृष्टमिहोच्यते ॥ ४५ ॥

घोषः कांस्यम्, भुक्तरङ्गं वङ्गविहीनम् ॥ ४५ ॥

भा.टी.—कांसे में होनेवाले राँगा को उससे पृथक् करनेवाली औषधियों के साथ मिला वंकनाल द्वारा तीव्र अग्नि से तपाने पर जो वंगरहित ताँबा प्राप्त होता है उसे घोषाकृष्ट ताम्र कहते हैं ॥ ४५ ॥

वक्तव्य—इसी विधि से अन्य मिश्रित धातुओं में से एक धातु को प्राप्त किया जाता है, जिस धातु से किसी धातु को पृथक् किया जाता है उसे उस धातु से पृथक्कृत धातु कहा जाता है। जैसे तांबे से अलग किये स्वर्ण को ताम्राकृष्ट स्वर्ण कहेंगे।

वङ्कनालम्

करप्रमाणं यन्नालं पित्तलादिविनिर्मितम्।
वह्नौ फूत्कारदानाय वङ्कनालं तदुच्यते ॥ ४६ ॥

स्वाङ्गशीतस्य लक्षणम्

ज्वलनस्थितमेवेह शीतलत्वमुपैति यत्।
स्वाङ्गशीतं तदुद्दिष्टं स्वतःशीतञ्च तन्मतम् ॥ ४७ ॥

बहिःशीतलक्षणम्

वह्नेर्बहिः समानीय यद् द्रव्यं याति शीतताम्।
बहिःशीतं तदुद्दिष्टं बाह्यशीतञ्च तन्मतम्॥ ४८॥

भावनालक्षणम्

यच्चूर्णितस्य धात्वादेर्द्रवैः सम्पेष्य शोषणम्।
भावनं तन्मतं विज्ञैर्भावना च निगद्यते॥ ४९॥

वङ्कनालं स्वर्णकाराद्युपयुज्यमानमेकतः सूक्ष्मेणापरतश्च विस्तृतेन मुखेनोपलक्षितं नलिकाकारं फूत्कारदानयन्त्रम्॥ ४६-४६॥

भा. टी.—पीतल आदि धातु की बनी हुई एक हाथ लंबी नली को जिससे अग्नि को तेज करने के लिए फूँक मारी जाती है, वङ्कनाल या वक्त्रनाल कहा जाता है॥ ४६॥

किसी धातु आदि को संपुट में बन्द करके पुट में फूँकने पर अग्नि के बिलकुल शान्त होने पर निकालने को स्वांगशीत कहते हैं। इसी को स्वतः शीत भी कहा जाता है॥ ४७॥

किसी वस्तु को अग्नि में पकाकर उसी समय गरम अवस्था में अग्नि में से बाहर निकालकर ठंडा करने को बहिःशीत या बाह्यशीत शब्द से कहा जाता है॥ ४८॥

किसी धातु आदि औषधि के चूर्ण को जल, क्वाथ, स्वरस आदि द्रव पदार्थ से पीस कर सुखाने को भावन या भावना कहा जाता है॥ ४९॥

वक्तव्य—स्वर्ण आदि धातु को अग्नि पर रखकर पिघलाने के लिए सोनार लोग जिस नली से फूँक मारकर अग्नि तेज करते हैं उसे वङ्कनाल समझना चाहिए। यह नली एक तरफ बहुत पतली और दूसरे मुख की तरफ चौड़ी गोल होती है। इसके भी दो भेद होते हैं एक का मुख सीधा होता है किन्तु दूसरे प्रकार की नली का मुख पतली तरफ से कुछ टेढ़ा होता है।

भावनायां द्रवपरिमाणम्

द्रवेण यावता द्रव्यं चूर्णितं स्वार्द्रतां व्रजेत्।
तावानेव द्रवो देयो भिषग्भिर्भावनाविधौ॥ ५०॥
भाव्यद्रव्यमितः क्वाथ्यो जलमष्टगुणं ततः।
वस्वंशशोषितः क्वाथो देयः क्वाथेन भावने॥ ५१॥

वस्वंशशोषितः अष्टमांशावशोषितः। प्रसङ्गात् सुभावितदुर्भावितयोः स्वरूपम्-"पेष्यमाणञ्च यद् द्रव्यं चिपिटीभूय चूर्णताम्। याति मार्दवयुक्तन्तत् सुभावितमुदाहृतम्॥ यत् पिष्टं सहसा दीर्णं खरस्पर्शन्न कोमलम्। तद्दुर्भावितमित्युक्तं भावनावेदिभिर्जनैः" इति ॥ ५०, ५१ ॥

भा.टी.—किसी चूर्ण रूप औषधि को भावना देनी हो तो उसमें उतना द्रव (पतला) पदार्थ डालना चाहिए जिससे वह चूर्ण गीला लुगदी की तरह हो जाय, यदि किसी औषधि के क्वाथ की भावना देनी हो तो चूर्ण रूप औषधि के बराबर भाग क्वाथ की औषधि लेकर उसको जौकुट करके उसमें अठगुणा जल डालकर पकायें, जब जल आठवाँ भाग शेष रहे तो उसे छान कर क्वाथ को चूर्ण रूप औषधि में डाल दें ॥ ५०, ५१ ॥

शोधनम्

उद्दिष्टैरौषधैः सार्द्धं क्रियते पेषणादिकम्।
मलविच्छित्तये यत्तु शोधनं तदिहोच्यते ॥ ५२ ॥

आदिपदेन स्वेदनक्षालनादि ग्राह्यम्, मलविच्छित्तये मलनाशाय ॥५२॥

भा.टी.—किसी धातु आदि द्रव्य के मल (खराबी, दोष, विष) को दूर करने के लिए उसके शोधन के निमित्त लिखी हुई औषधि के साथ मिलाकर मर्दन, क्षालन, या निर्वापण आदि कर्म करना शोधन कहा जाता है ॥५२॥

वारितरलक्षणम्

मृतं लोहं विनिक्षिप्तं यदा तरति वारिणि।
रसतन्त्रसुनिष्णातैस्तद् वारितरमीरितम् ॥ ५३ ॥

वारितरमिति—अत्रेदमवधेयम्—वारितरत्वमेव लोहमृतेर्न निश्चितं लक्षणं व्यभिचारात्, तथा हि दरदयोगमृतस्य शतधा पुटितस्यापि लोहस्य न क्वचिद् वारितरत्वमवलोकितचरम्, क्वचिच्च जम्बूकन्यादिरसपुटितस्याल्पपुटेष्वपि वारितरत्वमायातीति तस्माद् वारितरत्वं लोहमृतेर्न व्यापकं लक्षणम्। अपरत्र तु दरदादिपुटितस्यापि घृतादिनाऽमृतीकरणात् वारितरतागोधूमादिकणतारत्वञ्चावलोक्यते ॥ ५३ ॥

भा.टी.—यदि किसी धातु की भस्म निस्तरंग जल में डालने से ऊपर तैरती है तो उसे वारितर लोहभस्म कहते हैं ॥ ५३ ॥

मृतलोहम्

तर्जन्यङ्गुष्ठसंघृष्टं विशेद्रेखान्तरं तु यत्।
निविष्टञ्च बहिर्नैति मृतलोहं तदुच्यते ॥ ५४ ॥

मृतं लोहं पुटे ध्मातं ताराज्यमधुसंयुतम् ।
न त्यजेत्तारमानं वा मृत-लोहं तदुच्यते ॥५५॥

निविष्टश्च बहिर्नैति—अत्यन्तसूक्ष्मत्वादिति शेषः ॥ ५४ ॥

मृतलोहस्य स्थूलपरीक्षामुक्त्वा सूक्ष्मपरीक्षामाह—पुटे ध्मातं मूषायां निधाया-ङ्गाराग्नौ स्थापितं, तारमानं न त्यजेत् न्यूनमधिकं वा न भवेत् यदा तदा तन्मृतं लोहं ज्ञेयम् ॥ ५५ ॥

भा.टी.—यदि किसी धातु की भस्म को तर्जनी और अँगूठे से मला जाय और अच्छी तरह पोंछ दिया जाय ऐसी अवस्था में भी यदि वह भस्म अँगूठे की सूक्ष्म रेखाओं में घुसी हुई रह जाय तो उसे मृतलोह कहते हैं ॥५४, ५५॥

वक्तव्य—इसके अतिरिक्त बनी हुई धातु की भस्म को सम भाग चाँदी और मधु में मिलाकर मूषा में रखकर खूब तपाएँ । यदि शीतल होने पर चाँदी अपने ही मान में रहे तो उसे भी मृतलोह कहते हैं ।

अपुनर्भवलक्षणम्

समित्रपञ्चकं ध्मातं प्रकृतिं नैति यत् पुनः ।
अपुनर्भवमुक्तं तन्निरुत्थं च तदीरितम् ॥ ५६ ॥

मित्रपञ्चकं प्रागुक्तं गुञ्जाद्यम् , प्रकृतिं नैति पुनर्लोहरूपन्न भवति ॥५६॥

भा.टी.—किसी धातु की बनी हुई भस्म को पूर्वोक्त मित्रपञ्चक की औषधियों में मिलाकर मूषा में रख अग्नि में तपाया जाय, यदि तपाने पर भस्म में कोई परिवर्तन न हो तो उसे अपुनर्भव भस्म या निरुत्थलोह भस्म कहते हैं ॥ ५६ ॥

निरुत्थलक्षणम्

अपुनर्भवसंज्ञं यल्लोहं तारसमन्वितम् ।
यदा तारे न लगति तन्निरुत्थमिहोच्यते ॥५७॥

यच्च लोहं तारसमन्वितं ईषत्तारं सम्मेल्याग्नौ ध्मातं सत् तारे रजते न लगति रजतसम्पृक्तं न भवति तन्निरुत्थम् ॥ ५७ ॥

भा.टी.—यदि निरुत्थ लोहभस्म में थोड़ी चाँदी मिलाकर तीव्र अग्नि में तपाया जाय और तपाने पर धातु की भस्म चाँदी के साथ न चिपटे तो उसे निरुत्थ-भस्म कहते हैं ॥ ५७ ॥

वक्तव्य—ठीक रसभस्मों की परीक्षा के विषय में प्रधान रूप से चार मत देखने में आते हैं—१ कुछ लोग औषधि (रस, धातु) का भस्म करने

पर पूरे प्रमाण में रहना ही सिद्धि लक्षण मानते हैं। २ कुछ निरुत्थ होना ही सिद्धि लक्षण मानते हैं। ३ और कोई अग्नि में रखने पर धुआँ न देना ही रससिद्धि लक्षण मानते हैं। ४ कोई पानी में तैरना सिद्धि का चिह्न समझते हैं, परन्तु उक्त चतुर्विध सिद्धिलक्षणों में कोई एक भी सर्वथा माननीय नहीं है। अतः मेरे विचार में रससिद्धि का लक्षण एक न होकर द्रव्यानुसार अनेक प्रकार है।

अर्थात् पारद की भस्म करने पर उसका पूर्णपरिणाम में उतरना पारद भस्म सिद्ध का लक्षण समझना चाहिए। ताम्र रजत आदि धातुओं की निरुत्थ भस्म होना सिद्धि-चिह्न विशेष रूप से समझना चाहिए। हरताल आदि द्रव्यों की भस्म होने पर अग्नि में रखने पर धुआँ न देना सिद्धि-चिह्न और लोह का भस्म होने पर जल पर तैरना सिद्धि-चिह्न समझना चाहिए।

अमृतीकरणम्

लोहादीनां मृतानां वै शिष्टदोषापनुत्तये।
क्रियते यस्तु संस्कार अमृतीकरणं मतम् ॥५८॥

अथामृतीकरणं सप्रयोजनमाह लोहादीनामिति—आदिना गगनादिग्रहणम्। शिष्टदोषाः ताम्रादीनां वान्तिभ्रान्त्यादयः, तेषामपनुतिर्विनाशः ॥ ५८ ॥

भा.टी.—धातुओं की भस्म करने पर उसमें रहे हुए शेष दोष को दूर करने के लिए जो संस्कार किया जाता है उसे अमृतीकरण कहते हैं। जैसे ताम्रभस्म का अमृतीकरण संस्कार आगे लिखा हुआ है ॥ ५८ ॥

परिस्रुतसलिलम्

यन्त्रेण नाडिकाख्येन वह्निसन्तापयोगतः।
बिन्दुशो यत्स्रुतं नीरं तत्परिस्रुतमुच्यते ॥ ५९ ॥

बिन्दुशः परिस्रुतं नीरं अर्कपदवाच्यं तत्परिस्रुतम् ॥ ५९ ॥

भा.टी.—नाडिका यन्त्र अथवा भपके में केवल जल या जलयुक्त कोई औषधि डालकर अग्नि में रखकर उसके जल बूँद रूप में एकत्र कर लेने को परिस्रुत जल कहते हैं। इसी को डाक्टर लोग डिस्टिलवाटर कहते हैं ॥५९॥

मानपरिभाषा

मानमादौ परीक्षेत योगान्निर्मापयेत्ततः।
योगनिर्माणसिद्ध्यर्थं मानं निर्दिश्यतेऽधुना ॥६०॥
षड्भिस्तु सर्षपैर्गौरैर्यवस्त्वेकः प्रकीर्तितः।
त्रिभिर्यवैश्च गुञ्जैका मता सैवेह रक्तिका ॥ ६१ ॥

वसुसंख्योन्मिताभिश्च रक्तिकाभिस्तु माषकः ।
माषकैः रविसंख्यातैस्तोलकं परिकीर्तितम् ॥६२॥
वटकः क्षुद्रकश्चैव द्रंक्षणश्च प्रकीर्तितः ।
तोलकद्वितयेनेह कर्षः स्यात्सैव तिन्दुकः ॥६३॥
अक्षः स एव कथितो विडालपदकं तथा ।
कवलग्रहसंज्ञश्च सुवर्णश्च निगद्यते ॥६४॥
कर्षद्वयं त्वर्द्धपलं स्याच्छुक्तिश्च निगद्यते ।
मता चाष्टमिका सैव पलार्द्धञ्च प्रकीर्तितम ॥६५॥
शुक्तिभ्यान्तु पलं ज्ञेयं मुष्टिः षोडशिका च सा ।
चतुर्थिका च बिल्वश्च प्रकुञ्चश्च निगद्यते ॥६६॥
पलाभ्यां प्रसृतं ज्ञेयं प्रसृतिश्च निगद्यते ।
प्रसृतिभ्यां समाख्यातः कुडवश्चाञ्जलिः स्मृतः ॥६७॥
कुडवाभ्यां शरावः स्यात् मानिका च निगद्यते ।
तदेवाष्टपलं ख्यातं रसतन्त्रे विचक्षणैः ॥६८॥
दशभिश्च पलैरत्र सेरस्त्वाधुनिकः स्मृतः ।
अशीतितोलकमितः स एव सेरकः स्मृतः ॥६९॥

अथ मानपरिभाषा—योगान मृत्युञ्जयरसप्रभृतीन् । वसुसंख्या अष्टमिता, "अष्टौ वसव" इति स्मरणात् । रविसंख्यातैः द्वादशभिः । सैव तिन्दुक इत्यत्र सन्धिः "सैष दाशरथी रामः" इतिवत् । दशभिश्च पलैरिति पलस्याष्टतोलकमितत्वात् । आधुनिकः वर्तमाने प्रचलितः ॥ ६०–६६ ॥

भा.टी.—वैद्य को किसी योग को बनाने के पूर्व मान (तौल) का ज्ञान करना अत्यन्त आवश्यक है । अतएव योगनिर्माण में सफलता और सरलता प्राप्त करने के लिए मानपरिभाषा लिखी जाती है । छः सफेद सरसों के बराबर एक जौ का मान होता है । तीन यव की एक गुञ्जा या रत्ती होती है । आठ रत्तियों का एक मासा होता है । और बारह मासे का एक तोला होता है । इसी तोले को संस्कृत में वटक, क्षुद्रक और द्रंक्षण भी कहते हैं । दो तोले को एक कर्ष होता है । इसी कर्ष का तिन्दुक, अक्ष, विडालपदक, कवलग्रह तथा सुवर्ण भी कहते हैं। दो कर्ष अर्थात् चार तोले को अर्धपल, शुक्ति, अष्टमिका और पलार्द्ध भी कहते हैं । दो शुक्ति अर्थात् आठ तोले को एक पल, मुष्टि, षोडिका, चतुर्थिका, बिल्व और प्रकुञ्च भी कहते हैं । दो पल

(१६ तोला) को प्रसृत अथवा प्रसृति कहते हैं। दो प्रसृतियों (३२ तोला) का एक कुडव अथवा अञ्जलि होती है। दो कुड़वों का एक शराब (६४ तोला) होता है। इसी को मानिका तथा अष्टपल भी कहते हैं। दश पल (८० तोला) का आजकल का एक सेर होता है जिसमें अस्सी तोले होते हैं। इसी को सेरक भी कहते हैं ॥ ६०—६६ ॥

वक्तव्य—मानपरिभाषा के विषय में बहुत मतभेद देखा जाता है। अतः इस विषय में विस्तृत रूप से देखना हो तो परिभाषाप्रदीप शार्ङ्गधर आदि ग्रन्थों का अध्ययन करना चाहिए ॥ ६०—६६ ॥

धन्वन्तरिभागः

अर्द्धं सिद्धरसादीनां तथैव घृततैलयोः ।
पादस्तु मृतधात्वादेरवलेहस्य चाष्टमः ॥७०॥
भागस्तुरीयोऽरिष्टादेश्चूर्णादीनाञ्च सप्तमः ।
भिषग्वराय लोकेस्मिन् स्वास्थ्यमङ्गलकाम्यया ॥७१॥
धन्वन्तरिं विनिर्दिश्य रोगिभिर्दीयते तु यः ।
पूर्वाचार्यैः समाख्यातो भागो धन्वन्तरेस्तुः सः ॥ ७२ ॥

प्राचीनक्रमाद् धन्वन्तरिभागो निगदव्याख्यातः ॥ ७०—७२ ॥

भा.टी.—रोगी के वैद्य के द्वारा रसादि औषधि बनवाने पर उस औषधि में से जो भाग वैद्य को परिश्रम के रूप में या प्रसन्न करने के लिए तथा अपने स्वास्थ्य को पूर्व रूप में प्राप्त करने के लिए धन्वन्तरि (प्रधान आदि वैद्य) के नाम पर वैद्य को दिया जाता है उसे "धन्वन्तरिभाग" कहते हैं। भिन्न-भिन्न औषधि का निम्नलिखित रूप से धन्वन्तरिभाग दिया जाता है। बनवाये हुए रसों में से आधा भाग वैद्य को देना धन्वन्तरि का माना जाता है। घी तथा तेलों का भी आधा भाग धन्वन्तरि के नाम पर दिया जाता है। रस तथा धातुओं की भस्म में से चतुर्थांश, च्यवनप्राश आदि अवलेहों का अष्टमांश, आसव अरिष्टों का चतुर्थांश, चूर्ण वटी आदि का सातवाँ भाग धन्वन्तरिभाग के नाम से कहा और दिया जाता है ॥ ७०—७२ ॥

विश्वासघातको वैद्यः

भागाद्धन्वन्तरेर्लोभादधिकं यो हरेद्भिषक् ।
दद्याच्च भेषजं दुष्टं स वै विश्वासघातकः ॥ ७३ ॥

भा.टी.—जो वैद्य लोभवश धन्वन्तरि भाग से अधिक भाग लेता है अथवा

लोभवश औषधि में असली औषध न डालकर मामूली औषधि डालता है और बहुमूल्य औषधि की कीमत रोगी से लेता है वह विश्वासघातक वैद्य कहा जाता है ॥ ७३ ॥

इयमिह रसतन्त्रागाधरत्नाकराद्या ।
परिचितपरिभाषामूल्यरत्नानि चित्वा ।
रुचिरतरनिवेशा गुम्फिता कण्ठमाला
भवतु विबुधकण्ठालम्बिनी सा नितान्तम् ॥ ७४ ॥

इति परिभाषाविज्ञानीयो नाम द्वितीयस्तरङ्गः ।

इयमिहेत्यादिनोपसंहारः—रसतन्त्रमेवागाधो रत्नाकरस्तस्मात् परिचिताः व्यावहारिक्यः परिभाषा एव अमूल्यानि रत्नानि, चित्वा एकत्रीकृत्य, 'रत्नमाला' इति युक्तः पाठ औचित्यात्, विबुधकंठावलम्बिनी विद्वत्कंठीकृता ॥ ७४ ॥

भा.टी.—यहाँ पर रसशास्त्र रूपी अगाध समुद्र में से विशेष रूप से व्यवहार में आनेवाली जो परिभाषा लिखी हैं, वे सदा वैद्यों को कण्ठस्थ होनी चाहिए ताकि योगनिर्माण तथा औषधि-प्रयोग में गलती न हो ॥ ७४ ॥

इति परिभाषाविज्ञानीय नाम द्वितीय तरङ्ग समाप्त हुआ ।

अथ मूषादिविज्ञानीयस्तृतीयस्तरङ्गः

मूषानामानि

मूषा हि कुमुदी ख्याता प्रोक्ता कुमुदिका च सा ।
क्रौञ्चिका वह्निमित्रा च पाचनी च निगद्यते ॥१॥
मुष्णाति दोषान् यस्मात्सा तस्मान्मूषा प्रकीर्तिता ।
कुमुदाकारसादृश्यात् कुमुदी च निगद्यते ॥२॥
वह्निर्मित्रं यतश्चास्या वह्निमित्रा ततः स्मृता ।
द्रव्यपाचनयोगाच्च पाचनी समुदीरिता ॥३॥

ज्ञानसौलभ्याय मूषापर्य्यायाः समानप्रवृत्तिनिमित्तत्वात् । नाम्नामर्थपरीक्षणाम्मौलिकताद्योतनार्थम् । मुष्णाति अपनयति दोषान् तन्मध्यपतितद्रव्याणामग्निसंयोगात् तस्मान्मूषा । कुमुदो रात्रिपुष्पश्चन्द्रदयितस्तस्याकारो वर्तुलह्रस्वविकस्वरास्यस्तत्सादृश्याद् गौणं नाम "सिंहो माणवक" इतिवत्, क्रौञ्चिकातन्मुखाकारसामान्यात्, वह्निमित्रा साहचर्य्यात्, पाचनी द्रव्यपाचनात् ॥ १–३ ॥

भा.टी.—मूषा को कुमुदी, कुमुदिका, क्रौञ्चिका, वह्निमित्रा तथा पाचनी नाम से कहा जाता है अर्थात् मूषा के यह पर्यायवाचक नाम हैं। क्योंकि मूषा उसमें रखकर तपाये या पकाये हुए द्रव्य के दोषों को हर लेती है अतः उसे मूषा कहते हैं। रात्रि में खिलनेवाले कमल पुष्प के समान आकार होने से मूषा को कुमुदी कहते हैं। क्योंकि मूषा को अग्नि मित्र होती है अर्थात् अग्नि में मूषा नहीं जलती है अतः उसे वह्निमित्र कहते हैं। इसमें द्रव्य रखकर पकाया जाता है अतः इसे पाचनी भी कहते हैं ॥ १–३ ॥

वक्तव्य—व्यवहार में मूषा को घरिया कहते हैं यह प्रायः सोनारों के पास सोना चाँदी को गलाने के काम आती है।

पिधानम्

द्रव्यपूरितमूषादेः द्रव्यपातनिवृत्तये।
आच्छादकं भवेद् यत्तु पिधानं तदिहोच्यते ॥ ४ ॥

द्रव्यपूरितमूषादेरित्यपादाने पञ्चमी। द्रव्यस्य पातः बहिरुच्छलनं, तन्निवर्तकं पिधानकम् ॥ ४ ॥

भा.टी.—मूषा, पुट या हाँडी आदि में द्रव्य भरकर उस द्रव्य को बाहर गिरने से बचाने के लिये अथवा उठाने-रखने में सुविधा के लिए मूषा आदि के मुख पर जो ढक्कन दिया जाता है उसे "पिधा" कहते हैं ॥ ४ ॥

सन्धिलेपनम्

मूषादीनां तु यत्सन्धौ किट्टाद्यैः स्याद्विलेपनम्।
तत्सन्धिलेपनं ख्यातं तच्चोक्तं सन्धिबन्धनम् ॥ ५ ॥

सन्धिलेपनं व्याख्यासमम् ॥ ५ ॥

भा.टी—मूषा आदि यंत्र और उसके ढक्कन के जोड़ पर छिद्र को बन्द करने के लिये जो लोह कीट, मिट्टी आदि से लेप किया जाता है उसे सन्धि-लेपन या सन्धिबन्धन कहा जाता है ॥ ५ ॥

मूषानिर्माणोचिता मृत्तिका.

सशर्करा पाण्डुरा च वह्नितापसहा चिरम्।
स्थूला च मृत्तिका या स्यात् मूषार्थं सा मतोत्तमा ॥६॥

सशर्करा स्फुटनभयराहित्यात्, वह्नितापसहा वह्नौ स्फुटनावर्जिता ॥ ६ ॥

भा. टी.—मूषा बनाने के लिये कुछ रेतीली पाण्डुर वर्ण मोटे कणों की देर तक अग्नि सहन करनेवाली मिट्टी अच्छी समझनी चाहिए ॥ ६ ॥

सामान्यमूषा

शिखित्रकैर्दग्धतुषैः शणेन सलद्दिका दण्डसुकुट्टिता च ।
या मृत्तिका तद्विहिता तु मूषा सामान्यमूषा कथिता रसज्ञैः ॥७॥

शिखित्रकैर्जलनिर्वापितैरङ्गारैः । लद्दिका घोटकपुरीषम् । दण्डेन मुसलादिना सामान्यमूषेत्यनुक्तविशेषमूषास्थाने ग्राह्या ॥ ७ ॥

भा.टी.–बुझे हुए कोयले, तुष की राख,सूक्ष्म शण के रेशे और घोड़े की लीद; इन सबको एकत्र मिलाकर मूसली या हथौड़ी से अच्छी तरह कूटकर बनाई हुई मिट्टी के द्वारा निर्माण की हुई मूषा को सामान्य मूषा कहते हैं ॥७॥

वक्तव्य—जहाँ पर किसी मूषा का नाम न दिया हो वहाँ उक्त प्रकार से बनी हुई सामान्य मूषा को काम में लाना चाहिए ।

वज्रमूषा

त्रयो भागा मृदो द्वौ तु शणलद्दिकयोस्तथा ।
भागो दग्धतुषादेश्च किट्टस्य त्वर्ध एव च ॥८॥
एभिः कृता तु या मूषा वज्रमूषा तु सा मता ।
प्रयुज्यते विशेषेण सत्त्वपातनकर्मणि ॥ ९ ॥

वज्रमूषा कठिनतायां वज्रतुल्या, यथाभागं मृत्तिकाशणादिक्षेपश्च सुश्लक्ष्णताहेतुः व्यपगतस्फुटनभयो निर्माणसुखश्चेति ॥ ८, ९ ॥

भा.टी.—तीन भाग मिट्टी, एक भाग शण, एक भाग घोड़े की लीद, एक भाग तुष आदि की राख, आधा भाग लोह कीट (मण्डूर); इन सब को एकत्र मिलाकर खूब कूटकर बनाई मूषा को वज्रमूषा कहते हैं। यह मूषा अभ्रक हीरा आदि कठिन द्रव्यों के सत्त्व पातन करने के निमित्त विशेष रूप से व्यवहार में ली जाती है ॥ ८, ९ ॥

वक्तव्य—इस प्रकार से बनी हुई मूषा वज्र के समान दृढ होने से वज्र मूषा शब्द से कही जाती है। इसके बनाने में कोई दो भाग शण तथा दो भाग घोड़े की लीद लेते हैं।

योगमूषा

तुषाद्यैश्च विडाद्यैश्च कृता चापि विलेपिता ।
सूतसिद्धिकरी चैषा योगमूषा निगद्यते ॥ १० ॥

सूतसिद्धकरी पारदसाधनकरिका ॥ १० ॥

भा.टी.–तुषभस्म, कोयले, बाँबी की मिट्टी तथा क्षार, अम्ल गन्धक,

लवण आदि विड द्रव्यों से मूषा बनाकर फिर इस मूषा को उक्त द्रव्यों के ही कल्क से अच्छी तरह तीन चार लेप करके सुखा लेवें। इस मूषा को योगमूषा कहते हैं। इस मूषा द्वारा पारद मारण किया जाता है ॥ १० ॥

वज्रद्रावणिका मूषा

समैर्भूनागगाराद्यैस्तुषाद्यैश्चापि निर्मिता।
क्षीरैश्च माहिषैर्मूषा वज्रद्रावणिका मता॥ ११ ॥
वज्रद्रावणिका मूषा वज्रसत्त्वप्रसाधिका।
यामद्वयमपि ध्माता नासौ द्रवति कर्हिचित्॥ १२ ॥

भूनागः कञ्चुलिकस्ताम्रवर्णः कीटविशेषः सरीसृपो वर्षासु जायमानः। गारो जलप्लुता मृत्तिका। यामद्वयमपि ध्मातेति अत्यन्तदृढेत्यर्थः ॥११, १२॥

भा.टी.–सूखे कंचुए, गारा तथा तुष भस्म आदि को सम भाग में लेकर भैंस के दूध के साथ मर्दन करके बनाई मूषा को वज्रद्रावणिका मूषा कहते हैं। यह मूषा वज्र (हीरा) के सत्त्वपातन करने में काम आती है। छः घण्टे निरन्तर अग्नि देने पर भी यह पिघलती या जलती नहीं है ॥११, १२॥

वक्तव्य–तन्त्रान्तर में इस मूषा को चार पहर की अग्नि सहन करनेवाली लिखा है और इसका निर्माण निम्न प्रकार से लिखा है "गारभूनागधौताभ्यां तुषमष्टशरोन च। समैः समा च मूषामृन्महिषीदुग्धमर्दिता॥ तया विरचिता मूषा लिप्ता मत्कुणशोणितैः। बालाब्दध्वनिमूलैश्च वज्रद्रावणकोत्तिका। सहतेऽग्नि चतुर्यामं द्रवेण व्यथिता सती॥"

गारमूषा

दग्धषड्गुणगारेण मृदा चासितया तु या।
विधीयते च किट्टाद्यैर्गारमूषा तु सा मता॥१३॥
यामयुग्ममपि ध्माता नासौ द्रवति निश्चितम्।
ढालनादौ विशेषेण रसज्ञैः सा प्रयुज्यते॥१४॥

असितया कृष्णया ॥१३, १४॥

भा.टी.–काली मिट्टी एक भाग, तुषभस्म या गारा छः भाग लेकर उसमें आवश्यकतानुसार लोह कीट तथा शण आदि मिलाकर बनाई हुई मूषा को गारमूषा कहते हैं। छः घण्टे निरन्तर अग्नि में रखकर तपाने से भी यह नहीं पिघलती है। और यह मूषा विशेष कर धातु को पिघलाकर ढालने के काम में आती है ॥ १३, १४ ॥

वक्तव्य—रसरत्नसमुच्चय में इसका लक्षण निम्न प्रकार से बहुत स्पष्ट मिलता है। और "दग्ध" स्थान पर "दुग्ध" पाठ मिलता है "दुग्धषड्गुणगाराष्टकिट्टांगारशणान्विता। कृष्णमृद्भिः कृता मूषा गरमूषेत्युदाहृता॥"

गोस्तनीमूषा

सापिधाना शिखोपेता गोस्तनाकारसन्निभा।
सत्त्वद्रावणशुद्ध्यर्था सा मूषा गोस्तनीमता* ॥१५॥

शिखोपेता शिखायुक्ता, ग्रहणसौकर्य्याय ॥ १५ ॥

भा. टी.—गोस्तन के आकार की एक मूषा बनाकर उसके मुख पर रखने के लिए एक ऐसा पिधान (ढक्कन) बनायें जो नीचे को चौड़ा और ऊपर की तरफ पतला शिखाकार हो। इसे गोस्तनी मूषा कहते हैं। यह मूषा अभ्रक आदि सत्त्वों के द्रावण तथा शुद्धि के काम आती है ॥ १५ ॥

मल्लमूषा

सम्पुटाकारतां नीता मल्लद्वितययोजनात्।
मल्लमूषा समाख्याता पर्पट्यादिप्रसाधिका ॥ १६ ॥

मल्लद्वितयं = चषकयुगम्। पर्पट्यादिप्रसाधिकेति न स्वर्णपर्पट्यादिसाधनमत्राभिप्रेतम्, अपि तु विशिष्टो रसः कश्चित्। यथा रसरत्नसमुच्चये त्रैलोक्यसुन्दरः—"विमर्दिताभ्यां रसगन्धकाभ्यां नीरेण कुर्यादिह गोलकन्तु। भाण्डे नवीने विनिवेश्य पश्चात्तद्गोलकस्योपरि ताम्रपात्रम्॥ सार्धम्मुहूर्तं विनिरुध्य धीमानुद्दीपयेद्दीप्तकृशानुनास्य। अधस्ततः सिद्ध्यति पर्पटीयं नवज्वरारण्यकृशानुमेषः॥" इति॥ १६ ॥

भा. टी.—दो गोल प्यालों को आपस में जोड़ कर संपुट के रूप में बना लेने को मल्लमूषा कहा जाता है। इसके द्वारा पर्पटीरस आदि रसों को बनाया जाता है ॥ १६ ॥

महामूषा

वर्तुला चिपिटा मूले स्थूला चायामविस्तरा।
विस्तृतास्या च या मूषा महामूषा तु सा मता ॥१७॥
लोहाभ्रताप्यसत्त्वादेः पुटनार्थं भिषग्वरैः।
प्रयुज्यते महामूषा स्थूलमूषा च सा स्मृता ॥१८॥

---

* इयमेव मूषा रसार्णवे अन्धमूषाख्यया प्रतिपादिता। तथा हि—
"अन्धमूषा तु कर्तव्या गोस्तनाकारसन्निभा।
पिधानकसमायुक्ता किञ्चिदुन्नतमस्तका" ॥ १ ॥

आयामविस्तरेति आयामे विस्तारे च समा, विस्तृतं आस्यं मुखं यस्याः सा विस्तृतास्या ॥ १७, १८ ॥

भा.टी.—एक ऐसा पात्र जिसकी लम्बाई-चौड़ाई सम भाग हो और मूल (नीचे की तरफ) में गोल और चपटा (जिससे जमीन में अच्छी तरह स्थिर रह सके) हो औ मोटा हो ऊपर मुख की तरफ बहुत खुला हुआ हो तो उसे महामूषा कहते हैं। इसी को स्थूलमूषा भी कहा जाता है। इस मूषा को वैद्यलोग लोह, अभ्रक, स्वर्णमाक्षिक के सत्वादि को पुट देने के लिए काम में लाते हैं ॥ १७, १८ ॥

वृन्ताकमूषा

धत्तूरपुष्पाकारेण सच्छिद्राष्टाङ्गुलेन च।
नालेन तूर्ध्वतः श्लिष्टां सुदृढं द्वादशाङ्गुला ॥१९॥
वृन्ताकसदृशाकारा मूषा वृन्ताकमूषिका।
साधयेत्खर्परादीनां सत्त्वं वै मूषयाऽनया ॥२०॥

वृन्ताकमूषायां धत्तूरपुष्पाभनालनिर्देशः सत्वपातसुखार्थः नालस्य विस्तृतं मुखं मूषामुखे सन्धिबन्धनं विधेयम् ॥ १९, २० ॥

भा.टी.—बारह अंगुल लम्बी चौड़ी बैंगन के आकार की एक मूषा बनायें इसके मुख में आने योग्य एक ऐसा ढक्कन बनायें जो धतूरे के फूल के सदृश ऊपर को चौड़ा और नीचे को पतला आठ अंगुल लम्बी नलीवाला हो जिससे मूषा में द्रव्य भरकर धतूर-आकार ढक्कन को उसमें जोड़कर अग्नि में रखा जाता है। इस प्रकार से बनाई हुई मूषा को बैंगन के समान आकार होने से वृन्ताकमूषा कहते हैं। इसके द्वारा खर्पर आदि द्रव्यों का सत्त्वपातन आदि कार्य किया जाता है ॥ १९-२० ॥

मूषाप्यायनकम्

द्रव्ये द्रवोन्मुखे जाते मूषाया वह्नियोगतः।
निष्कासनं क्षणं यत्तु तन्मूषाप्यायनं मतम् ॥२१॥

मूषाऽप्यायनं मूषारक्षार्थमौषधदाहनिवारणार्थञ्च। द्रवोन्मुखे जात इति तदानीं मूषाऽऽप्यायनकालो नार्वाक् ॥ २१ ॥

भा.टी.—मूषा में द्रव्य रखकर अग्नि में रखने पर जब द्रव्य मिलने लगता है थोड़ी देर के लिये उसे बाहर निकालने को मूषाप्यायन कहते हैं। इससे मूषा में अग्निसहनशक्ति बढ़ जाती है ॥ २१ ॥

अङ्गारधानिका

अङ्गारधानिका ख्याता हसन्ती च हसन्तिका।
अङ्गारशकटी चापि हसनी च निगद्यते ॥२२॥
अङ्गारधानिका ह्येषा मृदुद्रव्यप्रसाधिका।
वङ्गादीनां ढालनादौ विशेषेण प्रयुज्यते ॥२३॥

अङ्गारधानिका यथार्थनाम्नी। उज्ज्वलनासादृश्याद् हसन्ती च ॥२२ २३॥

भा.टी.—कोयलों की अँगेठी को अङ्गारधानिका, हसन्ती, हसन्तिका, अँगारशकटी और हसनी नाम से कहा जाता है। यह अँगेठी मृदु द्रव्यों के लगाने और पकाने के काम आती है, विशेष रूप से राँगा तथा वंग को पिघला कर शोधन या ढालन के काम आती है ॥ २२–२३ ॥

कोष्ठिका

सत्त्वादिपातनाद्यर्था द्रव्यढालनसाधिका।
वह्निसन्धानिका या तु कोष्ठिका सा निगद्यते ॥२४॥

वह्निसन्धानिका सर्वतोऽवरुद्धवह्नितया सम्यग्द्रव्यतापकरी ॥ २४ ॥

भा.टी.—सत्त्वादि के पातनार्थ तथा पिघले हुए द्रव्यों के ढालनार्थ जो कोयलों की भट्टी बनायी जाती है उसे कोष्ठिका कहते हैं। इसमें चारों तरफ से रुकावट होने से अग्नि अधिक तीव्र होती है ॥ २४ ॥

अङ्गारकोष्ठिका

नृपहस्तमितोत्सेधे तदर्धायामविस्तृता।
मध्यतश्चतुरस्रा च मृदा च परिलेपिता ॥२५॥
चतुरङ्गुलमानेन रन्ध्रेण परिशोभिता।
नालिकां समकोणाञ्च रन्ध्रे तिर्यङ् निवेशयेत् ॥२६॥
नालिकाया मुखे चैव भस्त्रावक्त्रं निवेशयेत्।
आपूर्य कोकिलैः कोष्ठीं द्रव्यमूषान्वितां धमेत् ॥२७॥
अङ्गारकोष्ठिका ख्याता द्रव्यढालनसाधिका।
सत्त्वानां पातने चेयं विशेषाद्विनियुज्यते ॥२८॥

उत्सेधे=उन्नतायां, नृपहस्तमिता=सपादहस्तपरिमाणा, चतुरस्रा=चतुष्कोणा ॥ २५–२८ ॥

भा.टी.—समतल जमीन के ऊपर एक ऐसी भट्टी बनायें जो नृपहस्त (एक गज) ऊँची और आधा गज चौड़ी (बीच में खाली जगहवाली)

हो। बीच का यह आधा गज रिक्तस्थान गोल न होकर चतुष्कोण होना चाहिए। अर्थात् भीतरी चारों कोने एक हाथ गहरे और चौड़े हों। अब इस भट्ठी की भीतरी और बाहर की दीवारों को चिकनी मिट्टी से अच्छी तरह लीप दिया जाय जिससे अग्नि बाहर न जाने पाये। फिर इस भट्टी की एक दीवार में तलप्रदेश पर एक चार अंगुल गोल छिद्र बनायें। इस छिद्र में एक लोहे या बाँस की समकोण गोल नली लगा दें, नली में बाहर की तरफ से चमड़े की धौंकनी का मुख जोड़ दें और भट्टी में कोयले डालकर उन पर द्रव्ययुक्त मूषा रखकर अग्नि जलाकर धौंकें। इस प्रकार से बनी हुई कोष्ठी को अंगारकोष्ठी कहते हैं। यह कोष्ठी द्रव्यों के ढालनार्थ प्रयुक्त होती है और सत्त्वपातन कार्य में विशेष रूप से काम आती है ॥ २५–२८ ॥

वक्तव्य—नृपहस्त से सवा हाथ का भी ग्रहण किया जाता है। अतः सवा हाथ ऊँची और १५ अंगुल चौड़ी गहरवाली कोष्ठी बनायी जा सकती है। रसरत्नसमुच्चय में निम्न प्रकार से अंगारकोष्ठी का वर्णन है जो इससे कुछ भिन्न है—"राजहस्तसमुत्सेधा तदर्द्धायामविस्तरा। चतुरस्रा च कुड्येन वेष्टिता मृन्मयेन च ॥ एकभित्तौ चरेद् द्वारं वितस्त्याभोगसंयुतम्। द्वारं सार्द्धवितस्त्या च सम्मितं सुदृढं शुभम् ॥ देहल्यधो विधातव्यं धमनाय यथोचितम्। प्रादेशप्रमिता भित्तिरुत्तरङ्गस्य चोद्र्ध्वतः ॥ द्वारं चोपरि कर्तव्यं प्रादेशप्रमितं खलु। ततश्चेष्टिकया रुद्ध्वा द्वारसन्धिं विलिप्य च ॥ शिखित्रैस्तान् समापूर्य धमेद्भस्त्राद्वयेन च। शिखित्रान् धमनद्रव्यमूर्ध्वद्वारेण निक्षिपेत् ॥ सत्वपातनगोलांश्च पञ्च पञ्च पुनः पुनः। भवेदंगारकोष्ठीयं खराणां सत्त्वपातिनी ॥"

पातालकोष्ठिका

वितस्तिविस्तृतं गर्तं भूमौ कुर्याद्विधानतः।
तन्मध्ये वर्तुलं छिद्रं निम्नवेशे प्रकल्पयेत् ॥२९॥
गर्तमध्यगते छिद्रे तिर्यक् नालं निवेशयेत्।
नालवक्त्रे च भस्त्राया मुखं सम्यक् निरोधयेत् ॥३०॥
द्रव्यमूषां कोष्ठिकायां निधाय भस्त्रया धमेत्।
पातालकोष्ठिका ह्येषा मृदुद्रव्यप्रसाधिका ॥ ३१ ॥

वितस्तिविस्तृतं=द्वादशाङ्गुलमानम्। तदुक्तम्—"पातालकोष्ठिका ह्येषा मृदूनां सत्वपातनी। ध्मानसाध्यपदार्थानां नन्दिना परिकीर्तिता" ॥ २९–३१ ॥

भा. टी.—जमीन पर एक ऐसा गढ़ा बनायें जो एक बालिस्त (बारह

अंगुल) लम्बा और उतना ही चौड़ा गोल हो। अब गढ़े के मध्यप्रदेश में चार अंगुल चौड़ा गोल एक और छिद्र बनायें जिसका मुख बाहर की तरफ तिरछा होना चाहिए। इस तिरछे मुखवाले निम्नगर्त के मुख पर निचले सिरे से ऊपर पृथ्वी तक तिरछी नली लगाकर इन नली का मुख धौंकनी के मुख के साथ अच्छी तरह जोड़ दें। अब कोष्ठ में कोयलों के ऊपर द्रवयुक्त मूषा रख के धौंकनी से धौंकें। इसे पातालकोष्ठी कहते हैं। इसके द्वारा मृदुद्रव्यों का सत्त्वपातन आदि कार्य किया जाता है॥ २९–३१॥

वक्तव्य—रसरत्नसमुच्चय में इस कोष्ठी के विषय में इतनी विशेषता लिखी हुई है कि "बीच के छिद्र के ऊपर एक पाँच छिद्रोंवाला मिट्टी का प्याला या फलक रख दिया जाता है।"

अथ पुटलक्षणम्

रसोपरसलोहादेः पाकमानप्रमापकम्।
उत्पलाद्यग्निसंयोगात् यत्तदत्र पुटं स्मृतम्॥३२॥

अथ क्रमप्राप्तं पुटलक्षणमाह—रसः पारदः, उपरसा अभ्रादयः, लोहाः सुवर्णादयः, तेषां पाको वह्निसंयोगेन गुणान्तरपरिणामः, तस्य मानज्ञापकम्, उत्पलादीत्यत्रादिना तुषादिग्रहः॥ ३२॥

भा.टी.—रस उपरस धातु उपधातुओं में से किसको कितनी बार कितनी अग्नि से पकाया गया है इस बात को सूचित करने के लिए जो औषधि को सम्पुट में बन्दकर न्यून या अधिक उपले—तुष आदि की अग्नि दी जाती है उसे "पुट" कहा जाता है॥ ३२॥

वक्तव्य—प्रत्येक उपरस धातु आदि अपनी-अपनी अग्नितापसहन शक्ति रखता है। उसके अनुसार उसे उतनी ही अग्नि देने के लिए भिन्न-भिन्न प्रकार के पुटों की आवश्यकता होती है जिससे कि वह न अधिक न न्यून रूप से पकने पाये। इसी अभिनय को लेकर रसरत्नसमुच्चय में भी लिखा है—"रसादिद्रव्यपाकानां प्रमाणज्ञापनं पुटम्। नेष्टो न्यूनाधिकः पाकः, सुपाकं हितमौषधम्॥"

पुटप्रयोजनम्

भवेद्यतः पुटादेव दोषहानिर्गुणोदयः।
रसोपरसलोहानां पुटपाकस्ततः स्मृतः॥ ३३॥
पुटपाकेन लोहादेर्निरुत्थत्वञ्च दीपनम्।
भवेद्वारितरत्वञ्च पुटपाकस्ततः स्मृतः॥ ३४॥

मृतलोहादिकं यस्मादतिशेते मृतं रसम् ।
पुटपाकविधानेन पुटं तस्मात्प्रशस्यते ॥३५॥

अथ विशिष्टं प्रयोजनम्—दोषाणां रोगहेतूनाम्, गुणानां=रोगापनयनशक्तीनाम् । दीपनं = तीव्रगुणता । तदुक्तम्—"रसादिद्रव्यपाकानां प्रमाणज्ञापनं पुटम् । नेष्टो न्यूनाधिकः पाकः सुपाकं हितमौषधम् ॥ लोहादेरपुनर्भावो गुणाधिक्यं ततोऽग्र्यता । नचाप्सु मज्जनं रेखापूर्णता पुटतो भवेत् ॥ पुटाद्रागो लघुत्वञ्च शीघ्रं व्याप्तिश्च दीपनम् ॥ जारितादपि सूतेन्द्राल्लोहानामधिको गुणः"।३३–३५।

भा.टी.—क्योंकि पुट द्वारा पाक करने पर रस, उपरस, धातु आदि में स्थित विभिन्न प्रकार के रोगोत्पादक दोषों का नाश होता है, और भिन्न-भिन्न औषधियों के योग से उनमें (धात्वादि में) रोगनाशक शक्ति की उत्पत्ति होती है । अतः पुटपाक करना आवश्यक होता है । इसके अतिरिक्त पुटपाक द्वारा लोह आदि की भस्म निरुत्थ हो जाती है, और उसमें दीपनता (गुणों में तीव्रता) आ जाती है । इसके द्वारा बनी हुई भस्म वारितर हो सकती है । अतः पुटपाक की आवश्यकता होती है । इसके अतिरिक्त सम्यक् पुटपाक विधान से भी बनी हुई धातु आदि की भस्म कई बार पारद की भस्म की अपेक्षा अधिक गुणकारी सिद्ध होती है ॥३३–३५॥

वक्तव्य—योग्य अग्नि न मिलने पर भस्म कच्ची रह जाती है जो अन्तःप्रयोग करने पर शरीर की जीवनशक्ति या सेलों को नष्ट करती हैं, जिससे उदर-सम्बन्धी अनेक रोग उत्पन्न हो जाते हैं । अतः शीघ्रता तथा अल्प प्रयास द्वारा एक साथ ही तीव्र अग्नि देकर बनाई हुयी औषधियाँ लाभदायक नहीं होती हैं । वैज्ञानिकों का यह मत है कि प्रत्येक पदार्थ आकाश की तरफ ऊपर को डालने पर गुरुत्वाकर्षण के कारण नीचे पृथ्वी की ओर आता है । पुट देने से पदार्थ की यह अधोगमन शक्ति कम हो जाने से उसकी भस्म आमाशयादि अंगों में देर तक रहेगी जिससे उसका परिपाक ठीक होकर सूक्ष्मरूप से शरीर में अधिक-से-अधिक मात्रा में शोषित होकर रक्त में मिल सारे शरीर के भिन्न-भिन्न अंगों में होनेवाली विकृति को दूर करने में समर्थ होती है । अतः पुटप्रयोग विधान आयुर्वेदीय रसशास्त्र का एक अद्भुत विज्ञान है ।

सामान्यपुटक्रमः

मूषागते तु लोहादौ पुटनीये विशेषतः ।
वह्निस्तु स्वानुकूल्येन तथा स्यात्तु पुटक्रमः ॥ ३६ ॥

सूर्यपुटलक्षणम्

द्रव्याणां भावितानान्तु भावनौषधजै रसैः ॥
शोषणं सूर्यतापे यत्तत्सूर्यपुटमुच्यते ॥ ३७ ॥

भा. टी.—आवश्यकतानुसार पुट इस प्रकार देना चाहिए जिससे मूषा या सम्पुट में रखे हुए पुटनीय लोह आदि धातु में दी जानेवाली अग्नि सुविधा के साथ पुटनीय द्रव्य के सर्वांश में ठीक-ठीक रूप से पहुँच सके ॥३६॥

भावना देनेवाली औषधियों के स्वरस कषाय आदि से द्रव्यों को भावित कर या तर करके धूप में रखकर सुखाने को सूर्यपुट कहते हैं। इसीको रौद्रपुट भी कहा जाता है ॥ ३७ ॥

महापुटम्

व्यामार्द्धनिम्ने चतुरस्ररूपे हस्तद्वयायाममिते च कुण्डे।
वन्योत्पलापूरितगर्भभागे मूषां निदध्यात्पुटनीयपूर्णाम् ॥३८॥
पुनस्तु विन्यस्य वनोत्पलानि सम्पूरयेत्कुण्डमुखं रसज्ञः।
सन्दीप्य वह्निं पुटनं ततस्तन्महापुटाख्यं विबुधैः प्रदिष्टम् ॥३९॥

व्यामो नाम विस्तारितबाहुयुगस्य पुंसः दक्षिणहस्तमध्यमाङ्गुल्यग्रभागाद् वामहस्तमध्यमाङ्गुल्यग्रभागपर्य्यन्तं दीर्घता। "चतुरशीत्यङ्गुलो व्यामः" इति कौटिल्यः। 'व्यामो बाह्वोः...रन्तरमि'त्यमरश्च ॥ ३८–३९ ॥

भा. टी.—आधा व्याम (दोनों हाथों को सीधा फैलाकर जितनी लम्बाई हो उसे व्याम कहते हैं) गहरे और दो हाथ चौड़े गोल गढ़े को महापुट कहा जाता है। इस गढ़े के आधे भाग में जंगली उपले भरकर उन पर द्रव्य सम्पुट रख दें और अवशिष्ट ऊपर के आधे भाग को फिर उपलों से भर दें, फिर इसमें अग्नि देकर पुट दें ॥ ३८–३९ ॥

वक्तव्य—पुटों को जमीन में यदि ईंटों से बनाया जाय तो उनके टूटने का डर नहीं रहता है और अग्नि अच्छी तरह लगती है। पुट में आधे उपले भरकर मूषा या सम्पुट रखकर अग्नि देनी चाहिए। फिर और उपले भरने चाहिये। इससे दोनों तरफ अग्नि एक साथ लगती है।

गजपुटम्

नृपकरचतुरस्रोत्सेधदैर्घ्ये तु कुण्डे छगणगणभृतार्द्धे मूषिकां स्थापयित्वा।
पुटनमिह भवेद्यच्छाणपूर्णेऽर्द्धभागे गजपुटमिह तन्त्रे भाषितं तद्रसज्ञैः ॥४०

गजपुटन्तु नृपकरचतुरस्रोत्सेधदीर्घं सपादहस्तं सर्वत इत्यर्थः। छगणश्छाणो वन्योपल इत्यर्थान्तरम् ॥ ४० ॥

भा.टी.—एक गज या सवा हाथ गहरे और चौड़े गढ़े में आधे भाग तक उपलों से भरकर मूषा रख दें और फिर आधे भाग को उपलों से भर कर अग्नि देने को गजपुट कहा जाता है। यही पुट साधारण रूप से अभ्रक लोह आदि द्रव्यों को पुट देने में काम आता है ॥ ४० ॥

वाराहपुटम्

कुण्डे त्वरत्निमानेन चतुरस्रे तथोच्छ्रिते।
पुटं यद् दीयते तत्तु वाराहपुटमुच्यते ॥ ४१ ॥

अरत्निः त्रिस्तृतकनिष्ठिको मुष्टिः ॥ ४१ ॥

भा.टी.—भूमि में एक अरत्नि लम्बा चौड़ा और गहरा एक गढ़ा खोद कर उसके आधे भाग में जंगली उपले भरकर उन पर मूषा को टिकाकर अवशेष भाग को पुनः उपलों से भरकर पुट देने को वाराहपुट कहा जाता है ॥ ४१ ॥

वक्तव्य—हाथ की कोहनी से लेकर सबसे छोटी हाथ की अंगुली तक की लम्बाई को अरत्नि शब्द से लिया जाता है। यह लगभग बीस या इक्कीस अंगुल लम्बी होती है।

कुक्कुटकपुटम्

वितस्तिद्वयमानेन निम्ने च चतुरस्रके।
पुटं यद्दीयते तत्त मतं कुक्कुटकं बुधैः ॥ ४२ ॥

वितस्तिः=द्वादशाङ्गुलः ॥ ४२ ॥

भा.टी.—दो बालिस्त गहरे चौड़े गढ़े में उपले भरकर पुट देने को कुक्कुटपुट कहते हैं ॥ ४२ ॥

वक्तव्य—वितस्ति १२ अंगुल की होती है। कोई वैद्य जमीन के ऊपर ही उक्त प्रकार से पुट देने को कुक्कुटपुट कहते हैं। परन्तु जमीन के अन्दर देना अधिक लाभदायक है।

कपोतपुटम्

वन्योत्पलैरष्टसंख्यैः क्षितौ यद्दीयते पुटम्।
रसादीनान्तु सिद्ध्यर्थं तत्कपोतपुटं स्मृतम् ॥ ४३ ॥

क्षितौ इति न विनैव गर्तं, किन्तु ईषद्गर्त्तं विधायेत्यर्थः ॥ ४३ ॥

भा.टी.—जमीन के ऊपर आठ जंगली उपलों से रसादिकों की सिद्धि के निमित्त जो पुट दिया जाता है उसे कपोतपुट कहते हैं ॥ ४३ ॥

गोर्वरपुटम्

गोर्वरैर्वा तुषैर्वापि खलु कुण्डेऽथवा क्षितौ ।
पुटं यद्दीयते विज्ञैस्तद् गोर्वरपुटं स्मृतम् ॥४४॥

भाण्डपुटम्

मूषागर्भे तुषापूर्णे स्थूले भाण्डेऽग्नियोजनात् ।
दीयते यत्पुटं विज्ञैस्तद् भाण्डपुटमुच्यते ॥४५॥

वालुकापुटम्

प्रतप्तवालुकागर्भे न्यस्य मूषादिकं दृढम् ।
यद् दीयते पुटं तत्तु वालुकापुटमुच्यते ॥४६॥

स्थूले भाण्डे कुसूलादौ ॥ ४४–४६ ॥

भा.टी.—जमीन के गढ़े अथवा किसी पात्र में गोबर चूर्ण या तुष भर कर बीच में मूषा रख दें और अग्नि जला दें। इस प्रकार के पुट को गोबर-पुट कहा जाता है ॥४४॥

एक दृढ़ मोटे मिट्टी के पात्र के भीतर आधे भाग में धान जौ आदि के तुष भर उनके ऊपर मूषा रखकर शेष भाग को भी तुषों से भरकर अग्नि जलायी जाती है। इस प्रकार से जो पुट दिया जाता है उसे भाण्डपुट कहते हैं ॥४५॥

पुटनद्रव्ययुक्त मूषा को ऊपर नीचे गरम-गरम रेत से आच्छादित कर देना वालुकापुट कहाता है ॥ ४६ ॥

वक्तव्य--अथवा एक दृढ़ मिट्टी के पात्र में आधा रेत भरकर उस पर मूषा आदि रख ऊपर और रेत भर दें और एक शराब (सिकोरा) से पात्र का मुख बन्दकर सन्धि लेप कर दें और पात्र को अग्नि में रखकर पकावें। अथवा पात्र में रेत को भरकर रेत ऊपर जंगली उपले रखकर उनको अग्नि देवें। ये तीन प्रकार वालुकापुट के हैं।

भूधरपुटम्

भूमिगर्भे कुमुदिकां विन्यस्य द्व्यङ्गुलोपरि ।
यद् दीयते पुटं तत्तु पुटं भूधरसंज्ञकम् ॥४७॥

द्व्यङ्गुलोपरि अङ्गुलयुगमितां वालुकामापूर्य तदुपरीत्यर्थः। कुमुदिका मूषा। मूषाया उपरि समन्ततश्चापि द्व्यङ्गुलमिता वालुका पूरणीया ॥ ४७ ॥

भा.टी.—जमीन में एक ऐसा गढ़ा बनावें जिसमें मूषा या सम्पुट के अनुसार नीचे-ऊपर चारों तरफ दो अंगुल स्थान खाली रहे। अर्थात् गढ़े में पहिले दो अंगुल रेत भरें और उस पर फिर मूषा रख देवें। अब मूषा के ऊपर दो अंगुल और चारों तरफ के दो अंगुल रिक्त स्थान को भी वालुका से भर दें और इसके ऊपर अग्नि देकर पुट दें। इसको भूधरपुट कहते हैं॥४७॥

वक्तव्य—तन्त्रान्तर में भूधरपुट का स्पष्ट लक्षण इस प्रकार लिखा है—"वालुकागूढसर्वांगां गर्तें मूषां रसान्विताम्। दीप्तोपलैः संवृणुयाद् यन्त्रं तद्भूधराह्वयम्॥" चित्र से यह स्पष्ट हो जाता है।

लावकपुटम्

गोर्वरैर्वा तुषैर्वापि वितस्त्यूर्ध्वं पुटन्तु यत्।
मृदुद्रव्यप्रसिद्ध्यर्थं तल्लावकपुटं मतम्॥४८॥

पुटमानानुक्तौ पुटप्रदानप्रकारः

पुटनाम्नामनिर्देशे वीक्ष्य द्रव्यबलाबलम्।
पुटेष्वन्यतमं दद्यात् यत्स्याद्युक्ततमं भृशम्॥४९॥

उपलनामानि

उपलं चोत्पलं ख्यातं गिरिण्डं पिष्टकं तथा।
छाणञ्च छगणञ्चैव करीषञ्च निगद्यते॥५०॥

लावकपुटेऽपि सर्वतः वितस्तिप्रमितैः गोर्वरैस्तुषैर्वा मूषाऽऽच्छादनीया। अन्यत्स्पष्टम्॥ ४८–५०॥

भा.टी.—साधारण मृदु द्रव्यों को पकाने के लिए जमीन के ऊपर एक बालिस्त ऊँचा चौड़ा गोबर या तुषों का ढेर बनाकर उसके भीतर सम्पुट या मूषा रखकर पुट देने को लावकपुट कहा जाता है॥ ४८॥

किसी द्रव्य को पुट देने के लिए यदि कहीं पर पुट का नाम न दिया गया हो तो द्रव्य की कठिन और मृदु प्रकृति को देख कर युक्तिपूर्वक उपर्युक्त पुटों में से किसी एक पुट की कल्पना खुद कर लेनी चाहिए॥ ४९॥

उपलों (गोहरे) को उत्पल, गिरिण्ड, पिष्टक, छाण, छगण तथा करीष नाम से कहा जाता है। अर्थात् उपलों के ये पर्यायवाचक शब्द या नाम हैं॥ ५०॥

इति मूषादिविज्ञानीय नाम तृतीय तरङ्ग समाप्त हुआ।

अथ यन्त्रविज्ञानीयश्चतुर्थस्तरंगः

यन्त्रलक्षणम्

रसोपरसलोहाद्या मारणाद्यर्थसिद्धये ।
यन्त्र्यन्तेऽनेन यस्मातु तस्माद् यन्त्रं प्रकीर्तितम् ॥१॥

अथादौ यन्त्रलक्षणम्—मारणशोधनादौ रसादिनियन्त्रणप्रयोजनं यन्त्रमिति निष्कर्षः । तदुक्तं रसवाग्भटे-"स्वेदादि कर्म निर्मातुं वर्तिकेन्द्रैः प्रयत्नतः । यन्त्र्यते पारदो यस्मात्तस्माद्यन्त्रमिति स्मृतम्" ॥ १ ॥

भा.टी.-पारद, उपरस, धातु आदि के मारण, शोधन, स्वेदन आदि क्रियाओं को करते हुए मारण आदि क्रियाओं की सफलता के लिए अर्थात् रस आदि को गिरने, उड़ने या जलने आदि से बचाने के लिए जिन उपायों और उपकरणों का प्रयोग किया जाता है उसे यन्त्र कहते हैं ॥ १ ॥

वक्तव्य-रसवाग्भट में यन्त्र का लक्षण इस प्रकार लिखा है कि "स्वेदादिकर्म निर्मातुं वर्तिकेन्द्रैः प्रयत्नतः । यन्त्र्यते पारदो यस्मात्तस्माद्यन्त्रमिति स्मृतम् ॥" यन्त्र का यन्त्र्यते, नियम्यते, बध्यते, रक्ष्यते वा पारदादिरनेनोपायेन तद्यन्त्रम्"—यह व्युत्पत्ति कही जाती है ॥

दोला यन्त्र

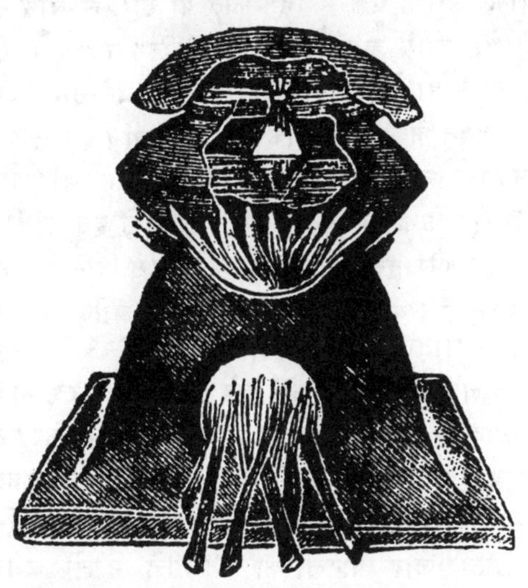

दोलायन्त्रलक्षणम्

सूतादिकं स्वेदनीयं निक्षिपेत् त्रिगुणाम्बरे।
स्फीतकेन निरुध्याथ पोट्टलीं कारयेद् भृशम्॥
पूरितार्द्धोदरे भाण्डे द्रवैस्तन्मुखपार्श्वयोः।
रन्ध्रद्वयं विधायाथ तत्र दण्डं विनिक्षिपेत्॥३॥
दण्डमध्ये तु सुदृढं बध्नीयाद् द्रव्यपोट्टलीम्।
गुरुदर्शितमार्गेण वह्निं प्रज्वालयेदधः॥४॥
स्वेदयेच्च ततश्चैतद् दोलायन्त्रमिति स्मृतम्।
द्रव्याणां शोधनाद्यर्थं विशेषेण नियुज्यते॥५॥

त्रिगुणाम्बरे त्रिपुटीकृतवस्त्रे, केचित्तु वस्त्रमध्येऽपि भूर्जपत्रादिकं निधाय तत्र सूतादिप्रक्षेपमाहुः सम्प्रदायात्। स्फीतकेन "फीता" इति भाषाप्रसिद्धेन, सुदृढं बध्नीयादिति यथा तलस्पर्शो न भवति। शोधनाद्यर्थमिति आदिशब्देन दीपनादावपि प्रयुज्यते यथा दीपने—"निक्षिप्याथ दिनद्वयं बुधवरो दोलाख्य-यन्त्रे पचेत्"। उत्थापने च—"क्षाराद्यैः स्वेदयेत्सम्यग् दोलायन्त्रे भिषग्वरः" इति च वक्ष्यते पञ्चमतरङ्गे॥ २–५॥

भा. टी.—पारद आदि स्वेदनीय द्रव्यों को तीन तहवाले कपड़े में रखकर पोटली बनाकर उसको एक मजबूत फीते या डोरी से बाँध लें। अब एक हाँड़ी या पतेली लें, इसमें आधे भाग तक लिखित क्वाथ स्वरस आदि भर दें और पतेली या हाँड़ी के गले में दोनों तरफ आमने-सामने एक एक छेद कर उसमें एक मजबूत लकड़ी या सींक डाल दें। अब इस लकड़ी या डंडे के बीच भाग में उक्त औषधि की पोटली को अच्छी तरह बाँधकर नीचे द्रव में लटका दें। और गुरु के द्वारा बताये हुए विधान से इस हाँड़ी को अग्नि के ऊपर रखकर पकावें और द्रव्य का स्वेदन करें। इस विधि से बनाये हुए यन्त्र को दोलायन्त्र कहते हैं। यह यन्त्र द्रव्यों के शोधन आदि कर्म करने के लिए विशेष रूप से काम आता है॥ २–५॥

वक्तव्य—दोलायन्त्र में यदि कोई द्रव वस्तु जैसे पारद का स्वेदन करना हो उसे खाली कपड़े में न रखकर पहिले भोजपत्र में रखें, फिर कपड़े में रखकर पोटली बनानी चाहिए। पोटली द्रव में इस प्रकार लटकनी चाहिए कि जिससे हाँड़ी का द्रव पोटली के आधा ऊपर और आधा नीचे रहे। इस प्रकार ज्यों-ज्यों द्रव कम होता जाय पोटली को भी नीचे ढीली करते जायँ, जब

द्रवभाव सूख जाय तब पोटली को निकाल लेना चाहिए। पोटली के द्रव्य को अच्छी तरह स्वेद पहुँचाने के लिए कई वैद्य हाँडी के मुख पर एक शराव या पात्र भी रखने को कहते हैं।

ऊर्ध्वपातनयन्त्रम्

द्वादशाङ्गुलमुखी सुवर्तुला सुदृढा च खलु गर्भविस्तृता।
अङ्गुलद्वयमितोष्ठसंयुता पातने भवति निम्नगा घटी ॥७॥
उक्तसर्वगुणसंयुता तले छिद्रयुक्तदृढवृत्तिकान्विता।
ऊर्ध्वगा च जठरोज्ज्वला घटी तूर्ध्वपातनविधौ प्रशस्यते ॥७॥
निम्नगायां रसं क्षिप्त्वा मेलयेदनयोर्मुखम्।
सम्वेष्ट्य शोषयेत् सन्धिं चुल्ल्यामारोपयेत्ततः ॥८॥
नलिकां वृत्तिकाछिद्रे न्यस्य सन्धिं प्रलेपयेत्।
वृत्तिमध्ये क्षिपेत्तोयं नलिकामुखमार्गतः ॥९॥
तप्तं निष्कासयेत्तोयं शीतलञ्च विनिक्षिपेत्।
रसज्ञैः कीर्तितमिदमूर्ध्वपातनयन्त्रकम् ॥१०॥

द्व्यंगुलमित ओष्ठो मुखवृत्तिका यस्याः, तच्च सुष्ठु मुखसन्धानाय द्रव्यनिर्गमरोधाय च। अस्याश्च तलबहिर्भागे जलस्थापनाय दृढा वृत्तिका एकतश्छिद्रयुता कार्या, सा च जलमृत्स्नया विधातव्या, यद्वा तादृशवृत्तिकायुक्तमेव भाण्डं ग्राह्यम्। जलमृत्तिकालक्षणं यथा—"लेहवत्कृतबब्बूलक्वाथेन परिमर्दितम्। जीर्णकिट्टरजः सूक्ष्मं गुडचूर्णसमन्वितम्। इयं हि जलमृत्प्रोक्ता दुर्भेद्या सलिलैः खलु ॥" जठरञ्चास्या औषधनैर्मल्याय उज्ज्वलं निर्मलं विधेयम्। वृत्तिकाछिद्रे नलिकान्यास उष्णीभूतजलनिष्कासनार्थः। अन्यत् सुगमम् ॥ ६–१० ॥

भा. टी.—एक गोल मजबूत हाँड़ी लें, जो मुख में बारह अंगुल चौड़ी और विस्तृत गर्भवाली हो। उसके मुख में किनारे दो अंगुल चौड़े होने चाहिए। एक और पूर्वोक्त प्रकार की दूसरी हाँड़ी लें इसके भी भीतर से अच्छी तरह रगड़कर साफ कर लें। इसके बाहरी तल प्रदेश में जलमृत्तिका द्वारा चार अंगुल ऊँचा चौड़ा एक थाला या जलाधार बनायें और इसके एक किनारे पर नीचे एक अंगुल छेद बनाकर उसमें एक नली लगा दें और नली के मुख को एक डाट से बन्द रखें। अब पहिले की हाँड़ी को सीधा रखकर उसमें औषधियों के साथ मर्दित पारद भर दें। अब इसके ऊपर दूसरी थालावाली हाँड़ी अधोमुख (औंधी) रख के दोनों के मुख की सन्धि

पर कपड़मिट्टी करके अच्छी तरह सुखा लें। अब इस यन्त्र को चूल्हे पर रख कर नीचे अग्नि जलावें। ऊपर की हाँड़ी के थांले में जल भर दें। जब थांले का पानी गरम हो जाय उसे नली का डाट खोलकर निकाल दें और फिर डाट बन्द करके थांले में शीतल जल भर दें। इस विधि से अग्नि देने पर पारद धीरे-धीरे उड़कर ऊपर की हाँड़ी के भीतरी पेंदे में चिपक जाता है। जिसे ठण्डा होने पर खोलकर भीतरी प्रदेश को रगड़कर निकाला जाता है। पारद को इस विधि से ऊपर उड़ाने के लिए काम में आनेवाले यन्त्र को ऊर्ध्वपातन यन्त्र कहते हैं ॥ ६–१० ॥

वक्तव्य—ऊपर की हांड़ी में थांला (आलवाल) जलमृत्तिका से बनायें अथवा इस प्रकार बना बनाया पात्र ही ले लेना चाहिए। जलमृत्तिका का लक्षण इस प्रकार लिखा है—"लेहवत्कृतबब्बूलक्वाथेन परिमर्दितम्। जीर्णकिट्ट-रजः सूक्ष्मं गुडचूर्णसमन्वितम्। इयं हि जलमृत्प्रोक्ता दुर्भेद्या सलिलैः खलु ॥"

ऊर्ध्वपातन यन्त्र

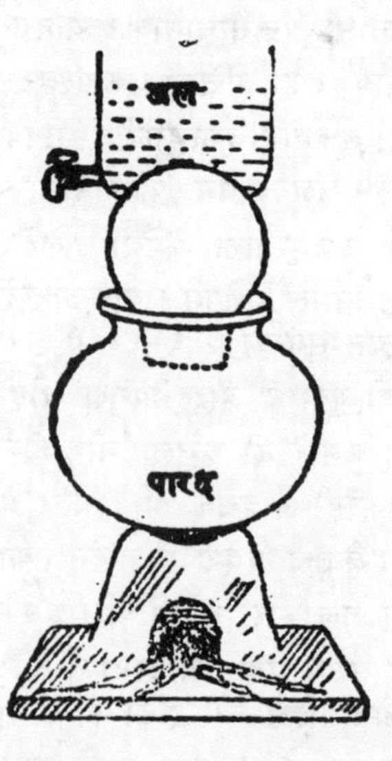

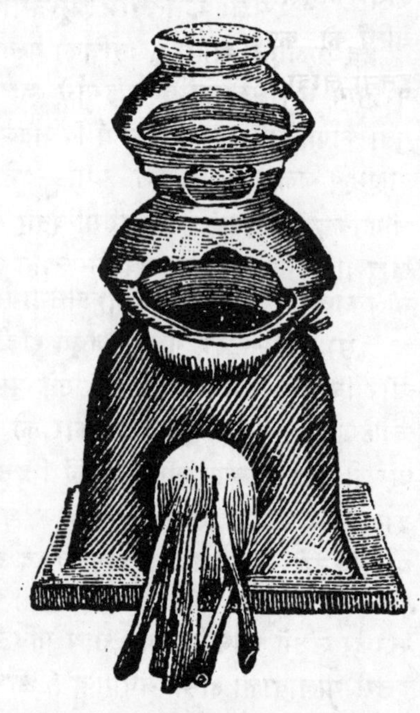

अधःपातनयन्त्रम्

ऊर्ध्वपात्रान्तरे सूतं लिप्त्वाधः पात्रके जलम् ।
निक्षिप्य भूमौ गर्तञ्च विधाय विन्यसेद् दृढम् ॥ ११ ॥
प्रदीप्तैश्छगणैस्तत्र वह्निं प्रज्वालयेद् भृशम् ।
रसज्ञैः कीर्तितमिदमधः पातनयन्त्रकम् ॥ १२ ॥

ऊर्ध्वपात्रान्तरे सूतं लिप्त्वेति तत्तदौषधमर्दितस्य पारदस्य ऊर्ध्वपात्रोदरे लेपं विधायेत्यर्थः । अधःपात्रके जलं क्षिप्त्वा गर्ते जलपूरितमधःपात्रमेव सन्धिबन्धः पूरणीयः । अथवाधोमुखीनतया स्थापितस्योद्ध्वभाण्डस्य सूतलिप्तान्तर्जठरभागं बाह्यतो विहायान्यत्सर्वं यन्त्रं गर्ते दृढं स्थापनीयम् ॥ ११–१२॥

भा.टी.—अधःपातन यन्त्र के लिए भी उक्त प्रकार से दो हाँडी लें, परन्तु दूसरी हाँडी में जलाधार आदि कोई न बनावें। ऊपर की हाँडी के भीतर औषधियों के साथ मर्दित पारद का लेप कर दें और नीचे की हाँडी में आधे भाग तक या कण्ठ तक जल (शीतल) भर दें। अब जलवाली-हाँडी के मुख पर पारदवाली हाँडी को अधोमुख टिकाकर दोनों की मुख सन्धि को कपड़मिट्टी से अच्छी तरह लेप करके सुखा लें। अब जमीन में इतना लम्बा चौड़ा गढ़ा बनायें जिसमें कि निचली जलवाली हाँडी मुख

अधःपातन यन्त्र

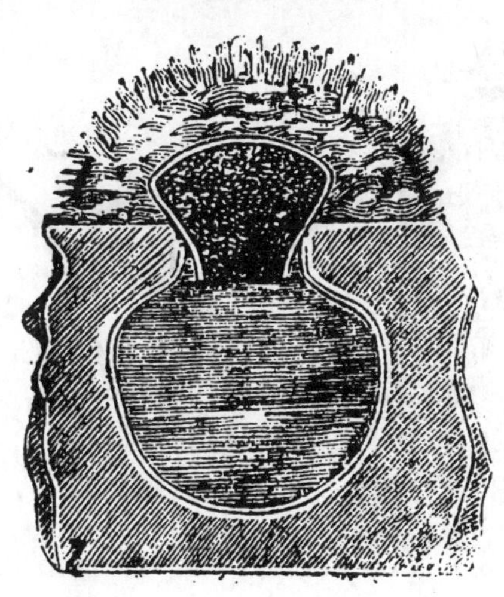

तक पूरी समा जाय। इसमें हाँडी को डालकर ऊपर की हाँडी के पेंदे में बाहर से उपलों की अग्नि देवें। इस प्रकार पारद ऊपर के अग्निताप से धीरे-धीरे नीचे जल में आ गिरेगा। इसको अधःपातन यन्त्र कहते हैं ॥११-१२॥

वक्तव्य—कई वैद्य हाँडी को जमीन में इतना गाड़ते हैं जिसमें सम्पूर्ण नीचे की हाँडी और ऊपर की हाँडी का बीच का चौड़ा भाग जहाँ तक पारद का लेप किया हुआ है आ जाय। इस विधि से अग्नि देने में सुविधा रहती है।

तिर्यक्पातनयन्त्रम्

नतनाले घटे दीर्घे रसराजं विनिक्षिपेत्।
तन्नालं योजयेदन्यकुम्भगर्भे प्रयत्नतः ॥ १३ ॥
रोधयेदथ यत्नेन रसगर्भघटीमुखम्।
ततो रसघटस्याधो वह्निं प्रज्वालयेद् भृशम् ॥ १४ ॥
पूरयेच्च घटं त्वन्यं विमलैः शीतलैर्जलैः।
यन्त्रमेतत्समाख्यातं तिर्यक्पातनसंज्ञकम् ॥ १५ ॥

तिर्यक्पातनयन्त्रम् सुगमम् ॥ १३–१५ ॥

भा.टी.—एक ऐसी लम्बे आकार की और आगे को कुछ झुकी हुई गर्दन वाली (सुराही की तरह) हाँडी लें। और उसमें औषधि मर्दित पारद को डाल

तिर्य्यक्पातन यन्त्र

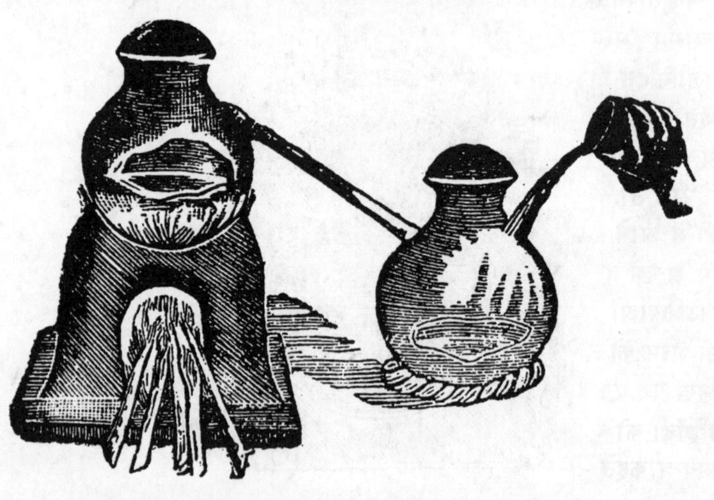

दें। अब इस हाँडी की ग्रीवा को एक दूसरी लम्बी ग्रीवावाली हाँडी (उसके साथ जुड़ी हुई) को चूल्हे के पास बनायी हुई ईंटों के चूल्हे के बराबर ऊँची चौकी पर रख दें। चूल्हे के नीचे अग्नि जलायें। पारद अग्निताप से उड़कर दूसरे रिक्त घड़े में जा गिरेगा। परन्तु इस रिक्त घड़े के ऊपर बाहर से शीतल जल से सिंचन करते रहना चाहिए। इस यन्त्र के द्वारा पारद का तिर्यक्पातन होता है अतः इसे तिर्यक्पातनयन्त्र कहते हैं॥ १३–१५॥

वक्तव्य—यदि दूसरे घड़े या हाँडी को पारदवाली हाँडी के साथ रिक्त न जोड़कर उसमें जल भर के जोड़ दें तो बाहर से जलसिंचन करने की आवश्यकता नहीं रहती है। अथवा इसके अतिरिक्त हाँडी को एक शीतल जल से भरे हुए टब में रखने से भी बाहर से जल डालने की आवश्यकता नहीं रहती है।

भस्मयन्त्रम्

मृन्निर्मितं पात्रमिहाहरेद् दृढं वितस्तिगम्भीरमथोऽतिनूत्नम्।
भूत्या तदर्धं परिपूर्य यत्नात् तालादिगोलान् क्रमशो निदध्यात्॥१६॥
निर्दिष्टभूत्यैव तदूर्ध्वभागं प्रपूर्य संमुद्र्य च भाण्डवक्त्रम्।
चुल्ल्यां निधायाग्निमथ प्रदद्यादेतन्मतं वै खलु भस्मयन्त्रम्॥१७॥

अथ भस्मयन्त्रम्—मृन्निर्मितमिति धात्वादिपात्रव्यावृत्तिरतिवह्नितापभयात्, दृढं वह्नितापसहम्, वितस्तिगम्भीरं द्वादशाङ्गुलनिम्नम्, यत्नादिति भूतिस्तरकाठिन्यार्थम्, भस्म चात्र व न्नपूतं सम्यक्श्वेतं कोकिलांशरहितञ्च ग्राह्यम्, सकोकिलं स्थालीनिहितं प्रस्फुटितस्तरं विकस्वरञ्च स्यात्, तथा चौषधधूमरोधो न सम्यग् जायेत। न सम्यक् श्वेतञ्चेत् पुनः पाकेन श्वेतं विधाय पश्चात्तस्य स्तरे पाक्यद्रव्यचक्रिका निवेशनीया, मुखपर्य्यन्तञ्च भाण्डपूर्तिर्भस्मना कार्य्या॥ १६–१७॥

भा. टी.—एक मजबूत बारह अँगुल चौड़ी-गहरी नई हाँडी लें। अब इस हाँडी में आधे भाग तक पीपल छाल, अमलतास छाल, थोहर आदि किसी की भस्म अच्छी तरह दबा कर भरें। अब इसके ऊपर हरताल या संखिया आदि की टिकियाओं को अलग-अलग रखकर दबा दें। अब इनके ऊपर फिर उसी भस्म को दबा-दबाकर अच्छी हाँडी के मुख तक भर दें। अन्त में हाँडी के मुख पर एक सिकोरा रखकर उसको अच्छी तरह सन्धिलेप कर दें। अब इस हाँडी को चूल्हे पर रखकर निर्दिष्ट समय तक अग्नि देवें। इसीको भस्मयन्त्र कहते हैं॥ १६, १७॥

कच्छपयन्त्रस्य स्वरूपम्

जलपूरितभाजनमध्यगते घटखर्परके विनिधाय रसम् ।
बलिमध्यगतं कुमुदीनिहितं चषकेण भृशं पिदधीत ततः ॥१८॥
कृतसन्धिविलेपनमम्बुमृदा खलु खादिरकोकिलकैर्ज्वलनम् ।
परिदीप्य भृशं सुपचेद् गदितं किल कच्छपसंज्ञकयन्त्रमिदम ॥१९॥
बलिजारणसिद्ध्यर्थं यन्त्रं कच्छपसंज्ञकम् ।
समाख्यातं रसाचार्यैं रससिद्धप्रदायकम् ॥२०॥

अथ जारणोपयोगि कच्छपयन्त्रम्--कुमुदीनिहितं मूषास्थापितम्, चषकेण शरावेण, अम्बुमृदा जलेन मृत्स्नया च । भृशं सुपचेदागन्धकजारणम् । बलि-गन्धकः ॥ १८-२० ॥

भा. टी.--पन्द्रह-बीस अंगुल चौड़ा और गहरा मजबूत मिट्टी का एक पात्र या नाद लें । और उसमें आधे भाग तक शीतल जल भर दें । अब एक और दूसरा मिट्टी का पात्र लें जो पहिले पात्र में पड़े हुए जल को छूता हुआ उसके मुख तक आकर अच्छी तरह टिक जाय । इस ऊपर के जल को छूते हुए पात्र के बीच में पारद गन्धकयुक्तमूषा को रख दें, फिर इस मूषा को एक दृढ शराव या प्याले से अच्छी तरह ढककर जल और मिट्टी से अच्छी तरह सन्धिलेप कर दें । अब इस ऊपर के पात्र में रखे हुए प्याले के ऊपर चारों तरफ खैर के कोयले भरकर तेज अग्नि जलावें जब तक गन्धक-जारण हो जाय । इसे कच्छप-यन्त्र कहते हैं । रसाचार्यों ने इस यन्त्र को गन्धजारण करने के लिए वर्णन किया है । इसको अन्यत्र जल कूर्मयन्त्र नाम से लिखा है ॥ १८-२० ॥

कच्छप यन्त्र

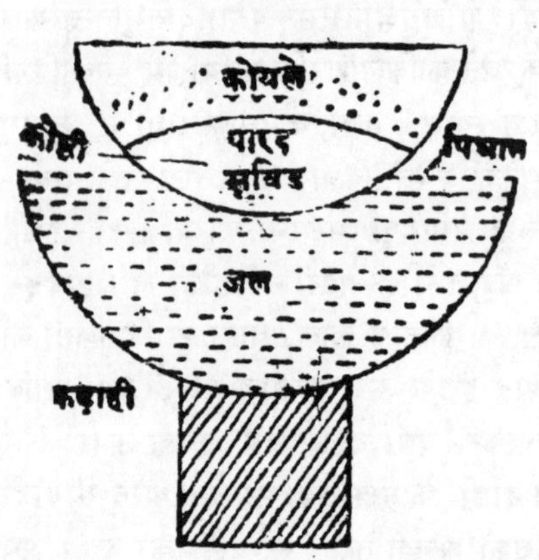

भूधरयन्त्रम्

वालुकाचितसर्वाङ्गां कुमुदीं कुण्डगां पचेत् ।

आच्छाद्य दीप्तैरुपलैर्यन्त्रं भूधरसंज्ञकम् ॥ २१ ॥

मूषां कुण्डे गर्ते वा निधाय वालुकाभिर्द्व्यङ्गुलं सर्वत आच्छाद्य उपरि दीप्तोपलाग्नियोगेन भूधरमन्वर्थम्भवति यन्त्रम् ॥ २१ ॥

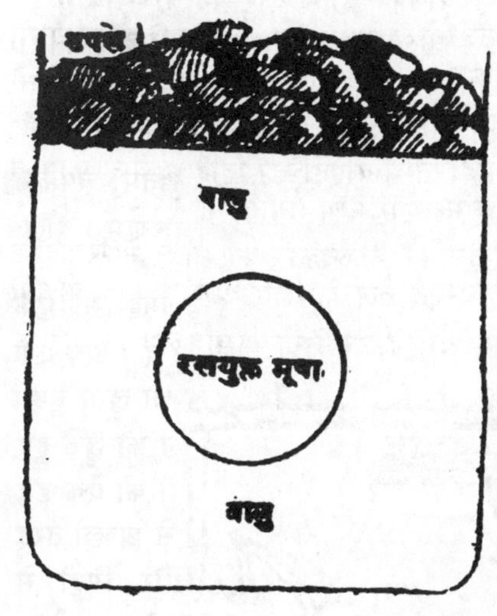

भा.टी.—एक मिट्टी के छोटे कुंडे में दो अंगुल मोटी बालू की तह बिछाकर उस पर औषधियुक्त मूषा रखें और इसके चारों तरफ दो अंगुल बालुका आ जाय इस तरह भरकर इसके ऊपर उपले रख दें और अग्नि जलाकर पाक करें। इसे भूधर यन्त्र कहते हैं। अथवा जमीन में एक गढ़ा खोद कर उसमें दो-तीन अंगुल वालुका भर दें, इसके ऊपर पारद आदि पाक्य औषधियुक्त मूषा रख दें, फिर इस मूषा के चारों तरफ ऊपर नीचे दो अंगुल बालू भरकर ऊपर से उपलों की अग्नि जलायें॥२१॥

मृदङ्गयन्त्रम्

मृदङ्गसदृशाकारं शून्यगर्भञ्च संदृढम् ।
पात्रं निर्मापयेद् युक्त्या रसतन्त्रविचक्षणः ॥२२॥
व्यावर्तनपिधानेन संयुक्तं त्वेकपार्श्वतः ।
परिभ्रमणशीलौ च वारङ्गौ पार्श्वयोस्तथा ॥२३॥
कारयेच्च ततो युक्त्या सूतं गन्धञ्च निक्षिपेत् ।
व्यावर्तनपिधानञ्च सुदृढं सन्निवेशयेत् ॥२४॥
ततो नरोत्सेधमितौ स्तम्भौ भूमौ तु विन्यसेत् ।
सम्मुखीनतया तत्र विधानज्ञो भिषग्वरः ॥ २५ ॥
ततः प्रलम्बयेद् यन्त्रं स्तम्भयोर्दण्डसंश्रितम् ।
मृदङ्गयन्त्रकमिदं रसज्ञैः परिकीर्तितम् ॥२६॥

निर्मातुं कृत्रिमं म्लेच्छं रसतन्त्रविचक्षणैः।
मृदङ्गयन्त्रमधुना विशेषेण युज्यते ॥ २७॥

मृदङ्गो वाद्यविशेषः, शून्यगर्भं सुषिरम्, व्यावर्तनपिधानेन आवर्तमानरेखायोगाद् भ्रामणद्वारा स्थिरीकर्तुं योग्येन पिधानकेन इति। वारङ्गौ "वारं वारं गच्छतीति" निरुक्त्या वारङ्गो मुष्टिग्राह्य उत्सेधो हस्तक इत्यर्थः। वारङ्गौ चक्राभ्यां सह कार्यौ। व्यावर्तनपिधानस्य दृढं निवेशः पारदादिरक्षार्थः। नरोत्सेधमितौ सार्धत्रिहस्तौ स्तम्भौ सम्मुखीनतया समरेखायां भूमौ निखान्य तत्र दण्डबद्धं मृदङ्गयन्त्रं लम्बयेत्। प्रतिपार्श्वस्थितो दण्डः स्तम्भविहितच्छिद्राद्बहिः सचक्रः कार्यः। म्लेच्छं हिङ्गुलम्, रसगन्धकयोः सम्यङ्मिश्रणार्थमस्य प्रयोगः ॥ २२–२७ ॥

भा. टी.—मृदंग (ढोलक के समान) के आकार का भीतर से रिक्त एक लोह आदि धातु का पात्र बनायें। अर्थात् तैल के लिए आजकल जो बीच में चौड़े और किनारों पर कम चौड़े ड्रम आते हैं उस तरह का पात्र लें। इसका एक

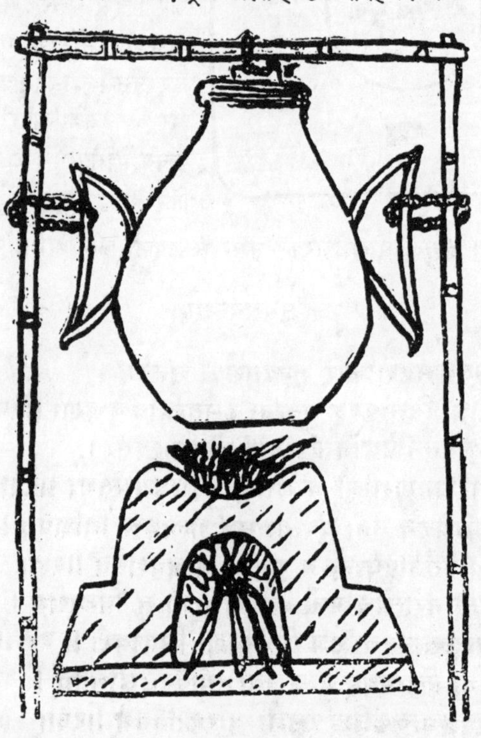

तरफ का भाग ढालते या बनाते समय से ही बन्द हो, दूसरी तरफ के मुख पर ढक्कन को ठीक बैठाने के लिए पाँच सात चूड़ियाँ बना दी जायँ। अब इसके लिए एक दृढ़ पिधान (ढक्कन) बनावें। इस ढक्कन के भीतरी किनारे में भी चूड़ियाँ बनी हुई होनी चाहिए। इसके अतिरिक्त ढक्कन के बाहरी तरफ आमने-सामने दो दृढ़ कुण्डे लगे हुए होने चाहिए जिससे ढक्कन को पात्र के मुख पर फिट करने के लिए इनको घुमाकर ढक्कन ठीक बैठाया जा सके। अब यन्त्र या पात्र में पारद और गन्धक को उचित मात्रा में डालकर ढक्कन को घुमाकर ठीक बैठा दें। अब जमीन में आमने-सामने साढ़े तीन हाथ ऊँचे दो खम्भे गाड़कर उनके ऊपर एक और खम्भा या डंडा रखकर इसमें उक्त यन्त्र को बाँध कर दोनों खम्भों के बीच में लटका दें और निर्दिष्ट माना-नुसार अग्नि देकर कृत्रिम हिंगुल बनायें। इसे ही मृदंगयन्त्र कहते हैं। यही यन्त्र आजकल कृत्रिम हिंगुल बनाने के काम आता है ॥२२-२७॥

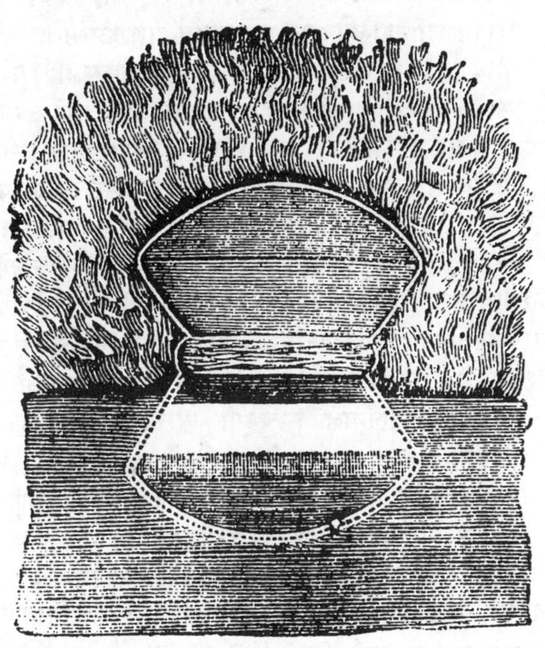

स्थालीयन्त्रम्

स्थाल्यां संस्थाप्य लोहादि मल्लेनावृणुयान्मुखम् ।
स्थाल्यधोज्वालयेदग्निं स्थालीयन्त्रमिदं स्मृतम् ॥२८॥

मल्लेन शरावेण ॥ २८ ॥

भा. टी.—किसी हाँडी या पात्र में लोहा आदि धातुओं को अम्ल आदि द्रव्यों के साथ भरकर उसके मुख को एक सिकोरे से बन्द करके चूल्हे में रखकर पकाने के लिए काम में आनेवाले यन्त्र को स्थालीयन्त्र कहते हैं ॥२८॥

वालुकायन्त्रम्

सवस्त्रकुट्टितमृदा लिप्ताङ्गीञ्च विशोषिताम् ।
रसादिपूर्णजठरां काचकूपीन्तु विन्यसेत् ॥२९॥
स्थाल्यां मृत्तललिप्तायां सुदृढायां प्रयत्नतः ।
आकण्ठं कूपिकां तत्र वालुकाभिः प्रपूरयेत् ॥३०॥
भाण्डाधो ज्वालयेदग्निं यथाकालं यथाक्रमम् ।
एतद् बुधैः समाख्यातं वालुकायन्त्रसंज्ञकम् ॥३१॥

वालुकायन्त्रे—स्फुटनभयाल्लेपस्य दृढताऽपेक्षिता, अत आह सवस्त्रकुट्टितमृदेति । अत्र च वालुका स्थूलशर्करा ग्राह्या, सम्यक् तापार्थं चालनीशोधिता च। स्पष्टमन्यत् । अत्रेदमवधेयम्—उक्तप्रचलितवालुकायन्त्रद्वारा मकरध्वजादिसाधनेन न स्वर्णसहितो रस ऊर्ध्वं लगतीति, तथाच निःस्वर्णांक एवासौ नाधिकमुपयुक्तः स्यादिति विमृशद्भिर्मित्रवंशावतंसैः श्रीनरेन्द्रनाथनामधेयैः सूक्ष्मेक्षणमनुनिश्चितं यत् प्रचलितं वालुकायन्त्रमेव न सम्यक् अतिप्राचीनतन्त्रेष्ववर्णितञ्चेति प्राचीनाचार्य्यसम्मतेन वालुकायन्त्रेण मकरध्वजादिनिर्माणे स्वर्णसाहित्यं भवति रसेश्वरस्येति । तदेतद्रहस्यमत्यन्तकृपोपलब्धमाविष्कुर्मः सतां लाभाय । तद् यथा—"आदौ पुष्टां दीर्घनालां काचकूपीं विचक्षणः । समाहृत्य तत्तृतीयं भागं द्रव्येण पूरयेत् ॥ तस्या मुखं मुद्रयित्वा लिम्पेन्मृद्वस्त्रसप्तकैः । विशोष्य च सुगम्भीरे भाण्डे संस्थाप्य यत्नतः ॥ यथा तु कूपिकास्येऽपि वालुका स्यात् षडङ्गुला । तथा च मुखपर्य्यन्तं भाण्डमापूरयेद् बुधः ॥ मृत्पंकविलिप्ताङ्गशरावेणाथ योजयेत् । तस्याधोऽग्निं तथा दद्याद्यथा भाण्डमुखोपरि ॥ क्षिप्तं तृणं दहेदग्निः, स्वाङ्गशीतन्ततो नयेत् । एषोऽन्तर्धूमसिन्दूरनिर्माणे सिद्धसम्मतः ॥ प्रकारो वालुकायन्त्रस्यैतद्भिन्नो न चोत्तमः ॥" इति। अत एव च "अधः

स्थश्च रसो ग्राह्य ऊर्ध्वलग्नं बलिन्त्यजेदि"ति प्राचीनोक्तिः सङ्गच्छते। तथा च तन्त्रान्तरे "तलस्थतामनोज्ञत्वम्" इति। मकरध्वजः—

मकरध्वजपरीक्षायां कश्चिदाह। यथा चातिप्राचीनसम्मतोऽयं पन्थास्तथा तत्र तत्रैव कर्णोहत्य अवलोकनीयं सुधीरैरित्यलमत्राम्रेडितेन। एतदेव च वालुकास्थाने लवणप्रक्षेपाल्लवणयन्त्रन्नाम, तच्च मृगाङ्करसादिसाधनम्। लवणस्य च पिष्टस्यैवात्र क्षेपः। इति ॥ २९–३१ ॥

भा.टी.—एक काँच की बोतल या आतशी शीशी लेकर उसके ऊपर सात बार अच्छी तरह कपड़मिट्टी करके सुखा लें। अब एक बारह अंगुल गहरी-चौड़ी हाँडी लें। इस पर भी दो तीन कपड़मिट्टी कर दें। कपड़मिट्टी की हुई काँच की शीशी में तृतीय भाग तक नीचे पारद आदि द्रव्य भर दें। अब इस पारदयुक्त शीशी को उक्त हाँडी के भीतर बीच में रख हाँडी के शेष भाग को गले तक मोटी साफ बालू से भर दें और हाँडी को चूल्हे या भट्ठी में रखकर नीचे आवश्यकतानुसार अग्नि दें। इसको वालुका-यन्त्र कहते हैं ॥ २९–३१ ॥

वालुका, लवण और भस्म यन्त्र

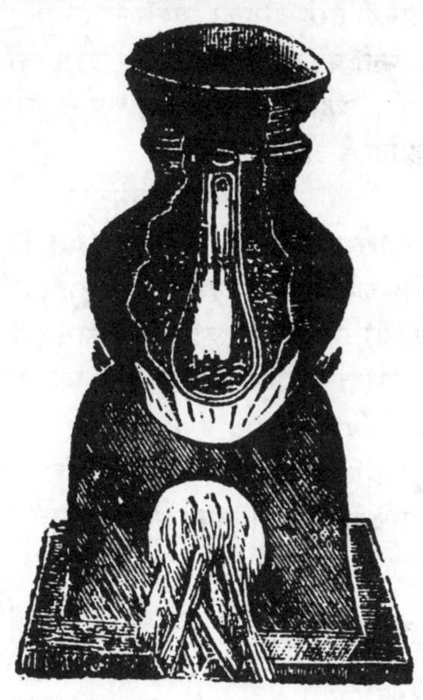

लवणयन्त्रम्

लवणस्य च निक्षेपादेवं लवणयन्त्रकम् ।
प्रकीर्तितं भिषग्वर्यैर्मृगाङ्कादिरसार्थकम् ॥ ३२ ॥

भा.टी.—वालुकायन्त्र में जहाँ हाँडी में बालू भरी जाती है वहाँ यदि बालू के स्थान में नमक भरकर पकाया जाय तो इसे लवण-यन्त्र कहते हैं। इसके द्वारा मृगांकरस आदि का निर्माण किया जाता है ॥ ३२ ॥

पुटयन्त्रम्

पुटनीयं तु कुम्भादौ विन्यस्यावृणुयात् पुनः ।
पिधानेन दृढेनाथ विदध्यात्सन्धिबन्धनम् ॥ ३३ ॥
करीषाग्नौ चुल्लिकायां वा पचेदग्निमानवित् ।
लोहादीनां मारणार्थं पुटयन्त्रं प्रशस्यते ॥ ३४ ॥

पुटयन्त्रम्—आवृणुयात् आच्छादयेदिति ॥ ३३, ३४ ॥

भा.टी.—किसी हाँडी या सकोरे में पुट देने योग्य वस्तु भरकर उसके मुख को ढक्कन से अच्छी तरह बन्दकर सन्धिलेप करके सुखा दें, पश्चात् इस पात्र को चूल्हे या उपलों की अग्नि में रखकर द्रव्य के अनुसार पाक करें। इसे पुटयन्त्र कहते हैं। यही यन्त्र साधारण रूप से लोह अभ्रक आदि को पुट देने के काम आता है ॥ ३३–३४ ॥

वाष्पस्वेदनयन्त्रम्

नीरपूरितगर्भे तु पात्रे पात्रं निवेशयेत् ।
पार्श्वयोः कर्णिकापेतं द्रव्यक्वाथप्रपूरितम् ॥ ३५ ॥
चुल्लिकायां निधायाथ वह्निं प्रज्वालयेदधः ।
संशोषयेत्ततः क्वाथं यावदायाति चूर्णताम् ॥ ३६ ॥
बाष्पेन स्वेदनं यस्माद् रसतन्त्रविशारदैः ।
तस्माद्यन्त्रमिदं ख्यातं वाष्पस्वेदनसंज्ञकम् ॥ ३७ ॥
वन्यौषधिविशेषाणां सत्त्वनिर्माणसाधकम् ।
यन्त्रमेतत्समाख्यातं भिषजां सुखहेतवे ॥ ३८ ॥

वाष्पस्वेदनयन्त्रम्—वन्यौषधिसत्त्वनिर्माणसाधनं निगदव्याख्यातम् ॥३५–३८॥

भा.टी.—एक बड़े से पात्र में जल (½ भाग) भर दें, अब एक दूसरे पात्र में जिसके दोनों तरफ एक-एक कड़ा या पकड़ने के लिए कुण्डे लगे हों,

औषधियों का क्वाथ या स्वरस भरकर इस अर्ध जल-पूरित पात्र में टिकाकर बड़े जलवाले पात्र को चूल्हे पर रखें और अग्नि जलायें। जब अग्नि ताप से क्वाथ आदि द्रव्य चूर्ण रूप में रह जाय तो पात्र को नीचे उतार लें। क्योंकि इस विधि से जल बाष्प द्वारा औषधि का स्वेदन किया जाता है। अतः इसे बाष्प-स्वेदन यन्त्र कहते हैं। इस यन्त्र के द्वारा वनौषधियों के सत्त्वनिर्माण कार्य में बड़ी सुविधा होती है ॥ ३५-३८ ॥

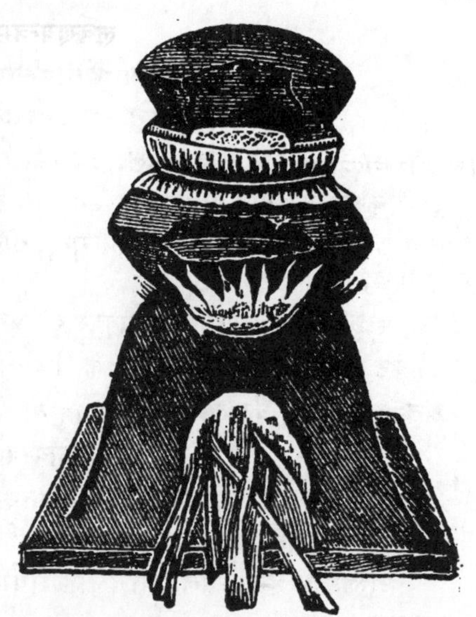

बाष्पस्वेदनयन्त्र का दूसरा प्रकार

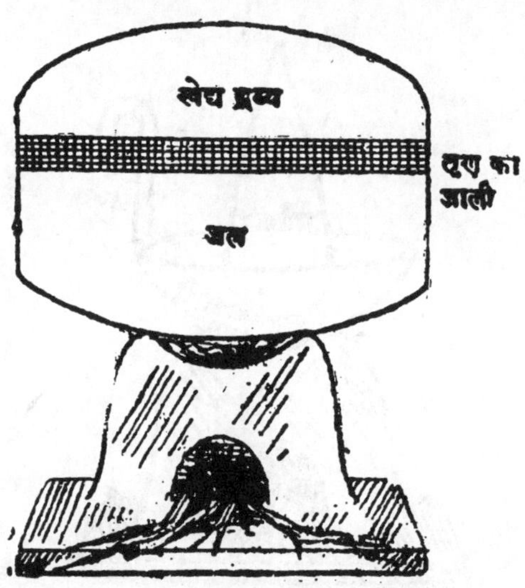

दर्विकायन्त्रम्

चषकं दर्विकाकल्पं दीर्घहस्तकसंयुतम् ।
दर्विकायन्त्रमेतद्धि गन्धशोधनसाधकम् ।। ३९ ।।

भा.टी.—एक ऐसा प्याला, जिसका आकार करछी की तरह हो बनायें। इसमें करछी की तरह ही एक या डेढ़ हाथ लम्बा बेंट लगा दें। इसे दर्विकायन्त्र कहते हैं। इसके द्वारा गंधक, रांगा, सीसा आदि का शोधन किया जाता है ।। ३९ ।।

वक्तव्य—यह यन्त्र एक प्रकार की करछी ही समझना चाहिए। करछी की बेंट छोटी और धातु की होती है जिससे वह शीघ्र ही गरम हो जाती है। अतः लकड़ी का बेंट लगा दिया जाय तो बड़ी सुविधा रहती है।

पालिकायन्त्रम्

एतदेव हि यन्त्रन्तु नतहस्तकसंयुतम् ।
पालिकायन्त्रमुद्दिष्टं रसतन्त्रविचक्षणैः ।। ४० ।।

पालिकायन्त्रम्—तैलपात्रात्तैलोद्धारार्थमधुनापि प्रयुज्यमानं "पैली" इति भाषायाम्, तत्प्रयोगश्च रसेंद्रसारसंग्रहे कपर्दभस्मनिर्माणाय ।। ४० ।।

पालिकायन्त्र

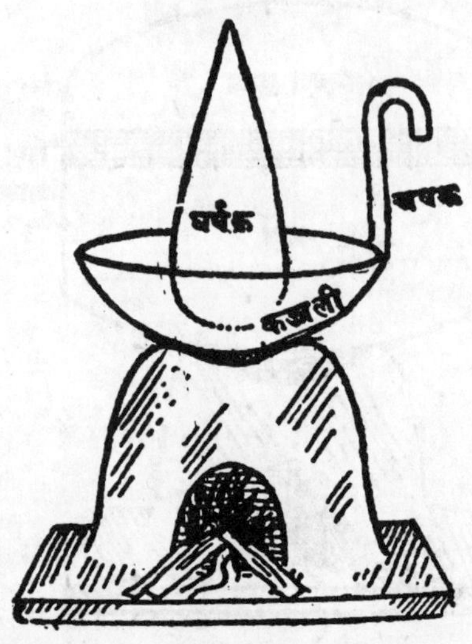

भा.टी.—किसी प्याले या करछी में यदि सीधी डण्डी के स्थान पर ऊपर को डण्डी करके उसको अन्त में कुछ मोड़ दिया जाय तो उसे पालिकायन्त्र कहते हैं। इसका आकार ठीक तैल निकालने के लिए बनायी गयी पैली की तरह होता है ॥४०॥

डमरुकाख्ययन्त्रम्

स्थालिकोपरि विन्यस्य स्थालीं न्युब्जतयापराम् ।
पचेद्यथाक्रमं त्वेतद्यन्त्रं डमरुकाह्वयम् ॥ ४१ ॥

डमरुसमाकारं डमरुयन्त्रम्—अत्र केचिदधःस्थालीमुखमुपरितनस्थालीमुखान्तर्गतमिच्छन्ति सम्यग् द्रव्यपातार्थम् । एतत्प्रयोगो हिङ्गुलात्पारदोत्थापने गन्धकशोधनकर्मणि च । अनेन न गन्धकशुद्धिर्वक्त्यते ॥ ४१ ॥

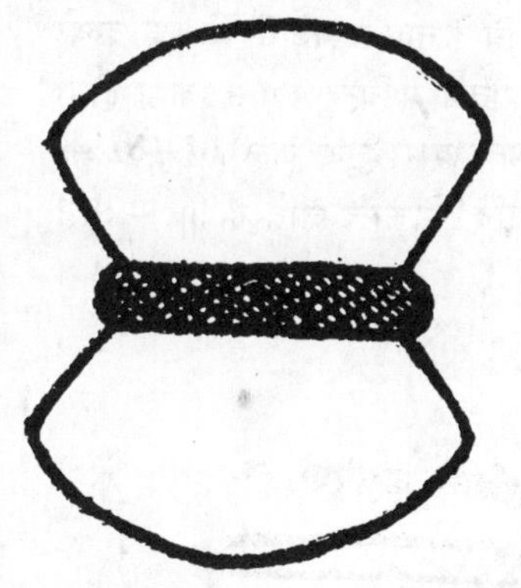

भा.टी.—एक हाँडी के मुख पर दूसरी उसी प्रकार की हाँडी को औंधा मुख जोड़कर सन्धिलेप करके डमरु के आकार का यन्त्र बना लेने को डमरु यन्त्र कहते हैं। यह पारद, संखिया आदि उड़ाने के काम आता है ॥४१॥

नाडिकायन्त्रम्

घटे तु चुल्लिकासंस्थे निक्षिपेत्सलिलादिकम् ।
अधोमुखं घटं त्वन्यं मुखे तस्य निधापयेत् ॥ ४२ ॥
उभयोर्मुखमालिप्य मृदा संशोषयेत्ततः ।
उपरिस्थे ततो भाण्डे नाडिकान्तु निवेशयेत् ॥ ४३ ॥
एतान्तु नाडिकां प्राज्ञो यत्नतः कुण्डलीकृताम् ।
जलद्रोण्यां विनिक्षिप्य भित्त्वा चाथ निवेशयेत् ॥ ४४ ॥
काचकूपीमुखे सम्यक्, वह्निं प्रज्वालयेत्ततः ।
यावद् घटस्थितद्रव्यसारो यातीह बाष्पताम् ॥ ४५ ॥

एतद्धि नाडिकायन्त्रं भिषग्भिः परिकीर्तितम् ।
परिस्रुताम्बुनिर्माणे विशेषेण प्रयुज्यते ।।४६।।

नाडिकायन्त्रम्—परिस्रुताम्बु इत्युपलक्षणम्, तेन सुरादिनिर्माणेऽपि बोद्धव्यम् ।। ४२–४६ ।।

भा.टी.—एक घड़े या पात्र में जल आदि द्रव द्रव्य भरकर उसके मुख पर एक दूसरा घड़ा औंधामुख रख के दोनों के मुखों को अच्छी तरह मिट्टी से लीप कर सन्धिबन्धन कर दें। अब ऊपर के घड़े की पेंदी पर एक तरफ एक अंगुष्ठ-प्रमाण छिद्र करके उसमें एक नली फिट कर दें। यह नली नीचे को आकर कुंडलाकार बना दी जाय और एक शीतल जल के टब में से इसे पार करते हुए इसका दूसरा सिर टब के बाहर रखी हुई बोतल के मुख से लगा दें। अब जलादि से पूर्ण घड़े या पात्र के नीचे अग्नि जलावें। अग्नि के ताप से घड़े में पड़े हुए द्रव्यों का सार बाष्प रूप में उड़कर नली के साहारे बोतल में बिन्दु रूप से इकट्ठा होता जायगा। इसको नाडिकायंत्र कहते हैं। इस यन्त्र द्वारा शुद्ध जल *(Distiled Water)* अथवा अर्क या सञ्जीवनी सुरा आदि निकाले जाते हैं ।।४२-४६।।

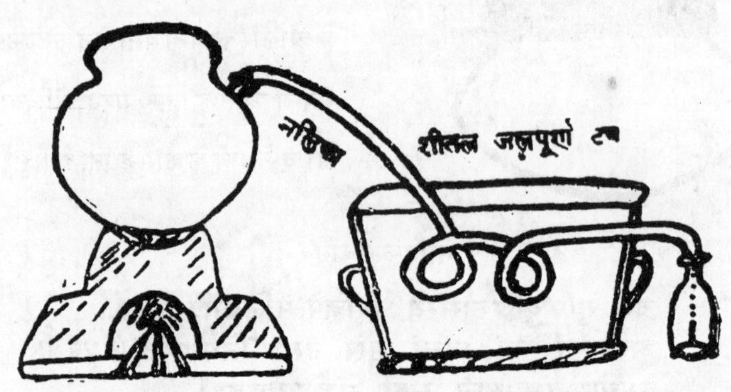

पातालयन्त्रम्

भूमौ हस्तमितं निम्नं विदध्याद् गर्त्तमुत्तमम् ।
तस्मिन् पात्रं निधायाथ तद्रूपं पात्रमन्यकम् ।। ४७ ।।
आददीत ततस्तस्मिन्नौषधानि निधापयेत् ।
आस्यमस्य शरावेण छिद्रगर्भेण रोधयेत् ।। ४८ ।।

पात्रमेतत्तु गर्तस्थे पात्रे यत्नेन विन्यसेत् ।
विदध्यादनयोर्यत्नात् सुदृढं सन्धिबन्धनम् ॥४९॥
मृदा सम्पूर्य गर्तन्तु वह्निं दद्यात् प्रयोगवित् ।
स्वांगशीतं ततो ज्ञात्वा रसतन्त्रविचक्षणः ॥५०॥
उपरिस्थन्तु वै पात्रं शनैः समवतारयेत् ।
अधःपात्रगतं तैलं गृह्णीयात्तु विधानतः ॥५१॥
एतद् बुधैः समाख्यातं यन्त्रं पातालसंज्ञकम् ।
आहर्तुं गन्धकादीनां तैलमेतत्प्रयुज्यते ॥५२॥

पातालयन्त्रम्—सुबोधम् ॥ ४७–५२ ॥

भा०टी०—जमीन में एक हाथ गहरा गढ़ा खोदकर उसमें एक पात्र रख दें । अब ऐसा ही एक दूसरा पात्र लें और इसमें औषधि भर दें और इसके मुख को बहुत सूक्ष्म छिद्रयुक्त एक शराव से बन्द करके औंधामुख इस शराव सहित पात्र को गढ़ेवाले पात्र के मुख पर अच्छी तरह टिकाकर दोनों की मुखसन्धि को कपड़मिट्टी कर दें । अब गढ़े के रिक्त स्थान को मिट्टी से भर

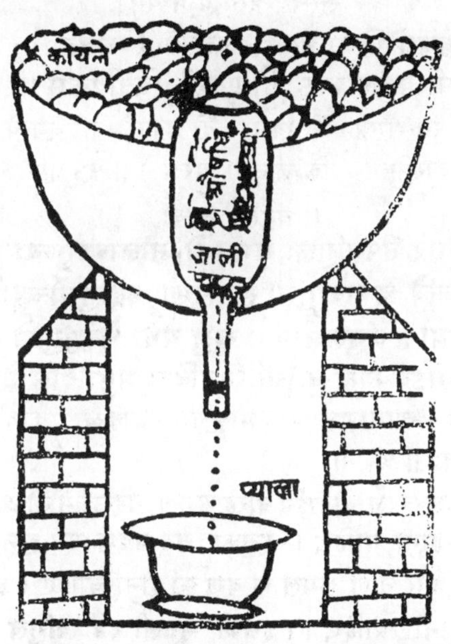

दें और ऊपरवाले पात्र की पेंदी पर उपलों की अग्नि जलायें। जब अग्नि स्वतः शान्त हो जाय तो ऊपर के पात्र को धीरे से उठाकर अलग रख दें। निचले पात्र में इकट्ठे हुए तेल को निकाल लें। इसे पाताल यन्त्र कहते हैं। यह यन्त्र गन्धक आदि द्रवों के तेल निकालने के काम आता है ॥ ४७-५२ ॥

खल्वयन्त्रम्

चषकोपममत्यच्छं सुदृढ पिच्छिलोपमम्।
सच्छिलाविहितं पात्रं खल्वयन्त्रमिहोच्यते ॥५३॥

भा.टी.—गोल प्याले की भांति अच्छे पत्थर के बने हुए चिकने और मजबूत साफ पात्र को खल्वयन्त्र (खरल) कहा जाता है ॥ ५३ ॥

खल्वयन्त्रस्य प्रयोजनम्

रसोपरसलोहादेः पेषणादिककर्मणि।
रसतन्त्रक्रियादक्षैः खल्वतन्त्रं प्रयुज्यते ॥५४॥

भा. टी.—रस, उपरस, लोह आदि को पीसने-घोटने आदि के कामों में विभिन्न प्रकार के खरलों का प्रयोग होता है ॥ ५४ ॥

खल्वयन्त्रस्य द्वैविध्यम्

खल्वयत्रं द्विधा प्रोक्तं रसतन्त्रे विशेषतः।
प्रथमं वर्तुलाकारं द्रोणीरूपं द्वितीयकम् ॥५५॥

भा. टी.—रस-शास्त्र में खरल दो प्रकार के बनाये गये हैं—१—गोलाकार, २—द्रोणीरूप (किश्तीनुमा खरल) ॥ ५५ ॥

वर्तुलः खल्वः

विस्तारे तपनांगुलः समतलो नीलाब्जतुल्यप्रभः
निम्नत्वे च नवांगुलः सुमसृणो रुद्रांगुलोच्छ्रायवान्।
भित्त्या द्व्यंगुलसंमितः खलु यथा चेन्द्रांगुलो घर्षकः
खल्वोऽयं खलु वर्तुलो निगदितः सूतादिसिद्धिप्रदः ॥५६॥

वर्तुलखल्वः—तपनाङ्गुलः द्वादशाङ्गुलः, रुद्राङ्गुलः एकादशाङ्गुलः, इन्द्राङ्गुलश्चतुर्दशाङ्गुलः ॥ ५६ ॥

भा.टी.—गोल खरल चौड़ाईमें बारह अंगुल, गहराई में नौ अंगुल और ऊँचाई में ग्यारह अंगुल होना चाहिए। इसका सब प्रदेश सम होना चाहिए। यह अत्यन्त चिकना और नील कमल के वर्ण का होना चाहिए। इसकी दीवारें दो अंगुल मोटी बनानी चाहिए।। इसकी मूसली १४ अंगुल लम्बी बनानी

चाहिए। इस प्रकार के खरल को वर्तुल (गोल) खरल कहते हैं। इसमें पारद आदि का घर्षण-मर्दन आदि कार्य किया जाता है ॥ ५६ ॥

द्रोणीरूपः खल्वः

उत्सेधे तुरगांगुलः खलु कलातुल्यांगुलश्चायतौ
विस्तारे तपनांगुलश्च मसृणा भित्त्या च वै द्व्यंगुलः।
घर्षः सूर्यसमांगुलः सुविशदो लोहादिभिर्निर्मितः
खल्वोऽयं रससिद्धिकृन्निगदितो द्रोणीनिभोऽस्त्युत्तमः ॥५७॥

द्रोणीखल्वः—तुरगांगुलः सप्तांगुलः, कलातुल्यांगुलः षोडशांगुलः। आयतौ दैर्घ्ये। तपनसूर्य्यशब्दाभ्यां द्वादशाङ्का ग्राह्याः ॥ ५७ ॥

भा.टी.—यह खरल ऊँचाई में सात अंगुल, लम्बाई में सोलह अंगुल, बीच की चौड़ाई में बारह अंगुल चिकना बनाना चाहिए। इसकी चारों तरफ की दीवारें दो-दो अंगुल मोटी होनी चाहिए। साथ ही इसकी एक लोह पाषाण आदि की बनी हुई साफ बारह अंगुल की मूसली भी होनी चाहिए। इस प्रकार के खरल को द्रोणीरूप खरल कहते हैं ॥ ५७ ॥

उलूखलयन्त्रम्

दशांगुलन्तु विस्तारे तूत्सेधे षोडशांगुलम्।
त्रयोदशांगुलं चैव निम्नत्वेन च संदृढम् ॥ ५८ ॥
अयसा निर्मितञ्चैव मध्येऽतिमसृणीकृतम्।
विंशत्यंगुलदीर्घश्च लोहदण्डः सुशोभनः ॥ ५९ ॥
उलूखलाभिधं यन्त्रं बुधैरेतत्प्रकीर्तितम्।
ताप्यादीनां कुट्टनार्थं यन्त्रमेतत्प्रयुज्यते ॥ ६० ॥
लघूनि चाथ दीर्घाणि युक्त्या यन्त्राणि कारयेत्।
द्रव्यमानानुकूल्येन विधानज्ञो भिषग्वरः ॥ ६१ ॥
यन्त्राण्येतानि प्रोक्तानि दिग्दर्शनतया मया।
अध्येतॄणां शिशूनान्तु सुखबोधाय सत्वरम् ॥ ६२ ॥

इति यन्त्रविज्ञानीयो नाम चतुर्थस्तरङ्गः

उलूखलयन्त्रे—ताप्यं माक्षिकम्। स्पष्टमन्यत् ॥ ५८–६२ ॥

भा.टी.— उलूखल (इमामदस्ता) सोलह अंगुल ऊँचा, दश अंगुल विस्तृत (चौड़ा), तेरह अंगुल गहरा, अत्यन्त चिकना मजबूत लोहे का

बनाना चाहिए। इसकी मूसली भी लोहे की बीस अंगुल लम्बी सुन्दर चिकनी होनी चाहिए। इस प्रकार के यन्त्र को विद्वान् लोग उलूखल (ऊखल) यन्त्र कहते हैं। सोनामाखी, रूपामाखी, लोहचूर्ण, ताम्रचूर्ण आदि कूटने के लिए इसे काम में लिया जाता है। इसके अतिरिक्त द्रव्य की मात्रा की अपेक्षा करके छोटे-बड़े अनेक अन्य यन्त्र भी बनाये जा सकते हैं। रस शास्त्र पढ़ने-वाले बालकों को जल्दी ही समझ में आनेवाले इन कुछ-कुछ यन्त्रों का यहाँ मार्ग दर्शन करा दिया है। अर्थात् शास्त्रों में और भी ढेकी आदि यंत्र पाये जाते हैं। उनको आवश्यकतानुसार शास्त्रविधि से बनाकर काम में लाना चाहिए ॥ ५८–६२ ॥

इष्टिकायन्त्र

जमीन में एक गोलाकार गर्त (गढ़ा) बनाकर उस पर एक मोटा शराव या प्याला रख दें, अब इसके ऊपर बीच में आवश्यकतानुसार दो अंगुल चौड़ा गहरा गढ़ा की हुई ईंट जमाकर ईंट के गर्त के चारों तरफ एक अंगुल ऊँची पालिक (थाँला, मेंड़) बना दें। पश्चात् ईंट के गढ़े में पारद भरकर गढ़े के मुँह पर एक दृढ़ वस्त्र बाँध दें, फिर इस वस्त्र के ऊपर गन्धक डालकर दूसरे शराव से ढक दें और शराव तथा पालि के बीच सन्धि को अच्छी तरह मिट्टी से बन्द कर दें। अब शराव के ऊपर जंगली उपलें रखकर कपोतपुट के रूप में अग्नि लगा दें। कपोतपुट में अग्नि तीव्र नहीं देनी चाहिए। क्योंकि तीव्र अग्नि से पारद-गन्धक उड़ जाने की सम्भावना

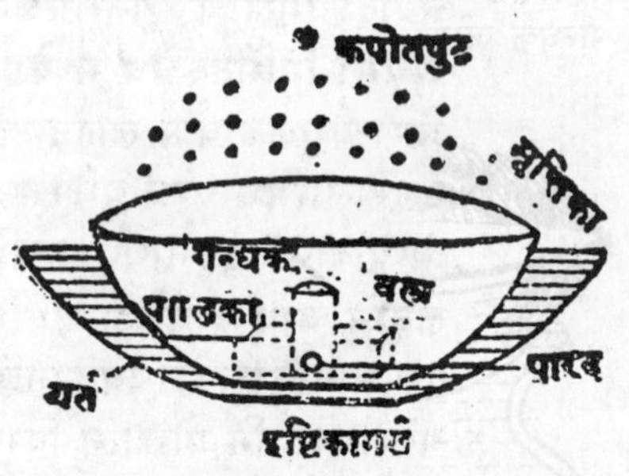

रहती है। इसको इष्टिकायन्त्र कहते हैं। इसके द्वारा गन्धक का जारण किया जाता है। (र. र. स.)

जारणायन्त्र

बारह अंगुल प्रमाण लम्बी छः अंगुल चौड़ी लोहे की एक मूषा और पौने

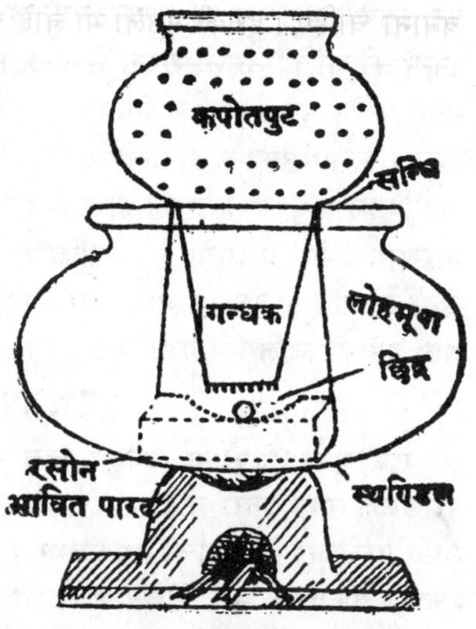

बारह अंगुल लम्बी पौने छः अंगुल चौड़ी दूसरी लोहे की मूषा इस प्रकार लोहे की दो मूषा बनावें। पौने बारह अंगुल-वाली मूषा के लम्बाई पारद-वाले भाग में चारों तरफ कुछ बारीक छिद्र करके उसमें पारद के समभाग शुद्ध गन्धक का चूर्ण भर दें। और दूसरी लोह मूषा में पारद भरकर इसमें गन्धक-वाली मूषा को मुख की तरफ से अच्छी तरह फँसाकर दृढ़ करके चूना मण्डूर आदि के कल्क से लेपकर सुखा दें, फिर एक चौड़े नाद में जल भरकर उसके मुख पर बीच में पारदवाली मूषा प्रमाण चौड़ा छिद्रकर एक दूसरा पात्र टिका दें। इस पात्र के छिद्र में पारदवाली मूषा इस तरह फसावें जिससे इसका पारदवाला भाग मात्र जल में डूबा रहे। अब अवशिष्ट मूषा के नीचे ऊपर कोयले या उपलों की अग्नि देवें। इस क्रिया से गन्धक जीर्ण होता है। अतः इसे "जारणायन्त्र" कहते हैं (र. र. स.)।

सोमनालयन्त्र

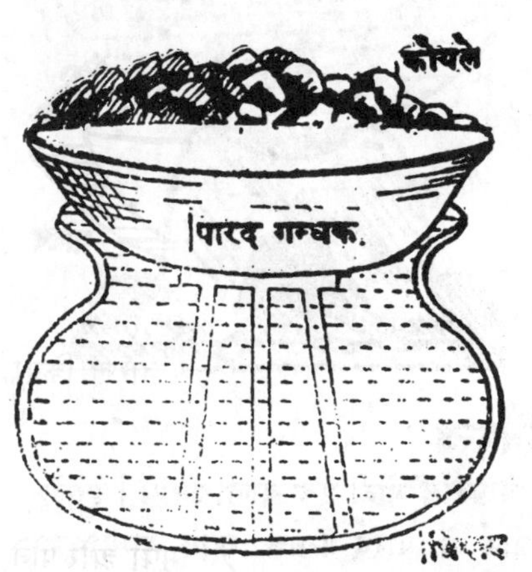

पारद में गन्धक जारण करने के लिए जिस विधि में पारद-वाली मूषा के नीचे जल और ऊपर अग्नि दी जाती है उसे "सोमनाल यन्त्र" विधान कहा जाता है। इस यन्त्र का उपयोग पारद में गगन आदि को जारण करने के लिए किया जाता है। इसके बनाने की विधि यह है कि एक मिट्टी के पात्र में जल भर

कर उसके ऊपर जल को स्पर्श करती हुई एक पारदयुक्त मूषा रखकर (कच्छपयन्त्र की भाँति) उसको शराव से बन्द करके जारणायन्त्र या कच्छपयंत्र की भाँति अग्नि देवें। अन्यत्र सोमनालयन्त्र के लक्षण इस प्रकार पाये जाते हैं– "गजवेल्लिग्रहं सम्यक् पात्रेऽधोमुखविस्तरे। तद्वदाच्छादनं रम्यं सोमनालमिहोदितम् ॥" रसपद्धति की टीका में इसे माक्षिक सत्त्व तथा अभ्रकसत्त्व के जारणार्थ प्रयोग में लिया है। क्योंकि इस यन्त्र में नीचे सोम (जल) भरा रहता है, बीच में मूषा के भीतर पारद रहता है और ऊपर अग्नि जलाते हैं। अतः इसे सोमनालयन्त्र कहा जाता है। (र. र. स.)

हंसपाकयन्त्र

एक खर्पर (मिट्टी के बनेहुए पतले चौड़े कुण्डे) में किनारों तक वालुका भर उसके ऊपर दूसरा चौड़ा ठीकरा या कुण्डा रख उसके ऊपर जवाखार आदि पञ्चक्षार तथा पाँचों नमक तथा पूर्वोक्त विड द्रवों को गोमूत्र के साथ एकत्र पीसकर रखें और धीरे २ मन्द अग्नि से पकावें।

हंसपाकयन्त्र

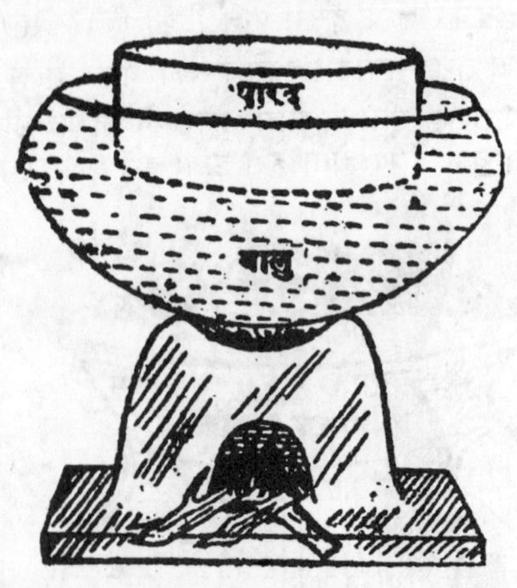

उत्तम वार्तिककारों ने इसे "हंस पाकयन्त्र" नाम से कहा है। हंस सूर्य को कहते हैं, इस यन्त्र में अग्नि प्रखर सूर्य की किरणों के बराबर देकर पाक किया जाता है। अतः इसे हंसपाक नाम से लिखा है। वह यन्त्र विड के पाकार्थ प्रयुक्त होता है। (र. र. स.)

नाभियन्त्र

लौह अथवा मिट्टी के तल भाग में पर्याप्त मोटी एक थाली बनावें। इसके किनारे चार अंगुल ऊंचे हों, इसके बीच में पारद-गन्धक आने योग्य एक

गर्त बनाकर इसमें पारद गन्धक की कज्जली डाल दें। गर्त के चारों तरफ एक अंगुल ऊँची कुड्य (पाली मेंड या दीवार) बनावें। अब एक ऐसी गोस्तनाकार (गाय के थन के समान आकार अर्थात् आगे को कुछ पतली गोल और पीछे को चौड़ी चपटी) मूषा लें, जो कुड्य पर अच्छी तरह जम सकती हो, उसे जमाकर अर्थात् पाली को मूषा से अच्छी तरह ढककर तोय-मृत्तिका से इसकी सन्धियों को अच्छी तरह बन्द कर दें। (र. र. स.)

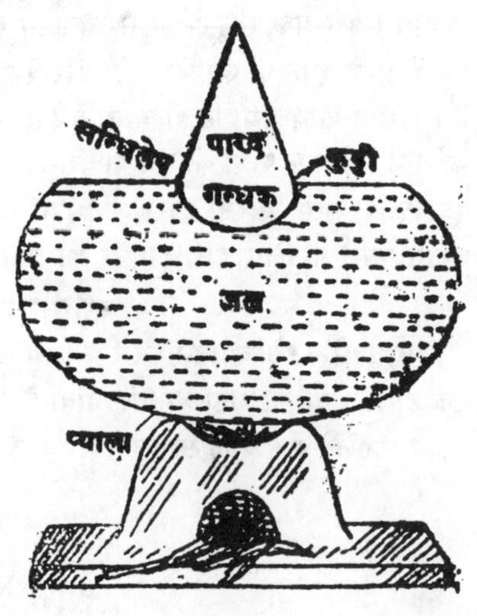

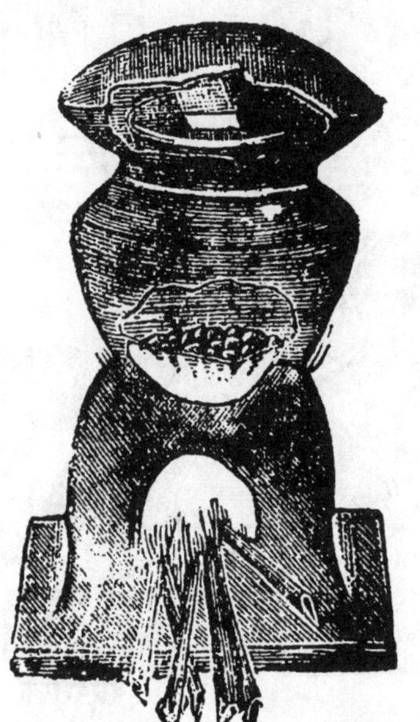

धूपयन्त्र

एक ऐसा लोहे का पात्र लें जो आठ अंगुल ऊँचा, आठ अंगुल चौड़ा हो। उसमें गन्धक, हरताल तथा मैनसिल धूपन द्रव्य (धुआँ देनेवाले) जिनसे स्वर्ण तथा रजतपत्रों को धुँआ देना हो, डाल दें। अथवा सीसाभस्म डाल दें। उस पात्र में कण्ठ प्रदेश के नीचे निर्मित जलाधार पर पतली-पतली लोहे की शलाकायें (या लोहे की पतली जाली) लगा दें। उन शलाकाओं या जाली पर स्वर्ण के बारीक कण्टकवेधी पत्र रख दें। अब इस लोहपात्र के ऊपर दूसरा लोहपात्र उलटा मुख रखकर कपड़मिट्टी से

सन्धिबन्द करके सुखा लें। इस यंत्र को चूल्हे पर रखकर नीचे मन्द-मन्द अग्नि जलायें। इस प्रकार धूप देने से स्वर्णपत्र काले और भस्म रूप में हो जाते हैं। जिन्हें पारद शीघ्र ही खा जाता है और वे पत्र पारद में शीघ्र ही द्रवरूप हो जाते हैं। अर्थात् शीघ्र गर्भद्रुति हो जाती है। तारकर्म अर्थात् चाँदी के पात्रों को धूपन करने में चाँदी के पात्रों को वंग या वंगभस्म से धूपन किया जाता है। इसी प्रकार पूर्वोक्त अन्यान्य उपरसों द्वारा भी धूपन किया जाता है। जारणार्थ द्रव्य को प्रस्तुत करने के लिए इस धूपयन्त्र का प्रयोग होता है। (र. र. स.)

कोष्ठीयन्त्र

धातुओं का सत्त्वपातन करने के लिये सामान्यतः १६ अंगुल व्यास की और एक हाथ ऊँची जो भट्ठी बनायी जाती है, उसे कोष्ठीयन्त्र कहते हैं। कोष्ठीयन्त्र बनाने के लिये एक बालिस्त लम्बी छः अंगुल चौड़ी दो दृढ मूषा बना लें। पहिले

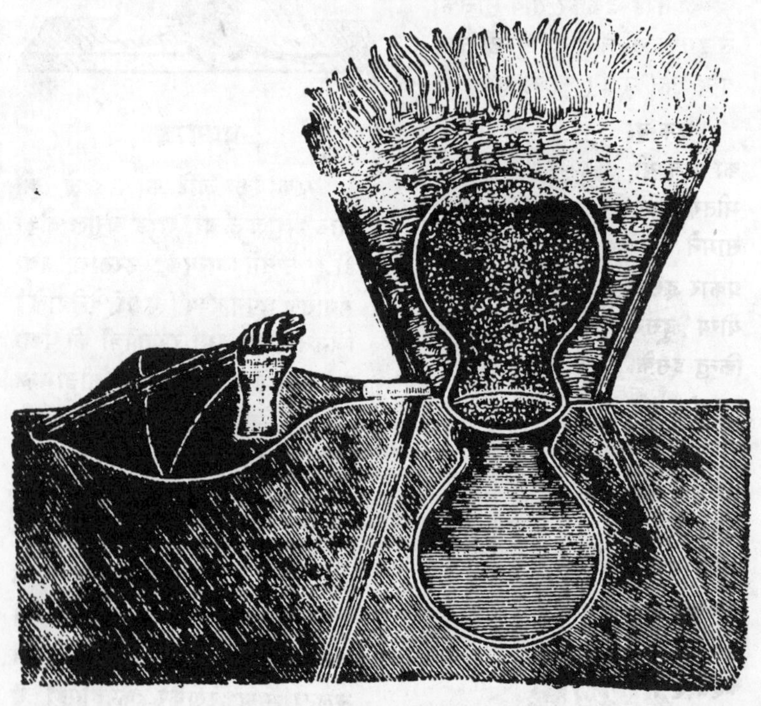

एक मूषा को सीधा मुख जमीन में गाड़ दें, उसके मुख पर दूसरी मूषा में सत्त्वपातनार्थ द्रव्यों को भरकर और उसके मुख पर एक छिद्रयुक्त शराव टिकाकर औंधामुख करके रख दें। और दोनों मूषा मुखों का सन्धि-बन्धन कर दें। अब लोहारों की भाँति ऊपर की मूषा के चारों तरफ नीचे से ऊपर को चौड़ा कोयलों को रखने का एक आधार (सोलह अंगुल ऊँचा) बनावें। इसमें कोयले भर दें। इस आधार के ऊपर की मूषा के कण्ठ प्रदेश के सामने जमीन पर धौंकनी द्वारा हवा देने के लिये एक छिद्र भी बना दें। अब भट्ठी में कोयले डालकर बीच में मूषा रख धौंकनी से धौंककर आवश्यकतानुसार मात्रा में अग्नि को तीव्र करना चाहिए।

वलभीयन्त्र

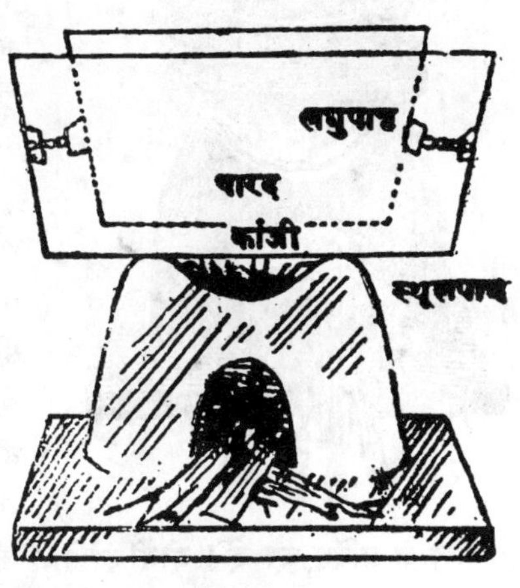

एक बृहदाकार गोल लोहे का पात्र या टब बनायें, इसके भीतरी कण्ठप्रदेश पर आमने-सामने दो कड़े बनायें। इसी प्रकार इस पात्र के मुख में आने योग्य दूसरा लोहपात्र बनायें, किन्तु इसके बाह्य कण्ठ प्रदेश पर दो कड़े बनायें। अब बड़े पात्र में कज्जली भरकर इसके मुख पर दूसरा पात्र अच्छी तरह फँसा देवें और इसमें मूर्छित पारद डालकर इसको चूल्हे पर रखकर छः घण्टे की अग्नि दें। यह पारद की मूर्च्छना को दूरकर उसमें पुनः जागृति उत्पन्न करने के लिये प्रयुक्त होता है। इसे वलभी (कड़ा) यन्त्र कहते हैं।

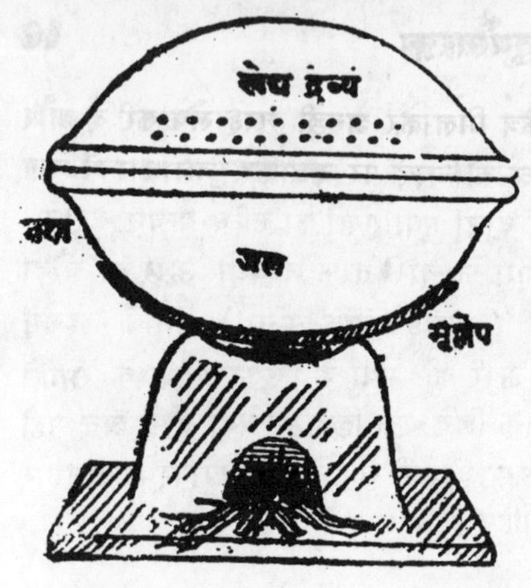

जल अथवा द्रव द्रव्य (स्वरस, कषाय, काञ्जी, दुग्ध आदि) को एक हाँडी में भर कर फिर इस वस्त्र के ऊपर पाक्य (स्वेद्य) द्रव्य को रख ऊपर से किसी शराव से ढक दें, फिर इस हाँडी को चूल्हे पर चढ़ा कर पकावें। इस प्रकार जो स्वेदन द्वारा पाक किया जाता है उसे "स्वेदनीयन्त्र" विधान कहते हैं। (र. र. स.)

पातनायन्त्र

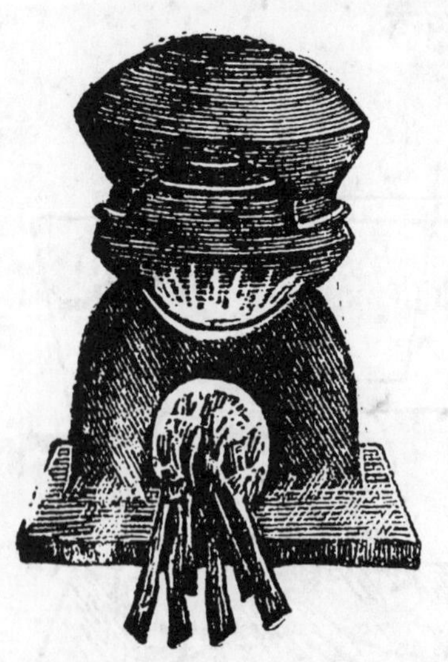

एक हाँडी जिसके पेंदे का व्यास १६ अंगुल हो, लें, उसको उलटाकर उसकी पीठ पर एक जलाधार (पाली या थांला) बनावें। जलाधार की लम्बाई १० अंगुल, चौड़ाई ८ अंगुल और ऊँचाई ४ अंगुल, होनी चाहिये। पश्चात् एक दूसरी हाँडी जिसका मुख पहिली हाँडी से कुछ कम चौड़ा हो और ऊपर की हाँडी के मुख में जा सके, लें। अब इस हाँडी को नीचे सीधी रखकर उसमें पारद या हिंगुल आदि द्रव्य डाल दें। तदनन्तर जलाधारयुक्त हाँडी को औंधा मुँह कर पारदयुक्त हाँडी के मुख को उस हाँडी के मुख में प्रविष्ट कर दें। दोनों हाँडियों की मुखसन्धि पर भैंस का दूध, चूना,

मण्डूर, फाणित (सीरा) इन्हें एकत्र मिलाकर अच्छी तरह लेप कर दें और शुष्क कर लें। सूखने के बाद यन्त्र को चूल्हे पर चढ़ाकर जलाधार में जल भर दें। इसको 'पातनायन्त्र' कहते हैं। (र. र. स.)

पातालयन्त्र का एक अन्य प्रकार

चूल्हे पर एक मिट्टी की नाँद को औंधा रखें और नाँद के ऊपर लोहे या मिट्टी की एक परात रखें। बराबर परात और नाँद के बीच में एक छेद करें। अथवा चूल्हे पर औंधी परात रख इसके ऊपर दूसरी एक बड़ी परात रखें, फिर बराबर दोनों के बीच में छेद करें। अथवा एक ही परात रख उसमें छेदकर शीशी को लोहे की तार के आधार से सम्हाल कर रख लें। छेद इतना बड़ा करें कि उसमें से शीशा का मुख नीचे चूल्हे में ४ अंगुल बाहर निकले, शीशी पर ५–७ कपड़मिट्टी करें। अब जिस औषधि का तेल निकालना हो उसे शीशी में भर शीशी के मुँह में लोहे के तारों की जाली डालकर मुख बन्द कर दें जिससे औषधि बाहर न गिर जाय और तेल बराबर झरता रहे। फिर इस शीशी को परात में रख दोनों की सन्धि को मिट्टी से बन्द कर दें और चूल्हे के भीतर शीशी के नीचे एक कांच का ग्लास रख दें जिसमें तेल गिरता रहे। शीशी और ग्लास दोनों एक नली के भीतर रहें। ऐसी लोहे के पत्र की नली बनाकर रखें जिससे तेल भाफ के साथ उड़ न जाय, किन्तु ग्लास में बराबर टपकता रहे। इस तरह करने के बाद ऊपर-वाली परात में अग्नि देते रहें जिससे तेल टपकता रहेगा। ऊपर अग्नि, जब तक तेल टपके, देते रहें। तेल निकलना बन्द होने पर अग्नि देना बन्द कर दें। चूल्हे पर नाँद रखकर यन्त्र तैयार करने से बाहर से तेल टपकता हुआ दिखाई दे सकता है।

उष्णयन्त्र

एक पात्र या हाँडी में जल काञ्जी भरें और पात्र के ऊपर एक लोह-शलाका रख दें। अब बादाम, पिस्ता अथवा अन्य तेल निकालने की औषधि को कूटकर पोटली बना बाँधकर एक डोरे से उक्त शलाका में लटका दें।

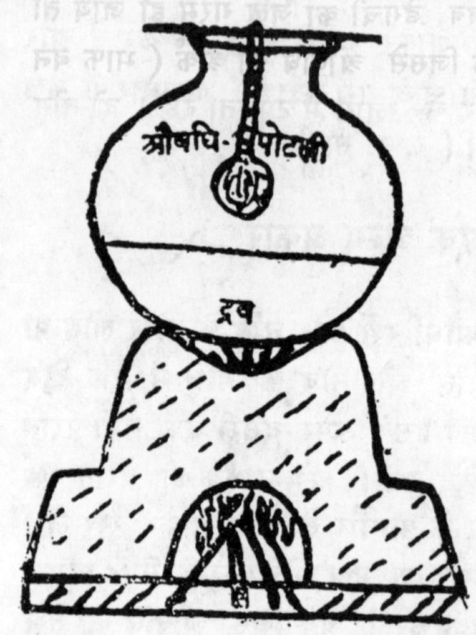

जल या काञ्जी से पोटली ऊँची रहनी चाहिए। उसमें केवल भाफ लगनी चाहिए। इस तरह यन्त्र तैय्यार होने पर उसे चूल्हे पर रख कर मन्द-मन्द अग्नि दें। जब औषधि स्विन्न (पसीजना) हो जाय तो पोटली को निकालकर उसका तेल निचोड़ लेवें। इसे उष्णयन्त्र अथवा स्वेदनयन्त्र भी कहते हैं।

आकाशपातनयन्त्र

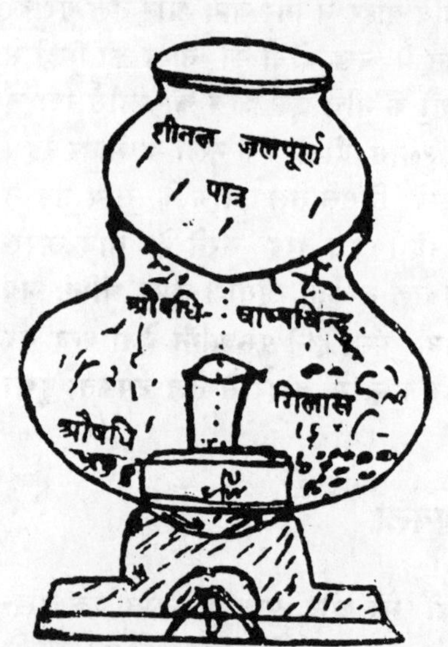

एक मिट्टी की खुले मुँहवाली हाँड़ी लें। उसके पेंदे में भीतर मिट्टी का लेप करके उस पर एक ईंट जमा दें। ईंट के चारों तरफ जिस औषधि का अर्क या तेल निकालना हो उसे डाल दें। अब इस ईंट पर एक चीनी-मिट्टी का ग्लास रख दें। हाँड़ी के मुख पर ताम्बे की एक ऐसी डेगची रख दें जिसके बाहर चारों तरफ कलई की हो। फिर हाँडी और डेगची की सन्धि पर गेहूँ का आटा अथवा कपड़मिट्टी से लेप कर दें—जिससे भाफ बाहर न निकल सके। इस तरह यन्त्र तैयार होने पर उसको चूल्हे पर रख दें और ऊपर की डेगची में

जल भर दें। नीचे और जलाने पर जब डेगची का जल गरम हो जाय तो उसे निकालकर ठंडा जल भरते रहें कि जिससे औषधि का अर्क (भाफ बन कर) डेगची के पेंदे में लगकर भीतर के ग्लास में टपकता रहे। दो-तीन घण्टे अग्नि देने पर सब अर्क ग्लास में इकट्ठा हो जाता है। यन्त्र को खोलकर सावधानी से ग्लास के अर्क या द्रव को छानकर रख लें। इस तरह शंखद्राव आदि निकाले जाते हैं। इसे आकाशपातनयन्त्र कहते हैं।

तप्त खरल यन्त्र

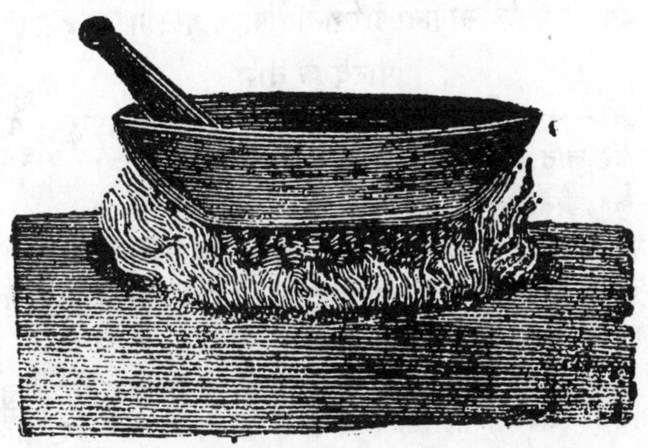

तप्त खरलविधि के पारद का मर्दन करने के लिए एक लोहे की ६ अंगुल लम्बी, ६ अंगुल गहरी खरल बनानी चाहिए। इसकी मूसली आठ अंगुल लम्बी होनी चाहिए। इसमें पारद डालकर तप्तखरलविधि से मर्दन करना चाहिए। (र. र. स.)

इति यंत्रविज्ञानीय नाम चतुर्थ तरङ्ग समाप्त हुआ।

अथ पारदस्य अष्टसंस्कारविज्ञानीयः पञ्चमस्तरङ्गः।

पारदस्य नामानि

रसो रसेन्द्रः सूतश्च रसेशश्च रसेश्वरः।
चपलो रसराजश्च पारदश्च शिवाह्वयः ॥१॥
रसनादभ्रकादीनां धातूनां कीर्तितो रसः।
अभ्रकाद्यधिराजत्वाद्रसेन्द्र इति कथ्यते ॥२॥

देहलोहमयीं सिद्धिं सूतेऽतः सूत उच्यते ।
स्वभावाच्चपलो यस्मात् ततोऽसौ चपलः स्मृतः ॥३॥
आतङ्कपङ्कमग्नानां पारदानाच्च पारदः ।
अभ्रादिरसराजत्वाद्रसराजः स्मृतो बुधैः ॥४॥

अत्र पारदनामानि तन्त्रव्यवहारसाधनानि, शिवाह्वयो यावच्छिवनामभिर्वाच्यः । नामनिरुक्तिः शिष्यबोधार्था । रसनात् भक्षणात्, अधिराजत्वात् प्रधानत्वात्, देहसिद्धिः नीरोगता, लोहसिद्धिः स्वर्णादिरूपा, चपलश्चञ्चलः, आतङ्क एव पङ्कः, तत्र मग्नानां पारदानात् पारद इति ॥ १–४ ॥

पारद के नाम

भा.टी.—रस, रसेन्द्र, सूत, रसेश्वर, चपल, रसराज, पारद; ये सब पारे के नाम कहे जाते हैं । इसके अतिरिक्त शिव के जितने नाम हैं वे सभी पारे के नाम कहे जाते हैं ।

अभ्रक आदि महारसों तथा स्वर्ण आदि धातुओं का भक्षण करने के कारण पारद को रस शब्द से कहा जाता है। अभ्रक आदियों में सर्वोपरि होने के कारण इसे रसेन्द्र कहते हैं। शरीर में स्वास्थ्य उत्पादन करने तथा स्वर्णादि धातुओं को बनाने के कारण इसे सूत कहते हैं । यह स्वभावतः चंचल होता है, अतः इसे चपल भी कहते हैं । रोगरूपी कीचड़ में फँसे हुए प्राणियों का उद्धार करने से पारद और अभ्रक आदि उत्तम औषधियों में यह राजा के समान होने से इसे रसराज कहा जाता है ॥ १–४ ॥

विशुद्धाविशुद्धसूतस्य स्वरूपम्

शुद्धः सूतो यतस्त्वन्तः सुनीलो बहिरुज्ज्वलः ।
सूर्यप्रभश्चाविशुद्धो धूम्रो वा परिपाण्डुरः ॥५॥

अविशुद्धसूतस्य हेयत्वम्

सदोषो रसराजस्तु विदध्याद्विविधान् गदान् ।
तस्माद् दोषविहीनस्तु योगेषु विनियोजयेत् ॥६॥

तत्र शुद्धसूतरूपम्—अन्तःसुनीलः मध्यावच्छेदेन नीलप्रभः । अविशुद्धस्तु परिपाण्डुरः ईषत्पीतवर्णः, स च त्याज्यः—"अन्तः सुनीलो बहिरुज्ज्वलो यो मध्याह्नसूर्यप्रतिमप्रकाशः । शस्तोऽथ धूम्रः परिपाण्डुरश्च चित्रो न योज्यो रसकर्मसिद्ध्यै" इति प्राचीनसंवादात् ॥ ५–६ ॥

भा. टी.—धात्वन्तर संयोगरहित पारद बाहर से अत्यन्त स्वच्छ, चमकीला, सूर्य के समान और भीतरी चमक में कुछ नीलप्रभ होता है। परन्तु अशुद्ध पारद धूम्रवर्ण या पाण्डुर (कुछ पीतवर्ण) का होता है ॥५॥

दोषयुक्त पारद सेवन करने से शरीर में अनेक प्रकार के रोगों को पैदा करता है। अतः दोषरहित पारद ही योगों में काम लाना चाहिए ॥६॥

अथ पारदस्य नैसर्गिका दोषाः

नागवङ्गौ वह्निमलौ चापल्यं गरलं गिरिः ।
असह्याग्निश्च विज्ञेया दोषा नैसर्गिका रसे ॥७॥
नागाद् व्रणं भवेत्कुष्ठं वङ्गात्तापोऽग्निदोषतः ।
मलाज्जाड्यं तु चापल्याद् बीजनाशो विषान्मृतिः ॥८॥
गिरेः स्फोटोऽथ मोहश्च ह्यसह्याग्नेः प्रजायते ।
एतैर्दोषैर्विहीनश्च रसेन्द्रमिह योजयेत् ॥ ९ ॥

पारददोषा नैसर्गिकाः, तापो देहसन्तापः जाड्यं चेष्टाहानिः। बीजनाशः शुक्रक्षयः, मोहो वैचित्यम् ॥ ७–९ ॥

भा.टी.–पारद में स्वभावतः नाग, वंग, वह्नि, मल, चापल्य, विष, गिरि, असह्याग्नि ये दोष उपस्थित रहते हैं। इनमें से नागदोष के कारण वह शरीर में व्रण, वंगदोष से कुष्ठ, अग्निदोष से तापवृद्धि, मलदोष से जड़ता, चापल्यदोष से शुक्रक्षय, विषदोष से मृत्यु, गिरिदोष से शरीर में स्फोट और असह्याग्नि से मोह विकारों को उत्पन्न करता है। अतः इन दोषों से रहित करके पारद को प्रयोग में लाना चाहिए ॥ ७–९ ॥

वक्तव्य—तन्त्रान्तर में पारदस्थित नाग और वंग दोष को यौगिक दोष माना है। "यौगिकौ नागवंगौ द्वौ—" परन्तु पारद में शीशा और राँगा स्वभावतः खानों द्वारा पाया जाता है, अतः कई रसवैद्य इनको स्वाभाविक या नैसर्गिक दोष मानते हैं। व्यापार की दृष्टि से भी नाग और वंग को प्रायः पारद में मिलाया जाता है। इन धातुओं के मिलाने से पारद की उड़नशीलता बहुत कम हो जाती है। अतएव तन्त्रान्तर में रससिन्दूरादि योगों के बनाते हुए पारद की शीघ्र उड़नशीलता को कम करने के लिये उसमें कुछ अंश शीशा का डालने को लिखा है—"भागो रसस्य त्रय एव भागा गन्धस्य माषः पवनाशनस्य (नागस्य)।" इन बातों से पूर्वकालीन विज्ञान के साथ-

साथ पूर्वकालीन पारद व्यापार की बहुलता तथा कुशलता भी प्रकट होती है। विष, वह्नि तथा मलदोषों को नैसर्गिक माना जाता है। खान से निकलते समय पारद में नाग, वंग धातुओं के योग के अतिरिक्त अन्य धातु (सुरमा आदि) की अशुद्धि पायी जाती है। जिससे पारद में उस धातु के विषैले प्रभाव उपस्थित होते हैं जिनसे मूर्च्छा उपद्रव होता है। इस विषय को फार्माकालोजी थेरापुडिक्स एण्ड मेटेरियामेडिका में इस प्रकार लिखा है (*Other metals especially lead arsenic and antimony may be present*)। अतः पारद में अन्य धातुओं के कारण मलिनता (मलदोष) या अशुद्धि संभव होती है और स्वाभाविक रूप से पायी जाती है। वह्निदोष (दाहकता) तात्कालिक पारद-विष-प्रभाव को देखने से यह बात स्पष्ट हो जाती है कि पारद के यौगिक रसकर्पूर, दालचिकना, मुर्धरस, ग्रेपाऊडर कोष्ठ में जाकर भयंकर प्रभाव करते हैं जिससे शरीर में पित्त (अग्नि) का प्रकोप होकर वमन, विरेचन, शूल, रक्तातिसार, मूर्च्छा आदि उपद्रव उत्पन्न होकर अन्त में मृत्यु तक हो जाती है। अतः यह भी पारदोय स्वाभाविक दोष है। घोष की मेटेरिया मेडिका में भी इसी बात को पुष्ट किया है "*Acute Toxication acute poisoning is not common mercurial, especially the mercuris salts produce severe gestro enterites with vomiting pains purging and bloody stool of collapes and even death*।" विषदोष पारद खान से निकलते समय खान की अनेक विषैली और उड़नशील संखिया आदि खनिजों को अपने में मिला देता है। इससे युक्त पारद पातन-क्रिया करने पर भी शीघ्र शुद्ध नहीं होता है। अतः यह विषदोष भी पारद का एक मुख्यतया महादोष है। इस दोष के कारण ही पारद यौगिक मृत्यु के कारण बनते हैं।

चाञ्चल्यदोष—चपलता द्रवता इसके पर्यायवाचक शब्द हैं। चापल्यदोष के सम्बन्ध में नवीन विचार है कि वह दोष पारद में चपलधातु (जिसे कोई-कोई विस्मिथ कहते हैं) के मिलाने से उत्पन्न होता है। व्यापार के लिए अन्य धातुओं की भाँति कभी-कभी पारद में उसके द्रवणांक (*meeting point*) को न्यून करने के लिए चपल मिलाया जाता है। जिससे पारद शीघ्र ही अत्यन्त मंद अग्नि पर पिघल जाता है। चपल धातुमिश्रित पारद प्रायः स्टीरियो टाइपिंग (*Stereo Typing*) के व्यापार में लगाया जाता है। इस व्यापार

के लिये लाये हुए पारद को यदि औषधिकार्य में लाया जाय तो इसमें अशुद्धि बहुत सम्भावनीय है। नवीन अन्वेषकों का विचार है कि बहुत सम्भव है कि प्राचीनकाल में भी व्यापारी लोग चपल के मिश्रक *(Alloy Of Bismith)* बनाते हों। आयुर्वेद में लिखे चपलधातु के गुणों में भी यह लिखा है कि चपल रस बन्धकारक है। "चपलो वृष्यो रसबन्धकारकः।" अतः चपलधातु मिश्रित पारद में चपल दोष का होना स्वाभाविक दोष हो सकता है।

असह्याग्निदोष--नवीन अन्वेषकों के अनुसार पारद के खनिजों में कुछ ऐसे खनिजों का पता लगा है जो उड़नशील निश्चित हुए हैं। जैसे ऑक्सिजन गैस, लवणगैस *(Chlorin)* आदि। इन खनिजों की विद्यमानता में पारद अपने तापक्रम के पूर्व ही उड़ने लगता है। अर्थात् जो शुद्ध पारद ३५७ डिग्री के तापक्रम पर उड़ने लगता है यदि वह किन्हीं खनिजों की विद्यमानता से अल्प तापक्रम पर ही उड़ने लगे तो उसमें असह्याग्नि दोष माना जाता है।

गिरिदोष–पर्वत के जिस अंतराल से पारद बाहर आता है उसमें पाई जानेवाली विकृतियों तथा दोषों के सम्पर्क को गिरिदोष कहा जाता है। अतः पारद के संबंध में पर्वतों तथा स्थानों का भी पूर्ण निश्चय करना चाहिये कि अमुक पर्वत में अमुक धातु या विष अधिक पाया जाता है, अतः इस स्थान या खान के पारद में यह विकृति हो सकती है। इस विषय की ओर ध्यान देकर उस (पारद) का ग्रहण करना गिरिदोष का ज्ञान है।

पारदस्य सप्तकञ्चुकाः

भेदी द्रावी मलकारी ध्वाङ्क्षी पर्पटिका च सा।
अन्धकारी पाटनिका कञ्चुकाः सप्त कीर्तिताः ॥१०॥

अथ सप्त कञ्चुकाः—कञ्चुकवद् बहिरावरणे समाः। तन्नामानि यौगिकानि ध्वाङ्क्षी, काकवत्, कृष्णवर्णत्वात्, पाटनिका, स्फोटहेतुः॥ १०॥

भा.टी.–पारद में उक्त दोषों के अतिरिक्त भेदी, द्रावी, मलकारी, ध्वांक्षी. पर्पटिका, अंधकारी, पाटनिका, ये सात कंचुक दोष भी माने जाते हैं॥१०॥

सप्त कंचुकानां परिचयः

धातवो रससंश्लिष्टा यदा विष्णुपदामृतम्।
गृह्णन्ति हि तदा तेषां कश्चिद् भागोऽवशीर्यते॥ ११॥
ततश्चूर्णत्वमापन्ना रसमाच्छादयन्ति ते।
तेनावरणसाम्येन धातवः सूतसंगताः॥ १२॥

कञ्चुकाख्यां भजन्तीति प्राच्यपाश्चात्त्यसम्मतिः ।
केचिदेते कञ्चुकाख्या दोषा औपाधिकाः स्मृताः ॥१३॥

सप्तकंचुकानां परिचयः स्वरूपनिर्णयाय–रससंश्लिष्टाः प्राप्तपारदसंयोगघातको नाग-वङ्गादयः यदा विष्णुपदामृतमम्बरपीयूषं (ऑक्सीजन् इत्याङ्गलभाषायाम्) गृह्णन्ति विशीर्णावयवत्वेनात्मनि लीनयन्ति, अवशीर्य्यन्ते स्वरूपाच्च्यवते, तथा चावरणसामान्यात् रससंगतानां धातूनां कंचुकाख्येति प्राचां पाश्चात्यानाञ्च रासायनिकानां सम्मतिः तथा च धातुसम्पर्कविनाशाय शुद्धिर्विधेया सूतस्येति । औपाधिका वणिग्भिः छलनार्थं मिश्रितैर्धातुभिः समुत्पन्ना एवेति दोषा इति केचित् ॥ ११-१३ ॥

भा.टी.—पारद में मिश्रित नाग वंग आदि धातु जब विष्णुपदामृत *(oxigen)* रूप होकर पृथक् होते हैं तब उनका कुछ अवशिष्ट भाग चूर्ण रूप में होकर पारद के ऊपर रह जाता है अर्थात् इस चूर्ण से पारद सर्वतः आच्छादित हो जाता है । पारद में मिश्रित और चूर्ण रूप से पारद को कंचुक (आवरण) के समान ढकनेवाले इन्हीं धातुओं को कंचुक कहा जाता है । यह प्राचीन और अर्वाचीन सम्मति (सिद्धान्त) है और रसतन्त्रकारों ने इन कञ्चुकों को औपाधिक (व्यापारियों के द्वारा ठगने के लिए धातुओं का मिश्रण) दोष माना है ॥ ११-१३ ॥

वक्तव्य—कञ्चुकों के विषय में *H. E. Roscoe and C. Sehorlemmer. F. R. S.* की *Chemistry* में निम्न प्रकार से प्रकाश डाला है—*Impure mercury when shaken with air yields a black powder caused by the oxidation of the metallic impurities, and the film of the oxide incloses a small globule of the liquid metal.*

पारदशोधनस्यावश्यकता

नैसर्गिकास्तु ये दोषा ये चान्ये कंचुकाह्वयाः ।
तेषान्तु परिहाराय सामान्यं शोधनं स्मृतम् ॥ १४ ॥
विशुद्धो रसराजस्तु सत्यं पीयूषसोदरः ।
सदोषस्तु रसो वैद्यैर्यमोऽयमपरः स्मृतः ॥ १५ ॥
तस्मात्सूतविशुद्ध्यर्थं युक्तः सुपरिचारकः ।
सर्वमादाय सामग्रीं रसशुद्धिं समारभेत् ॥ १६ ॥

शुद्धस्तु पारदः सत्यं पीयूषसोदरः सर्वथाऽमृततुल्यः, सदोषस्तु अपरो यम इति प्रभूतपीडाकर इत्यर्थः ॥ १४–१६ ॥

भा.टी.—पारद में जो स्वाभाविक दोष और कञ्चुक दोष पाये जाते हैं उनको हटाने के लिये पारद का सामान्य शोधन करना आवश्यक है। शुद्ध पारद सेवन करने पर निश्चित ही अमृत के समान गुणकारी होता है, इसके विपरीत दोषयुक्त पारद दूसरे यमराज के समान घातक होता है। अतः पारद की शुद्धि के लिये अच्छे परिचारकों के साथ सब पारदशोधन सामग्री जुटाकर इसकी शुद्धि करनी चाहिए ॥ १४–१६ ॥

शोधनार्थं रसपरिमाणम्

पलानां शतकं ग्राह्यं तदर्धार्धमथापि वा।
पलानां दशकं वापि पञ्चकं वा पलोन्मितम् ॥ १७ ॥
पलान्यूनो न संग्राह्यः संस्कारार्थं रसो बुधैः।
बहुप्रयाससाध्यत्वाल्लाभाभावाच्च निश्चितम् ॥ १८ ॥

शोधनाय रसपरिमाणं बहुप्रयाससाध्यस्य फललाभाय ॥ १७–१८ ॥

भा.टी.—शोधन करने के लिये पारद को सौ पल, पचास पल, या पच्चीस पल, या दस पल, पाँच पल अथवा कम-से-कम एक पल तक परिमाण (तौल) में लेना चाहिए। किन्तु समझदार वैद्यों को एक पल से कम परिमाण में शोधन के लिये पारा नहीं लेना चाहिए। क्योंकि इतने कम पारद के लिये भी प्रयत्न परिश्रम सामग्री साधन वही जुटाने होंगे जो सौ पल पारद के लिये जुटाने पड़ते हैं। इतने परिश्रम के बाद आर्थिक दृष्टि से कोई विशेष लाभ नहीं रहता है ॥ १७–१८ ॥

अथ समय शोधनम्

सुदिने शुभनक्षत्रे स्वेष्टदेवं च शङ्करम्।
भैरवं चापि सम्पूज्य रसकर्म समाचरेत् ॥ १९ ॥

समयशोधनमन्तरायप्रतीकाराय अभीष्टसिद्धये च। सुदिने व्यतीपातादिवर्जिते शुभनक्षत्रे पुष्यादौ ॥ १९ ॥

भा.टी.—ज्योतिःशास्त्रानुसार अच्छे दिन अच्छे नक्षत्र में अपने इष्ट देवता तथा शिवजी और भैरव की प्रथम पूजा करके पारदशोधनादि कर्म करने चाहिए ॥ १९ ॥

अथ रसपूजनम्

अघोरेण च मन्त्रेण खल्वे संस्थापितं रसम् ।
गन्धधूपादिभिः प्राज्ञः पूजयेद्भिषजां वरः ॥ २० ॥

अघोरमन्त्रेणेति—अघोरमन्त्रश्च रुद्राध्यायोक्तः—"अघोरेभ्योऽथ घोरेभ्यो घोरघोरतरेभ्यश्च । सर्वतः सर्वसर्वेभ्यो नमस्ते रुद्ररूपेभ्यः" ॥ २० ॥

भा.टी.—शोधन करने से पूर्व पारद का खरल में डालकर सुगन्धि धूप, आदि के साथ अघोरमंत्र से पारद की पूजा करनी चाहिए ॥ २० ॥

वक्तव्य—रुद्राध्याय में वर्णित अघोरमन्त्र इस प्रकार पाया जाता है "अघोरेभ्योऽथ घोरेभ्यो घोरघोरतरेभ्यश्च । सर्वतः सर्वसर्वेभ्यो नमस्ते रुद्ररूपेभ्य" ।

अथ रसस्य साधारणशोधनम्

आधिव्याधिविनाशार्थं प्रयोगार्थं रसेषु च ।
सामान्यं शोधनं शस्तं रसतन्त्रविशारदैः ॥ २१ ॥

साधारणशोधनफलमाधिव्याधिविनाशः रसप्रयोगयोग्यता चेत्यवधेयम् ।२१।

भा.टी.—शारीरिक तथा मानसिक रोगों को दूर करने तथा विभिन्न रसों में प्रयोग करने के लिये रसतन्त्रविशारद पारद का सामान्य शोधन करना आवश्यक बताते हैं ॥ २१ ॥

प्रथमः शोधनप्रकारः

धूमेष्टिकाहट्टविलासिनीनां सोर्णैस्तु चूर्णैः परिमर्द्य सूतम् ।
प्रक्षालयेदम्लजलेन सम्यक् ततो रसो मुञ्चति नागदोषम् ॥२२॥
मृगेक्षणाङ्कोलनिशोत्थचूर्णैः सूतो जहातीह तु वङ्गदोषम् ।
चित्रोऽग्निदोषं विनिहन्ति शीघ्रं दोषं मलोत्थं खलु राजवृक्षः ॥२३॥
चापल्यहारी खलु कृष्णधूर्तो विषापहर्त्री त्रिफला प्रशस्ता ।
दोषं गिरेस्त्र्यूषणमाशु हन्यात् त्रिकण्टको वह्न्यसहत्वदोषम् ॥२४॥
चूर्णं कलांशप्रमितं तु सूतात् सकन्यकं भाषितभेषजानाम् ।
विमर्दयेत्खल्वगतं दिनैकं प्रक्षालयेच्चापि ततोऽम्लतोयैः ॥ २५ ॥
रीत्यानया शोधित ईशसंज्ञः सत्यं भवेत्कञ्चुकदोषहीनः ।
इत्थं विशुद्धं खलु सूतराजं नियोजयेद्वैद्यवरो रसेषु ॥ २६ ॥

साधारणशोधनप्रकारमाह धूमेष्टिकेत्यादिना-धूमः महानसादौ इन्धनानि लाजः धूमनिःसारकान्तःशुषिरस्तम्भविलग्नो धूमः, इष्टिकापक्वेष्टिका हट्टविला-

सिनी हरिद्रा, ऊर्णा मेषरोमाणि, अम्लजलेन काञ्जिकेन। अत्र च धूमादि-चूर्णानां भागाः पारदात् षोडशांशाः स्युः। मृगेक्षणा इन्द्रावारुणी, अंकोलः अंकोठः, "ढेरा" इति भाषायाम्, निशा हरिद्रा, एषां चूर्णैः। धूर्तः धत्तूरः, त्रिकण्टको गोक्षुरः, सकन्यकं कुमारीरससहितम्। ईशसंज्ञः पारदः ॥२२-२६॥

भा.टी.—पारद को घर का धुआँ, ईंट का चूर्ण, हरिद्राचूर्ण और बारीक काटी हुई ऊन के साथ एकत्र मिलाकर एक दिन मर्दन कर काञ्जी से धोकर साफ कर लेने से पारद का नाग दोष नष्ट हो जाता है। इन्द्रायण, अंकोला (ढेरा), हल्दीचूर्ण के साथ मर्दनकर काञ्जी से धोकर साफ कर लेने से पारद का वंगदोष नष्ट हो जाता है। चित्रक मूलचूर्ण के साथ पारद को मर्दन करने से अग्निदोष, तथा अमलतास की छाल के साथ पारद को मर्दन करने से मलदोष नष्ट हो जाता है। काले धतूरे के पञ्चांग या बीजों के साथ पारद को मर्दन करने से चपलदोष, त्रिफलाचूर्ण के साथ मर्दन करने से विषदोष नष्ट होता है। गिरिदोष को नष्ट करने लिये पारद को त्रिकटु (सोंठ मिर्च पीपल) चूर्ण के साथ और असह्याग्निदोष को दूर करने के लिये पारद को गोखरूचूर्ण के साथ मर्दनकर काञ्जी से धो लिया जाता है। उक्त दोषों को नष्ट करने के लिये जिन-जिन औषधियों का चूर्ण बताया गया है उनको पृथक्-पृथक् पारद से १६ वाँ भाग लेकर पारद में डालें और इसके साथ इसमें घीकुआर का रस भी घोटने के योग्य मिलाकर एक दिन मर्दनकर खट्टी काञ्जी से धोकर पारद को साफ कर लें। उक्त विधि से शुद्ध किया हुआ पारद निश्चित ही सामान्यतः कञ्चुक तथा नागादिदोषहीन हो जाता है॥ २२-२६ ॥

द्वितीयः शोधनप्रकारः

रसेश्वरं समसुधारजसा मर्दयेत् त्र्यहम्।
ततो द्विगुणवस्त्रान्तर्गालितं खल्वके न्यसेत् ॥२७॥
रसोनं निस्तुषं तुल्यं तदर्धं लवणं हरेत्।
तत्कल्के मर्दयेत्सूतं यावदायाति कृष्णताम् ॥२८॥
कृष्णं कल्कं परित्यज्य तथा प्रक्षाल्य युक्तितः।
एवमेकेन वारेण रसेन्द्रः शुद्धिमाप्नुयात् ॥२९॥
श्रीमद्गुरुमुखोद्गीतः कृतश्च बहुशो मया।
सौकर्यार्थं प्रयोगेषु प्रकारोऽयं प्रकाशितः ॥३०॥

अथ द्वितीयशोधनप्रकारः सुखसाधनार्थम्—समसुधारजसा पारदतुल्येन चूर्णकच्छोदेन, ततो द्विगुणवस्त्रान्तर्गालितम् । निस्त्वग्रसोनकल्केन पारदतुल्येन कल्ककृष्णीभावपर्यन्तं युक्त्या मर्दयेत् । स्पष्टमन्यत् । अस्य प्रामाणिकतां बोधयति—श्रीमद्गुरुमुखोद्गीत इति । उक्तञ्चान्यत्रापि—"एकेन लशुनेनापि शुद्धो भवति पारदः । पिष्टो लवणसंयुक्तो मासैकं तप्तखल्वके ॥ आरनालेन चोष्णेन क्षालयेन्मर्दनोत्तरम् । रसं तत्र विलीनंतु शोषयित्वाऽथ पातयेत् ॥" ऊर्ध्वपातनादिनेति शेषः–इति ॥ २७–३० ॥

भा.टी.—पहिले पारद को समभाग चूने के साथ तीन दिन तक मर्दन करके फिर इसे दो तह वस्त्र में छान लें । अब इस छने हुए पारद को खरल में डालकर इसमें समभाग निस्तुष लहसुन, और पारे से आधा भाग नमक डालकर इनको तब तक मर्दन करें जब तक कि लहसुन का कल्क काला हो जाय । अब इसको शीत जल अथवा काञ्जी से अच्छी तरह धोकर पारद को पृथक् कर लें । इस प्रकार एक ही बार में पारद सर्वथा शुद्ध हो जाता है । यह कई बार का अनुभूत और सरल है । इसके द्वारा प्रयोग निर्माण में बहुत सुविधा होती है ॥ २७–३० ॥

तृतीयः शोधनप्रकारः

कुमारिकाचित्रकरक्तसर्षपैः कृतैः कषायैर्बृहतीविमिश्रितैः ।
फलत्रिकेणापि विमर्दितो रसो दिनत्रयं सप्तमलैर्विमुच्यते ॥३१॥

तृतीयःशोधनप्रकारः कुमारिकेत्यादिना—बृहती क्षुद्रभण्टाकी, "क्षुद्रायां क्षुद्रभण्टाक्यां बृहतीति निगद्यते" इति भावप्रकाशात् , न तु कंटकारी, बृहती-कण्टकार्योः परस्परं भेदात् । शिष्टं सुगमम् ॥ ३१ ॥

भा.टी.—घीकुआर, चित्रकछाल, लाल सरसों, छोटी भटकटैया और त्रिफलाकषाय के साथ तीन दिन तक मर्दन करके पारद को धोकर साफ कर लेने से भी यह सप्तमल रहित हो जाता है ॥ ३१ ॥

चतुर्थः शोधनप्रकारः

गुडस्त्रिकटु यामिनी लवणपञ्चकं पावकः
फलत्रिकयवाग्रजौ खलु सुवर्चिकष्टङ्कणः ।
तथा कितवसर्षपौ खलु समैस्तु विंशांशकैः
विशुद्ध्यति विमर्दितो रसवरोऽश्वसंख्यैर्दिनैः ॥३२॥

श्रीमद्गुरुमुखोद्गीतः कृतश्च बहुशो मया ।
अनुभूतश्च योगेषु प्रकारोऽयं निरूपितः ॥३३॥

चतुर्थःशोधनप्रकारः—यामिनीः हरिद्रा यवाग्रजो यवक्षारः सुवर्चिकः वर्जिक्षारः कितवः धत्तूरः, अश्वसंख्यैः सप्तभिः ॥ ३२-३३ ॥

भा. टी.—गुड़, त्रिकटुचूर्ण, अजवाइन, पाँचों नमक, चित्रकछालचूर्ण त्रफलाचूर्ण, जवाखार, सज्जीखार, सुहागा, धतूरा बीज और सरसों, इन, सबको पृथक् समभाग में लेकर इनका चूर्ण पारद में बीसवाँ भाग डालकर सात दिन तक मर्दन करने से पारद शुद्ध हो जाता है ॥ ३२-३३ ॥

पञ्चमः शोधनप्रकारः

नागवल्लीदलरसैस्तथा चार्द्रकजै रसैः।
क्षारत्रययुतैश्चापि रसराजं विमर्दयेत् ॥३४॥
ततस्तेभ्यः पृथक्कृत्वा सप्तदोषविवर्जितम्।
मुक्ताफलसमाकारं रसराजं प्रयोजयेत् ॥३५॥

पञ्चमःशोधनप्रकारः—नागवल्लीदलरसैः ताम्बूलपत्ररसैः, क्षारत्रयं स्वर्जिकासौभाग्ययवाग्रजाः ॥३४-३५ ॥

भा.टी.—पारद को पान के रस, अदरख और जवाखार, सज्जीखार तथा सुहागे के साथ मिलाकर तीन दिन तक मर्दन करें। फिर अम्लकाञ्जी या जल से धोकर पारद को पृथक् कर लें। इस विधि से शुद्ध पारद मोती के समान चमकीला और सप्तदोषरहित हो जाता है ॥ ३४-३५ ॥

षष्ठः शोधनप्रकारः

विमर्द्य सुधया सप्तदिनं धूमनिशेष्टकैः।
त्रिदिनं मर्दयेत्सूतं काञ्जिकैः क्षालयेत्ततः ॥ ३६ ॥
वस्त्रं चतुर्गुणं कृत्वा सूतं निःसारयेत्ततः।
सप्तकञ्चुकनिर्मुक्तो जायते निर्मलो रसः ॥३७॥

इति रसस्य सामान्यशोधनम्।

षष्ठः शोधनप्रकारः—सुगमः। चतुर्गुणवस्त्रेणेत्युपलक्षणं, शम्बरमृगचर्मणा चात्यन्ततनुना पारदस्य गालनं कार्य्यमिति गुरुसम्प्रदायः ॥३६-३७॥

भा. टी.—पारद को पहिले चूने के साथ सात दित तक मर्दन करके चतुर्गुण (चार तह) वस्त्र से छान लें। फिर इसे घर का धुआँ, हरिद्राचूर्ण तथा ईंट के चूर्ण में तीन दिन तक मर्दन करके काञ्जी से धोकर साफ कर लें। अब इस पारद को एक चौहत वस्त्र में रखकर छान लें। इस प्रकार शोधन करने से पारद सप्तकञ्चुक रहित तथा स्वच्छ हो जाता है ॥३६-३७॥

वक्तव्य—लाल ईंटों का चूर्ण, कम्बल की भस्म, बिना बुझा हुआ चूना रसोई का धुँवा, हल्दी, इन पाँचों द्रव्यों को समभाग में लेकर एकत्र कर लें, अब इससे आधा भाग पारद मिला नींबू के रस से एक दिन मर्दन कर डमरु यन्त्र में बन्द करके तीन घंटे की अग्नि देने से पारद ऊपर उड़कर शुद्ध हो जाता है। इसको सब काम में निःशंक होकर प्रयोग करना चाहिए।

वक्तव्य—शुद्ध पारद को पान के पत्तों के रस के साथ खूब अच्छी तरह मर्दन करके उसका गाढ़ा सा कल्क बना लें। अब इस कल्क को एक कपड़े पर लेप करके शिर में बाँधने से शिर के बालों में होनेवाली सब यूका (जूँ) मरकर गिर जाती हैं।

शुद्ध पारद दो तोला, सिक्थतैल (मोम का तेल) बारह तोला लेकर इन दोनों को एकत्र खरल में तब तक मर्दन करें जब तब कि पारा मोम के तेल में अच्छी तरह मिल न जाय। यह एक उत्तम मरहम है। यह मरहम शिश्नेन्द्रिय तथा गुद प्रदेश में होनेवाले बहुत पुराने भयंकर फिरंग रोग के व्रणों को निःसन्देह शीघ्र ही भर देता है।

इति रस का सामान्य शोधन।

अथ हिंगलोत्थितपारदस्य निर्माणप्रकारः

हिङ्गुलं पारिभद्रस्य रसैः सम्पेषयेद् बुधः।
चाङ्गेर्या वा रसेनैव द्रवैर्जम्बरीरजैस्तथा ॥३८॥
ऊर्ध्वपातनयन्त्रेण सप्तकञ्चुकवर्जितम्।
गृह्णीयान्निर्मलं सूतं रसतन्त्रविशारदः ॥ ३९ ॥
षोडशांशे निशाचूर्णे ततस्तं पेषयेद् बुधः।
अम्लेन पटुना चापि मर्दयेद्वा दिनद्वयम् ॥४०॥
वङ्गं चतुर्गुणीकृत्य ततो निःसारयेद्रसम्।
योगेषु योजयेद् वैद्यो रसराजं सुनिर्मलम् ॥४१॥
गुरुदर्शितमार्गेण यन्त्रमानं प्रकल्पयेत्।
मानाभावाद्रसेन्द्रस्य लेखितं नैव शक्यते ॥४२॥

अथ हिंगुलात् पारदनिर्माणप्रकारः—पारिभद्रः "फरहद" इति ख्यातः। जम्बीरनिम्बुनीरैर्वा हिंगुलमर्दनं पारदविश्लेषणार्थम्, ऊर्ध्वपातनेन पारदपातनं नागवङ्गादिदोषापनोदाय, ततश्च चूर्णेनाथवा लवणेनाम्लेन च मर्दनं निर्मली-

करणाय। अद्यत्वे बहवोऽलसा हिंगुलस्य द्विगुणवस्त्रवेष्टितस्य शनैर्ज्वालनद्वारा पारदविश्लेषणमातन्वते, स च लघुरपि प्रकारो रसस्य साकल्येनोर्ध्वपातनस्याभावात् नागवङ्गादिदोषापरिहारकत्वादुपेक्षित आचार्यैः,—इत्यवधेयम्॥३८–४२॥

भा.टी.—सिंगरफ को फरहद के स्वरस से अथवा चांगेरीस्वरस अथवा जम्बीरी नींबू के स्वरस से एक दिन मर्दनकर सुखा करके ऊर्ध्वपातन यन्त्र में डालकर उड़ा लेवें। इस प्रकार से प्राप्त पारद स्वच्छ और सप्त कञ्चुक रहित हो जाता है। अब इस पारद में १६ वाँ भाग हरिद्राचूर्ण डालकर अथवा नमक और नींबू का रस डालकर दो दिन तक मर्दन करें। मर्दन करने के बाद अच्छी तरह सूख जाने पर इसे चौतह वस्त्र में छान लें। इस शुद्ध पारद को योगों में प्रयोग कर सकते हैं। ऊर्ध्वपातन के लिये कितना बड़ा यन्त्र होना चाहिए इसका निर्णय गुरूपदेशानुसार करना चाहिए। यहाँ पर पारद का मान न होने से यन्त्र मान को भी नहीं लिखा जा सकता है। अथवा केवल नींबू के रस में घोटकर ऊर्ध्वपातन यन्त्र में उड़ा लेने से भी हिंगुल से पारद निकल आता है॥ ३८–४२॥

अथ पारदस्य अष्टौ संस्काराः

रसायनप्रयोगेषु रसागमविशारदः।
रसराजं प्रयुञ्जीत कर्माष्टकविशाधितम्॥ ४३॥
स्वेदनं मर्दनञ्चैव मूर्च्छनोत्थापने तथा।
पातनत्रितयञ्चाथ बोधनं सुनियामनम्॥ ४४॥
सुप्रदीपनमित्यष्टौ प्रोक्ताः सर्वोपयोगिनः।
संस्कारा रसराजस्य रसशास्त्रविशारदैः॥ ४५॥

अथ पारदस्याष्टौ संस्काराः—रसतन्त्रप्रसिद्धाः सर्वोपयोगिनश्च वर्ण्यन्ते; नाम्नामर्थैरेव तत्त्वमेषां व्याख्यातम्। नामकीर्तनादेव संख्यालाभेऽपि पुनरष्टौ इति कथनं न्यूनाधिकतानिषेधाय। यद्यप्यष्टादशसंस्काराः प्राचीनतन्त्रसिद्धास्तथापि न तेषां व्याधावुपयोगोऽतस्त इहोपेक्षिताः परिभाषासौकर्य्याय, तदेतदाह सर्वोपयोगिन इति॥ ४३–४५॥

भा.टी.—रसशास्त्र के विद्वान् को चाहिए कि वह रसायनप्रयोगों में अष्टसंस्कार युक्त पारद का प्रयोग करें। स्वेदन, मर्दन, मूर्च्छन, उत्थापन, त्रिविधपातन (ऊर्ध्वपातन, अधःपातन, तिर्यक्पातन), बोधन, नियामन और दीपन—ये आठ संस्कार ही यहाँ पर सर्वोपयोगी होने के कारण बताये जाते हैं॥४३–४५॥

वक्तव्य—पारद के अट्ठारह संस्कार रसशास्त्र में वर्णित हैं, परन्तु उनमें उक्त आठ संस्कार ही आवश्यक तथा सर्वोपयोगी होने से सर्वत्र विशेष रूप से वर्णन किये गये हैं।

अन्यत्र रसप्रधान ग्रन्थों में पारद के अट्ठारह संस्कार इस प्रकार बताये गये हैं। १–स्वेदन, २–मर्दन, ३–मूर्च्छन, ४–उत्थापन, ५–त्रिविधपातन, ६–रोधन, ७–नियामन, ८–सन्दीपन, ९–गगनभक्षण, १०–सञ्चारण, ११–गर्भद्रुति, १२–बाह्यद्रुति, १३–जारण, १४–ग्रास, १५–सारणकर्म, १६–संक्रामण, १७–वेधन, १८–शरीरयोग।

संस्कार—पारद के स्वाभाविक अष्ट दोषों की विकृति को दूर करके उसमें एक अद्भुत गुण उत्पन्न करने को संस्कार कहा जाता है—"संस्कारो हि गुणान्तराधानम्"। अतः असंस्कृत पारद में कोई विशेष गुण नहीं होते हैं। इन अट्ठारह संस्कारों में से कम-से-कम तीन और अधिक-से-अधिक आठ संस्कार अवश्य करने चाहिए। अट्ठारह संस्कारों में भी प्रथम के आठ संस्कार सुखसाध्य और अवशिष्ट चारण, संक्रामण, ग्रास, सारण आदि कतिपय संस्कार स्पष्टार्थ या निरुक्ति या पारिभाषिक अर्थ के व्यक्त न होने से कष्टसाध्य हैं। संस्कारों की प्रयोजन में भिन्नता होने से अन्यत्र इसके दो भेद किये गये हैं—१–देहकर्मार्थ, २–धातुवादार्थ। शारीरिक रोगों को दूर करने और रसायन तथा वाजीकरणार्थ औषधियों के निर्माण में अष्ट संस्कारयुक्त पारद लिया जाता है। स्वर्ण रजत आदि धातुओं के निर्माणार्थ प्रायः चारणा, जारणा, वेध आदि अट्ठारह संस्कारयुक्त पारद का ग्रहण किया जाता है। "सूतस्यैते च संस्काराः कथिता देहकर्मणि। तथा च दश संस्कारा देहलोहकराः स्मृताः॥"

स्वेदनलक्षणम्

दोलायन्त्रे स्थापयित्वा रसेन्द्रं क्षारैरम्लैरौषधैर्वा कषायैः।
युक्त्या यत्स्यात्पाचनं स्वेदनं तत् प्राज्ञैरुक्तं दोषशैथिल्यकारि ॥४६॥

स्वेदनलक्षणम्—सुगमम्। तथा च रसवाग्भटः—"क्षाराम्लैरौषधैर्वापि दोलायन्त्रे स्थितस्य हि। पाचनं स्वेदनाख्यं स्यान्मलशैथिल्यकारकम्" इति ॥४६॥

भा.टी.—दोलायन्त्र में क्षारीयद्रव या अम्लीयद्रवों को भरकर अथवा औषधियों को भरकर उसमें पारद को पोटली में बाँधकर युक्तिपूर्वक पकाने को स्वेदन कहा जाता है। इस स्वेदन कर्म से पारद के दोष शिथिल हो जाते हैं ॥ ४६ ॥

प्रथमः स्वेदनप्रकारः

पिप्पलीमरिचचित्रकार्द्रकैर्विश्वसैन्धवफलत्रिकान्वितैः ।
षोडशांशकमितैर्दिनत्रयं स्वेदयेद्रसवरं सकाञ्जिकैः ॥ ४७ ॥
नूतनं कल्कमादाय नातितीक्ष्णेन वह्निना ।
प्रत्यहं स्वेदयेद्धीमान रसतन्त्रविशेषवित् ॥ ४८ ॥

प्रथमः स्वेदनप्रकारः—विश्वं शुण्ठी, पिप्पल्यादिनवद्रव्याणां पृथक्पृथगेकोऽशः श्लक्ष्णपिष्टः, काञ्जिकमर्धपात्रम् , पारदस्य षोडशांशाः, चतुर्गुणवस्त्रस्थभूर्जपत्रपोट्टलीस्थं पारदं विधाय दोलया काञ्जिके त्रिदिनं स्वेदनम्। प्रतिदिनञ्च नूतनकाञ्जिककल्कक्षेपः। निगदव्याख्यातमन्यत् ॥ ४७–४८ ॥

भा. टी.—पारद से १६ वाँ भाग पिप्पली, मरिच, चित्रक, अदरख, सोंठ; सेंधा नमक तथा त्रिफला लेकर काञ्जी से पीसकर पतला कल्क बना लें, अब इसे दोलायन्त्र में डालकर और काञ्जी मिला लें, अब पारद को पोटली में बाँधकर इसमें लटकाकर तीन दिन तक मन्द-मन्द अग्नि से स्वेदन करें। प्रत्येक दिन उक्त औषधियों का नूतन कल्क लेकर साधारण अग्निताप से पारद का स्वेदन करना चाहिए ॥ ४७–४८ ॥

द्वितीयः स्वेदनप्रकारः

त्र्यूषणं मूलकासुर्यौ पटुकार्द्रकवह्नयः ।
तत्कल्कैः काञ्जिके सूतं स्वेदयेद्दिवसत्रयम् ॥ ४९ ॥

द्वितीयः स्वेदनप्रकारः—त्र्यूषणं त्रिकटु, आसुरी राजिका, पटु सैन्धवम्, वह्निश्चित्रकः ॥ ४९ ॥

भा.टी.—त्रिकटु, मूली, राई, लवण, अदरख तथा चित्रक इन औषधियों के कल्क में काञ्जी मिलाकर पूर्वोक्त विधि से तीन दिन पारद का स्वेदन करना चाहिए ॥ ४९ ॥

तृतीयः स्वेदनप्रकारः

पिप्पली मरिचविश्वभेषजे शृङ्गवेरलशुनार्द्रकामयः ।
मेघनादलवणौ महाबला चुञ्चिकालवणमाजशृङ्गिका ॥५०॥
आसुरी खलु गवेधुका वरा प्रक्षिपेद्रसकलांशकं पृथक् ।
तत्समस्तमथ व्यस्तमेव वा काञ्जिकेन सह मर्दयेद् बुधः ॥५१॥
कल्कतामुपगतेन तेन वै वस्त्रमंगुलिमितं प्रलेपयेत् ।
निक्षिपेद्रसवरं तदन्तरे स्फोतकेन सुदृढं निरोधयेत् ॥ ५२ ॥

दोलिकायन्त्रके स्थापयेत्पोट्टली नातितीक्ष्णानलं ज्वालयेत्सन्ततम् ।
नूतनं काञ्जिकं प्रक्षिपेत्प्रत्यहं स्वेदयेत्पारदं वासराणां त्रयम् ॥५३॥

अथ तृतीयः—शृङ्गवेर आर्द्रकम्, पुनरप्यार्द्रकपाठस्तस्य द्वैगुण्यार्थः मेघनादः तण्डुलीयकम्, महाबला सहदेवी, चुल्लिकालवणं नवसादरः, गवेधुकः अरण्यगोधूमः, वरा त्रिफला, भूर्जपत्रमध्ये पारदनिक्षेपः पारदरक्षार्थः॥५०–५३॥

भा. टी.—पीपल, मिर्च, सोंठ, अदरख, लहसुन, अदरख, चित्रक, चौलाई की जड़, नमक, महाबला, नौसादर, काकड़ासिंगी, राई, गवेधुक (जंगली गेहूँ) त्रिफला; इन प्रत्येक औषधियों को पारद से १६ वाँ भाग लेकर, सबको एक साथ या अलग-अलग काञ्जी से पीसकर गाढ़ा कल्क बना लें। अब इस कल्क का एक स्वच्छ वस्त्र पर एक अंगुल मोटा लेप करके उसमें पारद को रखकर फीते से इसकी एक दृढ़पोटली बना लें। अब दोलायन्त्र में काञ्जी डालकर उसमें पोटली लटका कर तीन दिन साधारण अग्निपात से स्वेदन करें। परन्तु प्रतिदिन नूतन काञ्जी दोलायन्त्र में डालकर स्वेदन करना चाहिए ॥ ५०–५३ ॥

मर्दनस्वरूपम्

क्षाराद्यैरौषधैर्वा यत् खल्वे सूतस्य पेषणम् ।
तन्मर्दनं बुधैः प्रोक्तं बहिर्मलनिवृत्तये ॥ ५४ ॥

अथ क्रमप्राप्तं मर्दनस्वरूपमाह बहिर्मलनिवृत्तस्य इति। बहिर्मलाः कञ्चुकाः आवरकत्वात्, तन्निवृत्तिरस्य फलम्। "उदितैरौषधैः सार्धं सर्वाम्लैः काञ्जिकैरपि। पेषणं मर्दनाख्यं स्याद् बहिर्मलविनाशनम् ॥" इत्याहुः प्राञ्चः ॥ ५४ ॥

भा. टी.—क्षार आदि औषधिद्रव्यों के साथ पारद को खरल में डाल कर पीसने को मर्दन कहा जाता है। इस कर्म द्वारा पारद का बाह्य मल नष्ट किया जाता है ॥ ५४ ॥

मर्दनस्य प्रथमः प्रकारः

सैन्धवं सदनधूम आसुरी यामिनी लशुनमार्द्रकं वरा ।
षोडशांशमिह निक्षिपेद्रसान्मर्दयेद्रसवरं दिनत्रयम् ॥ ५५ ॥

मर्दनस्य प्रथमः प्रकारः—सदनधूमो गृहधूमः, यामिनी हरिद्रा, वरा त्रिफला, प्रतिद्रव्यं षोडशांशं निक्षिप्य मर्दनम् ॥ ५५ ॥

भा.टी.—सैन्धव, घर का धुआँ, राई, हल्दी, लहसुन, अदरख तथा त्रिफला को पारद से षोडशांश लेकर खरल में पारद के साथ तीन दिन तक मर्दन करके पारे को पृथक् कर लेना चाहिए ॥ ५५ ॥

मर्दनस्य द्वितीयः प्रकारः

इष्टिकाचूर्णकं सैन्धवं यामिनी गेहधूमो गुडश्चासुरी नागरम् ।
षोडशांशं क्षिपेत्सर्वमेतद्रसान्मर्दयेत् पारदं वासराणां त्रयम् ॥५७॥

इष्टिकाचूर्णेत्यादिनाऽपरो मर्दनप्रकारो व्याख्यातः। केचित्त्वत्र हरिद्रानागर-स्थाने दधि प्रक्षिपन्ति, अपरे सप्तदिनान्यपि मर्दनमाहुः ॥ ५६ ॥

भा. टी.—ईंट का चूर्ण, सैन्धानमक, हल्दी, घर का धुआँ, गुड़, राई तथा सोंठ को पारद से षोडशांश लेकर पारद के साथ खरल में तीन दिन तक मर्दन करें ॥ ५६ ॥

मूर्च्छनस्वरूपम्

गृहकन्यादिभिर्द्रव्यैर्नष्टपिष्टत्वसाधनम् ।
दोषत्रयनिवृत्त्यर्थं तन्मूर्च्छनमिहोच्यते ॥५७॥
स्वरूपत्यागसहितं पिष्टत्वकरणं हि यत् ।
रसज्ञैर्जितसूतोऽसौ नष्टपिष्ट उदाहृतः ॥ ५८ ॥

मूर्च्छनस्वरूपम्—दोषत्रयाणां मलवह्निविषाणाम् , यदुक्तम्—"मर्दनोद्दि-ष्टभैषज्यैर्नष्टपिष्टत्वकारकम् । तन्मूर्च्छनं हि वह्निमलविषकञ्चुकनाशनम्" इति ॥

अथ नष्टपिष्टस्य लक्षणमाह—यत् स्वरूपस्य चाञ्चल्यादेः त्यागसहितं रसस्य पिष्टत्वकरणं असौ रसज्ञैर्नष्टपिष्ट उक्तः, स च फलतः जितसूतः चाञ्चल्या-दिविनिवारणादिति भावः ॥ ५७–५८ ॥

भा. टी.—पारद के मल, वह्नि तथा विष दोषों को दूर करने के लिये घीकुआर आदि द्रवों के साथ पारद का मर्दन करते हुए नष्टपिष्ट करना मूर्च्छन संस्कार कहा जाता है ॥ ५७–५८ ॥

मूर्च्छनस्य प्रथमः प्रकारः

कुमारिका मलं हन्ति वरा दहननाशिनी ।
चित्रमूलं विषं हन्ति तस्मादेभिः प्रयत्नतः ॥५९॥
मर्दितं सूतकं द्रव्यैः सप्तवाराणि मूर्च्छयेत् ।
एवं सम्मूर्छितः सूतो दोषैः सर्वैः प्रमुच्यते ॥६०॥

मूर्च्छनस्य द्वितीयः प्रकारः

यवाग्रजः स्वर्जिका च तथा लवणपञ्चकम् ।
अम्लौषधानि विबुधः प्रक्षिप्य सूतके दृढम् ॥६१॥

तावत्सुपेषयेद्यावन्नष्टपिष्टत्वमाप्नुयात् ।
इत्थं सम्मूर्छितः सूतो विमुञ्चति मलत्रयम् ॥६२॥

मूर्च्छनस्य प्रथमः प्रकारः—व्याख्यायते । अत्र केचित्—"आरग्वधो हन्ति मलं प्रयत्नात् कुमारिका सप्त हि कञ्चुकांश्च । अंकोलमूलं हि विषं निहन्याद्रसस्य वह्निः किल पावकञ्च" इत्याहुः । अपरे तु राजवृक्षस्य मूलोत्थचूर्णेन सह कन्यकामलदोषापनुत्त्यर्थम्, चित्रको वह्निदोषापनुत्यै, त्रिफला वह्निविनाशाय इत्याहुः । प्रक्षेपद्रव्यमानञ्च—"षोडशांशं प्रतिद्रव्यं सूतमानान्नियोजयेत्" इति रसरत्नसमुच्चये । सप्तवाराणि इति मूर्च्छनोत्तरं काञ्जिकेन प्रक्षाल्य पुनः मर्दनं पुनः प्रक्षालनमित्येवं सप्तमूर्च्छनम् ॥ ५६–६२ ॥

भा.टी.—घीकुआर से मलदोष, त्रिफला से अग्निदोष और चित्रकमूल से पारद का विषदोष दूर होता है, अतः इन द्रवों के साथ सात-सात वार पारद को मर्दन कर नष्टपिष्ट करके काञ्जी से धोकर साफ कर लें । इस प्रकार पारद को मूर्च्छित करने से उसके सब दोष नष्ट हो जाते हैं ॥ ५६–६० ॥

खरल में पारा डालकर उसमें जवाखार, सज्जीखार तथा पाँचों नमक तथा अम्ल द्रव डालकर इतनी दृढ़ता के साथ मर्दन करें जिससे पारद नष्टपिष्ट हो जाय । इसके अनन्तर इसे काञ्जी से धोकर साफ कर लें । इस प्रकार मूर्च्छित किया हुआ पारद तीनों दोषों से रहित हो जाता है ॥ ६१–६२ ॥

उत्थापनस्वरूपम्

स्वेदाद्यैर्यद्रसेन्द्रस्य मूर्च्छाव्यापत्तिनाशनम् ।
पुनः स्वरूपकरणं तदुत्थापनमीरितम् ॥ ६३ ॥

उत्थापनलक्षणम्—उत्थापनं मूर्च्छाव्यापद्विनाशाय । यदुक्तम्—"स्वेदातपादियोगेन स्वरूपापादनं हि यत् । तदुत्थापनमित्युक्तं मूर्च्छाव्यापत्तिनाशनम् ॥" इति ॥ ६३ ॥

भा. टी.—उक्त स्वेदन मर्दन तथा मूर्च्छन क्रियाओं से पारद में जो एक प्रकार की मूर्च्छा (असमर्थता) सी आ जाती है उसको दूर कर पुनः अपने स्वरूप को प्राप्त कराना उत्थापन संस्कार कहा जाता है ॥ ६३ ॥

उत्थापनस्य प्रथमः प्रकारः

सौभाग्यलवणक्षौद्रैः पारदं पेषयेद् भृशम् ।
तद् गोलकं विधायाथ पोट्टल्यान्तु विनिक्षिपेत् ॥ ६४ ॥
क्षाराद्यैः स्वेदयेत्सम्यक् दोलायन्त्रे भिषग्वरः ।
एवं वारत्रयं कुर्यादुत्थितो जायते रसः ॥ ६५ ॥

द्वितीयः प्रकारः

अथवा काञ्जिकेनैव रसेन्द्रं स्वेदयेद् बुधः ।
अम्लैः प्रक्षालयेत्सम्यगुत्थितो रसराड् भवेत् ॥ ६६ ॥

तृतीयः प्रकारः

रसेन्द्रं काञ्जिकेनेह याममात्रं विमर्दयेत् ।
सलिलैः क्षालयेत्सम्यगुत्थितो जायते रसः ॥ ६७ ॥

चतुर्थः प्रकारः

जम्बीरमातुलुङ्गाद्यैः पेषयेदातपे रसम् ।
वसनात्स्रावयेत्सम्यगुत्थितो जायते रसः ॥ ६८ ॥

तत्र प्रथमः प्रकारः—सौभाग्यलवणमधुभिः पारदं पेषयित्वा गोलकं विधाय चतुर्गुणवस्त्रपोट्टल्यां निधाय क्षाराद्यैः सम्यक् त्रिवारं स्वेदयेत् तथा च स्वरूपापत्तिर्भवति रसस्य ॥ ६४–६८ ॥

भा.टी.—सुहागा, लवण और मधु के साथ पारद को अच्छी तरह मर्दन कर इसका एक गोला सा बना लें । अब इस गोले को एक पोटली में बाँधकर दोलायन्त्र में क्षार आदि द्रव द्रव्य भरकर स्वेदन करें । इस प्रकार तीन बार स्वेदन करने से पारद उत्थित हो जाता है । अर्थात् इसकी मूर्छितावस्था दूर हो जाती है ॥ ६४–६५ ॥

अथवा केवल काञ्जी में दोलायन्त्र द्वारा स्वेदनकर अम्लद्रवों से धो लेने पर पारद उत्थित हो जाता है ॥ ६६ ॥

पारद को केवल अम्ल काञ्जी के साथ तीन पहर तक अच्छी तरह मर्दन कर जल से धो लिया जाय तो वह उत्थित हो जाता है ॥ ६७ ॥

अथवा पारद को जम्बीरी नीबू, बिजौरा नीबू आदि अम्लद्रवों के साथ तीन पहर तक धूप में मर्दन करके कपड़े से छान लेने पर भी यह उत्थित हो जाता है ॥ ६८ ॥

पातनत्रितयस्वरूपम्

उक्तौषधै रसवरस्य विमर्दितस्य
यन्त्रादितस्य यदिहोर्ध्वमधश्च तिर्यक् ।
निष्कासनं तदिह पातनसंज्ञमुक्तं
वंगाहिदोषयुगलं शमयत्यनल्पम् ॥६९॥

अथ पातनत्रयस्वरूपम्—अनल्पं समग्रम् ॥ ६९ ॥

भा.टी.—पातन करने के निमित्त कही हुई औषधियों के साथ पारद को मर्दनकर यन्त्र में रखकर ऊर्ध्व अधः तथा तिर्यक् रूप से पातन कर लेने को पातन कर्म कहते हैं। इन कर्मों के द्वारा पारद के नाग और वंगदोष नष्ट किये जाते हैं। क्योंकि धातु उड़कर ऊपर नहीं लगती है ॥ ६९ ॥

तत्र ऊर्ध्वपातनस्य प्रथमः प्रकारः

स्वर्जिका खलु यवाग्रजं तथा रामठं लवणपञ्चकान्वितम्।
अम्लवर्गगदितैस्तु भेषजैः संयुतं रसवरं विमर्दयेत् ॥७०॥
स्थापयेदिह सुयुक्तितो भिषक् पारदं विहितकल्कसंयुतम्।
ऊर्ध्वपातनकयन्त्रमार्गतः पातयेदिह रसेश्वरं भिषक् ॥७१॥

ऊर्ध्वपातनस्य प्रथमः प्रकारः—रामठं हिंगु। सुयुक्तित इत्यधःपात्रे मर्दितः सकल्कः पारदः स्थाप्यः। शिष्टं सुगमम् ॥ ७०–७१ ॥

भा.टी.—सज्जीखार, जवाखार, हींग, पाँचों नमक तथा अम्लवर्गोक्त औषधियों के साथ पारद को मर्दनकर इस कल्क को हाँडी में भरकर ऊर्ध्व-पातन यन्त्र से ऊपर उड़ालें। पारद ऊपर लगा हुआ मिलेगा ॥ ७०–७१ ॥

द्वितीयः प्रकारः

तुत्थके विमलहेममाक्षिके निक्षिपेत्खलु रसेन्द्रमुज्ज्वलम्।
मर्दयेद् गृहकुमारिकारसैर्यावदेति खलु नष्टपिष्टताम् ॥७२॥
कारयेच्च तदनन्तरं भिषक् स्थालिकातलगतं रसेश्वरम्।
ऊर्ध्वपातनकयन्त्रपातितमाददीत विमलं रसेश्वरम् ॥७३॥

द्वितीयः प्रकारः—तुत्थकेन सह रसेन्द्रं मर्दयित्वाद्भिर्बहुशः क्षालयेत्। क्षालनानन्तरं कन्यारसेन मर्दनं कार्यम्। अथवा उपधात्वादिविज्ञानीयोक्तेन प्रथमशोधनप्रकारसमुदितविधिना शोधितेन स्वर्णमाक्षिकेण सह पारदस्य नष्ट-पिष्टत्वमापाद्य कन्यारसेन मर्दनं कार्यम् ॥ ७२–७३ ॥

भा.टी.—तूतिये के साथ साथ पारद को मर्दनकर जल से धोकर साफ कर लें अथवा शुद्ध स्वर्णमाक्षिक चूर्ण के साथ पारद को कुमारीस्वरस से मर्दनकर नष्टपिष्टकर कल्क बना लें। अब इस कल्क को हाँडी में डालकर ऊर्ध्वपातन विधि से ऊपर उड़ा लें ॥ ७२–७३ ॥

वक्तव्य—ऊर्ध्वपातन करने में ऊपर की हाँडी के भीतर पारद चिपका हुआ होता है, उसे किसी कपड़े या बानों के गुच्छे से रगड़कर एकत्र कर लें फिर (चौतह) कपड़े में छान लें।

तृतीयः प्रकारः

त्रयो भागा ग्राह्याः खलु रसवरस्येह विबुधैः
रवेश्चैको भागो त्रिधिविहितशुद्धिः कृतदलः ।
समं सर्वं मद्यं भृशमिह हि जम्बीररसजैः
रसः पाक्यो युक्त्या खलु डमरुयन्त्रे बुधवरैः ॥७४॥

तृतीयः प्रकारः—पत्राकारस्य चूर्णीकृतस्य वा शुद्धस्य ताम्रस्यैको भागो रसभागत्रयं जम्बीररसैस्त्रिदिनं मर्दनं विधाय पातनं कार्य्यम् ॥ ७४ ॥

भा.टी.—पारा तीन भाग, शुद्ध ताम्रचूर्ण एक भाग, दोनों को खरल में एकत्रकर जम्बीरीनीबू के रस से मर्दनकर इस कल्क को डमरुयन्त्र की निचली हाँडी में भर ऊपर उड़ा लें ॥ ७४ ॥

अधः पातनस्य प्रथमः प्रकारः

बलिसम्बलितं रसेश्वरं सुचिरं वैद्यवरः सुपेषयेत् ।
विधिना च विधाय कज्जलीमथ जम्बीररसैः सुमर्दयेत् ॥७५॥
शिखी च शिग्रुबीजकं तथासुरी च सैन्धवम् ।
तथा च मर्कटी बुधः समं समं विनिक्षिपेत् ॥७६॥
पिष्टमानेन तु प्राज्ञो लेपयेदूर्ध्वभाजनम् ।
अधःपातनयन्त्रे च गृह्णीयान्निर्मलं रसम् ॥७७॥

द्वितीयः प्रकारः

हरीतकी विभीतकं तथासुरी च सैन्धवम् ।
शिखी च शिग्रुजः समैः समैः सुपेषयेद्रसम् ॥७८॥
यदा स नष्टपिष्टतामियात्तदा भिषग्वरः ।
निरुक्तयन्त्रवर्त्मना रसं निपातयेदधः ॥७९॥

अधःपातनप्रकारः प्रथमः—बलिसम्बलितं गन्धकयुतम्, शिखी चित्रकः, मर्कटी आत्मगुप्ता, ऊर्ध्वभाजनं लेपयेत्, ततोऽधः पातयेत् ॥ ७५–७९ ॥

भा. टी.—समभाग गन्धकयुक्त पारद को अच्छी तरह मर्दन करके इसकी कज्जली बना लें, अब इसमें पारद के समभाग चित्रकचूर्ण, सहजने के बीज, राई, सैन्धा नमक तथा कौंच के बीज का चूर्ण मिला जम्बीरं नीबू के रस से खूब अच्छी तरह मर्दनकर पिष्टी-सी बना लें। इसी पिष्टी को अधःपातन यन्त्र के ऊपर के पात्र के भीतर लेप करके अधःपातन विधि से पातन कर लें ॥७५–७७॥

हरीतकी, विभीतक (बहेड़ा), राई, सैन्धा नमक, चित्रक तथा सहजने के बीज; इनको प्रत्येक पारद के बराबर भाग लेकर पारद के साथ किसी अम्लद्रव काञ्जी आदि के साथ अच्छी तरह मर्दनकर नष्टपिष्ट कर लें। फिर इस कल्क को यन्त्र में रखकर अधःपातन द्वारा पारद को प्राप्त कर लें॥ ७८–७९॥

तिर्यक् पातनम्

उद्दिष्टैरौषधैः साकं रसराजं सुपेषयेत्।
तिर्यक्पातनयन्त्रे च गृह्णीयान्निर्मलं रसम्॥८०॥

तिर्य्यक्पातने केचिदाहुः—"श्लक्ष्णीकृतमभ्रदलं रसद्विगुणं च तथारनालेन। खल्वे त्रिदिनं मृदितं यावत् तन्नष्टपिष्टतामेति॥ कुर्य्यात्तिर्य्यक्पातनपातितसूतं क्रमेण दृढवह्निम्"॥ ८०॥

भा. टी. तिर्यक्पातन के लिये लिखी हुई औषधियों के साथ पारद को अच्छी तरह पीसकर तिर्यक्पातन में रख के अग्निताप द्वारा तिरछा उड़ा लेना तिर्यक्पातन संस्कार कहा जाता है॥ ८०॥

बोधनलक्षणम्

मर्दनादिकयोगेन जातक्लैब्यस्य शूलिनः।
क्लैब्यापहं तु यत्कर्म बोधनं कथ्यते बुधैः॥८१॥

अथ बोधनस्वरूपम्—जातक्लैब्यस्य शूलिनः पारदस्य। अत्र—"जलसैन्धवयुक्तस्य रसस्य दिवसत्रयम्। स्थितिराप्यायनी कुम्भे याऽसौ रोधनमुच्यते॥" इत्यादिनास्य रोधनमपि नामान्तरमनुसन्धेयम्॥ ८१॥

भा.टी.—मर्दन पातन आदि संस्कार या कर्मों के द्वारा पारद में एक प्रकार की नपुंसकता आ जाती है, इस नपुंसकता को दूर करने के लिये किये जानेवाले संस्कार को बोधन या रोधन कहा जाता है॥ ८१॥

बोधनस्य प्रथमः प्रकारः

भूर्जपत्रे निधायाथ रसराजं निरोधयेत्।
प्रक्षिप्य सैन्धवं तोये दोलायन्त्रे पचेद् बुधः॥८२॥
एवं संस्वेदितः सूतो भृशमाप्यायितो भवेत्।
जातवीर्यप्रकर्षो हि षण्ढतामिह मुञ्चति॥८३॥

द्वितीयः प्रकारः

जलसैन्धवसूतपूरितां क्षितिगर्ते खलु काचकूपिकाम्।
विनिधाय दिनत्रयं ततो गतषाण्ढ्यः सबलो रसो भवेत्॥८४॥

अस्याद्यः प्रकारः—भूर्जपत्रे निधाय पारदं पोट्टलीकृत्य ससैन्धवे जले दोलया सप्तदिनं स्वदयेत् इति ॥ ८२–८४ ॥

भा. टी.—पूर्वोक्त पातनादि संस्कारयुक्त पारद को भोजपत्र में रख कपड़े की पोटली में बाँधे, अब दोलायन्त्र में सैन्धानमक तथा जल डालकर इसमें पारद की पोटली को मन्द-मन्द अग्नि से पकायें। इस प्रकार से स्वेदित पारद पुनः पुष्ट होकर नपुंसकता दोष से रहित हो जाता है ॥ ८२–८३ ॥

एक काँच की शीशी में पारद, सैन्धानमक तथा जल भर इसको बन्द करके जमीन के अन्दर तीन दिन तक गाड़ देने से भी इसका क्लीबत्व-दोष दूर हो जाता है ॥ ८४ ॥

तृतीयः प्रकारः

सैन्धवेनाम्लपिष्टेन रसेन्द्रं कूपिकागतम् ।
गर्ते निधाय चोर्ध्वन्तु देयो लघुपुटो बुधैः ॥८५॥
एवं सम्पुटितः शीघ्रं भृशमाप्यायते रसः ।
जातीवीर्यप्रकर्षश्च षण्ढभावं विमुञ्चति ॥८६॥

तृतीयः प्रकारः—अम्लपिष्टेन सैन्धवेन सह पारदं काचकुप्यां निधायोपरि लावकाख्यपुटदानम्, फलञ्च पूर्ववत्, शीघ्रतायां विशेषः ॥ ८५–८६ ॥

भा. टी.—सैन्धानमक को काञ्जी या नींबू के रस से पीसकर इसके साथ पारद मिलाकर इन सबको काँच की शीशी में बन्दकर एक गढ़े में गाड़कर इसके ऊपर पूर्वोक्त लावपुट देने से भी इसका षण्ढदोष नष्ट होकर वीर्यप्रकर्षता बढ़ जाती है ॥ ८५–८६ ॥

नियामनस्वरूपम्

बोधनाल्लब्धवीर्यस्य रसस्य स्वेदनं हि यत् ।
चापल्यविनिवृत्त्यर्थं तन्नियामनमीरितम् ॥८७॥

नियामनलक्षणं सफलमाह—बोधनादिति ॥ ८७ ॥

भा. टी.—बोधन संस्कार द्वारा लब्धवीर्य पारद के चापल्य दोष को दूर करने के लिए पारद को जो निम्न विधि से स्वेदन किया जाता है उस कर्म को नियामनसंस्कार कहते हैं ॥ ८७ ॥

नियामनस्य प्रथमः प्रकारः

अम्लिकानागिनीभृंगवन्ध्याकर्कोटकितवोद्भवैः ।
रसैः संस्वेदितः सूतो नियतं नियतो भवेत् ॥८८॥

द्वितीयः प्रकारः

रसोनभृंगराजाब्दचिञ्चिकानवसादरैः।
भृशं संस्वेदितः सूतो नियतं नियतो भवेत् ॥८९॥

अस्याद्यः प्रकारः—अम्लिका चिञ्चा, नागिनी सर्पाक्षी, अब्दं मुस्तकम्, कितवः धत्तूरः। नियतः निरस्तचाञ्चल्यः ॥ ८८–८९ ॥

भा. टी.—इमली, नाकुली (नाई), भृङ्गराज, बाँझ ककोड़ा, नागरमोथा तथा धतूरा इनके रस से दोलायन्त्र द्वारा स्वेदन करने पर पारद चाञ्चल्यरहित हो जाता है ॥ ८८ ॥

लहसुन, भाँगरा, नागरमोथा, इमली तथा नौसादर इनके क्वाथ तथा कल्क से अच्छी तरह स्वेदन करने से भी पारद नियमित हो जाता है ॥८९॥

तृतीयः प्रकारः

नियामकगणोद्दिष्टैः समस्तव्यस्तभेषजैः।
पूर्वदर्शितमार्गेण भिषक् कुर्यान्नियामनम् ॥९०॥

तृतीयः प्रकारः—कल्कैः क्वाथैर्वा इति कल्कपक्षे काञ्जिकैः स्वेदनम् ॥९०॥

भा.टी.—निम्नलिखित नियामकगण की सम्पूर्ण अथवा एक-एक औषधि के रस या क्वाथ से पारद को स्वेदन करने से भी वह नियमित हो जाता है ॥ ९० ॥

रसस्य नियामको गणः

महाबला नागबला यमचिञ्चा पुनर्नवा।
आखुपर्णी सहचरा वासिका काकमाचिका ॥९१॥
गोक्षुरः शरपुङ्खा च विष्णुक्रान्ता घनध्वनिः।
मण्डूकपर्णी तुलसी बला च गिरिकर्णिका ॥९२॥
शतावरी शङ्खपुष्पी श्वेतार्कः कनकाह्वयः।
चक्रमर्दः करञ्जश्च ब्रह्मदण्डी शिखण्डिनी ॥९३॥
गुडूची सैन्धवं पाठा मृगाक्षी सोमवल्लिका।
नियामकगणो ह्येष प्रोक्तो रसविशारदैः ॥९४॥

नियामकगणः—महाबला सहदेवी, नागबला गाङ्गेरुकी, यमचिञ्चा अपक्वा अम्लिका, सहचरा पीतझिण्टी, विष्णुक्रान्ता अपराजिता वनध्वनिः तण्डुलीयकः, तुलसी कृष्णा ज्ञेया, गिरिकर्णिका कृष्णापराजिता, कनकाह्वयः धत्तूरः, मृगाक्षी इन्द्रवारुणी, सोमवल्लिका मत्स्याक्षी। स्पष्टमन्यत् ॥ ९१–९४ ॥

भा.टी.—सहदेवी, गंगेरन, कच्ची इमली, पुनर्नवा, मूषाकानी, पियावांसा,

अड्डूसा, मकोय, गोखुरू, शरपोंखा, सफेद कोयल (अपराजित), चौलाई, ब्राह्मी, काली तुलसी, खरेंटी, काली कोयल, शतावर, शंखपुष्पी, श्वेतपुष्प आक, धतूरा, पनवाढ़, करञ्ज, ब्रह्मदण्डी, गिलोय, सैन्धानमक, पाढ़, इन्द्रायण मछेछी इन औषधियों के समुदाय को रसशास्त्रज्ञ नियामकगण कहते हैं ॥९१–९४॥

दीपकस्वरूपम्

दोलायन्त्रे स्थापयित्वा रसेन्द्रं क्षाराद्यैर्यत्पाचनं स्याद्यथायम्।
ग्रासार्थी वा जारणे च प्रगल्भः शास्त्रज्ञैस्तद्दीपनं सम्प्रदिष्टम् ॥९५॥

अथ दीपनस्वरूपम्–दीपनं नाम "ग्रासार्थिताजारणपटुतासम्पादकं दोलया क्षाराद्यैः पारदपाचनम्। धातुपाषाणमूलाद्यैः संयुक्तो घटमध्यगः। ग्रासार्थं त्रिदिनं स्वेदो दीपनं तन्मतं बुधैः ॥" इति प्राचीनोक्तिरत्रानुसन्धेया ॥ ९५ ॥

भा.टी.–दोलायन्त्र में क्षार अम्ल आदि औषधि द्रवों को भरकर उसमें पारद को इतना स्वेदन करें जिससे वह धातुओं का ग्रास कर सके अथवा गन्धक आदि को जीर्ण कर सके। इस क्रिया को दीपन संस्कार कहते हैं ॥९५॥

दीपनस्य प्रथमः प्रकारः

काशीशं मरिचं तथैव तुवरी शोभाञ्जनं काञ्जिकं
सौभाग्यं पटुपञ्चकञ्च दहनो राजी समं मेलयेत्।
निक्षिप्याथ दिनद्वयं बुधवरो दोलाख्ययन्त्रे पचेत्
ग्रासार्थी खलु जारणे च चतुरः सञ्जायते पारदः ॥९६॥

तत्प्रथमः प्रकारः–तुवरी स्फटिका, पटुपञ्चकं लवणपञ्चकम् , दहनश्चित्रकः, स्पष्टमन्यत् ॥ ९६ ॥

भा.टी.–दोलायन्त्र में कासीस, कालीमिर्च का चूर्ण, फिटकरी, सहजना, काञ्जी, सुहागा, पाँचों नमक, चित्रकमूलछाल, राई; सबको एकत्र मिलाकर इसमें पारदपोटली को लटका दें। इस प्रकार दो दिन तक मन्द-मन्द अग्नि से स्वेदन करने से पारद धातुओं को ग्रास तथा जीर्ण में अत्यन्त शक्तिशाली हो जाती है ॥ ९६ ॥

अथ द्वितीयः प्रकारः

सौभाग्यं पटुपञ्चकञ्च मरिचं शोभाञ्जनं चासुरी
काशीशं यवजोऽनलश्च तुवरी सेफालिका सर्जिका।
तुल्यांशैः सुविचूर्णितैर्गृहजले यन्त्र तु दोलाह्वये
स्विन्नो यामयुगं ततो रसवरो ग्रासाभिलाषी भवेत् ॥९७॥

द्वितीयः प्रकारः—यवजो यवक्षारः, अनलश्चित्रकः, शेफालिका "हरसिंगार" इति भाषायाम् ॥ ९७ ॥

भा.टी.—सुहागा, पाँचों नमक, काली मिर्च, सहंजना, राई, कसीस, जवाखार, चित्रक, फिटकरी, संभालू, सज्जीखार, इन सबको समभाग में लेकर दोलायंत्र में डालकर जल भर दें और पारद की पोटली लटकाकर इसे ६ घण्टे स्वेदन करें तो पारद धातुओं को ग्रास करने की शक्ति प्राप्त कर लेता है ॥ ९७ ॥

तृतीयः प्रकारः

स्वेदयेदासवाम्लेन सहितं याममात्रकम् ।
भिषग्वरः सूतराजं शीघ्रं वीर्यविवृद्धये ॥९८॥

चतुर्थः प्रकारः

अथवा दहनक्काथैस्त्रिदिनं काञ्जिके पचेत् ।
एवं संस्वेदितः सूतो ग्रासार्थी जायते परम् ॥९९॥

आसवाम्लेन काञ्जिकेन ॥ ९८–९९ ॥

भा.टी.—पारद को केवल काञ्जी में दोलायन्त्र द्वारा एक पहर तक स्वेदन करने से भी इसकी शक्ति बढ़ जाती है ॥ ९८ ॥

अथवा चित्रक क्वाथ तथा काञ्जी में तीन दिन तक पारद को स्वेदन किया जाय तो भी उसमें धातुग्रास करने की शक्ति उत्पन्न हो जाती है ॥९९॥

जारणास्वरूपम्

सूते गन्धादिनिक्षेपात्तत्तद्विधिविशेषनः ।
गन्धाद्यं जार्यते यत्तु जारणं तदिहोच्यते ॥१००॥

षड्गुणगन्धकजारणस्य प्रयोजनम्

वसुविधविधिसंस्कृतोऽपि सूतो रसविबुधैरिह हिङ्गुलोत्थितो वा ।
रसगुणबलिजारणाविहीनो गदगणवारणतां तु नैति नूनम् ॥१०१॥

अथ जारणालक्षणम्—तत्तद्विधिविशेषतः वालुकायन्त्रकच्छपयन्त्रादिप्रकारेण । जार्य्यते वह्न्यादि योगात् क्षीणं क्रियते । "द्रुतग्रासपरीणामो बिडयन्त्रादियोगतः । जारणा इति" रसेन्द्रचूडामणौ, "जारणा नाम गालनपातनव्यतिरेकेण ग्रस्तघनहेमादिरसस्य पूर्वावस्थाप्रतिपन्नत्वम्" इति च—आयुर्वेदप्रकाशकारः॥

जारणाफलम्—वसुविधविधिसंस्कृतः अष्टविधसंस्कारयुक्तः रसविबुधैरिति

रसशास्त्राभिज्ञैः रसगुणबलिजारणाविहीनः षड्गुणगन्धकजारणाविरहितः अत्र "रसगुणबलिजारणं विनाऽयं न खलु रुजाहरणक्षमो रसेन्द्रः। न जलदकलधौत-पाकहीनः स्पृशति रसायनतामिति प्रतिज्ञा॥" इति प्राचीनोक्तिरप्यनुसन्धेया॥१००-१

भा. टी.—पारद में वालुकायन्त्र, कच्छपयन्त्र, जारणायन्त्र आदि यन्त्रों के द्वारा गन्धक आदि द्रव्यों का जारण (क्षीण) करने को जारण संस्कार कहा जाता है॥ १००॥

पारद चाहे अष्टसंस्कार से शुद्ध किया हो अथवा हिंगुल से निकाला गया हो; परन्तु यदि वह छः गुना गन्धक-जीर्ण न किया हो तो उसमें रोगनाशक शक्ति पूर्णरूप से नहीं आती है। अतः पारद में षड्गुण गन्धकजारण अवश्य करना चाहिए जिससे उसमें रोगनाशक शक्ति उत्पन्न हो जाय॥ १०१॥

षड्गुणबलिजारणस्य प्रथमः प्रकारः

निधाय वालुकायन्त्रे चषकं सुदृढं भिषक्।
रसतुल्यं बलिं तस्मिन्निक्षिपेत् खलु शोधितम्॥ १०२॥
बलिं तु विद्रुतं दृष्ट्वा रसेशं तत्र दापयेत्।
अर्द्धजीर्णं बलिं ज्ञात्वा पुनर्गन्धं प्रदापयेत्॥ १०३॥
आषड्गुणं क्षिपेदेवमल्पमल्पं समाहितः।
स्वतः शीतं ततो ज्ञात्वा रसेशं तु समाहरेत्॥ १०४॥

अथ षड्गुणगन्धकजारणस्याद्यः प्रकारः—अर्द्धगन्धके जीर्णे पुनर्गन्धकं प्रदापयेत्, सर्वगन्धकक्षये पारदस्योड्डयनभयात्। अत एव च किञ्चित् गन्धक-शेष एव उत्तारणमस्य विधेयम्॥ एवं षड्गुणगन्धकक्षयपर्य्यन्तमल्पमल्पं पुनः पुनर्दद्यादिति प्रथमः कल्पः॥ १०२–१०४॥

भा. टी.—षड्गुण गन्धकजारण करने के लिए वालुकायन्त्र के ऊपर एक मिट्टी अथवा लोहे का प्याला रखें, अब उसमें पहिले पारद समभाग शुद्ध गन्धक डाल दें। जब गन्धक पिघल जाय तो उसमें गन्धक के बराबर भाग शुद्ध पारद डाल दें और अग्नि देते जायँ। जब पहिले का गन्धक आधा जीर्ण हो जाय तो उसमें फिर पारद के बराबर भाग गन्धक डालें। इस क्रम से थोड़ा-थोड़ा करके छः गुना गन्धक उसमें डालकर जीर्ण कर लें॥ १०२–१०४॥

षड्गुणबलिजारणस्य द्वितीयः प्रकारः

कच्छपाख्येन यन्त्रेण रसतन्त्ररहस्यवित्।
चक्रमार्गानुसारेण जारयेत् षड्गुणं बलिम्॥ १०५॥

भा. टी.—रसशास्त्र में निपुण वैद्य कच्छपयन्त्र के द्वारा भी वालुकायन्त्र की विधि से पारद में षड्गुण गन्धक का जारण कर सकता है ॥ १०५ ॥

षड्गुणबलिजीर्णस्य रसराजस्य गुणाः

समे तु गन्धके जीर्णे सामान्यगदनाशनः ।
द्विगुणे तु विशेषेण महारोगविधूननः ॥ १०६ ॥
त्रिगुणे तु विशेषेणाक्षय्यपुंस्त्वप्रकाशनः ।
चतुर्गुणे महोत्साहमेधास्मृतिविवर्धनः ॥ १०७ ॥
तथा पञ्चगुणेऽशेषगदसन्तापनाशनः ।
रसेश्वरः षड्गुणे तु विविधाद्भुतकार्यकृत् ॥ १०८ ॥

इति पारदस्याष्टसंस्कारविज्ञानीयो नाम पञ्चमस्तरङ्गः

अथ गन्धकजारणगुणाः—महारोगविधूननः महारोगविनाशनः, विविधाद्भुतकार्य्यकृत् 'भवतीति' शेषः । तथोक्तं शिवागमेऽपि—"तुल्ये तु गन्धके जीर्णे शुद्धाच्छतगुणो रसः । द्विगुणे गन्धके जीर्णे सर्वथा सर्वकुष्ठहा ॥ त्रिगुणे गन्धके जीर्णे सर्वजाड्यविनाशनः । चतुर्गुणे तथा जीर्णे वलीपलितनाशनः ॥ गन्धके पञ्चगुणे जीर्णे क्षयक्षयकरो रसः । षड्गुणे गन्धके जीर्णे सर्वरोगहरो रसः । अवश्यमित्युवाचेदं श्रीदेवीं भैरवः स्वयम् ॥" इति । अथ व्याधिघातकत्वेन परमावश्यका अष्टौ संस्कारा ग्रन्थकृता केवलमुक्ताः, रसतन्त्रप्रसिद्धा अवशिष्टाश्च दश नोक्ता इति । वयन्तु जिज्ञासूनां मनोविनोदाय परिभाषाबोधाय च लक्षणतः फलतश्चावशिष्टानुदाहरामो मा भूच्छिष्टसम्प्रदायहानिरिति ॥

तत्र अनुवासन-गगनादिग्रासप्रमाण-चारण-गर्भद्रुति-बाह्यद्रुति-जारण-रञ्जन-सारण-क्रामण-वेधनाख्या दशावशिष्टाः । केचित् शरीरयोगनामकमपरं संस्कारमिच्छन्ति, तन्मतेऽनुवासनं दीपनान्न पृथक् । तत्रादावनुवासनक्रमः—"दीपितं रसराजन्तु जम्बीररससंयुतम् । दिनैकं धारयेद् घर्मे मृत्पात्रे वा शिलोद्भवे ॥" इति प्रथमः । तथा—"सहस्रनिम्बूफलतोयपिष्टो रसो भवेद् वह्निसमप्रभावः । सव्योषराजीलवणः सचित्रः सरामठो विंशतिवासराणि ॥" इति रसचिन्तामणिप्रोक्तो द्वितीयः । अत्रेदमवधेयम्—"स्वेदनादिनवकर्मसंस्कृतः सप्तकञ्चुकविवर्जितो भवेत् । अष्टमांश इह शिष्यते यदा शुद्धसूत इति कथ्यते तदा ॥" इति रसरत्नाकरकारस्य नित्यनाथस्य वचनम् । अयमाशयः—सप्तभागाः सप्तकञ्चुकसम्बन्धिनोऽपयान्ति पारदस्याष्टमो भागोऽवशिष्यते ॥ अथ गगनादिग्रासप्रमाणम्—"यन्मानस्य सूतस्य भोजद्रव्यात्मिका मितिः ।

इयतीत्युच्यते याऽसौ ग्रासमानं समीरितम् ॥ चतुःषष्ट्यंशकः पूर्वो द्वात्रिंशांशो द्वितीयकः । तृतीयः षोडशांशस्तु चतुर्थोऽष्टांश एव च ॥" एतद्विस्तारो रसार्णवादावनुसन्धेयः । एतस्योपयोगो गर्भद्रुतिसंस्कारे वक्ष्यमाणे । चारणा यथा—"रसस्य जठरे ग्रासक्षेपणं चारणा मता ॥" तत्प्रकारो रसपद्धत्यां—"तप्ते तीक्ष्णसमुद्भवे सुविमले खल्वेऽथ सूतं क्षिपेत् पादांशं कनकं विमर्द्य शनकैर्दत्वाऽम्लजम्बीरकम् । पात्रे जम्भलवारिणा सुविपुले काचोद्भवे पूरिते स्थाप्यं सूर्यखरातपे पटुतरं घस्रं ततो मर्दितम् ॥ तस्मिन्नेव दिने पुनर्ददीत विमलं सा चारणा संस्मृता····॥" इति । अथ गर्भद्रुतिः—"ग्रस्तस्य द्रवणं गर्भे गर्भद्रुतिरुदाहृता ।" इति लक्षिता । "व्योमसत्त्वं समांशेन ताप्यसत्त्वेन संयुतम् । साकल्येन चरेद्देवि गर्भद्रावी भवेद्रसः ॥" गर्भद्रुतिमन्तरेण च व्योमसत्त्वादिजारणाभावात् आवश्यकतैतस्याः । तथा च—"वह्निव्यतिरेकेणापि रसग्रासीकृतानां लोहादीनां द्रवत्वं गर्भद्रुतिः" इति रसमाधवो व्याजहार । "शिलया निहतं नागम् ताप्यं वा सिन्धुना हतम् । ताभ्यान्तु मारितं बीजं सूतके द्रवति क्षणात् ॥" इति च "बीजानां संस्कारः कर्तव्यः कोऽपि तादृशः प्रथमम् । येन द्रवन्ति गर्भे राजराजस्याम्लयोगेन ॥" इति च श्री गोविन्दभगवत्पादाचार्य्याः । अयञ्च गर्भद्रावको योगोऽनुसन्धेयः—"सैन्धवेन समं ताप्यं घर्मे मर्द्यं पुटे पचेत् । पुनर्मर्द्यं पुनः पाच्यं यावद् द्वादशवारकम् ॥ अस्य तुल्यं मृतं नागं सर्वमम्लेन पेषयेत् । अनेन वर्णपत्राणि लिप्तानि प्रधमेद् दृढम् ॥ द्रुतञ्च वापितं तत्तु सप्तवारं पुनः पुनः । एतद्बीजं रसेन्द्रस्य गर्भे द्रवति मर्दनात् ॥" तथा "शिला सौवर्चलं ताप्यं गन्धकासीसटङ्कणम् । मर्दयेच्चणकाम्लेन सर्वमेतद्दिनावधि ॥ रसस्यैतत् षोडशांशं दत्त्वा बीजं च दापयेत् । दीयते यत्र यत्रैवं तत्र द्रवति मर्दनात् ॥" इति । अथ बाह्या द्रुतिः—"बहिरेव द्रुतं कुर्य्यादभ्रसत्त्वादिकं खलु । जारणाय रसेन्द्रस्य सा बाह्या द्रुतिरुच्यते ॥" इत्युक्तरूपा, तद्दिङ्मात्रं यथा—"कपितिन्दुबालफलैः समं धान्याभ्रकं दृढम् । मर्दयेद्दिनमेकन्तु काचकुप्यां निवेशयेत् ॥ नरकेशैर्मुखं रुध्वा कूपिकां लेपयेन्मृदा । पुटेत् पातालयन्त्रेण दिनान्ते द्रुतिमाप्नुयात् ॥" इति । तथा "कुसुम्भतैलमध्ये तु संस्थाप्या द्रुतयः पृथक् । तिष्ठन्ति चिरकालन्तु प्राप्ते काले नियोजयेत् ॥" इति । एतत्फलन्तु—"बाह्यद्रुतिस्तु केवलं शुद्धमेव रसं मिलिता बध्नाति । फलमस्या दीर्घायुष्ट्वम् । पूर्वोक्तग्रासक्रमजारणेन पूर्वोक्तफलप्रदत्वं वा ।" इत्यादिनोक्तं रसमाधवेन । केचित्तु लुप्तसम्प्रदायत्वात्—"द्रुतयोऽपि न दृष्टास्ते शास्त्रे दृष्टा अपि ध्रुवम् । विना शम्भोः

प्रसादेन न सिद्ध्यन्ति कदाचन ॥" इत्याहुः। अत्र विशेषश्चिन्तनीय एवेति। जारणालक्षणमुक्तम्प्राक्। तत्प्रकारस्त्वेवंविधः स्मृत आचार्यै रसरत्नाकरे—"स्वर्णं नागं समावर्त्य माषमात्रन्तु घर्षयेत्। तप्तखल्वे ततस्तस्मिन् पलमेकं रसं क्षिपेत्॥ सिद्धमूलीद्रवं दत्वा मर्दयेत् काञ्जिकैर्दिनम्। घर्मे वा तप्तखल्वे वा ततो ग्रासन्तु दापयेत्॥ चतुःषष्ट्यंशकं पूर्वं द्वन्द्वसत्त्वं सुभावितम्। दत्वा घर्मे दिनैकञ्च चारणायन्त्रके क्षिपेत्॥ सजम्बीरे दिनं घर्मे धारितश्चरति ध्रुवम्। त्रिक्षारं पञ्च-लवणमम्लवर्गः स्नुहीपयः॥ गोमूत्रैर्गालयेत्सर्वं तेन वस्त्रं घनं दिहेत्। तन्मध्ये धारितं सूतं बद्ध्वा भूर्जेन वेष्टयेत्॥ सिद्धमूल्यम्लसंयुक्ते दोलायन्त्रे त्र्यहं पचेत्। उद्धृत्योष्णारनालेन क्षालयेल्लोहपात्रके॥ वस्त्रपूतं ततः कृत्वा सोष्णे पात्रे विमर्दयेत्। हस्तेनैव भवेच्छुष्कं यावत्तं पारदं पुनः॥ चतुर्गुणेन वस्त्रेण गाल-येन्निर्मलो भवेत्। अजीर्णञ्चेत्पुनर्मर्द्यमम्लं दत्वा दिनावधि॥ दोलायां स्वेद-येत्तावद्भवेज्जीर्णन्न संशयः॥" इति। अत्र च चरति ध्रुवमित्यन्तं चारणाप्रकारः, त्रिक्षारं पञ्चलवणमित्यारभ्य च जारणाप्रकारोऽनुसन्धेयः। अयञ्च बीजजारणा-प्रकारो मूलेऽनुक्तः कथितः। गन्धकजारणप्रकारस्तु मूल एवोक्त इति नेहोक्तो माभूत्कालस्य व्यत्यय इति। इयञ्च समुखा जारणा, बीजावापयोगात्। निर्मुखा जारणा तु दिव्यौषधिसमायोगात्प्राचीनपरम्पराप्रसिद्धा इदानीं लुप्तप्राया चेति। अथ रञ्जनम्—"सुसिद्धबीजधात्वादिजारणेन रसस्य हि। पीतादिरागजननं रञ्जनं परिकीर्तितम्॥" "केवलं निर्मलं ताम्रं वापितं दरदेन तु। कुरुते त्रिगुणं जीर्णं लाक्षारसनिभं रसम्॥" इत्यादिनाऽनुसन्धेयम्। विस्तरस्तु—"खर्परस्थे द्रुते नागे ब्रह्मबीजदलानि तु। क्षिप्त्वाग्निं ज्वालयेच्चण्डं ब्रह्मदण्डेन चालयेत्॥ चतुर्य्यामात्तु तद्भस्म जातं पात्रात्समुद्धरेत्। तद्भस्म गन्धकं तुल्यं याममम्लेन मर्दयेत्॥ रुद्ध्वा गजपुटे पश्चात् पादांशं गन्धकं पुनः। दत्वाम्लैर्मर्दितं पश्चादेवं वारांश्चतुर्दश॥ रक्तवर्णं भवेद्भस्म तद्भागं खर्परं क्षिपेत्। भागत्रयं शिलाचूर्णं पृथक्पात्रे विनिक्षिपेत्॥ पञ्चाङ्गवासकाच्चूर्णं त्वक्चूर्णञ्चार्जुनस्य च। शाककिंशुककोरण्टशिग्रूणां पुष्पमाहरेत्॥ नागिनी नागकन्या च कुमारी चाहिमारकः। सर्वेषां प्रतिभागैकं शिलामध्ये विनिक्षिपेत्॥ तेभ्यश्चतुर्गुणैर्मूत्रै-श्छागगैः क्वाथमाहरेत्। पूर्वोक्तं भस्म नागस्य खर्परस्य च संक्षिपेत्॥ चालयन् पाचयेच्चुल्ल्यां यावत्सप्तदिनावधि। अनेन मृतनागेन वापो देयो द्रुतस्य च॥ पक्वबीजस्य भागांस्त्रीन् रञ्जितं जायते शुभम्॥" इत्यादिना रसरत्नाकरादौ करोहत्यावलोकनीयः। सारणा—"सूते सतैल-यन्त्रस्थे

स्वर्णादिक्षेपणाच्च यत्। वेधाधिक्यकरं लोहे सारणा सा प्रकीर्त्तिता ॥" तत्प्रकारश्च—"छिद्रान्वितान्धमूषा गम्भीरी स्यात् सारणोचिता। तस्यां सारणतैलं निधाय तप्तं सबीजसूतञ्च तत्तैलाक्तपटेनाच्छाद्य मुखं सारणं कुर्य्यात् ॥" इत्यादिनाऽऽकरेभ्योऽनुसन्धेया। विस्तरस्तु सारणातैलनिर्माणादेः रसरत्नाकरादिभ्योऽवधेयः। अपि च नैकधासारणजारणपरम्परया वेधसम्भव इत्यपि प्राचां मतम्। "सारितो जारितश्चैव क्रमात् सारितजारितः। सप्तशृङ्खलिकावेधात् कोटिवेधी भवेद्रसः॥" इति प्राचीनसंवादात्। अतोऽनन्तरं केचिन्मुखबन्धनामानं संस्कारान्तरमप्यातन्वते, तत्प्रकारो रसपद्धत्यामवलोकनीयः, नेह प्रत्यन्यते माभूद् ग्रन्थविस्तर इति। अथ क्रामणम्—"स्वर्णतारादिधर्मान् यत् कामयेदन्यधातुषु। सारणोत्थेन सूतेन क्रामणन्तदुदाहृतम् ॥" तच्च—"शिलया निहतो नागो वङ्गं वा तालकेन शुद्धेन। क्रमशः पीते शुक्ले क्रामणमेतत् समुद्दिष्टम् ॥" श्रीगोविन्दभगवत्पादान्तु—"क्रामति तीक्ष्णेन रसः" इत्याहुः। केचित्तु—"सौराष्ट्रीं भावयेद्धर्मे गवां पित्तैस्त्रिधा पुनः। तत्सत्त्वं व्योमवद् ग्राह्यं क्रामकं योजयेद्रसे ॥" इत्याहुः। अथः वेधः—"व्यवायिभेषजोपेतो द्रव्ये क्षिप्तो रसः खलु। वेध इत्युच्यते ॥" स चानेकविधः—"लेपः क्षेपश्च कुन्तश्च धूमाख्यः शब्दसंज्ञकः ॥" तेषां लक्षणान्याकरेभ्योऽनुसन्धेयानि। विस्तरभयादुपरम्यते। भक्षणसंस्कारस्तु क्षेत्रीकरणादौ वक्ष्यते। इति प्राचीनरसतन्त्रप्रसिद्धा अवशिष्टाः सूतसंस्काराः साकल्येन भवन्त्युक्ताः॥ १०६–१०८ ॥

भा. टी.—पारद में यदि समभाग गन्धक जीर्ण किया जाय तो उसमें सामान्य रोगों का नाश करने की शक्ति आती है। द्विगुण गन्धक जीर्ण करने पर वह (पारद) महारोगों को दूर करनेवाला हो जाता है। त्रिगुण गन्धक जीर्ण करने पर शरीर में अत्यधिक पुंस्त्व शक्ति पैदा करता है। चतुर्गुण गन्धक जीर्ण होने पर वह शरीर में उत्साह, धारणा शक्ति तथा स्मृति शक्ति को बढ़ाता है। पञ्चगुण गन्धक जीर्ण होने पर सम्पूर्ण रोग तथा दुःखों को नष्ट करनेवाला हो जाता है। षड्गुण गन्धक जीर्ण होने पर तो उसमें अनेक अद्भुत कार्य करने की शक्ति आ जाती है॥ १०६–१०८ ॥

वक्तव्य—अष्टसंस्कार युक्त पारद तैय्यार न होने पर सिंगरफ से निकाले हुए पारद को आक का दूध, थूहर का दूध, धत्तूरे का पत्रस्वरस, कलिहारीमूलस्वरस या क्वाथ, कनेर के फूलों का स्वरस, श्वेत गुञ्जाफलों का क्वाथ, अहिफेन का रस (अफीम से १६ गुना जल मिलाकर बना हुआ जल), इन सात

उपविषों में यथासम्भव अन्य विषों को क्रमशः ७-७ दिन खरल करें। प्रत्येक विषोपविष में सात दिन तक खरलकर इस पारद को डमरुयन्त्र द्वारा ऊपर उड़ा लेवें। पश्चात् दूसरे विष में मर्दनकर उड़ा लेवें। अन्त में पारद से चतुर्थांश वीरबहूटी और सोलहवाँ भाग सैन्धानमक मिला नींबू के रस से सात दिन खरल करके डमरुयन्त्र द्वारा उड़ा लेने से पारद को सुवर्ण आदि धातुओं को भक्षण करने योग्य शक्ति प्राप्त हो जाती है। इसको बुभुक्षित पारद कहते हैं। इस प्रकार बुभुक्षित पारद से जो भी कूपीपक्व रसायन अथवा रस तैय्यार किये जायेंगे उनमें सामान्य शुद्ध पारद से कई गुना शक्ति अधिक होती है।

पारद के अवशिष्ट दश संस्कारों के विषय में रसरत्न समुच्चय, आयुर्वेद-प्रकाश, रसकामधेनु आदि रसग्रन्थों का अध्ययन-मनन आदि करना चाहिए।

इति पारदस्याष्टसंस्कारविज्ञानीयो नाम पञ्चमस्तरङ्गः।

अथ मूर्च्छनाविज्ञानीयः षष्ठस्तरङ्गः

अथ मूर्च्छनायाः स्वरूपम्

तत्तद्विधप्रभेदेन रसस्याऽव्यभिचारतः।
व्याधिघातकता या स्यात् सा मता मूर्च्छना बुधैः ॥१॥

आदौ मूर्च्छनास्वरूपं प्रयोजनसहितम्—तत्तद्विधयो वक्ष्यमाणाः सगन्धनिर्गन्धादयः, तद्भेदेन या रसस्य अव्यभिचारतः अनैकान्तिकत्वं विना व्याधिघातकता रोगापनयनसामर्थ्यं सा मूर्च्छना। यदाह रसमाधवः—"अव्यभिचरितव्याधिघातकत्वं मूर्च्छना" इति। एतावता च मूर्च्छनसंस्कारादस्याः भेदो बोधितः, मूर्च्छनसंस्कारस्य तथानुपयुक्तत्वात्, इत्यवधेयम्। यदुक्तम्—"मूर्च्छित्वा हरति रुजम्।" इति भगवद्गोविन्दपादैः। वस्तुतस्तु करणे नामकरणः तावता च तथाविधरोगावश्यंघातकशक्तिसाधकतमः क्रम एक एव स तादृशो मूर्च्छना-शब्दवाच्यः, अत एव मूर्च्छनाभेदाः सङ्गच्छन्ते। यत्तु "मूर्च्छना जारणा चेत्यनर्थान्तरं प्रायः" इति रसमाधवो व्याजहार, तत्र समीक्षामहे—"अत्र च सगन्धमूर्च्छनायाः कज्जलीरूपाया निर्गन्धमूर्च्छनायाश्च मुग्धत्वादेः जारणारूपा-भावात्—"प्रायः" शब्दसङ्गतिः। बन्धनस्यैवावस्थाविशेषो मूर्च्छनेति चेन्मैवं मंस्थाः, तथाऽभावात्—"बन्धनन्तु स्वाभाविकद्रवत्वे सति वह्निनाऽनुड्डीयमानत्वं मूर्तिबद्धत्वम्।" इति रसमाधवस्यैवोक्तेः। अयमाशयः—"द्रुतग्रासपरीणामो जारणा" "अवश्यंव्याधिघातकत्वञ्च मूर्च्छना" इति गौणमेवेदं लक्षणयुगं फलत

उपचारात्, उपचर्य्यमाणं हि फलमेव तत्तत्क्रियया निर्देश्यम्, तथाच—सहकारिसंयोगविशेषद्रुतगन्धादिग्रासानां स्वरूपक्षयोत्तरं तथाविधः परिणामः फलं, तत्साधकङ्कर्म च जारणा, गन्धादिग्रासजारणसाधनत्वात्। अत एव गन्धकजीर्णोऽभ्रजीर्णो हेमजीर्णो रस इति व्यवहारः। "ग्रस्तस्य चारणं गर्भे द्रावणं जारणन्तथा। इति त्रिरूपा निर्दिष्टा जारणा वरवार्तिकैः॥" इत्यादिकन्तु पूर्व्वाभिभूतं क्रियाकलापमपेक्ष्योक्तम्। चारणगर्भद्रावणयोः संस्कारान्तरत्वाच्च, अन्यथा संस्काराष्टादशत्वं भज्येत। तस्माद् "द्रुतग्रासपरीणामो जारणा" इति पुष्कलम्। तत्प्रकाराश्चानेके—"प्रकाराः शान्तिकोटिशः" इत्युक्तत्वात्। एतावता च "गालनपातनव्यतिरेकेण" इत्यादिमाधवोक्तजारणालक्षणे गालनशब्दस्य वस्त्रादिगालनमर्थोऽनुसन्धेयः। अत्रच "द्रुतग्रासक्षय एव जारणा"। पूर्वावस्थाप्रतिपन्नत्वन्तु न लक्षणनिवेशायावश्यकं, तस्य ग्रासक्षयोत्तरं स्वतः सम्भवित्वात्। यच्च "मूर्च्छना जारणा चेत्यनर्थान्तरं प्रायः" इत्युक्तं तेन तदपि स्वोक्तिविरोधादुपेक्ष्यम्। "पूर्वावस्थाप्रतिपन्नात्वं जारण" इति तेनोक्तम्। मूर्च्छनायान्तु न पूर्वावस्थाप्रतिपन्नतेति सुमहान् भेदः। मूर्च्छना च "भस्मभिन्नत्वे सति रसभक्षणायोग्यतापादकङ्कर्म।" अवश्यव्याधिघातश्चास्याः फलमित्यलमधिकाम्रेडितेन॥१॥

भा. टी.—गन्धक अथवा बिना गन्धक योग के ही पारद में जो निश्चित रोगनाशक शक्ति उत्पन्न करना है उसे मूर्च्छना कहा जाता है ॥ १ ॥

वक्तव्य—मूर्छना संस्कार से मूर्छना को भिन्न समझना चाहिए। क्योंकि मूर्छना संस्कार से पारद में निश्चित रोगनाशक शक्ति नहीं आती है; किन्तु मूर्च्छना संस्कार पारद की निश्चित रोगनाशक शक्ति की उत्पत्ति में सहायक है।

मूर्च्छनाया द्वौः भेदौ

निर्गन्धा च सगन्धा च मूर्च्छना द्विविधा मता।
निर्गन्धा गन्धरहिता सगन्धा गन्धसंयुता ॥२॥
निर्गन्धा रसपुष्पादौ मूर्च्छना परिकीर्तिता।
सगन्धा तु विशेषेण रससिन्दूरकादिषु ॥३॥

निर्गन्धसगन्धादिभेदेन मूर्च्छनाप्रकारा बहवः। रससिन्दूरकादिषु इत्यत्र आदिना पर्पट्यादिग्रहणम्। रसरत्नसमुच्चये पर्पट्यादयो बन्धभेदेषूक्ताः, वस्तुतस्तु बन्धभेदविशेष एव फलविशेषान्मूर्च्छनाशब्दवाच्य इत्यवधेयम्॥ २–३ ॥

भा.टी.—सगन्धक मूर्च्छना अथवा गन्धकरहित मूर्च्छनाभेद से पारद की मूर्च्छना दो प्रकार की मानी जाती है। निर्गन्ध मूर्च्छना में गन्धक का योग नहीं होता है। किन्तु सगन्ध मूर्च्छना में गन्धक का योग (मिश्रण) होता है। रसपुष्प (रसकपूर) आदि में निर्गन्ध मूर्च्छना होती है और रससिन्दूर रसपर्पटी आदि में विशेष रूप से सगन्ध मूर्च्छना होती है ॥ २–३ ॥

सगन्धाया (मूर्च्छनायाः) द्वौ भेदौ

सगन्धा मूर्च्छना ह्यत्र रसतन्त्रविचक्षणैः।
अन्तर्धूमबहिर्धूमभेदेनापि द्विधा मता ॥ ४ ॥

अन्तर्धूममूर्च्छनायाः स्वरूपम्

निरुध्यारम्भतः कूपीमुखं यद्गन्धजारणम्।
मूर्च्छना सा भिषग्वर्यैरन्तर्धूमाभिधा मता ॥५॥
जीर्णगन्धे तू यत्कूपीवक्त्ररोधनपूर्वकम्।
पाचनं मूर्च्छना सा तु बहिर्धूमाभिधा मता ॥६॥

अन्तर्धूमभेदेन सगन्धा द्विविधा—आरम्भादवरुद्धमुखपाकान्तर्धूमा। गंधक जारणोत्तरमल्पशेषे मुखरोधपूर्वकं जाता बहिर्धूमा मूर्च्छना इति भेदः ॥४–६॥

भा.टी.—रसतन्त्रकारों ने अन्तर्धूम और बहिर्धूम भेद से सगन्ध मूर्च्छना के दो भेद माने हैं। अतः इनका स्वरूप यहाँ बताया जाता है ॥ ४ ॥

भा.टी.—पारद गन्धक की कज्जली को एक सात कपड़मिट्टी की हुई मजबूत कांच की शीशी में भरकर पहिले ही उसमें डाट लगाकर वालुकायन्त्र से पकाने को अन्तर्धूम मूर्च्छना कहते हैं। और वालुकायन्त्र में रखकर अग्नि देने पर जब शीशी का गन्धक धुआँ निकलकर धीरे-धीरे जीर्ण हो जाय तब डाट लगा कर बनाये गये रससिन्दूर आदि को बहिर्धूम मूर्च्छना कहते हैं ॥ ५–६ ॥

सगन्धमूर्च्छितः सूतः सुचिरं परिशालितः।
न जातु प्रकरोतीह विकारान् पारदोत्थितान् ॥ ७ ॥
निर्गन्धमूर्च्छितः सूतो गदसंचयकालतः।
अनन्तरं शीलनेन विकारान् जनयेद् भृशम् ॥८॥

अथ सगन्धनिर्गन्धयोः फले विशेषः—सगन्धमूर्च्छितः रससिंदूरादिरूपः कज्जलीरूपो वा सूतः सुचिरं सेवितोऽपि कदाचित् पारदोत्थितान् विकारान् मुखशोथ-लालास्रावादीन् न करोति। गन्धप्रभावेण विकारमजनयता मलमूत्रस्वेदादिमा-

गेभ्यः सूतस्य स्वत एव निर्गमात् । अतस्तस्य मात्रया सुचिरं सेवनेऽपि न हानिसंभावना । निर्गन्धमूर्च्छितः रसपुष्पकर्पूरादिरूपः सूतः रोगक्षयकालानन्तरं सेवनेन अवश्यं विकारान् जनयेत् । अतश्च फिरङ्गादिरोगक्षयोत्तरं रसपुष्पादेः सेवनन्न कार्य्यम् । अपितु निर्गन्धमूर्च्छितसूतसेवनोत्तर रोगशान्तौ सत्यां काकमाचीकूष्माण्डशारिवादिपारददोषसारकौषधिरससेवनेन शरीरात् पारदनिःसारणं कार्य्यम् । "रसत्यागविधौ पुनः भक्षयेद् बृहतीं बिल्वम्" इति रसवाग्भट्टोक्तेः ॥७,८॥

भा.टी.—गन्धकयुक्त मूर्छित पारद को यदि बहुत देर तक भी सेवन किया जाय तो उसके द्वारा शरीर में कोई भी पारदविकार नहीं होने पाते हैं । किन्तु गन्धकरहित मूर्च्छित पारद को उपदंश आदि रोगों के अच्छी तरह शान्त होने के बाद कुछ देर भी और सेवन किया जाय तो भयंकर पारदविकार उत्पन्न हो जाते हैं ॥ ७, ८ ॥

अथ मुग्धरसस्य निर्माणप्रकारः

[गीतिका]

युगतालकप्रमाणं विमलीकृतं रसेशम् ।
द्विगुणां खटीञ्च शुद्धां निदधीत खल्वमध्ये ॥९॥
परिपेषयेत्तु तावत् विधिनेतदीयचूर्णम् ।
अवलोक्यते न यावत्खलु चन्द्रिकाविहीनम् ॥१०॥
हतचन्द्रिकं तु चूर्णं ह्यवबुध्यः योजयेद्वै ।
विबुधैः स्मृतो रसोऽयं खलु मुग्धनामधेयः ॥ ११ ॥

अथ मुग्धरसनिर्माणप्रकारः—पारदं विमलीकृतं पूर्वोक्तसंस्कारशुद्धं चतुस्तोलकमितमादायाष्टतोलकमितां शुद्धां पाषाणांशरहितां वस्त्रगालितां खटीं कठिनीं खल्वे मर्दयेत् । विनष्टपारदकणं हतचन्द्रिकमेतच्चूर्णं मुग्धरसन्नाम ॥९–११॥

भा. टी.—दो तोला शुद्ध पारद चार तोले विशुद्ध खरिया मिट्टी लेकर दोनों को एक खरल में अच्छी तरह खूब घोटें, जब इसमें बिलकुल चन्द्रिका न रहे तो इसका प्रयोग करें । इसे "मुग्धरस" कहा जाता है ॥ ९–११ ॥

वक्तव्य—यह हलका सा भूरे रंग का चूर्ण होता है जो बाजार में बना बनाया मिलता है और इसे अंगरेजी में *Grey Powder* कहते हैं ।

मुग्धरसस्य गुणाः

उदरामयनुत् वमिहृच्छ्रियतं सहजोत्थफिरंगकुरंगहरिः ।
शिशुरोगहरस्तु विशेषतया विबुधैरुदितः खलु मुग्धरसः ॥१२॥

अथ मुग्धरसः—उदरामयः अतीसारः सहजोत्थः शरीरारम्भकबीजभागदुष्टिजन्यः फिरङ्गस्तदाख्यपापरोग एव कुरङ्गो मृगस्तन्नाशाय हरिः सिंह इव, बलात् तन्नाशक इत्यर्थः ॥१२॥

भा.टी.—मुग्धरस अन्तःप्रयोग में अतीसारनाशक, वमननिवारक, सहजफिरंगरोगघातक रस है। विशेष रूप से यह बालकों के उदर रोगों में काम आता है ॥ १२ ॥

वक्तव्य—इसका प्रयोग बच्चों के अतिसार अर्थात् हरे-पीले या मृत्तिका वर्णवाले दुर्गन्ध युक्त दस्तों में होता है। यह दही के जैसे फटे दस्त, कामला, मन्दाग्नि और कण्ठशालूक आदि रोगों में भी लाभकारक है।

मुग्धरसस्य मात्रानिरूपणम्

गुञ्जार्धतः समारभ्य सार्धगुञ्जद्वयोन्मिता।
पूर्णमात्रा मता मुग्धरसस्य तरुणोचिता ॥ १३ ॥
गुञ्जाष्टमांशतश्चास्य गुञ्जापादांशसंमिता।
पूर्णमात्रा मता विज्ञैर्वार्षिकस्यार्भकस्य तु ॥ १४ ॥

मात्रानिरूपणं व्यवहारार्थम्। ½ गुञ्जातः २॥ गुञ्जा पर्यन्तं युवयोग्या-⅛ गुञ्जातः ¼ गुञ्जापर्यन्तं वार्षिकबालकयोग्याऽस्य मात्रा ॥ १३, १४ ॥

भा.टी.—एक तरुण अवस्थावाले मनुष्य के लिए इसकी आधी रत्ती से ढाई रत्ती तक पूर्ण मात्रा होती है। और एक वर्ष के बालक के लिए एक चावल से चौथाई रत्ती तक इसकी पूर्ण मात्रा होती है ॥ १३, १४ ॥

मुग्धरसस्य आमयिकप्रयोगः

गुञ्जैकसंमितो मुग्धरसस्तु सलिलान्वितः।
मासमेकं द्वयं वापि यत्नतः परिशीलितः ॥ १५ ॥
गर्भिणीनां चिरोद्भूतां नवजातामथापि वा।
फिरंगजनितां बाधां नाशयत्यविलम्बितम् ॥ १६ ॥
गुञ्जापादोन्मितो मुग्धरसो नीरेण शीलितः।
शिशूनां विनिहन्त्याशु फिरङ्गं सहजोत्थितम् ॥ १७ ॥
रक्तिकाङ्घ्रिमितो मुग्धरसो वारा नियोजितः।
विनिहन्त्याशु बालानामतीसारं सुनिश्चितम् ॥ १८ ॥
विज्ञाय रोगोपशमं प्राणाचार्यो भिषग्वरः।
न योजयेन्मुग्धरसं रससिन्दूरवद् भृशम् ॥ १९ ॥

रक्तिकाङ्घ्रिमितः गुञ्जाचतुर्थांशः । वारा जलेन । शिष्टं सुगमम् ॥१५–१६॥

भा.टी.—एक रत्ती मुग्धरस को जल के साथ एक मास या दो मास तक निरन्तर अच्छी तरह सेवन कराने से गर्भिणी स्त्री का नवीन तथा पुरातन फिरंग रोग नष्ट हो जाता है। ¼ रत्ती मात्रा में जल के साथ इस रस को बालकों को देने से उनका सहज फिरंग रोग नष्ट हो जाता है। ¼ रत्ती मात्रा में जल के साथ बच्चों को सेवन कराने से उनके दस्तों में निश्चित आराम आता है। परन्तु इसके प्रयोग से उक्त रोगों की शांति होने पर फिर इसे रससिन्दूर आदि गन्धक युक्त पारद की तरह सेवन नहीं कराना चाहिए। क्योंकि फिर सेवन कराने से इसके द्वारा पारदविकार उत्पन्न होने का भय रहता है ॥ १५–१६ ॥

अथ रसपुष्पस्य नामानि

रसपुष्पं रससुमं कुसुमं रसपूर्वकम् ।
मतं, निरुच्यते कैश्चित्सुधानिधिरसाख्यया ॥ २० ॥

रसपुष्पनामानि शास्त्रे व्यवहाराय । केचिदिमं सुधानिधिनाम्ना ख्यापयन्ति ॥ २० ॥

भा.टी.—रसकपूर के रसपुष्प, रससुम, रसकुसुम, इतने नाम कहे गये हैं। कोई-कोई वैद्य इसे सुधानिधिरस के नाम से भी कहा करते हैं ॥ २० ॥

अथ रसपुष्पस्य प्रथमो निर्माणप्रकारः

विशुद्धं रसराजन्तु पञ्चतोलकसम्मितम् ।
तत्समं लवणञ्चैव काशीसं विमलं तथा ॥२१॥
खल्वे सम्पेष्य यत्नेन श्लक्ष्णचूर्णञ्च कारयेत् ।
अथ चूर्णं समादाय हण्डिकायां विनिक्षिपेत् ॥२२॥
मध्ये सच्छिद्रया काचलिप्तयाऽऽयतवक्त्रया ।
आच्छादयेदण्डिकया रसकर्मविशारदः ॥२३॥
सन्धिन्तु वाससाच्छाद्य लेपयेत्स्वल्पया मृदा ।
न लेपयेदूर्ध्वपात्रं भानुतापेऽथ शोषयेत् ॥२४॥
चुल्ल्यां निधाय विपचेदत्यल्पानलयोगतः ।
ऊर्ध्वपात्रस्थच्छिद्रेण बाष्पमुद्याति वेगतः ॥२५॥
निर्याते जलबाष्पे तु विधिना परिपाकतः ।
खटीपिधानपिहितं छिद्रं खट्या प्रलेपयेत ॥२६॥

अतिमन्दानलेनैव यामद्वितयमादितः ।
विपाचयेत्प्रयत्नेन स्वाङ्गशीतमथोद्धरेत् ॥२७॥
न्युब्जं कृत्वा समुत्तार्य सन्धिदेशं विलिख्य च ।
शशिप्रभं लम्बमानं रसपुष्पं समाहरेत् ॥२८॥

अथ रसपुष्पस्य प्रथमो निर्माणप्रकारः—विशुद्धं संस्कारशुद्धं हिंगुलोत्थं वा पारदं ५ तोलकं, लवणं सैन्धवं ५ तो०, शुद्धं काशीसं ५ तो०, आनिश्चन्द्रिकं खल्वे पेषयेत्, न्युब्जीकृत्य हण्डिकां रसपुष्पोद्धरणं तस्याधःपातनिवृत्तये । शशिप्रभमतिश्वेतम् ॥ २१–२८ ॥

भा.टी.—विशुद्ध पारद पाँच तोला, लवण पाँच तोला, स्वच्छ कसीस पाँच तोला लेकर इन तीनों को एकत्र खरल में पीसकर बहुत सूक्ष्म चूर्ण बना लें। अब इस चूर्ण को एक दृढ़ हाँडी में डालकर उस (हाँडी) के मुख पर एक चौड़े मुखवाली बीच पेंदे में छिद्रवाली, कांचलिप्त दूसरी हाँडी टिकाकर सन्धिस्थान पर कपड़मिट्टी करके धूप में सुखा लें। अब इस हांडी को चूल्हे पर रख मन्द-मन्द अग्नि से पकायें। पाक के समय ऊपरी हाँडी के छिद्र में से बड़ी तेजी के साथ बाष्प निकलने लगेगी। जब बाष्प निकलना बन्द हो जाय तो ऊपरी हाँडी के छिद्र को खड़ियामिट्टी के डाट से बन्दकर लेप कर दें और मन्द-मन्द अग्नि दें। उक्त परिमाण में ली हुई औषधियों को पकाने के लिए प्रारंभ से अन्त तक छः घण्टे की अग्नि देनी चाहिए। स्वांग शीत होने पर इस यंत्र को नीचे उतार लें और ऊपर की हाँडी की सन्धि को खोलकर हाँडी को उलटाकर उसके तलप्रदेश में लगे हुए चन्द्रमा के सदृश लगे हुए रसकपूर को सावधानी से निकाल लें ॥ २१–२८ ॥

रसपुष्पस्य द्वितीयो निर्माणप्रकारः

शुद्धं तोलकपञ्चकं रसवरं काशीसकं सैन्धवं
दत्त्वा चैव समं समं सुमसृणे खल्वे ततः पेषयेत् ।
कूपीमध्यगतं पचेत्तु सिकतायन्त्रेऽथ यामद्वयम्
नीहारप्रभमूर्ध्वभागनिचितं पुष्पं रसाद्यं हरेत् ॥२९॥
जलीयबाष्पे निष्क्रान्ते पिधानेन पिधाय वै ।
कूपिकाकण्ठदेशस्थां वालुकामपसारयेत् ॥३०॥
पुष्पवच्छोभते यस्मात्कूपीकण्ठप्रलम्बितम् ।
रसपुष्पमिदं तस्मात्प्राणाचार्यैर्निगद्यते ॥३१॥

अथ द्वितीयः प्रकारः—शुद्धपारदसैन्धवकाशीसानां प्रत्येकं ५ तोलकम् आनिश्चन्द्रिकं मर्दयित्वा काचकूप्यां निधाय वालुकायन्त्रेण यामद्वयं पाको विधेयः। जलीयबाष्पे निष्क्रान्ते पिधानकेन मुखमाच्छाद्य मृदा सन्धिं विलिप्य कूपिकागलाद् वालुकापसारणीया। तथा सति कण्ठदेशे शैत्यापादनेन रसपुष्प-सङ्ग्रहः सम्यक् सम्भवति ॥ २९–३१ ॥

भा. टी.—शुद्ध पारद पाँच तोला, सैन्धानमक पाँच तोला, साफ कसीस पाँच तोला लेकर इन सबको खरल में एकत्र अच्छी तरह मर्दनकर एक कपड़मिट्टी की हुई काँचकूपी में भर दें। अब इस काँचकूपी को वालुकायन्त्र में रखकर छः घण्टे अग्नि दें तो कांच की शीशी के ऊपरी प्रदेश में बरफ के सदृश उज्ज्वल श्वेत वर्ण का रसकर्पूर लगा हुआ मिलेगा। अग्नि देते समय जब कि बाष्प निकल जाय तो कूपीमुख में डाट लगाकर इसके (कूपी) कण्ठ-प्रदेश की दो अंगुल वालुका को हटा दें जिससे वहाँ शीतलता प्राप्तकर रस-कर्पूर जमा हो सके। शीशी के कण्ठ में यह औषधि पुष्प के समान लगी हुई पाई जाती है, अतः इसे रसपुष्प नाम से कहा जाता है ॥ २९–३१ ॥

रसपुष्पस्य तृतीयो निर्माणप्रकारः

पुष्पकाशीसजं चूर्णं त्वतिमन्दाग्नियोगतः।
किञ्चिद् भृष्टं नष्टनीरं पञ्चतोलकसंमितम् ॥३२॥
तन्वितामेव दहने पुष्पितां स्फटिकारिकाम्।
रसेश्वरं सैन्धवं च पृथक्तुल्यं समाहरेत् ॥३३॥
खल्वे सम्पेष्य यत्नेन श्लक्ष्णचूर्णं तु कारयेत्।
निश्चन्द्रिकं वीक्ष्य चूर्णं यन्त्रे डमरुकाह्वये ॥३४॥
अतिमन्दानलेनैव द्वियामं यत्नतः पचेत्।
भिषग्वरो विधानज्ञः स्वाङ्गशीतमथोद्धरेत् ॥३५॥
भास्वद्विभुं ततो युक्त्या शरदिन्दुमनोहरम्।
पुष्पवल्लम्बमानं तु रसपुष्पं समाहरेत् ॥३६॥
रसतन्त्रमहाम्भोधिकर्णधारधुरन्धरैः।
मित्रवंशावतंसैस्तु गुरुवर्यमहोदयैः ॥३७॥
श्रीमन्नरेन्द्रनाथाख्यैस्स्वयमाविष्कृतो विधिः।
प्रकाशितः खलु मया लोकानुग्रहकाम्यया ॥३८॥

अथ तृतीयः—पुष्पकाशीसचूर्णमतिमन्दानलेन नष्टजलांशं ५ तोलकं, वह्निभर्जिता स्फटिका ५ तो०, पारदः सैन्धवञ्च तावदेव। ततः खल्वे यावन्निश्चन्द्रिकं पिष्ट्वा डमरुयन्त्रेण पातयेत्। सुगमोऽयम्प्रकारः। रसतन्त्रमेव महाम्भोधिः तत्र कर्णधारेषु पारोत्तारकेषु धुरन्धरैः अग्रगण्यैः प्रधानैः मित्रवंशे विश्वामित्राख्ये कुले अवतंसैः शिरोभूषणरूपैः गुरुवर्य्यैः सद्गुरुभिः महोदयैः श्रीमन्नरेन्द्रनाथाख्यैः तादृशसुगृहीतनामभिः आविष्कृतः प्रकाशित इति श्रद्धाविक्यसूचनम् ॥३२-३८॥

भा. टी.—पहिले पुष्प कसीस को मन्द-मन्द अग्नि में कुछ भूनकर उसके जलीयांश को सुखा लें, इस प्रकार भुनी हुई कासीस पाँच तोले और पाँच तोले फिटकरी की खील, शुद्ध पारा तथा सैन्धानमक पाँच-पाँच तोले लेकर सबको एकत्र खरल में खूब बारीककर निश्चन्द्र चूर्ण बना लें, उसे डमरुयन्त्र में डालकर बन्द करके अत्यन्त मन्द-मन्द अग्नि से छः घण्टे तक पकावें। जब स्वांग शीत हो जाय तो यन्त्र को नीचे उतारकर सावधानी से उसे खोलें और ऊपर के पात्र में लगे हुए शरत्कालीन चन्द्रमा के समान सुन्दर श्वेतवर्ण चमकीले रसपुष्प को निकाल लें।

यह रसशास्त्र के धुरन्धर विद्वान् रसायनाचार्य सिद्धकर्माभ्यास युक्त माननीय वैद्य श्री नरेन्द्रनाथ की अनुभूत रसकर्पूर निर्माणविधि है, जिसे आतुर प्राणियों की भलाई के लिए शुद्धरूप से यहाँ प्रकट कर दिया गया है ॥३२-३८॥

रसपुष्पस्य परीक्षणम्

महोज्ज्वले लोहपात्रे जलबिन्दुं तु विन्यसेत्।
रसपुष्पं समादाय जलबिन्दौ विनिक्षिपेत् ॥३९॥
क्षणादूर्ध्वं जलं क्षिप्त्वा यदि कार्ष्ण्यं न लभ्यते।
रसपुष्पं तदा शुद्धं जानीयाद्भिषजां वरः ॥ ४० ॥

अथ परीक्षणस्य—अत्यन्तनिर्मले लोहपात्रे जलबिन्दुं निक्षिप्य तदुपरि किञ्चित् रसपुष्पं प्रक्षिप्य क्षणं धारयेत्। ततः तत्स्थानस्य वस्त्रेण प्रोञ्छनं विधायावलोकयेत्, यदि लोहपात्रे कृष्णता न स्यात्तदा शुद्धमिदमिति व्यवस्येत् ॥ ३९-४० ॥

भा.टी.—शुद्ध रसकर्पूर की परीक्षा के लिए एक स्वच्छ चमकीला लोहफलक लें। इसमें एक स्थान पर एक बूँद जल को डालें, अब इस बूँद में बहुत सूक्ष्म रसकर्पूर का टुकड़ा डाल दें। और थोड़ी देर बाद इस जल को फेंक दें। यदि जलबिन्दुवाले स्थान पर कोई काला चिह्न न बने तो समझें कि यह रसकर्पूर शुद्ध अर्थात् लवणांशरहित है।

लोहफलक में से जल को फेंककर उस स्थान को वस्त्र से पोंछकर काला दाग मिलता हो तो उसे अशुद्ध रसकर्पूर समझना चाहिए ॥ ३९–४० ॥

रसपुष्पस्य गुणाः

रसपुष्पं पित्तहरं मूत्रलं व्रणदोषहृत्।
परं विरेचनकरं तथा भूतविषापहम् ॥४१॥
स्वस्थीकरणमत्यन्तं जलीयांशविशोषणम्।
पित्ताशयं तु विक्षोभ्य मलपित्तापसारकम् ॥४२॥
कृमीन् विषूचिकोद्भूतान् हिक्काञ्चैव फिरङ्गकम्।
जलोदरादिकान् रोगान् नाशयत्यविलम्बितम् ॥४३॥

अथ गुणाः—पित्तहरं विरेकद्वारा पित्तहरम्, व्रणदोषाः कृम्यादयः, तीव्र-रेचकम्, भूतानि संङ्क्रामकरोगवीजानि। पित्ताशयो यकृदधोवर्ति पाचकपित्त-स्थानम्। स्पष्टमन्यत् ॥ ४१–४३ ॥

भा.टी.—शुद्ध रसकर्पूर अन्तःप्रयोग करने में यकृत् सञ्चित मूलभूत पित्त को बाहर निकालता है, मूत्र अधिक लाता है। व्रण के कृमि पूय आदि विकृतियों को दूर करता है और तीव्र पित्तविरेचक है। यह संक्रामक जन्तु-विषनाशक है जिससे शरीर में संक्रामक रोगों का प्रभाव नहीं रहने पाता है। इसके प्रयोग से शरीर में बढ़ा हुआ जलीय भाग सूख जाता है। यह पित्ता-शय को क्षुब्ध करके मलभूत पित्त को बाहर निकाल देता है। विसूचिका, कृमि, हिक्का, फिरंग रोग और जलोदर आदि अनेक रोगों को यह शीघ्र ही नष्ट करता है ॥ ४१–४३ ॥

रसपुष्पस्य मात्रानिरूपणम्

गुञ्जार्द्धतः समारभ्य सार्द्धगुञ्जद्वयोन्मता ॥४४॥
रसपुष्पस्य मात्रा हि सार्द्धगुञ्जद्वयोन्मिता।
गुञ्जाष्टमांशप्रमिता मात्रा हिक्कामये हिता ॥४५॥
फिरङ्गरोगाय मता गुञ्जा पादांशसंमिता।
इयमेव मता मात्रा शिशूनां तु विरेचने ॥४६॥

अथ रसपुष्पमात्रानिरूपणम्—१ गुञ्जातः २॥ गुञ्जां यावन्मात्रास्य। अत्र विशेषः—सार्द्धद्विगुञ्जामात्रास्य रेचनाय दातव्या। गुञ्जाष्टमांशो हिक्कारोगे। गुञ्जाचतुर्थांशः फिरङ्गरोगे च। युवयोग्या चेयं मात्रा। बालकानान्तु गुञ्जा-चतुर्थांशं यावत् रेचनाय मात्रा। अन्यत्र कर्मण्यतोऽपि लघीयसी गुञ्जा-विंशांशा त्रिंशांशा वा यथायोग्यम् ॥ ४४–४६ ॥

भा.टी.—साधारणतः रसकपूर की अन्तःप्रयोग के निमित्त ½ रत्ती से लेकर २½ ढाई तक मात्रा मानी जाती है। यदि रसकपूर को विरेचन होने के लिए देना हो तो पूरी ढाई रत्ती मात्रा देनी चाहिए। हिचकी के लिए इसकी एक चावलभर मात्रा देनी चाहिए। फिरंगरोग को दूर करने के लिए इसकी ¼ रत्ती मात्रा देनी चाहिए। यदि छोटे-छोटे बच्चों को विरेचनार्थ इसको देना हो तो भी ½ रत्ती मात्रा में प्रयोग करना चाहिए ॥ ४४–४६ ॥

रसपुष्पस्य आमयिकः प्रयोगः

रसपुष्पं साद्धंगुञ्जद्वितीयं स्वर्जिकान्वितम्।
शीलितं रेचयत्येव कामं यामद्वयोत्तरम् ॥४७॥
शीलितं रसपुष्पन्तु वारिणा गुञ्जपादिकम्।
विसूच्यास्तु समारम्भे विसूचीकृमिसंघनुत् ॥४८॥
रसागमपरिज्ञानविहीनो भिषगल्पधीः।
निरन्तरं विशेषेण रसपुष्पं न योजयेत् ॥४९॥

अथास्य रोगप्रयोगः—रसपुष्पं २॥ गुञ्जामितं, स्वर्जिकाच्चत्वारो माषार्द्धमितः, मिलितयोः सेवनाद् यामद्वयोत्तरं रेचनं स्यात्। अनुपानं जलम्। उपलक्षणञ्चैतत् लवङ्गचूर्णादिना सहापि रेचनं करोत्येव। गुञ्जाचतुर्थांशो विषूचिकायाः प्रारम्भे। अनुपानं शृतशीतमुदकम्। रसपुष्पस्य च निरन्तरं प्रयोगो निषिद्धः। अत्रोपपत्तिः पूर्वमुक्तैवेति ॥ ४७–४९ ॥

भा.टी.—ढाई रत्ती रसकपूर को पाँच या सात रत्ती सज्जीखार (सोडा बाइ कार्ब) में मिलाकर जल या दूध के साथ सेवन करने से ६ घण्टे के बाद विरेचन होने लगता है। यदि बिसूचिका रोग के आरम्भ में ही ¼ रत्ती रसकपूर को जल के साथ सेवन कराया जाय तो विसूचिका के कृमि मर जाने से रोग बढ़ जाने का डर नहीं रहता है। रसशास्त्र को पूर्ण रूप से न समझनेवाले अल्पबुद्धि वैद्यों को रसकपूर का बिना सोचे समझे सेवन नहीं करना चाहिए॥४७–४९

चन्दनादिवटिका

रक्तचन्दनमथोषणं सिता कुङ्कुमं रससुमं लवङ्गकम्।
तोलकैकमित मेव वै पृथक् त्वाददीत रसतन्त्रकोविदः ॥५०॥
रक्तिकैकमिता वटी कृता प्रत्यहं तु नवनीतयोजिता।
चन्दनादिवटिकेयमुत्तमा हन्ति दुर्जयफिरङ्गजां व्यथाम् ॥५१॥

अथ चन्दनादिवटिका—ऊषणं कृष्णमरिचम्, सिता खण्डम्, कुङ्कुमं काश्मीरम्, रससुमं रसपुष्पम् ॥ ५०–५१ ॥

भा.टी.—लालचन्दन, कालीमिर्च, खांड, रसकपूर, लौंग; इन सबको पृथक्-पृथक् एक तोला लेकर एकत्र खरल में जल के साथ घोटकर एक-एक रत्ती की गोली बना ल। इनमें से प्रतिदिन एक या दो गोली मक्खन के साथ सेवन करावें। यह चन्दनादि-वटी कही जाती है। इसके प्रयोग से भयंकर नवीन फिरंग रोग शान्त हो जाता है। यह फिरंग रोग की निर्विकार और उत्तम औषधि है ॥ ५०–५१ ॥

अथ रसपुष्पमलहरः

रसपुष्पं चतुर्गुञ्जं मेलयेत्तोलकोन्मिते।
क्षालिते नवनीते तु शतधा विमलाम्भसा ॥५२॥
मतो मलहरोऽयन्तु रसपुष्पसमाह्वयः।
लिप्तोऽयं नाशयत्याशु फिरङ्गव्रणजां रुजम् ॥५३॥

अथ बाह्यप्रयोगार्थमस्य मलहरः—चतुर्गुञ्जामितं रसपुष्पं तोलकमिते निर्मलोदके शतधा धौते नवनीते मेलयेत्। सोऽयं फिरङ्गव्रणपीडाहरः रोपणश्च ॥ ५२, ५३ ॥

भा. टी.—चार रत्ती रसकपूर सौ बार जल से धोये हुए १ तोला मक्खन में घोटकर अच्छी तरह मिला लें। इसको रसपुष्प मलहर (मरहम) कहते हैं। इस मरहम को फिरंग व्रणों पर लगाने से वे शीघ्र ही दूर हो जाते हैं ॥ ५२–५३ ॥

रसपुष्पाद्यमलहरः

रसपुष्पं चतुर्गुञ्जं सिक्थतैलञ्च तोलकम्।
खल्वेऽतिमसृणे क्षुद्रे दत्त्वा यत्नेन मर्दयेत् ॥ ५४ ॥
ततो विशालवक्त्रायां काचकुप्यां तु विन्यसेत्।
गदितोऽयं मलहरो रसपुष्पाद्यसंज्ञकः ॥ ५५ ॥

रसपुष्पाद्यो मलहरो व्याख्यायते ॥ ५४, ५५ ॥

भा.टी.—रसकपूर चार रत्ती और सिक्थतैल एक तोला लेकर इन दोनों को एक छोटे चिकने खरल में अच्छी तरह घोटकर मरहम तैयार कर लें। तैयार करने के बाद प्रयोग करने में सुविधा के लिए एक चौड़े मुख की शीशी में रख लें। इस मरहम को रसपुष्पाद्यमलहर कहते हैं ॥ ५४–५५ ॥

अस्य गुणाः

प्रलिप्तोऽयं मलहरः प्रत्यहं स्वल्पमात्रया ।
नाशयत्यचिरादेव फिरङ्गव्रणमुल्वणम् ॥ ५६ ॥
तथा पायुप्रदेशोत्थां त्वथवोपस्थदेशजाम् ।
विचर्चिकां चिरोद्भूतां नाशयत्येष निश्चितम् ॥ ५७ ॥
सिंहादिकानां हन्त्याशु तथा तत्कालसंभवम् ।
षाण्मासिकं वार्षिकं वा नखदन्तोद्भवं क्षतम् ॥ ५८ ॥

अस्य गुणाः—सिंहादिकानां नखदन्तोद्भवं क्षतं तात्कालिकं षाण्मासिकं वार्षिकं वा नाशयेदाशु ॥ ५६–५८ ॥

भा.टी.—इस रसपुष्पाद्य मलहर को प्रतिदिन थोड़ी मात्रा में फिरंग व्रणों पर लेप करने से वे शीघ्र ही अच्छे हो जाते हैं। इनके अतिरिक्त यह मरहम गुदा प्रदेश में उत्पन्न अथवा मूत्रेन्द्रिय में उत्पन्न चिरकालीन विचर्चिका (खाज) को भी शीघ्र ही नष्ट करता है। इसके अतिरिक्त शेर रीछ कुत्ता आदि जन्तुओं के तात्कालिक या पुराने छः महीने या एक वर्ष के नाखून और दाँतों से किये गये घावों के विषों को भी शीघ्र नष्ट कर देता है ॥ ५६–५८ ॥

प्रसङ्गात्सिक्थतैलस्य प्रथमो निर्माणप्रकारः

भागैकं विमलं सिक्थं तैलन्तु रसभागिकम् ।
आदाय वङ्गलिप्तायां स्थालिकायां निधापयेत् ॥ ५९ ॥
पचेत्तावन्मन्दवह्नौ यावत्सिक्थं द्रवीभवेत् ।
स्थालिकामथ यत्नेन धरण्यामवतारयेत् ॥ ६० ॥
तावत्प्रचालयेद्दर्व्या यावन्नेति प्रगाढताम् ।
सिक्थतैलसमायोगात्सिक्थतैलमिदं स्मृतम् ॥ ६१ ॥

प्रसङ्गात् सिक्थतैलनिर्माणप्रकारः प्रथमः। सिक्थं मधूच्छिष्टमेकभागम्, तिलतैलस्य षड् भागाः ॥ ५९–६१ ॥

भा.टी.—एक भाग मोम, और छः भाग तिलतैल लेकर इनको एक कलई की हुई कड़ाही में डालकर मन्द-मन्द अग्नि से पकायें। जब मोम गलकर तैल में मिल जाय तब इस कड़ाही को नीचे उतार लें और चम्मच से गाढ़ा होने तक इसे चलाते जायँ। इसमें सिक्थ (मोम) और तैल दोनों का मिश्रण होने से इसको सिक्थतैल कहा जाता है ॥ ५९–६१ ॥

द्वितीयो निर्माणप्रकारः

भागैकं विमलं सिक्थं तैलन्तु शरभागिकम् ।
पूर्वोद्दिष्टविधानेन पचेद्रसविशारदः ॥ ६२ ॥
जायते नवनीताभं यामं दर्व्या प्रचालितम् ।
रसज्ञैः कीर्तितमिदं सिक्थतैलं द्वितीयकम् ॥ ६३ ॥

द्वितीयः प्रकारः—सिक्थस्यैको भागः, तिलतैलस्य पञ्च ॥ ६२–६३ ॥

भा. टी.—एक भाग मोम और पाँच भाग तिलतैल लेकर दोनों को कड़ाही में पिघलाकर करछी से चलाते हुए मक्खन के सदृश गाढ़ा कर लें। यह दूसरे प्रकार का सिक्थतैल कहा जाता है। ॥ ६२–६३ ॥

अनयोः प्रयोगः

आद्यं तु शीतसमये ग्रीष्मर्तौ तु द्वितीयकम् ।
सिक्थतैलं मलहरप्रयोगेषु नियोजयेत ॥ ६४ ॥

अत्राद्यं शीतर्तौ योज्यम् । द्वितीयं च ग्रीष्मर्तौ ॥ ६४ ॥

भा. टी.—पहिले ६ भाग तिलतैलवाले सिक्थतैल को शीत ऋतु में बनाये जानेवाले मरहमों में और दूसरे पाँच भाग तिलतैलवाले सिक्थतैल को ग्रीष्म ऋतु में बनाये जानेवाले मरहमों के काम में लाना चाहिए ॥ ६४ ॥

वक्तव्य—एलोपैथी में मरहमों को बनाने के लिये वैसलीन या वैजलीन काम आती है। आयुर्वेद में इनके स्थान पर सिक्थतैल उपयोग में लाये जाते हैं।

अथ रसकर्पूरस्य निर्माणप्रकारः

[गीतिका]

पलसंमितं प्रयत्नाद् विमलीकृतं रसेशम् ।
सपलार्द्धकं पलैकं विमलं च गन्धकाम्लम् ॥ ६५ ॥
चषकोपमे विशुद्धं निदधीत काचपात्रे ।
विनिधाय काचपात्रं त्वयसस्त्रिपादिकायाम् ॥ ६६ ॥
ज्वलिते सुराप्रदीपे संशोषयेज्जलांशम् ।
अथ शोषिते तु चूर्णं त्ववतार्य वै प्रदीपात् ॥ ६७ ॥
समभागिकं च दद्याल्लवणं तु सैन्धवाख्यम् ।
परिमेल्य चूर्णमेतन्निदधीत काचकुप्याम् ॥ ६८ ॥
युगसङ्ख्यकैस्तु यामैः सिकताख्ययन्त्रसंस्थम् ।
विपचेदतिप्रयत्नात् रसतन्त्रकर्मविज्ञः ॥ ६९ ॥

अनवबुध्य काचकूपीं स्वत एव शीतलाङ्गीम् ।
घनसारनामधेयं रसमाहरेद्रसज्ञः ॥ ७० ॥

अथ रहस्यम्

जलीयबाष्पे निर्याते पिधानेन पिधापयेत् ।
कूपीकण्ठस्थितां स्वल्पां सिकताञ्चापसारयेत् ॥ ७१ ॥

अथ रसकर्पूरस्य निर्माणप्रकारः—पारदं पलमात्रम्, सार्द्धपलञ्च निर्मलं गन्धकाम्लं बलिद्रावम्, शुद्धकाचपात्रस्थं सुराप्रदीपे लोहत्रिपादिकायां संस्थाप्य बलिद्रावजलांशं शोषयेत् । चूर्णरूपे सति पारदे तत्समं सैन्धवलवणं प्रक्षिप्य खल्वे मर्दयेत् । वालुकायन्त्रे चतुर्यामं मन्दाग्निना पाकः । घनसारनामधेयो रस इति रसकर्पूरः । अत्र च काचकूप्यामौषधं निधाय पाककालेऽग्नियोगेन लवणस्य जलीयबाष्पनिर्गमनपर्य्यन्तं कूपीमुखरोधो न कार्यः, प्रथमत एव मुखरोधे जलानिर्गमेन रसकर्पूरनिर्माणमेव न स्यात् सम्यक् । कूपीकण्ठस्थसिकतापसारणं रसकर्पूररक्षार्थम् । अत्रेदमवधेयं यत् भावप्रकाशाद्युक्तरसकर्पूरनिर्माणविधिना रसपुष्पमिश्रितस्यैव रसकर्पूरस्योपलब्धिर्न तु शुद्धस्य, तेन प्रयोगव्याकोपः, अतः रसपुष्पोपादानरहितं शुद्धं रसकर्पूरं निर्मातुमयं नवीन एव श्रमः ॥ ६५–७१ ॥

भा.टी.—अच्छी तरह शुद्ध किया पारद एक पल और डेढ़ पल परिमाण शुद्ध गन्धकाम्ल (*Sulphuric acid*) लेकर दोनों को एक प्याले के सदृश साफ काँच के पात्र में डाल दें । अब इस कांच पात्र को एक लोहे की त्रिपादिका रखकर इसके नीचे सुराप्रदीप (*Spirit lamp*) जलाकर गन्धकाम्ल का जलीय भाग सुखा लें । जब प्याले में चूर्ण रह जाय तो इसे उतार कर इसमें समभाग सैन्धा नमक का सूक्ष्म चूर्ण मिलाकर एक कपड़मिट्टी की हुई कांच की शीशी (बोतल) में भरकर इसको बालुकायन्त्र में रखकर चार पहर की अग्नि देकर सावधानी से पकावें । चार पहर बाद स्वतःशीत होने पर शीशी के भीतर से रसकर्पूर को निकाल लें ॥ ६५–७० ॥

इस कर्पूर के निर्माणकाल में जब अग्नि ताप से शीशी के मुख से जलीय बाष्प निकल चुके तो डाट लगाना चाहिये । साथ ही डाट लगाते समय शीशी के गले के आस-पास की बालुका को भी हटा देना चाहिये जिससे शीतलता पाकर रसकर्पूर वहाँ पर संचित हो सके ॥ ७१ ॥

वक्तव्य—इस रसकर्पूर को बनाने पर सब द्रव्यों को काचकूपी में भर कर

वालुकायन्त्र पकाने पर जब जलीय बाष्प निकल जाय तब कूपी में डाट देना चाहिये, पहिले ही डाट देने से कपूर नहीं बनेगा। इस प्रकार से बना हुआ रसकपूर रसपुष्प के दाहक तत्त्वों से रहित होता है। अतः इस विधि से बने हुए रसकपूर को अन्तःप्रयोग के काम लाना चाहिये।

रसकर्पूरस्य गुणाः

रसकर्पूरकः ख्यातो बहुभूतविषापहः।
त्वग्रक्तदोषशमनो ग्राही रुचिविवर्द्धनः॥ ७२॥
अतीसारप्रशमनो विशेषात्कृमिनाशनः।
प्रवाहिकाहरः कामं मात्राधिक्ये विषक्रियः॥ ७३॥
स्फोटं कण्डूमपि च चिरजां मण्डलादींश्च कुष्ठान्।
सर्वोत्थं वा सहजमपि वा स्पर्शजं वा फिरङ्गम्।
शीघ्रं नानाव्रणगणभवां हन्ति पीडां महोग्रां
कर्पूराख्यो जठरदहनोद्दीपनोऽयं रसेशः॥ ७४॥
शीतले षोडशगुणे सलिले विनिपातितः।
सर्वथा द्रवतां याति रसः कर्पूरकाभिधः॥ ७५॥

रसकर्पूरस्य गुणाः—अयं सङ्क्रामकजीवाणुविषनाशनः प्रवाहिकाहर इति कफरक्तमिश्रितां प्रवाहिकां हरति। मात्राधिक्ये विषक्रियः मारक इत्यर्थः। अस्य विशेषगुणाः—सर्वोत्थं सान्निपातिकम्, सहजं जन्मना जातम्। जठरदहनोद्दीपन इति जाठराग्निप्रदीपनः। स्पष्टमन्यत्॥ ७२–७४॥

अयञ्च स्वापेक्षया षोडशगुणे शीतले जले निपातितः सर्वथा द्रवतां याति। एवञ्च जलपरिमाणं न्यूनान्न्यूनं ज्ञेयम्, अतोऽपि जलन्यूनतायान्तु न सम्यग् द्रावः स्यादौषधस्येति॥ ७५॥

भा. टी.—उक्त रसकर्पूर अनेक प्रकार के कृमिविष को नष्ट करता है। त्वचा तथा रक्त के दोष को शान्त करता है। शरीर व्रणों में से होनेवाले स्रावों को बन्द करने के कारण यह ग्राही कहलाता है। इसके प्रयोग से अन्न में रुचि होती है। यह अतीसार को शान्त करता है और कृमिनाशक है। कफ-रक्त-मिश्रित प्रवाहिका में हितकर होता है। किन्तु अधिक मात्रा में दिये जाने पर शरीर में पारदविष के लक्षण उत्पन्न कर देता है। इसके अतिरिक्त यह स्फोट (फोड़े), पुरानी खुजली, मण्डल आदि कुष्ठ रोग, सान्निपातिक तथा सहज और स्पर्श-जन्य सभी प्रकार के फिरंग-रोग को नष्ट करता है। अनेक-

विष व्रणों में होनेवाली भयंकर पीड़ा को शान्त करता है। और अल्प मात्रा में दिये जाने पर उक्त रोगों को नष्ट करने के साथ-साथ पाचकाग्नि को भी तीव्र कर देता है। यदि इस रसकपूंर को इससे सोलहगुणा शीतल जल में डाला जाय तो यह उसमें अच्छी तरह घुल जाता है ॥ ७२–७५ ॥

रसकपूरस्य मात्रानिरूपणम्

आरभ्य रक्तिकायास्तु चतुःषष्ट्यंशतो भिषक्।
द्वात्रिंशद्भागपर्यन्तं मात्रामस्य प्रयोजयेत् ॥ ७६ ॥

अथास्य मात्रानिरूपणम्–रक्तिकायाः चतुःषष्ट्यंशत ($\frac{1}{64}$) आरभ्य द्वात्रिंशद्भागपर्यन्तं ($\frac{1}{32}$), अस्य मात्रा बलाबलं विज्ञाय दातव्येति ॥ ७६ ॥

भा. टी.—इस रसकपूर की मात्रा रत्ती के ६४ चौसठवें भाग से लेकर बत्तीसवें भाग तक प्रयोग की जाती है ॥ ७६ ॥

रसकपूरस्य आभ्यन्तरप्रयोगार्थं मात्रानिर्माणप्रकारः

चूल्लिकालवणं शुद्धं गुञ्जापञ्चकसंमितम्।
समञ्च रसकपूरं षष्टितोलकसंमिते ॥ ७७ ॥
जले विनिक्षिपेत्प्राज्ञो मात्रामस्य प्रकल्पयेत्।
बिन्दुत्रिंशकतश्चादौ षष्टिबिन्दुमितां पराम् ॥ ७८ ॥

अथास्याभ्यन्तरप्रयोगोपयोगिमात्रानिर्माणप्रकारः—शुद्धं चूल्लिकालवणं नवसादरं ५ गुञ्जामितम्, रसकपूरञ्च ५ गुञ्जामितम्, षष्टितोलकमिते जले विनिक्षिप्य ३० बिन्दुतः ६२ बिन्दुपर्यन्तं मात्रां जानीयात् ॥ ७७–७८ ॥

भा.टी.—शुद्ध नौसादर पाँच रत्ती, और रसकपूर पाँच रत्ती, इन दोनों को एकत्र पीसकर साठ तोले शीतल जल में घोलकर रख लें। अब इसमें से तीस बूँद से लेकर साठ बूँद तक की मात्रा में प्रयोग करें ॥ ७७–७८ ॥

अस्य आभ्यन्तरप्रयोगार्थं चूर्णरूपेण मात्रानिर्माणप्रकारः

श्लक्ष्णं दारुसिताचूर्णं पञ्चमाषकसंमितम्।
गुञ्जैकं रसकपूरं क्षिपेन्निम्बवम्लमर्दितम् ॥ ७९ ॥
रक्तिकैकमितं चूर्णं मात्रायां विनियोजयेत्।
रक्तिकैकमिता पूर्णमात्रास्य परिकीर्तिता ॥ ८० ॥

अथ चूर्णरूपेण मात्रानिर्माणप्रकारः—श्लक्ष्णं मसृणम्, दारुसिता त्वक् ॥ ७९–८० ॥

भा. टी.—पाँच मासे दालचीनीचूर्ण में एक रत्ती रसकपूर (नीबूरस

में मर्दित) को अच्छी तरह घोटकर मिला लें। अब इस मिश्रित चूर्ण में से एक एक रत्ती की मात्रा बनाकर प्रयोग करें। इस चूर्ण की पूर्ण मात्रा एक रत्ती समझनी चाहिये ॥ ७६–८० ॥

वक्तव्य—यदि रसकपूर में निम्बूकाम्ल (*Citric acid*) मिला दिया जाय तो यह खराब नहीं होने पाता है और न यह अपनी पूर्वावस्था में ही आता है। क्योंकि रसकपूर यदि किसी धातु के पात्र में रखा जाय तो उसमें पारा चिपक जाता है। अतः योगों को बनाने के लिये समझदार वैद्य को चाहिये कि इसे सदा कांच की शीशी या पात्र में रखे।

रसकपूरस्य आमयिकः प्रयोगः

रसः कपूरसंज्ञोऽयं मात्रया परिशीलितः।
प्राभातिकीं भुक्तमात्रोत्थिताञ्चातिसृतिं हरेत् ॥ ८१ ॥
कपूराख्यो रसो युक्तः सदाहं चिरकालजम्।
द्रवपीतमलोपेतमतीसारं विनाशयेत् ॥ ८२ ॥
शीलितो रसकपूरो मात्रया सुचिरोत्थिताम्।
सरक्तां सकफाञ्चैव विनिहन्ति प्रवाहिकाम् ॥ ८३ ॥

अथ रसकपूरस्य रोगेषु प्रयोगः—प्राभातिकीं प्रातःकाले समुत्पन्नां अतिसृतिं अतिसारम्। अपि च मिश्रितकफरक्तामेव प्रवाहिकां हन्ति, नतु विभक्तकफरक्तामित्यवधेयम् ॥ ८१–८३ ॥

भा.टी.—शुद्धरसकपूर को यदि मात्रापूर्वक सेवन किया जाय तो इसमें प्रातःकाल में होनेवाले तथा भोजनोत्तर होनेवाले दस्त बन्द हो जाते हैं। इसको सेवन करने से पुरातन, दाह युक्त तथा पतले पीले दस्तों का अतीसार नष्ट हो जाता है। रसकपूर को मात्रापूर्वक सेवन करने से कफ-रक्त मिश्रित मलयुक्त प्रवाहिका शान्त हो जाती है ॥ ८१–८३ ॥

रसकपूरगुटिका

कुंकुमं मरिचं रक्तचन्दनं च लवङ्गकम्।
जातिपत्री पृथक् सर्वं माषकप्रमितं हरेत् ॥ ८४ ॥
विशुद्धं रसकपूरं रक्तिकैकमितं क्षिपेत्।
संमर्द्य निम्बुनीरेण कुर्यात् गुञ्जोन्मितां वटीम् ॥ ८५ ॥
रसकपूरगुटिका नामतः परिकीर्तिता।
शीलिता नवनीतेन फिरङ्गं हन्त्यसंशयम् ॥ ८६ ॥

अथ रसकर्पूरगुटिका—कुंकुमं काश्मीरम्। कुंकुमादिपञ्चद्रव्याणामेको माषकः प्रत्येकम्, रसकर्पूरस्यैका गुञ्जा। निम्बूनीरेण सम्मर्द्य कृता रक्तिमिता बटी नवनीतमध्ये निधाय भक्षिता फिरङ्गरोगशमनी। रसकर्पूरगुटिका नामतः॥

भा.टी.—काश्मीरी केशर, कालीमिर्च, लालचन्दन, लौंग, जावित्री, इनको पृथक् एक-एक मासे लेकर इसमें एक रत्ती रसकर्पूर मिलाकर सबको एकत्र नीम्बूरस से मर्दन करके एक-एक रत्ती की गोली बना लें। इसको रसकर्पूर वटी कहते हैं। इस वटी को नवनीत (मक्खन) के साथ सेवन करने से फिरङ्ग रोग नष्ट हो जाता है॥ ८४–८६॥

बाह्यप्रयोगार्थं भूतघ्नचक्रिका

रसं कर्पूरनामानं गुणपर्वतभागिकम्।
निम्बूकाम्लञ्च विशदं वसुपावकसंमितम्॥ ८७॥
समादाय विधानज्ञो मेलयेदतियत्नतः।
चक्रिकाः कारयेद्वैद्यो गुञ्जाषट्कमिताः पृथक्॥ ८८॥
रसज्ञैस्तु समाख्याता नाम्ना भूतघ्नचक्रिका।
न जातु विकृतिं याति भूतसंघविषापहा॥ ८९॥

भूतघ्नचक्रिकायां रसकर्पूरस्य त्रिसप्तति (७३) भागाः। गुणास्त्रयः, सत्त्वरजस्तमांसीति। पर्वताश्च सप्त 'सप्तैते कुलपर्वताः' इत्युक्तेः। तथा च "अङ्कानां वामतो गतिः" इति न्यायात् सप्तांकोत्तरं त्रिकाङ्कलाभात् त्रिसप्ततिरिति (७३) प्राचां परिभाषा। एवमग्रेऽपि ज्ञेयम्। विशदं निर्मलम्। निम्बूकाम्लं वक्ष्यमाणप्रकारम्, वसुपावकसंमितं अष्टत्रिंशद् (३८) भागमितम्। उभयं समादाय अतियत्नेन सावधानतया सम्यङ् मिश्रयित्वा वर्तुलचिपिटाः चक्राकाराः चक्रिकाः कार्याः। केवलं रसकर्पूर एव जले द्रावितो विश्लिष्टपारदो बहुदिनानि स्थातुमयोग्यश्च स्यादतो निम्बूकाम्लमेलनमत्र योग्यम्॥ ८७–८९॥

शुद्ध रसकपूर तिहत्तर ७३ भाग निम्बूकाम्ल अड़तीस भाग देकर दोनों को एकत्र मिलाकर पीस लें और इसकी छः रत्ती की चक्रिका (टिकिया *Tablets*) बना लें। इन टिकियाओं को क्रिमिघ्नचक्रिका कहा जाता है। यह कभी भी खराब नहीं होने पाती है और अनेक प्रकार के कृमि दोषों को नष्ट करती है॥ ८७–८९॥

वक्तव्य—रसकर्पूर में निम्बूकाम्ल मिला कर रखने का अभिप्राय स्पष्ट है कि चिरकाल तक रखने पर भी रसकपूर खराब नहीं होता है। यदि केवल

रसकपूर को जल में घोलकर रखा जाय तो वह कुछ दिनों में जल तथा पारद के रूप में पृथक् हो जाता है जिससे उसमें कृमिनाशक शक्ति पूर्णरूप से नहीं रहती है।

प्रसङ्गान्निम्बूकाम्लस्य निर्माणप्रकारः

निम्बूकलुङ्गकादीनां निर्मलं रसमाहरेत्।
काचलिप्ते तु मृत्पात्रे हसन्त्यां क्वाथयेद्भिषक् ॥९०॥
क्वथितञ्च समालोक्य मृत्पात्रमवतारयेत्।
कठिनीचूर्णकं दद्यात् यावद्वाष्पोद्गमो भवेत् ॥९१॥
अनन्तरं गन्धकाम्लं क्षिपेत्तावच्छनैः शनैः।
चूर्णं कुन्देन्दुसङ्काशं यावद्याति तलस्थताम् ॥९२॥
तलस्थं तं सुविज्ञाय सारयेत्पृथुवाससा।
अवशिष्टञ्च वसने पदार्थं सन्त्यजेत् बुधः ॥९३॥
पानीयं सारितं काचपात्रे संस्थाप्य शोषयेत्।
जायते शशिसङ्काशं चूर्णं पात्रतलस्थितम् ॥९४॥
अयमेव भिषग्वर्यैर्निम्बूकाम्ल इति स्मृतिः।
स्वजातिप्रभवा ह्यस्य गुणाः सर्वे भवन्ति हि ॥९५॥

निम्बूकाम्लनिर्माणे–आदिपदेन तज्जातीनां जम्बीरबीजपूरप्रभृतीनां ग्रहणम्। एषां रसं सारकपत्रगालितम्, काचलिप्तमृत्पात्रग्रहणं रसनैर्मल्यरक्षार्थम्। हसन्त्यां अङ्गारधानिकायाम्। यत्किंचिन्मलापसारणपर्य्यन्तं क्वाथः तलस्थं सुधागन्धकं भवति। उपरिस्थं निर्मलं जलं घनवस्त्रेण सारयेत्, वस्त्रावशिष्टं त्यजेत् पृथक्कुर्यादिति। तच्च सारितं जलं काचपात्रस्थमग्नौ पुनः शोषयेत्। तच्छुष्कं निम्बूकाम्लं भवति, स चायं स्वजातिगुणः निम्बुजम्बीरादिकारणगुण इत्यर्थः॥ ९०–९५ ॥

भा.टी.—कागजी या बिजौरा नीम्बू का रस निचोड़कर उसे छानकर साफ कर लें। अब इस रस को एक मिट्टी के पात्र में (जिसमें भीतर काँच का मसाला लगाया गया हो) डालकर अँगाठी में रखकर मैल निकालने के लिये पकायें। जब रस साफ हो जाय तो उसे नीचे उतारकर उसमें उसी समय बाष्प निकलने तक थोड़ा-थोड़ा करके खरिया मिट्टी का चूर्ण छोड़ते जायँ। जब बाष्प निकलना बन्द हो जाय तब उसमें थोड़ा-थोड़ा करके गन्धकाम्ल डालें जब तक कि श्वेत वर्ण का चूर्ण तलस्थ न हो जाय। जल तलस्थ होना बंद हो जाय तो इसे एक मोटे कपड़े से छान लें और कपड़े में बचे हुए पदार्थ को फेंक दें। फिर छाने

हुए जल को एक काँच के पात्र में रखकर सुराप्रदीप की अग्नि से तपायें। जब तृतीय भाग शुष्क होकर नीचे पात्रतल में श्वेत वर्ण का चूर्ण रह जाय तो इसे उतार कर रख लें। इसी को वैद्य लोग निम्बूकाम्ल नाम से कहते हैं। इसमें अपनी जाति अर्थात् नीम्बू, बिजौरा नींबू, कागजी नीबू आदि के अपने-अपने सब गुण रहते हैं॥ ९०–९५॥

रसकर्पूरद्रवस्य निर्माणप्रकारः

भूतघ्नचक्रिकामेकां शततोलकसंमिते।
जले क्षिपेद् विद्रुतायां द्रवं तु विनियोजयेत्॥ ९६॥
रसकर्पूरमानात्तु द्विसहस्रगुणाम्भसा।
द्रवोऽयमेवं निर्दिष्टो यथा योगं प्रयोजयेत्॥ ९७॥

अथ रसकर्पूरद्रवनिर्माणप्रकारः–१०० तोलकमिते निर्मले जले भूतघ्नचक्रिकामेकां द्रावयेत्। अत्रच गणनया रसकर्पूरमानाज्जलं द्विसहस्रगुणम्। रसकर्पूरद्रवनिर्माणे काचपात्रस्यैव प्रयोगः॥ ९६–९७॥

भा.टी.—पूर्वोक्त भूतघ्न चक्रिका को पीसकर एक सौ तोले शुद्ध जल में डालकर घोल लें। और इस जल को प्रयोग में लायें। इस प्रकार के रसकर्पूर द्रव में रसकर्पूर का भाग १, और जल दो हजार गुना अधिक होता है॥९६–९७॥

प्रकारान्तरेण रसकर्पूरद्रवस्य निर्माणप्रकारः

द्वात्रिंशद्गुञ्जकमितं रसं कर्पूरसंज्ञकम्।
सार्द्धद्वितोलकमिते सारे कोहलपूर्वके॥ ९८॥
द्रावयेद्रसतन्त्रज्ञः कुप्यामथ निधापयेत्।
द्रवस्यास्य समादाय त्वष्टमांशमितं द्रवम्॥ ९९॥
मेलयेत्सलिले शुद्धे शततोलकसंमिते।
द्रवोऽयमपि संवृत्तो द्विसहस्रगुणाम्भसा॥ १००॥

अथ प्रकारान्तरम्––रसकर्पूरस्य द्वात्रिंशद्गुञ्जाः, कोहलो यवकृता सुरा "अलकोहल" इति आंग्लभाषायाम्, तस्य सारः जलांशोज्झितं भागं सार्धद्वितोलकमानेनादाय द्रावो विधेयः, अस्याष्टमोंऽशः शततोलकमिते जले क्षेप्यः। एवञ्च द्रवोऽयमपि रसकर्पूरापेक्षया द्विसहस्रगुणजलो जातः। आंग्लमानेन–– रसकर्पूरं १ ड्राम परिमितं १ औन्सपरिमिते कोहलसारे सन्द्राव्यास्य द्रवस्य षष्ठिबिन्दून् (१ ड्रामम्) २ पाइण्टपरिमिते (सपादसेरकमिते) जलं विनिक्षिपेत्। एवञ्चास्मिन् रसकर्पूरद्रवे रसकर्पूरमानाद् द्विसहस्रगुणं जलं भवति॥९८–१००॥

भा.टी.—रसकपूर ३२ बत्तीस तोले को ढाई तोला मद्यसार (अलकोहल) में ढालकर घोल लें और इस घोल को जब प्रयोग में लाना हो तब इस घोल में से अष्टमांश घोल लेकर सौ तोले शुद्ध जल में मिला लें और काम में लायें। इस प्रकार से बनाये हुए द्रव में भी रसकपूर की अपेक्षा जल दो हजार गुणा अधिक होता है ॥ ९८-१०० ॥

वक्तव्य—उक्त रसकपूर द्रव आवश्यकतानुसार अनेक शक्ति के प्रयोग में लाये जाते हैं। अर्थात् कहीं पर एक प्रतिशत और कहीं हजार में एक भाग और कहीं दो हजार में एक और कहीं इससे कम भाग का कपूर द्रव बनाकर काम आता है।

रसकपूरद्रवस्य गुणाः

फिरङ्गस्फोटविषहृत् सपूयव्रणशोधनः।
हस्तपादस्मरागारगेहादिगतभूतनुत् ॥ १०१ ॥
संक्रामकगदोत्थानभूतघ्नस्तु विशेषतः।
रसज्ञैस्तु समाख्यातो रसकर्पूरजो द्रवः ॥ १०२ ॥

अथ रसकपूरद्रवस्य गुणाः—अयं प्रक्षालनद्वारा फिरंगस्फोटविषं हरति पूययुक्तान् व्रणान् शोधयति च। तथा हस्तपादयोनिस्थानगृहभित्त्यादिगतजीवाणुनाशकश्च। विशेषतश्च संक्रामकरोगनिदानजीवाणुहन्ता रसायनज्ञैरुदाहृतः ॥ १०१-१०२ ॥

भा.टी.—उक्त प्रकार से बनाया हुआ रसकपूर द्रव बाह्यप्रयोग में फिरंग व्रण के विष को नष्ट करता है और पूययुक्त व्रणों को शुद्ध करता है अथवा इनको धोने के काम आता है। हाथ, पैर, गुप्तेन्द्रिय, तथा गुदा आदि स्थानों में पाये जानेवाले या संक्रामक विषैले जीवाणुओं को नष्ट करता है। इसी तरह संक्रामकरोगजन्य विष को नष्ट करने में इस द्रव को विशेष रूप से काम में लाया जाता है ॥ १०१-१०२ ॥

वक्तव्य—संक्रामक-रोगपीड़ित रोगी के वस्त्रों को धोने या उसके थूक मूत्र तथा मल के पात्रों को धोने और परिचारक को अपने हाथों को धोने के लिये अथवा नेत्र आदि कोमलांगों के विषव्रणों को धोने के लिये उक्त रसकपूर द्रव जल बहुधा काम में आता है। परन्तु आवश्यकतानुसार इसको हलका अथवा तेज शक्ति का बनाया जाता है।

रसकर्पूरद्रवस्य प्रयोगः

फिरङ्गजानां स्फोटानां व्रणानां विविधात्मनाम् ।
क्षालनार्थं विशेषेण सहस्रगुणिताम्भसा ॥ १०३ ॥
व्रणेषु तु चिरोत्थेषु दिक्सहस्रगुणाम्भसा ।
कृतं द्रवं प्रयुञ्जीत शल्यतन्त्ररहस्यवित् ॥ १०४ ॥
हस्तपादादिकाङ्गानां गेहादीनाञ्च धावने ।
कृतं द्रवं प्रयुञ्जीत सहस्रगुणिताम्भसा ॥ १०५ ॥
योन्यादिकोमलाङ्गानां क्षालनार्थं प्रयोजयेत् ।
सहस्रपञ्चकगुणनीरनिष्पादितं द्रवम् ॥ १०६ ॥

अथास्य प्रयोगक्रमः—फिरङ्गजस्फोटानां तथा नानाकृतीनां नवीनदुष्टव्रणानां क्षालनाय सहस्रगुणजलद्रवयोगः पुरातनव्रणक्षालनाय च दशसहस्रगुणजल-द्रवः । हस्तपादादिशरीराङ्गानां तथा जीवाणुजुष्टवस्त्रादीनां क्षालने सहस्रगुण-जलद्रवः । योन्यादिकोमलांगक्षालनाय पञ्चसहस्रगुणजलद्रवः । उपलक्षणञ्चैतद् योग्यताबोधाय ॥ १०३-१०६ ॥

फिरंग व्रण तथा अनेक प्रकार के नवीन दुष्टव्रणों को साफ करने के लिये विशेष रूप से एक और हजार के अनुपात का द्रव काम आता है । शल्यतन्त्र-वेत्ता वैद्य को चिरकालीन व्रणों के लिये एक और दो हजार की शक्ति का रसकर्पूर द्रव प्रयोग करना चाहिये । हाथ पैर आदि अंगों तथा घर धोने के लिये एक और एक हजार शक्ति का द्रव उपयोग में लाना चाहिये । योनि, गर्भाशय, नेत्र आदि कोमल अंगों के धोने के लिये इसको पाँच हजार गुणा जल मिलाकर प्रयोग करना चाहिये ॥ १०३-१०६ ॥

अथ कज्जलिकायाः स्वरूपम्

अर्द्धसमानद्विगुणमिताद्या गन्धकचूर्णात् पारदकस्य ।
मर्दनजन्या मसृणकाया कज्जलरूपा कज्जलिका सा ॥१०७॥

कज्जलिकायाः प्रयोगेषु विधानम्

योगेषु यत्र निर्दिष्टौ समौ गन्धकपारदौ ।
तन्मानां कज्जलीं यत्र योजयेद्भिषजां वरः ॥ १०८ ॥
उक्ते पारदमात्रे तु प्रयोगेषु सुनिश्चितम् ।
योजयेद्रससिन्दूरं रसतन्त्रविशारदः ॥ १०९ ॥

गन्धः स्यादधिकः सूताद्यावान् योगेषु मानतः ।
गन्धं तावन्तमेवेह विधानज्ञो विनिक्षिपेत् ॥ ११० ॥
रसोऽधिको भवेद्यत्र गन्धकस्य प्रमाणतः ।
आदावेव विदध्यात्तु तन्मानात्तत्र कज्जलीम् ॥१११॥

अथ कज्जलिका परिचयः—समासतस्त्रिविधा कज्जली गन्धकमानभेदात्। तत्र पारदापेक्षया अर्धगन्धका यथा-गण्डमालाखण्डनरसे—"कर्षं सूतं शुद्धमस्य गन्धकन्त्वर्धमुत्तमम्" इति । समानगन्धा यथा–स्वच्छन्दभैरवे–"शुद्धं सूतं यथा गन्धं....तुल्यांशम्मर्दयेत्" इत्यादि । द्विगुणगन्धा अर्शःकुठारे–"भागः शुद्धरसस्य भागयुगलं गन्धस्य" इत्यादि। उपलक्षणञ्चैतत्—त्रिगुणचतुर्गुणगन्धनिर्मिता-दीनामप्युपलम्भात्। यथा त्रिगुणगन्धा ज्वरघ्नीगुटिकायाम्–"भागैकं स्याद्रसा-च्छुद्धाद् द्वौ पिप्पल्यास्ततस्त्रयः । आकारकरभाद् गन्धाद्" इति। चतुर्गुणं यथा–गुञ्जागर्भरसे–"निष्कत्रयं शुद्धसूतं निष्कद्वादशगन्धकम्" इति। क्वचित्तु पारदा-चतुर्थांशगन्धयुतापि यथा–आमवातविध्वंसनरसे–"प्रक्षिप्य गन्धं रसपादभागम्" इति। क्वचित् तृतीयांशगंधकयुतापि यथा–हेमगर्भपोट्टल्याम्–"शुद्धसूतं त्रिभागं स्यात् तन्मानं शुल्वभस्म च। भागैकं गन्धकं दद्यात्" इति। क्वचित् "पलानि चत्वारि रसस्य गन्धस्य" इति त्रैलोक्यनाथरस इति। मसृणकाया कोमला, कज्जलरूपा पारदचाकचक्यरहिताऽतीव कृष्णा ॥ १०७–१११ ॥

भा.टी.—शुद्ध पारद में समभाग गन्धक, अथवा द्विगुणभाग या त्रिगुणभाग, अथवा अर्धभाग शुद्ध गन्धक मिलाकर खरल में खूब मर्दन करके इसका काला चमकीला रूप बना लेना कज्जलिका कहा जाता है ॥ १०७ ॥

जिन योगों में पारद और गन्धक समभाग प्रयोग लिखा हो वहाँ पर इनकी समभाग में बनायी हुई कज्जली डाल सकते हैं। और यदि कहीं योगों में केवल पारद का ही उल्लेख किया हो तो पारद न डाल कर उसके स्थान पर रससिन्दूर का प्रयोग करना चाहिये । जिन प्रयोगों में पारद की अपेक्षा जितना अधिक गन्धक लिखा हो वहाँ पर कज्जली के अतिरिक्त अधिक गन्धक डाल कर कज्जली बना प्रयोग करना चाहिये । इसके विपरीत जिन योगों में गन्धक की अपेक्षा पारद का भाग अधिक हो वहाँ पर पहिले ही उस पारद गन्धक की कज्जली अच्छी तरह बना लेनी चाहिये ॥ १०८–१११ ॥

वक्तव्य—कज्जली को बनाकर उसकी अच्छी तरह परीक्षा करनी चाहिये। यदि कज्जली ठीक होगी तो उसमें पारद की चमक नहीं दीखेगी और वह कोमल तथा चिकनी सी होगी। इसके अतिरिक्त इसकी परीक्षा के लिये बनी हुई कज्जली को थोड़ी सी मात्रा में लेकर हथेली पर रखें और दो एक बूँद जल को डालकर अँगुली से मर्दन करें और जल को सुखा लें, अब देखें यदि हथेली पर पारद के बहुत सूक्ष्म कण नजर आयें तो वह ठीक नहीं, अन्यथा ठीक समझना चाहिये।

कज्जलिकाया गुणाः

सहपानानुपानानां वैशिष्ट्यादिह कज्जली।
सर्वामयहरा वृष्या मता दोषत्रयापहा॥ ११२॥

कज्जलिकाया गुणाः—सहपानं यत्रौषधं मिश्रयित्वा खाद्यते, अनुपानं नाम औषधिभक्षणात् पश्चात् सेवनीयम् इत्यनयोर्भेदः॥ ११२॥

भा.टी.—सहपान (जिसके साथ औषधि मिलाकर खाई जाती है) और अनुपान (औषधि खाने के बाद सेवनीय) की विशेषतानुसार कज्जली सब रोगों को दूर करती है। उसके सेवन से पुंस्त्व-शक्ति की वृद्धि तथा तीनों दोषों की शांति होती है॥ ११२॥

अस्या आमयिकः प्रयोगः

कज्जली समसुगन्धनिर्मिता द्राविडीमरिचचन्द्रतोयदैः।
देवपुष्पबदरास्थिसंयुतैश्चूर्णितैश्च मधुना वमिं हरेत्॥ ११३॥
कज्जली द्विगुणगन्धनिर्मिता चन्द्रबालकमरीचशैलजैः।
चूर्णितैस्तु ससितैश्च भक्षिता दारुणामपि तृषां वमिं हरेत्॥ ११४॥

वरुणादिकषायेण कज्जली परिशीलिता।
बाह्यान्तर्विद्रधिं घोरां विनिवारयति द्रुतम्॥ ११५॥
द्विभागगन्धककृता कज्जली खलु भक्षिता।
कारवेल्लीदलरसैर्वीसर्पं दारुणं हरेत्॥ ११६॥
द्विगुणितबलियोगा कज्जली श्लक्ष्णचूर्णा
सततमिह हि लीढा शिग्रुजत्वग्रसेन।
मधुजमधुसमेता विद्रधिं हन्ति बाह्यां
त्वपनयति तथान्तर्विद्रधिञ्चातिघोराम्॥ ११७॥

कज्जली द्विगुणगन्धनिर्मिता यष्टिकावृषकणाभयाक्षकैः।
बर्बरीस्वरसभाविता भृशं श्वासकासतमकामयापहा ॥११८॥
समानगन्धनिर्मिता सनिम्बुकाम्लनागरा।
कणान्विता तु कज्जली हरेदजीर्णमुद्धतम् ॥११९॥
एलाहिफेनकर्पूरजातीफललवङ्गकैः।
समैः सुचूर्णिता ख्याता कज्जली स्वप्नमेहनुत् ॥१२०॥
शिंशपासारतैलेन नवनीतेन वाऽनिशम्।
लिप्ता कज्जलिका शीघ्रं जीर्णं चर्मदलं हरेत् ॥ १२१ ॥
द्विभागधूर्तपत्राढ्या कज्जली मन्थजान्विता।
चित्रकद्रव्यसंपिष्टा कण्डूपामादिकं हरेत् ॥१२२॥
कज्जली सैन्धवोपेता रविदुग्धेन पेषिता।
गण्डेषु लेपनादेव नाशयेद् गण्डमालिकाम् ॥१२३॥
वराकौशिकचूर्णेन समुपेता तु कज्जली।
वातारितैलसंयुक्ता सर्वामयविनाशिनी ॥१२४॥
कज्जली द्विगुणगन्धनिर्मिता गव्यमन्थजयुता निषेविता।
नाशयेत्तु ह्युपदंशमुद्धतं पथ्यमत्र लवणोज्झितं मतम् ॥१२५॥
समगन्धकयोगेन कृता कज्जलिका खलु।
लेपनान्नवनीतेन गजचर्महरा मता ॥१२६॥
कज्जली सितयोपेता धात्रीस्वरससंयुता।
शीलिता नाशयत्याशु सर्वानेव मदात्ययान् ॥१२७॥
धत्तरबीजस्वरसपेषिता खलु कज्जली।
सव्योषा नस्ययोगेन सन्निपातं निपातयेत् ॥१२८॥

आमयिक प्रयोगे—द्राविडी एला, चन्द्रः कर्पूरः, तोयदो मुस्ता। वरुणादिकषायः सुश्रुतनिर्दिष्टः। मधुश्चैत्राख्यो मासस्तज्जातेन मधुना क्षौद्रेण समेतेत्यर्थः। अथवा मधुर्वसन्तः तत्र जातेन निष्कासितेन इति यावत्। वासन्तिकेन मधुना समेता इति योज्यम्। अभया हरीतकी, अक्षकः विभीतकः, बर्बरी वनतुलसी, अहिफेनादीनां ग्राहित्वात् स्वप्नमेहव्यपोहः। शिंशपासारः तदीयं तत्समुत्थं तैलम्। मन्थजं नवनीतम्। वरा त्रिफला, कौशिकं गुग्गुलुः। गजचर्म कुष्ठविशेषः ॥ ११३–१२८ ॥

भा.टी.—पारद गन्धक की समभाग कजली को छोटी इलायची, काली मिर्च, कपूर, नागरमोथा, लौंग और बेर की मीगी के चूर्ण के साथ मिला मधु से सेवन करने पर वमन बन्द हो जाती है। पारद से द्विगुण गन्धक

लेकर बनायी हुई कज्जली को कपूर, सुगन्धबाला, मरिच और छारछबीला तथा खाँड के चूर्ण के साथ मिलाकर जलानुपान से सेवन करने पर भयंकर तृषा तथा वमन बन्द हो जाती है। वरुणादिगण के कषाय के साथ यदि कुछ दिन तक कज्जली का सेवन कराया जाय तो बाह्य तथा आभ्यन्तर दोनों प्रकार की विद्रधि शान्त हो जाती है। द्विगुण गन्धक की कज्जली को करेले के पत्ररस के साथ सेवन करने से भयंकर वीसर्प रोग शांत हो जाता है। द्विगुण गन्धक की कज्जली को सहंजने के स्वरस तथा मधु के साथ कुछ दिन निरन्तर सेवन करने से बाह्य-आभ्यन्तर दोनों प्रकार की विद्रधि शांत हो जाती है। द्विगुण गन्धक की कज्जली को बनतुलसी के स्वरस की भावना देकर, मुलैठी, अडूसा, पिप्पली, हरड़ तथा बहेड़े के चूर्ण के साथ मिलाकर सेवन करने से श्वास, कास तथा तमक श्वास रोग शांत होते हैं। सम गंधक कज्जली को, नीम्बूकाम्ल सोंठ तथा पिप्पली चूर्ण के साथ मिलाकर सेवन करने से अजीर्ण रोग नष्ट हो जाता है। इलायची बीज, अहिफेन, कपूर, जायफल और लौंग तथा कज्जली प्रत्येक समभाग में लेकर ४ रत्ती मात्रा में सेवन करने से स्वप्नमेह में आराम आता है। सीसम की लकड़ी के तैल अथवा मक्खन में मिलाकर कज्जली को कुछ दिन तक निरन्तर लेप करने पर पुराना चर्मदल रोग नष्ट हो जाता है। एक भाग कज्जली दो भाग धतूरे के पत्ते लेकर दोनों को खरल में चित्रकस्वरस से पीसकर मक्खन मिला लेप करने से कण्डू पामा आदि रोग नष्ट होते हैं। कज्जली में समभाग सैन्धानमक मिला आक के दूध में पीसकर लेप करने से गण्डमाला में आराम आता है। त्रिफलाचूर्ण, शुद्ध गुग्गुल को कज्जली में मिलाकर एरण्ड तैल के साथ खूब मर्दन कर पतला कल्क-सा बनाकर गरम जल या दूध से सेवन करने पर सब रोग विशेषतः वात-रोग नष्ट होते हैं। द्विगुण गन्धक की कज्जली को गाय के मक्खन के साथ मिलाकर सेवन करने से उपदंश रोग नष्ट हो जाता है; परंतु इसके सेवनकाल में लवण का त्याग कर देना चाहिए। समभाग कज्जली को मक्खन में मिलाकर लेप करने से गजचर्म (चम्बल) रोग नष्ट हो जाता है। कज्जली में समभाग खांड मिला आँवलों के स्वरस के साथ कुछ दिन सेवन करने से सब प्रकार के मदात्यय रोग नष्ट हो जाते हैं। कज्जली को धतूरे के बीजों के रस में अच्छी तरह घोंटकर इसमें त्रिकटुचूर्ण मिला नस्य लेने से सन्निपात में लाभ होता है ॥ ११३–११८ ॥

अथ कज्जलिकोदयमलहरः

वस्वब्धितोलकमितं सिक्थतैलं तु निर्मलम् ।
श्लक्ष्णपिष्टा कज्जलिका तोलकद्वयसंमिता ॥१२९॥

शुद्धं मृद्दारशृङ्गं तु युगतोलकसमितम् ।
कम्पिल्लकञ्च विमलं वसुतोलकसंमितम् ॥१३०॥

माषत्रयोन्मितं चैव तुत्थकं निर्मलीकृतम् ।
आदाय खल्वे विन्यस्य पेषयेदतियत्नतः ॥१३१॥

ततो विशालवक्त्रायां काचकुप्यां तु विन्यसेत् ।
मतो मलहरोऽयं तु नाम्ना कज्जलिकोदयः ॥१३२॥

शोधनो रोपणश्चायं व्रणानां तु विशेषतः ।
नाडीव्रणहरश्चापि विविधव्रणनाशनः ॥१३३॥

व्रणा ये न प्रशाम्यन्ति भेषजानां शतैरपि ।
अचिरादेव शाम्यन्ति भृशमस्य प्रयोगतः ॥१३४॥

वस्वब्धितोलकं ४८ तोलकाः । मृद्दारशृङ्गशुद्धिर्जलपेषणाद् वक्ष्यते ॥ १२९–१३४ ॥

भा.टी.—शुद्ध सिक्थ तैल ४८ तोला, पारद गन्धक की समभाग कज्जली २ तोला, शुद्ध मुरदासंख चार तोला, स्वच्छ कबीला आठ तोला, शुद्ध तूतिया तीन माशे लेकर, इन सबको एकत्र खरल में डाल अच्छी तरह पीसकर मिला लें। मरहम तैय्यार होने पर इसे चौड़े मुख की शीशी में भरकर रख लें। इस मरहम को कज्जलिकोदय-मलहर कहते हैं। यह मरहम व्रणों का शोधन तथा रोपण (भरना) करती है। इसके प्रयोग से नाडीव्रण तथा अन्यान्य व्रण अच्छे होते हैं। जो व्रण हजारों प्रकार के मरहमों से अच्छे नहीं होते हैं उनको यह मलहर शीघ्र ही अच्छा कर देता है ॥ १२९–१३४ ॥

अथ रसपर्पटिकाया निर्माणप्रकारः

सूतं हिङ्गुलसम्भवं हृतमलं मोटोरुबूकार्द्रकैः
दैत्येन्द्रं कचरञ्जनोद्भवजलैः प्राक् सप्तधा भावितम् ।
अम्भोकोलककोकिलोज्ज्वलशिखे सम्यग्विलाप्य द्रुतं
भृङ्गोत्थे सलिले निषिच्य विमलं तुल्यं ततः पेषयेत् ॥१३५॥
युक्त्या कज्जलिकां विधाय विबुधस्तां लोहदर्व्यां क्षिपेत्
निर्दिष्टैः खलु कोकिलैश्च दहनं प्रज्वाल्य दर्वीं न्यसेत् ।
सूतं पङ्कसमं विलाप्य रुचिरं पाकक्रियाकोविदः

शीघ्रं गोमयसंस्थिते तु कदलीपत्रे ततो निक्षिपेत् ॥१३६॥
निक्षिप्तमात्रं कदलीपलाशैराच्छादयेद्वै सुचिरं रसज्ञः ।
यस्मादियं पर्पटतुल्यरूपा तस्मान्मता पर्पटिकाभिधेया ॥१३७॥

अथ रसपर्पटिका—मोटा जयन्ती, उरुबूक एरण्डः, दैत्येन्द्रो गन्धकः, कच्चरञ्जनं भृङ्गराजः । कोलककोकिलाः बदराङ्गाराः ॥ १३५–१३७ ॥

भा.टी.—पहिले हिंगुलोत्थपारद को अरणी, एरण्डमूल तथा अदरखरस के साथ तीन दिन मर्दन करके धोकर साफ कर लें। फिर शुद्ध गन्धक को भांगरे के रस की सात भावना देकर सुखा लें, फिर इसे एक लोहपात्र या क़रछी में रखकर बेर के कोयले की अग्नि में पिघलाकर भांगरे के स्वरस में बुझा लें। इस प्रकार शुद्ध गन्धक, और पूर्वोक्त प्रकार से शुद्ध पारद दोनों को समभाग लेकर दोनों की अच्छी तरह कज्जली बना लें। अब इस कज्जली को एक लोहे की चम्मच में डाल कर इसे (चम्मच) कोयलों की अग्नि पर रखकर पिघलायें। जब यह कज्जली पिघलकर कीचड़ की भाँति गीली हो जाय तब इसे गोबर के ऊपर बिछे हुए केले के पत्ते पर डाल दें और डालते ही एक दूसरे कदलीपत्र से इसे दबाते हुए ढँक दें और अच्छी तरह शीतल होने तक इसी तरह रहने दें। इस प्रकार कदलीपत्र से दबाने पर यह पपड़ी सी बन जाती है। अतः इसे पर्पटी नाम से कहा जाता है ॥ १३५–१३७ ॥

वक्तव्य—कज्जली को लोहे की चम्मच में डालने से पूर्व चम्मच में थोड़ा सा घी लगा लेना चाहिये जिससे द्रव्य उसमें चिपका न रह जाय और अग्नि से गन्धक जल न जाय।

पर्पटिकापाकस्य त्रैविध्यम्

मृदुर्मध्यः खरश्चेति पाकोऽत्र त्रिविधः स्मृतः ।
आद्यौ प्रयोजयेद्वैद्यः खरन्तु विषवत्त्यजेत् ॥१३८॥

त्रिविधपाकानां स्वरूपाणि

मृदुपाके न भंगः स्यात्तत्सारल्यञ्च मध्यमे ।
द्वयोः सचन्द्रिकं कार्ष्ण्यं खरे चूर्णञ्च लोहितम् ॥१३९॥

खरपाकस्य त्यागो गन्धकदाहात् ॥ १३८–१३९ ॥

भा.टी.—मृदु, मध्य तथा खर भेद से पर्पटी का त्रिविध पाक होता है। इनमें से मृदु तथा मध्य पाक युक्त पर्पटी का औषधि रूप में प्रयोग करना चाहिये, किन्तु खरपाक युक्त पर्पटी को विष के समान त्याग देना चाहिये ॥१३८॥

मृदुपाक युक्त पर्पटी तोड़ने पर कुछ मुड़कर टूट जाती है, मध्यपाक में वह बड़ी आसानी से टूटनेवाली हो जाती है, किन्तु खरपाक में पपड़ी न बनकर वह कुछ लाल वर्ण का सा चूर्ण हो जाता है ॥ १३९ ॥

पर्पटिकाया गुणाः

ग्रहणीगजमर्दनदक्षतरा क्षयकासजलोदरगुल्महरा ।
अतिसारमतिभ्रमदाहहरा ज्वरशोथहरा रसपर्पटिका ॥१४०॥
अर्शोरोगं हरति सुतरां कामलां शूलकोपं ।
पाण्डुव्याधिं श्वयथुसहितं भस्मकञ्चातिभीष्मम् ।
कुष्ठान्यष्टादश श्वयथुमथोत्सेधकं सर्वरूपं
प्लीहानश्च प्रविततरुजं त्वामवातानशेषान् ॥ १४१ ॥
अम्लपित्तशमनी हरणीया वृद्धदोषदमनी रमणीया ।
कामशुक्रजननी मदनीया पर्पटी क्व न भवेत्कमनीया ॥१४२॥

उत्सेधकं शोथम् । मदनीया हर्षकरी ॥ १४०–१४२ ॥

भा.टी.—पर्पटी, ग्रहणी रोगरूपी हाथी के मर्दन में अत्यन्त उपयोगी होती है। इसके अतिरिक्त क्षय, कास, जलोदर, गुल्म, पुरातन अतीसार, बुद्धिभ्रम, दाह, ज्वर तथा शोथ को नष्ट करती है। इसके प्रयोग से अर्शरोग, कामला, शूल (उदर-रोग), पाण्डुरोग (शोथ युक्त), अतिभीषण भस्मक रोग आदि नष्ट हो जाते हैं। यह अट्ठारह प्रकार के कुष्ठ तथा त्वक् रोगों और अत्यन्त बढ़ी हुई प्लीहा तथा सब प्रकार के आमवात को भी नष्ट करती है। यह पर्पपटी अम्लपित्त को शमन करती है। वृद्धावस्थाजन्य दौर्बल्य को दूर करती है, कामशक्ति को बढ़ाती तथा शुक्र की उत्पत्ति आदि कार्य करने से हर प्रकार से उत्तम औषधि है ॥ १४०–१४२ ॥

पर्पटीमात्रा

गुञ्जाद्वितयमेवादौ मात्रामस्य प्रकल्पयेत् ।
क्रमवृद्ध्या च वितरेद् गुञ्जादशकमन्ततः ॥ १४३ ॥

पर्पटी कल्प या सेवन कराने से प्रारम्भ में दो रत्ती की मात्रा ही देनी चाहिये। फिर क्रमशः बढ़ाते हुए दस रत्ती तक इसकी मात्रा कर देनी चाहिये ॥ १४३ ॥

रसपर्पटिकाया आमयिकः प्रयोगः

नाकुलीमूलरजसा गुञ्जाष्टकमिता सिता ।

रसपर्पटिका साज्यमुन्मादमिह नाशयेत् ॥१४४॥
ब्राह्मीरससमायुक्ता गुञ्जाष्टकमिताशिता ।
रसपर्पटिका काममपस्मारं निवारयेत् ॥१४५॥
रामठेनार्धगुञ्जेन सगुञ्जाष्टकजीरका ।
रसपर्पटिका भुक्ता ग्रहणीं हन्ति दारुणाम् ॥१४६॥
व्योषनिम्बुदलोपेता भक्षिता रसपर्पटी ।
सप्ताहद्वितयेनैव त्वपस्मारं विनाशयेत् ॥ १४७ ॥
वर्धमानकबीजोत्थतैलेन परिशीलिता ।
शूलं गुग्गुलुना पाण्डुशोफं हन्यात्तु पर्पटी ॥१४८।
धूर्तबीजसमायुक्ता रसपर्पटिकाशिता ।
गुञ्जापञ्चकमात्रन्तु हन्त्युन्मादं विशेषतः ॥१४९॥
गोमूत्रेण समायुक्ता रसपर्पटिकाशिता ।
मासमात्रप्रयोगेण नाशयेद् गुदजामयम् ॥ १५० ॥
निम्बपञ्चकभल्लातवाकुचीभृङ्गसंयुता ।
निहन्ति सर्वकुष्ठानि रसपर्पटिकाशिता ॥१५१॥
दशमूलकषायेण शीलिता रसपर्पटी ।
विनाशयेद्विशेषेण दारुणं वातिकं ज्वरम् ॥ १५२ ॥
व्यूषणक्षोदसंयुक्ता रसपर्पटिकाशिता ।
विनिहन्त्यचिरादेव कासं खलु कफोत्थितम् ॥१५३॥

नाकुली रास्ना, रामठं हिङ्गु, वर्धमानक एरण्डः, निम्बपञ्चकं निम्बपञ्चाङ्गम्॥

भा.टी.—पर्पटी को उन्माद रोग के लिये आठ रत्ती मात्रा तक लेकर रास्नामूलचूर्ण के साथ गोघृत में मिलाकर सेवन करना चाहिये। दो से आठ रत्ती मात्रा तक ब्राह्मीस्वरस के साथ सेवन कराने से अपस्मार रोग को नष्ट करती है। आधी रत्ती हींग, आठ रत्ती रसपर्पटी, आठ रत्ती श्वेतजीरकचूर्ण मिलाकर कुछ दिन सेवन करने से दुःसाध्य संग्रहणी रोग नष्ट हो जाता है। त्रिकटुचूर्ण और पर्पटी को मिला नींबू के पत्रकल्क के साथ सेवन करने से दो सप्ताह में अपस्मार (मृगी) रोग नष्ट हो जाता है। उदरशूल में इसको एरण्डबीजतैल के साथ सेवन कराना चाहिये और शोथ युक्त पाण्डु रोग में इसको गुग्गुलुचूर्ण में मिलाकर सेवन कराना चाहिये। पाँच रत्ती मात्रा तक पर्पटी को लेकर धत्तूरबीजचूर्ण के साथ सेवन कराने से उन्माद रोग को नष्ट करती है।

अर्शरोग में रसपर्पटी को एक मास तक गोमूत्र के साथ सेवन कराने से अर्श-रोग नष्ट हो जाता है। निम्ब पञ्चांग, शुद्ध भिलावा, बाकुची तथा भांगराचूर्ण के साथ पर्पटी-सेवन से सब कुष्ठ रोग नष्ट हो जाते हैं। दशमूलकषाय के साथ पर्पटी सेवन करने से भयंकर वातज्वर शान्त हो जाता है। त्रिकटुचूर्ण मिलाकर रसपर्पटी का सेवन कराने से कफजन्य कास शीघ्र ही शान्त हो जाता है।

वक्तव्य—संग्रहणी, पुरातन अतीसार में पर्पटी का सेवन कराने पर दूध, मठा, अथवा फलों का ही सेवन कराने से शीघ्र और स्थायी लाभ होता है। अतः भयानक अवस्थावाले उक्त रोगी को पर्पटी सेवन के साथ अन्न तथा गुरु पदार्थ भोजन के लिये नहीं देने चाहिये ॥ १४४–१५३ ॥

पर्पटिकाभक्षणसमनन्तरं जलपाननिषेधः

रसबलिपर्पटिकाया भक्षणसमकालमेव दोषज्ञैः।
नादेयं वा कौपं पानीयं नैव पानीयम् ॥१५४॥

पर्पटिकायाः पथ्यानि

काकाह्वा च पटोलकं सुविशदं पूगीफलञ्चार्द्रकं
वास्तूकं कदलीप्रसूनममलं कृष्णञ्च वातिंगनम्।
सूक्ष्माश्चाथ पुरातनाः कृमिगणैर्हीनास्तथा शालयः
पानं गोपयसः सशर्करमलं पथ्यं बुधैः कीर्तितम् ॥१५५॥

जलपाननिषेधो विकारहेतुत्वात्। कौपं कूपभवम्, नादेयं नदीजातम्। काकाह्वा काकमाची, वातिङ्गनं वृन्ताकम् ॥ १५४–१५५ ॥

भा.टी.—पारद गन्धक की पर्पटी सेवन करने के तत्काल बाद तृषा लगने पर भी कुआँ अथवा नदी का जल नहीं पीना चाहिये। इससे रोगोत्पत्ति अथवा रोगवृद्धि का डर रहता है ॥ १५४ ॥

पर्पटी सेवन काल में मकोय, परवल, सुपारी, अदरख, बथुआ, केले के फूल, काला और कोमल बीज रहित बैगन, बिना घुन लगे बारीक पुराने बासमती आदि चावल, खांड या मिश्री युक्त गो दूध; ये वस्तुयें पथ्य मानी जाती हैं॥१५५॥

प्रकारान्तरेण पथ्यानि

पुराणाः शालयः शाके वृन्ताकं वा पटोलकम्।
गवां दुग्धन्तु सततं पथ्यमेतच्चतुष्टयम् ॥१५६॥
प्रथमायामवस्थायां दुग्धं सात्म्यं न चेद्भवेत्।
अतीसारप्रवृत्तिः स्यात्तदा तन्नैव योजयेत् ॥१५७॥

लावतित्तिरिकादीनां रसं तत्र नियोजयेत् ।
अतीसारनिरोधे तु दुग्धमेव प्रदापयेत् ॥१५८॥
शोथे विशेषतो हेयं पानीयं लवणन्तथा ।
तृषायां वितरेदल्पं नारिकेलोदकं भिषक् ॥१५९॥
उष्णप्रधानदेशे तु रोगिमंगलकाम्यया ।
सशोथेऽपि भिषग् नीरं जातु नैव विवर्जयेत् ॥१६०॥

अतीसारनिरोधे अतीसारे निवृत्ते सति ॥ १५६–१६० ॥

भा.टी.—अन्नों में पुराने चावल, शाकों में परवल, तथा कोमल बैंगन, गोदूध, ये चार चीजें पर्पटी सेवन में निरन्तर पथ्य समझनी चाहिये। यदि पर्पटी सेवन करने पर प्रारम्भ अवस्था में दूध अनुकूल न पड़े और दूध पीने से दस्त अधिक होने लगें तो इसे छोड़ देना चाहिये। इसके स्थान पर रोगी की बलवृद्धि के लिये लावा और तीतर आदि पक्षियों के लघुमांस रस का प्रयोग करना चाहिये। यदि पर्पटी सेवन करनेवाले रोगी के शरीर में शोथ हो तो उसे जल तथा नमक नहीं देना चाहिये। यदि उसे तृषा लगती हो तो पीने के लिये थोड़ा थोड़ा नारियलजल देते रहना चाहिये। किन्तु अधिक गरम देशों में रोगी के हित की दृष्टि से शोथ होने पर तृषा में जल का निषेध नहीं करना चाहिये; अन्यथा रोगी को मूर्च्छा आदि विकार होने की आशंका रहती है ॥ १५६–१६० ॥

रसपर्पटिकाया अपथ्यानि

नाम्लं स्नानं शिशिरसलिलैर्नापि वातादिसेवां
कोपं चिन्तामहिममतुलं नैव सेवेत चोष्णम् ।
तिक्तं निम्बादिकमिह गुडानूपमांसादिकञ्च
स्त्रीणां सम्भाषणमपि बुधैर्नैव कार्यं कदाचित् ॥१६१॥

भा. टी.—रसपर्पटी सेवनकाल में रोगी को अम्ल द्रव्यों का सेवन, शीत जल से स्नान, शीत वायु में रहना या घूमना, क्रोध करना, चिन्ता करना, तथा उष्ण द्रव्यों का सेवन सर्वथा त्याग देना चाहिये। इसके अतिरिक्त नीम आदि कड़वी चीजों का सेवन गुड़, अनूपदेशीय जन्तुओं का मांस आदि तथा स्त्रियों के साथ एकान्त में हास्य और शृंगार सम्बन्धी बातचीत कदापि नहीं करनी चाहिये ॥ १६१ ॥

अथ रससिन्दूरस्य निर्माणप्रकारः

तोलकाष्टकमितं रसेश्वरं तन्मितञ्च विमलं बलिं हरेत् ।
खल्वके खलु विमर्द्य कज्जलीं भावयेदथ वटाङ्कुराम्बुभिः ॥१६२॥
मषीपात्रसमाकारां सुकृष्णां काचकूपिकाम् ।
सतूलकुट्टितमृदा लेपयेत् खलु यत्नतः ॥१६३॥
स्थापयेत्कज्जलीं काचकुप्यां ततो यत्नतः पाचयेद्वालुकायन्त्रगाम् ।
अग्निवृद्धिक्रमैर्जीर्णगन्धे रसे रोधयेद्युक्तितः काचकूपीमुखम् ॥१६४॥
वालुकायन्त्रके काचकूपीमुखात् रोचनासन्निभो नैति धूमो यदा ।
सूतपाकक्रियाज्ञानदक्षैर्बुधैर्वेदितव्यस्तदा जीर्णगन्धो रसः ॥१६५॥
निवेश्य कुप्यां खटिकाविधानं जलेन सम्पेषितया प्रकामम् ।
प्रलेपयेद्वै गुडचूर्णपिष्ट्या ततः पचेद्यामयुगं रसज्ञः ॥१६६॥
अवबुध्य तदंगशीततां खलु बालारुणसूर्यसन्निभम् ।
गलदेशविलग्नमुज्ज्वलं रससिन्दूरमिहाहरेद् बुधः ॥१६७॥

अथ रससिन्दूरनिर्माणप्रकारः—रसः ८ तोलकः, गन्धकः ८ तोलकः, कज्जलीकृत्य वटांकुरजलैर्भावयेत् । रोचनासन्निभः पीतवर्ण इत्यर्थः । अयञ्च बहिर्धूमजारणप्रकारः, अन्तर्धूमनिर्माणप्रकारोपयोगि वालुकायन्त्रन्तु पूर्वमवोचाम, तेन रससिन्दूरस्य तलस्थतापि भवति ॥ १६२–१६७ ॥

भा. टी—आठ तोला शुद्ध पारद और इतना ही शुद्धगन्धक लेकर इन दोनों को एकत्र खरल में डालकर अच्छी तरह कज्जली बना लें और इस कज्जली को बड़ के अंकुरों के जल से एक भावना देकर सुखा लें । अब एक दवात की तरह बनी हुई काले काँच की शीशी लेकर इसको रुई और मुलतानी मिट्टी को एकत्र कूटकर इससे अलग-अलग साफ कपड़मिट्टी करके सुखा लें । अब पूर्वोक्त कज्जली को इस काँच की शीशी में भरकर इसे वालुकायन्त्र में रखें और मन्द, मध्य तथा तीव्र क्रम से अग्नि देते हुए गन्धक के जल जाने पर शीशी के मुख में सावधानी से डाट लगा दें । वालुकायन्त्र में रखी हुई शीशी के मुख से जब रोचन सदृश वर्ण अर्थात् पीतरक्तमिश्रित वर्ण का धुआँ निकलना बन्द हो जाय तो 'गन्धक जीर्ण हो गया है' ऐसा समझकर उसी समय शीशी के मुख में डाट लगाना चाहिये । शीशी के मुख में खड़िया या ईंट का बना हुआ डाट लगाकर उसको गुड़ तथा चूने के जल से पीसकर लेप करके फिर ६ घंटे की अग्नि देवें । जब अग्नि बन्द करने पर वालुकायन्त्र स्वतः

शीत हो जाय तो शीशी को निकाल खोलकर उसके गले में लगा हुआ प्रातः काल के सूर्य के समान रक्तवर्ण का रससिन्दूर निकालें।

वक्तव्य—वालुकायन्त्र की हाँडी के पेंदे में एक कनिष्ठिका अंगुली के समान छिद्र करके उसमें शीशी रखकर फिर वालुका भरने का भी कई वैद्य विधान मानते हैं। और कई हाँडी के छिद्र में भीतर की तरफ पहिले एक अभ्रक का पात्र रखकर उस पर शीशी रख बालुका भरने को कहते हैं। इन दोनों का अभिप्राय तीव्र अग्नि पहुँचाने से है, परन्तु गन्धक जीर्ण होने पर ही डाट लगाना उचित होने पर उक्त विधान को न भी किया जाय तो कोई हानि नहीं होती है। शीशी के स्थान पर काली बोतल लेना उत्तम होता है ॥ १६२–१६७ ॥

रससिन्दूरस्य निर्माणप्रकारः

[गीतिका]

वसुतोलकप्रमाणं विमलीकृतं रसेशम्।
विनिधाय खल्वमध्ये रससंमितञ्च गन्धम् ॥१६८॥
दिवसद्वयं प्रयत्नादिह पेषयेद्विधिज्ञः।
नवनीलनीरदाभां खलु कज्जलीं विदध्यात् ॥१६९॥
अथ भावयेद्विधानात्तु वटाङ्कुरोत्थवारा।
लघुशाल्मलीशिफोत्थैः सलिलैस्तु वा त्रिवारम् ॥१७०॥
मांसपात्रकोपमाङ्गीं मलिनां तु काचकूपीम्।
जलतूलमृच्छाकाभिः परिलेपयेन्निकामम् ॥१७१॥
विनिधाय तां तु कूप्यामथ वालुकाख्ययन्त्रे।
क्रमवृद्धवह्नियोगाद्विपचेद्रसं रसज्ञः ॥१७२॥
मृदुवह्निना च पूर्वं विबुधो द्वियाममात्रम्।
विधिना विधानविज्ञः खलु जारयेत्तु गन्धम् ॥१७३॥
अवलोक्य जीर्णगन्धं रसपाकविद्रसेशम्।
पिदधीत काचकूपीवदनं पिधानकेन ॥१७४॥
गुडचूर्णवारिपिष्ट्या सुविधाय वक्त्ररोधम्।
अथ तीव्रवह्नियोगाद्विपचेद् द्वियाममात्रम् ॥१७५॥
स्वत एव शीतलाङ्गीं तु विभिद्य काचकूपीम्।
अरुणोत्पलप्रकाशं रसमाहरेद्रसज्ञः ॥१७६॥

प्रकारान्तरेण रससिन्दूरनिर्माणं शिष्यमतिवैशद्यार्थम् । मलिनामिति कृष्णां नतु मलयुताम् । विधानविज्ञः पीतधूमाद्यालोकननिपुण इत्यर्थः ॥१६८–१७६॥

भा.टी.—खरल में आठ तोले शुद्ध पारद तथा आठ तोले शुद्ध गन्धक डालकर इन दोनों को एकत्र दो दिन तक अच्छी तरह मर्दन करके कज्जली बना लें। अब इस कज्जली को बड़ के अंकुरस्वरस से अथवा कोमल छोटी-छोटी सेमल की मूसलियों के स्वरस से तीन भावना देकर सुखा लें। अब एक दवात के सदृश आकार की शीशी लेकर उसको रुई और मिट्टी के गारे से सात कपड़मिट्टी पृथक् करके सुखा लें। इस शीशी में उक्त कज्जली को भर कर बालुकायन्त्र में रखकर इसके नीचे मन्द, मध्य और तीव्र क्रम से अग्नि जलावें परन्तु पहिले पहल ३ घंटे तक मन्द-मन्द अग्नि देकर फिर मध्यम अग्नि देवें। जब ६ घंटे में गन्धक जीर्ण हो जाय तो काचकूपी के मुख के ऊपर डाट लगाकर उसको गुड़ और चूने के कल्क से अच्छी तरह बन्द कर दें। और फिर ६ घंटे तक उसको तीव्र अग्नि देकर रससिन्दूर का पाक करें। बालुकायन्त्र के स्वतःशीत हो जाने पर शीशी को निकाल उसमें से लाल कमल सदृश वर्ण का शीशी के गले में लगा हुआ रससिन्दूर निकालें ॥ १६८–१७६ ॥

तलस्थरससिन्दूरस्य निर्माणप्रकारः

रसगन्धौ समौ कृत्वा तयोः कुर्याच्च कज्जलीम् ।
तां क्षिपेत्काचकूप्यन्तर्मुखे मुद्रां च दापयेत् ॥१७७॥
विस्तारे च तथायामे निम्नतायां भिषग्वरः ।
हस्तैकप्रमितं गर्तं कृत्वा कूपीं तु विन्यसेत् ॥१७८॥
चतुरङ्गुलमुत्सेधे वालुकाभिः प्रपूरयेत् ।
स्याच्च शिष्टः कूपिकायाः कायस्तद्वदनावृतः ॥१७९॥
वन्योपलैस्तु तद्गर्तं पूरयित्वा पुटेत्खलु ।
स्वांगशीतां कूपिकाञ्च तस्मादपहरेद् भिषक् ॥१८०॥
तलस्थं रससिन्दूरं शोणवर्णं प्रजायते ।
नाम्नाधःसैकतं यन्त्रं खल्वेतत्परिकीर्तितम् ॥१८१॥
नरेन्द्रनाथमित्राख्यैरयं पन्था निदर्शितः ।
अनुभूतश्च सुगमः प्रकारः सम्प्रकीर्तितः ॥१८२॥

अनावृत इति वालुकाभिः। दृष्टकर्मणा वैद्येनायं विधिः सम्पाद्यः । चतुरङ्गुलमित्युपलक्षणम्, तेन कज्जलीपूर्णभागं यावद्वालुका देया। स्पष्टमन्यत् १७७–१८२

भा.टी.—पारद और गन्धक को समभाग में लेकर कज्जली बना लें, और इसको काँच की शीशी में भरकर उसके मुँह में डाट लगा दें और अच्छी तरह बन्द कर दें। अब जमीन में एक हाथ लम्बा-चौड़ा गड़ा बनाए और इस बीच में शीशी को रखकर उसके चारों तरफ ४ अंगुल ऊँचे तक बालू भर दें। अब शीशी के बचे हुए भाग को ऊपर गढे में जङ्गली गोहरी भरकर जलाकर पुट दें। स्वतः शीत होने पर गले में चिपका हुआ रक्त वर्ण का रससिन्दूर निकाल लें। तलस्थ रससिन्दूर निर्माण के लिए काम में आनेवाले इस यन्त्र को अधःसैकत यन्त्र कहते हैं। यह विधि वैद्यवर नरेन्द्रनाथ मित्र की बतायी है और सुगम है ॥ १७७–१८२ ॥

अथ अर्द्धगन्धकजीर्णरससिन्दूरम्

तोलकाष्टकमितो रसेश्वरः कर्षकद्वयमितश्च गन्धकः।
नव्यसार इह कर्षसंमितः पेषयेदथ च लुङ्गवारिभिः ॥१८३॥
कूपिकागतमथ प्रबुद्धधीः सम्पचेत् सिकतयन्त्रके भिषक्।
शास्त्रवित्खलु विभिद्य कूपिकां हिङ्गुलाभमिह सूतमाहरेत् ॥१८४॥

अर्धगन्धकजीर्ण रससिन्दूरम्—नव्यसारः नवसादरः। शास्त्रवित् पूर्वोक्त-पाकक्रमज्ञाता ॥ १८३–१८४ ॥

भा.टी.—आठ तोला शुद्ध पारद और दो कर्ष (चार तोला) शुद्ध गंधक और दो तोला नौसादर, इन तीनों को एकत्र मिलाकर बिजौरा नींबू के रस से खूब अच्छी तरह मर्दन करके सुखा लें और फिर कपड़मिट्टी की हुई कूपी में भर कर बालुकायन्त्र में रख करके क्रमवृद्ध अग्नि देकर पाक कर लें। यन्त्र के स्वांगशीत होने पर शीशी को तोड़कर उसके गले में लगे हुए सिंगरफ के सदृश पारद (रससिन्दूर) को निकालकर शीशी में रख लें ॥ १८३–१८४ ॥

वक्तव्य—इस अर्धगन्धक रससिन्दूर में गन्धक आधा भाग होने से गन्धक जीर्ण करने में समभागिक रससिन्दूर की अपेक्षा आधा समय लग सकता है। यह सब अग्नि देने पर निर्भर समझना चाहिये।

अथ समानगन्धकजीर्ण रससिन्दूरम्

पामारि खलु निर्मलं पलमितं तत्तुल्यभागं रसं
तत्पादप्रमितं नृसारममलं दत्वाऽथ सम्पेषयेत्।
कूपीमध्यगतं विधाय सिकतायन्त्रे पचेद्युक्तितः
राजीवोपममूर्ध्वभागगरसं कूपीं विभिद्याहरेत् ॥१८५॥

भा.टी.—शुद्ध पारद आठ तोला और शुद्ध गन्धक आठ तोला तथा दो तोला शुद्ध नौसादर; इनको एकत्र खरल में मर्दनकर नींबूस्वरस की भावना देकर सुखा लें। बाद को कूपी में भरकर इसे बालुकायन्त्र में रख युक्तिपूर्वक अग्नि देते हुए पकायें। पूर्ण अग्नि देने के बाद यन्त्र के स्वांग-शीत होने पर कूपी तोड़कर उसके गल प्रदेश में लगे हुए रक्त वर्ण के रससिन्दूर को सावधानी से निकालें ॥ १८५ ॥

अथ द्विगुणगन्धकजीर्णरससिन्दूरम्

पामारिं विमलं पलद्वयमितं सूतं पलैकोन्मितं
सम्मर्द्याथ विभावयेद्धि कुसुमै रक्ताभकार्पासजैः।
कूपीमध्यगतं पचेच्च सिकतायन्त्रे त्वहोरात्रकम्
राजीवोपममूर्ध्वभागनिचितं सिन्दूरकञ्चाहरेत् ॥ १८६ ॥

पामारिः गन्धकः। राजीवं रक्तकमलम् ॥ १८६ ॥

भा.टी.—शुद्ध गन्धक सोलह तोला, शुद्ध पारद एक पल (आठ तोला), लेकर दोनों को एकत्र खरल में लाल कपास के फूलों के स्वरस से अच्छी तरह मर्दन कर कज्जली को सुखाकर कपड़मिट्टी की हुई काँच की शीशी में भर लें और वालुकायन्त्र में रखकर क्रमवृद्ध अग्नि से २४ घंटे तक पकायें। स्वांगशीत होने पर शीशी के गले प्रदेश में लगे हुए रक्त कमल वर्ण के रससिन्दूर को निकालकर शीशी में रख लें ॥ १८६ ॥

अथ त्रिगुणादिगन्धकजीर्णस्य रससिन्दूरस्य विधानम्

अनेनैव विधानेन गन्धकं वर्द्धयन् क्रमात्।
रसकर्मविशेषज्ञो रससिन्दूरमुद्धरेत् ॥ १८७ ॥
जीर्णगन्धे रसे जाते क्रमागतदिनक्रमैः।
यामद्वयं ततः प्राज्ञै रसपाको विधीयते ॥ १८८ ॥

क्रमागतदिनक्रमैरिति यावन्ति दिनानि गन्धको जीर्णः स्यात् तावन्ति दिनानि तस्य जारणेत्यर्थः। गन्धकजारणोत्तरं कूपीमुखमुद्रां विधाय यामद्वयमेव तीव्राग्निदानेन रसपाकः ॥ १८७–१८८ ॥

भा.टी.—पूर्वोक्त क्रम के अनुसार ही आठ तोला शुद्ध पारद तथा २४ तोले शुद्ध गन्धक लेकर उक्त विधि से कज्जली करके बालुकायन्त्र में रखकर जितने दिन में मृदु, मध्य तथा तीव्र अग्नि देते हुए पाक हो सके उतने दिन

रससिन्दूर बनाना हो उसे गन्धक जीर्ण होने पर डाट लगाकर बन्द करने के बाद छः घंटे की तीव्र अग्नि अवश्य देनी चाहिये ॥ १८७-१८८ ॥

अथ षड्गुणगन्धकजीर्णरससिन्दूरम्

पामारिविमलोऽङ्गसङ्ख्यकपलः सूतस्य चैकं पलं
सम्पेष्याथ विभावयेद् बुधवरो यामं कुमारीरसैः ।
कूपीमध्यगतं विधाय सिकतायन्त्रे ततः सम्पचेत्
गाढं वासरसप्तकञ्च विधिना सिन्दूरकं चाहरेत् ॥१८९॥

अङ्गसंख्यकपल इति गन्धस्य षट्पलानि । षड्गुणगन्धस्य सप्तभिर्दिनैः पाकः ॥ १८९ ॥

भा.टी.—शुद्ध गन्धक छः पल (४८ तोला) और शुद्ध पारद एक पल (आठ तोला) लेकर इसकी कज्जली करके इसको कुमारीस्वरस से तीन घंटे तक अच्छी तरह मर्दन कर सुखा लें और कपड़मिट्टी की हुई काँच की दृढ़ बोतल में भरकर इसे वालुकायन्त्र में रखकर क्रमवृद्धि रूप से सात दिन अग्नि देते हुए पाक कर लें । अर्थात् गन्धक जीर्ण होने पर डाट देकर फिर उसे दो पहर की अग्नि देकर स्वांगशीतल करके शीशी में से सुन्दर रससिन्दूर को निकालकर रख लें ॥ १८९ ॥

अथ रससिन्दूरस्य गुणाः

प्रमेहकरिकेशरी प्रबलशूलकालानलो
भगन्दरहरः परं खलु महाज्वरेभांकुशः ।
समस्तगदतस्करः सकलशोषसंशोषको
रसोऽतुलविलासदो विजयते हि सिन्दूरकः ॥ १९० ॥
अलं मलयजानिलैः किमिह भेषजानां कुलैः
वृथैव घनशीतलैः सरसचन्दनालेपनैः ।
सखे मदनजीवनं रतिविलासलीलागृहं
प्रकामबलकान्तिदं भज रसं ससिन्दूरकम् ॥ १९१ ॥
गुल्मप्लीहहरो रतिप्रियकरो यक्ष्मेभपंचाननः
पाण्डुस्थौल्यविधूननो व्रणहरो रौद्दयाग्निमान्द्यापहः ।
कुष्ठव्याधिनिषूदनो रतिकलाप्रौढांगनारञ्जनः
कान्तामस्तकभूषणो रसपतिर्भूयात्सदा श्रेयसे ॥१९२॥

नियमयति रसेशपंचवातान्नितान्तं
प्रसरति धमनीनां स्वक्रिया वातसाम्ये ।
दृढयति भृशमादौ जालकं नाडिकानां
रमयति च ततोऽसौ मानसं सेवकानाम् ॥ १९३ ॥
बहिर्गमनशीला ये स्वेदविण्मूत्रमारुताः ।
निरायासं विनिर्यान्ति रसस्यास्य निषेवणात् ॥ १९४ ॥
पित्तं निःसारयत्येष न रेचयति कर्हिचित् ।
न च पित्ताशयं कोष्ठं विक्षोभयति भक्षितः ॥ १९५ ॥
स्फीततां दन्तवेष्टानां मुखपाकं क्षतादिकम् ।
लालास्रावं प्रदाहं च न सूते चिरसेवितः ॥ १९६ ॥
विकारानीदृशानन्यान् दारुणान् पारदोत्थितान् ।
न जातु प्रकरोत्येष रसः सिन्दूरसंज्ञकः ॥ १९७ ॥
दोषत्रितयमत्यर्थप्रवृद्धं शमयत्यलम् ।
प्रकृतिं गमयत्यत्र करणानि विशेषतः ॥ १९८ ॥

अथास्य गुणः—महाज्वरेभाङ्कुश इति महाज्वर एव हस्ती तस्मै अङ्कुश इव । अलं मलयजानिलैरित्यनेनास्य कामोद्दीपकत्वं सूच्यते । कान्तामस्तकभूषणः सिन्दूरम् । नियमयतीति—रससिन्दूरं साधुसेवितं नितान्तं शारीरान् पञ्चवातानुद्रिक्तान् नियमयति प्रकृतावानयति । ततश्च वातसाम्ये सति धमनीनां स्वक्रिया रुधिरधमनरूपा जायमाना प्रसरति । अपि चायमादौ संज्ञावहानां चेष्टावहानाञ्च नाडिकानां जालकं तत्तत्कर्मक्षमतासम्पादनद्वारा दृढयति । ततोऽसौ स्वसेवकानां मानसं रमयति इति शरीरप्रक्रियापादनद्वारा साधीयसी कर्मण्यता भवत्यनेनेत्याशयः । तथा चायं स्वाशयादधिकं पित्तं निःसारयति न च रेचयति, पित्ताशयं कोष्ठञ्चामपक्वाशयरूपं न विक्षोभयति । तथा रसकर्पूरादिवत् दन्तवेष्टानां स्फीततां शोथं मुखपाकं तालुक्षतादिकं लालास्रावं प्रदाहञ्च चिरसेवितोऽपि न जनयति । अन्यानपि पारदोत्थितान् दारुणान् भ्रममोहादीन् विकारान् रससिन्दूरो न करोतीति सर्वथा निरापदमस्य सेवनमित्याशयः । रोगापनयनावशिष्टोऽस्याप्यंशोऽधिकः स्वेदादिद्वारा स्वतः शरीराद् बहिर्विनिर्यातीति नायं रसकर्पूरवत् पारदनिःसारकौषधान्तरापेक्ष इति प्राचामभिप्रायः । स चायं रससिन्दूरः स्वप्रमाणातिरिक्तदोषत्रयं शमयति । तथा सर्वाणीन्द्रियाणि स्वां स्वां प्रकृतिं स्वस्वविषयाणां यथावद्ग्रहणरूपां गमयति इति ॥ १९०–१९८ ॥

भा.टी.—उक्त विधि से बना हुआ रससिन्दूर प्रमेह रूपी हाथी के लिये सिंह समान नाशक है। प्रबल शूल को समूल नष्ट करता है। इसके कुछ दिन प्रयोग से भगंदर नष्ट हो जाता है और यह महाज्वर रूपी हाथी के लिये अंकुश का काम करता है। यह रससिन्दूर शरीर के सब रोगों को नष्ट कर देता है। सब प्रकार के शोथ (क्षय) को सुखानेवाला है। स्वस्थ शरीर में अत्यन्त आनन्द का अनुभव करता है। शरीर में कामोद्दीपन करनेवाली अनेक प्रकार की कामोद्दीपक औषधियाँ, तथा विहार आदि यह सब रससिन्दूर के सामने व्यर्थ समझने चाहिये।

यह रससिन्दूर गुल्मरोगहर रमणेच्छा प्रवर्तक है। राजयक्ष्मा रूपी हाथी के लिये सिंह के समान घातक है। पाण्डुरोग, स्थूलता को दूर करता है। व्रण, शरीर की रूक्षता तथा अग्निमान्द्य को दूर करता है। कुष्ठ रोगों को नष्ट करता तथा रतिकला में चतुर स्त्री को प्रसन्नता देनेवाला है। रससिंदूर प्राणादि भेद से पाँच प्रकार के वायुओं का नियमन करता है जिससे वायु समभाव में होकर धमनियों की अपनी क्रिया (रक्तप्रसरण क्रिया) ठीक होती है। इसके सेवन से वातनाड़ियों (*Nerve*) का कालसमुदाय दृढ़ (स्वकार्यक्षम) होता है। इसी कारण रससिन्दूर सेवन करने वालों का मन सदा प्रसन्न तथा स्वस्थ रहता है। रससिन्दूर के नियमपूर्वक योग्य अनुपात के साथ सेवन करने से मल रूप में शरीर से बाहर निकलने वाले मल-मूत्र तथा अपानवायु बिना कष्ट के बाहर निकलते रहते हैं और शरीर शुद्ध रहता है। यह पित्त को बाहर निकालता है, परन्तु दस्त (पतला) नहीं लाता है और पित्ताशय अथवा कोष्ठ में किसी प्रकार का क्षोभ नहीं पैदा करता है। इसके अतिरिक्त चिरकाल तक सेवन करने पर भी केवल पारद अथवा निर्गन्ध पारद योगों के समान, दाँतों के मसूड़ों में शोथ, मुखपाक, व्रण, लालास्राव तथा प्रदाहविकार उत्पन्न नहीं करता है, इस प्रकार अन्यान्य केवल पारद योग भक्षण से होने वाले कोई भी विकार रससिन्दूर के सेवन से नहीं होते हैं। इसके विधिपूर्वक सेवन करने से शरीर में अत्यन्त बढ़े हुए वातादि दोष शान्त हो जाते हैं और सब इन्द्रियों का अपने विषय-ग्रहण रूपी व्यापार भी यथावत् होता रहता है ॥ १६०–१६८ ॥

अथ सहपानस्य लक्षणम्

यद्योगेन रसादीनां विभक्ताः परमाणवः।

द्रुतमङ्गेषु सर्पन्ति सहपानं तदुच्यते ॥ १९९॥

प्रसङ्गात् सहपानानुपानलक्षणम्—सर्पन्ति व्याप्नुवन्ति। सहपानं यथा मधुप्रभृति ॥१९९॥

भा.टी.—औषधि सेवन करते समय औषधि में मिलाये जानेवाले जिस जिस द्रव्य के योग से औषधि परमाणु (सूक्ष्मातिसूक्ष्म कण) विभक्त होकर शरीर में व्याप्त हो जाते हैं उस औषधि के साथ मिलाकर लिये जानेवाले द्रव्य को "सहपान" कहा जाता है ॥ १९९ ॥

अथ अनुपानस्य लक्षणम्

तत्ताद्रोगघ्नभैषज्यं भेषजस्यानुपीयते ।
यच्च साहाय्यकारि स्यादनुपानं तदुच्यते ॥ २०० ॥
सहपानानुपानाभ्यां भेषजं परिबृंहयेत् ।
येन रोगहरा शक्तिर्भवेद् गुणवती सदा ॥ २०१ ॥
अलाभेऽत्यर्थमेवात्र सहपानानुपानयोः ।
मधुना वा जलेनैव भैषज्यं वितरेद् भिषक् ॥२०२॥

भेषजस्य अनु पश्चात्, साहाय्यकारि इति भेषजस्यैव । अत्यर्थं यथाशक्ति यत्ने कृतेऽपि चेदलाभः सहपानानुपानयोस्तर्हि मधुना जलेनैव वा भैषज्यं वितरेत् ॥ २००–२०२ ॥

भा.टी.—सहपान युक्त औषधि सेवन करने पर इसके बाद जो औषधि शक्ति में सहायता पहुँचानेवाली तत्ताद् रोगनाशक जो अन्य औषधि अर्थात् दूध, क्वाथ, कल्क, घृत आदि पान (सेवन) की जाती है उसे "अनुपान" कहते हैं । चिकित्सक को चाहिये कि वह सदा ऐसे सहपान तथा अनुपान की कल्पना करें जिससे औषधि की रोगनाशक शक्ति अवश्य गुणकारक हो जाय। यदि औषधि के साथ मिला कर दिया जानेवाला सहपान द्रव्य तथा अनुपान द्रव्य किसी तरह मिलना सम्भव न हो तो औषधि को जल अथवा मधु के साथ ही सेवन कराया जा सकता है ॥ २००–२०२ ॥

अथ रससिन्दूरस्य आमयिकः प्रयोगः

जातपुष्पतुलसीदलद्रवैः शृंगवेरजरसेन वा सदा ।
नागिनीस्वरसकेन वा भिषक योजयेद्रसमिमं नवज्वरे॥२०३॥
छिन्नोद्भवापर्पटधान्यकानां क्वाथेन तुर्यांशसमाहितेन ।
कान्ताललाटाभरणं रसेशं जीर्णज्वरे वैद्यवरः प्रदद्यात् ॥ २०४॥

मेहे गुडूचीस्वरसेन दद्यात् योषित्प्रियामूलजतोयकैर्वा ।
असृग्दरेऽशोकबलादिकानां क्वाथेन सिन्दूररसः प्रयोज्यः ॥२०५॥
बालाभयायाः क्वाथेन बुधोऽर्शसि नियोजयेत् ।
वचारसेन तच्चूर्णं वापस्मारे प्रयुज्यते ॥ २०६ ॥
कूष्माण्डस्वरसेनेह दद्यादुन्मादसंज्ञके ।
श्वासे विभीतकक्वाथैर्वासायाः स्वरसेन वा ॥२०७॥
कामलायां बुधो दद्यात् दार्वीक्वाथेन संयुतम् ।
पांडुरोगे प्रयुञ्जीत रसज्ञो लोहभस्मना ॥२०८॥
सितोपला च सूक्ष्मैला शिलाजञ्च समं समम् ।
एतत्त्रितयचूर्णेन मूत्रकृच्छ्रकुलान्तकः ॥२०९॥
अजीर्णे मधुना वापि मुस्तकक्वाथजैर्द्रवैः ।
शूले वैद्यवरो दद्यात् त्रिफलाक्वाथसंयुतम् ॥२१०॥
कणाचूर्णयुतः सूतः प्रदद्यात् रक्तिकोन्मितः ।
सेवितो नाशयेन्मूर्च्छां पथ्यं तोयावगाहनम् ॥२११॥
वमने बृहदेलायाः क्वाथेन मधुनापि वा ।
शोथे पुनर्नवायास्तु कषायेण प्रयोजयेत् ॥२१२॥
गुडूचीनिम्बखदिरपुरुहूतफलद्रवैः ।
क्वाथैर्वा संयुतश्चन्द्रचातुर्जातकमिश्रितः ॥२१३॥
रससिन्दूरसंज्ञोऽयं प्रयुक्तो रक्तिकोन्मितः ।
विस्फोटं दारुणं हन्याद्यथा सूर्यस्तमस्ततिम् ॥२१४॥
काकोली चूर्णसंयुक्तं नारिकेलोत्थतैलयुग् ।
सेवितं रससिन्दूरं हरेद्रोगं जरायुजम् ॥२१५॥
मृतवंगसमायुक्तो रसः सिन्दूरसंज्ञकः ।
क्षौद्रेण भक्षितो हन्ति प्रमेहं त्वतिकालजम् ॥२१६॥
सक्षौद्रैस्त्र्यूषणोपेतैर्धान्यजीरकनागरैः ।
सेवितो रससिन्दूरो वान्ति जयति दारुणाम् ॥२१७॥
ब्राह्मीवचाशङ्खपुष्पीकुष्ठैलाक्वाथसंयुतम् ।
रक्तिकाद्वितयं खादेदपस्मारहरं परम् ॥२१८॥
धात्रीवयस्याकलिपादपानां क्वाथेन वा जन्तुरिपोः समेतः ।
नित्यं तु सिन्दूररसो रसज्ञैः भगन्दरेऽयं विनियोजनीयः॥२१९॥

मिशिबालाभयाक्वाथैर्यवानीचूर्णकेन वा ।
विडाख्यलवणेनैव गुल्मे वा विनियोजयेत् ॥२२०॥
क्वाथेन दशमूलस्य शिरःशूले प्रयोजयेत् ।
व्रणेषु बृहतीनीरगुडूचीविश्वभेषजैः ॥२२१॥
गुडूचिकाशतावरीकणारसाभयान्वितैः ।
वचाब्दविश्वभेषजैः कषायकं प्रकल्पयेत् ॥२२२॥
रसोऽत्र तेन संयुतो यथाविधि प्रयोजितः ।
निहन्ति वै चिरोत्थितं प्रकाममामवातकम् ॥२२३॥
शाल्मलीमूलचूर्णेन विदार्यादिगणेन वा ।
प्रयुक्तो रससिन्दूरो वाजीकरण उत्तमः ॥२२४॥
भस्मना गगनस्येह काञ्चनेन मृतेन वा ।
उभाभ्यामेव वा युक्तो धातुवृद्धिकरो मतः ॥२२५॥
जातीफलं देवपुष्पं कर्पूरञ्चाहिफेनकम् ।
एषां चूर्णेन सहितो स्वप्नमेहहरो मतः ॥२२६॥
बलाक्वथिततोयेन सिन्दूररससेवनात् ।
विनश्यति चिरोद्भूतं शीर्षकम्पनमुद्धतम् ॥२२७॥
जरणत्र्यूषणक्षुद्रापथ्याधानेयकैः समम् ।
निषेवितोऽयं सिन्दूरो वान्तिशान्तिकरो मतः ॥२२८॥
हिङ्गुदीप्यकशुण्ठीभिश्चव्यधान्याकरुच्यकैः ।
प्रयुक्तो रससिन्दूरो द्रुतं पानात्ययं जयेत् ॥२२९॥
चव्यटंकणसंयुक्तः शीलितोदिनसप्तकम् ।
रसः सिन्दूरसंज्ञोऽयं पक्तिशूलं विनाशयेत् ॥२३०॥
वासाकषायसहितो लोध्रक्वाथान्वितोऽथवा ।
शीलितो रससिन्दूरो रक्तप्रदरमुद्धरेत् ॥२३१॥
वराक्वाथेन वा गेहनीरेण सहसैन्धवम् ।
शीलितो रससिन्दूरो बस्तिकुण्डलमुद्धरेत् ॥ २३२॥
नवज्वरे प्रतिश्याये शिशूनां सुरसारसैः ।
कासे श्वासे च वितरेत् कण्टकारीरसेन च ॥२३३॥
परिच्छेदो न विज्ञेयः सहपानानुपानयोः ।
प्रकल्पयेद् यथारोगं सिद्धहस्तो भिषग्वरः ॥२३४॥

अथ प्रसङ्गात् रोगयोग्यः प्रयोगोऽस्य वर्ण्यते जातपुष्पेति—पुष्पितवृक्षस्य पत्राणामापूर्णवीर्यत्वात् जातपुष्पायाः तुलस्याः पत्ररसो ग्राह्यः, नागिनी ताम्बूलवल्ली। छिन्नोद्भवा गुडूची, कान्ताललाटाभरणं रससिन्दूरम्। योषितिप्रिया हरिद्रा। बालाभया क्षुद्रहरीतकी। दार्वी दारुहरिद्रा। शिलाजं शिलाजतु। पुरुहूतफल इन्द्रयवः। चन्द्रः कर्पूरम्, चातुर्जातकं त्वगेलापत्रकेसरम्। तमस्ततिमन्धकारपटलानि। वयस्या हरीतकी, कालिपादपः विभीतकः, जन्तुरिपुः बिडङ्गः। मिशिः शतपुष्पा। नीरं बालकम्। रसा रास्ना। अब्दं मुस्ता। गुडूच्यादीनां मिश्रितानां मानं २ तो०, जलं ३२ तो०, शेषः क्वाथः ८ तो० इति परिभाषा। विदार्य्यादिगणः सुश्रुतनिर्दिष्टः। गगनं अभ्रकम्। देवपुष्पं लवङ्गम्। जरणं जीरकम्, धानेयकं धान्याकम्। दीप्यकं यवानी, रुच्यकं सौवर्चलम्। पानात्ययं मदात्ययम्। यव्यः यवक्षारः, पक्तिशूलं परिणामशूलम्। गेहनीरं काञ्जिकम्। बस्तिकुण्डलं तदाख्यं मूत्राशयरोगम्। सुरसा तुलसी। उपलक्षणमात्रञ्चैतत्, वस्तुतस्तु सहानुपानयोर्नास्ति नियमः, किन्तु यथारोगं देशकालव्यवस्थानुसारं सिद्धहस्तः क्रियाकुशलो वैद्यः कल्पयेदनुपानसहपाने ॥ २०३–२३४ ॥

भा.टी.—नव ज्वर में रससिन्दूर को योग्य मात्रा में लेकर फूलवाली तुलसी के पत्ररस के साथ अथवा अदरखरस के साथ अथवा पान के स्वरस के साथ प्रयोग करना चाहिये। जीर्ण ज्वर में रससिन्दूर का प्रयोग करना हो तो गिलोय, पितपापड़ा तथा धनिया इसके चतुर्थांश अवशेष क्वाथ के साथ देना चाहिये। प्रमेह में रससिन्दूर को गिलोय के स्वरस अथवा कच्ची ताजी हल्दी के स्वरस के साथ देना चाहिये। प्रदर रोग में इसको अशोक, खरेंटी, लोध्र आदि ग्राही और शोथहर द्रव्यों के कषाय के साथ प्रयोग करना चाहिये। अर्श रोग में इसको छोटी हरड़ के क्वाथ के साथ प्रयोग करना चाहिये। अपस्मार में रससिन्दूर को वचचूर्ण के साथ सेवन करना चाहिये। उन्माद रोग में इसे पेठे के स्वरस (जल) के साथ प्रयोग करना चाहिये। श्वास रोग में बहेड़ाक्वाथ अथवा वासा (अडूसा) स्वरस के साथ रससिन्दूर का प्रयोग करना चाहिये। कामला रोग में रससिन्दूर को दारुहल्दी क्वाथ के साथ और पाण्डुरोग में इसे लौहभस्म के साथ सेवन करना चाहिये। विविध प्रकार के मूत्रकृच्छ्र रोगों में रससिन्दूर को मिश्री, छोटी इलायची-बीजचूर्ण, तथा शिलाजीत, प्रत्येक समभाग के साथ शीत दुग्धानुपान से सेवन करना चाहिये। अजीर्ण में इसको मधु के साथ और मुस्ताक्वाथ के साथ देना चाहिये। उदरशूल में इसको

त्रिफलाक्वाथ के साथ प्रयोग करना चाहिये। मूर्च्छा रोग में रससिन्दूर को एक रत्ती मात्रा में लेकर दो रत्ती पिप्पलीचूर्ण मिला शहद के साथ सेवन करावें और रोगी को शीत जल के टब में सर्वांग स्नान करावें। वमन अधिक होने पर इसको बड़ी इलायचीक्वाथ से अथवा मधु के साथ देना चाहिये। सर्वांग-शोथ होने पर रससिन्दूर को पुनर्नवाकषाय के साथ देना चाहिये। भयङ्कर विस्फोट रोग में एक रत्ती रससिन्दूर को चार रत्ती चातुर्जातकचूर्ण (छोटी इलायचीबीज, दालचीनी, तेजपत्र तथा नागकेशर) के साथ मिलाकर गिलोय, नीम, खैर की छाल, इन्द्रजौ के क्वाथ के अनुपान से देना चाहिये। गर्भाशय रोग में रससिन्दूर में एक माशा काकोलीचूर्ण मिला इसको नारियल के तेल के साथ सेवन कराना चाहिये। पुराने प्रमेह में इसको बंग-भस्म मिलाकर शहद के साथ कुछ काल तक सेवन करना चाहिये। भयंकर वमन को रोकने के लिए रससिन्दूर में त्रिकटुचूर्ण तथा धनिया, जीरा का चूर्ण मिला शहद के साथ थोड़ा-थोड़ा करके कई बार चटाना चाहिये। अपस्मार रोग में इसको ब्राह्मी, वच, शंखपुष्पी, कूठ, इलायचीकषाय के साथ दो रत्ती की मात्रा में सेवन करना चाहिये। भगंदर रोग के लिए इसको आँवला, हरड़ तथा बहेड़ा और वायविडंगक्वाथ के साथ कुछ काल तक निरन्तर सेवन करना चाहिये। गुल्म में इसका सौंफ और छोटी हरड़ के क्वाथ के साथ अथवा अजवाइन चूर्ण या विडलवण के साथ प्रयोग करना चाहिये। वात कफात्मक पुरातन शिरःशूल रोग में इसको दशमूलकषाय के साथ देना चाहिये। पुरातन व्रणों में इसका कण्टकारी, सुगन्धबाला, गिलोय तथा सोंठ के कषाय के साथ प्रयोग करना चाहिये। पुरातन आमवात (गठिया) में रससिन्दूर को गुडूची, मोथा, शतावर, पिप्पली, हरड़, बच तथा सोंठ के कषाय के साथ दिन में दो बार प्रयोग करना चाहिये। कामशक्ति (वाजीकरण) को बढ़ाने के लिए सेमल की कोंपल, मूसलीचूर्ण अथवा सुश्रुतोक्त विदार्यादिगण के औषधिचूर्ण के साथ दुग्धानुपान से सेवन करना चाहिये। धातुवृद्धि के लिए इसका अभ्रकभस्म अथवा स्वर्णभस्म दोनों के साथ प्रयोग करना चाहिये। स्वप्न-मेह (स्वप्नदोष *Night Discharge*) को दूर करने के लिए इसमें जायफल, लौंग, कपूर तथा अफीम का चूर्ण मिलाकर जल अथवा शीतल-चीनी के कषाय अनुपान से सेवन करना चाहिये। चिरकालीन शिरःकम्प (सिर काँपना) रोग में रससिन्दूर को बलाकषाय के साथ कुछ दिन सेवन कराने से लाभ होता है। वमन को रोकने के लिए जीरा, त्रिकटु (सौंठ,

मिर्च, पीपल), छोटी कटैली, हरड़ और धनिया इसके समभाग चूर्ण के साथ रससिन्दूर का प्रयोग करना चाहिये। मदात्यय रोग में हींग, अजवाइन, सौंठ, चव्य, धनिया और सौंचलनमक चूर्ण के साथ रससिन्दूर का सेवन करना चाहिये। परिणाम शूल रोग में रससिन्दूर को जवाखार और सुहागा मिलाकर प्रयोग करना चाहिये। रक्तप्रदर में इसको प्रतिदिन दो बार वासाकषाय अथवा लोधकषाय के साथ प्रयोग करने से आराम आता है। मूत्राशय के वस्ति-कुण्डल रोग में रससिन्दूर को त्रिफलाक्काथ अथवा काञ्जी के साथ सेवन कराना चाहिये और क्काथ और काञ्जी में सैन्धानमक मिलाकर पिलाना चाहिये। बालकों के नव ज्वर और प्रतिश्याय (जुकाम) में इसको तुलसीपत्र स्वरस के साथ प्रयोग करना चाहिये। बच्चों के श्वास-कास में इसे छोटी कटैली के स्वरस के साथ देना चाहिये। यहाँ पर भिन्न रोगों पर रससिन्दूर का प्रयोग करने के लिए यद्यपि अनेक प्रकार के अनुपान तथा सहपानों का उल्लेख किया गया है। किन्तु सहपान तथा अनुपान का कोई नियम न होने से उसी सहपान अनुपान को देश काल की अवस्थानुसार दूसरे रोग में दे सकते हैं। यह सहपान तथा अनुपान की कल्पना चिकित्साकुशल वैद्य के ऊपर निर्भर होती है अर्थात् वैद्य अपनी बुद्धि से इनके स्थान पर दूसरे सहपान-अनुपान कल्पित कर सकता है अथवा इन्हींको उल्लिखित रोगों में प्रयोग कर सकता है॥२०३-२३४॥

अथ रससिन्दूरस्य मात्रा

एकहायनदेशीयं बालकं वीक्ष्य रोगिणम्।
गुञ्जायाः षोडशो भागस्तत्र मात्रा प्रकल्प्यते ॥२३५॥
तथा द्विवर्षदेशीये सप्तमो भाग इष्यते।
रसहायनदेशीये तृतीयं भागमाहरेत् ॥२३६॥
द्वादशाब्दजदेशीये गुञ्जार्द्धं परिकल्पयेत्।
गुञ्जामात्रमिता चास्य पूर्णमात्रा प्रशस्यते ॥२३७॥

अथास्य मात्रानिरूपणम्—एकहायनदेशीयमिति प्रकारे देशीयर् प्रत्ययः। एकवर्षकल्पमित्यर्थः। रसहायनदेशीये षड्वर्षवयस्के, अस्य च तरुणपुरुषयोग्या पूर्णमात्रा गुंजैकमिता ॥ २३५-२३७ ॥

भा.टी.—एक वर्ष की आयुवाले रोगी बालक के लिए रससिन्दूर की मात्रा रत्ती का सोलहवाँ भाग निश्चित करना चाहिये। दो वर्ष के बालक के लिए रत्ती का सातवाँ भाग समझना चाहिये। ६ वर्ष की आयुवाले बालक की रससिन्दूर मात्रा रत्ती का तीसरा भाग समझना चाहिये। बारह वर्ष

की आयु के बालक को रससिन्दुर आधी रत्ती की मात्रा में देना चाहिये। अधिक आयुवाले मनुष्यों के लिए इसकी पूर्ण मात्रा एक रत्ती की समझनी चाहिये ॥ २३५–२३७ ॥

मकरध्वजस्य निर्माणप्रकारः

स्वर्णं तोलकसंमितं मृदुदलं युक्त्या विशुद्धीकृतं
स्वर्णादष्टगुणोन्मितं रसवरं जीर्णाच्छसौगन्धिकम् ।
संस्कारैर्बहुभिर्विशोधितमथो सम्मेल्य सम्पेषयेत्
गन्धं षोडशतोलकं सुविमलं कुर्यात्ततः कज्जलीम् ॥२३८॥
शोणैः कार्पासपुष्पैरथ मृदुविशदाङ्कोटमूलत्वचाद्भिः
कन्यानीरैश्च घस्रं रसविधिचतुरो भावयेदामयज्ञः ।
सम्यक्पिष्टं सुशुष्कं त्वपि च रसवरं काचकुप्यां निदध्याद्
बिल्वादीनाञ्च काष्ठैः सलिलविरहितैस्तापयेच्चाथ विद्वान् ॥२३९
पूर्वं यामद्वयं प्राज्ञः पचेन्मृद्वग्निना रसम् ।
मध्यमानलयोगाच्च ततो यामद्वयं पचेत् ॥२४०॥
प्रखरेणानलेनाथ पचेद्यामद्वयं भिषक् ।
अवशिष्टद्वियामञ्च पुनस्तीव्राग्निना पचेत् ॥२४१॥
यन्त्रे सिकतसंज्ञे च स्वाङ्गशीतमथोद्धरेत् ।
काचकूपीं विभिद्याथ सहकारसमप्रभम् ॥२४२॥
भङ्गेरक्तप्रतीकाशं पिष्टे रक्तोत्पलोपमम् ।
सौवर्णं मूर्च्छितं सूतं गृह्णीयाद्भिषजां वरः ॥२४२॥
नानेन जायते यस्मान्मकरध्वजसन्निभः ।
रसज्ञैः ख्यापितस्तस्मान्नाम्नायं मकरध्वजः ॥२४४॥

अथ मकरध्वजनिर्माणप्रकारः । स्वर्णमिति—मृदुदलं अत्यन्तमृदुदलमिति भावः । यथा पारदे सम्यङ्मेलनं स्यात् तथा पक्कं सत् स्थूलकणं नावशिष्यते इत्यभिप्रायः । युक्त्या शोधनं स्वर्णप्रकरणे वक्ष्यते। जीर्णाच्छसौगन्धिकं कच्छपयन्त्रादिना जातगन्धकजारणम् । संस्कारैर्बहुभि; पूर्वोक्तैरष्टाभिरधिकैर्वा यथासम्प्रदायम् । शोणैः रक्तैः, घस्रम् दिवसमेकम् । बिल्वादीनाञ्च काष्ठैरिति बिल्वादिकाष्ठग्रहणं समुचितापादानाय सलिलविरहितैरिति सुशुष्कैः, अवशिष्टद्वियामं पाकस्तीव्रानलेन, जीर्णगन्धकाचकूपीमुखमुद्रणोत्तरमिति द्योत्यते पुनः शब्देन । सिकतायन्त्रं वालुकायन्त्रं पूर्वोक्तम् । इदञ्च बहिर्धूमजारणप्रकाराभिप्रायेण अन्तर्धूमजारणायै तु वालुकायन्त्रप्रकारान्तरं पूर्वमवोचाम । अधःसैकत-

यन्त्रेण तलस्थरससिन्दूरोक्तविधिनापि मकरध्वजः साध्यते। षड्गुणबलिजारणार्थं षड् वारं सप्तवारं वा पाकः कार्यः। प्रतिपुटं गन्धकः सम एव देयः। षड्वारं पुटनेन यदि सम्यक् पाको न स्यात्तदा सप्तमे पाके गन्धकमदत्वैव मृदुः पुटो देयः। गन्धकोऽत्र सर्पिर्गन्धिरपि न स्यात्। अनेन विधिना सम्पादितो मकरध्वजः सुवर्णगर्भो भवति। "सहकारसमप्रभं भङ्गे रक्तप्रतीकाशं पिष्टे रक्तोत्पलोपमं सौवर्णं मूर्छितं सूतम्" इति तस्य लक्षणं ज्ञेयम्। सहकारः आम्रः। मूर्छितमिति रसस्य बन्धभेदः, पूर्वोक्तलक्षणः ना अनेन इति छेदः। ना पुरुषः मकरध्वज-सन्निभः कामदेवतुल्यसुन्दरः इति निरुक्तिः। स्पष्टमन्यत् ॥ २३८–२४४ ॥

भा.टी.—आगे लिखी हुई स्वर्णशोधन विधि के अनुसार शोधित स्वर्ण के सूक्ष्म कंटकवेधी पत्र एक तोला, और अष्टसंस्कारों से शोधित तथा गन्ध-जारित शुद्ध पारद आठ तोला लेकर इन दोनों को दृढ चिकने पाषाण खरल में डालकर खूब मर्दन करें। जब सोना पारे में मिल जाय तो इसमें सोलह तोला शुद्ध गन्धक मिलाकर इसकी कज्जली बना लें। इस कज्जली को लाल कपास के पुष्पस्वरस, कोमल अंकोला वृक्ष की मूलस्वरस, तथा कुमारीस्वरस में एक या दो दिन तक मर्दन करके भावना दें। अब कज्जली को अच्छी तरह सुखाकर सात कपड़मिट्टी की हुई एक दृढ काँच की शीशी में भरदें और वालुकायन्त्र में रखकर चूल्हे में बेल, खदिर, बेर आदि की सूखी लकड़ी की अग्नि देकर पकायें। सर्वप्रथम दोपहर तक मृदु अग्नि द्वारा पाक करें, फिर छः घंटे मध्यम अग्नि द्वारा पकावें, इसके बाद फिर ६ घंटे तीव्र अग्नि से पकायें। जब गन्धक का रोचनावर्ण धुआँ निकलना बन्द हो जाय तब शीशी के मुख में डाट लगाकर चूने और गुड़ से इसको बन्द करदें, फिर चूल्हे में ६ घंटे तक तीव्र अग्नि देवें। बाद जब वालुकायन्त्र में ही शीशी स्वतःशीत हो जाय तो शीशी को निकाल तोड़कर भीतर से तोड़ने में रक्त वर्ण और पीसकर देखने में रक्त कमल के वर्ण सदृश मकरध्वज को निकाल लें और शीशी के तल-प्रदेश में स्वर्णभस्म होगी उसे भी निकाल लें। क्योंकि इस औषधि के सेवन से ही मनुष्य कामदेव के समान सुन्दर शरीरवाला हो जाता है। अतः रस-शास्त्रज्ञों ने इसका मकरध्वज नाम दे दिया है ॥ २३८–२४४ ॥

वक्तव्य—मकरध्वज की यह बहिर्धूमविधि है, इसमें स्वर्ण मकरध्वज से पृथक् कूपी तलप्रदेश में पाया जाता है जो देखने में भस्म हुआ सा रहता है, परन्तु शुद्ध रूप से भस्मीभूत नहीं होता। अतः इसको पुनः शुद्धरूप से भस्म करने के लिए पारद गन्धक की कज्जली के साथ पाँच-सात पुट (लघु) देकर

ठीक भस्म कर लेना चाहिये। यदि मकरध्वज को अन्तर्धूम विधि से बनाया जाय तो इसमें स्वर्ण पृथक् न होकर मिश्रित रूप में ही होता है। यही अन्तर्धूम पाचित मकरध्वज वास्तव में गुणकारी होता है। यदि मकरध्वज को षड्गुण बलिजारित बनाना हो तो इसे उक्तविधि से तीन या चार बार पकाना चाहिये। कई वैद्य पारद के समभाग शुद्ध गन्धक डालकर ६ बार पाक करते हैं और शीशी के तल प्रदेश में बची हुई स्वर्ण-भस्म को भी प्रत्येक बार मिला देते हैं। परन्तु अन्तर्धूम विधि से बनाने पर स्वर्ण प्रथम अथवा दूसरे पाक में ही मकरध्वज के साथ मिल जाता है और बहिर्धूम मकरध्वज की अपेक्षा कई गुणा अधिक शक्तिशाली होता है। अन्तर्धूम विधि के लिए अधोवालुकायन्त्र का वर्णन पहिले ही किया जा चुका है। अन्तर्धूमविधि शास्त्रों में पाई जाती है, किन्तु आज तक किसीने बनाया है ऐसा सुनने में नहीं आया।

श्रीसिद्धमकरध्वजः

पूर्वोक्तनिजमानाच्च कनकं चेच्चतुर्गुणम्।
निर्दिष्टमानप्रमितौ भवतो रसगन्धकौ ॥२४५॥
पूर्ववद्भावयित्वापि पचेत्सिकतयन्त्रके।
एवन्तु षड्गुणं गन्धं जारयेत्क्रमशो भिषक् ॥२४६॥
समर्पितो यतश्चायं सिद्धेभ्यः शूलपाणिना।
ख्यातस्ततोऽयं जगति श्रीसिद्धमकरध्वजः ॥ २४७ ॥

अथ श्रीसिद्धमकरध्वजनिर्माणप्रकारः। पूर्वोक्तेति—पूर्वोक्तं स्वर्णपरिमाणं स्वर्णतोलकसम्मितमिति तस्माच्चतुर्गुणम्। अर्थात् स्वर्णं ४ तोलाः, पारदन्तु ८ तोलाः, गन्धकः १६ तोलाः; पूर्ववद् भावनं पाचनञ्च। एवं षड्गुणगन्धकस्य ४८ तोलामितस्य जारणेन निष्पन्नो मकरध्वजः श्रीसिद्धमकरध्वजनाम्ना व्यवह्रियते। मकरध्वजगुणवर्णनं स्पष्टम् ॥ २४५–२४७ ॥

भा.टी.—यदि पूर्वोक्त मकरध्वज के निर्माणकाल में स्वर्ण एक तोले के स्थान पर चार तोला डाल दिया जाय, पारद आठ तोला तथा गन्धक सोलह तोला ही रहे, इसके सिवाय अन्य क्रियायें सब मकरध्वज के समान ही की जाँय, अर्थात् कपासपुष्परस आदि भावना, वालुकायन्त्र में पाक करते हुए मृदु, मध्य तथा तीव्र अग्नि प्रयोगादि सब पूर्ववत् करते हुए पारद में ६ गुणा गन्धक जारण क्रमशः किया जाय तो इसे सिद्धमकरध्वज कहा जाता है।

सर्वप्रथम शूलपाणि (शिव) ने इस रस को बनाकर सिद्धों को सेवन कराया था, अतः इसे सिद्धमकरध्वज संज्ञा दी गयी है ॥ २४५–२४७ ॥

अथास्य गुणाः

क्षयक्षयकरः परं प्रबलकासकालानलः
प्रमेहकुलमण्डनः प्रविततान्त्रशोषान्तकः
समस्तगदभञ्जनः प्रमदकामिनीरञ्जनः
सदैव मकरध्वजो विजयते रसाधीश्वरः ॥ २४८ ॥

भा.टी.—यह सिद्धमकरध्वजरस क्षयरोग को नष्ट करता है। भयंकर दुःखदायी कास को मिटाता है। सम्पूर्ण प्रमेह रोगों को दूर करता है। आँतों में होनेवाले शोष (क्षय) रोग को मिटा देता है। साधारणतः यह सभी रोगों को नष्ट करनेवाला और यौवनमस्त स्त्री को रमण क्रिया से प्रसन्न करनेवाला गुण रखता है ॥ २४८ ॥

अथ सर्वाङ्गसुन्दरो रसः

रसेश्वरः पलमितो गन्धकश्चापि तन्मितः ।
भूधात्रिकाहस्तिशुण्डीद्रवेणाथ निरन्तरम् ॥२४९॥
रसतन्त्रविशेषज्ञः पेषयेद्दिनसप्तकम् ।
संस्थाप्य संपुटे सूतं वालुकायन्त्रगं भृशम् ॥२५०॥
मन्दानलेन सुपचेदहोरात्रं भिषग्वरः ।
जाते पाके स्वाङ्गशीतं सम्पुटं त्ववतारयेत् ॥२५१॥
सम्पुटान्तश्च संलग्नं पीतं भस्म समुद्धरेत् ।
पूर्वाचार्य्यैः कीर्तितोऽयं नाम्ना सर्वाङ्गसुन्दरः ॥२५२॥

अथ सर्वाङ्गसुन्दरः (पीतभस्माख्यः)—भूधात्रिका तामलकी। स्पष्टमन्यत्। मात्रादिकं रससिन्दूरवत् ॥ २४९–२५२ ॥

भा.टी.—शुद्ध पारद एक पल (आठ तोला), शुद्ध गन्धक एक पल (आठ तोला) इन दोनों की कज्जली बनाकर इसको सात दिन तक भुई, आँवला और हस्तिशुण्डी के स्वरस से निरन्तर मर्दन करके सुखा लें और एक दृढ़ संपुट में बन्द करके अच्छी तरह सन्धिलेपकर सुखा लें। अब इस सम्पुट को वालुकायन्त्र में रखकर चौबीस घण्टे तक मन्द-मन्द अग्नि से पकावें।

जब पाक हो जाय तब स्वतः शीत सम्पुट के भीतर लगी हुई पीत वर्ण भस्म को निकालकर रख लें। इसको पूर्वाचार्य लोग सर्वांगसुन्दर रस या पीतभस्म कहते हैं ॥ २४६–२५२ ॥

अथास्य गुणाः

हृदयप्रीतिजननो जठरामयनाशनः।
बलवर्णप्रदाता च ज्वरद्विरदकेशरी ॥२५३॥
वातव्याधिहरश्चैव जाठराग्निप्रदीपनः।
शूलद्विपाङ्कुशः शीघ्र प्रकामं कामवर्द्धनः ॥२५४॥
सहपानादिकञ्चास्य यथारोगं भिषग्वरः।
रससिन्दूरवन्नित्यं वीक्ष्य दोषं प्रकल्पयेत् ॥२५५॥

इति मूर्च्छनाविज्ञानीयो नाम षष्ठस्तरङ्गः

भा.टी.—यह सर्वांगसुन्दर रस सेवन करने पर हृदय में अत्यन्त प्रसन्नता उत्पन्न करता है। उदय रोग अथवा अतीसार को नष्ट करता है। शरीर में बल तथा वर्ण को बढ़ाता है। ज्वर रूपी हाथी के लिए सिंह समान घातक है। सब प्रकार की वात व्याधियों को मिटाता है और पाचनशक्ति को प्रबल करता है। शूल रूपी हाथी के लिए अंकुश के समान नियामक है। कुछ काल तक नियमपूर्वक सेवन करने से शरीर में कामशक्ति को बढ़ाता है। इस रस के प्रयोग में शारीरिक दोषों का अच्छी तरह निर्णय करके रोगानुसार रससिन्दूर की भाँति सहपान तथा अनुपान की कल्पना करनी चाहिये ॥ २५३–२५५ ॥

इति मूर्च्छनाविज्ञानीय नाम षष्ठतरङ्ग समाप्त हुआ।

अथ पारदमारणविज्ञानीयः सप्तमस्तरङ्गः

सामान्येन मारणस्य लक्षणम्

विविधक्रमयोगेन गन्धकाद्यौषधैः सह।
रसादीनाञ्च धातूनां रोगापनयनक्षमम् ॥१॥
गन्धकादियुतं वापि यदम्बरसुधान्वितम्।
भस्मत्वापादनं यत्तु मारणं तदिहोच्यते ॥ २ ॥

तत्रादौ मारणलक्षणं पूर्वाचार्य्यैरनिर्दिष्टप्रायं नव्यपरिभाषामम्मतमाह। विविधेति—विविधक्रमाः प्रकारभेदेन तत्र तत्रोक्ताः, रोगापनयनक्षमं सूक्ष्मतापत्त्या शरीरावयवव्याप्तिद्वारा तत्तद्व्याधिघातसमर्थम्। गन्धकाद्यौषधैरित्यादिना रसभ-

स्मादीनामपि ग्रहणम्। तथाहि—"मारणं सर्वलोहानामुत्तमं रसभस्मना। मध्यमं भूलिभिः प्रोक्तमधमं गन्धकादिभिः॥" अम्बरसुधां विष्णुपदामृतं "औक्सीजन" इत्याख्यम्॥ १–२॥

भा.टी.—पारद, अभ्रक, वैक्रान्त, हीरा आदि रस महारसों तथा स्वर्ण, रजत, ताम्र आदि धातुओं में गन्धक आदि द्रव्यों का मिश्रण करके विभिन्न प्रकार से पुटपाक आदि द्वारा उसके स्थूल कणों को सूक्ष्मातिसूक्ष्म रूप में विभक्त करते हुए रोगनाशक शक्ति उत्पन्न करते हुए इसे भस्म कर लेना, अथवा पारद आदि द्रव्यों को गन्धक आदि द्रव्यों के साथ मिला उनका ओषजनीकरण (*Oxidation*) करके भस्म कर लेना मारण शब्द से कहा जाता है॥१–२॥

अथ मृतपारदस्य लक्षणम्

निर्धूमस्तेजसा हीनो गौरवेण समन्वितः।
अङ्गारस्थापितो यश्च न प्रयाति विरूपताम्॥ ३॥
न च लाघवमायाति चापल्यं विजहाति च।
आधिव्याधिहरो यश्च मृतः सूतः स उच्यते॥४॥

अथ मृतपारदलक्षणं निर्धूम इति—तेजसा हीनः चाकचक्यरहितः॥३–४॥

भा.टी.—जो पारदभस्म अग्नि में डालने पर धुआँ न देती हो, जिसमें चमक न हो, भार में गौरवयुक्त, जलते हुए कोयलों पर डालने से उसमें कोई परिवर्तन न आये, भस्म होने पर अपने पूरे तौल में हो और जिसमें चपलता न हो, और जिसमें उपयोग करने पर शारीरिक तथा मानसिक रोगनाशक शक्ति पूर्ण रूप से आ गयी हो उसे योग्य भस्म अथवा मृतपारद कहते हैं॥३-४॥

अथ पारदमारणस्य प्रथमः प्रकारः

सूतः पलद्वयमितः सुतरां विशुद्धः
स्याद्गन्धकश्च विशदः पलसम्मितोऽत्र।
द्रावेण मारकगणोक्तमहौषधानां
सम्पेषयेद्दिवसमेकमिहामयज्ञः॥ ५॥
मूषापुटे रसवरं विनिधाय युक्त्या
सन्धिं विलिप्य खलु वह्निमृदा च कामम्।
मूषां निधाय विपचेत् खलु भूधराख्ये
यन्त्रे रसोऽथ नियतं मृतिमेति शीघ्रम्॥६॥

अथ मारणप्रकारः—प्रथमः—सुतरां अत्यर्थम् , मारकगणो वक्ष्यमाणः। द्रवेण स्वरसेन क्वाथेन वा नियतं अवश्यम् ॥ ५–६ ॥

भा. टी.—अच्छी तरह शुद्ध किया हुआ पारद दो पल और शुद्ध गंधक एक पल परिमाण में लेकर इनकी कज्जली करके इस कज्जली को आगे लिखे जानेवाले पारदमारकगण की औषधियों के रस से एक दिन अच्छी तरह मर्दन करें और सुखाकर मूषापुट में बन्द करके इस पुट की सन्धि को युक्तिपूर्वक पूर्वकथित वह्नि-मृत्तिका से बन्द करके सुखा लें। अब इस मूषा को भूधरयंत्र में बंद करके पुट देवें तो शीघ्र ही इसकी भस्म हो जाती है ॥५–६॥

वक्तव्य—यदि मारकगण की औषधियों का स्वरस प्राप्त न हो सके तो उनका क्वाथ ले लेना चाहिये। इस प्रकार से बनी हुई पारदभस्म में यद्यपि मृतपारद के लक्षण पूर्ण रूप से नहीं मिलते हैं, फिर भी यह अत्यन्त उपयोगी औषधि बन जाती है।

अथ वह्निमृत्स्नालक्षणम्

खटी लवणकिट्टाढ्या महिषीदुग्धमर्दिता।
वह्नितापसहात्यन्तं वह्निमृत्स्ना प्रकीर्तिता॥ ७॥
मूषादीनां सन्धिलेपे वह्निमृत्स्ना प्रशस्यते।
नागन्तुं क्षमते सूतो निरुद्धो वह्निमृत्स्नया॥ ८॥

वह्निमृत्स्नालक्षणं खटीति। खटी—तदाख्या गौरमृत्स्ना, लवणं सैन्धवं, किट्टं मण्डूरम्। मर्दनं श्लक्ष्णतापर्य्यन्तम्। शिष्टं सुगमम् ॥ ७–८ ॥

भा.टी.—गौर वर्ण की खड़िया मिट्टी में समभाग सैन्धानमक, मण्डूर मिला भैंस के दूध से मर्दन करके रख लें। इसी को वह्निमृत्स्ना या वह्निमृत्तिका कहा जाता है। इस प्रकार बनाई हुई मिट्टी अत्यन्त तीव्र अग्नि को सहन कर सकती है। मूषा, पुट आदि के सन्धिलेप के लिए यह वह्निमृत्स्ना अत्यन्त उपयोगी है। इसके द्वारा बन्द किये हुए मूषा या संपुटों से पारद उड़कर बाहर नहीं निकल सकता है ॥ ७–८ ॥

अथ पारदस्य मारको गणः

विष्णुक्रान्ता देवदाली सर्पाक्षी सहदेविका।
लाक्षा पुनर्नवा सूर्यः सूर्यभक्ता च लांगली ॥९॥

चांडालिनीकन्दसंज्ञः काकमाची विदारिका ।
बला समन्तदुग्धा च जयन्ती हस्तिशुण्डिका ॥१०॥
रम्भा कोषातकी शुण्ठी शशिलेखा निशाद्वयम् ।
काकजङ्घा काकनासा सुरसा बहुपुत्रिका ॥११॥
आखुकर्णी ब्रह्मदण्डी दूर्वा च शरपुङ्खिका ।
चक्रमर्दो नीपकणा वर्षाभूः कटुतुम्बिका ॥१२॥
इन्द्रवारुणिका हंसपादी च शङ्खपुष्पिका ।
जाती मूर्वा च लज्जालुः सर्षपस्तिलपर्णिका ॥१३॥
वन्ध्यकर्कोटकी धूर्तो गुडूची गिरिकर्णिका ।
प्रसारिणी भृङ्गराजो रामठं सोमवल्लरी ॥१४॥
शोभाञ्जनः पलाशश्च मत्स्याची धर्मचिंचिका ।
मण्डूकपर्णी ज्वलनः शेफाली मुसली वचा ॥१५॥
पूर्वाचार्य्यैः कीर्तितोऽयं रसस्य मारको गणः ।
तत्तद्विधिप्रभेदेन सूतमारणसाधकः ॥१६॥

अथ पारदमारकगणः—सूर्य्यः अर्कः, सूर्य्यभक्ता "हुरहुर" इति ख्याता, समन्तदुग्धा सुधा, रम्भा कदली, शशिलेखा बाकुची, बहुपुत्रिका शतावरी, नीपः कदम्बः, कणा पिप्पली, वर्षाभूः पुनर्नवा, तिलपर्णी तिलसदृशपत्रा, गिरिकर्णिका श्वेतापराजिता, रामठं हिंगुः, ज्वलनः चित्रकः, शेफाली निगुण्डी ॥६-१६॥

भा.टी.—अपराजिता (कोयला), खेखसा, नाकुली, सहदेवी, लाख, पुनर्नवा, आक, हुलहुल, कलिहारी, मकोय, बिदारीकन्द, खरेटी, थांहर, अरणी, हस्तिशुण्डी, कदली, कडुवीतरोई, सोंठ, बकुची, हल्दी, दारुहल्दी, काकजंघा, कौआठोड़ी, तुलसी, शतावर, मूषाकानी, ब्रह्मदण्डी, दूब, शरपोंका, चकवड़, कदम्ब, पिप्पली, श्वेतपुनर्नवा, कड़वीतुम्बी, इन्द्रायण, हंसपादी, शंखपुष्पी, चमेली, मूर्वा, छुईमुई, पीलीसरसों, वनतिल, बाँझककोड़ा, धत्तूरा, गिलोय, श्वेतअपराजिता, प्रसारिणी, भाँगरा, हींग, सोमलता, सहंजना, ढाक, मछेछी, दोनों प्रकार की इमली, ब्राह्मी, चित्रक, संभालू, मुसली, वच—इन औषधियों को पूर्वाचार्यों ने पारदमारकगण कहा है। ये औषधियाँ अनेक विधियों से पारद भस्म करने में सहायक होती हैं ॥ ६–१६ ॥

अथ पारदस्य द्वितीयो मारणप्रकारः

विष्णुक्रान्ता देवदालीमारनालेन मर्दयेत् ।
तयोरेव द्रवेणाथ भावयेत् सप्तवारकम् ॥ १७ ॥
मूर्छितञ्च सुविज्ञाय पारदं खर्परे न्यसेत् ।
दीप्तानलायां चुल्ल्याञ्च स्थापयेदथ खर्परम् ॥ १८ ॥
वारं वारं तयोस्तत्र द्रवं शीघ्रं विनिक्षिपेत् ।
एवं रसो दिनैकेन समुपैति हि पञ्चताम् ॥ १९ ॥

शीघ्रं क्षेपः पारदोड्डयनरोधाय । शिष्टं सुगमम् ॥ १७–१९ ॥

भा.टी.—नील अपराजिता तथा देवदाली को काञ्जी में अच्छी तरह मर्दन करें । इन दोनों औषधियों के स्वरस या कषाय से पारद को सात भावना देवें । जब औषधि स्वरस में घोटते-घोटते पारद मूर्छित (कल्क में नष्ट पिष्ट) हो जाय तो इसे एक मिट्टी के दृढ़ खर्पर में थोड़ी-थोड़ी देर बाद दोनों औषधियों का रस डालते जाँय जब तक कि खर्पर में पारद भस्म न हो जाय । इस विधि से एक ही दिन में पारद की भस्म हो जाती है ॥ १७–१९ ॥

अथ पारदमारणस्य तृतीयः प्रकारः

अङ्कोलमूलसलिलैः सूतं खल्वे विमर्दयेत् ।
सूतमानोन्मितं गन्धं शुद्धं तत्र विनिक्षिपेत् ॥ २० ॥
संस्थाप्य सूतं मूषायां विदध्याद् वह्निमृत्स्नया ।
सन्धिलेपं, ततः प्राज्ञः प्रदीप्तोपलपावके ॥ २१ ॥
यन्त्रे भूधरसंज्ञे च पचेद्यामचतुष्टयम् ।
एवं रसेश्वरः शीघ्रं नियतं याति भस्मताम् ॥ २२ ॥

पूर्वं कज्जली कार्या पश्चादङ्कोलमूलसलिलैर्मर्दनम् ॥ २०–२२ ॥

भा.टी.—शुद्ध पारद को खरल में डालकर उसमें अंकोलमूत्र का स्वरस डालकर अच्छी तरह मर्दन करें, जब पारद मूर्छित हो जाय तो उसमें पारद समभाग शुद्ध गन्धक मिलाकर अच्छी तरह मर्दन करके सुखा लें। अब इसको मूषा में बन्द करके पूर्वोक्त वह्निमृत्स्ना से इसकी सन्धि लिप्त कर दें । अच्छी तरह सूखने के बाद इस मूषा को भूधरयन्त्र में रखकर चार पहर तक उपलों की तीव्र अग्नि देवें । इस विधि से भी पारद शीघ्र भस्म हो जाता है ॥२०–२२॥

अथ पारदमारणस्य चतुर्थः प्रकारः

अपामार्गस्य बीजानि नूतनानि विचूर्णयेत ।

कल्कीकृत्य पुनस्तेन मूषायुग्मं प्रकल्पयेत् ॥ २३ ॥
अरिमेदः कृमिरिपुः द्रोणपुष्पीसुमं समम् ।
सञ्चूर्ण्य चूर्णमेतेषां मूषामध्ये निधापयेत् ॥ २४ ॥
काकोदुम्बरिकादुग्धे सूतं यत्नेन मर्दितम् ।
चूर्णोपरि तु संस्थाप्य पुनश्चूर्णं प्रदापयेत् ॥ २५ ॥
प्रलिप्य रसगोलञ्च मूषायां स्थापयेत्ततः ।
सन्धिलेपं ततः कुर्यादवश्यं वह्निमृत्स्नया ॥ २६ ॥
संशोष्य चातपे मूषां पुटेत् गजपुटे भिषक् ।
एकेनैव पुटेनैवं रसो यातीह भस्मताम् ॥ २७ ॥

अरिमेदो विट्खदिरः, कृमिरिपुः विडङ्गः । अथ च सर्वत्र रसभस्मनिर्माणे यथायोग्यं मारकौषधकल्पनमातन्वते रसविदः ॥ २३–२७ ॥

भा.टी.—अपामार्ग के नूतन बीजों को लेकर उनका चूर्ण कर लें । फिर इस चूर्ण को जल से पीसकर गाढ़ा सा कल्क बनाकर उसकी दो मूषा बना लें। अब एक मूषा में दुर्गन्धित खदिर, वायविडंग, गूमाफूल, इन तीनों का समभाग चूर्ण भरकर इसके ऊपर, कठूमर के दूध में अच्छी तरह मर्दित किये हुए पारद की टिकिया रखकर फिर इसके ऊपर पूर्वोक्त खदिर आदि द्रव्यों का चूर्ण डाल दें और दूसरी मूषा से ढँक दें और वह्निमृत्स्ना से सन्धि के साथ सम्पूर्ण मूषा सम्पुट को लिप्त करके गोला सा बना लें । अब इस गोले को एक दूसरे मूषा सम्पुट में बन्द करके वह्निमृत्स्ना से इसका सन्धिलेप करके सुखा लें । फिर इसे गजपुट में रखकर पुट दें तो एक दिन में ही पारद की भस्म हो जाती है ॥ २३–२७ ॥

पारदमारणस्य पञ्चमः प्रकारः

भुजङ्गवल्लरीरसै रसेश्वरं विमर्दयेत् ।
ततश्च कर्कटीभवं सुपेषयेत्तु कन्दकम् ॥ २८ ॥
विधाय कल्कमुत्तमं क्षिपेद्रसं तदन्तरे ।
निधाय सम्पुटं पुटेत्पुटे तु वारणाह्वये ॥ २९ ॥

भुजङ्गवल्लरी ताम्बूलवल्ली, कर्कटी वन्ध्याकर्कोटी, यदाहुः—"नागवल्लीरसैर्घृष्टः कर्कोटीकन्दमध्यगः । मृन्मूषासम्पुटे पक्वः सूतोयात्येव भस्मताम्" इति ॥ २८–२९ ॥

भा.टी.—पहिले पारद को पान के स्वरस के साथ मर्दन कर इसका गोला सा बना लें । अब बांझककोड़े के कंद को खूब मर्दन करके गाढ़ा सा कल्क बना

लें। अब इस कल्क के बीच में उक्त पारदगोलक को रख गोला बना लें। फिर इसे एक दृढ़ सम्पुट में बन्दकर वह्निमृत्स्ना का लेप करके गजपुट में फूँक दें तो पारद को भस्म हो जाती है ॥ २८–२९ ॥

अथ पारदस्य (अनुभूतः) षष्ठो मारणप्रकारः

काकोदुम्बरिकादुग्धैर्भावयेद्रामठं भिषक्।
तत्कालेन पुनः प्राज्ञो मूषायुग्मं प्रकल्पयेत् ॥३०॥
तद्दुग्धमर्दितञ्चैव सूतं तत्र विनिक्षिपेत्।
मुद्रां कृत्वा सूतगोलं मृन्मूषायां निधापयेत् ॥३१॥
सन्धिं विलेपयेद्वह्निमृत्स्नया चाथ शोषयेत्।
पचेल्लघुपुटे सूतं स्वाङ्गशीतंसमु द्धरेत् ॥३२॥
मूषासन्धिं विलिख्याथ कालाञ्जनसमप्रभम्।
लाघवादिगुणोपेतं गृह्णीयाद् भस्मसूतकम् ॥३३॥

तद्दुग्धमर्दितम् काकोदुम्बरिकादुग्धमर्दितम्, उक्तं हि—"काकोदुम्बर-दुग्धैर्यत्नाद्विभावितो हिंगुः। मर्दनपुटनविधानात्सूतं भस्मीकरोत्येव ॥" इति। लाघवादिगुणोपेतं अगुरुरतेजाः वह्निस्थायी स्थिरोऽधूमः इत्युक्तगुणमिति यावत्।

भा.टी.—कठूमर के दूध से हींग को सात भावना देकर इसकी दो मूषा बना लें। अब इस मूषा में कठूमर के दूध के साथ मर्दन किया हुआ पारद रख कर दूसरा मूषा से बन्द करके सन्धिलेप कर दें। अब इस मूषागोलक को एक दूसरी मिट्टी की मूषा या सम्पुट में बंद करके वह्निमृत्स्ना से इसका संधिलेप करके सुखा लें। फिर इसे लावक-कुक्कुट आदि लघु पुट में रखकर पुट दें। स्वांगशीत होने पर मूषा को निकालकर सावधानी से सन्धि को खोलकर भीतर मूषा में से काले अञ्जन के सदृश कृष्ण वर्ण की पारदभस्म को निकाल लें ॥३०–३३॥

अथ पारदमारणस्य (अनुभूतः) सप्तमः प्रकारः

सूतं हिंगुलसम्भवं पलमितं तुल्यं बलिञ्चाहरेद्
युक्त्या कज्जलिकां विधाय वटजक्षीरैस्ततः पेषयेत्।
मृद्भाण्डे विनिधाय तत्र नवभूदण्डेन संचालितो
मृद्वग्नौ दिनपाचितो रसवरो याति ध्रुवं भस्मताम् ॥३४॥
रसेश्वरं सुमसृणं कृष्णाञ्जनसमप्रभम्।
निर्धूमादिगुणोपेतं गृह्णीयाद् भस्मतां गतम् ॥३५॥

तुल्यं पलमितमेव, बलिं गन्धकम् , नवभूवटपादपस्तस्यार्द्र दण्डेनेति भावः। अत्रादौ अत्यन्तमन्दाग्नि कार्पासशुष्कदंडादिकाष्ठैरग्निर्ज्वालनीयो विधेयोऽन्यथ पारदनाश इत्यवधेयम् ॥ ३४–३५ ॥

भा.टी.–हिंगुलोत्थ पारद एक पल, शुद्ध गन्धक एक पल लेकर इनकी अच्छी तरह कज्जली बनाकर इसको वड़ के दूध से घोटकर एक मिट्टी के दृढ़ पात्र में डालकर चूल्हे में चढ़ा दें और इसके नीचे मन्द-मन्द अग्नि दें। मिट्टी के पात्र में पड़े हुए पारद को वड़ के एक हरे दण्डे से धीरे-धीरे चलाते रहें। इस तरह एक दिन तक अत्यन्त मन्द-मन्द अग्नि देकर पकाने से पारद की निश्चित भस्म हो जाती है। इस प्रकार से की गई भस्म काले अञ्जन के समान काली चमकीली होती है। इसमें निर्धूम, गौरव आदि गुण होते हैं ॥ ३४–३५ ॥

अथ मृतपारदस्य गुणाः

ग्रहणीगजकर्षणदक्षतरं त्वतिसारहरं क्षयशोषहरम्।
जठरानलमान्द्यविनाशकरं परिशीलय सूतभवं भसितम् ॥३६॥
प्रमदामदमर्दनगर्वधरं बलवीर्यविलाससमृद्धिकरम्।
निजसेवकरक्षणदक्षतरं परिशीलय सूतभवं भसितम् ॥ ३७ ॥
क्षयं क्षीणक्षेत्रं क्षपयति च दीप्तिं वितनुते
स्मृतिं सूते कामं द्रढयति च देहं द्रुततरम्।
जरां वर्षैकेन त्वपनयति संशीलितमिदं
गुणान् को वा वक्तुं प्रभवति रसेशस्य नियतम् ॥ ३८ ॥
रतिकेलिकलां भृशमुज्ज्वलयेल्ललितं ललनाकुलमाकुलयेत्।
हृदि चोत्कलिकां कलयेत् कलितो रतिरागवतामयमेव सखा ।३९॥
शृङ्गारस्य हि सर्वस्वं सुरतस्याधिदैवतम्।
वशीकरणमन्त्रश्च प्रमदानां मृतो रसः ।।४०॥

अथ गुणाः–भसितं भस्म, क्षीणं क्षेत्रं शरीरं यत्र एवम्भूतं क्षयं तदाख्यरोगं क्षपयतीति सम्बन्धः। उत्कलिकां उत्कंठां कामविप्रयाम्। स्पष्टमन्यत्॥३६-४०॥

भा.टी.–अच्छी तरह बनी हुई पारद की भस्म, ग्रहणी, अतीसार, क्षय, शोष रोग नष्ट करती है और पाचक अग्नि की दुर्बलता को दूर करती है। इस भस्म के सेवन करने से पुरुष यौवनमस्त स्त्री के मद को चूर करने का गर्व रख सकता है। इसके सेवन से शरीर में बल, वीर्य तथा आनन्द में वृद्धि होती है।

शरीर को क्षीण करनेवाले क्षय रोग को नष्ट करके उसमें क्रान्ति उत्पन्न करता है। स्मरणशक्ति को बढ़ाता हुआ शरीर को अत्यन्त मजबूत कर देता है। एक वर्ष तक इसका सेवन किया जाय तो शरीर का बुढ़ापा रोग नष्ट हो जाता है। इस रसभस्म के गुणों का वर्णन करना कठिन है। पारदभस्म सेवन पर स्त्री-रमण और विहार की शक्ति बहुत बढ़ जाती है जिससे अनेक युवती स्त्रियों को पुरुष तृप्त कर सकता है। पारदभस्म मनुष्य के हृदय में विषयेच्छा रूपी कली को खिला देती है। अतः विषय से अधिक प्रेम करनेवाले मनुष्यों का मृतपारद ही एक मात्र औषधि है। मृतपारद शृङ्गार रस का सर्वस्व तथा सुरत (भोग) का अधिदेवता तथा स्त्रियों को वश में करने के लिये एक मंत्र है ॥३६-४०॥

अथ मृतसूतस्य आमयिकः प्रयोगः

पांशुमुस्तकषायेण सुरसाकथितेन वा।
कणाक्काथेन वा युक्तो मृतः सूतो हरेज्ज्वरम् ॥ ४१ ॥
लाक्षया वा हरीतक्या तथा सिंहिकयान्वितः।
माक्षिकेणापि वा युक्तो रक्तपित्तं व्यपोहति ॥ ४२ ॥
व्याघ्रीक्काथेन कणया चापि कासकुलान्तकः।
वरानिशाकषायेण पाण्डुरोगं विनाशयेत् ॥ ४३ ॥
क्षीरिवृक्षकषायेण पञ्चपल्लवजेन वा।
क्काथेन शृतशीतेन हन्त्यतीसारमुद्धतम् ॥ ४४ ॥
रसालजम्बूदलजद्रवेण गुडान्वितेनाथ सुपाचितेन।
बालेन बिल्वेन सनागरेण प्रवाहिकां हन्ति मृतो रसेशः ॥४५॥
हिङ्गुना सकणेनेह विषूचीं हन्ति दारुणाम्।
पथ्यया काञ्जिकेनापि त्वजीर्णं हरति क्षणात् ॥ ४६ ॥
तैलसैन्धवसंयुक्तपुटपाचितसूरणैः।
अर्शांसि नाशयत्याशु दीर्घकालोद्भवान्यपि ॥ ४७ ॥
बीजपूराम्बुरुचकैः हिक्कापञ्चकनाशनः।
सितालाजजलक्षौद्रैश्छर्दिं दाहञ्च नाशयेत् ॥ ४८ ॥
अजादुग्धविपक्केन वैदेहीपाचितेन च।
घृतेन गन्धकेनापि सक्षतं क्षपयेत् क्षयम् ॥ ४९ ॥
गोक्षुरादिकषायेण मसूरक्वथितेन वा।
क्षौद्रेणापि युतः सूतो मूत्रकृच्छ्रं व्यपोहति ॥ ५० ॥

सव्योषेण तिलक्वाथेनामशूलं व्यपोहति ।
शम्बूकक्षारसहितः पक्तिशूलनिबर्हणः ॥५१॥
मूत्रयुतः कटुतिक्तकविश्वक्वाथयुतो हरतीह हि शोफम् ।
दारुनिशात्रिफलाक्वथिताढ्यः कामलिनां खलु मङ्गलकारी ॥५२॥
नवोद्धृतस्नुहीक्षारद्रवभावितया भृशम् ।
हरीतक्या युतः सूतो जठरामयनाशनः ॥५३॥
त्रिकटुत्रिफलामरिचप्रथितत्रिपुटाफलतैलयुतः पुरकः ।
मृतसूतयुतो नियतं त्वचिरात् चिरजां विनिहन्ति हि तुन्दिलताम् ॥५४॥
रसोनसिद्धेन तिलोद्भवेन तैलेन सार्द्धन्तु रसो निपीतः ।
वातोद्भवानत्र बहून् विकारान् निहन्ति घोरानपि वा चिरोत्थान् ॥५५॥
हरीतकी गुडूचिका जलं गुडः समं समम् ।
विचूर्णितेन योजितो हरेत्समीरशोणितम् ॥५६॥
विश्वभेषजरुबूकसंस्कृतः क्षीरकेण विनियोजितो रसः ।
गृध्रसीं हरति दीर्घकालजामन्धकारपटली यथा रविः ॥५७॥
शशांकलेखया तथा फलत्रिकेण संयुतः ।
समार्कवो मृतो रसो निहन्ति वै किलासकम् ॥५८॥
कृमिघ्ननिम्बदाडिमत्रिपर्णचूर्णसंयुतः ।
समाक्षिकस्तु पारदो मृता हरेत्क्रमीन् द्रुतम् ॥५९॥
राजिकानलरसोननीलिकाभृङ्गराजमृदुपल्लवैः समम् ।
वीरवृक्षफलसंयुतं पचेत्तैलमत्र पयसा समन्वितम् ॥६०॥
अनेन तैलेन युतो रसेशः कुष्ठान्यशेषाणि निहन्ति शीघ्रम् ।
यथा मृगेन्द्रो वनमध्यचारी मृगानुपेतानिह निर्विशङ्कः ॥६१॥
वरीबलावाजिगन्धामोचामूलकषायकैः
रसेश्वरो हरेत्कार्श्यं मासद्वयनिषेवितः ॥६२॥
सौवर्चलत्र्यूषणहिङ्गुमूत्रैर्विपाचितेनेह घृतेन युक्तः ।
रसेश्वरः सप्तदिनप्रयोगात् सर्वानपस्मारकफान्निहन्ति ॥६३॥
मधूकपारावतविड्-युतेन मनःशिलायाः खलु चूर्णकेन ।
रसोऽञ्जनाद्दारुणलक्षणाढ्यानुन्मादरोगान्विनिहन्ति शीघ्रम् ॥६४॥
मृतं रसेशं मधुना विलिह्य क्षौद्रान्वितं कोष्णजलं पिबेद्यः ।
स्थौल्यात्तु मेदःप्रभवान्नितान्तं चिरोत्थिताच्चापि विमुच्यतेऽसौ ॥६५॥

वरागिरिजतुव्योषैः भृङ्गस्वरसभावितैः।
मृतः सूतो हरेत्सत्यं प्रमेहान् सकलानपि ॥ ६६ ॥
मूर्वास्वरससंयुक्तो मृतः सूतोऽतिदारुणाम्।
मसूरिकां निहन्त्येव लेपनाद् भक्षणादपि ॥ ६७ ॥
कन्यामूलरसेनाथ तण्डुलीयजलेन वा।
मृतः सूतो द्रुतं हन्याद् विषं स्थावरजंगमम् ॥६८॥
तण्डुलोदकसंयुक्तो यथाविधि मृतो रसः।
नस्ये पाने विशेषेण विषार्तस्य प्रशस्यते ॥६९॥
गोपुरीषसलिलेन भावयेत् सप्तधेह घनसारमुत्तमम्।
तद्युतः खलु मृतो रसेश्वरः स्थावरादिविषभेदनाशनः ॥७०॥
नृमूत्रपिष्टेन पुनर्नवायाः बीजेन मूलेन रसान्वितेन।
मृतो रसेशः खलु लेपनेन विषं सदा वृश्चिकजं निहन्ति ॥७१॥
वन्ध्याकर्कोटकामूलफलेनापि समन्वितः।
सूतः सुदारुणं हन्ति विषं स्थावरजंगमम् ॥७२॥
कपित्थफलसंयुतोऽथ खलु देवदालीयुतः
सधूममदनोऽथवा तु शरपुङ्खबीजान्वितः।
मृतः खलु रसेश्वरो ह्यविरतं प्रलेपादिना
निहन्ति भृशदारुणं प्रमदमूषिकाणां विषम् ॥७३॥
नागिनीरसपिष्टेन नागरेणेह कांस्यके
समन्वितो रसो हन्याद् वृश्चिकार्तिं सुदारुणाम् ॥७४॥

"रसायनं त्रिदोषघ्नो योगवाह्यतिशुक्रलः। भस्मसूतोऽखिलातङ्कनाशनस्त्वनुपानतः॥" इति हि प्राञ्च आहुः, तस्मादनुपानविशेषानुदाहरति दिङ्मात्रम् पांशुरिति-पांशुः पर्पटम्, सुरसा तुलसी, सिंहिका बृहती, क्षीरवृक्षा न्यग्रोधोदुम्बराश्वत्थप्लक्षवेतसपादपाः, पञ्चपल्लवं आम्रजम्बूकपित्थबीजपूरबिल्वानां पत्राणि, रसालः आम्रः, कणा पिप्पली, जलं बालकम्, वैदेही पिप्पली, शम्बूकः क्षुद्रशङ्खस्तस्य क्षारं भस्मेति यावत्, कटुः कटुकी, तिक्तकं पटोलं निम्बो वा, कटुतिक्तकं वा भूनिम्बः, विश्वं शुण्ठी, त्रिपुटीफलतैलं एरण्डस्य तैलम्, पुरकः गुग्गुलः, समीरशोणितं वातरक्तम्, रुबूकः एरण्डः, शशाङ्कलेखा सोमराजी, मार्कवो भृङ्गराज, किलासं श्वित्रम्। कृमिघ्नो विडङ्गः, त्रिपर्ण पलाशस्तस्य बीजानि ग्राह्याणि, माक्षिकं लधु। वीरवृक्षो भल्लातकः, वरी शतावरी, मोचामूलं

कदलीकन्दः, अञ्जनादक्ष्णोरिति शेषः। घनसारं कर्पूरम्, पुनर्नवायाः बीजं मूलं रसश्च गृह्यते। नागिनीरसद्वारा कांस्यके पिष्टेन नागरेण समन्वित इति योजना ॥ ४१–७४ ॥

भा.टी.—पारदभस्म को पित्तपापड़ा तथा मोथाक्वाथ से अथवा तुलसीक्वाथ या पिप्पलीक्वाथ के साथ सेवन किया जाय तो यह ज्वर को नष्ट करता है। लाक्षाचूर्ण, हरीतकीचूर्ण या वासाचूर्ण के साथ मिलाकर मधु से सेवन करने पर रक्तपित्त रोग नष्ट होता है। कास को नष्ट करने के लिये इसको छोटी कटैलीकषाय में पिप्पलीचूर्ण मिलाकर सेवन कराना चाहिये। पाण्डुरोग में इसको त्रिफला और हल्दी के कषाय के साथ प्रयोग करना चाहिये। भीषण अतीसार में इसको पञ्चक्षीरी वृक्षकषाय अथवा पूर्वोक्त पञ्चपल्लव के स्वरस या कषाय से सेवन कराना चाहिये। प्रवाहिका को दूर करने के लिये पारदभस्म को, आम तथा जामुन के पत्तों के रस का बाल-बिल्वचूर्ण, सौंठ तथा गुड़ मिला अग्नि में पकाकर अवलेह सा बनालें, इस अवलेह के साथ सेवन करायें। पारदभस्म को हींग और पिप्पलीचूर्ण के साथ प्रयोग करने से भयंकर विसूचिका रोग नष्ट हो जाता है इसको हरीतकीचूर्ण और काञ्जी के साथ सेवन करने से बहुत शीघ्र ही अजीर्ण नष्ट हो जाता है। पुरातन तथा नवीन अर्श रोग के लिये पारदभस्म को पुट-पक्व जीमीकन्द में तिलतैल तथा सैन्धानमक मिलाकर इसके साथ सेवन करना चाहिये। विजौरानींबू का रस तथा सौंचल नमक के साथ इसका सेवन करने से पाँचों प्रकार की हिक्का नष्ट हो जाती है। वमन और अन्तर्दाह के लिये खीलों के चूर्ण को जल में घोलकर उसमें मिश्री तथा मधु मिलाकर इसका सेवन कराना चाहिये। क्षतयुक्त क्षय में बकरी के दूध तथा पिप्पलीकल्कसिद्ध घृत में गन्धक मिलाकर उसके साथ सेवन करने से विशेष लाभ होता है। गोक्षुरादिकषाय अथवा मसूरक्वाथ में मधु मिलाकर सेवन करने से मूत्रकृच्छ्र रोग में आराम होता है। तिलों के क्वाथ में त्रिकटुचूर्ण मिलाकर इसके साथ पारदभस्म सेवन करने से आमजन्य शूल नष्ट होता है। शम्बूक (क्षुद्र शंख घोंघा) भस्म और यवक्षार के साथ पारदभस्म परिणाम शूल को नष्ट करती है। शोथ में पारदभस्म को कुटुकी तथा सौंठ के कषाय में गोमूत्र मिलाकर सेवन कराना चाहिये। दारुहल्दी तथा त्रिफलाक्वाथ के साथ पारदभस्म सेवन से कामला रोग में आराम आता है। नवीन थोहर के क्षारजल में हरीतकी की भावना देकर उसके चूर्ण के साथ पारदभस्म का प्रयोग करने से उदर रोग शान्त होते हैं। स्थूलता या मोटापा को दूर करने के लिये शुद्ध गूगल

न त्रिकटु, त्रिफला तथा मरिचचूर्ण और एरण्डतैल मिलाकर खूब कूट लें जिससे यह अवलेह सा बन जाय, इसमें पारदभस्म मिलाकर सेवन करना चाहिये। लहसुन के स्वरस तथा कल्क से पकाये हुए तिलतैल के साथ पारद भस्म सेवन करने से पुराने और नवीन सब प्रकार के वातविकार नष्ट हो जाते हैं। वातरक्त रोग में पारदभस्म को हरड़ और गिलोय के क्वाथ में गुड़ मिला कर सेवन करना चाहिये। अथवा हरड़ आदि का चूर्ण करके पारदभस्म सेवन करनी चाहिये। सौंठ और एरण्डबीजचूर्ण से पहिले क्षीरपाक विधि के अनुसार दुग्ध सिद्ध कर लें, अब इससे प्रतिदिन एक या दो बार पारदभस्म सेवन करने से पुरातन गृध्रसी रोग उसी प्रकार शीघ्र नष्ट हो जाता है जैसे सूर्य से अन्धकार। बकुची, त्रिफला तथा भृंगराजचूर्ण के साथ पारदभस्म सेवन करने पर किलास (सफेद कोढ़) रोग नष्ट हो जाता है। उदरकृमियों के लिये इसको विडंग, नीम, दाडिमत्वक्, पलाशबीजचूर्ण के साथ मधु मिलाकर सेवन कराना चाहिये। त्वक् रोगों तथा कुष्ठ के लिए इसे निम्नलिखित तैल के साथ प्रयोग करना चाहिये। राई, चित्रकमूलत्वक्, लहसुन, नीममूलत्वक्, भांगरा और शुद्धभिलावा, प्रत्येक समभाग में लेकर सब तेल से चतुर्थांश तिलतैल, इनसे चौगुना अधिक तथा पाकार्थ जल तेल से चौगुना लेकर राई आदि द्रव्यों को जल के साथ पीसकर कल्क बना जल और तेल में मिला तेल पकाकर छान लें। अब इस तैल के साथ पारदभस्म का प्रयोग करें। इसके प्रयोग से सब कुष्ठ रोग नष्ट हो जाते हैं। शरीर की कृशता को दूर करने के लिये दो मास तक पारदभस्म को शतावरी, खरैंटी, असगन्ध और कदलीकन्द कषाय के साथ सेवन करना चाहिये। सौंचलनमक, त्रिकटु तथा हिंगु; इनका कल्क कर इसमें कल्क से चौगुना गोघृत और उससे चौगुना गोमूत्र मिलाकर घृत सिद्ध कर लें। इस घृत के साथ सात दिन तक पारदभस्म का सेवन कराने से सब प्रकार के अपस्मार रोग नष्ट हो जाते हैं। मुलेठी, कबूतर की विष्ठा तथा मनःशिला प्रत्येक समभाग ले लेकर चूर्ण करके इसमें पारदभस्म मिला आँखों में अञ्जन करने से भयंकर लक्षणयुक्त उन्माद रोग शीघ्र नष्ट हो जाते हैं। पारदभस्म को मधु में मिला चाट करके अनुपान रूप में मधुमिश्रित गनगुना जल पीने से बहुत पुराना चर्बी बढ़ने से होनेवाला मोटापन दूर हो जाता है। त्रिफला, शिलाजीत तथा त्रिकटुचूर्ण को भांगरे के रस की सात भावना देकर इस चूर्ण के साथ पारदभस्म सेवन करने से सम्पूर्ण प्रमेह रोग नष्ट हो जाते हैं।

मूर्वास्वरस में पारदभस्म मिलाकर खिलाने और शरीर में लेप करने से मसूरिका रोग शान्त हो जाता है। स्थावर तथा जंगम विषों के प्रभाव को शरीर से दूर करने के लिये पारदभस्म को कुमारीमूलस्वरस अथवा चौलाईस्वरस के साथ सेवन कराना चाहिये। विषपीड़ित मनुष्य को विष से मुक्त करने के लिए पारद भस्म को चौलाई के स्वरस में मिलाकर नस्य देना या पिलाना चाहिये। कर्पूर को गोबर के रस से सात भावना देकर इसमें पारदभस्म मिला लें, इसका शरीर में लेप करने से अनेक प्रकार के स्थावर विषों का प्रभाव नष्ट हो जाता है। पुनर्नवामूल और बीजों को मनुष्य के मूत्र में पीसकर उसमें पारदभस्म मिलाकर बिच्छू के दंश पर लेप करने से विष शीघ्र उतर जाता है। बाँझक-कोड़े की मूल और फल के साथ पारदभस्म पीसकर प्रयोग करने से स्थावर तथा जंगम दोनों प्रकार के विष उतर जाते हैं। विषैले चूहों के विष को नष्ट करने के लिए पारदभस्म को कैंथ का गूदा और देवदाली के फल के साथ पीसकर लेपादि करने अथवा घर का धुँआ और मैनफलचूर्ण के साथ अथवा शरपोंखाबीज चूर्ण के साथ पारदभस्म मिलाकर निरन्तर कुछ काल तक लेप आदि करना चाहिये। काँसे के पात्र में पारदभस्म को सौंठचूर्ण मिलाकर पान के रस से पीसकर लेप करने से बिच्छू काटने की भयंकर पीड़ा नष्ट हो जाती है ॥ ४१–७४ ॥

अथ रसायनादौ पारदसेवन विधिः

यदाधिव्याधिविध्वंसि वयसः स्थापकन्तथा।
मेध्यं वृष्यं तथा नेत्र्यं भैषज्यं तद्रसायनम् ॥७५॥
क्षेत्रीकृत्य निजं देहं सेवेतेह रसायनम्।
विधिना मितपथ्याशी देहसिद्धिं हि विन्दति ॥७६॥
रसायनं यः कुरुते क्षेत्रीकरणमन्तरा।
देहसिद्धिर्न तस्य स्यात् प्रत्युत क्लेशकृद्भवेत् ॥७७॥
सुबीजमपि संस्कृतं कृषिविधानदक्षैरिह
प्ररोहति न कर्हिचित् सुविततोषरोप्तं यथा।
तथैव सुभिषग्वरैरकृतपञ्चकर्मक्रमे
नरे हि न रसायनं फलति जातु संयोजितम् ॥७८॥

रसायनलक्षणं यदिति—प्रायो रसायनं मेधां बलं नेत्रशक्तिं चापि वर्धयति. यथा त्रिफला क्षेत्रीकृत्येति—यथा बीजावापयोग्यं विधाय क्षेत्रं पश्चादुप्तं बीजं साधु फलतीति तथा शरीरमपि रसायनोपयोगि भवति विरेकादिशुद्धमिति दर्श-

यति अन्यथा तु हानिर्वर्ण्यते देहसिद्धिर्न तस्य स्यात् इति । तदेतदुक्तं सुबीजमपीति ॥ ७५-७८ ॥

भा.टी.—जो औषधि प्रयोग करने पर शारीरिक तथा मानसिक रोगों को नष्ट करे, जिससे शीघ्र आनेवाला बुढ़ापा रुक जाय, जिससे मेधा (बुद्धि) वृद्धि: शारीरिक धातुओं की पुष्टि और नेत्रोंकी ज्योति बढ़ती हो उसे रसायन औषधि कहते हैं । रसायन सेवन करने के पूर्व शरीर को उपयुक्त क्षेत्र (जैसे बीज बोने के पूर्व जमीन को तैयार किया जाता है) बनाकर रसायन का विधिपूर्वक सेवन करने से और सेवनकाल में लघु अल्प पथ्याहार करने से अवश्य रसायन का फल (रोगनाश) मिलता है । जो मनुष्य अपने शरीर को रसायन सेवनोपयोगी क्षेत्र किये बिना ही रसायन सेवन करने लगता है उसे रसायन का कोई फल नहीं मिलता, किंतु इससे उसे और कष्ट हो जाता है । कृषि-विद्या के द्वारा परीक्षित और संस्कृत तथा सुन्दर नवीन बीज को यदि ऊसर जमीन में बो दिया (उगाया) जाय तो उसमें से किसी तरह अंकुर नहीं निकल सकता है इसी तरह यदि वैद्य बिना पञ्चकर्म (वमन, विरेचन, निरूहण, अनुवासन, नस्य) किये हुए मनुष्य को रसायन सेवन कराये तो उसका कोई फल नही होगा ॥ ७५-७८ ॥

क्षेत्रीकरणस्य स्वरूपम्

सञ्जातपञ्चकृत्यस्य जैत्रैर्यद् गदनाशनम् ।
रसायनादौ तत्प्राज्ञैः क्षेत्रीकरणमुच्यते ॥ ७९ ॥

क्षेत्रीकरणलक्षणम्—जैत्रैर्भेषजैः ॥ ७९ ॥

भा.टी.-रसायन औषधि सेवन कराने से पूर्व मनुष्य को पञ्चकर्म कराकर तत्तद्रोगनाशक औषधि सेवन करने से रोग की शान्ति कर लेना क्षेत्री-करण कहा जाता है ॥ ७९ ॥

क्षेत्रीकरणप्रक्रिया

आदौ तु पञ्चकर्माणि कारयित्वा भिषग्वरः ।
पश्चात्सिद्धौषधैर्यत्नाद्रोगशान्तिं प्रकल्पयेत् ॥ ८० ॥
यदि बालः कृशः क्षीणः स्याद्रसायनसेवकः ।
तदा तु पञ्चकर्माणि कारयेन्न भिषग्वरः ॥ ८१ ॥
समयज्ञस्तदा युक्त्या रेचनं कारयेन्न वा ।
ततस्तु सिद्धभैषज्यैर्नीरुजञ्चापि कारयेत् ॥ ८२ ॥

सिद्धौषधप्रयोगाच्च रोगशान्तिर्यदा भवेत् ।
मृताभ्रमुख्ययोगांश्च तदा संयोजयेद्भिषक् ॥ ८३ ॥
क्षेत्रीकृतनिजकायः कामं शाल्योदनादिपथ्याशी ।
लब्धबलो रसभोक्ता विदधीत रसायनं प्राज्ञः ॥ ८४ ॥

तदेतदाह–पश्चात् सिद्धौषधैर्यत्नाद्रोगशान्तिं प्रकल्पयेत्, यदाहुः–"स्निग्धस्विन्नविरिक्तं यन्नीरुजं सिद्धभेषजैः। एतत्क्षेत्रं समासेन रसबीजवपनक्षमम्" इति। अथ पञ्चकर्मापवादो देशकालादियोग्यतावशात् यदीति—"पञ्चकर्मभयत्रस्तैः सुकुमारैर्नरैरिह। रेचनान्ते इदं सेव्यं सर्वदोषापनुत्तये ॥" इत्यपि केचिदाहुः। समयज्ञः कालविशेषयोग्यताज्ञाता सिद्धान्तज्ञाता वा। तथा चाहुः—"मृताभ्रं भक्षयेन्मासमेनमादौ विचक्षणः। पश्चात्तं योजयेद्देहे क्षेत्रीकरणमिच्छतः ॥" इति तदेतदाह मृताभ्रमुख्ययोगांश्चेत्यादि ॥ ८०–८४ ॥

भा.टी.—रसायन सेवन कराने के लिए पहिले मनुष्य को पञ्चकर्म द्वारा शुद्ध कर लें। पञ्चकर्म के पश्चात् उचित समय तक पथ्य सेवन करायें और फिर पूर्ण सोच-विचार के साथ सिद्ध औषधियों से वर्तमान रोग को दूर करें। यदि रसायन सेवन करनेवाला मनुष्य बालक हो अथवा कृश या क्षीण हो उसे पञ्चकर्म (सम्पूर्ण) न करावें, किन्तु उसे समय के अनुसार युक्तिपूर्वक रेचन ही करायें अथवा रेचन कराना भी उचित न हो तो इसे भी न करायें। क्योंकि इससे और भी दुर्बलता बढ़ने का डर रहता है। विरेचन अथवा पंचकर्म के अनन्तर सिद्ध औषधियों के प्रयोग से उसके वर्तमान कष्ट को शान्त करें। सिद्धप्रयोग से रोगशान्ति होने के बाद उसे अभ्रकभस्म आदि के मुख्य-मुख्य योगों का सेवन करायें। उक्त क्रम से शरीर को रसायनोपयोगी उत्तम क्षेत्र बनाते हुए शालि चावल आदि पथ्य भोजन कराने चाहिये। जब शरीर में बल आ जाय तब उसे रसायन का सेवन आरम्भ करायें ॥ ८०–८४ ॥

रसायनोचितो रसः

हिरण्यजीर्णो घनसत्त्वजीर्णो वज्रादिजीर्णोऽप्यथवा मृतश्च ।
रसायनार्थं हि रसो नितान्तं प्रशस्यते ह्यत्र रसागमज्ञैः ॥ ८५ ॥

भा.टी.—रसायनप्रयोग के लिये रसशास्त्रज्ञ लोग स्वर्णजारित या अभ्रक सत्वजारित अथवा वज्र आदि जारित पारद का अथवा केवल विशुद्ध मृत पारद का प्रयोग उत्तम मानते हैं ॥ ८५ ॥

रसभक्षणकालः

प्रत्यूषे भक्षयेत्सूतं पथ्यं यामे तदादिमे ।
द्वितीययामे मतिमानश्नीयाद् भोजनं हितम् ॥८६॥

रससेवनकालक्रमः प्रत्यूष इति—हितमिति वक्ष्यमाणपथ्यानुसारि ॥ ८६ ॥

भा. टी.—पारदभस्म या पारद के योगों को प्रातःकाल से लेकर तीन घंटे के अन्दर पथ्य सेवन करें. दूसरे पहर में क्षुधा लगने पर आगे लिखे अनुसार अनुकूल भोजन खिलाना चाहिये ॥ ८६ ॥

अथ मात्राभेदः

हिरण्यजीर्णसूतस्य गुञ्जार्द्धं वितरेद्भिषक् ।
जीर्णवैक्रान्तकस्यापि तथा मात्रां प्रकल्पयेत् ॥८७॥
जीर्णवज्ररसेशस्य गुञ्जापादः प्रशस्यते ।
गुञ्जैकां तु तदन्येषां मात्रां प्राज्ञः प्रकल्पयेत् ॥८८॥

तथा इति गुञ्जार्द्धकमेव ॥ ८७–८८ ॥

भा.टी.—यदि रसायन कार्य के लिये स्वर्णजारित पारद का प्रयोग करना हो तो इसकी आधी रत्ती मात्रा देनी चाहिये । इसी तरह वैक्रान्तजीर्ण पारद की भी आधी रत्ती मात्रा देनी चाहिये । यदि वज्र (हीरा) जीर्ण पारद का प्रयोग कराना हो तो इसकी चौथाई रत्ती देनी चाहिये । इसके अतिरिक्त अन्य पारद योगों की मात्रा एक रत्ती तक समझनी चाहिये ॥ ८७–८८ ॥

अथ रसायनसेवनेऽपथ्यानि

मिथ्याहारविहारपानसलिलक्रीडातिनिद्रादिकं
कोपं दुःखमतिस्पृहामतिमुदं स्नानं तथोद्वर्तनम् ।
स्त्रीणां नित्यमतिप्रसंगमनिशं चिन्तामसूयां तृषां
क्षुद्रोधञ्च मदं रसायनसुधासेवी सदा वर्जयेत् ॥८९॥

अतिस्पृहां अतिकामनाम् । तथा चाहुः प्राञ्चः–"अतिमानं चात्यशनमति-निद्रातिजागरम् । स्त्रीणामतिप्रसङ्गञ्च आध्मानञ्च विवर्जयेत् ॥ अतिकोपञ्चातिहर्षमतिदुःखमतिस्पृहाम् । शुष्कवादं जलक्रीडामतिचिन्ताञ्च वर्जयेत् इति ॥ ८९ ॥

भा.टी.—रसायन-सेवनकाल में मनुष्य को मिथ्या आहार, मिथ्या विहार, द्रवपदार्थों का अधिक सेवन, नदी में तैरना तथा अधिक शयन करना, क्रोध करना, दुःखानुभव करना, किसी चीज की अत्यधिक इच्छा, सहसा अत्यधिक हर्ष,

स्नान करना, शरीर में उबटन करना, स्त्रियों के साथ सदा उठना-बैठना, सदा चिन्तित रहना या किसी से मन में कुढ़ते रहना, जल न पीकर प्यासा रहना, भूख को रोकना, मद्यपान करना त्याग देना चाहिये ॥ ८९ ॥

वक्तव्य—पूर्वोक्त अपथ्य के अतिरिक्त अधिक जागरण, अधिक भाषण, अत्यधिक भोजन, भोजन के ऊपर और भोजन करना आदि भी अपथ्य समझना चाहिये।

रससेवने पथ्यम्

शृङ्गवेराज्यधानेयजीरकैः परिसंस्कृतम्।
वातिङ्गनं पटोलञ्च तण्डुलीयं च वास्तुकम् ॥९०॥
शाकं पौनर्नवञ्चापि पञ्चमूलादिकन्तथा।
पुराणाः शालयो गव्यं दुग्धं दधि घृतन्तथा ॥९१॥
गोधूमो मुद्गसूपश्च तथा हंसोदकं हिमम्।
रसेन्द्रस्य बुधैः प्रोक्तं पथ्यमेतत्समासतः ॥९२॥

रससेवने च पथ्यं शृङ्गवेरेति—तथा च रसार्णवे "दिवारात्रं जपेन्मन्त्रं नासत्यवचनं वदेत्। हितं दुग्धान्नमुद्गाज्यशाल्यन्नानि सदा मतम्॥ शाकं पौनर्नवं देवि! मेघनादं सवास्तुकम्। सैन्धवं नागरं मुस्तां पञ्चमूलानि भक्षयेत्॥ आत्मज्ञानं कथा पूजा शिवस्य च विशेषतः॥" इत्यादि ॥ ९०-९२ ॥

भा.टी.—साधारणतः पारदभस्म या इनके योगों के सेवनकाल में बैंगन, परवल, चौलाई, बथुआ, पुनर्नवापत्र, भसींड़ की सब्जी या शाकों में अदरख, धनिया तथा जीरा मसाला डालकर घी से छौंककर सेवन करना चाहिये। अन्नों में पुराने बासमती साठी आदि चावल, गेहूँ, मूंग की दाल लेनी चाहिये। स्निग्ध पदार्थों में गोदुग्ध, दही और घी का सेवन करना चाहिये। पीने के लिये जल के स्थान में हंसोदक (चन्द्रमा और सूर्यकिरणों से शुद्ध और संस्कृत भौमजल) लेना चाहिये। पारद-सेवनकाल में संक्षेप से यह पथ्यविधान बताया गया है ॥ ९०-९२ ॥

कूष्माण्डं कमठः कलिङ्गकफलं कोलं कुलत्थास्तथा
कर्कोटी कतकं कपित्थकफलं वै काञ्चनीयं सुमम्।
कङ्गुः काञ्जिककारवेल्लकफलं कर्कोटकः कर्कटी
कौसुम्भश्च कपोतकः खलु गणः प्रोक्तः ककारादिकः॥९३॥

ककारादिगणोक्तानि भेषजानि कदाचन।
रसायनफलाकाङ्क्षी रससेवी न भक्षयेत् ॥९४॥
माषं मसूरकं तैलं कलायञ्च सुरासवान्।
नारंगं नारिकेलञ्च धान्याम्लं निम्बुकादिकम् ॥९५॥
अनूपमांसं वेत्राग्रं नाश्नीयात्कुक्कुटांस्तथा।
रम्भादले भोजनञ्च तक्रभक्तं सुवर्चलम् ॥९६॥
कांस्यपात्रे न चाश्नीयाद् गुरु विष्टम्भि भोजनम्।
कट्वम्लतिक्तं तीक्ष्णोष्णं भोजनन्तु भृशं त्यजेत् ॥९७॥
कुङ्कुमालेपनं जह्यात् घनसारञ्च सर्वथा।
मध्याह्ने पर्यटेन्नैव न कुर्याद् वादजल्पनम् ॥९८॥

केषाञ्चिन्मते ककाराष्टकनिषेधः

कलिंगं कारवेल्लञ्च कदली काकमाचिका।
कुसुम्भिका च कर्कोटी कूष्माण्डं कर्कटी तथा ॥९९॥
ककाराष्टकमेतद्धि प्रोक्तं रसविशारदैः।
वर्जयेद्रससेवी च नित्यमेतत्प्रयत्नतः ॥१००॥

अथापथ्यं ककारादिगणः कूष्माण्डमिति। ककाराष्टकादिवर्जनं रसेन्द्रस्य शरीरात्स्रावरक्षार्थम्। यथोक्तम्—"स्रवति न यथा रसेन्द्रो न च नश्यति जाठरो वह्निः" इति। कमठः कच्छपः। कलिङ्गफलं तरबूज इति प्रसिद्धम्, काञ्चनीयं सुमं काञ्चनारपुष्पम्। धान्याम्लं काञ्जिकम्, तक्रेण सहितं भक्तं तक्रभक्तं, सुवर्चलं सौवर्चललवणम् ॥ ९३–१०० ॥

पेठा, तरबूज, वेर, कुलथी की दाल, ककोड़ा, निर्मलीवीज, कैथ का गूदा, कचनारपुष्प, कँगुनी, काञ्जी, करैला, कमलपुष्पशाक, ककोड़ाभेद, ककड़ी, कसुम्भ-पुष्पशाक, कबूतर-मांस इसको ककरादिगण कहा जाता है। इस ककारादिगणोक्त द्रव्योंको रसायनफल प्राप्त करनेके लिये पारद-सेवनकाल में मनुष्य को कभी नहीं सेवन करना चाहिये। इसके अतिरिक्त नारंगी, नारियल, काञ्जी, नीबू आदि अम्ल द्रव्य, अनूप (जलप्रधानदेश) देशीयमांस, वेंत की कोपल, और मुर्गामांस भी नहीं खाना चाहिये। केले के पत्ते में भोजन मठा और भात मिलाकर भोजन, सौंचलनमक का सेवन तथा कांसे के पात्र में भोजन, गुरु, विष्टम्भि भोजन अथवा कटु अम्लतिक्तरस तथा तीक्ष्ण उष्णगुण भोजनों का सेवन बिलकुल नहीं करना

चाहिये। शरीर में केसर तथा कपूर का लेप नहीं करना चाहिये। दोपहर को तेज धूप में नहीं घूमना और व्यर्थ वाद-विवाद भी नहीं करना चाहिये ॥ ९३–९८ ॥

किन्हीं रस वैद्यों के विचार से तरबूज, करेला, कदलीफल, मकोय (बेर), ककोड़ा, पेठा तथा ककड़ी ये आठ द्रव्य ककाराष्टक में लिये जाते हैं। इनका पारद-सेवन करनेवाले को अच्छी तरह त्याग करना चाहिये ॥ ९९–१०० ॥

वक्तव्य—ककाराष्टक त्याग करनेके विषय में अन्यत्र यह कारण दिया है कि ककाराष्टक के सेवन से शरीर में से मलमूत्रादि के रूप में पारद का अधिक स्राव होता है जिससे पारद का प्रभाव अच्छी तरह शरीर में नहीं हो सकता है—"स्रवति न यथा रसेन्द्रो न च नश्यति जाठरो वह्निः"।

अथ रसवैकृतौ सुखाचारः

शिशिरसलिलसेकस्तापसन्तप्तकाये
मलयजघनलेपश्चोत्तमांगे निकामम्।
सुरभिहिमसमीरे मन्दमन्दप्रचारो
हिमकरकरसंगः काव्यगाथाप्रसंगः ॥१०१॥
उरसि भवति तापे शीततोयावगाहो
मनसि मलिनतायामासवारिष्टपानम्
अनिशमिह तृषायां नारिकेलीयनीरं
तदपि हि झटिति सेव्यं शीतलं यच्च पथ्यम् ॥१०२॥
गुडूचिकोशीरकधान्यकानां मधुस्रवापर्पटचन्दनानाम्।
तुगासिताचूर्णयुतः कषायो रसोद्भवं तापगदं निहन्यात् ॥१०३॥
विद्रुमो रंगकं तुल्यमेतत् द्वयं रङ्गपादो न्मतं काञ्चनं मौक्तिकम्।
वंशजातन्त्रिकासत्त्वयुक्तं समं भक्षयेद्वारिभिस्तत्र कूष्माण्डजैः॥१०४॥

रसविकारे चिकित्सामाह शिशिरेति —मलयजश्चन्दनम्. हिमकरकरसङ्गः चन्द्रकिरणसंपर्कः. मधुस्रवा = मधुयष्टिः. वंशजा = वंशलोचना. तन्त्रिकासत्त्वं गुडूचीसत्त्वम् ॥ १०१–१०४ ॥

भा.टी.—पारदभस्म या पारदयोगों के सेवनकाल में कुपथ्य होने पर शरीर में ताप की वृद्धि से शरीर बहुत गरम हो जाय तो रोगी के शिर में शीतल जल सिञ्चन करना चाहिये, साथ ही इसके बाद माथे में चन्दन का गाढा लेप

भी कर देना चाहिये। और सम्भव हो तो रोगी को सुगन्धित शीत तथा मन्दवायु में धीरे-धीरे घुमाना चाहिये और रोगी को चन्द्रमा की शीतल चाँदनी में बैठाकर सुन्दर काव्य की कथायें सुनानी चाहिये। यदि रोगी की छाती में अत्यधिक गर्मी मालूम पड़ती हो तो उसे ठंडे जल के टब में बैठाकर स्नान कराना चाहिये। यदि मानसिक शक्ति दुर्बल मालूम पड़ती हो तो उसे द्राक्षासव, अश्वगंधारिष्ट आदि बलदायक आसवारिष्ट पिलाने चाहिये। हर समय अत्यधिक प्यास लगने पर उसे कच्चे नारियल का जल पिलाना और दूध, भात, मिश्री, मक्खन आदि शीत पथ्य देना चाहिये। शरीर के दाह तथा ताप को कम करने के लिये गुडूची, खस, धनियाँ, मुलेठी, पित्तपापड़ा और लालचन्दन: इनका कषाय बना उसमें वंशलोचन तथा मिश्री चूर्ण मिला थोड़ा-थोड़ा करके पिलाना चाहिये। अथवा प्रवालभस्म और वंगभस्म एक-एक भाग, स्वर्णभस्म और मुक्तापिष्टी प्रत्येक चौथाई भाग, वंशलोचन तथा गुडुचीसत्त्व एक-एक भाग मिलाकर इसमें से एक रत्ती से दो रत्ती मात्रा में पेठे के जल के साथ देना चाहिये ॥ १०१–१०४ ॥

अमूर्च्छितामृतसूतभक्षणजन्यक्लेशे गन्धकविधानम्

आज्यदुग्धौषधैः शोधितं गन्धकं मात्रया युक्तितो नागवल्लीरसैः।
पारदक्लेशितो भक्षयेत्सन्ततं यान्ति दोषा द्रुतं शान्तिमेकान्ततः॥१०५॥

औषधैः भृङ्गराजादिभिः, मात्रया यथोचितया ॥ १०५ ॥

भा.टी.—अमूर्च्छित तथा अमृत (ठीक भस्म न हुआ) पारद के सेवन से उत्पन्न होनेवाले विकारों को दूर करने के लिये, घी और दूध में शोधित गन्धक को योग्य मात्रा में लेकर पान के रस के साथ खिलाने से (दो चार दिन निरन्तर खिलाने से) पारदजन्य सम्पूर्ण विकार शीघ्र ही शान्त हो जाते हैं ॥ १०५ ॥

कूष्मांडादिगणः

कूष्माण्डस्तुलसी लाक्षा खण्डश्च शतपुष्पिका।
लवंगं वत्सनाभश्च तण्डुलीयस्य मूलकम् ॥१०६॥
कूष्माण्डादिगणो ह्येष पूर्वाचार्यैर्निरूपितः।
अमूर्च्छितामृतरसविकारकुलकण्डनः ॥१०७॥
कूष्माण्डादिगणोद्दिष्टजैत्रेणैकेन गन्धकम्।
माषद्वयं भक्षयित्वा ततो गव्यं पयः पिबेत् ॥१०८॥
पारदस्य विकारा ये भेषजानां शतैरपि।
शान्तिं न यान्ति तत्रेमं योगं दद्याद्भिषग्वरः ॥१०९॥

काकमाचीरसः पीवः प्रत्यहं तोलकोन्मितः।
निहन्ति मासमात्रेण विकारान् दुष्टसूतजान् ॥११०॥
नागिनीदलकल्केन युक्तेन सुरसाद्रवैः।
गात्रलेपाय वितरेद् गन्धं रसचिकित्सकः ॥१११॥

इति पारदमारणविज्ञानीयो नाम सप्तमस्तरङ्गः

कूष्मांडादिगणः—शरीरात् पारदावशेषांशपातनोपयोगी निर्दिष्टः। खंडः सितशर्करा, वत्सनाभो विषविशेषः। एतद्गणसेवनप्रकारः कूष्माण्डादिगणोद्दिष्टेति। जैत्रेणैकेन अन्यतमौषधेन। स्पष्टमन्यत्। "यद्यज्ञानात्कथमपि नागादिकलङ्कितो रसो भुक्तः। तत्स्रावणाय विज्ञः पिबेच्छिफां कारवेल्लिभवाम् ॥" इत्यप्याहुः ॥ १०६–१११ ॥

भा.टी.—पेठा, तुलसी, लाख, खांड, सौंफ, या गुलाब के फूल, लौंग, वत्सनाभविष, चौलाई की जड़; इनको पूर्वाचार्यों ने कूष्माण्डादिगण कहा है। यह गण (औषधियाँ) अमूर्च्छित और अमृत-पारदभक्षणजन्य सम्पूर्ण विकारों को नष्ट करता है। इसके अतिरिक्त कूष्माण्डादिगणोक्त औषधियों में किसी एक औषधि के साथ दो माशे शुद्ध गन्धक खिलाकर अनुपान में गाय का दूध पिलायें तो इसके द्वारा वे पारदविकार, जो सैकड़ों औषधियों से भी अच्छे न हुए हों, तो भी शीघ्र ही शान्त हो जाते हैं। यदि शरीर से अशुद्ध पारद का विष कुछ अंश में रह गया हो तो ऐसी अवस्था में एक मास तक मकोय का स्वरस एक तोला मात्रा में प्रतिदिन पिलाने से उसके सब बचे हुए अंश बाहर निकल आते हैं। यदि अशुद्ध पारद के सेवन से शरीर में फोड़ा-फुन्सी आदि विकार उत्पन्न हो गये हों तो पान के पत्ते तुलसी के रस में गन्धक पीसकर सारे शरीर में लेप करें। इससे त्वक्-रोग शान्त हो जाते हैं ॥ १०६–१११ ॥

नोट—दुष्टपारद या नाग आदि दोषयुक्त पारद के सेवन से होनेवाले विकारों में करेले की जड़ घोटकर पिलाने से भी शीघ्र आराम आता है।

यह पारदमारणविज्ञानीय नाम सप्तम तरङ्ग समाप्त हुआ।

—:o:—

अथ गन्धकविज्ञानीयोऽष्टमस्तरङ्गः

अथ गन्धकनामानि

गन्धको गन्धपाषाणः गन्धी च रसगन्धकः।
सुगन्धिको गन्धिकश्च गन्धः सौगन्धिकस्तथा ॥१॥

पूतिगन्धोऽतिगन्धश्च पामारिः कीटनाशनः ।
बलिर्बलिवसाख्यश्च कुष्ठारिः शरभूमिजः ॥२॥
शुल्बारिर्नवनीतश्च दैत्येन्द्रो गन्धमादनः ।
कीटघ्नः क्रूरगन्धश्च स एव परिकीर्तितः ॥३॥

तत्रादौ गन्धकनामानि रसतन्त्रव्यवह्रियमाणानि ॥ १-३ ॥

भा. टी.—रसतंत्र के व्यवहार में आनेवाले गन्धक के निम्नलिखित नाम पाये जाते हैं—गन्धक, गन्धपाषाण, गन्धी, रसगन्धक, सुगन्धिक, गन्धिक, गन्ध, सौगन्धिक, पूतिगन्ध, अतिगन्ध, पामारि, कीटनाशन, बलि, बलि-वसा, कुष्ठारि, शरभूमिज, शुल्बारि, नवनीत, दैत्येन्द्र, गन्धमादन, कीटघ्न, क्रूरगन्ध ये सब नाम गन्धक के हैं ॥ १-३ ॥

अथ गन्धकस्वरूपम्

निर्मलस्तु रजनीसमप्रभो दीप्तिमांश्च नवनीतकोमलः ।
कीर्तितो ह्यमलसारसंज्ञको गन्धको रसरसायने वरः ॥४॥

रजनीसमप्रभः पीतवर्णः । अत्र हि चतुर्धा प्राग्भिर्निर्दिष्टो गन्धको न व्यवहृतः भेदान्तराणामप्राप्यत्वात् । "पुरागन्धक" भेदस्तु रसायनानुपयुक्तत्वान्नोक्त इति ज्ञेयम् । गन्धस्य खटिकारूप आयुर्वेदप्रकाशकारोक्तो निर्गन्ध एवेति नासौ गन्धक इति विभावयन्तु विज्ञाः ॥ ४ ॥

भा.टी.—गन्धक की चतुर्विध जाति में से प्रायः सर्वोपलब्ध आमलासार गन्धक साफ, हरिद्रा के समान कांतिवाला, चमकीला, मक्खन सदृश कोमल होता है । यही आंवलासार गंधक रस तथा रसायनप्रयोगों में उत्तम माना जाता है ॥४॥

वक्तव्य—यद्यपि तन्त्रान्तर में श्वेत, रक्त, पीत और कृष्ण भेद से गन्धक चार प्रकार का पाया जाता है, परन्तु इनमें से रक्त तथा कृष्ण वर्ण गन्धक के अप्राप्य होने से इनका वर्णन न करके केवल आंवलासार गंधक का ही यहाँ पर वर्णन किया गया है । बाजार में पाया जानेवाला नैनुआगंधक भी आंवलासारगंधक का ही मिश्रण होने से पृथक् वर्णन नहीं किया गया ।

अशोधितगन्धकदोषनिरूपणम्

अशोधितः सुगन्धिकस्तनौ तनोति तापकम् ।
भृशञ्च चित्तविभ्रमं करोति रक्तजान् गदान् ॥५॥
प्रसन्नतां सुरूपतां शरीरबन्धचारुताम् ।
प्रभां बलञ्च नाशयत्यतो विशोधयेत्तु तम् ॥६॥

अशुद्धगन्धकस्य सविषत्वात् तत्सेवनाद् विकारास्तनुतापादयः स्पष्टाः ॥५–६॥

भा.टी.—अशोधित गन्धक का सेवन करने से शरीर का ताप बढ़ जाता है जिससे चित्त में व्याकुलता तथा शरीर में रक्तविकृतिजन्य रोग उत्पन्न हो जाते हैं। शरीरगठन, सौन्दर्य, कान्ति तथा बल का नाश हो जाता है। अतः इसको शुद्ध करके ही अन्तःप्रयोग करना चाहिये ॥५–६॥

अथ गन्धकशोधनस्य प्रथमः प्रकारः

दीप्तानलायां सुचिरं हसन्त्यां संस्थापयेन्निर्मललोहपात्रम्।
आज्यं विशुद्धं त्वथ गन्धतुल्यं विनिक्षिपेत्तापयितुं रसज्ञः ॥७॥
आज्यं सुतप्तं तु विलोक्य तस्मिन् क्षिपेत्समानं खलु गन्धचूर्णम्।
मन्दानलेनाथ विपच्यमानं विद्रावयेद् गन्धकमामयज्ञः ॥८॥

दुग्धपूर्णोदरं पात्रं तनुवस्त्रेण रोधयेत्।
विद्रुतं गन्धकञ्चाथ तनुवस्त्रोपरि क्षिपेत् ॥९॥
सारयेद्विधिना गन्धं दुग्धमध्ये यथा पतेत्।
दुग्धमध्यगतं गन्धं सम्यक् प्रक्षालयेत्ततः ॥१०॥
एवं वारद्वयं पक्त्वा दुग्धेऽन्यस्मिन् पुनः क्षिपेत्।
एवं त्रिवारं संशुद्धो गन्धको विमलो भवेत् ॥११॥
अनेनैव विधानेन शतवारं विशोधितः।
गन्धको निजगन्धन्तु जहातीह न संशयः ॥१२॥

हसन्त्यां अङ्गारधानिकायाम्। अत्र दुग्धमत्यन्ततप्तं ग्राह्यमन्यथा शीतदुग्धे निर्वापणेन ससुषिरं आज्यदुग्धान्वितं गन्धं जायते। अत्युष्णे क्षिप्तन्तु कठिनबन्धमसुषिरं आज्यदुग्धरहितञ्चेति विशेषः। अत्र च गन्धकवर्णरक्षा मन्दानलपाकाद्विधेया, अन्यथा खरपाके गुणवर्णहानी भवतः इति ॥७–१२॥

भा.टी.—गन्धकशोधन के लिये कोयलों की आगवाली अंगेठी में एक साफ लोहपात्र या लोहे की कढ़ाई रखें, अब इसमें गन्धक के बराबर भाग शुद्ध घी डालकर गरम करें। जब घी अच्छी तरह खूब इसमें गरम हो जाय तो इसमें घी के समभाग गन्धक का चूर्ण डालकर मन्द-मन्द अग्नि से पकाते हुए गन्धक को पिघलायें। अब इस पिघले हुए गन्धक को, एक पात्र में दूध भर उसके मुख पर एक बारीक छानने के योग्य कपड़ा बांध दें और इसके ऊपर डाल दें। दूध में पड़े हुए गन्धक को निकाल गरम जल से अच्छी तरह धोलें और फिर

उक्त विधि से पिघलाकर दूसरे नूतन दुग्धवाले पात्र में डाल दे। इस प्रकार तीन बार पिघलाकर दूध में डालें तो गन्धक शुद्ध हो जाता है। इस प्रकार यदि गन्धक को सौ बार पिघलाकर दूध में डाला जाय तो उसमें गन्धक की गन्ध नहीं रहने पाती है ॥ ७–१२ ॥

वक्तव्य—पात्र में दूध गरम होना चाहिये, ठंढे दूध में गन्धक डालने से उसके छिद्रों में दूध और घी भर जाता है जो गन्धक को सुगन्धित कर देता है। तेज अग्नि में गन्धक पिघलाने से गन्धक जल जाता है और उसका वर्ण कुछ काला पड़ जाता है। अत्यधिक पक जाने पर वह खरपाक होने से औषधि के काम का नहीं रहता है।

द्वितीयः शोधनप्रकारः

दुग्धपूर्णोदरार्द्धे तु घृतपात्रे विनिःक्षिपेत्।
तन्मुखं तनुवस्त्रेण त्वहतेनाथ रोधयेत् ॥१३॥
चूर्णीकृतं गन्धकञ्च वसनोपरि विन्यसेत्।
आच्छादयेच्च विधिना खर्परेणाथ गन्धकम् ॥१४॥
सवस्त्रकुट्टितमृदा तयोः सन्धिं निरोधयेत्।
आकण्ठं भाजनं गर्ते निधाय भिषजाग्रणीः ॥१५॥
वन्योपलैस्तु ज्वलनं ज्वलयेद् भाण्डमूर्धनि।
एवं तु विद्रुतो गन्धो दुग्धे पतति तत्क्षणात् ॥१६॥
गन्धं शीतं सुविज्ञाय क्षालयेत्सलिलैर्भृशम्।
एवमेकेन वारेण गन्धको निर्मलो भवेत् ॥१७॥

अथ द्वितीयः शोधनप्रकारः। दुग्धपूर्णोदरार्द्धे तु इत्यादिना—**अहतेन नवी**नेन स्वच्छेन च। सलिलैरिति उष्णसलिलैः क्षालनं दुग्धादिगन्धनाशाय **नैर्म**ल्याय च इति एवं शोधनफलञ्च—"एवं विशोधितो गन्धः पाषाणानम्बरे त्यजेत्। घृते विषं तुषाकारं दुग्धे शुद्धिमुपैति च ॥" इत्याहुः प्राञ्चः ॥१३–१७॥

भा.टी.—एक पात्र में आधा दूध भरकर उसमें घृत डाल दें और पात्र के मुख को एक बारीक बिना फटे हुये वस्त्र से ढककर अच्छी तरह बाँध दें, अब इस कपड़े पर गन्धकचूर्ण डालकर एक मिट्टी के खर्पर अथवा तवे से इस गन्धक को ढककर दुग्धपात्र और ढक्कन की सन्धि को गाढ़ी मिट्टी और कपड़े से लेप कर दें अब इस पात्र को गले तक एक गढ़े में गाड़कर तवे के ऊपर जंगली उपलों से अग्नि जलायें। इस प्रकार ऊपर के अग्नितान से गन्धक पिघल कर

शीघ्र ही दूध में जा गिरता है। जब पात्र का गन्धक ठंढा हो जाय तो इसे निकालकर गरम जल से धो डालें। इस प्रकार एक ही बार में गन्धक शुद्ध हो जाता है॥ १३–१७॥

वक्तव्य—दूधवाले पात्र के मुख पर कपड़ा बाँधकर पात्रमुख के किनारों पर चारों तरफ एक या दो अंगुल ऊँची गोल गारे की दीवार सी बना लें, अब इसके ऊपर तवा या थाली टिकाकर इसको अच्छी तरह से कपड़मिट्टी कर दें। पात्र में घृत गन्धक के समभाग डालना उत्तम होता है। इस प्रकार से शुद्ध किया हुआ गन्धक छोटे-छोटे दानोंवाला मुक्ताकार होता है।

तृतीयः शोधनप्रकारः

सार्षपं तिलजं वापि कौसुम्भं तैलमुत्तमम्।
कटाहे निक्षिपेद्युक्त्या वह्निं प्रज्वालयेदधः ॥१८॥
तैलं सुतप्तं विज्ञाय तत्समं गन्धचूर्णकम्।
तैले विनिक्षिपेत्प्राज्ञः पचेन्मन्दाग्निना बलिम् ॥१९॥
विद्रुतं तु बलिं ज्ञात्वा द्रुतं क्षीरे विनिक्षिपेत्।
प्रक्षालयेत्ततस्तोयैर्विशुद्धो जायते बलिः ॥२०॥

अथ तृतीयः–तैलद्वारा गन्धकशोधनं तत्तद्विशेषयोगयोग्यतार्थम् ॥१८–२०॥

भा.टी.—सरसों अथवा तिलों के तेल को अथवा बर्रे के तेल को एक कढ़ाई में डालकर चूल्हे पर रखकर अग्नि जलावें। जब तेल गरम हो जाय तो उसमें तेल के बराबर भाग का चूर्ण डालकर मन्द-मन्द अग्नि से पकावें। जब गन्धक पिघल जाय तो उसे शीघ्र ही एक पात्र में रखे हुये दूध में डाल दें। ठंढा होने पर गन्धक को निकाल कर गरम जल से धोकर सुखा लें॥ १८–२०॥

चतुर्थः शोधनप्रकारः

विधाय चूर्णं गन्धस्य द्रावयेल्लोहभाजने।
भृङ्गराजरसे क्षिप्त्वा क्षालयेच्चाथ वारिभिः ॥२१॥
अनेनैव विधानेन सप्तवारं विशोधयेत्।
भोक्तुं पृथक् त्रिवारन्तु योगार्थं भिषजां वरः ॥२२॥

चतुर्थः शोधनप्रकारो-भृङ्गरसादिना पर्पट्याद्युपयोगी व्यांख्यायते॥२१–२२॥

भा. टी.—गन्धक के चूर्ण को एक लोहे के पात्र में पिघलाकर भृंगराज के स्वरस में डाल दें जब ठंढा हो जाय तो उसे निकाल गरम जल से धोकर पुनः

उक्त पात्र में गरम करके भृंगराजस्वरस में डालें। इस प्रकार सात बार पिघला कर भागरे के स्वरस में डालने से वह शुद्ध हो जाता है। इस प्रकार सात बार शुद्ध किया हुआ गन्धक पर्पटी आदि योगों में डालने के काम आता है॥२१-२२॥

खल्वे सौगन्धिकं क्षिप्त्वा दृढं सम्पेषयेत्ततः।
श्लक्ष्णचूर्णं ततो ज्ञात्वा चतुष्पलमितं बलिम् ॥२३॥
यन्त्रे डमरुसंज्ञे च पचेद्यामचतुष्टयम्।
ऊर्ध्वलग्नं बलिं पीतं यत्नतो ह्यवतारयेत् ॥२४॥
एवं संशोधितो गन्धः शुद्धिमायात्यनुत्तमाम्।
पाषाणादिकदोषांश्च सर्वथा विजहात्ययम् ॥२५॥

पञ्चमः शोधनप्रकारः—निःस्नेहोज्ज्वलः स्वर्णवङ्गान्तर्धूममकरध्वजादिनिर्माणोपयोगी। अत्र मध्याग्निना पाकः प्रायः, यतो मन्दाग्निना नोर्ध्वं लगति गन्धः॥ २३-२५॥

भा.टी.—एक खरल में गन्धक डालकर उसे खूब अच्छी तरह से पीस लेवें, जब इसका बारीक चिकना-सा चूर्ण हो जाय तो इसमें से चार पल प्रमाण गन्धक लेकर डमरुयंत्र में डालकर सन्धिलेप करके चार पहर मध्यम-मध्यम अग्नि से पकावें। चार पहर के बाद स्वांगशीतल होने पर यंत्र को खोल कर ऊपर के पात्र के भीतर लगेहुए पीतवर्ण गन्धक को सावधानी से निकाल लें। इस प्रकार शुद्ध करने से गन्धक विशेष रूप से शुद्ध माना जाता है। क्योंकि इसमें पाषाण आदि उड़कर नहीं जा सकते हैं। यह साफ और दूध-या घी के संयोग से रहित होता है॥ २३-२५॥

षष्ठः शोधनप्रकारः

दग्धचूर्णोपलस्येह भागमेकं समाहरेत्।
त्रिगुणे सलिले चाथ युक्त्या निर्वापयेद् भिषक् ॥२६॥
भागद्वयं गन्धकस्य त्रयोदश जलस्य च।
भागान् संगृह्य चुल्ल्याञ्च निधाय द्रावयेद् भृशम् ॥२७॥
कपिलाभं ततो ज्ञात्वा सारयेत्पृथुवाससा।
मृत्पात्रे काचलिप्ते वा काचपात्रे निधापयेत् ॥२८॥
शीतलञ्चाथ विज्ञाय लवणद्रावकं भिषक्।
शनैः शनैः क्षिपेद्यावद् गन्धकस्तु पतत्यधः ॥२९॥

अधःस्थं गन्धकं ज्ञात्वा जलांशमन्यभाजने ।
स्थापयित्वा ततो गन्धं क्षालयेत्सलिलैर्भृशम् ॥३०॥
सौगन्धिकं विशोष्याथ श्लक्ष्णचूर्णं तु कारयेत् ।
एवं संशोधितं गन्धं वीतशङ्कः प्रयोजयेत् ॥३१॥

षष्ठः शोधनप्रकारो नव्यपरिभाषासम्मतः। दुग्धेति—चूर्णोपलं सुधापाषाणम्। जलस्य चूर्णोदकस्य, लवणद्रावकं वक्ष्यमाणनिर्माणप्रकारम्, स्पष्टमन्यत्॥२६-३१॥

भा.टी.—अनबुझा चूने का पत्थर एक भाग लेकर इसको तीन भाग जल में बुझा लें, जो स्वच्छ जल ऊपर आये उसे युक्ति से पृथक् कर लें। इस प्रकार प्राप्त किया हुआ चूने का पानी तेरह भाग और गन्धक दो भाग लेकर दोनों को एक पात्र में डालकर चूल्हे में तीव्र अग्नि से पिघलायें। जब गन्धक और जल अग्निताप से कपिल वर्ण का दिखाई दे तो इसे एक मोटे कपड़े से छान एक कांचलिप्त मिट्टी के पात्र में अथवा कांच के पात्र में रख दें। जब यह ठंढा हो जाय तो इसमें धीरे-धीरे थोड़ा-थोड़ा करके लवणद्रावक मिलायें जब तक कि सब गन्धक नीचे बैठ जाय। गन्धक के नीचे बैठने पर ऊपरी जलीयांश को एक दूसरे पात्र में अलग कर लें। और गन्धक को अच्छी तरह कई बार धोयें और सुखाकर इसका सूक्ष्म चूर्ण करके रख लें। इस प्रकार शुद्ध किये हुये गन्धक को बिना संकोच के योगों से काम लावें ॥ २६-३१ ॥

अथ सुधालवणम्

पृथक् कृतं जलांशन्तु संशोष्याथ विचूर्णयेत् ।
सुधालवणमित्युक्तं रक्तस्रुतिहरं परम् ॥३२॥

सुधालवणम्—सुगमम् ॥ ३२ ॥

भा.टी.—गन्धक के ऊपर से पृथक् किये हुये जलीयांश को सुखाकर चूर्ण कर लें, इसी को सुधालवण कहते हैं। यह प्रयोग करने पर शरीर के रक्त-स्राव को बन्द करने में उत्तम माना जाता है ॥३२॥

अथ गन्धकस्य गन्धनाशनप्रकारः

सुगन्धिकं विचूर्णितं पचेत्तु दुग्धमध्यगम् ।
यदा घनत्वमाप्नुयात्तदा सुवर्चलारसम् ॥३३॥
क्षिपेदथो पुनः पचेच्छनैः शनैर्भिषग्वरः ।
जले फलत्रिकोद्भवे विनिक्षिपेत्ततो बुधः ॥३४॥

स्वगन्धमत्र गन्धको जहात्यशेषतो द्रुतम् ।
चिराशनार्थमीदृशं बलिं नियोजयेद्भिषक् ॥३५॥

गन्धकगन्धनाशनप्रकारः सफलः । सुवर्चला सूर्यभक्ता "हुरहुर" इति ख्याता, चिराशनार्थमेतादृशबलिं प्रयोजयेत् ॥ ३३–३५ ॥

भा.टी.—गन्धक का चूर्ण करके दूध में डालकर पकाने पर जब वह गाढ़ा हो जाय तो इसमें हुलहुल का स्वरस डालकर इसे पुनः धीरे-धीरे मन्द-मन्द अग्नि में पकाकर त्रिफलाक्वाथ में डालकर ठंढा कर लें। इस प्रकार पिघलकर सुवर्चला रस और त्रिफलाक्वाथ से शुद्ध होने से गन्धक अपनी स्वाभाविक सम्पूर्ण गन्ध को छोड़ देता है। इस तरह शुद्ध (गन्ध दूर की हुई) की हुई गन्धक चिरकालतक खाने के काम आती है ॥ ३३–३५ ॥

अथ विशुद्धगन्धकस्य गुणः

गन्धः शुद्धो गर-विषहरः क्षुद्रकुष्ठेभसिंहः
कासं श्वासं हरति नितरां दद्रुदावानलश्च ।
आधिव्याधिप्रशमनपटुः काममामं निहन्यात्
दिव्यां दृष्टिं वितरतितरां जाठराग्निं प्रसूते ॥३६॥
सुगन्धिकः सुनिर्मलः सरो रसायनोत्तमः ।
कटूष्णवीर्यपाचनो रसेन्द्रवीर्यवर्द्धनः ॥३७॥
विकारान्नाशयत्याशु दुष्टसूताशनोत्थितान् ।
दुष्टाहिभक्षणोत्थांश्च शिरोदाहादिकानपि ॥३८॥

अथ विशुद्धगन्धकगुणाः—गरं कृत्रिमं विषम् । आमं अपक्वरसम् । सरः मलसारकः, दुष्टाहिभक्षणं अशुद्धसीसकसेवनं तत्समुत्थान् शिरोदाहप्रभृतीन् ॥ ३६–३८ ॥

भा. टी.—शुद्ध गन्धक प्रयोग करने पर शरीर का गरविष नष्ट हो जाता है और क्षुद्र कुष्ठ, त्वक्‌रोग नष्ट हो जाते हैं। कास श्वास रोग को दूर करता है और दाद के लिये दावानल (वन की अग्नि के सम) है। मानसिक तथा शारीरिक रोगों को दूर करता है और आम (अपरिपक्वरस) को नष्ट करता है। चिरकाल तक उचित अनुपान तथा सहपान के साथ सेवन करने से नेत्रों की ज्योति को बढ़ाता है और जठराग्नि को दीप्त करता है। शुद्ध गन्धक (आंतों की मलसरण क्रिया लेक्जेटिव के लिये) उत्तम रसायन औषधि है। इसमें कटु रस होता है, वीर्य में यह उष्णप्रकृति का और पाचन गुणवाला है। इसके योग से पारद की शक्ति बढ़ जाती है। विकृत तथा अशुद्धपारद खाने से होने-

वाले विकारों तथा अशुद्ध नाग (सीसा) सेवन से होनेवाले शिरोदाह, आन्त्र शूल आदि विकारों को शीघ्र नष्ट कर देता है ॥ ३६–३८ ॥

वक्तव्य—इसके अतिरिक्त शुद्ध गन्धक प्रयोग से प्रातःकाल बिस्तरे से उठते ही न सहन करने योग्य शौच के वेग अथवा रात्रि के पिछले पहर होने वाले अतीसार में आराम आता है। गन्धक, पारद तथा सीसकविष का प्रतिविष है। जहाँ पर पारद-विष या नाग-विष का सन्देह हो वहाँ पहिले गन्धक प्रयोग कर फिर अन्य चिकित्सा करनी चाहिये।

अथ शुद्धगन्धकस्य मात्रा

रक्तिकातः समारभ्य रक्तिकाष्टकसंमितम्।
प्राणाचार्यः प्रयुञ्जीत गन्धकं तु विशोधितम् ॥३९॥

अथास्य मात्रा गुञ्जातो माषकं यावत्। मात्राधिक्येन सेवितन्तु पित्तकोपादिकरमिति ध्येयम् ॥ ३९ ॥

भा.टी.—शुद्धगन्धक की मात्रा एक रत्ती से लेकर आठ रत्ती तक प्रयुक्त की जा सकती है ॥ ३९ ॥

अथ शुद्धगन्धकस्य आमयिकः प्रयोगः

विशोधितः सुगन्धिको निहन्ति बाह्यलेपतः।
प्रकामसामवातकं चिरोत्थिताञ्च गृध्रसीम् ॥४०॥
सुगन्धिकः सुनिर्मलो वराकषायसंयुतः।
हरेदिहोर्ध्वगान् गदान् तथाग्निमान्द्यनाशनः ॥४१॥
सिंहपर्णीकषायेण ज्वरं हन्ति नवोत्थितम्।
क्वाथेन कण्टकार्याश्च कासं श्वासं व्यपोहति ॥४२॥
रम्भापक्वफलेनेह चर्मदोषं विनाशयेत्।
वह्निचूर्णेन सहितो निहन्ति बलहीनताम् ॥४३॥
विशोधितं गन्धकं तु तिलचूर्णेन शीलितम्।
गुदामयोत्थं पायुस्थं विदरं नाशयत्यलम् ॥४४॥
यष्टी खण्डः स्वर्णपत्री मिश्रया च समं समम्।
चूर्णेनानेन वा युक्तः पायुस्थविदरान्तकः ॥४५॥
सकौशिकः सुगन्धिकः फलत्रिकेण संयुतः।
द्विमासमात्रसेवितः कफोत्थरोगनाशनः ॥४६॥

ज्योतिष्काबीजतैलं खलु विधिविहितं श्लक्ष्णचूर्णं वचायाः
गन्धश्चाज्यं नवीनं दधिभवममलं तुल्यमेतत्त्रयं स्यात्।
पामारिर्नष्टगन्धस्त्रितयपरिमितः सेवितो माससमात्रं
यक्ष्माणञ्चान्त्रशोषं हरति हि चपलं गण्डमालाञ्चभीष्माम् ॥ ४७ ॥
दिव्या दृष्टिः सन्ततं वार्यवृद्धिश्चित्तो तुष्टिर्निर्भरं देहपुष्टिः।
शौर्योत्कर्षो जायते वज्रमुष्टिर्नष्टातङ्को माससमात्रप्रयोगात् ॥ ४८ ॥

कोलैकप्रमितं गन्धमूर्ध्वपातनशोधितम्।
नवकोलप्रमितया स्वच्छया सितया सह ॥ ४९ ॥
श्लक्ष्णं पिष्ट्वा निर्मलायां काचकुप्यां भिषग्वरः।
न्यस्य काचपिधानेन मुखं तस्याः प्ररोधयेत् ॥ ५० ॥
गुञ्जैकप्रमिता मात्रा शीतलेन जलेन वै।
काले संसेविता तूर्णं शुक्रदोषं विनाशयेत् ॥ ५१ ॥
जलवत्सद्रवं शुक्रं नष्टगन्धं तथैव च।
विशुद्धं फलवत्सान्द्रं मधुगन्धि करोति हि ॥ ५२ ॥
मृद्दारश्रृङ्गं सौभाग्यं कर्पूरं गन्धकन्तथा।
सर्वमेतत्समं ग्राह्यं चूर्णमेषां प्रकल्पयेत् ५३ ॥
नारिकेलस्य तैलेन परिलिप्ता ह्यनारतम्।
पामा नश्यति सप्ताहाच्चिरजापि सुदारुणा ॥ ५४ ॥
सौभाग्यं शालनिर्यासः स्फुटिका च सुगन्धिकः।
सर्वं समं समादाय चूर्णयेद् भिषजाग्रणीः ॥ ५५ ॥
निम्बूकस्वरसेनाथ सततं परिलेपनात्।
विद्रावयति दद्रूणि द्रुतं नास्तीह संशयः ॥ ५६ ॥
शाल्मलीलघुमूलस्य चूर्णेन विमलं बलिम्।
भक्षयेन्मासमेकन्तु शौर्यं वीर्यं विवर्धयेत् ॥ ५७ ॥
विशोधितं गन्धकं तु मधुना परिशीलितम्।
धात्रीरसानुपानेन गलत्कुष्ठं निहन्त्यलम् ॥ ५८ ॥

अथास्य रोगयोग्यः प्रयोगः—एवं शुद्धो गन्धः लेपनाद् आमवातगृध्रसीनाशकः। ऊर्ध्वगान् ऊर्ध्वजत्रूत्थान्। सिंहपर्णी आटरूषकः। वह्निश्चित्रकः। कौशिकः गुग्गुलुः। ज्योतिष्का ज्योतिष्मती; दधिभवं नवीनमाज्यं हैयङ्गवीनं; पामारिः गन्धकः। वज्रमुष्टिः दृढमुष्टिः। मृद्दारश्रृङ्गादिचतुर्द्रव्याणां सुश्लक्ष्ण-

चूर्णमोषन्नारिकेलतैलेन सह लेपात् पामां नाशयति। शालनिर्यासः रालः। सौभाग्यादीनां निम्बूकरसैः सह लेपाद् दद्रुनाशः। अथात्र प्रसङ्गात् प्राचीनतम-रसतन्त्रनिर्दिष्टान् गन्धयोगान् उदाहरामः सतां लाभाय—"वरातोये भृंगरसे घृते दुग्धे त्रिधा त्रिधा। एरंडतैलेनैकेन सप्तधा शोधयेद्बलिम्॥ मुक्तदोषं विदित्वाथ सेवयेच्च निरन्तरम्। तस्यानुपानं वक्ष्यामि रहस्यं महदादरात्॥ त्रिफलाशर्करायुक्तो हन्ति रक्तसमुद्भवान्। तथा च कुरुते दीप्तिमनलस्य तु केवलम्॥ भृंगचूर्णेन संयुक्तः क्षेमायुर्बलवर्द्धनः। विजयाधूर्तसंयुक्तः स्तम्भकृद्रतिवर्द्धनः॥ सितया नवनीतेन वयःस्थापन उच्यते। विश्वाग्निसहितं खादेद् ग्रहणीप्लीहनाशनः॥ शोथं वृश्चीरया कुष्ठं सोमराज्या च संयुतः। मोचाफलेन संयुक्तः सोमरोगहरः परः॥ खर्जूरीफलसंयुक्तो वातक्षयनिवारणः। हरिद्रात्रिफलायुक्तो मेहमूलनिवारणः॥ मुण्डीचूर्णेन संयुक्तो वृष्ययोगकरः परः। शुंठीगर्दभशाकाभ्यां कासश्वासहरः परः॥ सदेवपुष्पं मरिचं गन्धकं त्वग्निवर्द्धनम्। निम्बूतोयेन संपिष्टो विषूची-शूलनाशः॥ गन्धकवटी—गन्धकं रसराजश्च मृताभ्रं स्वर्णमाक्षिकम्। अहिफेनश्च दरदं कस्तूरी विजया मधु॥ नागवल्लीरसेनैव भृंगराजरसे तथा। मर्दयित्वा दिनं सर्वं घर्मे संशोष्य यत्नतः॥ कर्कन्धुमात्रां वटिकां भक्षयेत्पयसा सह। शुक्रक्षयं न लभते नारी चेद्दश वेश्मनि॥ अशीतिं वातजान् रोगान् सर्वान् हन्ति न संशयः। यो भुंक्ते सर्वरोगेभ्यो मुक्तो भूयान्न संशयः॥ अतीव गुणकृज्ज्ञेयः सदा सेव्यो विजानता। इह जन्मन्यरोगत्वं परं ब्रह्मपदं व्रजेत्॥ तिलतैलं राजिकाञ्च काञ्जी-माषञ्च मूलकम्। सर्षपं कारवेल्लञ्च त्यजेद् गन्धकसेवकः॥ गन्धकरसायनम्—धत्तूरं केतकी भृंगं कुमारी च पुनर्नवा। मेघनादश्च गोक्षीरं घृतञ्च श्रीफलं मधु॥ एवं दशविधं प्रोक्तं गन्धकस्य तु शोधनम्। षट्पलं गन्धकं शुद्धं त्रिफला चापि तत्समा॥ त्रिकटु त्रिसुगन्धञ्च कणा भल्लातबीजकम्। एकैकं निष्कमात्रन्तु चूर्णितं वस्त्रगालितम्॥ दिवादौ मधुना पेष्यं नवनीतेन लेहयेत्। कदलीफलसारेण सितया शर्करेण वा॥ तैलाम्लं लवणञ्चैव वर्जयेत्सर्षपं तथा। सर्वरोगहरञ्चैतद् गन्धकाख्यं रसायनम्॥" इति॥ ४०–५८॥

भा.टी.—शुद्ध गन्धक को आमवात के शोथयुक्त स्थान तथा गृध्रसी के पीडायुक्त स्थान पर लेप करने से इन रोगों में आराम आता है। गन्धक को त्रिफलाकषाय से सेवन कराने से नाक, कान, मुख के रोगों में तथा अग्निमांद्य रोग में आराम आता है। अडूसे के कषाय के साथ गन्धक-प्रयोग करने पर यह नूतन क्षय रोग को नष्ट करता है। श्वास तथा कास में गन्धक को कण्टकारी-

कषाय के साथ प्रयोग करने पर आराम आता है। पक्व कदलीफल के साथ गन्धक सेवन करने से त्वचा के रोग नष्ट होते हैं। चित्रमूलकचूर्ण के साथ गन्धक-सेवन से दुर्बलता नष्ट होती है। अर्शोरोगजन्य गुदविकार में गन्धक को तिलचूर्ण के साथ सेवन किया जाता है। अथवा मुलैठी, खांड, सनायपत्ती, तथा सौंफ इनके समभाग चूर्ण मिला सेवन करने से गुदविकार शान्त होता है। कफ के रोगों को नष्ट करने के लिये गन्धक को शुद्ध गूगल और त्रिफला-चूर्ण के साथ गोली बनाकर एक मासा मात्रा में गरम जल के साथ दो मास तक सेवन किया जाता है। मालकंगुनीबीज-तैल, वचाचूर्ण तथा ताजे दही का मक्खन; इन तीनों को समभाग में लें और इन तीनों के बराबर भाग नष्ट गन्ध किया हुआ शुद्ध गन्धकचूर्ण मिलाकर एक मास तक सेवन करने से तीव्र यक्ष्मा, आँत्र शेष, भयंकर कण्ठमाला रोग नष्ट होते हैं। स्वस्थ शरीर में एक मास तक उक्त योग का सेवन करने से नेत्रों की ज्योति में वृद्धि, वीर्यवृद्धि, मन में सन्तुष्टि, शरीर में पर्याप्त मात्रा में पुष्टि होती है। इससे मनुष्य बड़ा साहसी, बलवान् तथा सर्वरोग रहित हो जाता है। एक कोल (आठ आना भर) प्रमाण ऊर्ध्वपातित शुद्ध गन्धक और नौ कोल (४॥ भर) स्वच्छ खांड लेकर दोनों को एकत्र खूब अच्छी तरह पीसकर एक साफ काँच की शीशी में रख लें और उसका डाट बन्द कर दें। इसकी एक रत्ती मात्रा लेकर शीतल जल के साथ सेवन करने से वीर्य की खराबी, जल समान शुक्र का पतलापन, तथा शुक्र में गन्ध का अभाव आदि विकार दूर होकर शुक्र शुद्ध, गाढ़ा, मधु-गन्धि होकर सन्तानोत्पत्ति करने के योग्य हो जाता है। मुरदासंग, सुहागा, कपूर, तथा शुद्ध गन्धक; इन सबको समभाग में लेकर एकत्र चूर्ण बना ले। अब इस चूर्ण को नारियल के तैल में मिलाकर शरीर में कुछ दिन निरन्तर मलें तो सात दिन में पुरानी तथा भयंकर पामा (खुजली) नष्ट हो जाती है। सुहागा, सालकी राल, फिटकरी और शुद्ध गन्धक; इन सबको समभाग में लेकर एकत्र चूर्ण करके इसको नीबू के रस के साथ शरीर में कुछ दिन निरंतर मलें तो शीघ्र ही दाद नष्ट हो जाता है। शरीर में बल और वीर्यवृद्धि के लिए शुद्ध गन्धक का सेमल की कोमल छोटी-छोटी मूसलीचूर्ण के साथ मिला दुग्धानुपान से एक मास तक सेवन करना चाहिये। गलित कुष्ठ (महाकुष्ठ) को नष्ट करने के लिये शुद्ध गन्धक को मधु से चाटकर आँवले का स्वरस अनुपान के रूप में सेवन करना चाहिये ॥ ४०–५८ ॥

वक्तव्य—मन्दाग्नि तथा अजीर्ण के उपद्रवों को शान्त करने के लिए

प्रतिदिन एक बार शुद्ध गन्धक को हरीतकी अथवा त्रिफला कषाय के साथ सेवन कराने से उत्तम लाभ होता है। नेत्रों की निर्बलता तथा स्थायी नेत्र रोगों के लिये तीन मासा त्रिफलाचूर्ण, दो रत्ती शुद्धगन्धक को मधु और घृत में मिलाकर कुछ काल तक निरन्तर सेवन करने से लाभ होता है। यदि इसमें भाँगरे का स्वरस अनुपान के रूप में पिया जाय तो विशेष गुणकारी हो जाता है।

दद्रुविद्रावणमलहरः

सिक्थतैलं तु विमलं भानुतोलकसंमितम्।
विशोधितं गन्धकं च तोलकैकमितं शुभम् ॥ ५९ ॥
सुपुष्पितं तु सौभाग्यं चक्रमर्दस्य बीजकम्।
वृक्षामयरजः स्वच्छं तोलकार्द्धमितं पृथक् ॥ ६० ॥
अतिमन्दाग्निना पक्वं शीतं कुप्यां तु विन्यसेत्।
मतो मलहरोऽयं तु दद्रुविद्रावणाह्वयः ॥ ६१ ॥
प्रलिप्तोऽयं मलहरो दिनसप्तकमात्रतः।
उन्मूलयति दद्रूणि समूलं नेह संशयः ॥ ६२ ॥

भानुतोलकसंमितमिति द्वादशतोलकपरिमितम्। वृक्षामयः लाक्षा, तस्य रजश्चूर्णम् ॥ ५९–६२ ॥

भा.टी.—सिक्थतैल बारह तोला, शुद्ध गन्धक एक तोला, सुहागे की खील, चकवड़ के बीज, लाक्षाचूर्ण, प्रत्येक आधा-आधा तोला लेकर सबको एक कलई किये हुये पात्र में डालकर मन्द-मन्द अग्नि से पकाकर ठंढा होने पर शीशी में भर लें। इसको दद्रुनाशक मलहर कहते हैं। यह दाद के ऊपर सात दिन मलने से उसको जड़ से नष्ट कर देता है ॥ ५९–६२ ॥

गन्धकाद्यमलहरः

सिक्थतैलं सुविमलं रसतोलकसंमितम्।
गन्धकं गिरिसिंदूरं तोलकार्द्धमितं पृथक् ॥ ६३ ॥
टङ्कणं घनसारं च पृथक माषद्वयोन्मितम्।
दत्वा सम्मेल्य यत्नेन काचकुप्यां निधापयेत् ॥ ६४ ॥
मतो मलहरोऽयं तु गन्धकाद्यसमाह्वयः।
विनाशयत्याशु भृशं पामामत्यर्थदारुणाम् ॥ ६५ ॥

रसतोलकसंमितमिति षट्तोलकाः सिक्थतैलस्य। घनसारं कर्पूरम् ॥ ६३–६५ ॥

भा.टी.—स्वच्छ सिक्थतैल ६ तोला, गन्धक तथा सिन्दूर प्रत्येक आधा-

आधा तोला, सुहागा, कपूर प्रत्येक दो मासे लेकर पीसकर सिक्थतैल में मिला चौड़े मुख की काँच की शीशी में रख लें। इसे गन्धक मलहर कहते हैं। इसके लेप करने से अत्यन्त भयङ्कर पामा नष्ट हो जाती है ॥ ६३–६५ ॥

प्रथमो गन्धककल्पः

विशोधितः सुगन्धिको वराज्यभृङ्गसंयुतः।
समाक्षिको विधानतस्त्रिमासमात्रसेवितः ॥६६॥
निहन्ति दारुणान् गदान् चिरोत्थितानपि द्रुतम्।
करोति लोचनद्वयं विकाशि गृध्रनेत्रवत् ॥६७॥
दुग्धं सशर्करं कोष्णं त्वोदनं षाष्टिकोद्भवम्।
शीतवीर्यं भवेद्यच्च पथ्यमेतत्समासतः ॥६८॥

गन्धककल्प इति रसायनप्रायः प्रयोगः कल्प इत्युच्यते ॥ ६६–६८ ॥

भा.टी.—शुद्ध गन्धक को उचित मात्रा में लेकर उसमें त्रिफलाचूर्ण, गोघृत और भृंगराज का स्वरस मिलाकर मधु के साथ विधिपूर्वक तीन मास तक सेवन करने से भयंकर और पुराने रोग भी शीघ्र ही शान्त हो जाते हैं। इसके सेवन से दृष्टि गीध के समान तीव्र हो जाती है। इसके सेवनकाल में साठी चावलों के भात में दूध और खाँड मिला गुनगुना भोजन करना चाहिये। इसके अतिरिक्त अन्य शीतवीर्य द्रव्य भी इसमें पथ्य होते हैं ॥ ६६–६८ ॥

द्वितीयो गन्धककल्पः

नवनीताह्वयः शुद्धश्चूर्णमामलकोद्भवम्।
तुल्यमेतद् द्वयं ग्राह्यं सप्तवारं विधानतः ॥६९॥
रसेन भावयेद् धात्र्याः शाल्मल्याश्च द्रवैस्तथा।
शर्करामधुसंयुक्तं लिहेदनु पयः पिबेत् ॥७०॥
गगनानलमासनिषेवणतः स्थविरोऽपि मनोजशराभिहतः।
सुरतेऽविरतं खलु विह्वलयन् रमयेद्रमणीशतकं सरसः ॥७१॥

गगनानलमासाः त्रिंशन् (३०) मासाः ॥ ६९–७१ ॥

भा.टी.—शुद्धगन्धक एक भाग, आमलकीचूर्ण एक भाग लेकर दोनों को एकत्र करके आँवलास्वरस तथा शाल्मलीस्वरस की पृथक्-पृथक् सात भावना देकर सुखा लें। इसमें से प्रतिदिन एक मासा मात्रा में लेकर खाँड और शहद में मिलाकर खायें और इसके पीछे दूध पीवें। इस विधि से ३० तीस मास तक इस योग का सेवन करने से बूढ़ा मनुष्य भी अत्यन्त कामी हो जाता है ॥ ६९–७१ ॥

तृतीयो गन्धककल्पः

माषार्द्धं विमलं गन्धं कोष्णेन पयसा पुमान् ।
भक्षयेत्प्रत्यहं मासं वीर्यवृद्धिः प्रजायते ॥७२॥
षण्मासेसेवनाच्चास्य दिव्यां दृष्टिन्तु विन्दति ।
सुवर्णवर्णसंकाशां दीप्तिं स तनुते तनौ ॥७३॥

भा.टी.—आधा मासा शुद्ध गन्धक को प्रतिदिन प्रातःकाल गुनगुने दूध के साथ एक मास तक सेवन करने से शरीर में वीर्य की वृद्धि होती है। छः मास तक सेवन करने से उसकी दिव्य दृष्टि हो जाती है अर्थात् नेत्रों की ज्योति तीव्र हो जाती है। शरीर का रंग स्वर्ण के समान निखर आता है ॥७२–७३॥

चतुर्थो गन्धककल्पः

माषार्द्धं गन्धकं शुद्धं तिलतैलेन भक्षयेत् ।
नित्यं चोष्णजलेनेह पामादीनवसेचयेत् ॥७४॥
सप्ताहत्रितयादेव पामाद्याः सकला रुजः ।
हरेत्सुवर्णवर्णाभः कायः संजायते नृणाम् ॥७५॥

गन्धकस्य तैलेन सेवनं त्वग्दोषनाशाय ॥

भा. टी.—शरीर में पामा, कण्डू, विचर्चिका आदि त्वक् रोगों में आधा मासा शुद्ध गन्धक,को तिलतैल के साथ खिलायें और प्रतिदिन पामा आदि रोगयुक्त स्थानों को गरम जल से धोते रहें। इस प्रकार २१ दिन तक गन्धक सेवन और प्रक्षालन क्रिया को करते रहने से उक्त सब रोग नष्ट हो जाते हैं। शरीर स्वर्ण समान कान्तियुक्त हो जाता है ॥ ७४, ७५ ॥

पञ्चमो गन्धककल्पः

गन्धकं निर्मलं मागधीगर्भितं पथ्यया संयुतं तुल्यमेतत् त्रयम् ।
सर्पिषा माक्षिकेणेह माषद्वयं भक्षयेद्यत्नतस्तत्र मासत्रयम् ॥७६॥
भोजनादौ सदा यन्त्रणावर्जितः शीलयेत्प्रत्यहं ब्रह्मचारी नरः ।
तप्तचामीकरोद्भासिरम्याननः शौर्यवीर्यान्वितो दिव्यदृष्टिर्भवेत् ॥७७॥

तप्तचामीकरोद्भासिरम्यानन इति तप्तसुवर्णवच्छोभमानसुन्दरमुखः ॥७६, ७७॥

भा.टी.—शुद्धगंधक, पिप्पलीचूर्ण और हरीतकीचूर्ण तीनों को समभाग में लेकर एकत्र पीस लें। इसमें से प्रतिदिन दो मासे लेकर चार मासे घी और शहद के साथ तीन महीने तक सेवन करायें। साथ ही सेवन करनेवाला मनुष्य इस काल में ब्रह्मचारी रहे तो उसका शरीर तप्त सुवर्ण के समान कान्तिवाला

हो जाता है। उसके शरीर में बल, पराक्रम के साथ दृष्टि-शक्ति बढ़ जाती है। इसके सेवनकाल में खाने-पीने में कोई विशेष परहेज की आवश्यकता नहीं है ॥ ७६–७७ ॥

षष्ठो गन्धककल्पः

तैलसंशोधितं गन्धकं चूर्णितं माषकार्द्धं लिहेत्क्षौद्रमध्यस्थितम्।
नाशयेत्सत्वरं क्षुद्रकुष्ठोत्थितां वेदनां दारुणां दीर्घकालोत्थिताम् ॥७८॥
मरिचं गन्धकं पश्चात्तैलेनेह सुपेषयेत्।
अपामार्गजलेनापि ततो देहं प्रलेपयेत् ॥ ७९ ॥
घर्मे सम्यक् शोषयित्वा स्नानं कुर्यात् सुभेषजैः।
सप्ताहाद्द्वितयेनैव क्षुद्रकुष्ठं व्यपोहति ॥ ८० ॥

मरिचगन्धतैलानां पिष्टं विधाय अपामार्गजलेन सम्मेल्य शरीरे लेपो विधेयः क्षुद्रकुष्ठनाशाय। अयमत्र क्रमः—प्राक् तैलेन गन्धकः पेष्यः, पश्चादपामार्गतोयेन तैलमरिचेन सह गन्धकं पेषयित्वा सकलदेहं विलिप्य घर्मे तिष्ठेत्। ततो मध्याह्ने तक्रभक्तं भुञ्जीत, रात्रौ वह्निसेवा प्रातर्महिषीछगणलेपः, शीतलेन जलेन स्नानम्। एवं पामाकुष्ठनाश इति ॥ ७८–८० ॥

भा. टी.—पूर्वोक्त विधि से तेल में शुद्ध किया हुआ गन्धकचूर्ण आधा मासा मात्रा में लेकर मधु के साथ सेवन करने से शीघ्र ही क्षुद्र कुष्ठों (दद्रु, चर्मदल, पामा आदि) का भीषण कष्ट दूर हो जाता है। इस योग के साथ काली मिर्च, गन्धक तथा सर्षपतैल को एकत्र अपामार्गस्वरस से पीसकर इसका शरीर में लेप करके धूप में बैठकर लेप को सुखायें, पश्चात् खदिर, हरिद्रा आदि औषधियों के जल से स्नान करें। इस प्रकार चौदह दिन करने से क्षुद्रकुष्ठ नष्ट हो जाते हैं ॥ ७८–८० ॥

सप्तमो गन्धककल्पः

सौगन्धिकं तु विमलं गृह्णीयाद् भिषजां वरः।
ततो गव्येन पयसा त्रिवारं खलु भावयेत् ॥ ८१ ॥
ततः फलत्रिकेणाथ चतुर्जातद्रवैस्तथा।
गुडूच्या भृङ्गनीरेण शृंगवेररसेन च ॥ ८२ ॥
अष्टवारं पृथग् युक्त्या भावयेद् रसकोविदः।
सिद्धे रसायने तुल्यां सितां संयोज्य योजयेत् ॥ ८३ ॥

प्रत्यहं सेवितो गन्धो माषमात्रप्रमाणतः।
मासमात्रप्रयोगेण निहन्ति विविधान् गदान् ॥ ८४ ॥
धातुक्षयोत्थितान रोगान् तथा कोष्ठसमाश्रितान्।
प्रमेहान शीर्षजान् रोगान् शूलं कुष्ठादिकानपि ॥ ८५ ॥
क्षाराम्ललवणादीनि कोपादीन् वनितासुखम्।
द्विदलानि च शाकानि गन्धसेवी विवर्जयेत् ॥ ८६ ॥

त्रिफलादिशृङ्गवेरान्तैः पृथक् अष्टवारं भावना देया। तुल्यां भावितगन्धकतुल्याम्। वनितासुखं स्त्रीसंसर्गमित्यर्थः ॥ ८१—८६ ॥

भा.टी.—शुद्धगन्धकचूर्ण लेकर उसे गोदुग्ध की तीन भावना दें। इसके बाद त्रिफलाकषाय, चतुर्जात (दालचीनी, तेजपत्र, इलायची, नागकेसर) कषाय, गुडूचीस्वरस, भाँगरास्वरस और अदरखरस की पृथक्-पृथक् अच्छी तरह आठ भावना दें। अब इस भावित गन्धक में गन्धक-समभाग खाँड मिलाकर पीस लें। इसमें से प्रतिदिन प्रातःकाल एक मासा मात्रा में सेवन करायें तो एक मास तक इसके सेवन से धातुक्षयजन्य कोष्ठ रोग, प्रमेह, शिरोरोग, शूल, कुष्ठ आदि त्वग्-रोग तथा अनेक रोग नष्ट हो जाते हैं।

गन्धक सेवन करनेवाले मनुष्य को इसके सेवनकाल में क्षार, अम्ल, लवणयुक्त पदार्थ, क्रोध, चिन्ता आदि स्त्री संभोग दाल और शाकों का परिहार करना चाहिये ॥ ८१—८६ ॥

अष्टमो गन्धककल्पः

विशुद्धसौगन्धिकचूर्णमादौ विभावयेद् भृङ्गरसैस्त्रिवारम्।
ततो घृतक्षौद्रहरीतकीभिः सेवेत नित्यं खलु माषमात्रम् ॥ ८७ ॥
विधिना मितपथ्याशी मासद्वयनिषेवणात्।
स्थविरोऽपि स्मराक्रान्तो निर्भरं तरुणायते ॥ ८८ ॥

स्थविरो वृद्धः, स्मराक्रान्तः कामाक्रान्तः, निर्भरं अत्यर्थम् ॥ ८७—८८ ॥

भा.टी.—शुद्धगंधक के चूर्ण को भृंगराजरस की तीन भावना देकर सुखा लें। अब इसमें से एक मासा मात्रा लेकर हरीतकी-चूर्ण घृत तथा शहद के साथ प्रतिदिन प्रातःकाल सेवन करायें। दो मास तक सेवन करते हुए अल्प और पथ्य भोजन करायें। इसके सेवन से बूढ़ा मनुष्य भी अत्यन्त कामी तरुण पुरुष की भाँति शक्तिशाली हो जाता है ॥ ८७—८८ ॥

नवमो गन्धककल्पः

रुबूकतैलसंयुतः सकौशिको वरान्वितः ।
विशुद्धपारदान्वितः सुगन्धिको निषेवितः ॥ ८९ ॥
निहन्ति मासमात्रतो भृशं कफोत्थितान् गदान् ।
सनीरजांश्च पैत्तिकान् चिरोत्थितानपि द्रुतम् ॥ ९० ॥
दृशा खगेश्वरोपमो बलेन भीमसन्निभः ।
रविप्रभस्तु तेजसा भवेत् स वज्रविग्रहः ॥ ९१ ॥

रुबूकतैलमेरण्डतैलम् । खगेश्वरो गरुडः । वज्रविग्रह इति कठिनदेहः ॥ ८९–९१ ॥

भा.टी.—शुद्धगन्धक में समभाग शुद्धपारद, शुद्धगूगल, त्रिफलाचूर्ण मिलाकर इसको एरण्डतैल में अच्छी तरह मर्दन करके गोली अवलेह-सा बना लें, अब इसको उचित मात्रा में एक मास तक सेवन कराने से पुराने से पुराने कफजन्य, वातप्रकोपजन्य तथा पित्तप्रकोपजन्य रोग शीघ्र ही नष्ट हो जाते हैं । इस योग के सेवन से मनुष्य दृष्टि में गरुड़ के समान, बल में भीम के समान, तेज में सूर्य के समान और दृढ़ देहवाला हो जाता है ॥ ८९–९१ ॥

वक्तव्य—पहिले पारद गन्धक की कज्जली बनाकर उसमें गूगल आदि द्रव्य मिला लें, फिर मर्दन करने के लिये त्रिफलाकषाय (गरम) डालकर मर्दन करें जब गूगल के चिपकने से मर्दन करना कठिन हो जाय तो उसमें एरण्डतैल डालकर कूटना चाहिये ।

दशमो गन्धककल्पः

फलत्रिकं भृङ्गराजो विमलश्च सुगन्धिकः ।
त्रयमेतत्समं ग्राह्यं श्लक्ष्णचूर्णं प्रकल्पयेत् ॥ ९२ ॥
दिव्यदृष्टिर्वज्रकायो मासेनैकेन जायते ।
षण्मासमात्रयोगाच्च वलीपलितनाशनः ॥ ९३ ॥

भा. टी.—त्रिफलाचूर्ण, भृंगराजचूर्ण और शुद्ध गन्धक; इन तीनों को समभाग लेकर एकत्र अच्छी तरह बारीक चूर्ण कर लें । इस चूर्ण को दो मासे मात्रा में एक मास तक प्रतिदिन प्रयोग करने से शरीर की बलि (झुर्री) तथा पलित (बालों की सफेदी) दूर हो जाता है ॥ ९२, ९३ ॥

अथ गन्धकतैलम्

आवर्तमाने पयसि क्षिपेद्वै विशुद्धसौगन्धिकजं हि चूर्णम् ।
तदुद्भवक्षीरसमुत्थमाज्यं गन्धस्य तैलं वितरेत्प्रतप्तम् ॥ ९४ ॥

सुगन्धतैलं विनिहन्ति शीघ्रं क्षुद्राणि कुष्ठानि विशेषतो वै ।
हरेद्विसर्पादिकरोगसङ्घं विलेपनाद्वाऽशनतः प्रकामम् ॥ ९५ ॥

आवर्तमाने उत्क्वथ्यमाने। विलेपनाद् अशनतो वा इति सम्बन्धः ॥९४, ९५॥

उबलते हुए दूध में बारीक पीसा हुआ गन्धक का चूर्ण डाल दें और दूध को ठंढा करके मथकर मक्खन निकाल लें। अब इस मक्खन को खूब गरम करें तो घी के ऊपर गन्धकतैल आ जाता है। इसे हाथ से या रुई से अच्छी तरह निकाल लें। यह गन्धक तैल खाने और शरीर में लगाने से कुष्ठ विशेषतः क्षुद्रकुष्ठों और वीसप आदि त्वक् तथा रक्तदुष्टिजन्य रोगों को नष्ट करता है ॥ ९४–९५ ॥

गन्धकतैलस्य द्वितीयो निर्माणप्रकारः

सप्तधा लेपयेदर्कदुग्धेन वै वस्त्रमच्छं पुनर्वज्रिदुग्धेन च ।
पेषयेद् गन्धकं मन्थजेन त्वथो वस्त्रमालेपयेत्तेन युक्त्या भिषक् ॥९६॥
गन्धलिप्तं पुनर्वस्त्रमापीडयन् वर्तिकाकारतामानयेत्कोविदः ।
दंशयन्त्रस्थितां निम्नपात्रोन्मुखीं ज्वालयेत् वर्तिकां युक्तितो वैद्यराट् ॥९७॥
हरेत्सुगन्धतैलन्तु पतितं काचभाजने ।
क्षुद्रकुष्ठादिरोगेषु मतिमान् सम्प्रयोजयेत् ॥ ९८ ॥

वज्रिदुग्धेन स्नुहीक्षीरेण मन्थजेन = नवनीतेन एतत्तैलस्य प्रयोग इति प्राञ्चः ॥ ९६–९८ ॥

भा. टी.—पहिले एक साफ कपड़े को सात बार आक के दूध और सात बार थोहर के दूध से लिप्त करके सुखा लें, अब इसके ऊपर मक्खन में पिसे हुए गन्धक का लेप कर दें। लेप करने के बाद इस कपड़े को एक तरफ से मोड़कर बत्ती बना लें। अब इस बत्ती को चिमटे से पकड़कर कुछ आगे से नीचे को झुकाते हुए पकड़े रहें और बत्ती के मुख के नीचे एक कटोरा रख बत्ती को जलायें। बत्ती के जलाने पर मक्खन के साथ गन्धक पिघलकर कटोरे में बिन्दु रूप से गिरेगा। यही गन्धक तैल है। इस तैल को क्षुद्र कुष्ठ आदि त्वक् रोगों में शरीर के ऊपर मलना चाहिये ॥ ९६–९८ ॥

गन्धकतैलस्य तृतीयो निर्माणप्रकारः

कलांशत्र्यूषणोपेतं विमलं चूर्णितं बलिम् ।
विप्रकीर्योचितं वस्त्रे ततः सूत्रेण वेष्टयेद् ॥ ९९ ॥
यामं निमज्जयेत्तैले ततः सन्दंशयन्त्रगाम् ।
वर्तिं निम्नमुखीं कृत्वा काचपात्रमधो न्यसेत् ॥ १०० ॥

ततः प्रज्वालयेद् युक्त्या गन्धो द्रवति बिन्दुशः ।
इदं सौगन्धिकं तैलं बुधैः श्रेष्ठतरं मतम् ॥ १०१ ॥
बिन्दुत्रयमितं तैलं ताम्बूलीदलसंस्थितम् ।
तत्समं विमलं सूतं संमर्द्याथ प्रयोजयेत् ॥ १०२ ॥
दिनत्रयप्रयोगेण दीपयत्युदरानलम् ।
आमं निवारयत्येव दिनैकमपि योजितम् ॥ १०३ ॥
कासश्वासहरः कामं ग्रहणीगजकेशरी ।
आमवातादिरोगघ्नः स्नेहोऽयं गन्धसम्भवः ॥ १०४ ॥

कलाः षोडश । कलांशं षोडशांशम् । सूतसंमर्दनात्कज्जली भवति, ततः प्रयोज्यम् ॥ ९९–१०४ ॥

भा.टी.—गन्धकचूर्ण में सोलहवाँ भाग त्रिकटुचूर्ण मिला एक स्वच्छ कपड़े पर फैला दें और इसकी बत्ती बनाकर बत्ती को तागे से अच्छी तरह बांध दें । अब इस बत्ती को तीन घण्टे तक सरसों के तेल में भिगो दें, तीन घंटे के बाद निकाल चिमटे से एक तरफ पकड़ कर आगे को कुछ नीचे को झुकाकर इसके नीचे कांच का प्याला रख दें और बत्ती को जलाकर पकड़े रहें । इस प्रकार बत्ती जलाने से गन्धक पिघलकर बिन्दु-बिन्दु रूप से प्याले में गिरेगा । उसे गन्धकतैल कहते हैं । इस तैल में से तीन बूँद लेकर इसके बराबर भाग शुद्ध पारद को एकत्र खरल में पान के पत्तों के रस के साथ अच्छी तरह मर्दन कर कज्जली-सी बना लें । इसके तीन दिन अन्तः प्रयोग करने से पाचकाग्नि तीव्र हो जाती है और पेट में सञ्चित आमदोष एक दिन में ही दूर होजाता है। यह तैल कासश्वासहर,ग्रहणीरोगनिवारक और आमवात आदि रोगनाशक है । ९९

गन्धकतैलस्य चतुर्थो निर्माणप्रकारः

ब्रह्मबीजोद्भवं श्लक्ष्णचूर्णं क्षिपेच्छागदुग्धे ततः शोषयेद्युक्तितः ।
षोडशांशं बलिं तत्र सम्मेलयेत् काचकुप्यां ततो विन्यसेत्कोविदः ॥१०५॥
ततः पातालयन्त्रेण तैलं ग्राह्यं भिषग्वरैः ।
सत्त्वभूतं गन्धकस्य गन्धतैलं महोत्तमम् ॥ १०६ ॥
रक्तिद्वयं गन्धतैलं ताम्बूलीदलमध्यगम् ।
तैलार्द्धं रसराजन्तु शुद्धं तत्र विमिश्रयेत् ॥ १०७ ॥
अङ्गुल्यग्रेण सम्मर्द्य कृत्वा कज्जलिकां चरेत् ।
ताम्बूलं शीलयेत्पश्चाद् गन्धतैलस्य सेवकः ॥ १०८ ॥

ब्रह्मबीजं पलाशबीजम् । स्पष्टमन्यत् । योगोऽयमेव योगरत्नाकरे महाराजवटीरसनाम्ना व्यवहृतः । सद्यः फलदश्चेति ॥ १०५–१०८ ॥

भा.टी.—ढाक के बीजों का बारीक चूर्ण करके इसको बकरी के दूध में मिलाकर तेज धूप में रखकर सुखा लें । अब इस दूध युक्त पलासबीज चूर्ण में सोलहवां भाग शुद्ध गन्धक मिलाकर एक बोतल या कांच की शीशी में भर दें और इस शीशी को पूर्वोक्त विधि से पातालयन्त्र में रखकर तेल निकाल लें । यह गन्धक तैल बहुत उत्तम गन्धक के सत्त्व सदृश होता है । दो रत्ती इस गन्धक तैल को पान के पत्ते में रख इसमें एक रत्ती रससिन्दूर मिला अंगुली से खूब रगड़ कर कज्जली बना लें और पान के साथ इस कज्जली का सेवन करें॥१०५-१०८॥

अत्र ापथ्यम्

अम्लं शाकादिकञ्चैव ककाराष्टकभेषजम् ।
उष्णवीर्यं यदन्यच्च तदपथ्यमिह संस्मृतम् ॥ १०९ ॥
योगेनानेन पुरुषो वृद्धोऽपि तरुणायते ।
अपूर्ववत् प्रतिदिनं रमयेद् रमणीशतम् ॥ ११०
कासश्वासहरो बल्यो वलीपलितनाशनः ।
शोषसंशोषकः कामं क्षयकुञ्जरकेशरी ॥ १११ ॥
शूलकालानलः सत्यं मेहवर्गनिषूदनः ।
एतत्तैलसमं लोके नान्यदस्ति रसायनम् ॥ ११२ ॥

भा.टी.—गन्धक सेवन करनेवाले मनुष्य को अम्ल द्रव्यों के शाक आदि तथा ककाराष्टक द्रव्य तथा और भी जो उष्णवीर्य द्रव्य हैं उनका त्याग करना चाहिये। इस गन्धकतैल योग का सेवन करने से वृद्ध मनुष्य भी तरुण की भाँति हो जाता है, प्रतिदिन सौ स्त्रियों के साथ नवीन रूप में मैथुन करने की शक्तिवाला हो जाता है । इसके अतिरिक्त इस योग के सेवन से कास-श्वास दूर होते हैं, शरीर में बल बढ़ता है और शरीर वली-पलित रहित हो जाता है । यह योग शोष को सुखानेवाला और क्षयरूप हाथी को सिंह की भांति नष्ट करता है । वातिक शूल, तथा सब प्रकार के प्रमेहों को नष्ट करता है। इस तैल के समान संसार में अन्य कोई रसायन नहीं कहा जाता है ॥ १०९–११२ ॥

अथ गन्धकद्रावकस्य निर्माणप्रकारः

एकस्मिंल्लोहपात्रे तु बलिं शतपलोन्मितम् ।
निक्षिप्य चुल्लिकायाञ्च निधायाग्निं प्रदीपत्येत्॥ ११३ ॥

अपरस्मिन् सोरकञ्च सार्द्धद्विपलकोन्मितम् ।
निधाय चुल्ल्यामारोप्य वह्निं सन्धुक्षयेत्ततः ॥ ११४ ॥
पिधानेनानयोर्युक्त्या भृशं संरोधयेन्मुखम् ।
नालिकाद्वितयं दीर्घं पात्रयोर्योजयेत् पृथक् ॥ ११५ ॥
कोष्ठागारेऽहिपात्रे च मुखं नलिकयोर्न्यसेत् ।
बलिसोरकयोरेवं धूमं सम्मिश्रयेद् बुधः ॥ ११६ ॥
दशाधिकद्विशतकपलं सलिलमाहरेत् ।
पात्रेऽन्यस्मिंश्च संस्थाप्य वह्नौ सन्तापयेत् भृशम् ॥ ११७ ॥
नालिकामुखतो बाष्पं नागपात्रेऽथ मेलयेत् ।
बाष्पसंयोगतश्चैव शतत्रयपलोन्मितः ॥ ११८ ॥
जायते गन्धकद्रावः पीताभोऽतिमनोहरः ।

अथ नव्यपरिभाषासम्मतो बलिद्रावः—एकस्मिन्निति । पात्रयोः बलिपात्रे सोरकपात्रे च । कोष्ठागारे इति कक्ष्यागारे । अहिपात्रे सीसकनिर्मिते पात्रे । स्पष्टमन्यत् ॥११३–११८॥

भा.टी.—एक लोहे के पात्र में सौ पल शुद्ध गन्धक डालकर इसको चूल्हे पर रखकर अग्नि दें, इसी तरह एक दूसरे लोहपत्र में साढ़े छः पल सोरा डाल कर चूल्हे पर रख अग्नि दें। अग्नि पर रखने के पूर्व इन दोनों के मुखों को पृथक्-पृथक् अच्छी तरह बन्द कर दें और दोनों पात्रों के मुख पर छिद्र करके एक एक लम्बी नली फिट करके इन दोनों नलियों के मुखों को एक कुप्पी के आकार के सीसे के पात्र में जोड़ दें जिससे सोरक और गन्धकवाले पात्र से बाष्प उड़कर सीसे के पात्र में इकट्ठा हो जाय। अब एक अर्क निकालने वाले साफ भभके में दो सौ दस पल जल भरकर इसके मुख को भी बन्द कर एक नली लगाकर इस नली को भी उक्त सीसे के पात्र के मुख में जोड़ दें, इस तरह तीन नलियों का मुख एक पात्र में जोड़ने से बाष्प जमकर जल के रूप में पात्र के अन्दर तीन सौ पल परिमाण में इकट्ठा हो जायगा। यही सुन्दर पीताभ वर्ण का गन्धकद्राव कहा जाता है ॥११३–११८॥

गन्धकद्रावस्य नामानि

गन्धद्रावो बलिद्रावो गन्धाम्लश्च स कीर्तितः ॥ ११९ ॥

भा.टी.—गन्धकद्राव को गन्धद्राव, बलिद्राव तथा गन्धकाम्ल (*Sulphuric acid*) कहा जाता है ॥११९॥

विशुद्धो गन्धकद्रावः सुधाधिकफलप्रदः ।
अविशुद्धो दोषकारी तस्मात्तं शोधयेद् बुधः ॥ १२० ॥

भा. टी—शुद्ध गन्धकद्राव प्रयोग करने में अमृत के समान गुणकारी होता है, किन्तु अशुद्ध का प्रयोग अनेक हानिकारक होता है । अतः इसको शुद्ध करके प्रयोग में लाना चाहिये ॥ १२० ॥

अथ गन्धकद्रावस्य शोधनप्रकारः

गन्धकद्रावकं प्राज्ञः काचकुप्यां निधापयेत् ।
अस्यां संयोज्य नलिकां मुखमस्या नियोजयेत् ॥ १२१ ॥
अन्यस्यां काचकुप्यान्तु पचेन्मृद्वग्निना भिषक् ।
तस्य तृतीयमंशन्तु जलांशमधिकं भवेत् ॥ १२२ ॥
तस्मात्तं प्रथमं यत्नादस्मादपनयेद् भिषक् ।
विशुद्धं गन्धकद्रावं ततः कुप्यां निपातयेत् ॥ १२३ ॥
पात्रगं नागदोषं यज्जलांशमधिकञ्च यत् ।
गन्धद्रावो जहात्येवं निर्मलश्च परं भवेत् ॥ १२४ ॥

अथास्यापि शोधनावश्यकतेति तच्छोधनप्रकारमाह । गन्धकद्रावमिति—अत्र बलिद्रावेऽधिकांशजलशोषः नागसंपर्कजन्यदोषलयश्च भवतीति । स्पष्टमन्यत् ॥ १२१–१२४ ॥

भा.टी.—पूर्वोक्त प्रकार से बनाये हुये गन्धकद्राव को एक कांच की बन्द मुखबाली शीशी में डालकर इसमें एक कांच की नली लगा दें और इस नली के दूसरे मुख को एक दूसरी रिक्त कांच की शीशी में जोड़कर नीचे मन्द-मन्द अग्नि (सुरादीप की अग्नि) जलायें । जब गन्धकद्राव वाली शीशी में से दो भाग जल स्रवित होकर दूसरी रिक्त शीशी में आ जाय तो अग्नि देना बन्द करके तृतीयांश जल भाग शीशी में ही छोड़ दें । इस प्रकार गन्धकद्राव में जो अधिक जल तथा सीसकदोष का अंश होता है वह सब दुबारा गन्धकद्राव को उड़ा लेने से नहीं रहने पाता है और गन्धकद्राव निर्मल हो जाता है ॥१२१–१२४ ॥

पानार्थं सजलगन्धकद्रावस्य निर्माणप्रकारः

शीतांशभागिकं शुद्धं गन्धकद्रावकं शुभम् ।
परिस्रुते तु सलिले रविभागमिते क्षिपेत् ॥ १२५ ॥
निधाय काचकुप्याञ्च विमलायां भिषग्वरः ।
दृढेनाथ पिधानेन रोधयेत् कूपिकामुखम् ॥ १२६ ॥

ततो निर्दिष्टरोगेषु मात्रयाऽप्रियत्नतः।
गन्धद्रावं प्रयुञ्जीत रसतंत्रविशारदः ॥१२७॥

शीतांशुश्चन्द्रः स चैकस्तस्मादेकभागिकमित्यर्थः। रवयो द्वादशाख्याताः, ततश्च द्वादशभागमितम्। पिधानेनेति काचपिधानेन ॥ १२५–१२७ ॥

भा.टी.--एक भाग शुद्ध गन्धकद्राव को बारह भाग परिस्रुत (*Distilled water*) जल में मिला एक स्वच्छ काँच की शीशी में भरकर अच्छी तरह डाट लगाकर रख लें। अब इसमें से भिन्न-भिन्न रोगों में मात्रा का विचार करते हुये सावधानी से प्रयोग करें ॥ १२५–१२७ ॥

सजलगन्धकद्रावस्य मात्रा

आरभ्य शरबिंदुभ्यः स्वात्तिबिंदुमितं परम्।
सजलं गन्धकद्रावं वीतशङ्कः प्रयोजयेत् ॥१२८॥

शरबिन्दवः पञ्चबिन्दवः। स्वात्तिबिन्दुः विंशतिबिन्दव इत्यर्थः ॥ १२८ ॥

भा.टी.—सजल गन्धक द्राव को पाँच बिन्दु से लेकर बीस बूँद तक निः-शंक प्रयोग कर सकते हैं ॥११८॥

सजलगन्धकद्रावस्य सहपानम्

पलं सार्द्धपलं वापि पलद्वयमितं जलम्।
सनीरगन्धद्रावस्य सहपाने प्रयोजयेत् ॥१२९॥
यवान्याः शतपुष्पायास्त्वचो देवसुमस्य च।
पृथक् परिस्रुतं तोयं सहपाने प्रदीयते ॥१३०॥

तोलकैकतः तोलकद्वयपर्य्यन्तं यवान्याद्यर्कस्य सहपानेन बलिद्रावस्य प्रयोगः कर्तव्यः। अर्केष्वपि पलार्द्धसम्मितं जलं मिश्रणीयम्। त्वक् गुडत्वक्, देवसुमस्य लवङ्गस्य ॥ १२९–१३७ ॥

भा.टी.—सजलगन्धकद्राव में एक पल, डेढ़ पल, अथवा दो पल शुद्ध जल मिलाकर पीना चाहिये। इसके अतिरिक्त अजवाइन, सौंफ, दालचीनी अथवा लौंग इसमें से किसी एक अर्क के साथ सजलगन्धकद्राव पीना चाहिये ॥ १२९, १३० ॥

अथ गन्धकद्रावस्य गुणाः

गुल्मप्लीहगजाङ्कुशः कृमिहरः सर्वोदरातङ्कहृत्
वीर्योष्णास्तु विसूचिकामयहरः सङ्कोचको निर्भरम्।
आध्मानज्वरवेगरोधनपटुः रक्तातिसारान्तकः
रक्तस्रावहरोऽग्निदीप्तिजननो गन्धोद्भवो द्रावकः ॥१३१॥

तृषां विसूचिकोद्भवां हरत्ययं विशेषतः ।
तथातिघर्मरोधकः सदातिसारनाशनः ॥१३२॥
विकारान् दारुणान् नित्यं दुष्टनागाशनोत्थितान् ।
नाशयत्यचिरादेव तिमिरन्तु यथा रविः ॥१२३॥

निर्भरं अत्यर्थम् । सङ्कोचः मलस्तम्भक इत्यर्थः । अतिघर्मरोधकः प्रभूतस्वेदहन्ता । सदा इति नियमेनेत्यर्थः । सङ्कोचकत्वादिति यावत् । दुष्टनागाशनम् अशुद्धामृतसीसकभक्षणं तदुत्थान् पक्षवधादीन् ॥ १३१–१३३ ॥

इति गन्धकविज्ञानीयो नाम अष्टमस्तरङ्गः

भा.टी.—गन्धकद्राव गुल्म और प्लीहारूपी हाथी के लिये अंकुश है । क्रिमिनाशक, सब उदर रोगों को नष्ट करनेवाला, उष्णवीर्य, विसूचिकारोगनाशक, स्थानीयसंकोचक, मलस्तम्भक है । आध्मान युक्त ज्वरवेग को रोकनेवाला, रक्तातिसार में लाभदायक, तथा शरीर में से होनेवाले रक्तस्राव को बन्द करनेवाला है । इसके प्रयोग से अग्नि बढ़ती है । हैजे की प्यास को रोकने में यह विशेष रूप से लाभदायक है । इसके देने से रोग की अवस्था में अधिक निलकनेवाला पसीना रुक जाता है । अतीसार के लिये सदा उपयोगी है । इसके अतिरिक्त अशुद्ध नाग (सीसा) के सेवन से होनेवाले भयंकर विकारों को यह शीघ्र मिटाता है ॥ १३१–१३३ ॥

यह गन्धकविज्ञानीय नाम अष्टमतरङ्ग समाप्त हुआ ।

अथ हिंगुलविज्ञानीयो नवमस्तङ्गः

हिङ्गुलस्य नामानि

हिङ्गलो हिङ्गुलश्चैव हिङ्गूलं चेङ्गुलाह्वयम् ।
म्लेच्छं रक्तं सुरङ्गञ्च चित्राङ्गं चूर्णपारदम् ॥१॥
रसोद्भवो रसस्थानं रञ्जनं कपिशीर्षकम् ।
रक्तकायो हंसपादो दरदञ्च प्रकीर्तितम् ॥२॥

पर्य्यायभेदविवरणं शास्त्रे व्यवहारार्थम् ॥१–२॥

भा.टी.—हिंगल, हिंगुल, हिंगूल, इंगुल, म्लेच्छ, रक्त, सुरंग, चित्रांग, चूर्णपारद, रसोद्भव, रसस्थान, रञ्जन, कपिशीर्षक, रक्तकाय, हंसपाद और दरद, ये सब सिंगरफ के नाम या पर्यायवाचक शब्द हैं ॥ १–२ ॥

हिंगुलस्य स्वरूपम्

जपाकुसुमवर्णाभः पेषणे सुमनोहरः ।
महोज्ज्वलो भारपूर्णो हिंगुलः श्रेष्ठ इष्यते ॥३॥

भा.टी.—उत्तम हिंगुल गुड़हल के पुष्प सदृश वर्ण का, पीसने में कोमल देखने में चमकीला लाल और भारयुक्त होता है ॥ ३ ॥

हिंगुलस्य द्वौ भेदौ

प्रथमः खनिजोऽन्यस्तु कृत्रिमो हिंगुलो मतः ।
खनिजः खनितो जातः कृत्रिमो रसगन्धजः ॥४॥

खनिजः कृत्रिमश्चेति हिंगुलस्य द्वौ भेदौ। प्राञ्चस्तु—"दरदस्त्रिविधः प्रोक्तश्चर्मारः शुकतुण्डकः । हंसपादस्तृतीयः स्याद् गुणवानुत्तरोत्तरः ॥" इत्याहुः । आचार्य्यैस्तु यथोपलब्धिव्यवस्थानमाचरितमिति विशेषः । वस्तुतस्तु—"चर्मारः शुकवर्णः स्यात् सपीतः शुकतुण्डकः। जपाकुसुमसंकाशो हंसपादो महोत्तमः ॥" इत्यनुविधानात् खनिजस्यैव विधात्रयमित्याहुः । कृत्रिमस्तु कठिनमसृणभेदाद्द्विध्यते इति निर्माणप्रकारे वक्ष्यते ॥ ४ ॥

भा.टी.—हिंगुल के दो भेद होते हैं १—खनिज हिंगुल, २—कृत्रिम (बनावटी) हिंगुल । इसमें से खनिज हिंगुल खानों से प्राप्त होता है, किन्तु कृत्रिम पारदगन्धक से मृदंगयन्त्र द्वारा बनाया जाता है ॥ ४ ॥

वक्तव्य—प्राचीन रसशास्त्र मे हिंगुल के चर्मार, शुकतुण्डक तथा हंसपाद ये तीन भेद पाये जाते हैं । ये तीन भेद खनिज के समझने चाहिये । परन्तु यहाँ पर साधारणरूप से प्राप्त होनेवाले जपाकुसुमवर्ण हिंगुल का ही वर्णन किया गया है ॥

कृत्रिमहिंगुलस्य निर्माणप्रकारः

वसुभागमितं गन्धं सूतं नेत्रयुगोन्मितम् ।
मृदङ्गयन्त्रे संस्थाप्य वारंगं भ्रामयेत्ततः ॥५॥
तस्य सम्भ्रमणादेव श्लक्ष्णचूर्णं प्रजायते ।
व्यावर्तनपिधानञ्च सम्भ्राम्य ह्यवतारयेत् ॥६॥
चूर्णं धूसरवर्णाभं यंत्रान्निष्कासयेत्ततः ।
सुदृढायां ततः स्थाल्यां चूर्णमेतन्निधापयेत् ॥७॥
रेखान्वितमुखी स्थाली बुधैरत्र प्रशस्यते ।
न्यावर्तनमुखीमन्यां स्थालीं तस्यां निधापयेत् ॥८॥

स्थालीं सम्भ्राम्य परितो यत्नेन रोधयेन्मुखम् ।
ततः संस्थापयेच्चुल्ल्यां वह्निं दद्याच्छनैः शनैः ॥९॥
अधःस्थालीकण्ठसंस्थं हिंगुलं तु समाहरेत् ।
ऊर्ध्वस्थालीतलस्थञ्च पुनः पक्त्वा समाहरेत् ॥१०॥

कृत्रिमहिंगुलनिर्माणप्रकारः—गन्धकस्याष्टौ भागाः, पारदस्य द्विचत्वारिंशद् भागाः, मृदङ्गयन्त्रं प्रागुक्तम् । वारङ्गं हस्तकम् । अधःस्थालीकण्ठलग्नं गन्धकस्याल्पत्वात् मृदुतरम् । ऊर्ध्वस्थालीतलस्थं तु गन्धकस्य प्राचुर्य्यात्कठिनतरम् । तस्मात्तस्य पुनः पाकावश्यकता अवशिष्टगन्धकजारणद्वारा मार्दवसम्पादनाय । ऽयं हिंगुलनिर्माणप्रकारः साम्प्रतं प्रचलितः । प्राञ्चस्तु वालुयन्त्रद्वारा हिंगुलनिर्माणमाहुः तत्तु बहुलायाससाध्यत्वात् दुष्करमिति स प्रकार उपेक्षित आचार्य्यैः ॥ ५-१० ॥

भा.टी.—आठ भाग गन्धक और बयालीस (४२) भाग पारद लेकर इसको पूर्वोक्त मृदंगयंत्र डालकर इसके बारंग (*Handle*) को घुमा दें । इसके घूमने से दबाव पड़ने के कारण पारद गन्धक का चमकीला बारीक चूर्ण हो जायगा । तब ढक्कन को घुमाकर अलग करके यन्त्र में से धूसरवर्णाभ चूर्ण को निकाल करके उसे एक ऐसी स्थाली (पात्र) में रखें जिसके मुख पर बाहर की तरफ से गोल रेखायें (ढक्कन फिट करने के लिये चूड़ियाँ) बनी हों । अब इस स्थाली के मुख में एक दूसरी स्थाली, जिसके मुख पर भी रेखायें बनी हों, औंधी मुख जोड़कर (घुमाकर फिट करके सन्धिस्थल को अच्छी तरह) बन्द कर दें । अब इस यन्त्रको चूल्हे पर रखकर धीरे-धीरे अग्नि जलायें । अग्नि शान्त होने पर स्वांगशीत यन्त्र को खोलकर नीचे की स्थाली के कण्ठप्रदेश में लगे हुये कोमल हिंगुल को निकालें । और ऊपर की स्थाली के तल में जमे हुये कठोर हिंगुल को कोमल करने के लिये पुनः उसी प्रकार से पकाकर कोमल बना निकाल लें ॥ ५-१० ॥

अशुद्धहिंगुलस्य दोषाः

अशुद्धो हिंगुलो मोहं प्रमेहं चित्तविभ्रमम् ।
आन्ध्यं क्लमं तथा क्लैब्यं कुर्यात्तस्माद्विशोधयेत् ॥११॥

अथाशुद्धहिंगुलदोषाः—मोहं धीविभ्रमम् । चित्तविभ्रमं तमस उद्रेकात् भ्रान्तिम् । क्लमः अनायासजातः श्रमो देहेन्द्रियम्लानताहेतुः । क्लैब्यं दुर्बलतामिति यावत् । तस्मात् उक्तव्याधिहेतुत्वादित्यर्थः ॥ ११ ॥

भा.टी.–अशुद्धहिंगुल सेवन करने से बुद्धिभ्रम, प्रमेह रोग, चित्तविभ्रम, आँखों के सामने अँधेरा आना, बिना श्रम के थकावट अनुभव होना और शरीर में दुर्बलता रूप विकार हो जाते हैं, अतः हिंगुल को शुद्ध करके प्रयोग में लाना चाहिये ॥ ११ ॥

अथ हिंगुलशोधनस्य प्रथमः प्रकारः

हिंगुलं चूर्णितं खल्वे शृंगवेराम्भसा ततः ।
सप्तधा भावयेत्प्राज्ञो निर्मलो हिंगुलो भवेत् ॥१२॥

शृङ्गवेरं आर्द्रकम् तत्तद्रसभावनाय च संयोगजविजातीयगुणान्तरोत्पत्त्या पूर्वदोषप्रध्वंसः। स चानुभवसाध्य इति प्राञ्चः। औषधबलाबलापेक्षया च एकधाऽनेकधा वा भावना ॥ १२ ॥

भा.टी.–हिंगुल को खरल में डालकर पीसें और इसको अदरख के रस की सात भावना देकर सुखा लें तो वह शुद्ध हो जाता है ॥ १२ ॥

वक्तव्य—अदरखरस या नीबूरस आदि से हिंगुल को भावना देकर अंत में उसमें जल भर दें, जब जल मात्र ऊपर आ जाय तो उस जल को अलग कर दें, नीचे के हिंगुल को सुखाकर काम लावें। जल से बिना धोये ही काम में लाने से दोषों का निर्हरण अच्छी तरह नहीं होता।

द्वितीयः शोधनप्रकारः

हिंगुलं चूर्णितं खल्वे लकुचस्याम्भसा ततः ।
विभाव्य शोषयेद् वैद्यो हिंगुलः शुद्धिमाप्नुयात् ॥१३॥

लकुचस्याम्भसाऽपि सप्तधा भावना विधेया ॥ १३ ॥

भा.टी.—हिंगुल को खरल में चूर्ण करके बड़हड़ के जल से सात भावना देकर सुखा लेने से भी वह शुद्ध हो जाता है ॥ १३ ॥

तृतीयः शोधनप्रकारः

सुचूर्णितं हिंगुलन्तु मेषीदुग्धेन भावयेत् ।
सप्तवारं प्रयत्नेन शुद्धिमायात्यनुत्तमाम ॥१४॥
अम्लवर्गोक्तभैषज्यैर्भावितः सप्तधा पुनः ।
हिंगुलः परमां शुद्धिमाप्नोतीति किमद्भुतम् ॥१५॥

मेषीदुग्धभावितस्य पुनरम्लवर्गभावनया गुणवृद्धिश्च भवतीति। तदेतदाहुः– "मेषीक्षीरेण दरदमम्लवर्गैश्च भावितम्। सप्तवारं प्रयत्नेन शुद्धिमायाति निश्चितम् ॥" इति ॥ १४–१५ ॥

भा.टी.—हिंगुल को चूर्ण करके भेड़ के दूध की सात भावना देने से वह शुद्ध हो जाता है। फिर इस मेषीदुग्धभावित हिंगुल को अम्लवर्गोक्त औषधियों के रस से सात भावना देकर सुखा लिया जाय तो यह उत्तम रूप से शुद्ध हो जाता है ॥ १४–१५ ॥

वक्तव्य–भेड़ के दूध में मर्दन करने से हिंगुल में घी का स्नेहांश रह जाता है। इसी को मिटाने के लिये पुनः हिंगुल को अम्लवर्ग से भावना दी जाती है।

चतुर्थः शोधनप्रकारः

निम्बूकस्वरसेनेह हिङ्गुलं श्लक्ष्णचूर्णितम्।
विभावयेत्सप्तवारं क्षालयेद्बहुशोऽम्भसा ॥ १६ ॥
ततः संशोषयेद् घर्मे रसतन्त्रविधानवित्।
एवं विशोधितं रक्तं वीतशङ्कं प्रयोजयेत् ॥ १७ ॥

चतुर्थे शोधनप्रकारे निम्बूकस्वरसेन पेषणाद् दरदस्थः स्वतन्त्रः पारदो विश्लिष्टो भवत्यातपे शोषणाच्चोड्डीयत इति सोऽयं प्रकारः साधीयान् सिद्धः। स्पष्टमन्यत् ॥ १६–१७ ॥

भा.टी.—हिंगुलचूर्ण को खरल में डालकर नीबूरस के साथ मर्दन करते हुए सात भावना दें। फिर अन्त में इसको जल से अच्छी तरह अम्ल अंश निकलने तक धोकर धूप में सुखा लें। इस प्रकार शुद्ध हिंगुल को निःसंकोच योगों में काम में ला सकते हैं ॥१६–१७॥

शोधितहिंगुलस्य गुणाः

लोचनामयहरः कफापहः पित्तजामयनिषूदनः परम्।
प्लीहकुष्ठगरकामलाहरो जाठराग्निजननोऽथ पाचनः ॥ १८ ॥
मेहवर्गपरितापनाशनो देहकान्तिबलबुद्धिवर्द्धनः।
आमवातगजदर्पखण्डनो हिंगुलो विजयते ज्वरापहः ॥ १९ ॥

शोधितहिङ्गुलस्य गुणाः—लोचनामयाः नेत्ररोगाः। पित्तजामयाः दाहादयः। गरं कृत्रिमविषम्। मेहवर्गपरितापनाशन इति प्रमेहसमूहजनितदुःखविनाशी ॥ १८–१९ ॥

भा.टी.—शुद्ध हिंगुल नेत्ररोगहर, कफप्रकोपनाशक, पित्तप्रकोपजन्य-रोगहर है। यह विभिन्न औषधियोग से प्लीहा, कुष्ठ, गरविष तथा कामला रोगों को नष्ट करता है। यह पाचक, अग्निवर्धक तथा आमपाचन करता है। सम्पूर्ण प्रमेहों को नष्ट करता है। शरीर में कान्ति, बल-बुद्धि को बढ़ाता है। आमवात के प्रकोप को दूर करता है और ज्वरनाशक है ॥ १८–१९ ॥

शुद्धहिंगुलस्य प्रयोगाः

बलिजातीफलाफूककणाविश्वसमन्वितम् ।
दरदं विनिहन्त्याशु वातं शुक्रसमाश्रितम् ॥२०॥
पिप्पलीविषसंयुक्तं दरदं परिशीलितम् ।
मध्वार्द्रकरसेनेह हन्ति वातज्वरं द्रुतम् ॥२१॥
भयोत्थितं ज्वरं वापि पित्तश्लेष्मोद्भवं ज्वरम् ।
नवज्वरायमाणं च त्वामवातोद्भवं ज्वरम् ॥२२॥
जातीफलाफूकमुस्तचन्द्रेन्द्रे यवसंयुतम् ।
दरदं शीलितं हन्ति ह्यामातीसारमुल्बणम् ॥२३॥
जातीफललवंगेन्द्रयवटङ्केन्दुसंयुतम् ।
दरदं विनिहन्त्याश रुजमामातिसारजाम् ॥२४॥

अथास्य रोगयोग्याः प्रयोगाः—बलिः गन्धः, आफूकम् अहिफेनम्, कणा पिप्पली, विश्वं शुण्ठी, चन्द्रः कर्पूरम् । आमातिसारे पाचनौषधैः आमं सम्पाच्य पश्चात् जातीफलाफूकादियोगस्य प्रयोगः कार्यः ॥२०–२४॥

भा.टी.—शुद्ध गन्धक, जायफल, शुद्ध अफीम, पिप्पलीचूर्ण और शुण्ठीचूर्ण के साथ शुद्ध हिंगुल मिलाकर प्रयोग करने से शुक्रगत वातप्रकोप शान्त होता है। वातज्वर में हिंगुल को पिप्पलीचूर्ण और शुद्ध वत्सनाभचूर्ण के साथ मिला मधु और अदरखरस के साथ सेवन करना चाहिये। इसी प्रकार से इसको भय-जन्यज्वर, पित्तश्लेष्मज्वर, आमवातिकज्वर में तथा तरुण नवीन ज्वर में भी प्रयोग किया जाता है। भयंकर अतीसार में इसको जायफल, अफीम, इन्द्रजौ, मोथा और कर्पूर मिलाकर प्रयोग किया जाता है। आम-अतीसार में हिंगुल को जायफल, लौंग, इन्द्रजौ, सुहागाखील और कर्पूर के साथ मिलाकर प्रयोग करना चाहिये ॥ २०–२४ ॥

हिङ्गुलाद्यमलहरः

सिक्थतैलं सुविमलं भानुतोलकसंमितम् ।
सिन्दूरं दरदञ्चैव तोलकार्द्धमितं क्षिपेत् ॥२५॥
विमर्द्य मसृणे खल्वे काचकुप्यां तु विन्यसेत् ।
हिङ्गुलाद्यो मलहरः फिरङ्गव्रणरोपणः ॥२६।

भा.टी—स्वच्छ सिक्थतैल बारह तोला, सिन्दूर और हिंगुल आधा-आधा तोला लेकर सबको खरल में अच्छी तरह मिलाकर कांच की शीशी में रख लें। इसको हिंगुलमलहर कहते हैं। यह फिरंग-व्रणों को भरने के काम आता है॥२५–२६॥

हिङ्गुलामृतमलहरः

सिक्थतैलं सुविमलं सूयतोलकसंमितम् ।
तोलकार्द्धमितं चैव दरदं सुविचूर्णितम् ॥२७॥
मृद्दारश्रृङ्गं सौभाग्यं कर्पूरं रसपुष्पकम् ।
स्फटिका गिरिसिन्दूरं पृथग् माषद्वयोन्मितम् ॥२८॥
सम्मेल्य मसृणे खल्वे काचकुप्यां तु विन्यसेत् ।
मतो मलहरोऽयं तु हिङ्गुलामृतसंज्ञकः ॥२९॥
हिङ्गुलामृतसंज्ञोऽयं पूयनिर्हरणः परम् ।
शोधनो रोपणश्चैव विविधव्रणरोपणः ॥३०॥
व्रणपूरणयोगेन नाडीव्रणनिषूदनः ।
भगन्दरहरश्चापि समाख्यातो विशेषतः ॥३१॥

हिंगुलाद्ये हिंगुलामृताख्ये च मलहरे सिक्थतैलं द्वादशतोलकम् । स्पष्टमन्यत् ॥ २७–३१ ॥

भा.टी.—स्वच्छ सिक्थतैल बारह तोला, हिंगुलचूर्ण छे मासे, मुरदासंग, सुहागा, कपूर, रसकपूर, फिटकरी और सिन्दूर; प्रत्येक दो-दो मासा लेकर सबको खरल में मिला कांच की शीशी में रख लें। इसे हिंगुलामृत-मलहर कहते हैं। यह मरहम व्रण में से पूय निकालने में उत्तम है। व्रणों का शोधन और रोपण करता है। यह मरहम व्रण को भरनेवाला है। अतः यह नारीव्रण तथा भगन्दरव्रण के लिये विशेष लाभदायक है ॥२७–३१॥

अथ हिंगुलाद्रससिन्दूरस्य निर्माणप्रकारः

निम्बूकद्रवसंशुद्धं क्षालितञ्चाथ वारिणा ।
पलोन्मितं तु दरदं शुद्धं गन्धञ्च तत्समम् ॥३२॥
श्लक्ष्णचूर्णं ततः कृत्वा काचकुप्यां निधापयेत् ।
रससिन्दूरविधिना वालुकायन्त्रगं पचेत् ॥३२॥
स्वांगशीतं ततो ज्ञात्वा जपासुमसमप्रभम् ।
आहरेद्रससिन्दूरं रसागमविशारदः ॥३४॥

अस्य गुणादिनिरूपणम्

गुणा मात्राप्रभेदश्च प्रयोगश्चानुपानकम् ।
पथ्यापथ्यादिकञ्चापि रससिन्दूरवन्मतम् ॥३५॥

हिंगुलाद्रससिन्दूरनिर्माणप्रकारः—निंबूकरसशुद्धस्य जलक्षालितस्य च दरदस्य

ग्रहणमुज्ज्वलवर्णत्वात् निःस्नेहत्वात् निरम्लत्वाच्चौषधयोग्यताहेतुत्वात् सर्वमन्यत्समानं रससिन्दूरेण ॥ ३२–३५ ॥

भा.टी.—नीबू के रस से शुद्ध कर जल से साफ किया हुआ हिंगुल एक पल और शुद्ध गन्धक एक पल लेकर दोनों को अच्छी तरह पीसकर कपड़मिट्टी की हुई कांच की बोतल में भरकर बालुकायन्त्र में रखकर रससिन्दूरविधि के अनुसार पका लें। स्वांगशीत होने पर शीशी के गल-प्रदेश में लगे हुए गुड़हलपुष्पवर्ण रससिन्दूर को निकाल लें। इस हिंगुल-निर्मित रससिन्दूर के गुण, मात्रा, आमयिक प्रयोग, अनुपान तथा पथ्य आदि सब रससिन्दूर के समान ही समझने चाहिये ॥ ३२–३५ ॥

श्रीसिद्धदरदामृतः

कर्षद्वयमितं खण्डं हिंगुलस्य समाहरेत् ।
भृशं कार्पाससूत्रेण वेष्टयेत्परितो भिषक् ॥ ३६ ॥
निधापयेदम्बरीषे चुल्लिकाधिष्ठिते ततः ।
पलद्वयोन्मितं तत्र पलाण्डुस्वरसं क्षिपेत् ॥ ३७ ॥
कर्षैकञ्च वटक्षीरं ततोऽग्निं दीपयेद् भृशम् ।
शुष्के जलांशे चुल्लीतोऽम्बरीषमवतारयेत् ॥ ३८ ॥
स्वांगशीतं ततो ज्ञात्वा रक्तखण्डं समाहरेत्
अम्बरीषं प्रमृज्याथ चुल्लिकायां निधापयेत् ॥ ३९ ॥
कर्षोन्मितं देवपुष्पचूर्णं तत्र प्रसारयेत् ।
ततो दरदखण्डञ्च निदध्याद् युक्तितो भिषक् ॥ ४० ॥
भल्लातकफलानाञ्च सार्द्धद्वादशकर्षकम् ।
स्तूपाकारतया तस्मिन् निदध्यात्परितो भिषक् ॥ ४१ ॥
देवपुष्पस्य चूर्णेन छिद्राण्यत्र प्रपूरयेत् ।
ततः प्रज्वालयेद्वह्निं रसतन्त्रविशारदः ॥ ४२ ॥
दग्धान् भल्लातकान् प्राज्ञो मध्यतश्चापसारयेत् ।
घृतं दशगुणं रक्तात् क्रमशो निक्षिपेत्ततः ॥ ४३ ॥
दग्धं चापि घृतं प्राज्ञो हिंगुलं त्ववतारयेत् ।
कार्पाससूत्रभस्माथ संमृज्यापनयेद्भिषक् ॥ ४४ ॥
समर्पितो हि सिद्धेभ्यो यतोऽयं त्रिपुरद्विषा ।
भुवनेऽसौ ततः ख्यातः श्रीसिद्धदरदामृतः ॥ ४५ ॥

अथ श्रीसिद्धदरदामृतः—कर्षद्वयमितं चतुस्तोलकम्। एकमेवैतादृशं खण्डं ग्राह्यं पाकयोग्यत्वात् न चूर्णितम्। अम्बरीषं घटादिखर्परं पक्वकपालं क्षुद्रकटाहं वा। उपर्य्युपरिचयनं स्तूपाकारतया। देवपुष्पं लवङ्गम्। दह्यमानेषु भल्लातकेषु साधकस्तत्र न तिष्ठेदेकत्र भल्लातकधूमस्पर्शान्मुखादिशोथाशंका। ऊरुस्तम्भपक्ष-वधसन्निपातशीतांगसन्निपातेषु भल्लस्य द्विशततमोऽशः रक्तिकायां मात्रायामेकस्यां सम्मिश्र्य गव्यपयोऽनुपानेन दातव्यः, आमवाते पुराणेन गुडेन सह। पयोऽनु-पानेन क्लैब्ये ताम्बूलदलादिभिः सह विविच्य स्पष्टमन्यत् ॥ ३६–४५ ॥

भा.टी.—चार तोले की एक शुद्ध हिंगुल की डली लेकर उसको चारों तरफ से तागे से खूब अच्छी तरह लपेट लें। अब इसको एक छोटी सी कढ़ाही अथवा मिट्टी के कढ़ाही सदृश पात्र में रखकर चूल्हे पर रख दें। और कढ़ाही में दो पल परिमाण प्याज का स्वरस और एक कर्ष परिमाण बड़ का दूध डाल कर चूल्हे में अग्नि जलायें। जब जलीयांश सूख जाय तो कढ़ाही को नीचे उतार ठण्ढा होने पर सिंगरफ के टुकड़े को निकाल कर फिर उस कढ़ाही को अच्छी तरह साफ करके चूल्हे पर चढ़ा दें और इसमें दो तोले लौंग का चूर्ण डालकर इसके ऊपर अच्छी तरह से सिंगरफ के टुकड़े को ढिका दें। फिर इसके ऊपर पच्चीस तोले भिलावा फलों को इस तरह रखें जिससे ऊपर को पतला नोकदार और नीचे को चौड़ा आकार (जैसा बाजार में टोकरियों पर लगाया हुआ आटा होता है) बन जाय। अब भल्लातकफलों के बीच के छिद्रों को लौंग के चूर्ण से अच्छी तरह बन्द कर दें और जलाकर पकायें। जब भिलावे जल जायँ तब इनको बीच में से हटाकर इनमें हिंगुल से दशगुणा अधिक घृत थोड़ा-थोड़ा करके डालते हुये इसे भी जला लें। अब कढ़ाही को नीचे उतार ठण्ढा करके सिंगरफ को तागों से पृथक् करके अच्छी तरह पोंछकर खरल में पीस लें। इस योग को पहिले शिवजी ने सिद्ध लोगों को दिया था। अतः यह योग संसार में सिद्धदरदामृत नाम से प्रसिद्ध हुआ ॥ ३६–४५ ॥

अथास्य गुणाः

ऊरुस्तम्भं त्वामवातं तथा पक्षवधाह्वयम्।
शीताङ्गसंज्ञकञ्चापि सन्निपातं सुदारुणम् ॥ ४६ ॥
प्लीहोदरं दीर्घकालजातं दोषत्रयोत्थितम्।
क्लैब्यञ्च नाशयत्याशु श्रीसिद्धदरदामृतः ॥ ४७ ॥

वैशिष्ट्यादनुपानानां करोति विविधान् गुणान् ।
मात्रयोचितया दत्तो रोगसंघञ्च नाशयेत् ॥ ४८ ॥

भा.टी.—यह दरदामृत योग, ऊरुस्तम्भ, आमवात, पक्षाघात में विशेष लाभदायक है। शीतांग-सन्निपात में यह विशेष लाभदायक माना जाता है। इसके अतिरिक्त पुरानी सान्निपातिक प्लीहावृद्धि तथा भयंकर नपुंसकता को यह शीघ्र ही दूर करता है। विशेष-विशेष अनुपानों के साथ प्रयोग करने पर यह अनेक गुणदायक औषधि है। यदि उचित मात्रा में देश-काल आदि का विचार से प्रयोग किया जाय तो अनेक रोगों को दूर करता है ॥ ४६–४८ ॥

अस्य मात्रा

गुञ्जार्धसंमिता त्वस्य पूर्णमात्रा प्रशस्यते ।
बलकालादिकं वीक्ष्य ह्रासयेच्चाथ वर्द्धयेत् ॥ ४९ ॥

भा.टी.—दरदामृत की मात्रा आधी रत्ती की पूर्ण मात्रा समझनी चाहिये। रोगी के बल और काल आदि को देखकर मात्रा में अधिकता या न्यूनता भी की जा सकती है ॥ ४९ ॥

हिंगुलीयो माणिक्यरसः

विशोधितं हिंगुलञ्च तोलकाष्टकसंमितम् ।
सौगन्धिकञ्च तत्तुल्यं तथा शैलूषभूषणम् ॥ ५० ॥
पलाशपुष्पस्वरसैः पेषयेद्दिनसप्तकम् ।
शोषयित्वा रसञ्चाथ विदध्यात् श्लक्ष्णचूर्णकम् ॥ ५१ ॥
काचकुप्यां निधायाथ वालुकायन्त्रमध्यगम् ।
क्रमवृद्ध्यानलेनात्र पचेद् वै दिवसत्रयम् ॥ ५२ ॥
स्वतः शीतं ततो ज्ञात्वा कूपिकाकण्ठसंस्थितम् ।
रससिन्दूरसंकाशं माणिक्यरसमाहरेत् ॥ ५३ ॥

हिंगुलीयो माणिक्यरसः—शुद्ध हिंगुलं ८ तो०, गन्धकं ८ तो०, हरिताल ८ तो०, माणिक्यमिति कान्तिमत्तया संज्ञा ॥ ५०–५३ ॥

भा.टी.—शुद्धहिंगुल आठ तोला, शुद्ध गन्धक तथा हरिताल आठ-आठ तोला लेकर इनको खरल में एकत्र करके ढाक के फूलों के स्वरस के साथ सात दिन तक मर्दन करके अच्छी तरह सुखाकर बारीक चूर्ण करके कपड़मिट्टी की हुई काँच की शीशी में भरकर वालुकायन्त्र में रख के मन्द, मध्य तथा तीव्र अग्नि से तीन दिन तक पकावें। जब वालुकायन्त्र स्वांगशीतल हो जाय तो कूपी के प्रदेश में लगे हुये रससिन्दूर के सदृश वर्ण के माणिक्य रस को निकल लें ॥ ५०–५३ ॥

हिंगुलीयमाणिक्यरसस्य गुणाः

ग्रहणीगदवारणदर्पहरस्त्वतिसारनिवारणदक्षतरः ।
रुधिरोत्थितरोगविनाशकरो बलवीर्यशरीरसमृद्धिकरः ॥५४॥
क्षुद्रकुष्ठहरः कामं वयःस्थापनकारकः ।
माणिक्यरससंज्ञोऽयं सर्वामयहरो मतः ॥ ५५ ॥

वारणो हस्ती, रुधिरोत्थितरोगाः पिडकादयः । मात्राल्पत्वं हरितालसत्त्वसंयोगात् । पष्टमन्यत् ॥ ५४–५५ ॥

भा.टी.—यह माणिक्यरस ग्रहणी रोगरूपी हाथी के अभिमान (घमंड) को चूर करनेवाला और पुरातन अतीसार को नष्ट करने में अत्यन्त सफल है। रक्तविकृतिजन्य रोगों को नष्ट करता है । बल-वीर्य और शरीर की वृद्धि करता है । क्षुद्र कुष्ठों (त्वक्रोग) को नष्ट करता है । शीघ्र आनेवाले बुढ़ापे को रोकता है । इस प्रकार यह माणिक्यरस सब रोगों को नष्ट करता है ॥ ५४–५५ ॥

अस्य मात्रा

यवैकतः समारभ्य यवत्रितयसंमितम् ।
युञ्जीत रसमाणिक्यं बलकालाद्यपेक्षया ॥ ५६ ॥

भा.टी.—माणिक्यरस की मात्रा रोग तथा रोगी के बल काल आदि के अनुसार एक जौ से लेकर तीन जौ तक प्रयोग की जा सकती है ॥ ५६ ॥

श्रीसिद्धहिंगुलेश्वरः

विशोधितं हिंगुलञ्च धत्तूरमूलजद्रवैः ।
विभावयेत्सप्तवारं ततः संशोषयेद् बुधः ॥ ५७ ॥
तत्तुल्यं टङ्कणं क्षिप्त्वा श्लक्ष्णचूर्णं प्रकल्पयेत् ।
रसज्ञैः कीर्तितो नाम्ना श्रीसिद्धहिंगुलेश्वरः ॥ ५८ ॥
विश्वमोचरसोपेतं पुरुहूतयवान्वितम् ।
गुञ्जार्द्धप्रमितं दद्याद्रसतन्त्रविशारदः ॥ ५९ ॥
ततोऽनुपाययेच्छीघ्रं धान्यशीतकषायकम् ।
दाहमूर्च्छापिपासादीन् नाशयेद्वै ह्युपद्रवान् ॥ ६० ॥
पाचनो दीपनश्चायं नाडीगतिनियामकः ।
ज्वरघ्नः कृमिसंहारी कफघ्नो मृदुधारकः ॥ ६१ ॥
कोष्ठवातप्रशमनो भृशं वातानुलोमनः ।
नैतत्समो रसो लोके ज्वरातीसारनाशनः ॥ ६२ ॥

श्रीसिद्धहिंगुलेश्वरः—धत्तूरमूलरसैः सप्तवारं सम्यग्भावनं दरदस्य विशेषगुणाधानकरम् । विश्वं शुण्ठी, पुरुहूतयवाः इन्द्रयवः । शीघ्रं धान्यशीतकषायपानं योगजनितपित्तोद्रेकानुत्पत्त्यर्थम् । तत्फलं प्राह-दाहेत्यादि । स्पष्टम् ।५७-६२।

इति हिंगुलविज्ञानीयो नाम नवमस्तरङ्गः

भा.टी.—शुद्ध हिंगुल को धत्तूरमूलस्वरस से सात भावना देकर सुखालें। अब इसमें हिंगुल के बराबर सुहागा मिलाकर बारीक चूर्ण करलें। इसको रसशास्त्रज्ञ "श्रीसिद्धहिंगुलेश्वर" कहते हैं। इसमें से आधी रत्ती प्रमाण मात्रा में लेकर इसमें शुण्ठी, मोचरस तथा इन्द्रजौ का चूर्ण मिलाकर सेवन करायें, इसके पश्चात् अनुपान के रूप मे धनिये का शीत कषाय पिलायें। इसके प्रयोग से दाह, मूर्च्छा, तृषा आदि उपद्रव नष्ट हो जाता है। यह रस पाचक तथा दीपक है। इसके प्रयोग से अनियमित नाड़ी नियमित हो जाती है। इसके अतिरिक्त यह रस ज्वरनाशक, कृमिनाशक, कफ स्रावक और साधारण रूप से ग्राही है। यह कोष्ठ में प्रकुपित वायु का शमन करता है और अपान वायु का अनुलोमन करता है। सारांश यह है कि ज्वरातिसार रोग के लिये संसार में इस रस के समान कोई दूसरी औषधि नहीं है ॥ ५७-६२ ॥

यह हिंगुलविज्ञानीय नाम नवमतरङ्ग समाप्त हुआ

चपलः

गौरः श्वेतोऽरुणः कृष्णश्चपलस्तु चतुर्विधः ।
हेमाभश्चैव ताराभो विशेषाद्रसबन्धनः ॥ १ ॥
शेषौ तु मध्यौ लाक्षावच्छीघ्रद्रावौ तु निष्फलौ ।
वंगवद् द्रवते वह्नौ चपलस्तेन कीर्तितः ॥ २ ॥
चपलो लेखनः सिद्धो देहलोहकरो मतः ।
रसराजसहायः स्यात् तिक्तोष्णमधुरो मतः ॥ ३ ॥
चपलः स्फटिकच्छायः षडस्रो स्निग्धको गुरुः ।
त्रिदोषघ्नोऽतिवृष्यश्च रसबन्धविधायकः ॥ ४ ॥
महारसेषु कैश्चिद्धि चपलः परिकीर्तितः ।
जम्बीरकर्कोटकश्रृङ्गवेरैर्विभावनाभिश्चपलस्य शुद्धि ॥ ५ ॥

चपलस्य सत्त्वपातनम्

शैलं तु चूर्णयित्वाथ धान्याम्लोपविषैर्विषैः ।
पिण्ड बद्ध्वा तु विधिवत् पातयेच्चपलं तथा ॥ ६ ॥
(इति रसरत्नसमुच्चयात्)

कविराजनरेन्द्रनाथमित्रकृतः

चपलनिर्णयः

दुर्दैववशादायुर्वेदेष्वाप्ता विद्वांसो नोपलभ्यन्त अद्यत्वे । न चाप्यस्ति कान्तित्संसद् या ह्यभिधेयेषु निर्णेत्री स्यात् । फलञ्चास्य यद् बहूनि द्रव्याणि सन्दिग्धकोटिष्वज्ञातकोटिषु वा स्थाप्यन्ते । किमधिकम् , तेष्वेव द्रव्येषु चपलोऽप्येवम् । न चायुर्वेदसरणिमनुसृत्य जीवितदातारो भिषजश्चपलमुपयुञ्जतेऽधुना । चपलस्यानवबोध एव तत्र हेतुः । इदानीं यावन्नात्र विषये केनापि तत्त्वं प्रकाशितम् । यत्किमपि श्रूयते मन्दवाचोच्यमानं न मनःप्रीणनं तत् । केचित्तं "बिस्मथ" इत्यामनन्ति, तदसाम्प्रतम् । नहि चपलसरूपः सः, न च तत्र चपलाश्रिता गुणाः ।

चपलः किं वस्तु इति निर्णयोक्तेः प्राग् अस्य स्वरूपे गुणेषु चावहितमनसा भवितव्यम् । प्राचीनेषु रसतन्त्रेष्वेके एनं महारसेष्वन्ये च साधारणरसेषु पठन्ति । सोमदेवकृतरसेन्द्रचूडामणौ यथा—

> "कम्पिल्लश्चपलो गौरीपाषाणो नवसारकः ।
> कपर्दो वह्निजारश्च गिरिसिन्दूरहिंगुलौ ॥
> मृद्दारश्रृङ्गमित्यष्टौ साधारणरसाः स्मृताः ॥

रसार्णवे महारसेष्वयं परिगणितः—

> "माक्षीको विमलः शैलश्चपलो रसकस्तथा ।
> सस्यको दरदश्चैव स्रोतोऽञ्जनमथाष्टमम् ॥
> अष्टौ महारसाः.................................॥"

तथैवान्येषु तन्त्रेष्वपि । रसरत्नसमुच्चये तु—

> "अभ्रवैक्रान्तमाक्षीकविमलाद्रिजसस्यकम् ।
> चपलो रसकश्चेति ज्ञात्वाष्टौ संग्रहेद्रसान् ॥"

इत्यनेन महारसेष्वस्य परिगणनं विधायाग्रे आचार्याणामत्र विकल्पः स्वयमेवोक्तः—

"महारसेषु कैश्चिद्धि चपलः परिकीर्तितः ।" इत्यनेन ।

ग्रन्थसन्दर्भतत्त्वमिदं तु तन्त्रान्तरादेव याथातथ्येनोद्धृतं ग्रन्थकर्त्रा । अन्यथा—स्वयमेव महारसेषु संख्याय महारसेष्वित्यादिवचनमसङ्गतम् । उपरसास्तु गन्धाश्मेत्यादिना तत्र पृथगुक्ता एव ।

स्यान्नाम चपलः साधारणरसो वा महारसो वा, नात्र विवेचनीयः सः । न चाप्यस्त्यस्मत्सन्निधौ कश्चिन्निकषग्रावा यत्र हि साधारणरसत्वं महारसत्वं वा परीक्ष्येत ।

"गौरः श्वेतोऽरुणः कृष्णश्चपलस्तु चतुर्विधः ।
हेमाभश्चैव ताराभो विशेषाद्रसबन्धनः ॥
शेषौ तु मध्यौ लाक्षावच्छीघ्रद्रावौ तु निष्फलौ ॥"
"वङ्गवद् द्रवते वह्नौ चपलस्तेन कीर्तितः ।
चपलः स्फटिकच्छायः षडस्त्रो स्निग्धको गुरुः ॥"

समुपलभ्यमानानि सर्वाणि तन्त्राण्यत्रैकमत्यं।क्तमेवोद्घोषयन्ति । अत उक्तमेव स्वरूपं निर्णायकं प्रमाणं च। नात्रास्ति कश्चिद्विसंवादो यद्द्रव्यं गौरादिभेदेन चतुर्विधं वङ्गवद् द्रुतिशीलं वह्नौ, स्फटिकच्छायं, षडस्रि, गुरु च स चपलः । न चेदं स्वरूपमेकान्तेन विस्मथधातौ, अन्वेषयद्भिश्चास्माभिः सेलिनियम *(Selenium)* द्रव्ये स्वरूपमिदं दृष्टम् । तथा चेदमस्माकमध्यवसायो यच्चपलः सेलिनियम एव । उक्तं च स्वरूपवर्णने सेलिनियमस्य—

"Colour and properties—Steel-grey, non-metallic rods or buttons; very high lustter crystalline surface on being broken. Also occurs in the form of dark-red crystals or powder, soluble in carbon disulphide and melting between 170° and 180° C. Burns in air with a bluish red flame forming selenium dioxide,"

अस्यायमभिप्रायः—तीक्ष्णलोहाभधूम्रवर्णः, अधात्वीयशलाकासंस्थानः कुचेलकाकृतिर्वा, अतितीक्ष्णकान्तिश्चाकचिक्याढ्यः, त्रोटिते च पुष्पाकारोपरितलो भवति सेलिनियमः ।

पश्यन्तु समत्वम्—१. गौरश्चपलः, अत्र तीक्ष्णलोहाभधूम्रवर्णत्वं गुणः । धूम्रवर्णश्च श्वेतकृष्णवर्णयोः सङ्गमेन जायते । नतु गौरः श्वेतस्तत्र । श्वेतवर्णश्चपलस्य पृथगेव पाठात् । २. चपलः स्फटिकच्छायो भवति । अत्र च अधात्वीयशलाकाकृतिसंस्थान इत्यारभ्य पुष्पाकारोपरितल इति पर्य्यन्तं तस्यैव व्याकरणमात्रम् ।

तथा अयं च गाढरक्तवर्णोऽप्युपलभ्यते पुष्पाकृतिना चूर्णरूपेण वा, स च कोकिलद्विगन्धिकिते विलीनो भवति । सप्तत्युत्तरशतादशीत्युत्तरशतं यावदंशः शतांशतापमानयन्त्रस्य विद्रवीभवति तारल्यमुपलभ्यते वा । स च नीलिममिश्रितेन रक्तेनार्चिषा ज्वलन् वायौ सेलिनियमं द्वयोपजनीयमापादयति ।

अत्रोक्तेन गाढरक्तवर्णेनारुणवर्णचपलस्य साम्यं स्पष्टम् । तथा च द्रुतिशीलत्वमपि सदृशो गुणः ।

"Constants—Melting point 217° C. Boiling point 690° C. Soluble in concentrated sulphuric acid, insoluble in water and alcohol,"

अस्यायमाशयः यत् सेलिनियमद्रव्यस्य द्रवीभावमानं २१७° शतांशस्य। आवर्तनमानञ्च ६९०° शतांशस्य, इमौ च स्थिरौ गुणौ। तीक्ष्णे विजले गन्धकद्रावे विलीनो भवति। जले कोहलसारे चायमविलेयः।

चपलश्च वङ्गवद् द्रुतिशीलत्वेनैवास्य नाम चपल इत्यप्युक्तं प्राक्। 'चपल" इतिनामकरणेऽस्य द्रुतिगुण एव मुख्यो हेतुः। सोऽपि द्रुतिगुणः वङ्गधात्वाश्रितद्रुतिगुणेन सम एव चपले भवतीति प्राच्याः। वङ्गस्य द्रवीभावमानं यदाधुनिकैर्वैज्ञानिकैः स्थिरं कृतं तत्तु २३२° शतांशयन्त्रस्येति। नात्रापि महदन्तरम्।

"Derivation--Occurs in nature in copper ores from which it is removed during the electrolytic refining of copper in the mud which settles in the cells. It is obtained by extraction with alkali cynides and precipitation with hydrochloric acid followed by oxidation with nitric acid and evaporation selenium dioxide remaining."

Method of Purification—By sublimation and reduction by means of an aqueous of sulphur dioxide,

"Uses—Bacteriology biological Chemistry etc."

F. M. Turner,

अत्रेदमाकूतम्—अयं हि खनेः समानीते ताम्रमिश्रितमुपलभ्यते। विद्युता च ताम्रनिर्मलीकरणप्रक्रियायां तत्र कोष्ठाधःपतितात्पङ्कात् पृथक् क्रियते। क्षारीयाः साइनाइड-इत्याख्याः सेलिनियमं तस्मादपनयन्ति, पश्चादधः पात्यते लवणामूलसंयोगेन, ततश्च सोरकामूलयोगादोषजनाधानं कृत्वा बाष्पीकरणप्रक्रियया विशेष्यते। प्राप्तिश्च भवति द्व्योषजनीयसेलिनियमस्य।

निर्मलीकरणप्रकारः—ऊर्ध्वपातनविधिना जलयोगापादितद्व्योषजनीमन्धकद्रवसाहाय्येन पुनः स्वरूप आनयनेन च शुद्धो भवति सेलिनियमः।

प्रयोगस्थानम्—कीटाणुविज्ञानप्राणिविज्ञानकरसायनतन्त्रादयः। आयुर्वेदोक्तः शोधनप्रकारः—

"शैलं विचूर्णयित्वा तु धान्यामूलोपविषैर्विषैः।
पिण्डीं बद्ध्वा तु विधिवत्पातयेच्चपलं तथा॥" रसरत्नसमुच्चये।

शैलमत्र सोरकः इति रसकामधेनुकारः। धान्यामूलेनोपविषैश्च सह सोरकं चूर्णयित्वा चपलमनिर्मलं तत्र सम्मेल्य पिण्डी कार्या। शुष्के च वह्नियोगेन चपलपातनं कार्यम्। तथा च नव्या वैज्ञानिका अप्यत्र मिश्रितानां धातूनामपनोदार्थं सोरकमुपयुञ्जते—

"The selenium thus obtained contains lead and other metals from which it may be separated either by distillation or by fusing to with a mixture of nitre and sodium carbonate by which means sodium selenate is formed and this then again treated with hydrochloric acid and sulphur dioxide as above described." Roscoe and Schorlemmer.

अथान्यः प्रकारः—"जम्बीरककोंटकश्रृङ्गवेरैर्विभावनाभिश्चपलस्य शुद्धिः"

चपलं सञ्चूर्ण्य जम्बीरादीनां रसैः पृथक् सप्तधा भावनया तस्य शुद्धिरुक्ता। रसार्णवप्रोक्तश्चपलमारणविधिः—

"मारयेत्पुटपाकेन चपलं गिरिमस्तके।"

अत्रापि गिरिमस्तकं सोरकम् इति रसकामधेनुकारः। अन्यः प्रकारः—

"चपलेन समः सूतो निर्गुण्डीरसमर्दितः।
पाचितो वालुकायन्त्रे रक्तभस्म प्रजायते॥"

न केवलं द्रुतिशीलत्वेनास्य चपल इति नाम परं वर्णमूर्तिपरिवर्तनैरपि चपलः-अस्थिरः।

उक्तं च रसमङ्गले--

"श्वेतं रक्तं तथा पीतं श्यामं कृष्णं च कर्बुरम्।
जायते चपलं श्रेष्ठमेकवर्णं क्रमेण वै॥"

तथा च सेलिनियमस्याकृतयो या हि पाश्चात्यैरुक्ताः—

"Forms ef Selenium—Various modifications of Selenium are known according to Saunders (1900) These fall into three main groups,

(1) Amorphous Selenium--This exists as (*a*) Vitreous selenium, obtained as an opaque lustrous mass, SP. gr, 4,28, almost black in colour. but giving a red powder, by suddenly cooling melted selenium it softens at 50° and if very rapidly heated to 220° it is liquid although visceous, At temperatures above

60°-80° it changes fairly quickly into mettallic selenium. (*b*) Colloidal selenium obtained as a red solution by mixing dilute tqueous solutions of selenious and sulphurous acids, the solution slowly deposits (*c*) red amorphous selenium, a dark red powder.

(2) Monoclinic Selenium—Produced from (*a*) are (*b*) on standing in contact with carbon disulphide. Two stable red Monoclidic crystalline verieties are known. If hoated rapidly the crystals fuse at 200° partial conversion into metallic selenium has probably occured, and the unstable melting point of the crystals is probably 170°–180°.

(3) Metallic Selenium is formed when any other veriety is heated at 200-220° for sometime. It is a silvery grey mass giving a black powder (red if very fine) and is insoluble in carbon disulphide but is soluble in chloraform.

The boiling point of selanium is 690°; the vapour is dark red.''

सेलिनियमस्यानेका आकृतयो विज्ञाता वैज्ञानिकैः, तिसृषु श्रेणीषु ता विभक्ताः। पुष्पाकृतित्रिभिन्नेन सेलिनियमेन प्रथमा श्रेणी। अत्र त्रयः प्रभेदाः प्रधानाः। प्रथमस्तावत् काचाकृतिर्यो हि दीप्तिमान् सघरूपो भवति परमपारदर्शी। आपेक्षिकं गौरवं च तस्य ४.२८ इति। वर्णेन कृष्णः क्षुण्णो रक्तवर्णमयः। विद्रुतः क्षणेनैव शीतीक्रियते चेत्तर्हि पञ्चाशत्यंशे शतांशतापमानयन्त्रस्य मृदुः मञ्जायते। अथ चातिद्रुतं यद्युष्णीक्रियेत विंशत्युत्तरे द्विशतांशे द्रवीभावमापद्यते, यद्यपि तत्र पैच्छिल्यमुपलभते। अयं च यावदाषष्ट्यंशादशीत्यंशमुत्तरतो नातिचिरेण धात्वीयं रूपं वृणोति।

संस्कृताभिधानग्रन्थेषु मेदिनीनामको ग्रन्थः सुप्रसिद्धस्तत्र चपलः प्रस्तरविशेष इत्युक्तम्। रसरत्नसमुच्चयेऽपि त्रिंशेऽध्याये 'चपलोपलनिर्गुण्डीरसाभ्यां' इत्युत्रोपलशब्देन स्मरणम्। काचाकृतीनि रत्नानि यथोपलप्रस्तरादिशब्दैः पाषाणवाचकैः कथ्यन्ते तथा चपलोऽपि काचसादृश्यात्। तथा 'वर्णेन कृष्ण' इति वचनेन प्रशस्तचतुर्विधजात्युक्तकृष्णचपले निर्देशस्तस्य सुगमः।

द्वितीयस्तु घनद्रवरूपः प्रभेदो रक्तवर्णः—स ह्याप्यते जलयोग-मृदूकृताभ्यां हीनौषजनीय-सेलिनियमामूलगन्धकामूलाभ्यां मिश्रणेन। शनैरत्र चाधः पतितः। तृतीयो गाढरक्तवर्णः से लिनियमश्चूर्णरूपः।

द्वितीया श्रेणी—उक्तयोः प्रथमतृतीयप्रभेदयोः कोकिलद्विगन्धिकितेन सह निरन्तरमवस्थानात् प्राप्यते। द्वावेव स्थिरौ प्रभेदावस्या रक्तवर्णौ पुष्पाकारावधुना यावज्ज्ञातौ। द्रुतमग्नितापेन द्विशतेंऽशे तरलीभवन्ति पुष्पाण्यनयोः, प्रदेशिको च परिवृत्तिर्भवति भात्वीये रूपे। तथा च पुष्पाणां द्रवीभावायास्थिरतापज्ञापको बिन्दुः सप्तत्युत्तरशतादशीत्युत्तरशतं यावदंशं कथ्यते।

तृतीया श्रेणी धात्वीयरूपा—प्राप्यते चेत् कोऽप्युक्तः सेलिनियमः द्विशतादाविंशत्युत्तरद्विशतमंशमुष्णीक्रियते। धात्वाकारः सेलिनियमो हि ताराभश्वेतः पिण्डरूपश्च भवति। अस्य चूर्णं कृष्णवर्णं, अतिश्लक्ष्णं सत् रक्तवर्णं जायते। कोकिलद्विगन्धकितेऽविलेयः। क्लोरोफार्म-इत्याख्ये च विलेयः।

सेलिनियमस्यावर्तनबिन्दुश्च नवत्युत्तरषट्शतमंशमिति। बाष्पाणि चोत्तिष्ठन्ति गाढरक्तवर्णकानि।

अत्रापि चपलेन साम्यं स्पष्टम्। चपलोऽरुणवर्णः, द्वितीयायां श्रेण्यामागतौ सेलिनियमप्रभेदावपि रक्तवर्णौ। चपलः श्वेतः ताराभश्च। तृतीयायां श्रेण्यामागतो धात्वीयः सेलिनियमोऽपि ताराभः श्वेतः।

चपलस्य षडस्रित्वमप्येको गुणः स्वरूपनिर्णायकः। सेलिनियमोऽपि षडस्र भवति। उक्तं च—

"A third variety, isomorphous with the crystals of cellurium and belonging to the hexagonal system is obtained at temperature above 120.°

Roscoe and Schorlemmer.

त्रिंशोत्तरशतादधिकेन तापेन टेलुरिङ्कम (तत्त्वविशेष)–पुष्पाकृतीनि षडस्त्रीणि चास्य पुष्पाण्युपपाद्यन्ते।

'ये च घनद्रवरूपादिप्रभेदाः सेलिनियमस्य ते च लाक्षावच्छीघ्रद्रावास्तु निष्फलाः' इत्यनेनैव रसतन्त्रेषु गृहीताः।

अनेन व्याख्यानेनेदं तु व्यक्तं यद्रसतन्त्रोक्तश्चपलो गौरादिवर्णकः स्फटिकच्छायो वङ्गवद् द्रुतिशीलः स्निग्धो गुरुश्च सेलिनियमेन बाह्येषु

रूपेषु सदृशः। अधुनाऽस्य भेषजसम्बन्धिनो गुणाः परीक्षणीयाः। रसतन्त्रेषूक्तम्—

"चपलो लेखनः सिद्धो देहलोहकरो मतः।
रसराजसहायः स्यात्तिक्तोष्णमधुरो मतः॥"

तथा— "त्रिदोषघ्नोऽतिवृष्यश्च रसबन्धविधायकः।"

अत्र प्रधानो गुणोऽतिवृष्यत्वम्, देहलोहकरत्वञ्च। पश्यन्तु च साम्यमत्रापि सेलिनियमेन—

"Marked effects on the genito-urinary organs and often indicated in elderly men especially for prostatitis and sexual atony. Great debility, worse heat, easy exhaustion, mental and physical in old age. Debility after exhausting diseases."

लक्षणानि यत्र सेलिनियमस्य प्रयोगः क्रियते—प्रजननमूत्रावयवेषु अतिवीर्यवांश्चपलः प्रायशो वृद्धेषु प्रयुज्यते। विशेषेण पौरुषग्रन्थिप्रदाहे षाण्ढ्ये च। बलाभावोऽतीव दाहः, वार्द्धक्ये स्वल्पेनापि हेतुना मनसोऽवसादः श्रमश्च, क्षैण्यकरव्याधिभवं दौर्बल्यञ्च। इति लक्षणसमुदायः प्रयोगस्थानं सेलिनियमस्य। तथा—

"Dribbling of semen during sleep. Dribbling of prostatic ffuid. Irritability after coitus loss of sexual power with Lascivious fancies......Semen thin, odorless sexual neurasthenia. On attempting coition penis rehales." Dr. William Boericke.

शयानस्य शुक्रबिन्दुस्रवणम्, पौरुषग्रन्थिभवरसस्य बिन्दुशः स्रवणम्, मिथुनीभावानन्तरं क्षोभो ग्लानिर्वा, रत्युत्सुकत्वेऽपि षाण्ढ्यम्, शुक्रधातुश्च नितरां तरलो विगन्धश्च, अतिशयस्त्रीगमनेन जातो मनसोऽवसादः, मैथुनाय प्रवृत्ते ध्वजशैथिल्यम्। तथा च—

"Seminal weakness, with erethism and nervous exhaustion: voluntary or involuntary seminal omissions are followed by irritability, mental confusion, headache, almost paralytic weakness of spine, involuntary escape of prostatic fluid, dribbling of semen during sleep and after stool and urination increasing during the relaxation, impotence, lewd thoughts, but physically unable, erections slow insufficient."

Samuel Lilienthal M. D,

"सञ्जोभावसादं शुक्रदौर्बल्यम्, ध्वजोभोदर्कः कृतोऽकृतो वा वीर्यस्रावः, मानसो विक्षोभः, शिरःशूलम्, पक्षाघातेष्विव मेरुदौर्बल्यम्, असङ्ग-मोत्सुकत्वेऽपि पौरुषग्रन्थिद्रवस्रवणम्, शुक्रस्य बिन्दुशः स्रवणं चेन्नाम शयानस्य मूत्रणोपवेशानन्तरं वा, यच्च विश्रान्तिकाले वृद्धिशीलम्, मैथुनाक्षमत्वम्, असम्मताः भोगसङ्कल्पाः, परं रतिक्रियायामसामर्थ्यम्, मन्दमपूर्णञ्च ध्वजोत्थानम्।"

एभिरुद्धरणैः सेलिनियमस्यातिवृष्यत्वं देहलोहकरत्वञ्च परिस्फुटं प्रतिपादितम्। किमधिकम्? स्वरूपगुणयोः सादृश्यात्समञ्जसमस्माकं निश्चयो यच्चपलः सेलिनियम एव।

प्रसङ्गवश चपल का निर्णय लिख रहे हैं

भा.टी—गौर, श्वेत, अरुण, कृष्ण, यह चार भेद चपल के होते हैं। इनमें जो सुवर्ण की तरह होता है वह गौर है और जो चाँदी की तरह होता है वह श्वेत है—यह दोनों पारद का बन्धक करते हैं। जो अरुण और कृष्ण होते हैं वह शीघ्र आग में रखने पर पिघल जाते हैं, इसलिए निष्फल हैं।

वंग (रांगा) की तरह अग्नि में गल जाता है, अतः चपल कहा जाता है। चपल दोषों को शरीर से वाहर निकालनेवाला, देह को लोह तुल्य बनानेवाला, पारद का सहायक, तिक्त, ऊष्ण, मधुर, स्फटिक-मणि की तरह, षट्कोण, स्निग्ध, गुरु, दोष को दूर करनेवाला, वृष्य और पारद को वन्धन करनेवाला है। किन्ही आचार्यों के विचार से चपल का पाठ महारसों में है। इनकी शुद्धि करनी हो तो—जमीरी नीम्बू, खेखसा और अदरख के स्वरस से ३ भावना देनी चाहिये ॥१-५॥

शुद्ध चपल को लेकर आरनाल उपविष (धत्तूरादि) और विष, (वत्सनाभादि) यथालाभ द्रव्यों के साथ पीसकर एक गोल सा बना ले फिर सत्त्वपातन विधि के अनुसार सत्त्वपातन कर लें ॥६॥

वक्तव्य—दुर्भाग्यवश आयुर्वेदज्ञ वैद्यों में ऐसे विद्वान् अन्वेषक की कमी है जो अपने रिसर्च द्वारा संदेहास्पद द्रव्यों का निर्णय कर जनता के सामने उपस्थित करें। अथवा ऐसी कोई सभा भी नहीं है जो सन्देहास्पद द्रव्यों का निर्णय करे। फलतः इसका असर वहुत बुरा होता है और बहुत सी औषधियाँ

संदेहास्पद ही रह जाती हैं। इसी संदेह कोटि में चपल भी है। इसका प्रयोग न जानने के कारण कोई भी वैद्य प्रयोग नहीं करता है, बात भी यथार्थ है। जब तक द्रव्य का पूर्णरूपेण ज्ञान न हो तब तक प्रयोग ही कैसे कोई करेगा ?

कोई-कोई विद्वान् "बिस्मथ" को चपल मानते हैं, किन्तु उनका ज्ञान भ्रमात्मक है। कारण कि न चपल का स्वरूप और न गुण ही बिस्मथ में पाया जाता है।

चपल सत्यतः कौन सा द्रव्य है इसके पूर्व प्राचीन रसग्रन्थ में इसका वर्णन कैसे और कहाँ पर मिलता है यह बताते हैं।

सोमदेवकृत रसेन्द्रचूडामणि में बताया है कि कम्पिल्लचपल, गौरीपाषाण, नौसादर, कौड़ी, वह्निजार, गिरिसिन्दूर, हिंगुल, मुर्दाशंख यह साधारण रस हैं। और रसार्णव में माक्षिक, विमल, शैल, चपल, रसक, सत्यक, दरद, सौवीर इन आठों का नाम महारस में दिया गया है। चपल के गलने में—वङ्गधातु के द्रव समकाल ही काल लगता है। वङ्ग के द्रवीभाव में नवीन पाश्चात्य विद्वान् लोग २३२ तापांश समय लगता है ऐसा मानते हैं। अर्थात् चपल के भी द्रवं में २३२ तापांश लगेगा। सेलिनियम के द्राव में २१७ तापांश लगता है।

यह कोई विशेष अन्तर नहीं है। प्राचीनकाल में यन्त्रों के सहारे तो यह ज्ञान प्राप्त नहीं किया गया था, अतः कुछ अन्तर पड़ना स्वभाविक है। सेलिनियम को खान से प्राप्त करते हैं तो इसमें ताम्र का संयोग रहता है, जिसको बिजली के द्वारा अलग करके साइनाइड् क्षार नामक सेलिनियम को अलग कर लेते हैं। इसकी शुद्धि ऊर्ध्वपातन विधान से करते हैं। इसका प्रयोग कीटाणु विज्ञान, प्राणिविज्ञान पुस्तकों में पाया जाता है।

आयुर्वेद में—इसकी शुद्धि निम्न प्रकार से बतायी गयी है। सोरा, धनियाँ का मूल, उपविष और विषों को पीसकर पिण्ड सा बना उसी में चपल मिला ऊर्ध्वपातन विधान से पातन कर लें। पाश्चात्य विद्वान् भी मिश्रित धातुओं को पृथक् करने के लिए सोरा का प्रयोग करते हैं।

अन्य प्रकार—जमीरी नीम्बू का रस, खेखसा, और अदरख की सात भावना से चपल की शुद्धि होती है।

रसार्णव में बताया है कि सोरा से पुट देने पर चपल का मारण होता है।

भस्म का दूसरा प्रकार—चपल के समभाग शुद्ध पारा को निर्गुण्डी के रस से भावना देकर बालुका यन्त्र द्वारा पाक करने पर रक्त भस्म हो जाता है।

रसमङ्गल नामक ग्रन्थ में तो—श्वेत, रक्त, पीत, श्याम, कृष्ण, कर्बुर (चित्राङ्ग), चपल होता है, किन्तु एक वर्णवाला पूर्व पूर्व श्रेष्ठ होता है ऐसा वर्णन मिलता है।

पाश्चात्य विद्वान् लोग सेलिनियम का ठीक स्वरूप निम्न प्रकार से वर्णन किये हैं।

सेलिनियम—३ प्रकार का होता है।

पहला पुष्पाकृति होता है। इसमें ३ भेद हैं—

पहला काँच की तरह दीप्तिमान्, समुदाय रूप, अपेक्षाकृत भारयुक्त ४२८ होता है, वर्ण काला होता है, परन्तु चूर्ण करने पर रक्त हो जाता है। द्रव होने पर जब शीत करते हैं तो ताप यन्त्र के ५० अंश पर मृदु हो जाता है। यदि अतिरिक्त द्रुत को अधिक गरम करते हैं तब २२० तापांश पर गल जाता है और इसमें पिच्छिलता रहती है। यह ६० और ८० अंश पर शीघ्र धातु स्वरूप हो जाता है। और भी पुस्तकों में ऐसा ही पाया जाता है। रसरत्नसमुच्चय में अभ्रक, वैक्रान्त, माक्षिक, विमल, शिलाजीत, सस्यक, चपल, रसक, इन आठों का नाम महारस में दिया है।

इन सब बातों से स्पष्ट है कि इसका पाठ किसी के मत में महारस में है और किसी के मत से साधारण रस में है।

यह सब वर्णन रस ग्रन्थों से ज्यों का त्यों किया गया है, किन्तु मुझे यहाँ महारस या साधारण रस इसमें न पड़कर चपल का निर्णय करना है।

इसका लक्षण आयुर्वेद में निम्न प्रकार का बताया गया है।

स्वर्ण की तरह गौर, चाँदी की तरह श्वेत, लाख की तरह शीघ्र गलनेवाला, कृष्ण, लाल, षट्कोण, चिकना, भारयुक्त, स्फटिकमणि की तरह चपल होता है।

इस लक्षण में आयुर्वेदज्ञ वैद्यों का एक ही मत है तो इन लक्षणों का समावेश "बिस्मथ" में कुछ भी नहीं पाया जाता है। किन्तु सेलिनियम *Selenium* में इसका स्वरूप मिलता है। इसलिए चपल नामक द्रव्य जो आयुर्वेद में पाया जाता है। वह निश्चय ही सेलिनियम है।

सेलिनियम का लक्षण पाश्चात्य विद्वानों ने इस प्रकार किया है। तीक्ष्ण नामक लोह की तरह धूम्रवर्ण, शलाका की तरह या गन्दे कपड़े की तरह चकमदार, तोड़ने पर ऊपर का भाग पुष्प के आकार का होता है।

इनमें समानता—गौर चपल में तीक्ष्ण लोह की तरह धूम्रवर्ण गुण पाया जाता है। धूम्रवर्ण की उत्पत्ति श्वेत कृष्णवर्ण के संयोग से होती है और गौर श्वेत नहीं होता है।

चपल स्फटिक मणि की तरह होता है। इसी बात का वर्णन शलाकाकार या गन्दे कपड़े की तरह इत्यादि है।

यह सेलिनियम—एक गाढ़े रक्तवर्ण का भी होता है जो अरुण चपल के तुल्य है, यह पुष्प चूर्ण की तरह भी होता है १७० या १८० अंश ताप पर द्रव या तरल हो जाता है। गलने पर रक्ततेज में नीलरंग मिश्रित होता है जो वायु में हाइड्रोजन (ओषजन) के रूप में मिल जाता है। इसमें चपल की तरह द्रुति शीलन भी गुण साफ ही है।

सेलिनियम का २१७ ताप अंश पर द्रव होना और ६६० ताप अंश पर आवर्त होना यह स्थिर गुण है। यह जलरहित तीक्ष्ण गन्धक द्राव में घुल जाता है और जलयुक्त अलकोहल में नहीं घुलता है।

चपल, वङ्ग (रांगा) की तरह द्रुतिशील है, शीघ्र द्रव होने से ही इसका नाम चपल रखा गया है।

१—(क) मेदिनी ग्रंथ में और रसरत्नसमुच्चय में भी चपल को काचाकृति बताया है तथा 'वर्णेन कृष्णः' यह भी बताया है। इससे स्पष्ट है कि कृष्ण चपल, प्रथम भेद सेलिनियम ही है।

(ख) घनद्रव स्वरूप रक्तवर्ण का होता है, जल और गन्धक इत्यादि के मिश्रण से हाइड्रोजन द्वारा इसका द्रवभाग प्राप्त होता है।

(ग) इसके ही द्वारा अधः पतित रक्तवर्ण का चूर्ण रूप में प्राप्त होता है।

२—इसके दो भेद हैं—प्रधान जो रक्तवर्ण है वह स्थिर है, २०० तापांश पर तरल होता है और धातुरूप में परिवर्तित हो जाता है। पुष्पाकार सेलिनियम के द्रुति होने के लिए तापांश १७० या १८० की आवश्यकता होती है।

३—धातुरूप में प्राप्त होता है, २०० तापांश के ऊपर २२० तापांश तक यह उष्ण होता है। श्वेत पिंडाकार होता है। इसका वर्ण काला चिकना होते हुए लाल होता है।

रक्त चपल द्वितीय श्रेणी में और श्वेत चपल ३ श्रेणी में आता है और उसका साम्य है।

चपल षट्कोण है सेलिनियम भी षट्कोण होता है। इसमें १३० से अधिक ताप पर टेलुरिङ्कम पदार्थ पुष्पाकृति का षट्कोण प्राप्त होता है। और जो घनद्रवरूप सेलिनियम प्राप्त होता है वह लाख की तरह शीघ्र द्रावी चपल है, लक्षण से साम्यता स्पष्ट मिलती है।

अब प्रयोग होने पर गुणतः साम्य होना आवश्यक है। चपल में प्रधान गुण—अतिवृष्य और शरीर को लौह सदृश करना है,

सेलिनियम का प्रयोग निम्नावस्था में किया जाता है—

पौरुष ग्रन्थि दाह में, नपुंसकता में, दुर्बलता में, अत्यन्त दाह में, वृद्धावस्था में, मन में श्रम होने पर, धातुक्षयजन्य दुर्बलता में, शयनावस्था में शुक्रस्राव होने पर, पौरुष ग्रन्थि से रसस्राव में, मैथुन के बाद मन में ग्लानि होने पर आन्तरिक मैथुन की इच्छा होने पर भी लिङ्ग की शैथिल्यावस्था में, अति स्त्री-प्रसङ्ग से मन में दुःख होने पर, शुक्र का पतलापन और विगन्ध होने पर, शिरः-शूल में, लिङ्ग की दुर्बलता में, मैथुन इच्छा मात्र से ही शुक्रस्राव होने पर, पेशाब के पहले या बाद में शुक्रस्राव होने पर, रतिक्रिया में असामर्थ्य पर ध्वज-भङ्ग होने पर, इन लक्षणों के होने पर जो औषधि अतिवृष्य और देहलौहसम करनेवाला न होगा तो कार्य क्या करेगा और चपल में यही प्रधान गुण है। अतः सेलिनियम ही चपल है—ऐसा मेरा निर्णय है।

अथ अभ्रकविज्ञानीयो दशमस्तरङ्गः

अभ्रकस्य नामानि

अभ्रकं गगनं भृङ्गमभ्रं खं व्योमनामकम्।
वज्रं घनञ्च गिरिजं बहुपत्रमनन्तकम् ॥ १ ॥
आकाशमम्बरं शुभ्रं त्वमलं गरजध्वजम्।
मेघाख्यमन्तरिक्षञ्च तदेव परिकीर्त्तितम् ॥ २ ॥

अभ्रकनामानि—अभ्रकमित्यादिना ॥ १–२ ॥

भा.टी.—अभ्रक, गगन, भृंग, अभ्र, ख, व्योम, वज्र, घन, गिरिज, बहु-पत्र, अनन्तक, आकाश, अम्बर, शुभ्र, अमल, गरजध्वज, मेघ, अन्तरिक्ष, ये सब अभ्रक के नाम कहे जाते हैं ॥ १–२ ॥

अभ्रकस्य चातुर्विध्यम्

अभ्रं सितारुणश्यामपीतवर्णत्रिभेदतः।
चतुर्विधं समाख्यातं कृष्णं तत्र गदापहम् ॥ ३ ॥

अभ्रभेदाः—"कृष्णं तत्र गदापहम्" इत्यनेन कृष्णस्यैव रोगप्रयोगयोग्यता सूचिता—दाक्षिणात्यास्तु श्वेताभ्रमपि पित्तज्वरादिषु योजयन्ति, तत्तु स्वल्पगु-णत्वात्प्राचीनाचार्य्यैः प्रायश उपेक्षितमासीदिति ज्ञेयम् ॥ ३ ॥

भा.टी.—श्वेताभ्र, रक्ताभ्र, कृष्णाभ्र, पीताभ्र, भेद से चार प्रकार का होता है। इन चारों में से कृष्णाभ्रक रोगनाशक होता है ॥ ३ ॥

वक्तव्य—आजकल यद्यपि श्वेताभ्रक का भी बहुत से वैद्य प्रयोग करने लगे हैं, परन्तु यह कृष्णाभ्रक की अपेक्षा बहुत अल्पगुण होने से प्राचीन काल में प्रसिद्ध नहीं था। अतएव इसके गुणादि का वर्णन शोधन का वर्णन पूर्ण रूप से नहीं मिलता है।

कृष्णाभ्रकस्य भेदाः

पिनाकनागमण्डूकवज्राह्वयविभेदतः।
चतुर्विधन्तु कृष्णाभ्रं मतं रसविशारदैः ॥ ४ ॥

भा.टी.—पिनाक, नाग, मण्डूक तथा वज्र भेद से कृष्णाभ्रक के चार भेद होते हैं ॥ ४ ॥

अग्नौ सन्तापितं यत्तु दलानि परिमुञ्चति।
रसतन्त्ररहस्यज्ञैस्तत् पिनाकं प्रकीर्तितम् ॥ ५ ॥

भा.टी.—जो अभ्रक अग्नि में तपाने से सूक्ष्म दलों (पत्र) को छोड़ने लगता है उसे रसतन्त्रकार पिनाक नामक कृष्णाभ्रक कहते हैं ॥ ५ ॥

तस्य दोषाः

पिनाकाभ्रं मलं रुद्ध्वा कुरुते मरणं ध्रुवम्।
कुष्ठादिकान्महारोगान् जनयत्यपि निश्चितम् ॥६॥

भा.टी.—पिनाक नामक कृष्णाभ्रक सेवन करने पर तीव्र मलबन्ध करके मृत्यु का कारण होता है। इसके अतिरिक्त कुष्ठ, भगन्दर, प्रमेह, अर्श आदि महारोगों को भी उत्पन्न करता है ॥ ६ ॥

नागाभ्रकस्य लक्षणम्

पावकोत्तापितं यत्तु फूत्कारं परिमुञ्चति।
क्रुद्धाहिश्वासवच्छीघ्रं नागाभ्रं तदिहोच्यते ॥७॥

भा.टी.—जो अभ्रक अग्नि में तपाने पर सहसा कुपित सर्प की भांति फूत्कार शब्द करने लगता है उसे नाग अभ्रक कहते हैं ॥ ७ ॥

तस्य दोषाः

नागाभ्रं सेवितं कुर्यान्महाघोरं भगन्दरम्।
मण्डलं वा महाकुष्ठं तद्द्वयं वा न संशयः ॥८॥

भा.टी.—नागाभ्रक का सेवन करने से भयंकर भगन्दर रोग उत्पन्न होता है और मण्डल कुष्ठ या महाकुष्ठ (गलितकुष्ठ) अथवा दोनों ही प्रकार के कुष्ठ उत्पन्न होते हैं ॥ ८ ॥

मण्डूकाभ्रस्य लक्षणम्

अग्नौ सन्तापितं यत्तु भेकवत्कुरुते रवम् ।
उत्प्लुत्योत्प्लुत्य च पतेन्मण्डूकं तदिहोच्यते ॥९॥

भा.टी.—जो अभ्रक अग्नि में तपाने पर मेढक के समान शब्द करता है और चिटक चिटक कर बिखरने लगता है उसे मण्डूकाभ्रक कहते हैं ॥ ९ ॥

तस्य दोषाः

मण्डूकसंज्ञकं त्वभ्रं सततं परिशीलितम् ।
अश्मरीं जनयत्याशु शस्त्रसाध्यमसंशयम् ॥१०॥

कृष्णाभ्रकस्यैव चत्वारो भेदाः पिनाकादयः । तेषां लक्षणानि दोषाश्च व्याख्याताः ॥ १० ॥

भा.टी.—मण्डूकाभ्रक का कुछ काल निरन्तर सेवन करने से निश्चित ही शस्त्रसाध्य भयंकर अश्मरी रोग हो जाता है ऐसा लिखा है ॥ १० ॥

वज्राभ्रकस्य लक्षणम्

पावकोत्तापितं यत्तु विकृतिं नैव गच्छति ।
तिष्ठत्यग्नौ भिदुरवत् वज्राभ्रं तत्प्रकीर्तितम् ॥११॥

वज्राभ्रकलक्षणम्—भिदुरवत् वज्रवत् ॥ ११ ॥

भा.टी.—जो अभ्रक अग्नि में तपाने पर किसी प्रकार भी विकृत नहीं होता और वज्र के समान तद्रूप बना रहता है उसे वज्राभ्रक कहते हैं ॥ ११ ॥

तस्य गुणाः

सर्वश्रेष्ठं तु वज्राभ्रं महाव्याधिहरं परम् ।
देहसिद्धिकरञ्चापि जरावैरूप्यनाशनम् ॥१२॥

भा.टी.—वज्राभ्रक सब अभ्रकों में श्रेष्ठ होता है । इसके सेवन से महा रोग नष्ट हो जाते हैं । यह शरीर को सर्वगुणसंपन्न करता है तथा इसके प्रयोग से बुढ़ापे से आने वाली कुरूपता भी नष्ट हो जाती है ॥ १२ ॥

जात्याभ्रकस्य स्वरूपम्

नीलाञ्जनोपमं स्निग्धं भारपूर्णं महोज्ज्वलम् ।
निर्मोच्यपत्रं मृदुलं त्वभ्रं श्रेष्ठमिहोच्यते ॥१३॥

जात्याभ्रस्वरूपं यथा—निर्मोच्यपत्रं सुखेन विभागयोग्यपत्रसञ्चयम् ॥ १३ ॥

भा.टी.—नीले सुरमे के सदृश काला, चमकीला, वजनदार, पृथक् पृथक् होने योग्य पत्रोंवाला और कोमल, अभ्रक श्रेष्ठ समझना चाहिये ॥ १३ ॥

देशभेदेनाभ्रकस्य वैशिष्ट्यम्

अभ्रकं हिमशैलोत्थमुत्तमं परिकीर्तितम् ।
मध्यमं पूर्वशैलोत्थं त्वधमं दक्षिणाद्रिजम् ॥१४॥

भा.टी.—हिमालय पर्वत की खान से प्राप्त होनेवाला अभ्रक उत्तम माना जाता है और पूर्वीय देशों के पर्वतों से प्राप्त मध्यम, दक्षिणी पर्वतों से प्राप्त अधम अर्थात् निषिद्ध होता है ॥ १४ ॥

अभ्रकखननविधिः

गजप्रमाणं पुरुषप्रमाणं वा खानयेद्वै खनिमामयज्ञः ।
ततो गुणाढ्यं खलु भारपूर्णं समाहरेदभ्रकमञ्जनाभम् ॥१५॥

गजप्रमाणमिति—अविनष्टसत्त्वगगनग्रहणाय । तथाहुः—"राजहस्तादधस्ताद् यत् समानीतं घनं खनेः । भवेत्तदुक्तफलदं निःसत्त्वं निष्फलं परम् ॥" इति ॥ १५ ॥

भा.टी.—अभ्रक की खानों में गजप्रमाण नीचा या पुरुषप्रमाण साढ़े तीन हाथ या चार हाथ नीचा खोदकर उसमें से काले अञ्जन के सदृश चमकीला, काला और भारी मान का अभ्रक लेना चाहिये । इसी में अभ्रक के उत्तम गुण होते हैं ॥ १५ ॥

अशोधिताभ्रकस्य दोषाः

बाधां विदध्याद्विविधां शरीरे हृत्पार्श्वपीडां तनुते नितान्तम् ।
शोफं क्षयं पाण्डुगदञ्च कुष्ठं त्वशोधिताभ्रं खलु मारितं यत् ॥१६॥
धान्याभ्रकरणे चैव मारणे सत्त्वपातने ।
रसतन्त्रविशेषज्ञः शुद्धमभ्रं नियोजयेत् ॥१७॥

अशोधिताभ्रकदोषाः—विविधां नानाप्रकाराम् । हितत्वात् धान्याभ्रकरणे मारणे सत्त्वपातने च शुद्धाभ्रविनियोगः ॥ १६–१७ ॥

भा.टी.—अशोधित अभ्रक या चन्द्रिकायुक्त अभ्रक सेवन करने से शरीर में अनेक प्रकार के रोग और पार्श्वपीड़ा, शोथ, पाण्डुरोग और कुष्ठ रोग उत्पन्न होते हैं । अतः अभ्रक की भस्म करने अथवा सत्वपातन करने या धान्याभ्रक के बनाने के लिये शुद्ध अभ्रक का ही प्रयोग करना चाहिये ॥ १६–१७ ॥

अभ्रकशोधनस्य प्रथमः प्रकारः

वह्नौ सन्ताप्य गगनं काञ्जिके निक्षिपेद् बुधः ।
सप्तवारं प्रयत्नेन ततः खल्वे निधापयेत् ॥१८॥
अम्लेन केनचिद्वापि सुदृढं पेषयेत्ततः ।
एवं दिनैकं संपिष्टं त्वभ्रकं शुद्धिमाप्नुयात् ॥१९॥

भा.टी.—पूर्वोक्त प्रकार से सद्गुणयुक्त वज्राभ्रक लेकर उसको अग्नि में तपाकर सात बार काञ्जी में बुझावें। इसके अनन्तर खरल में डाल किसी अम्लद्रव से खूब अच्छी तरह से एक दिनतक मर्दन करने से अभ्रक शुद्ध हो जाता है ॥१८-१९॥

वक्तव्य—काञ्जी में बुझाने पर अभ्रक के पत्र अलग-अलग हो जाने पर उनको इकट्ठा करके फिर किसी पतले टीन में रख तपायें तो सुभीता रहता है। इस तरह सात बार बुझाने से पात्रों के बीच में होनेवाली वालुका तथा मिट्टी या पत्थर सब नीचे काञ्जी में रह जाते हैं।

द्वितीयः शोधनप्रकारः

अभ्रकं वह्निसन्तप्तं सप्तवारं निषेचितम् ।
गोदुग्धे वा वराक्वाथे शुद्धिमायात्यनुत्तमाम् ॥२०॥

भा.टी.—अभ्रक को अग्नि में खूब गरम करके सात बार गोदुग्ध अथवा त्रिफलाकषाय में बुझाने से वह शुद्ध हो जाता है ॥ २० ॥

तृतीयः शोधनप्रकारः

अभ्रकं दहनोत्तप्तं सप्तवारं निषेचितम् ।
बदरीक्वथिते पश्चात् पेषितं शुद्धिमाप्नुयात् ॥२१॥
धान्याभ्रकमकृत्वैव घनमेवं विशोधितम् ।
मारणार्थं प्रयुञ्जीत रसतन्त्रविचक्षणः ॥२२॥

तृतीये शोधनप्रकारे अग्नितप्तं कृत्वा सप्तवारं बदरीक्वाथे निर्वापयेत्। धान्याभ्रकमकृत्वैवेति तु गुणातिशयदर्शनार्थम्। तथा चोक्तम्—"अथवा बदरीक्वाथे ध्मातमभ्रं विनिक्षिपेत्। मर्दितं पाणिना शुष्कं धान्याभ्रादतिरिच्यते ॥" इति। वस्तुतस्तु धान्याभ्रकरणं पाषाणांशनिरासाय मर्दनयोग्यतासम्पादनाय चेति ॥२१-२२

भा.टी.—अभ्रक को अग्नि में तपाकर सात बार बेर के पत्तों और छाल के कषाय में बुझाकर अन्त में पीस लें तो यह शुद्ध हो जाता है। इस विधि से शोधित अभ्रक को बिना धान्याभ्रक बनाये ही भस्म किया जाय तो कोई हानि नहीं होती है ॥ २१-२२ ॥

वक्तव्य—धान्याभ्रक बनाने से वह सूक्ष्म कणों में विभक्त हो जाता है और उसमें पत्थर बालू आदि का कोई अंश नहीं रहता। अतः धान्याभ्रक कर लेना अधिक गुणदायक होता है।

चतुर्थः शोधनप्रकारः

अभ्रकं वह्निसन्तप्तं गव्ये पयसि निक्षिपेत्।
सप्तवारं प्रयत्नेन लुङ्गाद्यम्लगणेन तु ॥२३॥
पेषयेदथ तन्त्रज्ञस्तण्डुलीयद्रवेण च।
एवं दिनत्रयेणैव त्वभ्रं शुद्धिमुपैत्यलम् ॥२४॥

भा.टी.—अभ्रक को अग्नि में तपा-तपा कर गाय के दूध में सात बार बुझा लें। अब इसके कंकड़ बालुका-रहित पात्रों को विजौरानींबू आदि किसी अम्लद्रव के साथ एक दिन और चौलाई के स्वरस के साथ एक दिन तक अच्छी तरह मर्दन करें। इस तरह तीन दिन में वह शुद्ध हो जाता है ॥ २३-२४ ॥

धान्याभ्रकस्वरूपम्

अभ्रं कम्बलमध्यस्थं सधान्यं परिमर्दनात्।
धान्येभ्यो निर्गतं यस्मात्तस्माद्धान्याभ्रमुच्यते ॥२५॥

भा.टी.—अभ्रक के मोटे चूर्ण को धानों के साथ कम्बल में बाँधकर मर्दन करने से धानों की रगड़ से चूर्णरूप में होकर अभ्रक कम्बल के छिद्रों से बाहर निकलता है। अतः इसको धान्याभ्रक कहते हैं ॥ २५ ॥

धान्याभ्रकस्य निर्माणप्रकारः

पादांशधान्यसंयुक्तं गगनं कम्बलोदरे।
निक्षिप्य रोधयेत्सम्यक् मुखं सूत्रेण बुद्धिमान् ॥२६॥
दिनैकं स्थापयेन्नीरे क्लिन्नतां याति तद्यथा।
सुक्लिन्नञ्चाथ यत्नेन पाणिभ्यां मर्दयेद् दृढम् ॥२७॥
तस्मिन्नेव जले त्वभ्रं यथा सर्वं परिस्रवेत्।
संशोष्य चाथ सलिलं पुटयोगेन मारयेत् ॥२८॥

धान्याभ्रलक्षणं प्रकारश्च व्याख्यातः ॥ २६-२८ ॥

भा.टी.—एक कम्बल में अभ्रक एक भाग और धान चौथाई भाग रखकर इसको अच्छी तरह सूत्र या डोरी से बाँधकर एक दिन तक इस पोटली को पानी में डाल दें जिससे यह कुछ गीला हो जाय। गीला होने पर हाथों से इस पोटली को उसी पानी में रगड़ें जिससे सारा अभ्रक पानी में आ जाय। अब इस पानी

को सुखाकर अभ्रक को भस्म करने के लिये पुट में पकावें ॥ २६–२८ ॥

अभ्रकमारणे पुटसंख्यानियमः

विंशत्यादिः शतान्तस्तु पुटो रोगनिवृत्तये ।
शतादिस्तु सहस्रान्तः प्रशस्तश्च रसायने ॥ २९ ॥

पुटसंख्यानियमः गुणव्यवस्थाहेतुः। विंशत्यादिरिति-एतेन दशपुटैकपुटितादि-मारणप्रकाराणां जघन्यता सूचिता। तस्मादुपेक्षितप्रायोऽयं मार्ग आचार्यैः ॥ ९ ॥

भा.टी.—साधारण रोगों के नष्ट करने के लिये अभ्रकभस्म बनानी हो तो उसे बीस से लेकर सौ तक पुट देने चाहिये। किन्तु रसायन के रूप में सेवन करने के लिये इसे सौ से लेकर हजार तक पुट देने चाहिये ॥ २९ ॥

अभ्रकस्य प्रथमो मारणप्रकारः

धान्याभ्रकं समादाय कासमर्दभवैर्द्रवैः ।
दिनैकं पेषयित्वाथ चक्रिकाकारतां नयेत् ॥ ३० ॥
ततो गजपुटं दद्यात् दशवारं विधानतः ।
रविक्षीरैस्ततो दद्यात्तद्वदेव पुटानि तु ॥ ३१ ॥
एवं तु विंशतिपुटैरेवाभ्रस्य मृतिर्भवेत् ।
सिन्दूरसदृशं भस्म जायते नात्र संशयः ॥३२॥

तत्रायं तावत् प्रथमो गगनमारणप्रकारः—कासमर्दरसैर्दश पुटानि अर्क-दुग्धैश्च ततो दशेति विंशतिपुटानि। स्पष्टमन्यत् ॥ ३०–३२ ॥

भा.टी.—धान्याभ्रक को कसौंजी के स्वरस या कषाय में एक दिन तक मर्दन कर उसकी टिकिया बना सुखा करके सम्पुट में बन्द करें और गजपुट में फूँक दें। इस प्रकार दस पुट कसौंजी के स्वरस से दें। इसके अनन्तर उसी विधि से आक के दूध में भी दशपुट दें तो बीस पुटों में अभ्रक की रससिन्दूर के सदृश लाल भस्म बन जाती है ॥३०–३२ ॥

द्वितीयो मारणप्रकारः

धान्याभ्रकं समादाय नागिनीदलजैर्द्रवैः ।
तद्वद्वासारसेनापि मीनाक्ष्याः स्वरसेन च ॥ ३३ ॥
न्यग्रोधपयसा चापि तद्वदेव पुटेद्भिषक् ।
एवं विंशतिवारेण गगनं पञ्चतां व्रजेत् ॥ ३४ ॥

अपरः प्रकारः–नागिनीदलादीनां चतुर्णां द्रव्याणां रसैः प्रत्येकं पञ्चपुटानि, एवं विंशतिपुटानि। नागिनीदलं ताम्बूलपत्रम् ॥ ३३, ३४ ॥

भा.टी.—धान्याभ्रक को लेकर उसे पान के पत्तों के रस में मर्दन कर कम से कम पाँच गजपुट दें। इसी तरह वासास्वरस, मछेली तथा वड़ के दूध की क्रमशः पाँच-पाँच पुट देवें। इस प्रकार भी बीस पुट देने से अभ्रकभस्म हो जाता है ॥ ३३, ३४ ॥

तृतीयो मारणप्रकारः

धान्याभ्रकं समादाय तण्डुलीयोद्भवैर्द्रवैः।
दिनत्रयं पेषयित्वा ततश्च कृतचक्रिकम् ॥३५॥
पुटेद् गजपुटेनैव दशवारं प्रयत्नतः।
ततः पुनर्नवानीरैस्तद्वदेव पुटेद्भिषक् ॥ ३ ॥
वटशुङ्गकषायेण तद्वदेव पुटेत्तथा।
एवं त्रिंशत्पुटैरेव गगनस्य मृतिर्भवेत् ॥ ३७ ॥

तण्डुलीयादिभिस्त्रिभिर्द्रव्यैः प्रत्येकं दशधा पुटनात्त्रिंशद्भिः पुटैरपरः प्रकारः ॥ ३५–३७ ॥

भा.टी.—धान्याभ्रक को चौलाई के स्वरस में तीन दिन तक अच्छी तरह मर्दन करके टिकिया बनाकर गजपुट में फूँक दें। इस विधि से दस पुट दें। इसके बाद पुनर्नवास्वरस की दस पुट दें। अन्त में वड़ के कोपलों के स्वरस की दस पुट दें तो तीस पुटों में अभ्रक की भस्म हो जाती है ॥ ३५–३७ ॥

चतुर्थो मारणप्रकारः

धान्याभ्रं पञ्चवारं प्रथममिह पुटेन्मुस्तककाथयोगात्
रम्भानीरेण तद्वत्तदनु च सलिलैस्तण्डुलीयप्रसूतैः।
भृङ्गोत्थेनापि वारा तदनु खलु वरानीरपूरेण पिष्ट्वा
दत्त्वा गन्धञ्च तुल्यं सकृदिह पुटितो वारिदो याति मृत्युम् ॥३८॥

मुस्तकादिभिः पञ्चभिः प्रत्येकं पञ्चधा पुटनात् पञ्चविंशतिपुटानि। गन्धकयोगादेकमिति षड्विंशतिभिः पुटैश्चतुर्थः ॥ ३८ ॥

भा.टी.—धान्याभ्रक को पहिले मोथे के कषाय की पाँच गजपुट दें, इसके अनन्तर कदलीकन्दस्वरस की पाँच पुट, फिर चौलाईस्वरस की पाँच पुट, फिर भृङ्गराजस्वरस की पाँच पुट देकर, अन्त में त्रिफलाकषाय की पाँच पुट देकर सबसे अन्त में अभ्रक के समभाग शुद्ध गन्धक मिला एक पुट देनेसे अभ्रक की भस्म हो जाती है ॥ ३८ ॥

पञ्चमो मारणप्रकारः

धान्याभ्रकं समादाय रविक्षीरैर्विमर्दयेत्।

रविमूलद्रवैर्वापि दिनमेकं निरन्तरम् ॥३९॥
ततः संशोषयेद् घर्मे गगनं कृतचक्रिकम् ।
रविपत्रैश्च संवेष्ट्य सप्तवारं विधानतः ॥ ४० ॥
पुटेद् गजपुटेनैव रसतन्त्रविशारदः ।
ततो न्यग्रोधमूलोत्थैः क्वाथैर्दद्यात्पुटत्रयम् ॥ ४१ ॥
तद्वद्रम्भारसेनापि सप्तवारं पुटेद्भिषक् ।
एवं स्वल्पैः पुटैरेव गगनं मृतिमाप्नुयात् ॥ ४२ ॥

पञ्चमो मारणप्रकारः—सप्तदशपुटयोगात् सुगमः ॥ ३९–४२ ॥

भा.टी.—धान्याभ्रक को एक दिन आक के दूध के साथ या आक की जड़ के रस के साथ अच्छी तरह मर्दन कर टिकिया बनाकर धूप में अच्छी तरह सुखा लें। अब इन टिकियों को आक के पत्तों में लपेटकर सूत्र से बाँधकर गजपुट में फूँक दें, इस विधि से सात गजपुट दें। इसके बाद बड़ की जड़ के स्वरस की तीन पुट और अन्त में कदलीकन्द स्वरस की सात गजपुट दें तो अभ्रक की शीघ्र ही भस्म हो जाती है ॥ ३९–४२ ॥

षष्ठो मारणप्रकारः

क्षीरत्रयं काकमाची गोक्षुरः खरमञ्जरी ।
वटप्ररोहो गोमूत्रं तुलसी कदलीशिफा ॥ ४३ ॥
एभिरभ्रं विमर्द्याथ दशवारं पृथक् पृथक् ।
पुटेत्पुटविधानज्ञः क्रमेणात्र भिषग्वरः ॥ ४४ ॥
शतधा पुटनादेवं रक्तोत्पलसमप्रभम् ।
निश्चन्द्रं जायते भस्म सर्वदोषविवर्जितम् ॥ ४५ ॥

क्षीरत्रयं रविक्षीरं वटक्षीरं स्नुहीक्षीरमिति प्रागुक्तम् । खरमञ्जरी अपामार्गः । कदलीशिफा रम्भामूलम् । एवं दशद्रव्यैर्दशधा पुटनात् शतं पुटानि ॥४३–४५॥

भा.टी.—आक का दूध, बड़ का दूध और थोहर का दूध, मकोय, गोखरू, अपामार्ग, बड़ की कोंपल, गोमूत्र, तुलसी, कदलीकन्द, इन दस औषधियों के साथ पृथक्-पृथक् मर्दन करके टिकिया बना संपुट में बन्द करके दस पुट देने से एक सौ पुटों में अभ्रक की रक्तकमलवर्ण, निश्चन्द्र तथा सर्वदोषरहित भस्म हो जाती है ॥ ४३–४५ ॥

सप्तमोमारणप्रकारः

धान्याभ्रकं समादाय वस्वंशगुडसंयुतम् ।

वर्धमानदलद्रावैर्मर्दयित्वा द्वियामकम् ॥ ४६ ॥
वेष्टयेद् वटपत्रैश्च गगनं कृतचक्रिकम् ।
ततः कार्पाससूत्रेण पत्रप्रान्तेषु रोधयेत् ॥ ४७ ॥
ततो गजपुटं दद्याद्दशवारं विधानतः ।
निश्चन्द्रिकं भवेद् भस्म गगनस्य न संशयः ॥ ४८ ॥

अष्टमांशगुडक्षेपाद् एरण्डपत्ररसैर्मर्दनाद् दशपुटैरेव मारणमभ्रस्य भवतीति निःसंशयं वचनम् ॥ ४६–४८ ॥

भा.टी.—धान्याभ्रक में उसके आठवाँ भाग गुड़ डालकर इसको एरण्ड-पत्रस्वरस से अच्छी तरहसे छ घण्टे तक मर्दन करके इसकी मोटी-मोटी टिकियाँ बना लें। अब इन टिकियाओं को बड़ के पत्तों से अच्छी तरह लपेट दें और सम्पुट में बन्दकर गजपुट में फूँक दें। इस विधि से दश ही पुटों में अभ्रक की निश्चन्द्र भस्म हो जाती है ॥ ४६–४८ ॥

अष्टमो मारणप्रकारः

धान्याभ्रकं समादाय मूलिकाया द्रवैर्दृढम् ।
पेषयेद्दिनमेकन्तु द्विदिनं वा भिषग्वरः ॥ ४९ ॥
वेष्टयेद्वटपत्रैश्च गगनं कृतचक्रिकम् ।
एकविंशतिवाराणि पुटेदेवं प्रयत्नतः ॥ ५० ॥
निश्चन्द्रिकं भवेद्भस्म निर्विकारं गुणोत्तमम् ।
एवं मृतं तु गगनं वीतशङ्कः प्रयोजयेत् ॥ ५१ ॥

भा.टी.—धान्याभ्रक को एक या दो दिन तक मूली के रस से घोटकर मोटी टिकिया बनाकर सुखाकर बड़ के पत्तों से लपेटकर गजपुट में फूँक दें। इस प्रकार इक्कीस पुट देने से अभ्रक की उत्तम गुण करनेवाली निश्चंद्र (चमक-रहित) तथा विकार-रहित भस्म हो जाती है। इसको योगों में बिना सन्देह के प्रयोग कर सकते हैं ॥ ४९–५१ ॥

नवमो मारणप्रकारः

वटप्ररोहक्वाथेन धान्याभ्रं परिपेषितम् ।
एरण्डपत्रैरावेष्ट्य पुटयेत्कृतचक्रिकम् ॥ ५२ ॥
दशवारं पुटित्वैवं पुटेत्क्षुद्राकषायतः ।
वासया कत्तिवृक्षस्य क्वाथेन च तथा पुटेत् ॥ ५३ ॥
चत्वारिंशत्पुटैरेवं गगनं मृतिमाप्नुयात् ।

निश्चन्द्रिकं भवेद्भस्म क्षयकासादिनाशनम् ॥ ५४ ॥

नवमः प्रकारो मारकद्रव्यमहिम्ना क्षयकासादिनाशनः। स्पष्टमन्यत् ।५२-५४।

भा.टी.—बड़ की कोंपलों के रससे धान्याभ्रक को एक दिन तक मर्दन करके टिकिया बना एरण्डपत्रों से लपेट दें और गजपुट में फूँक दें। इस प्रकार दस गजपुट दें। इसके बाद दस पुट छोटी कटेली के कषाय की, दस पुट अडूसास्वरस और दस पुट बहेड़ाकषाय की देने से अभ्रक की निश्चन्द्र भस्म हो जाती है। यह क्षय, कास आदि में लाभदायक होती है ॥ ५२–५४ ॥

मृताभ्रकस्य लक्षणम्

निश्चन्द्रश्चारुणं स्वच्छं सुसूक्ष्मं स्पर्शकोमलम्।
अभ्रं मृतं विजानीयाद्रसतन्त्रविचक्षणः ॥ ५५ ॥

मृताभ्रकलक्षणे निश्चन्द्रत्वं लक्षणम्। अरुणत्वादिविशेषस्तु उत्कर्षाधान-हेतुः। तथा च आरुण्यादिगुणं भस्म उत्कृष्टम्। सचन्द्रन्तु तदप्यमृतमेवेति॥५५॥

भा.टी.—उत्तम प्रकार से बनायी हुई अभ्रकभस्म चन्द्रिकारहित होती है, उसका वर्ण लाल होता है, यह बहुत बारीक और स्पर्श में कोमल होती है। निश्चन्द्र होना इसका मुख्य लक्षण समझना चाहिये। अन्यथा यह सेवन करने पर विष के समान कार्य करती है ॥ ५५ ॥

अभ्रकस्य मारको गणः

क्षीरत्रयं काकमाची मुस्ता घृतकुमारिका।
वटप्ररोहो गोमूत्रं बिल्वमूलदले वृषः ॥ ५६ ॥
फलत्रिकमजारक्तं कण्टकारी कदम्बकः।
अग्निमन्थः शालिपर्णी श्रीपर्णी पाटली गुडः ॥ ५७ ॥
तिलपर्णी पृश्निपर्णी गोक्षुरः खरमञ्जरी।
शुक्लसिद्धार्थको लोध्रः बृहती हिलमोचिका ॥ ५८ ॥
धत्तूरः कासमर्दश्च मातुलानी गुडूचिका।
मारिषस्तुलसी दूर्वा वाजिगन्धा च तिक्तका ॥ ५९ ॥
मण्डूकपर्णी मदनः पिण्डी तगरमेव च।
शङ्खपुष्पी नागवल्ली घोण्टा श्वेतपुनर्नवा ॥ ६० ॥
आखुपर्णी सप्तपर्णः रम्भाकन्दरसस्तथा।
भृङ्गराजो देवदारु तालमूली च मालती ॥ ६१ ॥
अगस्त्यपत्रं तालीशं चित्रकं जलकुम्भिका।

दाडिमस्य दलञ्चैव तण्डुलीयकमेव च ॥ ६२ ॥
एरण्डमूलपत्राणि श्योनाको वस्त्ररञ्जनी ।
पालङ्क्या भद्रमुस्ता च मीनाक्षी कोकिलाक्षकः ॥६३॥
पूर्वाचार्यैः कीर्तितोऽयमभ्रस्य मारको गणः ।
यथारोगं यथालाभं भेषजैः पुटयेद् घनम् ॥६४॥

अथाभ्रकमारकगणः—बिल्वमूलं बिल्वदलञ्चेत्युभयम् । वृषः वासकः, श्रीपर्णी गम्भारी, मातुलानी भङ्गा, तिक्तका कटुकी, घोण्टा बदरी, वस्त्ररञ्जनी मञ्जिष्ठा । स्पष्टमन्यत् ॥५६–६४॥

भा.टी.—आक का दूध, बड़ का दूध, थोहर का दूध, मकोय, मोथा, कुमारी, बड़ की कोंपल (अंकुर), गोमूत्र, बेल की जड़ और पत्ते, अड़ूसा, त्रिफला, बकरी का रक्त, छोटी कटैली, कदम्ब, अरणि, शालपर्णी, गंभारी, पाढल, गुड़, तिलपर्णी, पृश्निपर्णी, गोखरू, अपामार्ग, सफेद सरसों, लोध, बड़ी कटैली, हुलहुल, धत्तूरा, कसौंदी, भांग, गिलोय, मरसा, तुलसी, दूब, असगन्ध, कुटकी, ब्राह्मी, मैनफल, तगर, शंखपुष्पी, पान, बेर, सफेदपुनर्नवा, मूसाकानी, सप्तपर्ण, कदलीकन्द, भांगरा, देवदारु, मूसली, चमेली, अगस्त का पत्र, तालीशपत्र, चित्रक, दाड़िमफलछाल, चौलाई, एरण्ड की जड़ तथा पत्ते, अरलु, मंजीठ, नागरमोथा, मछेछी, तालमखाना, इन औषधियों के समुदाय को पूर्वाचार्यों ने अभ्रकमारकगण नाम से कहा है। इनमें से जिस-जिस रोग को जो-जो औषधियाँ नष्ट करती हैं आवश्यकतानुसार उनसे अभ्रक को घोट कर पुट देनी चाहिये। यदि गणोक्त सब औषधियाँ न मिल सकें तो जितनी मिलें उन्हीं से पुट देने चाहिये ॥ ५६–६४ ॥

अभ्रकभस्मनो लोहितीकरणम्

गाङ्गेरुकी भद्रमुस्ता वटक्षीरन्तथैव च ।
वटमूलजलं वापि हरिद्राया द्रवस्तथा ॥ ६५ ॥
समङ्गाक्वथितञ्चैव घनमेभिः सुपेषयेत् ।
पुटद्वयं त्रयं वापि वितरेद्भिषजां वरः ॥ ६६ ॥
निश्चन्द्रिकञ्च मृदुलं रक्तोत्पलसमप्रभम् ।
गगनस्य भवेद्भस्म ततः कार्येषु योजयेत् ॥ ६७ ॥

गाङ्गेरुकी नागबला । समङ्गा मञ्जिष्ठा ॥ ६५–६७ ॥

भा.टी.—अभ्रक मारक औषधियों के साथ पुट देने पर यदि अभ्रक की

भस्म लाल न हो तो उसे गंगेरन, नागरमोथा, बड़दूध और बड़मूल स्वरस, हरिद्रास्वरस और मञ्जिष्ठा या लज्जालु के कषाय में मर्दनकर दो तीन पुट देने से वह निश्चंद्र कोमल, लालकमलवर्ण हो जाती है ॥६५–६७ ॥

अभ्रकभस्मनः अमृतीकरणम्

मारितं त्वतियत्नेन दशभागिकमभ्रकम् ।
त्रिफलाकथितं चैव नवं षोडशभागिकम् ॥ ६८ ॥
नागभागिकमुस्राज्य दत्वा लोहस्य भाजने ।
पाचनाज्जायते रम्यममृतीकरणं वरम् ॥ ६९ ॥

उस्राज्यं गोघृतं नागभागिकमष्टभागिकं ग्राह्यम् ॥ ६८, ६९ ॥

भा.टी.—अच्छी तरह बनी हुई अभ्रकभस्म दस भाग, त्रिफलाकषाय सोलह भाग और गोघृत आठ भाग तीनों को एक लोहे की कढ़ाही में एकत्र मिला कर पकाने से अभ्रकभस्म का अमृतीकरण हो जाता है ॥ ६८, ६९ ॥

वक्तव्य—त्रिफलाकषाय और घृत के जलने तक अभ्रकभस्म को पकाना चाहिए। अन्य रसग्रंथों में भी इसी प्रकार लिखा है कि—"तुल्यं घृतं मृताभ्रेण लोहपात्रे विपाचयेत् । घृते जीर्णे ततश्चूर्णं सर्वकार्येषु योजयेत् ॥" अभ्रकभस्म के अमृतीकरण करने से उसके गुणों में वृद्धि होती है।

द्वितीयः प्रकारः

कन्याम्बुमेघगव्याज्यं कलादिक् तपनांशकम् ।
पचेन्मन्दानलेनैतदमृतीकरणं वरम् ॥ ७० ॥

तृतीयः प्रकारः

मृताभ्रसंमितं गव्यमाज्यं दत्वाभ्रकं पचेत् ।
अमृतीकृतमेवन्तु घनं कार्येषु योजयेत् ॥ ७१ ॥

कन्या घृतकुमारी, तस्या जलं षोडशभागिकम् । मेघः अभ्रकं दशभागिकम्। गोघृतं द्वादशभागिकम् । अथवा केवलं गोघृतेन पाकादमृतीकरणम् । तथा चाहुः प्राचीनाः—"तुल्यं घृतं मृताभ्रेण लोहपात्रे विपाचयेत् । घृते जीर्णे ततश्चूर्णं सर्वकार्येषु योजयेद् ॥" इति । तथा चैवं मृताभ्रकस्यामृतीकरणसंस्कार उक्तः । भस्मनस्तु पुनरमृतीकरणेन गुणवृद्धिर्भवति । इति ॥ ७०, ७१ ॥

भा.टी.—कुमारीस्वरस, चौलाई या मोथा, गोघृत को क्रमशः सोलह, दस और बारहवाँ भाग अभ्रक का लेकर एकत्र करके अग्नि से पका लेने पर उत्तम अमृतीकरण होता है। अभ्रकभस्म और गोघृत दोनों को समभाग में लेकर

लोहपात्र में घृत जल जाने तक पकाने से अभ्रक का अमृतीकरण हो जाता है ॥ ७०, ७१ ॥

मृताभ्रकस्य गुणाः

अभ्रं स्निग्धं परमशिशिरं स्वादु चायुष्यमग्र्यं
केश्यं वर्ण्यं रुचिकरमलं दीपनं चातिबल्यम् ।
नेत्र्यं मेधां जनयतितरां स्तन्यसंवर्द्धनञ्च
क्षेत्रे स्थैर्यं वितरति परं दीपनं पुष्पकेतोः ॥ ७२ ॥
क्षिप्रं घोरां दलयति महारोगसंघातभीतिं
स्वान्ते प्रीतिं जनयति परं नर्महासे च यूनः ।
देहे शक्तिं वितरति तरां बह्वपत्यप्रदात्री
कार्यालस्यं हरति सुतरामभ्रकं सेव्यमानम् ॥ ७३ ॥

मृताभ्रकगुणाः—परमशिशिरं अतिशीतवीर्य्यम् । अग्र्यं प्रधानम्, तथा च विशेषत आयुषां हितकरमित्यर्थः । पुष्पकेतोः कामस्य दीपनमित्यन्वयः । महारोगाणां ज्वरराजयक्ष्मरक्तपित्तादीनां संघातः समूहस्तज्जां भीतिं परिहरति ॥७२, ७३

भा.टी.—अच्छी प्रकार से बनायी हुई अभ्रकभस्म स्निग्ध (धातुओं में स्निग्धता उत्पन्न करनेवाली), अत्यन्त शीतवीर्य, स्वादुरस, आयुवृद्धि के लिए उत्तम है । यह बालों का पोषक होने से केश्य, त्वचा का पोषक होने से वर्ण्य, रुचिकर, पाचक रस अधिक उत्पन्न करने से दीपन, सर्व धातुओं का पोषक होने से बलवर्धक, नेत्रज्योतिवर्धक, बुद्धिवर्धक, दुग्ध-वाहिनियों का पोषक होने से स्तनों में दूध को बढ़ाती है । शरीर में स्थिरता उत्पन्न करती है और कामशक्ति का उत्पादक है । शरीर में होनेवाले महारोग ज्वर, यक्ष्मा रक्तपित्त आदि के भय को नष्ट करती है; मन में प्रसन्नता लाती है और सन्तानोत्पादन की शक्ति उत्पन्न करती है । आलस्य को दूर करके कार्यतत्परता को बढ़ाती है ॥ ७२–७३ ॥

वक्तव्य—इसके अतिरिक्त नवीन खोज यह बताती है कि अभ्रक वनस्पतियों द्वारा हमारे शरीर में विशेषतः वातिकसूत्रों में प्रवेश करता है और शरीर के अवयवों में निम्नलिखित मात्रा में पाया जाता है । मांसपेशियों में ४१ प्रतिशत, यकृत् में २७ प्र. श., प्लीहा में भी २७ प्र. श., लसीका में ५ प्रतिशत पाया जाता है । सबसे अधिक मात्रा में यह फुप्फुसों में पाया जाता है । अतः फुप्फुस के रोग, राजयक्ष्मा, कास, श्वास रोगों में अभ्रक बहुत ही उत्तम औषधि है । इस तरह हृदय तथा वातिक सूत्रों के लिये भी यह परमोपयोगी औषधि है ।

अथ अभ्रकस्य आमयिकः प्रयोगः

रससिन्दूरसंयुक्तं मृताभ्रं नाशयेज्ज्वरान् ।
सक्षौद्रं सकणञ्चापि जीर्णज्वरविनाशनम् ॥ ७४ ॥
सक्षौद्रं सवरं व्योम दृष्टिशक्तिकरं परम् ।
सव्योषं सघृतञ्चैतद् ग्रहणीं नाशयेत् क्षणात् ॥ ७५ ॥
हरीतकीगुडापेतं शर्करैलासमन्वितम् ।
मृताभ्रं सेव्यमानन्तु रक्तपित्तहरं परम् ॥ ७६ ॥
सव्योषं सवरञ्चैव चातुर्जातकसंयुतम् ।
सक्षौद्रं क्षपयेदर्शः पाण्डुक्षयहलीमकान् ॥ ७७ ॥
मृताभ्रं रजनीयुक्तं कणया मधुनापि च ।
मासमेकं लिहेत्प्राज्ञो मेहरोगाद्विमुच्यते ॥ ७८ ॥
मृतकाञ्चनसंयुक्तं मृताभ्रं माससेवितम ।
धातुवृद्धिकरं पुंसां विशेषात्क्षयनाशनम् ॥ ७९ ॥
गुडूचीस्वरसंयुक्तं मेहवर्गप्रणाशनम् ।
तारस्वर्णयुतं त्वभ्रं शुक्रसन्तानकारकम् ॥ ८० ॥
भूधात्रिकागोक्षुरचन्द्रबालासितान्वितं गव्यघृतेन लीढम् ।
संसेव्यमानं गगनं तु तूर्णं विनाशयेद् दारुणमूत्रकृच्छ्रम् ॥ ८१ ॥
क्षाराष्टकयुतं त्वभ्रं मूत्राघातं विनाशयेत् ।
अश्मरीं मूत्रकृच्छ्रञ्च विशेषादग्निदीपनम् ॥ ८२ ॥
मूर्वाक्वाथसमायुक्तं मृताभ्रं व्रणनाशनम् ।
पयस्यागव्यदुग्धाभ्यां परमं बलवर्द्धनम् ॥ ८३ ॥
भल्लातकान्वितं व्योम त्वर्शांसि क्षपयेद् ध्रुवम् ।
लवङ्गक्षौद्रसंयुक्तं धातुवृद्धिकरं परम् ॥ ८४ ॥
विजयास्वरसोपेतं जातीफलसमन्वितम् ।
मृताभ्रं जुषतां पुंसां शुक्रस्तम्भः प्रजायते ॥ ८५ ॥
विश्वभेषजपौष्करान्वितं विप्रयष्टितुरगीसमन्वितम् ।
सेवितं समधु मारिताभ्रकं नाशयेज्झटिति मारुतामयम् ॥ ८६ ॥
अभ्रं कज्जलिकोपेतमर्जुनक्वाथभावितम् ।
कासजं श्लैष्मिकं वापि विनिहन्ति हृदामयम् ॥ ८७ ॥
ससितं सचतुर्जातं त्वभ्रं पित्तामयापहम् ।

अथवा ससितं गव्यदुग्धेन परिशीलितम् ॥ ८८ ॥
पिप्पलीकट्फलक्षौद्रैर्मृताभ्रं माससेवितम् ।
अतिमात्रं निहन्त्याशु सर्वानेव कफामयान् ॥ ८९ ॥

अथास्य रोगयोग्यः प्रयोगः—सवरं त्रिफलायुक्तम् । चन्द्रबाला स्थूलैला । क्षाराष्टकं "सुधापलाशशिखरीचिञ्चार्कतिलनालजाः । स्वर्जिकायावशूकश्च क्षाराष्टकमुदाहृतम् ॥" इत्युक्तम् । पयस्या क्षीरकाकोली क्षीरविदारी वा । विप्र-यष्टी भारंगी, तुरगी अश्वगन्धा । कज्जलिका समपारदगन्धा अतिमात्रं अत्यर्थं कफामयान् हन्ति ॥ ७४–८६ ॥

भा.टी.—साधारणतः ज्वरों में अभ्रकभस्म को रससिन्दूर के साथ प्रयोग करना चाहिये । जीर्णज्वर के लिये इसे पिप्पलीचूर्ण में मिला शहत के साथ चाटना चाहिये । नेत्रों की ज्योति बढ़ाने के लिये अभ्रक को त्रिफलाचूर्ण में मिला शहत के साथ चाटना चाहिये । पुरातन और वातप्रकोपाधिक ग्रहणी रोग में इसे त्रिकटुचूर्ण और घृत मिलाकर सेवन करना चाहिये । रक्तपित्त रोग के लिये इसको हरीतकी, गुड़, खांड और इलायचीबीजचूर्ण के साथ अथवा वासास्वरस के साथ सेवन कराना चाहिये । अर्श, पाण्डु, क्षय तथा हलीमक रोगों में इसको त्रिकटुचूर्ण, त्रिफला चूर्ण और चातुर्जातकचूर्ण में मिला शहत से सेवन कराना चाहिये । अभ्रकभस्म, हरिद्राचूर्ण और पिप्पलीचूर्ण को शहत के साथ एक मास तक सेवन करने से प्रमेहरोग नष्ट हो जाता है । स्वर्णभस्म और अभ्रकभस्म को मिला उचित सहपान-अनुपान के साथ एक मास तक सेवन करने से धातुओं की वृद्धि होती है और क्षयरोग नष्ट हो जाता है । गडूची-सत्त्व के साथ प्रयोग करनेपर सब प्रकार के प्रमेह नष्ट हो जाते हैं । रजत और स्वर्णभस्म के साथ अभ्रक का सेवन करने से शुक्रवृद्धि होकर सन्तानोत्पादन-शक्ति उत्पन्न होती है । भयंकर मूत्रकृच्छ्र रोग में अभ्रकभस्म को, भुंई-आंवला, गोखरू, बड़ी इलायचीबीज और खांड के साथ घृत में मिलाकर चटाना चाहिये । आठों क्षारों के साथ मिलाकर अभ्रकभस्म का सेवन करने से मूत्रा-घात (पेशाब रुकना) नष्ट होता है । और अश्मरी, मूत्रकृच्छ्र रोग भी नष्ट होते हैं तथा पाचकाग्नि की वृद्धि होती है । व्रणदोषों को दूर करने के लिये इसे मूर्वाकषाय के साथ प्रयोग करना चाहिये । शरीर में बलवृद्धि के लिये इसको क्षीरकाकोलीचूर्ण के साथ गोदुग्धानुपान सेवन करना चाहिये । शुद्धभल्लातक-चूर्ण या भल्लातक योगों के साथ अभ्रकभस्म प्रयोग करने से बवासीर में लाभ

होता है। लौंग के चूर्ण में अभ्रकभस्म मिला शहद के साथ चटाने से धातुवृद्धि करती है। अभ्रकभस्म को जायफलचूर्ण के साथ मिला भांग के स्वरस से लेने पर शुक्रस्तम्भन शक्ति बढ़ती है। सुण्ठी, पुष्करमूल, भारंगी तथा वंशलोचन-चूर्ण में अभ्रकभस्म मिला शहत के साथ सेवन करने से शीघ्र ही वातरोग शान्त हो जाते हैं। अभ्रकभस्म और पारदगन्धक की कज्जली को समभाग में लेकर अर्जुन के क्वाथ में सात भावना देकर प्रयोग किया जाय तो कफप्रकोपजन्य अथवा कृमिजन्य हृदय रोग दूर होता है। पित्तरोगों की शान्ति के लिये अभ्रकभस्म को चतुर्जातकचूर्ण और खांड मिलकर सेवन करना चाहिए। अथवा केवल खांड में मिला गोदुग्ध अनुपान से सेवन करना चाहिये। सब प्रकार के कफरोगों के लिये अभ्रकभस्म को पिप्पली तथा कायफलचूर्ण में मिला शहद के साथ एक मास तक सेवन करना चाहिये ॥ ७४–८९ ॥

सत्त्वानां वैशिष्ट्यम्

योगेषूपरसादीनां योगे सत्त्वयोजनम्।
गुणोत्तरं भवेद्यस्मात्तस्मात्सत्त्वं विशिष्यते ॥ ९० ॥

भा.टी.—उपरस आदि के योगों के प्रयोग करने में उनका सत्त्व प्रयोग करना अधिक गुणशाली होता है। अतः अभ्रक आदि की भस्म की अपेक्षा उनका सत्त्व प्रयोग किया जाय तो विशेष गुणकारक होता है ॥ ९० ॥

अभ्रकसत्त्वपातनस्य प्रथमः प्रकारः

पादांशसौभाग्यरजःसमेतं पिष्टं मुसल्याः स्वरसेन सार्द्धम्।
कोष्ठ्यां निधायाभ्रकमत्र गाढं त्वाध्मापितं मुञ्चति सत्त्वमच्छम् ॥ ९१

सौभाग्यरजः टङ्कणचूर्णम्। स्पष्टमन्यत् ॥ ९१ ॥

भा.टी.—अभ्रक में चतुर्थांश सुहागा मिला इसको सफेद मूसली के स्वरस के साथ पीसकर मूषा में रखकर तपाने से अभ्रक का साफ सत्त्व निकल आता है ॥ ९१ ॥

वक्तव्य—अभ्रक से प्राप्त होनेवाला सत्त्व एलुमिनियम (*Aluminium*) कहा जाता है। परन्तु आयुर्वेदीय रसशास्त्र की विधि से प्राप्त अभ्रक सत्त्व एलुमिनियम से ठीक नहीं मिलता है। क्योंकि आजकल मिलने वाला सत्त्व (एलुमिनियम) श्वेत हल्का धातु है। और इस विधि से निकाला हुआ कांस्य के सदृश होता है।

द्वितीयः सत्त्वपातनप्रकारः

सम्पेषयेद् घनरजः खलु काञ्जिकस्थं
पञ्चाऽत्तथैव खलु सूरणकन्दतोयैः।

रम्भार्द्रकन्दजरसैरपि भावयित्वा
तुर्यांशटङ्कणकणाल्पकमीनयुक्तम् ॥९२॥
संमेल्य सैरिभमलञ्च विधाय पिण्डान्
कोष्ठ्यां निधाय च ततः प्रधमेद् दृढाग्नौ ।
अभ्रं विमुञ्चति ततो निजसत्त्वमाशु
प्रायः प्रयोगनिवहेषु नियोजयेद्वै ॥ ९३ ॥

अथान्यः प्रकारः—अभ्रचूर्णं काञ्जिकेन सूरणतोयेन कदलीकन्दलेन च पिष्ट्वा टङ्कणं पिप्पलीं क्षुद्रमत्स्यांश्चैकीकृत्य तच्चतुर्थांशं मेलयेत् । सैरिभमलं महिषीमलम् ॥ ९२, ९३ ॥

भा.टी.—अभ्रकचूर्ण को काञ्जी, जिमीकन्दस्वरस, कदलीकन्दस्वरस से पृथक् मर्दन करके अन्त में इसमें चतुर्थांश सुहागा, पिप्पलीचूर्ण और छोटी-छोटी सुखाई हुई मछलियों का चूर्ण, और भैंस का गोबर मिलाकर गोले से बनाकर सुखा लें । अब इन गोलों को कोष्ठी में रखकर तेज अग्नि से तपावें तो अभ्रक का सत्त्व निकल आता है ॥ ९२, ९३ ॥

तृतीयः सत्त्वपातनप्रकारः

वासायास्तण्डुलीयस्य काशमर्दस्य च द्रवैः ।
हंसपद्याश्च मत्स्याद्याः काण्डवल्ल्या द्रवैस्तथा ॥९४॥
पृथक् सम्पेष्य गगनं घर्मे संशोषयेद् बुधः ।
गोधूमचूर्णं सौभाग्यं क्षुद्रमीनाश्च वै पृथक् ॥ ९५ ॥
वस्वंशकं विनिक्षिप्य सम्यक् सम्पेषयेद् बुधः ।
पञ्चाजं पञ्चगव्यं वा घर्मे दत्वा विशोषयेत् ॥ ९६ ॥
गोलकानथ निर्माय युक्त्या संस्थापयेद्भिषक् ।
अधःपातनकोष्ठ्यान्तु ध्मात्वा सत्त्वं समाहरेत् ॥९७॥

काण्डवल्ली स्नुही । पञ्चाजं दधि दुग्धं घृतं मूत्रं पुरीषञ्चेति पञ्च द्रव्याणि अजासंभवानि । एवं पञ्चगव्यमपि ज्ञेयम् ॥ ९४–९७ ॥

भा.टी.—अभ्रकचूर्ण को अाठोड़ी, चौलाई, कसौंदी, हंसपादी, मछेछी, थोहर के स्वरस से पृथक्-पृथक् मर्दन करके धूप में सुखा लें । फिर इसमें गेहूँ, चूर्ण, सुहागा, छोटी मछलियाँ पृथक्-पृथक् आठवाँ भाग मिला, बकरी के दूध, दही, घी, पुरीष और मूत्र इस पञ्चांग अथवा पञ्चगव्य के साथ मर्दन करके गोले-सा बनाकर सुखा लें । अब इनको अधःपातनार्थ बनायी हुई भट्ठी में रखकर तपायें तो अभ्रकसत्त्व निकल आता है ॥ ९४–९७ ॥

अथ चतुर्थः सत्त्वपातनप्रकारः

सौभाग्यं देवधूपश्च गुडः सर्जरसस्तथा ।
ऊर्णा लाक्षा च पिण्याकं क्षुद्रमीनन्तथैव च ॥९८॥
छागीदुग्धेन सम्पेष्य विदध्याद् गोलकान् भिषक् ।
स्थापयेद् वज्रमूषायां गगनं कृतगोलकम् ॥ ९९ ॥
कोष्ठिकायां निधायाथ तीव्राग्नौ प्रधमेद् घनम् ।
अनेन विधिना सत्त्वं द्रुतमेव प्रजायते ॥ १०० ॥

देवधूपः गुग्गुलुः, पिण्याकं तिलकल्कः ॥ ९८–१०० ॥

भा.टी.—सुहागा, गुग्गुल, गुड़, राल, ऊन, लाख, तिल की खली और छोटी मछली को छागदुग्ध के साथ अभ्रक को पीसकर छोटे-छोटे गोले बना लें, अब इसको भट्ठी में रखकर तीव्र अग्नि से तपायें तो शीघ्र ही सत्त्व निकल आता है ॥ ९८–१०० ॥

अभ्रकसत्त्वस्य पिण्डीकरणम्

मित्रपञ्चकसंयुक्तं खसत्त्वं चूर्णसन्निभम् ।
मूषायां त्रिनिधायाथ प्रधमेत्कोकलानले ॥ १०१ ॥
इत्थं तीक्ष्णतरं ध्मातमेकतां याति कांस्यवत् ।
पिण्डीभूतं ततः सत्त्वं शोधनार्थं प्रयोजयेत् ॥ १०२ ॥

मित्रपञ्चकं आज्यं गुंजा सौभाग्यं क्षौद्रं गुग्गुलुश्चेति । आहुश्च—"कणशो यद् भवेत् सत्त्वं मूषायां प्रणिधाय तत् । मित्रपञ्चकयुग्ध्मातमेकी भवति घोषवत् ॥" इति ॥ १०१–१०२ ॥

भा.टी.—उक्त विधि से प्राप्त अभ्रक सत्त्व पूर्वोक्त मित्रपञ्चक के साथ मिला कर मूषा में रख कोयलों की अग्नि में तेज रूप से तपायें तो कांसा धातु की तरह यह सत्त्व एकत्रित हो जाता है, अब इसे शुद्धकर लेना चाहिये ॥१०१–१०२॥

अभ्रकसत्त्वस्य सामान्यशोधनम्

त्रिफलासलिले वापि वटमूलकषायतः ।
अम्लेन काञ्जिकैर्वापि खसत्त्वं शोधयेद्भिषक् ॥ १०३ ॥

त्रिफलासलिलादिषु निर्वापणात् सामान्या शुद्धिरस्य ॥ १०३ ॥

भा.टी.—अभ्रक को गरम करके त्रिफलाकषाय अथवा बड़मूलकषाय में अथवा अम्ल नीबूरस आदि या काञ्जी में सात बार बुझा लेने से वह शुद्ध हो जाता है ॥ १०३ ॥

विशेषशोधनम्

सत्त्वस्य गोलकं ध्मात्वा भृशं संतापयेद् बुधः ।
काञ्जिके चाथ निर्वाप्य लोहदण्डेन कुट्टयेत् ॥ १०४ ॥
पुनः पुनः सम्प्रताप्य यावद्यायाति चूर्णताम् ।
गोघृतेन त्रिधा वापि धात्रीनीरेण भर्जयेत् ॥ १०५ ॥
भर्जने भर्जने कार्यं खल्वे सत्त्वविमर्दनम् ।
ततः पुनर्नवानीरैः सिंहास्यस्वरसेन च ॥ १०६ ॥
काञ्जिकेनापि सम्मेल्य भृशं सम्पेषयेद्भिषक् ।
इत्थं विशोधितं व्योमसत्त्वं मारणसम्मतम् ॥ १०७ ॥

सिंहास्यः वासा, मारणाय सम्मतमिति विग्रहः ॥ १०४–१०७ ॥

भा.टी.—अभ्रकसत्व के गोले को कोयलों की अग्नि में रखकर खूब तपायें, तपने पर इसे निकाल उसी क्षण काञ्जी में बुझाकर इमामदस्ते में लोहे की मूसली से खूब कूटें और फिर भट्ठी पर रखकर तपायें और काञ्जी में बुझाकर खूब कूटें जब तक कि उसका चूर्ण हो जाय। अब चूर्णरूप अभ्रक सत्व को गोघृत और आँवलों के स्वरस में डालकर तीन-तीन बार भून लें और खरल में डालकर मर्दन करते रहें, अन्त में पुनर्नवास्वरस, वासास्वरस और काञ्जी में पीसकर रख लें और भस्म करने के लिये इसको उपयुक्त समझें ॥१०४–१०७॥

अभ्रकसत्त्वस्य मारणम्

विशोधितं व्योमसत्त्वं तदर्धं सूतगन्धकम् ।
निक्षिप्य मर्दयेत्खल्वे काचकूपीगतं ततः ॥ १०८ ॥
पचेत्तु वालुकायन्त्रे विधानज्ञो भिषग्वरः ।
इत्थं नातिचिरादेव खसत्त्वं याति पञ्चताम् ॥ १०९ ॥

अभ्रकसत्त्वमारणप्रकारः व्याख्यातः ॥ १०८, १०९ ॥

भा.टी.—उक्तविधि से शुद्ध अभ्रकसत्त्व एक भाग, और पारे गन्धक की समभाग कज्जली आधा भाग लेकर दोनों को एकत्र मर्दन करके कपड़मिट्टी की हुई काँच की शीशी में भरकर वालुकायन्त्र में पकावें तो इसकी शीघ्र ही भस्म हो जाती है ॥ १०८, १०९ ॥

द्वितीयो मारणप्रकारः

द्वौ भागौ घनसत्त्वस्य भागश्च रसगन्धयोः ।
श्लक्ष्णपिष्टं ततः कृत्वा सप्तवारं प्रयत्नतः ॥ ११० ॥

गोमयाग्नौ पचेत्प्राज्ञः खसत्त्वस्य मृतिर्भवेत् ।
एवं मृतं व्योमसत्त्वं वीतशङ्कः प्रयोजयेत् ॥१११॥

भा.टी.—अभ्रकसत्व दो भाग, एक भाग कज्जली, दोनों को एकत्र अच्छी तरह पीसकर सम्पुट में बन्द करके उपलों की पुट में पकायें। इस प्रकार सात पुट देने से सत्त्व की भस्म हो जाती है। इसे बिना संकोच प्रयोग में ला सकते हैं ॥ ११०–१११ ॥

अभ्रसत्त्वस्य गुणाः

अभ्रसत्त्वं सुशिशिरं मधुरं रुचिरं परम् ।
सुस्निग्धं केश्यमायुष्यं त्रिदोषघ्नं रसायनम् ॥११२॥
प्रौढाङ्गनामदविचूर्णनचारुदक्षः सिंहोपमप्रचुरपुत्रवृतः सुवृत्तः ।
लावण्यपरिपूरितवक्त्रचन्द्रो जीवेच्छतञ्च शरदां घनसत्त्वसेवी ॥११३
मृताभ्रसत्त्वादपरं भैषज्यं नास्ति पुष्टिदम् ।
विशेषात् पुंस्त्वजननं वयसः स्थापनन्तथा ॥ ११४ ॥
नास्त्यनेन समं लोके निर्विकारं गुणोत्तमम् ।
त्रिदोषघ्नञ्च भैषज्यं त्वन्यद् भैषज्यमण्डले ॥ ११५ ॥

अथास्य गुणाः—अभ्रकसत्त्वं सुशिशिरं शीतवीर्यम्, सुवृत्तः सदाचारी, तथा चाहुः स्म पूर्वे—सत्त्वमभ्रस्य शिशिरं त्रिदोषघ्नं रसायनम्। विशेषात् पुंस्त्वजननं वयसः स्तम्भनम्परम् ॥ नानेन सदृशं किञ्चिद् भैषज्यं पुंस्त्वकृत्परम्। सत्त्वसेवी वयः-स्तम्भं लभते नात्र संशयः ॥" इति। अपि च "यत्रोपरसभागोऽस्ति योगे तत्सत्त्व-योजनम्। कर्तव्यं षड्गुणाधिक्याद्रसज्ञत्वमभीप्सता ॥" इति च ॥११२–११५॥

भा.टी.—अभ्रकसत्वभस्म अतिशीतवीर्य, मधुररस और रुचिकारक, स्निग्ध, बालों के लिए लाभदायक, आयुवर्धक, त्रिदोषनाशक रसायन है। इसके सेवन से पुरुष नवयुवती के मद को चूर्ण कर सकता है और अनेक सन्तति उत्पन्न करने की शक्ति प्राप्त कर लेता है। इसके सेवन से मनुष्य का मुख-मण्डल बहुत ही सुन्दर भरा हुआ शोभायुक्त हो जाता है। यदि इसको विधिपूर्वक कुछ दिन सेवन किया जाय तो सौ वर्ष की आयु हो जाती है। अभ्रकसत्त्वभस्म के समान शरीरपोषक विशेष रूप से नपुंसकताहर और आयुःस्थापक कोई औषधि नहीं है। इसके गुणों को देखने से ज्ञात होता है कि संसार में सत्वभस्म के समान निर्विकार अत्यधिक गुण और त्रिदोषप्रकोपनाशक कोई औषधि नहीं है ॥११२–११५॥

अभ्रकसत्त्वसेविनां वर्जनीयानि वस्तूनि

करीरं कारवेल्लञ्च कर्कटीं कोलमम्लकम् ।
तैलं क्षारञ्च वृन्ताकं नाश्नीयादभ्रसेवकः ॥ ११६ ॥

करीरमित्यादिना वर्ज्यवस्तूनि गगनसेविनाम् । उक्तञ्च रसमाधवे–"क्षाराम्लं बिदलं कोलं कर्कटीं कारवेल्लकम् । वृन्ताकञ्च करीरञ्च तैलञ्चाभ्रे विवर्जयेत् ॥" इति ॥ ११६ ॥

भा.टी.—अभ्रक सेवनकाल में करीरी (टेंटी), करेला, ककड़ी, खट्टा बेर, तैल, क्षार, बैगन, इन चीजों का सेवन नहीं करना चाहिये ॥ ११६ ॥

अभ्रकस्य प्रथमः कल्पः

मृताभ्रं त्र्योषसंयुक्तं विडङ्गामलकान्वितम् ।
केशराजरसेनेह सलिलेनैव वा भिषग् ॥ ११७ ॥
खल्वे सम्पेषयेत्प्राज्ञः गुटिकाः कारयेत्ततः ।
छायायां शोषयित्वा च कांचकुम्भे निधापयेत् ॥ ११८ ॥
एकैकां गुटिकां प्राज्ञः समश्नीयान्निरन्तरम् ।
मासषट्कं त्रिमासं वा वैद्यवाचि कृतादरः ॥ ११९ ॥
दिव्यदृष्टिर्दीर्घकायो दिनेशद्युतिदीप्तिमान् ।
दृढदन्तो भवेद्रूपे द्वितीय इव दर्पकः ॥१२०॥
आन्त्रशोषं त्वस्थिशोषं शोषं यक्ष्माणमुल्बणम् ।
चिरोत्थितान् पञ्चकासान् सभेदं श्वासमुद्धतम् ॥१२१॥
अर्शांसि ग्रहणीं पाण्डुं कामलां कुम्भकामलाम् ।
कुष्ठान्यष्टादशात्यर्थं निहन्यादामवातकम् ॥ १२२ ॥
वातपित्तकफोद्भूतान् मृत्युकल्पानिहामयान् ।
सर्वानेव निहन्त्याशु वज्रकल्पोऽयमादिमः ॥१२३॥

शोषं मांसादीनाम्, उल्बणं यक्ष्माणं पूर्णलक्षणमिति यावत् । सभेदं तमकादिभेदयुक्तम् । आदिमः प्रथमः वज्रकल्पः अभ्रकरसायनप्रयोगः ॥११७–१२३॥

भा.टी.—अभ्रकभस्म, त्रिकटुचूर्ण, विडंगचूर्ण आंवलाचूर्ण; प्रत्येक समभाग लेकर एकत्र खरल में भांगरास्वरस अथवा जल से मर्दन करके गोली बनाकर छाया में सुखा लें और काँच की शीशी में रख लें। अब इनमें से एक गोली प्रतिदिन प्रातःकाल छः मासे अथवा तीन मासे तक निरन्तर सेवन करें। इसके सेवन से मनुष्य दिव्यदृष्टि, दीर्घकाय, सूर्य के समान प्रभावाला हो जाता है। उस मनुष्य के दांत बहुत दृढ़ हो जाते हैं। मनुष्य देखने में दूसरा कामदेव

जैसा हो जाता है। इससे आन्त्रशोथ, अस्थिक्षय, भयंकर राजयक्ष्मा, पुरानी सब प्रकार की खांसी और श्वास, अर्शरोग, ग्रहणी, पाण्डु, कामला, कुम्भकामला, अठारह प्रकार के कुष्ठरोग, आमवात और भी वात-पित्त और कफ से होने वाले मृत्युकारक सब रोग शीघ्र ही नष्ट हो जाते हैं ॥ ११७–१२३ ॥

अभ्रकस्य द्वितीयः कल्पः

अभ्रायःसूतबलयः दिगङ्कयुगदृक्मिताः ।
भावयेत्तु वरानीरैः सप्तवारं विधानतः ॥ १२४ ॥
भृङ्गद्रावैः पृथक् तद्वत् शिग्रुतिक्ताग्निजैर्द्रवैः ।
गुटिकाः कारयित्वा च स्थापयेत्काचभाजने ॥ १२५ ॥
कणया त्वथ जीर्णेन गुडेनापि समन्विताम् ।
एकैकां गुटिकां खादेदशेषानामयान् हरेत् ॥ १२६ ॥
षण्मासाज्जायते मर्त्यो भीमसेन इवापरः ।
प्रज्ञया गुरुसोदर्यश्चक्षुषा गरुडोपमः ॥ १२७ ॥

अभ्रं दशभागिकम्, लौहस्य षड्भागाः, सूतस्य चत्वारः, गन्धकस्य द्वौ भागौ. तिक्ता कटुकी, अग्निश्चित्रकः ॥ १२४–१२७ ॥

इति अभ्रकविज्ञानीयो नाम दशमस्तरङ्गः

भा.टी.—अभ्रकभस्म दस भाग, लोहभस्म छः भाग, शुद्धपारद चार भाग, शुद्धगन्धक दो भाग लेकर पहिले पारदगन्धक की कज्जली बना उसमें अभ्रक आदि औषधियाँ मिला इसको त्रिफलाकषाय की सात, भृंगराजरस की सात, सहजने के स्वरस की सात, कुटकीकषाय की सात और चित्रकमूल कषाय की सात भावना देकर गोली बना छाया में सुखाकर कांच की शीशी में रख लें। अब इनमें से एक गोली लेकर उसमें पिप्पलीचूर्ण और गुड़ मिला प्रतिदिन प्रातःकाल सेवन करें तो इससे सब प्रकार के रोग दूर हो जाते हैं। छः महीने तक निरन्तर सेवन करने से मनुष्य के शरीर में भीम के समान बल आ जाता है। उसकी बुद्धि बृहस्पति के समान और दृष्टि गरुड़ के समान हो जाती है ॥१२४-१२७॥

वक्तव्य—उक्त दोनों कल्पों में गोलियों की मात्रा नहीं बतायी गयी है। अतः रोग-दोष-देश-काल आदि देखकर २ रत्ती से ४ रत्ती तक मात्रा का प्रयोग कर सकते हैं।

यह अभ्रकविज्ञानीय नाम दशम तरङ्ग समाप्त हुआ।

अथ तालकादिविज्ञानीयो नाम एकादशस्तरङ्गः

अथ तालकस्य नामानि

हरितालं मतं तालं तालकं नटभूषणम् ।
नटमण्डनकञ्चापि मतं शैलूषभूषणम् ॥ १ ॥
विडालकं चित्रगन्धं पिञ्जरं वंशपत्रकम् ।
आलं पीतनकञ्चापि कथितं मल्लगन्धजम् ॥२॥
तालकं जायते यस्मान्मल्लगन्धकमिश्रणात् ।
तस्माद्भिषग्वरैरेतन्मल्लगन्धजमुच्यते ॥ ३ ॥

तालकनामानि तन्त्रे व्यवहार्य्याणि । मल्लगन्धजमिति नवीननामकल्पने हेतुगर्भंन्निर्वचनमाह तालकं जायते यस्मादित्यादि । सोऽयं कृत्रिमो निर्माणप्रकारः प्राचीनानुक्तोऽपि शिष्यबोधायोद्भावितः ॥ १-३ ॥

भा.टी.—हरिताल, ताल, तालक, नटभूषण, नटमण्डनक, शैलूषभूषण, विडालक, चित्रगन्धक, पिञ्जर, वंशपत्रक, आल, पीतनक तथा मल्लगन्धज, ये हरताल के नाम हैं । क्योंकि हरताल में संखिया और गन्धक का मिश्रण होता है या इनके योग से बनाया जाता है । अतः हरताल को मल्ल (संखिया) गन्धज कहा जाता है ॥ १-३ ॥

तालकस्य द्वौ भेदौ

तालकं द्विविधं ख्यातं रससिद्धैः पुरातनैः ।
प्रथमं पत्रतालं स्याद् द्वितीयं पिण्डतालकम् ॥ ४ ॥

पुराने रसाचार्यों ने हरताल को दो प्रकार का माना है—१ प्रथम पत्रताल या बर्की हरताल, २ दूसरा पिण्डहरताल ॥ ४ ॥

पत्रतालकस्य स्वरूपम्

सुवर्णवर्णं विमलं गुरु चापि महोज्ज्वलम् ।
तनुपत्राचितं स्निग्धं मतं तत्पत्रतालकम् ॥ ५ ॥

सुवर्णवर्णमिति पत्रतालकमुत्कृष्टं लक्षणतः ॥ ५ ॥

भा.टी.—वर्की हरताल स्वर्ण के समान, पीतरक्त मिश्रितवर्ण और साफ, चमकीला भारी और चिकना होता है । इसमें अनेक बारीक पत्र जुड़े हुए होते हैं ॥ ५ ॥

पिण्डतालस्य स्वरूपम्

निष्प्रभं स्वल्पसत्त्वञ्च पत्रहीनं तथा लघु ।
विशेषतः पिण्डरूपं स्मृतं तत्पिण्डतालकम् ॥६॥

पिण्डहरताल, चमकरहित, पत्रहीन और पिंड (डली) के रूप में होता है। इसमें से सत्त्व की मात्रा बहुत कम निकलती है ॥ ६ ॥

पत्रपिण्डतालयोर्वैशिष्ट्यम्

पत्रतालं त्रिदोषघ्नं कुष्ठरोगहरं परम् ।
वातरक्तप्रशमनं परमेतद्रसायनम् ॥ ७ ॥
पिण्डतालं समाख्यातं भृशं स्त्रीपुष्पहारकम् ।
पत्रतालात्स्वल्पगुणं विशेषाद्धेयमेव तत् ॥ ८ ॥

परं अतिशयेनेति यावत् । पत्रपिण्डतालयोर्भेदः सत्त्वतारतम्यात् सहेतुकः । तत्र निःसत्वं पिण्डतालन्तु हेयमेवेति ॥ ७–८ ॥

भा.टी.–पत्रहरताल त्रिदोषप्रकोपनाशक, कुष्ठरोग तथा वातरक्त रोगनाशक और उत्तम रसायन है किन्तु पिंडहरताल प्रयोग करने पर स्त्री के मासिक स्राव को नष्ट करता है और पत्रहरताल की अपेक्षा इसमें बहुत ही स्वल्प-गुण होने से यह औषधिप्रयोग में नहीं लिया जाता है ॥ ७–८ ॥

कृत्रिमतालस्य निर्माणप्रकारः

विशोधितं शङ्खविषं मरुत्सङ्ख्यकभागिकम् ।
तत्त्वभागिकमत्यच्छं गन्धकं विमलीकृतम् ॥ ९ ॥
खल्वे निक्षिप्य यत्नेन मेलयेत्तु शनैः शनैः ।
मिलितं तु ततो ज्ञात्वा विधानज्ञो भिषग्वरः ॥ १० ॥
पचेन्मन्दानलेनैतद् यन्त्रे डमरुकाभिधे ।
स्वांगशीते ततश्चोर्ध्वसंलग्नं तालकं हरेत् ॥ ११ ॥
विशुद्धमल्लगन्धाभ्यां तालकं यदि निर्मितम् ।
भिषग्वरस्तदा तालं नैवेह खलु शोधयेत् ॥ १२ ॥

शंखविषं श्वेतमल्लं ४९ भागिकम् , गन्धकं २४ भागिकम्। स्पष्टमन्यत् ।९-१२।

भा.टी.—शुद्ध संखिया उनचास ४९ भाग, शुद्ध गन्धक चौबीस २४ भाग खरल में डालकर अच्छी तरह मर्दन करें और डमरुयन्त्र में डालकर बन्द करके पकावें। जब स्वांगशीत हो जाय तो सावधानी से यन्त्र को नीचे उतारकर ऊपर की हाँडी के भीतर जमे हुए हरताल को निकाल लें। यह कृत्रिम हरताल बनाने की विधि है। यदि शुद्ध संखिया और शुद्ध गन्धक से हरताल बनाया हुआ हो तो उसे शुद्ध करने की आवश्यता नहीं रहती है ॥ ९–१२ ॥

अशोधिततालकस्य दोषाः

[गीतिका]

अविशोधितं तु तालं परिशीलितं प्रकामम् ।
जनयत्यनल्पदाहक्षोभप्रकम्पतोदान् ॥ १३ ॥
मलिनीकरोति गात्रं प्रकरोति कुष्ठभीतिम् ।
कमनीयतां प्रकामं विनिहन्ति कायजाताम् ॥ १४ ॥
अशुद्धं तालकं कुर्याद् रोगान् वातकफोद्भवान् ।
मृत्युशङ्काकरान् यस्माद् भिषक् तस्माद्विशोधयेत् ॥ १५ ॥

अशुद्धतालकदोषाः दाहक्षोभादयः । उक्तञ्च—"हरति च हरितालं चारुतां देहजातां सृजति च बहुतापानङ्गसङ्कोचपीडाः । वितरति कफवातौ कुष्ठरोगं विदध्यादिदमशितमशुद्धं मारितं वाप्यसम्यक् ॥" इति । अशुद्धं हि यानुद्भावयति व्याधीन् शुद्धं सत् तानेव शमयतीति विशेषः ॥ १३–१५ ॥

भा. टी.—अशुद्ध हरताल को सेवन करने से अत्यन्त दाह, क्षोभ, शरीर-कम्प, तोद (सर्व शरीर में सुई-सी चुभना) पीड़ा होने लगती है । सम्पूर्ण शरीर में रक्तदुष्टि से विकृति आ जाती है और कुष्ठ होने का डर रहता है । शरीर की सुन्दरता नष्ट हो जाती है । क्योंकि अशुद्ध हरताल शरीर में मृत्युकारक वातकफप्रकोपात्मक रोगों को उत्पन्न करता है । अतः इसको शुद्ध करके ही अन्तःप्रयोग करना चाहिये ॥ १३–१५ ॥

वक्तव्य—हरिताल में यह विशेषता पायी जाती है कि अशुद्धावस्था में यह जिन रोगों को उत्पन्न करता है शुद्ध होने पर उन्हीं रोगों की परम औषधि है ।

तालकशोधनस्य प्रथमः प्रकारः

[गीतिका]

सुविचूर्णितं तु तालं खलु पोट्टलीगृहस्थम् ।
नवनिम्बूकोत्थवारा त्विह दोलिकाख्ययन्त्रे ॥ १६ ॥
विपचेद्विधानविज्ञः सततं तु याममेकम् ।
गृहवारिणा च यामं विमलत्वमेति नूनम् ॥ १७ ॥
विधिना ह्यनेन यत्नाद्विमलीकृतं तु तालम् ।
विनियोजयेद्रसादौ नियतं तु वीतशङ्कः ॥ १८ ॥

तालकशोधनस्य प्रथमः प्रकारः—पोट्टलीगृहस्थं पोट्टलीमध्यम् । वीतशङ्कः विगतसन्देहः ॥ १६–१८ ॥

भा. टी.—वर्की हरताल का मोटा-मोटा चूर्ण बना एक पोटली में बाँध लें ।

अब इस पोटली को दोलायंत्र में नींबू का रस डालकर उसमें निरन्तर एक पहर तक पकावें। इसी तरह घरके धुएँ के जल में भी एक पहर तक दोलायन्त्र में पकावें। इसी विधि से शुद्ध किया हुआ हरताल निःशंक होकर रसयोगों में प्रयोग किया जा सकता है ॥ १६-१८ ॥

द्वितीयः शोधनप्रकारः

तालकं चूर्णयित्वा तु पोट्टल्यां विनिधाय च।
दोलायन्त्रे पचेद्यामं कूष्माण्डसलिले भिषक् ॥ १९ ॥
यामैकं चूर्णतोयेन त्रैफलेन जलेन वा।
इत्थं यामद्वयेनैव शुद्धिमायात्यनुत्तमाम् ॥ २० ॥

यामद्वयं कूष्मांण्डसलिलादिषु स्वेदनाद् द्वितीयः प्रकारः। केचित्तु टङ्कणकणान् तालके मेलयित्वा दोलायन्त्रे शोधयन्ति कूष्मांण्डसलिलादिभिः ॥१६-२०॥

भा.टी.—हरताल का मोटा चूर्ण करके पोटली में बाँधकर इसे दोलायन्त्र में पेठे का स्वरस डाल उसमें एक पहर तक पकावें। इसके अनन्तर चूने के जल में अथवा त्रिफलाकषाय में भी दो पहर पकाकर शुद्ध कर लें॥ १६-२० ॥

तृतीयः शोधनप्रकारः

तालचूर्णन्तु पोट्टल्यां न्यस्य दोलागतं पचेत्।
तिलक्षारजलेनैव याममात्रं भिषग्वरः ॥ २१ ॥
यामैकं स्वेदनादेवं तालं शुद्धिमवाप्नुयात्।
इत्थं विशोधितं तालं वीतशङ्कः प्रयोजयेत् ॥ २२ ॥

तालचूर्णं तिलक्षारजलेन स्वेदितं याममात्राच्छुध्यतीति तृतीयः सरलः प्रकारः

भा.टी.—हरतालचूर्ण को पोटली में बाँधकर तिलक्षारजल में दोलायन्त्र विधान द्वारा पकावें। इस प्रकार तिलक्षारजल में एक पहर स्वेदन करने से हरताल शुद्ध हो जाता है, इसे निःशंक होकर प्रयोग कर सकते हैं ॥२१-२२॥

चतुर्थः शोधनप्रकारः

पोट्टल्यां निहितं तालचूर्णं दोलागतं पचेत्।
शाल्मलीमूलतोयेन याममेकं भिषग्वरः ॥ २३ ॥
यामैकं स्वेदनादेव तालकं शुद्धिमाप्नुयात्।
अथवा तद्द्रवेणैव दिनसप्तकभावनात् ॥ २४ ॥

शाल्मलीमूलक्काथेनैवमेव चतुर्थः ॥ २३-२४ ॥

भा.टी.—हरतालचूर्ण को पोटली में बाँधकर सेमल की जड़ के स्वरस में

दोलायंत्र द्वारा पकावें। इस प्रकार शाल्मलीमूलस्वरस में एक पहर तक स्वेदन करने से हरताल शुद्ध हो जाता है। अथवा शाल्मलीमूलस्वरस की सात भावना देने से भी हरताल शुद्ध हो जाता है ॥ २३–२४ ॥

पञ्चमः शोधनप्रकारः

चूर्णीकृतं पत्रतालं चूर्णनीरेण भावयेत्।
सप्तवारं प्रयत्नेन शुद्धिमायात्यनुत्तमाम् ॥ २५ ॥

चूर्णोदकेन प्रागुक्तपरिमाणेन सप्तधा भावनात् पञ्चमः ॥ २५ ॥

भा.टी.—वर्कीहरताल को चूने के जल की सात भावना देने से भी वह उत्तम प्रकार से शुद्ध हो जाता है ॥ २५ ॥

तालकमारणस्य प्रथमः प्रकारः

विमलं तालमादाय भिषक् पौनर्नवे रसे।
दिनैकं खल्वयन्त्रे च पेषयित्वाऽथ शोषयेत् ॥ २६ ॥
घनीभूतं ततो ज्ञात्वा चक्रिकाः कारयेद्भिषक्।
सम्यक् ताः शोषयित्वा च भस्मयन्त्रेण वै पचेत् ॥ २७ ॥
क्षारैः पौनर्नवैश्चात्र स्थाल्यर्द्धं परिपूरयेत्।
निधाय चक्रिकाश्चाथ क्षारैस्तैरेव पूरयेत् ॥ २८ ॥
वह्निं प्रदापयेत् यत्नाद्विधानज्ञो निरन्तरम्।
मल्लगन्धजमेवन्तु म्रियते नात्र संशयः ॥ २९ ॥

अथ मारणप्रकारः प्रथमः—पुनर्नवारसैर्घृष्टं तत्क्षारान्तर्निवेशितं क्रमवृद्धाग्निना पश्चात् पचेच्च दिवसत्रयम्। भावप्रकाशमते सततं पञ्चदिनानि पाकः कार्यः। उक्तं तत्र—"दिनान्यन्तरशून्यानि पञ्च वह्निं प्रदापयेदिति।" ॥ २६–२९ ॥

भा.टी.—शुद्ध हरताल को खरल में डालकर उसमें पुनर्नवा स्वरस मिला खूब मर्दन करके जब गाढ़ा-सा कल्क हो जाय तो इसकी टिकिया बना लें और अच्छी तरह सुखाकर भस्मयंत्र में आधा भाग पुनर्नवाक्षार भर के टिकियाओं को रखकर पुनः ऊपर से पुनर्नवाक्षार को दबा-दबाकर मुख तक भर दें। अब चूल्हे पर रखकर विधिपूर्वक अग्नि देवें तो निःसन्देह हरताल की भस्म हो जाती है ॥ २६–२९ ॥

वक्तव्य—यहाँ पर पुनः यह बात स्मरण करनी चाहिये कि पुनर्नवा की यदि भस्म ली जाय तो वह अच्छी तरह कपड़छान की हुई होनी चाहिये। अन्यथा हरताल उड़ जायगी। अग्नि के विषय से दो मत देखने में आते हैं—भावप्रकाश में पाँच दिन तक निरन्तर मध्यम अग्नि देने को लिखा है; और कोई

कहते हैं कि भस्म के उपर रखे सूखे तिनके यदि भस्म हो जाँय तो अग्नि देना बन्द कर देना चाहिये। ऐसी अवस्था में गुरु उपदेश ही परम सहायक होता है।

द्वितीयो मारणप्रकारः

विमलं हरितालन्तु पञ्चतोलकसंमितम्।
पिप्पलत्वक्कषायेण वस्त्रपूतेन भावयेत्॥ ३०॥
एकविंशतिवाराणि कुर्यादेवं प्रयत्नतः।
चक्रिकां कारयित्वा च भस्मयन्त्रेण पाचयेत्॥ ३१॥
पिप्पलत्वग्भवेनात्र वस्त्रपूतेन भस्मना।
स्थाल्यर्द्धं पूरयित्वा च चक्रिकां स्थापयेद्भिषक्॥ ३२॥
तेनैव भस्मना चाथ शेषं भागं प्रपूरयेत्।
स्थालीं चुल्ल्यां निधायाथ पचेद्यामचतुष्टयम्॥ ३३॥
मल्लगन्धजमेवन्तु मृतिमाप्नोति निश्चितम्।
एवं मृत तालकन्तु वीतशङ्कः प्रयोजयेत्॥ ३४॥

वस्त्रपूतेन भस्मना इति अत्र वक्तव्यं यद्यपि तथापि सौकर्य्यार्थं स्मारयामः। भस्म चेद्वस्त्रपूतं न क्रियेत अमसृणं स्थूलं तत् धमनिरोधायालं न स्यात्, तस्मात् श्लक्ष्णमसृणं वस्त्रपूतं विधेयमिति॥ ३०–३४॥

भा.टी.—शुद्ध हरताल पाँच तोला लेकर उसे कपड़े में अच्छी तरह छने हुए पीपलवृक्षत्वक्कषाय में क्रमशः इक्कीस भावना दें। अन्त में इसकी टिकिया बनाकर अच्छी तरह सुखा लें। अब भस्मयंत्र में पीपलवृक्ष-त्वक् की शुद्ध तथा कपड़छन भस्म को आधे भाग में दबा-दबाकर भरें और इसके ऊपर उक्त टिकियाओं को रख अच्छी तरह जमा दें और फिर अन्त के अवशिष्ट भाग को उसी भस्म से दबा-दबाकर मुख तक भर दें। यन्त्र को चूल्हे पर रखकर चार पहर की अग्नि देवें। इस विधि से अवश्य ही हरताल की भस्म हो जाती है॥३०-३४॥

तृतीयो मारणप्रकार;

विमलं हरितालन्तु पञ्चतोलकसंमितम्।
अर्कक्षीरे दशगुणे पेषयेद्भिषजां वरः॥ ३५॥
चक्रिकां कारयित्वा च शोषयेदातपे पुनः।
भस्मयन्त्रेण मतिमान् पचेद्युक्तिपुरःसरम्॥ ३६॥
पलाशभस्मना चात्र वस्त्रपूतेन पूरयेत्।
स्थाल्यर्द्धञ्च ततो मध्ये चक्रिकां स्थापयेद्भिषक्॥ ३७॥

भस्मना चाथ तेनैव भागं शेषं प्रपूरयेत् ।
चतुर्यामं पचेद्धीमान् श्वेतं भस्म समाहरेत् ॥ ३८ ॥

अर्कदुग्धेन पिष्टं श्लक्ष्णीभूतं साधु भस्मीभवतीति व्याचष्टे। अर्कक्षीरे दशगुणे इति। सर्वमन्यत् पारिभाषिकं पूर्ववदेव ॥ ३५–३८ ॥

भा.टी.—पाँच तोला शुद्ध हरताल लेकर उसे दसगुने आक के दूध के साथ खरल में डालकर अच्छी तरह मर्दन करें और टिकिया बना उसको अच्छी तरह धूप में सुखा लें। अब भस्मयन्त्र के आधे भाग में कपड़छन ढाक की छाल की भस्म भरें। और उस पर उक्त टिकियाओं को रखकर पुनः अवशिष्ट यंत्रभाग को उसी भस्म से अच्छी तरह भर दें और यंत्र को चूल्हे पर रखकर चार पहर की अग्नि दें तो हरताल की श्वेतवर्ण भस्म हो जाती है ॥ ३५–३८ ॥

चतुर्थो मारणप्रकारः

विमलं पत्रतालन्तु तत्तुल्या मृतशुक्तिका ।
खल्वे सम्पेषयेद्यामं कुमारीस्वरसेन वै ॥ ३९ ॥
निर्माय चक्रिकां तस्य शोषयेदातपे भिषक् ।
शरावसम्पुटे न्यस्य ततो लघुपुटे पचेत् ॥ ४० ॥
स्वाङ्गशीतं ततो ज्ञात्वा भस्म निश्चन्द्रिकं हरेत् ।
इत्थं मृतं तालकन्तु कुष्ठरोगहरं परम् ॥ ४१ ॥

चतुर्थो मारणप्रकारो मृतशुक्तिकया, अस्मिन् गुणविशेषः कुष्ठनाशन इति।

भा. टी.—शुद्ध वर्कीहरताल के बराबर भाग शुक्ति (सीप) भस्म लेकर दोनों को खरल में कुमारी-स्वरस से एक पहर तक अच्छी तरह मर्दन करें। टिकिया बनाने योग्य होने पर टिकिया बना उसको धूप में अच्छी तरह सुखा लें। अब इसको एक शरावसम्पुट में अच्छी तरह बन्द करके लघुपुट में फूँक दें। सम्पुट के स्वांगशीत होने पर उसे खोल निश्चन्द्र भस्म निकाल लें। इस प्रकार बनायी हुई हरताल की भस्म विशेषरूप से कुष्ठनाशक होती है ॥३९-४१॥

पञ्चमो मारणप्रकारः

विमलं पत्रतालन्तु त्रिवारं भावयेद्भिषक् ।
पलाशमूलजैः क्वाथैर्घनीभूतैर्विधानतः ॥ ४२ ॥
माहिषेण च मूत्रेण भावयेच्च ततः परम् ।
कपोताख्यपुटेनैव पचेत्तालं भिषग्वरः ॥ ४३ ॥
एवं पुटैर्द्वादशभिस्तालकं मृतिमाप्नुयात् ।
इत्थं मृतं तालकन्तु वीतशङ्कः प्रयोजयेत् ॥ ४४ ॥

पञ्चमः द्वादशपुटैः शनैः शनैः भस्मीकरणोपयोगी। घनीभूतैरिति मधुनिभैः॥

भा.टी.—शुद्ध वर्कीहरताल को पलाशमूल के गाढ़े क्वाथ की तीन भावना देकर फिर इसको भैंस के मूत्र की तीन भावना दें। धूप में सुखाकर सम्पुट में बन्द करके कपोतपुट में फूँक लें। इस प्रकार बारह पुट देने से हरताल की भस्म हो जाती है। इसको भी निःशंक होकर प्रयोग में लायें॥ ४२–४४॥

षष्ठो मारणप्रकारः

विमलं पत्रतालन्तु कन्यकाद्भिर्विमर्दयेत्।
चक्रिकां कारयित्वा च शोषयेदातपे भिषक्॥ ४५॥
विधाय गोमये गर्तं तस्मिन् डिण्डिरचूर्णकम्।
तालोन्मितं तु विन्यस्य चक्रिकां स्थापयेत्ततः॥४६॥
पुनस्तेनैव चूर्णेन सम्यगाच्छाद्य चक्रिकाम्।
पुटेन्महापुटेनैव भूमौ गर्तेऽथवा भिषक्॥ ४७॥
स्वाङ्गशीतं ततो ज्ञात्वा गोमयान्यपसारयेत्।
शरदिन्दुनिभं पश्चान्मृतं तालं समाहरेत्॥४८॥
तालं सञ्चूर्ण्य खल्वे च काचकुप्यां तु विन्यसेत्।
इत्थं मृतं तालकन्तु नाशयेद्विषमज्वरम्॥ ४९॥
तण्डुलैकमितं दद्यादेकवारं तु वासरे।
श्रीमन्नरेन्द्रनाथाख्यैः गुरुवर्यमहोदयैः॥ ५०॥
आविष्कृतोऽनुभूतश्च सुगमोऽयं विधिर्वरः।
प्रकाशितः खलु मया लोकानुग्रहकाम्यया॥ ५१॥

अथानुभूतचरः षष्ठो मारणप्रकारः—डिण्डीरैः समुद्रफेनैः, भूमौ इति गर्ताभावेऽपि इत्यर्थः। अत्र विशेषः समुद्रफेनचूर्णकमपि वह्नियोगात् पिण्डितमत्र मिलतीति तत्संयुक्तमेव तालभस्म सम्पद्यते न वियुक्तम्। निर्धूमन्तु भवत्येव। सुगमोऽयं प्रकारः॥ ४५–५१॥

भा.टी.—शुद्ध हरताल को कुमारीस्वरस से अच्छी तरह मर्दन कर उसकी टिकिया बनाकर धूप में सुखा लें। अब एक मोटे और सूखे हुए उपले में गाढ़ा बनाकर हरताल के बराबर भाग समुद्रफेन का चूर्ण भर दें और इसके ऊपर हरताल की टिकिया रखकर फिर इसके अविशिष्ट भाग को समुद्रफेनचूर्ण से भर दें। अब इस चक्रिकायुक्त उपले को जमीन में या गढ़े में महापुट की अग्नि से फूंक दें। पुट के स्वांगशीत होने पर धीरे-धीरे उपलों की राख को अलग करते हुए निश्चित स्थान में बनी हुई शरच्चन्द्रमा के समान सफेद वर्ण

हरतालभस्म को निकाल खरल में पीसकर कांच की शीशी में भर लें। इस प्रकार बनायी हुई हरताल की भस्म विषम ज्वर को नष्ट करती है। विषम ज्वर को रोकने के लिये इसको एक चावल भर मात्रा में दिन में एक ही बार देना चाहिये। इसको मेरे गुरुप्रवर नरेन्द्रनाथ जी ने आविष्कार एवं अनुभव किया था। मैं इसे प्रकाशित कर रहा हूँ ॥ ४५–५१ ॥

वक्तव्य—समुद्रफेन के चूर्ण में रखकर भस्म बनाने में हरताल की भस्म पृथक् नहीं बनती है, किन्तु समुद्रफेन चूर्ण के साथ पिंडाकार में मिली हुई होती है। परन्तु इसे जलते हुए कोयलों पर रखने पर धुंआँ नहीं उठता है।

मृततालकस्य गुणाः

मृतं तालं हरेद् घोरं फिरङ्गं सुचिरोत्थितम्।
वातरक्तं विसर्पञ्च विपादीञ्च विचर्चिकाम् ॥ ५२ ॥
विविधानि च कुष्ठानि ह्यर्शांसि विषमज्वरम्।
रोगं फिरङ्गजं हन्यादपस्मारं भगन्दरम् ॥ ५३ ॥
व्रणं नाडीव्रणञ्चापि विस्फोटमतिदारुणम्।
वातरक्तभवान् रोगानन्यानपि हरेद् भृशम् ॥ ५४ ॥

फिरङ्गं उपदंशविशेषम्। तस्योपद्रवांश्च ॥ ५२–५४ ॥

भा.टी.—हरताल की भस्म भयंकर और पुराने फिरङ्ग रोग को नष्ट करती है। इसके अतिरिक्त यह भस्म वातरक्त, वीसर्प, विपादिका, विचर्चिका तथा अनेक प्रकार के कुष्ठ रोग और विषमज्वर को नष्ट करती है। फिरंगजन्य रोग, अपस्मार और भगन्दर रोग को नष्ट करती है। इसी तरह पुराने व्रण, नाड़ीव्रण, भयंकर विस्फोट और वातरक्त प्रकोपजन्य अन्यान्य विकारों को भी दूर करती है ॥५२-५४॥

शुद्धतालकस्य गुणाः

विमलं तालकं स्निग्धं भूतज्वरविनाशनम्।
त्वच्यं कुष्ठादिशमनं कथितं च रसायनम् ॥५५॥

भूतज्वरो जीवाणुसम्पर्कजो विषमज्वरः। त्वच्यं त्वग्रोगनाशनमित्यर्थः। रसायनं जराव्याधिहरम् ॥ ५५ ॥

भा.टी.—शुद्धहरताल स्निग्ध होती है, कृमिजन्य संक्रामक-ज्वरों को नष्ट करती है। इसे त्वचा की सब विकृतियाँ दूर होकर वह शुद्ध निर्मल हो जाती है। शुद्ध हरताल कुष्ठ आदि रोगों को शान्त करती है और रसायन है ॥५५॥

वक्तव्य—इसके अतिरिक्त हरताल को दो विधियों से सेवन करने का

विधान बताया गया है। प्रथम इसको भस्म करके, दूसरा इसको शुद्ध करके योगों में डालकर प्रयोग करना। भस्मावस्था में हरिताल का सोमल (संखिया) का भाग ही शेष रहने से उसका अन्तः प्रयोग करने से सोमल के सदृश ही आमाशयान्तःकला में रक्तसञ्चार बढ़ता है जिससे अग्नि दीप्त होती और भूख लगती है। परन्तु अधिक मात्रा में देने से इससे उलटा क्षोभ होने लगता है। जो चिकित्सक औषधि द्वारा अधिक मात्रा में घी, दूध, मक्खन आदि स्निग्ध पदार्थों को अधिक खिलाने का दावा करते हैं वे ऐसे सोमल आदि औषधियों के बल पर ही करते हैं। तीव्र पाण्डुरोग पर हरतालभस्म या सोमल देने से रक्त में रक्ताणुओं की संख्या बढ़ती है जिससे पाण्डु के चिह्न शान्त होने लगते हैं। हृदय पर इस भस्म का बल तथा उत्तेजक प्रभाव होने से हृदय की दुर्बल गति बलवती हो जाती है। श्वाससंस्थान पर तालभस्म या सोमल का बल्य प्रभाव होता है। इसके सेवन से श्वास-काठिन्य हट जाता है। लसीकार्बुद तथा लसीका ग्रन्थि अर्बुदों को नष्ट करने में सोमल-समांस हरतालभस्म का विशेष प्रभाव देखा जाता है। भोजन के बाद तुरन्त ही मलत्याग की प्रवृत्ति होने या पतला दस्त होने पर सोमल के योग विशेष लाभकारी सिद्ध होते हैं ॥ ५५ ॥

हरितालस्य मात्रा

पादांशतो रक्तिकायाः रक्तिकार्द्धमितं परम् ।
विमलं च मृतं तालं प्रयुञ्जीत भिषग्वरः ॥५६॥

शुद्धस्य सुमृतस्य च तालस्य गुञ्जार्धं यावन्मात्रा नाधिका ॥ ५६ ॥

भा.टी.—शुद्धहरिताल या हरताल की भस्म को चौथाई रत्ती से आधी रत्ती की मात्रा तक सेवन कराया जा सकता है ॥ ५६ ॥

मृततालकस्य परीक्षणम्

काचपात्रे क्षिपेत्तोयं लवणद्रावकान्वितम् ।
तस्मिञ्जले तु गुञ्जैकं मृतं तालं विनिक्षिपेत् ॥५७॥
सन्तापयेत्ततस्तीव्रं विधानज्ञो भिषग्वरः ।
पीतवर्णं यदा चूर्णं पतन् पात्रतलं विशेत् ॥५८॥
मृतं तालकमेवेदं जानीयात्तु तदा भिषक् ।
अन्यथाऽन्यस्य धात्वादेर्भस्मेदमिति निर्दिशेत् ।५९॥

अथ मृततालकपरीक्षणं लवणद्रावको वक्ष्यमाणप्रकारः। अन्यथेति पीतवर्णचूर्णाभावे सति अन्यस्य तालकाद् भिन्नस्य ॥५७–५९ ॥

भा.टी.—एक कांच की चौड़ी प्याली में और लवणद्राव डालकर उसमें एक रत्ती हरताल की भस्म भी डाल दें, अब इस कांचपात्र को सुरादीप के ऊपर त्रिपादिका पर रखकर गरम करें तो इस जल में से पीतवर्ण का निक्षेप पात्र के तल में बैठना आरम्भ हो जायगा। ऐसी अवस्था में यह हरताल की भस्म ही है ऐसा निश्चय करना चाहिये। यदि ऐसा निक्षेप नीचे न आये तो अन्य किसी धातु आदि की भस्म समझनी चाहिये ॥ ५७–५९ ॥

अथ तालकस्य आमयिकः प्रयोगः

वासायाः कण्टकार्या वा रसेन परिशीलितम् ।
तालकं नाशयेत्कासं श्वासं परमदारुणम् ॥६०॥
आम्रगन्धहरिद्रायाः स्वरसेन च शीलितम् ।
सर्वरक्तविकाराणां तालकं परमौषधम् ॥६१॥
वचाजीरकचूर्णाभ्यामपस्मारहरं परम् ।
पञ्चतिक्तकषायेण कुष्ठरोगं विनाशयेत् ॥६२॥
देवदालीद्रवेणेह तालकं परिशीलितम् ।
वातरक्तकृतान् रोगान् सर्वानेव विनाशयेत् ॥६३॥
वन्ध्याकर्कोटकीद्रावैर्विसर्पं दारुणं हरेत् ।
कुमारीस्वरसेनेह त्वग्रोगानाशु नाशयेत् ॥६४॥
चेतकीचूर्णयोगेन हरेदर्शांसि सत्वरम् ।
हरिद्रास्वरसेनाशु पाण्डुरोगं विनाशयेत् ॥६५॥
गुडूचीसत्त्वसयुक्त [illegible] वातास्रनाशनम् ।
ताम्बूलेन क्षयं हन्यात्प्रमेहं सुरसारसैः ॥६६॥
अजामूत्रेण संयुक्तं हरेत्तूर्णं जलोदरम् ।
पिप्पलीमधुसंयुक्तं वह्निमान्द्यं विनाशयेत् ॥६७॥
मरिचकज्जलीयुतं विषान्वितं च तालकम् ।
समं विमर्द्य वारिणा वटी तु गुञ्जसंमिता ॥६८॥
कृता निषेविता ततः प्रलापमोहसंयुतम् ।
निहन्ति दुर्जलज्वरं ज्वरं च सान्निपातिकम् ॥६९॥
सतुत्थशंखतालकं यथोत्तरं विवर्द्धितम् ।
सहारसेन पेषितं विपाचितं विधानतः ॥७०॥
यवोन्मितं तु सेवितं यथानुपानयोगतः ।
निहन्ति दुर्जलज्वरं ज्वरं च भूतसङ्गजम् ॥७१॥

सताम्रकज्जलीयुतं तु तालकं विशोधितम् ।
विभाव्य निम्बवारिणा नवेन चेन्द्रवारकम् ॥७२॥
निषेवितं तु गुञ्जकं ज्वरस्य यामपूर्वकम् ।
निहन्ति भूतसङ्गजं ज्वरं परं सुदारुणम् ॥७३॥
नवसादरचूर्णेन तालकं परिपेषितम् ।
लेपेन नाशयत्येव वृश्चिकार्तिं सुदारुणाम् ॥७४॥
लवङ्गचोचकर्पूरसंयुक्तं शुक्रमेहहृत् ।
जातिपत्रीकुङ्कुमाभ्यां प्रतिश्यायं व्यपोहति ॥७५॥
अपामार्गशिफाक्षारयुतं तु हरितालकम् ।
प्रलिप्तं चिरसञ्जातं हन्ति लिङ्गार्शसं द्रुतम् ॥७६॥
सव्योषताम्रं तालं तु वातशूलहरं परम् ।
जातीफलसमायुक्तं बलवृद्धिकरं मतम् ॥७७॥

अथास्य रोगयोग्यः प्रयोगः—आम्रगन्धहरिद्रा आंवाहलदीत्याख्या, पञ्चतिक्तं गुडूची, निम्बमूलत्वक्, वासकः, निदिग्धिका, पटोलपत्रमित्येतदुक्तम् । ताम्बूलेन क्षयमिति—यद्यपि ताम्बूलं शोषिणामपथ्यं तथापि भेषजसंयोगप्रभावात् ज्ञेयम् । अथवा चूर्णखादिरादिवर्जितं ताम्बूलपत्रमादेयमिति विशेषः । दुर्जलज्वरः वर्षासु जातो विषमज्वरः । चतुर्दशवारं नवीनेन निम्बजलेन भावना ॥ ६०–७७ ॥

भा.टी.—वासास्वरस अथवा कंटकारीस्वरस के साथ हरताल का सेवन करने से भयंकर श्वास रोग दूर हो जाता है। सब प्रकार के रक्तविकृतिजन्य रोगों के लिये हरताल को आँवाहल्दी के स्वरस के साथ सेवन कराया जाता है। अपस्मार रोग में इसको वच और जीरे के चूर्ण के साथ प्रयोग करना चाहिये। पूर्वोक्त पञ्चतिक्त द्रव्यों के कषाय के साथ सेवन करने से यह कुष्ठ रोग को नष्ट करती है। देवदालीस्वरस के साथ हरताल का सेवन करने से यह वातरक्त रोग-जन्य उपद्रवों को शांत करती है। भयंकर वीसर्प रोग के लिये बांझककोड़े के रस के साथ हरताल का सेवन करना चाहिये। त्वचा के रोगों में इसको कुमारीस्वरस के साथ सेवन करने से लाभ होता है। हरड़ के चूर्ण के साथ कुछ दिन हरताल का सेवन करने से अर्शोरोग शीघ्र ही शांत हो जाता है। पाण्डुरोग में इसको हल्दी के रस के साथ सेवन करना चाहिये। वातरक्त रोग में इसको गिलोयसत्त्व के साथ सेवन करना चाहिये। पान के साथ इसको क्षयरोग में दिया जाता है।

प्रमेह में इसे तुलसीस्वरस के साथ प्रयोग करना चाहिये। जलोदर में हरताल को बकरी के मूत्र के साथ प्रयोग करना चाहिये। अग्निमांद्य में इसको पिप्पली-चूर्ण और मधु में मिलाकर सेवन करना चाहिए। कालीमिर्च कज्जली, शुद्ध बत्सनाभविष और शुद्धहरताल; प्रत्येक समभाग लेकर खरल में जल के साथ घोटकर एक-एक रत्ती की गोली बना लें। इन वटियों के सेवन से प्रलाप और मोहयुक्त दुर्जलज्वर मलेरिया तथा सान्निपातिकज्वर में लाभ होता है। शुद्ध तूतिया एक भाग, शंखभस्म दो भाग, शुद्ध हरताल तीन भाग लेकर इनको कुमारीस्वरस से मर्दनकर संपुट में बन्द करके लघु पुट में पका लेवें। अब इसमें से एक यवमात्रा में लेकर उचित अनुपान के साथ सेवन करायें तो इससे विषम-ज्वर तथा विषकृमिजन्य ज्वर नष्ट हो जाते हैं। ताम्रभस्म, पारद गन्धक की सम-भाग कज्जली, तथा शुद्धहरताल, प्रत्येक समभाग लेकर खरल में एकत्र करके इनको नीम के स्वरस की चौहद बार भावना देकर सुखाकर रख लें। इनमें से मलेरिया ज्वर आने के तीन घंटे पहिले एक रत्ती रोगी को खिला दें तो भयानक विषमज्वर नष्ट हो जाता है। हरताल को नौसादर चूर्ण के साथ पीसकर बिच्छू के काटे हुए स्थान पर जल से लेप करने से बिच्छू का विष उतर जाता है। शुक्र-प्रमेह में इसका लौंग, दालचीनी और केसर के साथ प्रयोग करने से आराम आता है। प्रतिश्याय (जुकाम) में इसको जावित्री और केसर के साथ मिलाकर देना चाहिये। लिंगार्श रोग में अपामार्ग की जड़ की छाल और हरताल को जल से पीसकर लेप करने से पुराना लिंगार्श भी नष्ट हो जाता है। वातनाड़ीशूल में हरताल को त्रिकटुचूर्ण और ताम्रभस्म में मिलाकर देना चाहिये। शरीर में बल बढ़ाने के लिये हरताल को जायफलचूर्ण के साथ प्रयोग करना चाहिये ॥६०-७७॥

तालकोदयमलहरः

सिक्थतैलं तु विमलं त्रिंशत्तोलकसंमितम्।
द्वितोलकमितं तालं कूष्माण्डद्रवशोधितम् ॥७८॥
श्लक्ष्णपिष्टा कज्जलिका निशा खदिरसारकम्।
गैरिकं गिरिसिन्दूरं पृथक् तोलकसंमितम् ॥७९॥
मनःशिला च विमला तोलकार्द्धमिता यथा।
सम्मेल्य खल्वे यत्नेन काचकुप्यां तु विन्यसेत् ॥८०॥
मतो मलहरोऽयं तु तालकोदयसंज्ञकः।
नानादोषसमुद्भूतव्रणवर्गनिषूदनः ॥८१॥

विचर्चिकादद्रुकुष्ठपामाविस्फोटनाशनः ।
नाडीव्रणहरश्चैव समाख्यातो विशेषतः ॥८२॥

भा.टी.—सिक्थतैल तीस तोला, पेठे के रस में शुद्ध किया हुआ हरताल दो तोला, पारद गन्धक की कज्जली, हरड़चूर्ण, कत्था, गेरू, सिन्दूर, एक-एक तोला, शुद्ध मैनसिल आधा तोला लेकर सब को यथाविधि खरल में मिलाकर काँच की शीशी में रख लें। इसको तालकमलहर कहते हैं। यह मरहम अनेक प्रकार की खराबियों से उत्पन्न व्रणों को नष्ट करता है। विचर्चिका, दाद, कुष्ठ पामा तथा विस्फोट नाशक है। नाड़ीव्रण के लिये विशेष रूप से लाभदायक है ॥ ७८–८२ ॥

प्रथमं रसमाणिक्यम्

द्विकर्षं पत्रतालन्तु कूष्माण्डसलिलेन वै ।
विभावयेत्सप्तवारं त्रिवारं वा विधानतः ॥ ८३ ॥
ततो दध्नाऽथवाम्लेन तथैव तु विभावयेत् ।
प्रक्षालयेत्ततस्तोयैः प्रतप्तैस्तु भिषग्वरः ॥ ८४ ॥
मध्येऽभ्रपत्रयोन्यस्य शरावे विन्यसेद्भिषक् ।
शरावेणापरेणेह च्छादयेद्यत्नतः पुनः ॥ ८५ ॥
बदरीपत्रकल्केन विदध्यात्सन्धिलेपनम् ।
आतपे चाथ संशोष्य वालुकायन्त्रगं पचेत् ॥ ८६ ॥
मध्यमेनाग्निना यत्नात् होरात्रितयसंमितम् ।
स्वांगशीतं समुद्धृत्य माणिक्याभं हरिद्रसम् ॥ ८७ ॥
मात्रा रक्तिद्वयमिता रसो माणिक्यसंज्ञितः ।
वातरक्तं हरेद् घोर फिरङ्गञ्चातिदारुणम् ॥ ८८ ॥
विविधानि च कुष्ठानि तथा नाडीव्रणं हरेत् ॥
नासास्यप्रभवान् रोगान् नाशयेन्नात्र संशयः ॥ ८९ ॥

रसमाणिक्यस्याद्यः प्रकारः—प्रतप्ततोयैः क्षालनं नैर्मल्यार्थम् । क्षालनानन्तरं घर्मे शोषयित्वाभ्रपत्रयोः संस्थाप्यम् ॥ ८३–८६ ॥

भा.टी.—चार तोला वर्की हरताल को पेठे के स्वरस में सात बार या तीन बार भावना देवें। इसके अनन्तर सात बार या तीन बार खट्टे दही की तीन भावना देवें। भावना देने के बाद इसको गरम पानी से अच्छी तरह धोकर साफ कर लें। अब इनको सुखा कर दो अभ्रक के चौड़े पात्रों के बीच में रख-

कर चारों तरफ से बन्द कर दें और एक सिकोरे में रखकर दूसरे सिकोरे से ढक कर अच्छी तरह बेर के पत्तों के कल्क से सन्धिलेप करके सुखा लें। अब इस प्याले या सिकोरों के सम्पुट को वालुकायन्त्र के बीच में रखकर तीन घंटे मध्यम-मध्यम अग्नि देकर पकायें। यन्त्र के स्वांगशीत होने पर संपुट को निकाल अभ्रकपत्रों के बीच में से माणिक्यमणि के सदृश हरे वर्ण के रस को निकाल लें। इस रसमाणिक्य की दो रत्ती मात्रा प्रतिदिन प्रयोग करने पर भयंकर वातरक्त, भयंकर फिरंग, अनेक प्रकार के कुष्ठ, नाड़ीव्रण, भगन्दर तथा नासिका और मुख में होनेवाले रोग अवश्य नष्ट हो जाते हैं ॥ ८३–८९ ॥

द्वितीयं रसमाणिक्यम्

विमलं पत्रतालन्तु द्रवैः कूष्माण्डसम्भवैः।
विभावयेत्सप्तवारं दध्ना चाम्लेन वा तथा ॥ ९० ॥
प्रक्षाल्य तप्ततोयेन यत्नतश्चूर्णयेद्भिषक्।
माषद्वयोन्मितं तालं न्यसेन्मध्येऽभ्रपत्रयोः ॥९१॥
अङ्गाराग्नौ निधायाथ वङ्कनालेन धुत्तयेत्।
माणिक्याभं भवेद्यावत् पचेत्तावत् प्रयत्नतः ॥ ९२ ॥
अङ्गारानपसार्याथ रसमाणिक्यमुद्धरेत्।
वारं वारं ततश्चैवं कृत्वा माणिक्यमाहरेत् ॥ ९३ ॥

अथापरः प्रकारः अभ्रपत्रमध्ये तालकं स्थापयित्वा स्वल्पेष्वप्यङ्गारेषु पाको विधीयते। माषद्वयोन्मितमित्यल्पपरिमाणग्रहणं पाकसौकर्यार्थम्। अभ्रपत्रञ्च प्रतनुकं व्रणरहितं श्वेताभ्रकीयं ग्राह्यम्। प्रतनुकपत्रे सम्यक् पाको भवति वारं वारमिति प्रभूततालस्य पाको भागद्वयविभागद्वारा विधेयः ॥९०–९३॥

भा.टी.—स्वच्छ वर्की हरताल को लेकर पेठे के स्वरस तथा खट्टे दही के साथ सात भावना देवें, अन्त में गरम जल से अच्छी तरह धोकर सुखा लें और इसका मोटा-मोटा सा चूर्ण बना लें। अब इसमें से दो मासे चूर्ण लेकर अभ्रक के पत्तों के बीच में रखकर इसको चारों तरफ बन्द करके कोयलों की अग्नि में तपायें और वंकनाल (फूंकनी) से अग्नि दीप्त करते जाँय। जब हरतल चूर्ण का वर्ण अभ्रकपत्रों के बीच में माणिक्य के सदृश हो जाय तो इस पत्रसम्पुट को अग्नि में से नीचे उतार लें और पत्रों के बीच के माणिक्य को निकालकर पुनः उन पत्रों में हरताल चूर्ण रखकर बन्द करें और अग्नि में पकायें। इस प्रकार सब हरताल का माणिक्यरस बना लें ॥ ९०–९३ ॥

वक्तव्य—शुद्ध हरताल के चावलों के बराबर टुकड़ों को अभ्रकपत्रों के बीच में बराबर रखकर पत्रों के किनारे को पहिले सुई-तागे से सी दें, पश्चात् इसको गीले आटे से लेप करके सुखा लें। अब इस पत्र सम्पुट को जलते हुए कोयलों पर रखें और देखते जायँ। जब पत्रों के बीच में धुआँ उड़कर बन्द हो जाय और हरताल लाल-काला सा दीखने लगे तो तुरन्त चिमटे से पत्रसम्पुट को उठाकर दूसरी तरफ लौटा लें और लालवर्ण का हरताल दीखने पर कोयलों से पृथक् करके हरताल को निकाल लें।

तालकसत्त्वपातनस्य प्रथमः प्रकारः

तालं पलद्वयमितं सौभाग्यं तत्समं हरेत्।
भावयेन्मेषिकादुग्धैः कूष्माण्डसलिलैस्ततः॥ ९४॥
कुमारीस्वरसेनाथ निम्बूकस्य द्रवेण च।
ततः समन्तदुग्धायाः पयसा तु विभावयेत॥ ९५॥
विभाव्य च रविक्षीरैः रुबुतैलेन पेषयेत्।
मध्वाज्येनापि सम्पेष्य वटकान् कारयेत्ततः॥ ९६॥
काचकुप्यां निधायाथ वालुकायन्त्रमध्यगम्।
मन्दाग्निनैव नियतं पचेद्दिनचतुष्टयम्॥९७॥
स्वतः शीतं समुद्धृत्य विमलं कुलिशप्रभम्।
ऊर्ध्वलग्नं तालसत्त्वं कूपीं भित्त्वा समाहरेत्॥ ९८॥

तालकसत्त्वपातनस्य प्रथमः प्रकारः—तालकं १६ तो०, टङ्कणं मेषीदुग्धकूष्माण्डकुमारीनिम्बूरसैः सेहुण्डदुग्धेन अर्कक्षीरेण एरण्डतैलेन मधुना घृतेन च पेषयेत्। गोलकान् विधाय वालुकायन्त्रे मन्दाग्निना पचेत्। कुलिशप्रभं हीरकसदृशं चाकचक्ययुक्तमित्यर्थः, तालसत्त्वमाददीत॥ ९४–९८॥

भा.टी.—दो पल शुद्ध हरताल और दो पल सुहागा दोनों एकत्र लेकर भेड़ के दूध में, पेठे के स्वरस में, घीकुआर के रस में, निम्बू के रस में और थोहर के दूध तथा आक के दूध में घोटकर अन्त में एरण्डतैल और मधु तथा घृत के साथ मर्दन करके इसकी बड़ी-बड़ी गोलियाँ बना लें। अब सूखी हुई गोलियों को एक कपड़मिट्टी की हुई काँच की शीशी में भरकर वालुकायन्त्र में मन्द-मन्द अग्नि से चार दिन तक निरन्तर पकावें। स्वांगशीत होने पर शीशी के ऊर्ध्व भाग में लगे हुए वज्र के सदृश कठोर चमकीले हरतालसत्त्व को कूपी को फोड़कर निकाल लें॥ ९४–९८॥

द्वितीयः सत्त्वपातनप्रकारः

कूष्माण्डरससंशुद्धं तालं पलचतुष्टयम् ।
कुमारीस्वरसेनेह भावयेद्दिनसप्तकम् ॥९९॥
आतपे त्वथ संशोष्य चूर्णयेद्भिषजां वरः ।
काचकुप्यां निधायाथ वालुकायन्त्रगं पचेत् ॥ १०० ॥
दिनानि सप्त नियतं विधानज्ञो भिषग्वरः ।
ऊर्ध्वलग्नं तालसत्त्वं पीताभं तु समाहरेत् ॥ १०१ ॥
भागोऽष्टमस्तु गुञ्जायाः प्रयोक्तव्यो विधानतः ।
कुष्ठादौ योजयेद्धीमान् श्वित्रकुष्ठे विशेषतः ॥१०२॥

द्वितीयः सत्त्वपातनप्रकारः सुगमः । तत्र हि पीताभं तालकसत्त्वं भवतीति विशेषः । सत्त्वस्य भक्षणयोग्या मात्रा गुञ्जाष्टमो भागः ॥ ९९–१०२ ॥

भा.टी.—पेठे के स्वरस में शुद्ध किया हुआ हरताल चार पल लेकर उसे सात दिन तक कुमारीस्वरस में डालकर भावना दें । सात दिन के बाद निकाल धूप में सुखाकर चूर्ण कर लें । अब इसको उक्त विधि से कांच की शीशी में भर कर बालुकायन्त्र में निरन्तर मन्द-मन्द अग्नि से सात दिन तक पकावें । तदनन्तर स्वांगशीत होने पर शीशी को तोड़कर उसके ऊर्ध्व भाग में लगे हुए पीताभ सत्त्व को निकाल लें । इस सत्त्व की रत्ती का आठवाँ भाग मात्रा का प्रयोग कुष्ठ आदि रोगों में विशेषतः सफेद कोढ़ में करना चाहिये ॥ ९९-१०२॥

तालकविकारे भैषज्यम्

ससितं जीरकक्षोदं कूष्माण्डस्वरसन्तु वा ।
अश्नीयात्तालविकृतौ त्रिवारं त्वेकवासरे ॥ १०३॥

तालविकारे सति तस्य शमनाय भैषज्यं जीरकचूर्णं कूष्माण्डरसो वा ॥१०३॥

भा. टी.—वर्की हरताल या हरताल के योगों के सेवन से शरीर में कोई विकार उत्पन्न हो जाय तो उनका प्रभाव दूर करने के लिये पेठे के स्वरस में मिश्री और जीराचूर्ण मिलाकर दिन में तीन बार सेवन करना चाहिये ॥१०३॥

अथ मनःशिलाया नामानि

मनःशिला रोगशिला शिला नैपालिका तथा ।
मनोगुप्ता मनोज्ञा च मनोह्वा नागजिह्विका ॥ १०४ ॥

कुनटी कुलटी गोला नागमाता च सा मता।
कल्याणिका च सैवेह कथिता रसनेत्रिका॥ १०५॥

अथ मनःशिला—नैपालिका, तद्देशजातत्वात्॥ १०४–१०५॥

भा.टी.—मनःशिला, रोगशिला, शिला, नैपालिका, मनोगुप्ता, मनोज्ञा, मनोह्वा, नागजिह्विका, कुनटी, कुलटी, गोला, नागमाता, कल्याणिका, रस-नेत्रिका; ये सब नाम मैनसिल के कहे जाते हैं॥ १०४–१०५॥

शोधनोचितशिलायाः स्वरूपम्

मनःशिला शिलाखण्डशून्या रक्तोत्पलप्रभा।
भारे गुरुतरा दीप्ता शोधनार्हा मता बुधैः॥ १०॥

उत्तममनःशिलापरिचयः—दीप्ता सचाकचक्या, शोधनार्हा ग्राह्येत्यर्थः॥१०॥

भा.टी—शोधन के योग्य मैनसिल पत्थर-कंकड़ रहित, लाल कमल के सदृश प्रभावाली, वजन मे भारी और चमकीली होनी चाहिये॥ १०६॥

अशोधितमनःशिलाया दोषाः

मनःशिला त्वशोधिता प्रमादतस्तु शीलिता।
हरेद्बलं हि चारुता विनश्यतीह त्वग्गता॥ १०७॥
अशोधिता रोगशिला मलविष्टम्भकारिणी।
मूत्ररोधकरी कामं मूत्रकृच्छ्रप्रवर्तिनी॥ १०८॥

अशोधिता शिला मलविष्टम्भकरी मूत्ररोधो मूत्रकृच्छ्रं वेति विकल्पः समुच्चयो वा यथासम्प्राप्तिर्भवति॥ १०७–१०८॥

भा.टी.—यदि अशुद्ध मैनसिल को गलती से सेवन कर लिया जाय तो इसके द्वारा शारीरिक बल तथा त्वचा की सुन्दरता नष्ट हो जाती है। यही नहीं बल्कि अशुद्ध मैनसिल से मलविष्टम्भ, मूत्ररोध (मूत्र रुकना) तथ मूत्रकृच्छ्र-रोग हो जाता है॥ १०७–१०८॥

मनःशिलायाः प्रथमः शोधनप्रकारः

सुधोदके निपातिता मनःशिला तु चूर्णिता।
दिनत्रयाद्विनिर्गता भवेत्तु दोषवर्जिता॥ १०९॥

चूर्णोदके दिनत्रयं निमग्ना शुध्यति। १०९॥

भा.टी.—मैनसिल के चूर्ण को चूने के पानी में दो दिन रखे रहने से यह शुद्ध हो जाती है॥ १०९॥

द्वितीयः शोधनप्रकारः

भृङ्गराजरसेनेह दोलायन्त्रे विपाचिता।
चतुर्यामं रोगशिला शुद्धिमायात्यनुत्तमाम् ॥ ११० ॥

भृङ्गरसे यामचतुष्टयं स्विन्ना च शुध्यति ॥ ११० ॥

भा.टी.—मैनसिल को पोटली में बाँधकर इसको दोलायन्त्र में भांगरा-स्वरस डालकर चार पहर तक पकाने से यह शुद्ध हो जाती है ॥ ११० ॥

तृतीयः शोधनप्रकारः

बीजपूररसेनेह भाविता तु मनःशिला।
सप्तवारं विधानेन विशुध्यति न संशयः ॥ १११ ॥

बीजपूरो निम्बूकविशेषः ॥ १११ ॥

भा.टी.—मैनसिल को सात भावना बिजौरा नीबू के रस की देकर अन्त में उसे जल से धोकर सुखा लेने से वह शुद्ध हो जाती है ॥ १११ ॥

चतुर्थः शोधनप्रकारः

जयन्तीस्वरसेनेह दोलायन्त्रे विपाचितः।
चतुर्यामं विधानेन विशुध्यति मनःशिला ॥ ११२ ॥

जयन्ती 'जइता' इति भाषायाम् ॥ ११२ ॥

भा.टी.—जयन्ती स्वरस को दोलायन्त्र में डालकर इसमें मैनसिल की पोटली को चार पहर तक स्वेदन करने से भी यह शुद्ध हो जाती है ॥११२॥

पञ्चमः शोधनप्रकारः

अगस्त्यपत्रस्वरसैर्भावयेत्सप्तवारकम्।
मनःशिला प्रयत्नेन शुद्धिमायात्यनुत्तमाम् ॥ ११३ ॥

अगस्त्यः तदाख्यः पुष्पतरुः प्रसिद्धः ॥ ११३ ॥

भा.टी.—अगस्त्य पत्तों के स्वरस में मैनसिल की सात भावना देकर सुखा लेने से वह शुद्ध हो जाती है ॥ ११३ ॥

षष्ठः शोधनप्रकारः

आर्द्रकस्वरसेनेह मनोगुप्तां तु भावयेत्।
सप्तवारं बिधानेन शुद्धिमाप्नोति सर्वथा ॥ ११४ ॥

भा.टी.—मैनसिल को अदरख की सात भावना देकर सुखा लें तो वह अच्छी तरह शुद्ध हो जाती है ॥ ११४ ॥

अथ मनःशिलाया गुणाः

मनःशिला कटुस्तिक्ता स्निग्धोष्णा लेखनी गुरुः ।
कासश्वासहरा कामं भूतोपद्रवनाशिनी ॥११५॥
अग्निमान्द्यक्षयानाहहन्त्री कण्डूतिनाशिनी ।
रसायनी ज्वरहरा वर्ण्या कामं विषापहा ॥११६॥

भूतोपद्रवा जीवाणुजाता व्याधयः । वर्ण्या वर्णप्रसादनी ॥११५-११६॥

भा.टी.—मैनसिल रस में कटु और तिक्त होती है । गुणों में स्निग्ध, उष्ण और गुरु होती है । यह लेखन (शोथ आदि में कफ को पतला कर निकालना) कार्य करती है । कास और श्वास रोगों में लाभदायक है, जीवाणुजन्य रोगों को नष्ट करती है । इसके अतिरिक्त अग्निमान्द्य, क्षय तथा अफरा, कब्ज और कण्डू को मिटाती है । यह नियमपूर्वक शुद्ध रूप में सेवन करने से हरताल की भाँति शरीर में रसायनकार्य करती है । पुराने ज्वरों और नवीन ज्वरों में लाभदायक, त्वचा के रोगों को नष्ट करके उसकी सुन्दरता को बढ़ाती है और विषनाशक है ॥११५-११६॥

विशुद्धमनःशिलाया मात्रा

तत्त्वांशतो रक्तिकायाः कलांशप्रमितां तथा ।
शिला मात्रा विनिर्दिष्टा काशीनाथभिषक्तमैः ॥११७॥

अथास्या मात्रा—तत्त्वांशतो रक्तिकाया इति चतुर्विंशत्यंशत इति भावः । कलांशप्रमितां षोडशभागमिताम् ॥ ११७ ॥

भा.टी. —शुद्ध मैनसिल की मात्रा रत्ती के ३२ वें भाग से लेकर सोलहवें भाग तक रोगी के बलाबल को देखकर प्रयुक्त की जा सकती है ॥ ११७ ॥

अस्यामयिकः प्रयोगः

वासकस्वरसोपेता त्र्यूषणक्षोदसंयुता ।
मनःशिला शीलिता तु कासं श्वासं व्यपोहति ॥११८॥

पिप्पलीमरिचोपेता धारिणाञ्जनयोगतः ।
नैपालिका तु नियतं नाशयेद्विषमज्वरान् ॥११९॥

वैदेहीनिम्बबीजोत्थचूर्णोपेता मनःशिला ।
कारवेल्लोरसैर्लीढा त्रिदोषज्वरहारिणी ॥१२०॥

सैन्धवमरिचमनोज्ञाशंखैः क्रमवृद्धभागसंमिश्रैः ।
अपनयतीह निकामं नेत्रगदान् विधिवदुपयुक्ता ॥१२१॥

रसाञ्जनान्विता शिला कपोतगूथसंयुता ।
शिला सुपेषिताञ्जनात्त्वपस्मृतिं विनाशयेत् ॥१२२॥

रजनीद्वयमञ्जिष्ठाक्षारक्षोदान्विता शिला ।
घृतक्षौद्रैः प्रलेपात्तु वर्ण्या त्वग्दोषनाशिनी ॥१२३॥
पिप्पलीनागरोपेता कपित्थरससंयुता ।
लाजान्विता तु मधुना लीढा छर्दिं विनाशयेत् ॥१२४॥

रोगयोग्यः प्रयोगः—त्र्यूषणक्षोदः त्रिकटुचूर्णम् । कपोतगूथं कपोतविष्ठा । क्षारक्षोदः यवक्षारचूर्णम् । अथ प्रसङ्गान्मनःशिलीयो माणिक्यरसः—शुद्धवरनागस्याष्टौ तोलकानि, हिङ्गुलोत्थपारदस्याष्टौ तोलकानि, मनःशिलायाः शुद्धाया अष्टौ तोलकानि, शुद्धगन्धस्याष्टौ तोलकानि । वरनागं वह्निगलितं पारदेन सह सम्मेल्यातिश्लक्ष्णां पिष्टिं विधाय शिलागन्धाभ्यां सावधानतया पेषयेत् । वालुकायन्त्रे षोडश यामान् विपाचितो रससिन्दूराभो भवति माणिक्यो रसः । स च नागादिसम्पर्कजातो विशेषतः कफप्रधानं राजयक्ष्माणमाद्यावस्थायां दत्तो हन्ति । मात्रा रक्तिकार्द्धपर्यन्तमिति । योगोऽयं यक्ष्मचिकित्सासु रसमाणिक्यनाम्ना व्यवहृतः पूर्वैरिति ॥ ११८–१२४ ॥

भा.टी.—शुद्ध मैनसिल में त्रिकटुचूर्ण मिला वासास्वरस के साथ सेवन करने से कास-श्वास रोग में लाभ होता है । विषमज्वरों के वेग को रोकने के लिये मैनसिल में पिप्पलीचूर्ण मिला जल से पीसकर आंखों में अञ्जन किया जाता है । त्रिदोषप्रकोपजन्य ज्वरों को दूर करने के लिये मैनसिल में पिप्पली तथा निम्बबीजचूर्ण मिला करेले के पत्रस्वरस से गोली बनाकर प्रयोग किया जाता है । सेन्धानमक एक भाग, कालीमिर्च चूर्ण दो भाग, मैनसिल तीन भाग, शंखभस्म चार भाग लेकर, इनका बारीक चूर्ण करके अञ्जन बना लें, इसको आंखों में लगाने से नेत्र रोग नष्ट होते हैं । अपस्मार रोग में मैनसिल, रसौंत तथा कबूतर की विष्ठा, इनका अञ्जन बनाकर आंखों में लगाने से आराम आता है । त्वक् रोगों या त्वचा की खराबी में मैनसिल में हरिद्रा, मञ्जिष्ठाचूर्ण और यवक्षार मिला घी और शहत के साथ शरीर में लेप करने से आराम आता है । वमन रोकने के लिये मैनसिल को पिप्पली और सोंठ चूर्ण, और धान का लावा में मिलाकर कैथ के स्वरस तथा मधु के साथ चटाया जाता है ॥ ११८–१२४ ॥

अशुद्धमनःशिलाविकारे भैषज्यम्

शिलाविकारोपहतः पिबेत्क्षीरं दिनत्रयम् ।
मधुना पथ्यसंयुक्तो वान्त्यादिभ्यो विमुच्यते ॥१२५॥

भा.टी.—अशुद्ध मैनसिल सेवन करने से यदि शरीर में कोई उपद्रव हो जाय तो रोगी को तीन दिन तक दूध में शहत मिला कर पिलावें और पथ्य-पूर्वक रक्खें तो वमन, तृष्णा आदि उपद्रव शान्त हो जाते हैं ॥ १२५ ॥

मनःशिलाया निर्माणप्रकारः

विशोधितं शंखविषं मरुद्भागमितं तथा।
विशुद्धं गन्धपाषाणं कलाभागिकमाहरेत् ॥ १२६ ॥
खल्वे निक्षिप्य यत्नेन चूर्णयेद्भिषजां वरः ।
चूर्णितञ्चाथ विन्यस्य यन्त्रे डमरुकाभिधे ॥ १२७ ॥
पचेत्ततः स्वतः शीते कुनटीमूर्ध्वगं हरेत् ।
प्रयोजयेद्विधानेन मात्रा सर्षपसंमिता ॥ १२८ ॥

अथ मनःशिलानिर्माणप्रकारः—शङ्खविषं गौरीपाषाणकं ४९ भागमितम्, गन्धकस्य १६ भागाः । मात्रा तु सर्षपमिता ॥१२६–१२८॥

भा.टी.—शुद्ध संखिया उनचास भाग, शुद्ध गन्धक सोलह भाग, दोनों को खरल में एकत्र सूक्ष्मचूर्ण करके डमरुयन्त्र में डालकर पकायें । स्वांग-शीतल होने पर यन्त्र के ऊपर की हांडी के भीतर लगी हुई मैनसिल को निकाल कर प्रयोगों में काम लायें । इसकी मात्रा एक सरसों के बराबर समझनी चाहिये ॥ १२६–१२८ ॥

मनःशिलायाः सत्त्वपातनम्

गुडगुग्गुलुकिट्टाज्यैस्त्वष्टमांशेन वै पृथक् ।
शिला मूषागता कोष्ठ्यां ध्माता सत्त्वं विमुञ्चति ॥ १२९ ॥

किट्टं मण्डूरम् ॥ १२९ ॥

भा.टी.—मैनसिल में गुड़, गूगल, लौहकिट्ट (मण्डूर) और घी, ये सब आठवां भाग डाल कर मूषा में रख कर कोष्ठी में तपाने से मैनसिल का सत्त्व निकल आता है ॥ १२९ ॥

अथ शंखविषस्य नामानि

शंखमूषं शंखविषं गौरीपाषाणकं तथा ।
दारुमूषं दारुमूषा दारुमोचश्च मल्लकः ॥ १३० ॥
फेनाश्मभस्मसंज्ञश्च सोमलः सम्बलं तथा ।
आखुपाषाणकं चैव रसज्ञैः परिकीर्तितम् ॥ १३१ ॥

अथ शङ्खविषनामानि तन्त्रे व्यवहृतानि । फेनाश्मभस्मेति सुश्रुततन्त्रनिर्दिष्टं

नाम। तत्र हि धातुविषतया संङ्गृहीतमेतत्। उक्तं हि "फेनाश्मभस्म हरिताल-ञ्चेति धातुविषे"। क्वचिद् विकटनाम्नापि व्यवहृत इति ॥ १३०–१३१ ॥

भा.टी.—शंखमूष, शंखविष, गौरीपाषाण, दारुमूष, दारुमूषा, दारुमोच, मल्लक, फेनाश्मभस्म, सोमल, सम्बल, आखुपाषाण, इन नामों से संखिया शास्त्रों में व्यवहृत होता है ॥ १३०–१३१ ॥

शङ्खविषस्य द्वैविध्यम्

मल्लस्तु द्विविधः प्रोक्तः श्वेतोऽन्यो रक्तकस्तथा।
कृत्रिमः श्वेतमल्लस्तु रक्तश्चाकरसंभवः ॥ १३२ ॥

अथास्य भेदाः—श्वेतरक्तवर्णभेदेन मल्लो द्विधा इति सोऽयं द्वेधा विभागः योगरत्नाकराद्युक्त एव रसतन्त्रे व्यवहारार्थमनूदित आचार्यैः। तथाच योगरत्नाकरे "गौरीपाषाणकः प्रोक्तो द्विविधः श्वेतरक्तकः। श्वेतः शङ्खसदृग् रक्तो दाडिमाभः प्रकीर्तितः ॥ श्वेतः कृत्रिमकः प्रोक्तो रक्तः पर्वत-सम्भवः। विषरूपधरौ तौ हि रसकर्मणि पूजितौ ॥" इति। वस्तुतस्तु श्वेतरक्तपीतकृष्णभेदेन चतुर्विधः प्राप्यते मल्लः। तत्र श्वेत एव बहुव्यवहार्य्यः। इतरे तु क्वचिदेवेति विशेषः। अत्रापि सर्वत्र श्वेतमल्लस्यैव प्रयोगा निर्दिष्टा इति विभावनीयम् ॥ १३२ ॥

भा.टी.—संखिया के दो भेद माने गये हैं। १—श्वेत संखिया, २—रक्त (लाल) संखिया। इनमें से सफेद संखिया कृत्रिम (बनाया हुआ) और लाल संखिया खनिज होता है ॥ १३२ ॥

वक्तव्य—वास्तव में संखिया श्वेत रक्त पीत कृष्ण भेद से चार प्रकार का होता है। परन्तु इनमें से श्वेत मल्ल अधिक व्यवहार में आता है।

अथ शङ्खविषस्य शोधनम्

सुचूर्णितं शंखविषं दृढं वस्त्रेण रोधयेत्।
मेघनादरसेनैव दोलायन्त्रे विपाचयेत् ॥ १३३ ॥
मृद्वग्निना दिनैकन्तु शुद्धिमायात्यनुत्तमाम्।
इत्थं विशोधितं शंखविषं यत्नेन योजयेत् ॥ १३४ ॥

अथास्या शोधनम्—मेघनादस्तण्डुलीयकः। कारवेल्लीरसेन शोधनं साम्प्रदायिकम्। काञ्जिकेनापि दोलायन्त्रविधिना शुध्यति मल्लः ॥ १३३–१३४ ॥

भा.टी.—संखिया का मोटा-मोटा चूर्ण करके एक दृढ़ वस्त्र में अच्छी तरह बाँध कर पोटली बना लें। अब इस पोटली को दोलायन्त्र में चौलाई का

का स्वरस डालकर उसमें दिन भर मन्द-मन्द अग्नि से पकायें तो संखिया शुद्ध हो जाता है। इस प्रकार शुद्ध संखिया को सावधानी से काम में लावें ॥१३३-१३४

मल्लशोधनस्य द्वितीयः प्रकारः

मल्लचूर्णं त्वाजरसैर्दोलायन्त्रे विपाचयेत्।
दिनैकन्तु विधानज्ञो मल्लः शुद्धिमवाप्नुयात् ॥१३५॥

भा.टी.—मल्ल के चूर्ण को पोटली में बांधकर बकरी के दूध अथवा मांस रस में दोला यन्त्र द्वारा एक दिन पकाने से वह शुद्ध हो जाता है ॥ १३५ ॥

तृतीयः शोधनप्रकारः

कारवेल्लीरसेनेह दोलायन्त्रे द्वियामकम्।
विपाचितं शङ्खविषं शुद्धिमायात्यनुत्तमाम् ॥१३६॥

भा.टी.—संखिया को उक्तविधि से करेले के पत्ररस में दोलायन्त्र द्वारा पका लेने से भी वह उत्तम प्रकार से शुद्ध हो जाता है ॥ १३६ ॥

चतुर्थः शोधनप्रकारः

विपाचितं शङ्खविषं यत्नतष्टङ्कणाम्भसा।
गव्यदुग्धेन वा यामं शुद्धिमायात्यनुत्तमाम् ॥१३७॥

भा.टी.—संखिया को सुहागे के जल अथवा गोदुग्ध में दोलायन्त्र द्वारा पका लेने से भी वह उत्तम प्रकार से शुद्ध हो जाता है ॥ १३७ ॥

विशुद्धमल्लस्य गुणाः

गौरीपाषाणकः स्निग्धो दोषघ्नो रसबन्धकृत्।
कफवातामयहरः वृश्चिकादिविषप्रणुत् ॥१३८॥
मासमात्रप्रयोगेण श्वासं परमदारुणम्।
विविधानि च कुष्ठानि नाशयेन्नैव संशयः ॥१३९॥
श्लीपदोत्थज्वरध्वंसी प्रकामं कामवर्धनः।
सन्धिवातगदद्वेषी फिरङ्गकरिकेशरी ॥१४०॥
अग्निमान्द्यहरः कामं विषमज्वरनाशनः।
कान्तिप्रदः परं जीर्णपाण्डुरोगनिषूदनः ॥१४१॥
श्वासं प्रतमकं हन्ति चिरोत्थं त्वातिदारुणम्।
द्रुतमारम्भवेलायां यक्ष्माणमपि नाशयेत् ॥१४२॥
हृच्छूलजं ज्वरोत्थञ्च हृद्दौर्बल्यं द्रुतं हरेत्।
अतीसारं निहन्त्याशु मुक्तमात्रसमुत्थितम् ॥१४३॥

मल्लो बाह्यप्रयोगेण क्षारकर्मकरः परम् ।
शोथसन्तापशैथिल्यकरश्च परिकीर्तितः ॥१४४॥

अथास्य गुणाः—स्निग्धः स्पर्शतः । अवशिष्टगुणनिर्देशः प्रायः प्राचीनरस-तन्त्रानुक्तोऽनुभूतचरश्चेति ध्येयम् । एवमग्रेऽपि । बाह्यप्रयोगे च क्षारकर्म दारण-भेदनादि तत्करोतीति ॥ १३८–१४४ ॥

भा.टी.—संखिया स्पर्श में स्निग्ध (चिकना), दोषनाशक और पारद का बन्ध करनेवाला लिखा है। यह कफ वायु के सब रोगों को नष्ट करता है और बिच्छू आदि के विष को नष्ट करता है। यदि शुद्ध संखिया एक मास तक उप-युक्त विधि से सेवन किया जाय तो इससे भयंकर श्वासरोग तथा अनेक प्रकार के कुष्ठ निःसन्देह नष्ट ही जाते हैं। इसके प्रयोग से श्लीपद (पीलपाँव) रोगजन्य ज्वर नष्ट होता है और कामशक्ति बढ़ जाती है। यह सन्धिवात (गठिया) को नष्ट करता और फिरङ्ग का शत्रु तथा अग्निमान्द्य को दूर करने में सर्वोत्तम द्रव्य है। विषमज्वर को समूल नष्ट करता, शरीर की कान्ति को बढ़ाता और पुरानी रक्ताल्पता को दूर करता है। अत्यन्त पुराने भयंकर प्रतमक श्वास को नष्ट करता है। यदि राजयक्ष्मा की आरम्भिक अवस्था में प्रयोग किया जाय तो उसे भी नहीं बढ़ने देता है। हृदयशूल जन्य ज्वरजन्य हृदय की दुर्बलता को शीघ्र ही दूरकर देता है। भोजन के बाद ही प्रतिदिन होनेवाले दस्तों में यह शीघ्र ही आराम देता है। यदि इसे बाह्य प्रयोग में काम लाया जाय तो इसका स्थानिक प्रभाव क्षारों के सदृश होता है। अर्थात् बाह्य प्रदेश के शोथ और सन्ताप उष्णताको शीघ्र ही कम कर देता है ॥ १३८–१४४ ॥

वक्तव्य—संखिया और हरतालभस्म के गुण प्रायः सदृश ही होने से इनका एक जैसा ही प्रभाव समझना चाहिये। सोमल का निष्क्रमण अधिक मात्रा में मूत्र तथा मल द्वारा होता है और अल्प मात्रा में पित्ताशय से पित्त तथा त्वचा के स्वेद और मुख की लाला द्वारा भी होता है। इसी प्रकार अश्रुओं और स्तन्य द्वारा भी यह निकलता है। अतः सोमल या सोमलयुक्त औषधि का सेवन बन्द करने पर भी यह तीन सप्ताह तक शरीर में पाया जाता है।

शङ्खविषस्य मात्रानिरूपणम्

खनेत्रेन्दुमिताद् भागाद् रक्तेरारभ्य यत्नतः ।
खवह्निभागप्रमितं शङ्खमूषं नियोजयेत् ॥१४५॥

अथास्य मात्रा—गुञ्जायाः १२० तमभागा ($\frac{१}{१२०}$)—दारभ्य ३० तम-

भाग ($\frac{1}{30}$)-पर्य्यन्तमस्य मात्राव्यवहारो निरापद इति ध्येयं सुधीरैः ॥१४५॥

भा.टी.–संखियाभस्म या शुद्ध संखिया को रत्ती के एक सौ बीसवें ($\frac{1}{120}$) भाग से लेकर तीसवें ($\frac{1}{30}$) भाग तक अन्तः प्रयोग में ले सकते हैं ॥१४५॥

अन्यः प्रकारः

आरभ्य दशमांशात्तु सर्षपस्य प्रयत्नतः ।
तृतीयभागपर्यन्तं मात्रां मल्लस्य योजयेत् ॥ १४६ ॥

मात्राप्रकारान्तरं शिष्यबुद्धिसौकर्य्यार्थम् ॥ १४६ ॥

भा.टी.—एक सरसों के दशवें भाग ($\frac{1}{10}$) से लेकर सरसों के तृतीय भाग ($\frac{1}{3}$) तक भी सोमल की मात्रा समझनी चाहिये ॥ १४६ ॥

वक्तव्य—रत्ती का $\frac{1}{120}$ वाँ भाग अथवा $\frac{1}{30}$ वाँ भाग तोलना कठिन होने से यह द्वितीय मात्रा-निर्माण प्रकार बहुत सरल रहता है ।

शङ्खविषस्य मात्रानिर्माणविधिः

गुञ्जोन्मितं शंखविषं तिथिमाषकसंमिते ।
मरिचचूर्णे निक्षिप्य शृङ्गवेराम्भसा ततः ॥ १४७ ॥
खल्वमध्ये निधायाथ मर्दयेत्तु दिनत्रयम् ।
निर्मापयेत्ततो युक्त्या वटिका रक्तिकोन्मिताः ॥ १४८ ॥
एकैकां वटिकाञ्चाथ सायम्प्रातस्ततो भिषक् ।
बीतशङ्कः प्रयुञ्जीत तत्तद्दोषापनुत्तये ॥ १४९ ॥
अनेनैव तु मानेन प्रयोगोद्दिष्टभेषजैः ।
ऐतत्सम्मेल्य निर्माय वटिकादीन् प्रयोजयेत् ॥ १५० ॥

मात्रानिर्माणप्रकारः—मल्लविषं १ गुञ्जा, मरिचचूर्णस्य १५ माषकाः । आर्द्रकजलेन पेषयेत् । स्पष्टमन्यत् ॥ १४७–१५० ॥

भा.टी.—एक रत्ती शुद्ध संखिया लेकर उसमें पन्द्रह मासा कालीमिर्च के चूर्ण को मिला अदरख के रस से खरल में अच्छी तरह तीन दिन तक मर्दन करके एक-एक रत्ती की गोलियाँ बना लें । अब इन गोलियों में से एक गोली सुबह और एक गोली शाम को तत्तद् दोष शान्ति के लिए निःशंक होकर प्रयोग करें । इसी प्रमाण से ही भिन्न-भिन्न प्रयोगों की औषधियों के साथ इसको मिला कर गोली, चूर्ण आदि बना लें ॥ १४७–१५० ॥

मात्रानिर्माणे सावधानता

रक्तिसंमितमल्लस्य भक्षणात् पुरुषो यतः ।
यमालयं प्रयातीह सावधानतया ततः ॥ १५१ ॥

देशकालादिकं वीक्ष्य रोगिणश्च बलाबलम् ।
मात्रां प्रकल्पयेद्धीरो रसायनचिकित्सकः ।। १५२ ।।

मात्रानिर्माणे सावधानताऽपेक्षिता, मारकत्वादपप्रयुक्तस्य ॥१५१–१५२॥

भा.टी.—क्योंकि एक रत्ती सोमल के खाने से मनुष्य की मृत्यु हो जाती है। अतः देश, काल, अवस्था, रोगी का बल, दोष आदि का विचार करके बड़ी सावधानी से इसकी मात्रा निर्धारित करनी चाहिये ॥ १५१–१५२ ॥

शङ्खविषस्य आमयिकः प्रयोगः

वासासत्त्वेन वा व्याघ्रीचूर्णेन परिशीलितः ।
मल्लश्चिरोत्थितश्चातिदारुणं श्वासमुद्धरेत् ॥ १५३ ॥
पञ्चतिक्तस्य सत्त्वेन चूर्णेनाप्यथवाशितः ।
मल्लो विनाशयत्याशु कुष्ठानि विविधानि तु ॥ १५४ ॥
गुडूच्यर्कशिफाचूर्णैर्यत्नतः परिशीलितः ।
मल्लः सुनिर्मलस्तूर्णं निहन्ति श्लीपदज्वरम् ॥ १५५ ॥
करञ्जबीजचूर्णेन सेवितः सम्बलोऽमलः ।
शीतज्वरं निहन्त्याशु दिनैकेन न संशयः ॥१५६॥
शुण्ठीपुनर्नवाचूर्णैर्मल्लस्त्रिदिनसेवनात् ।
आमवातं हरेद् घोरं ज्वरञ्चापि तदुद्भवम् ॥ १५७ ॥
त्रिशोधितं शंखविषं सलोहं परिशीलितम् ।
नाशयत्यचिरादेव पाण्डुरोगं चिरोत्थितम् ॥ १५८ ॥
जातिपत्रीलवङ्गाभ्यां मल्लः संसेवितोऽमलः ।
नाशयत्याशु नियतं फिरङ्गमतिदारुणम् ॥ १५९ ॥
रससिन्दूरलोहाभ्यां यक्ष्माणं नाशयेद् ध्रुवम् ।
शङ्खिनीचूर्णसंयुक्तं हृद्दौर्बल्यं विनाशयेत् ॥१६०॥
शुण्ठीमरिचचूर्णेन श्वेतमल्लो निषेवितः ।
भुक्तमात्रसमुद्भूतमतीसारं विनाशयेत् ॥ १६१ ॥
जलेन लेपयेद्यत्नात् मल्लं वृश्चिकदंशने ।
नाशयेद् घटिकार्धेन वृश्चिकार्तिं सुदारुणाम् ॥ १६२ ॥

शंखविषस्य रोगयोग्यः प्रयोगः—अर्कशिफा अर्कमूलम् । श्लीपदज्वरं च "शाखायां मुष्कयोर्वापि रोगशोथरुजाकरः । पक्षान्ते प्रायशो भावी ज्वरः श्लैप-

दिकः स्मृतः" इत्युक्तलक्षणम्। अमलः निर्मल, सम्बलः शंखविषम्। अथ प्रसंगादस्य बाह्यान्तः प्रयोगार्थं शङ्खविषद्रावः—विशुद्धयवक्षारः ८७½ ग्रेनमितः, शङ्खविषं ८७½ ग्रेनमितम् जलं २० औन्समितं यावत् इति परिभाषा नवीनतन्त्रोक्ता ज्ञेया। युवयोग्या मात्रास्य द्वित्रा बिन्दवः। सार्द्धकर्षमिते जले सन्द्राव्य प्रयोज्या। योगोऽयं लेपद्वारा मषकादिषु क्षारकर्मकर इति ॥ १५३–१६२ ॥

भा.टी.—वासासत्व अथवा छोटी कटैलीचूर्ण के साथ मल्ल का सेवन करने से भयंकर पुराना श्वास नष्ट होता है। विविध प्रकार के कुष्ठों में इसको पञ्चतिक्तों के सत्त्व अथवा चूर्ण के साथ मिलाकर सेवन कराना चाहिये। श्लीपदज्वर को नष्ट करने के लिये इसको गिलोय तथा आक की जड़ के चूर्ण के साथ सेवन कराना चाहिये। करञ्जबीजचूर्ण के साथ संखिया मिलाकर खिलाने से एक ही दिन में विषमज्वर को रोक देता है। आमवात और आमवातिक ज्वर में संखिया को सोंठ और पुनर्नवाचूर्ण के साथ तीन दिन सेवन कराने से उसमें आराम आ जाता है। संखिया को लोहभस्म में मिलाकर त्रिफलाकषायानुपान से सेवन करने पर पुरातन पाण्डुरोग नष्ट हो जाता है। जावित्री और लौंगचूर्ण के साथ सोमल मिलाकर सेवन करने से भयंकर और पुराना फिरंग रोग नष्ट हो जाता है। राजयक्ष्मा में इसको रससिन्दूर और लोहभस्म में मिलाकर सेवन कराया जाता है। शंखपुष्पीचूर्ण में मिला संखिया का सेवन कराने से हृदय की दुर्बलता दूर होती है। भोजन करने के बाद तुरन्त ही होने वाले अतीसार में सोमल को सोंठ और मरिचचूर्ण में मिलाकर सेवन करने से आराम आता है। बिच्छू के दशस्थान में संखिया जल में घिसकर लेप करने से शीघ्र बिच्छू का विष उतर जाता है ॥ १५३–१६२ ॥

वक्तव्य—हरतालभस्म अथवा सोमलभस्म सेवन काल में रोगी को लवण तथा कटुरस और उष्णगुण भोजन नहीं करना चाहिये। यदि रोगी लवणरस त्याग न कर सके तो उसे बहुत थोड़ी मात्रा में सेन्धानमक सेवन कराया जा सकता है। इसके अतिरिक्त सोमलसेवन-काल में अग्निताप तथा धूप में घूमना भी हानिकारक होता है।

अथ शङ्खविषोदयरसः

गुञ्जोन्मितं शङ्खविषं यत्नतो विमलीकृतम्।
मरिचं रससिन्दूरं पृथङ् माषत्रयोन्मितम्॥१६३॥

स्वर्णबीजं कणा शुण्ठी पृथङ् माषद्वयोन्मितम् ।
आदाय खल्वे संमर्द्य त्रिदिनं निम्बुकाम्बुना ॥१६४॥
निर्मापयेन्निजान्वच्चं वटिका रक्तिकोन्मिताः ।
एकैकां वटिकां दद्याद् द्विवारं दिवसे भिषक् ॥१६५॥
नामतस्तु समाख्यातो रसः शङ्खविषोदयः ।
भूतज्वरहरः कामं सन्निपातकुलान्तकः ॥१६६॥

अथ शङ्खविषोदयः—स्वर्णबीजं धत्तूरबीजम्, निजान्वच्चं स्वप्रत्यच्चम्, वटिकानिर्माणं परिचारकसावधानतारक्षार्थम् । भूतज्वरो विषमज्वरः ॥ १६६ ॥

भा.टी.—शुद्ध सोमल एक रत्ती, कालीमिर्चचूर्ण तीन मासा, रससिन्दूर तीन मासा, शुद्ध धतूराबीज, पिप्पलीचूर्ण प्रत्येक दो-दो मासा लेकर सब को खरल में एकत्र करके निम्बू के स्वरस में तीन दिन तक अच्छी तरह मर्दन करके एक-एक रत्ती की गोलियाँ बना लें। इनमें से एक गोली सुबह और एक गोली शाम को सेवन करायें। इसको शंखविषोदय-रस कहते हैं। यह रस विषमज्वर तथा सन्निपातज्वर को नष्ट करता है ॥ १६३–१६६ ॥

अथ चण्डेश्वरो रसः

गुञ्जोन्मितं शङ्खविषं यत्नतो विमलीकृतम्
अमृतं सुमृतं ताम्रं पृथङ् माषद्वयोन्मितम् ॥१६७॥
श्लक्ष्णपिष्टा कज्जलिका कलामाषकसंमिता ।
भावयेत्सप्तवारं तु शृङ्गवेरोत्थवारिणा ॥१६८॥
निर्गुण्डीस्वरसेनाथ तथैव खलु भावयेत् ।
निर्मापयेन्निजान्वच्चं वटिका रक्तिकोन्मिता ॥१६९॥
रसज्ञैः कीर्तितोऽयं तु नाम्ना चण्डेश्वरो रसः ।
विशेषतः समाख्यातो विविधज्वरनाशनः ॥१७०॥

अथ चण्डेश्वरः—अमृतं वत्सनाभः । कज्जली १६ माषप्रमिता ॥१६७-१७०॥

भा.टी.—अच्छी तरह शुद्ध किया हुआ संखिया एक रत्ती, शुद्धवत्सनाभविष और शुद्धताम्रभस्म दो-दो मासे, पारदगन्धक की समभाग कज्जली सोलह मासे लेकर इनको एकत्र खरल में अदरखरस की सात भावना और निर्गुण्डी (सम्भालु) स्वरस की सात भावना देकर एक-एक रत्ती की गोली बना लें। यह योग चण्डेश्वररस नाम से कहा जाता है। यह रस अनेक प्रकार के ज्वरों को नष्ट करता है ॥ १६७–१७० ॥

मल्लमारणविधिः

पलद्वयं सुराह्वारमम्बरीषे न्यसेद्भिषक् ।
स्तूपाकारतया तत्र चूर्णितं हस्तिदन्तकम् ॥ १७१ ॥
निदध्यादथ चुल्ल्याञ्च वह्निमारोप्य दीपयेत् ।
यदैकीभूय निर्धूमं भवेद्भस्मानभं तथा ॥ १७२ ॥
तदावतार्य तद् भस्म कूप्यां सम्पेष्य स्थापयेत् ।
भस्मादस्मात्तु कर्षैकं मूषायां सन्निधाय च ॥ १७३ ॥
तोलकप्रमितं शुद्धं मल्लखण्ड ततो न्यसेत् ।
ऊर्ध्वं दद्यात्पुनर्भस्म कर्षैकप्रमित च तत् ॥ १७४ ॥
शरावेण निरुध्याथ लावकाख्ये पुटे पुटेत् ।
सुशुभ्रं भस्म मल्लस्य तस्मादपनयेद् बुधः ॥ १७५ ॥
एवं तु नियतं भस्म मल्लस्य परिजायते ।
गुणा मात्रानिश्चयश्च ज्ञेयः शोधितमल्लवत् ॥ १७६ ॥

मल्लभस्म यद्यपि प्राचीनैः रसतन्त्रेषु न व्यवहृतम् । तथाप्यद्यत्वे प्रयुज्यत इति कृत्वा मारणप्रकारः उच्यते पलद्वयमित्यादिना । प्रसङ्गान्मल्लभस्मप्रयोगः कथ्यते—मल्लभस्म गुञ्जैकमितं, अहिफेनः माषषट्कमितः, मृगाण्डजं माषकद्वयम्, वह्निजारः एकादश गुञ्जाः, कुङ्कुमं माषाष्टकम् । एकत्र मृष्टयाः क्षीरेण सुश्लक्ष्णं संमर्द्य वटयः कार्याः । मात्रा—अर्द्धगुञ्जातो गुञ्जैकपर्यन्ता । पयसा प्रातः प्रयोज्या । मल्लस्य मल्लभस्मनो वा प्रयोगाः प्रायशः भक्तान्ते योज्याः । यदि कथञ्चित् निरन्न एव योज्याः स्युस्तदा प्रभूतसर्पिषा नवनीतेन वा सहैव दातव्याः । एवं योगः क्लैब्यं नाशयति । बलं पुष्टिं च ददाति । सामान्यतः सप्ताहमेकमुपयुज्य मल्लं मल्लभस्म वा दिनैकं त्याज्यम् । अनयोः सततं प्रयोगः निषिध्यते । दुग्धघृतादीनि विशेषतः सेव्यानि ॥ १७१–१७६ ॥

भा.टी.—मिट्टी की एक चौड़े मुख की हाँड़ी या कूँड़े में दो पल प्रमाण सुराह्वार रखकर उसके ऊपर दो पल प्रमाण हाथीदाँत का चूर्ण इस तरह रखें कि वह नीचे को चौड़ा और ऊपर पतला नुकीला हो जाय, अब इस पात्र को चूल्हे पर रखकर अग्नि जलायें । जब कूँड़े का द्रव्य जलकर निर्धूम होकर एक में मिल जाय अर्थात् भस्म जैसा हो जाय तो पात्र को उतारकर इस भस्म को निकाल पीस कर एक शीशी में भर लें । अब इस भस्म में से दो तोला प्रमाण लेकर एक मूषा में रखें और भस्म के ऊपर एक तोले का शुद्ध मल्ल-

खण्ड रखकर पुनः ऊपर से दो तोला उक्त भस्म भर कर शराव से अच्छी तरह इसका मुख बन्द कर दें और इस संपुट को लावकपुट में रखकर फूँक लें तो सफेद वर्ण की मल्लभस्म हो जायगी। इस विधि से अवश्य ही संखिया भस्म हो जाती है। इस भस्म के गुण तथा मात्रा शुद्ध सोमल के समान ही समझने चाहिये ॥ १७१–१७६ ॥

अथ सुराष्ट्रजाया नामानि

सौराष्ट्रदेशसम्भूता मृत्तिका तुवरी मता।
सुराष्ट्रजा च सौराष्ट्री सैव सौराष्ट्रमृत्तिका ॥ १७७ ॥

सौराष्ट्रदेश में उत्पन्न होनेवाली मिट्टी को तुवरी (फिटकरी) कहते हैं। इसी को सुराष्ट्रजा, सौराष्ट्री और सौराष्ट्रमृत्तिका भी कहते हैं ॥ १७७ ॥

अथ स्फटिकारिकाया नामानि

स्फटिकारिः स्फुटी चैव स्फटिका स्फुटिकारिका।
स्फुटिका फटिका चैव शुभ्रा कांक्षी च रङ्गदा ॥ १७८ ॥
दृढरङ्गा रङ्गदृढा तथैव दृढरङ्गदा।
तुवरी रङ्गदात्री च कथिता भिषजां वरैः ॥ १७९ ॥

भा.टी.—स्फटिकारि, स्फुटी, स्फटिका, स्फुटिकारिका, स्फुटिका, फटिका, शुभ्रा, कांची, रंगदा, दृढरंगा, रंगदृढा, दृढरंगदा, तुवरी, रंगदात्री; ये सब फिटकरी के नाम हैं ॥ १७८–१७९ ॥

स्फुटिकारिकायाः परिचयः

सौराष्ट्रमृत्तिकैवेह निर्भरं निर्मलीकृता।
तच्छोधकैर्जनैर्लोके कथिता स्फुटिकारिका ॥ १८० ॥

सुराष्ट्रजाया नामानि स्फटिकारिकायाश्च। उभयोर्नैर्मल्य एव भेदः, तदेतदाह सौराष्ट्रमृत्तिकैवेति। वह्नौ भर्जनाद् उत्फुल्लितैषा शुद्ध्यति ॥ १८० ॥

भा.टी.—सौराष्ट्रमृत्तिका में से जब साफ करके फिटकरी को पृथक् किया जाता है तो उसे ही स्फुटिकारिका (फिटकरी) कहने लगते हैं ॥ १८० ॥

अस्या गुणाः

कांक्षी कषाया कटुका च तिक्ता ख्याता तथोष्णा विषदोषहन्त्री।
वीसर्पकण्डूतिहरा च केश्या श्वित्रापहा वै व्रणरोपणा च ॥१८१॥

नेत्ररोगप्रशमनी बिषमज्वरनाशिनी।
रतिमन्दिरसङ्कोचकारिणी व्रणहारिणी॥ १८२॥
ग्राहिणी लेखनी स्निग्धा रुधिरस्रावरोधिनी।
मुखरोगहरा चैव दन्तदार्ढ्यकरी मता॥ १८३॥

आचार्य्यैस्तु मृदुवीर्य्यतया प्रायो बाह्यप्रयोगाच्च शोधनमस्या उपेक्षितम्। विषमज्वरादौ भक्षणार्थन्तु श्वेतायाः स्फटिकारिकायाः शोधनं विधेयमेवेति॥ १८२–१८३॥

भा.टी.—फिटकरी रस में कषाय, कटु (कुछ चरपरी), तिक्त (कुछ कड़वी, और गुण में गरम होती है। यह प्रायः सब विषदोषों को दूर करती है। इसी वास्ते यह वीसर्प-कण्डु रोगों को दूर करती है। इसके प्रयोग से बाल सुन्दर और दृढ़ होते हैं। सफेद कोढ़ में यह लाभ करती है और व्रणों को भरने के काम आती है। नेत्र रोगों में इसका प्रयोग (बाह्य) लाभ पहुँचाता है। इसके सेवन से विषमज्वर नहीं चढ़ता है। यह ग्राही और लेखन है। स्पर्श में स्निग्ध होती है। शरीर के किसी स्थान से निकलनेवाले रक्तस्राव को रोकती है। मुख के क्षतपाकादि रोगों को बाह्य प्रयोग से दूर करती है। दाँतों में मलने से उनको दृढ बनाती है॥ १८१–१८३॥

अस्या आमयिकः प्रयोगः

मृद्दारश्रृङ्गसंयुक्तां चूर्णितां स्फुटिकारिकाम्।
व्रणेऽवचूर्णयेन्नित्यं रोपणं जायते परम्॥ १८४॥

माषकद्वयमितां तु रङ्गदां निक्षिपेद्द्विपलसंमिते जले।
क्षालयेदथ मनोज्ञमन्दिरं नाशयेच्छिथिलतां क्षणादलम्॥ १८५॥

स्फटिका गव्यपयसा शीलिता नस्ययोगतः।
निहन्ति रुधिरस्रावं नासिकायाः सुदारुणम्॥ १८६॥
सौभाग्यचूर्णसंयुक्तां स्फटिकां निक्षिपेज्जले।
द्रवीभूतां ततो ज्ञात्वा क्षालयेत्तेन वारिणा॥ १८७॥
विचर्चिकां चिरोद्भूतां स्राविणीमपि निर्भराम्।
दिनसप्तकमात्रेण नाशयेदिह निश्चितम्॥ १८८॥
माषोन्मिता स्फटी तूर्णं चूर्णिता त्ववचूर्णिता।
रोधयेद्रुधिरस्रावं सद्य क्षतसमुद्भवम्॥ १८९॥
स्फटीं रक्तित्रयमितां पञ्चतालकसंमिते।
सलिले द्रावयित्वाथ यत्नादुत्तरबस्तिना॥ १९०॥

गुरुदर्शितमार्गेण व्रणमेहमुपाचरेत् ।
व्रणं मेहव्रणं हन्ति पूयस्रावञ्च दारुणम् ॥ १६१ ॥
सितान्विता रक्तिमिता चूर्णिता स्फुटिकारिका ।
अशिता नाशयत्याशु रक्तपित्तं सुदारुणम् ॥ १६२ ॥
स्फटीं गुञ्जाषट्कमितां पञ्चतोलकसंमिते ।
जले संद्राव्य युञ्जीत यत्नाद्बस्तिविधानतः ॥ १६३ ॥
गुदाङ्कुरान् चिरोद्भूतान् संकोचयति सत्वरम् ।
रक्तं च रोधयत्यत्र गुदभ्रंशञ्च नाशयेत् ॥ १६४ ॥
तरुण्या रक्तपुष्पायाः सलिले तु परिस्नुते ।
पञ्चकोलोन्मिते काङ्क्षीं चतुर्गुञ्जमितां क्षिपेत् ॥ १६५ ॥
तस्याम्भसस्तु नयने द्वित्रबिन्दून् विनिक्षिपेत् ।
अभिष्यन्दं निहन्त्याशु शोथपाकादिसंयुतम् ॥ १६६ ॥
स्फटिकां तोलकमितां पञ्चाशत्तोलकोन्मिते ।
जले विद्राव्य युञ्जीत यत्नेनोत्तरबस्तिना ॥ १६७ ॥
गर्भाशयं प्रसूतायाः सव्यथं स्थानविच्युतम् ।
सङ्कोचयत्याशु तथा रक्तस्रावं रुणद्धि च ॥ १६८ ॥
योनिश्च शिथिलीभूता स्वस्थानन्तु प्रपद्यते ।
कण्डूतिकां हन्ति तथा श्वेतप्रदरजां रुजम् ॥ १६९ ॥
रससिन्दूरसंयुक्ता स्फटी गुञ्जोन्मिताशिता ।
अधोगमूर्ध्वगं वापि रक्तपित्तं हरेद् भृशम् ॥ २०० ॥
रक्तिद्वयमितां काङ्क्षीं भक्षयेत्सितया समम् ।
अपक्वनागाशनजं शूलं हरति दारुणम् ॥ २०१ ॥
बकुलत्वग्भवक्वाथयुक्ता तु स्फटिकारिका ।
घर्षिता दन्तमूलेषु दन्तदार्ढ्यकरी मता ॥ २०२ ॥
स्फटीशक्रयवोपेता गुञ्जाद्वितयसंमिता ।
अशिता नाशयत्याशु त्वतिसारं सुदारुणम् ॥ २०३ ॥
लवंगैलासितोपेता चूर्णिता स्फटिकारिका ।
दन्तेषु घर्षिता कामं नाशयेद् दन्तशर्कराम् ॥ २०४ ॥
सैन्धवं तोलकमितं स्फटिका कर्षसंमिता ।
दन्तेषु घर्षणादेव दन्तपैच्छिल्यमुद्धरेत् ॥ २०५ ॥

पञ्चतोलोन्मिते तोये रक्तिपञ्चकसंमिताम् ।
स्फटिकां द्रावयित्वाथ कुर्वीत कवलग्रहम् ॥ २०६ ॥
नाशयेद्दन्तपैच्छिल्यं मुखपाकञ्च दारुणम् ।
कण्ठशुण्डीञ्च चिरमाजधिजिह्वाञ्च शोथिनीम् ॥२०७॥

अस्या आगयिकः प्रयोगः—तरुण्याः रक्तपुष्पायाः इति रक्तवर्णगुलाबपुष्पविशेषस्येति भावः । परिस्रुते सलिले अर्के । अपि च स्फटिकद्रावः परिषेकाज्जालकाज्जालगर्दभरोगनाशनकरश्चेत्यपि ज्ञेयम् । स्पष्टमन्यत् । स्फटिका गैरिकं च जलपिष्टं सममात्रं विषमज्वरनाशाय । मात्रा गुञ्जमिता । श्वेतस्फटिकाभस्म गुञ्जैकं द्विगुञ्जं वा अजादुग्धनिपीतं उरःक्षतशान्तिकरम् । मधुना बिषमज्वरहम्, परमिदं वेगोदयाद्यामैकं प्राक् प्रयोज्यम् । स्फटिका अर्कपत्रसंस्तरचिता भस्मीकृता ज्वरघ्नी चेति ॥ १८४–२०७ ॥

भा.टी.—मुरदाशंख को समभाग फिटकिरी में मिला बारीक चूर्ण करके व्रणों में छिड़कने से वह भरने लगते हैं । दो मासे फिटकरी को दो पल जल में घोल लें, इस जल से यदि योनि को प्रक्षालन किया जाय तो शीघ्र ही योनि की शिथिलता नष्ट हो जाती है । नकसीर अथवा नाक से रक्त निकलने पर फिटकरी को गो-दुग्ध में घोलकर नस्य लेनें से नकसीर बन्द हो जाती है । सुहागा और फिटकरी समभाग में लेकर एकत्र जल में घोल लें, इस जल से सात दिन तक पुरानी विचर्चिका को धोया जाय तो निश्चय वह दूर हो जाती है । किसी स्थान में चाकू आदि शस्त्र से कट जाने पर यदि वहाँ फिटकरी चूर्ण को भर दें तो रक्त निकलना बन्द हो जाता है । तीन रत्ती फिटकरी को पांच तोले शुद्ध जल में घोलकर इस जल की गुरुदर्शित मार्ग से उत्तरबस्ति दी जाय तो सुजाक में मूत्रेन्द्रिय के अन्दर होनेवाला मेह-व्रण (जिसमें से पीप निकलती है) अच्छा हो जाता है । एक रत्ती फिटकरी चूर्ण को मिश्री या खाँड़ के साथ जल अथवा वासास्वरस अनुपान से सेवन करने से भयंकर रक्तपित्त शान्त हो जाता है । छः रत्ती फिटकरी को पाँच तोले शुद्ध जल में घोलकर इसकी गुदबस्ति दी जाय तो कुछ दिनों में पुराने बवासीर के मस्से सूख जाते हैं और उनसे खून निकलना बन्द हो जाता है । गुदभ्रंश (काँच निकलना) भी दूर हो जाता है । लाल फूल के गुलाब के अर्क (पाँच तोला) में चार रत्ती फिटकरी को घोलकर एक साफ शीशी में रख लें, इसमें से दो या तीन बूँद नेत्रों में डालने से आँख का दुखना, पकना, शोथ, लालिमा आदि दूर हो जाते

हैं। एक तोला फिटकरी को पचास तोला शुद्ध जल में घोलकर सावधानी से योनिबस्ति देने से प्रसूतावस्था में अपने स्थान से गिरा हुआ पीड़ा युक्त गर्भाशय अपने स्थान में आ जाता है और उसका रक्तस्राव भी बन्द हो जाता है। इसके प्रयोग से शिथिलयोनि अपने स्थान पर आ जाती है। उसमें यदि कण्डू या प्रदर (सफेद पानी) गिरता हो तो वह भी शीघ्र अच्छा हो जाता है। एक रत्ती फिटकरी को रससिन्दूर में मिलाकर खाने से अधोग तथा ऊर्ध्वग दोनों प्रकार का रक्तपित्त शान्त हो जाता है। कच्चे सीसे के खाने से होनेवाले उदरशूल में दो रत्ती फिटकरी को मिश्री के साथ खिलाने से वह शीघ्र ही बन्द हो जाता है। फिटकरीचूर्ण में मौलश्री वृक्ष की छाल का चूर्ण मिलाकर दाँतों में रगड़ने से दाँत मजबूत होते हैं। दो रत्ती फिटकरी को इन्द्रजौ चूर्ण में मिलाकर खाने से भयंकर अतिसार शीघ्र बन्द हो जाता है। फिटकरी चूर्ण को लौंग, इलायची और मिश्री चूर्ण में मिलाकर दाँतों में रगड़ने से दन्तशर्करा नष्ट हो जाती है। एक तोला सेंधानामक और एक कर्ष फिटकरी एकत्र मिलाकर दाँतों में रगड़ने से दांतों का स्राव और लिसलिसापन दूर हो जाता है। पाँच तोले जल में पाँच रत्ती फिटकरी घोलकर इस जल से कुल्ला-करने से दन्तपैच्छिल्य, मुखपाक, कण्ठशुंडी और शोथयुक्त पुरानी अधिजिह्वा की पीड़ा शान्त हो जाती है॥ १८४–२०७॥

वक्तव्य—विषमज्वर में फिटकरी फूला ३ रत्ती, खांड ३ रत्ती मिलाकर ज्वर आने से ६ घंटे पूर्व ३ मात्रा दो-दो घंटे में देने से ज्वर नहीं चढ़ता है।

अथ खटिकाया नामानि

खटिका खटिनी चैव खटी लेखनमृत्तिका।
कठिनी वै कठिनिका वर्णिका वर्णलेखिका॥ २०॥

अथ खटिकानामानि—व्यवहृतप्रायाणि॥ २०८॥

भा.टी.—खटिका, खटिनी, खटी, लेखनमृत्तिका, कठिनी, कठिनिका, वर्णिका, वर्णलेखिका, ये नाम खड़ियामिट्टी या चाकमिट्टी के हैं॥ २०८॥

खटिकाया भेदौ

खटिका द्विविधा ख्याता खटी गौरखटी तथा।
खटी तु मलिना चान्या श्वेता मृदुशिलोपमा॥ २०९॥

भा.टी.–खड़िया के दो भेद माने जाते हैं। १–खटी (साधारण खड़िया),

२—गौरखटी (सफेद खड़िया); इनमें से खटी कुछ मैली होती है, किन्तु गौरखटी सफेद और कोमल होती है ॥ २०९ ॥

खटिकायाः शोधनम्

खटीचूर्णं शुद्धपात्रे निधाय बिमले जले।
प्रक्षालयेद्विधानज्ञो विशुध्यति न संशयः ॥ २१० ॥

विमलजले शोधनं पाषाणांशनिरासाय सुधाचूर्णांशनिरासद्वारा भक्षणयोग्यतासम्पादनाय च ॥ २१० ॥

भा.टी.—खड़िया के चूर्ण को एक स्वच्छ पात्र में डालकर शुद्ध जल में अच्छी तरह घोलकर उसको वस्त्र से छान लें और धूप में सुखाकर रख लें तो खड़िया शुद्ध हो जाती है ॥ २१० ॥

खटिकाया गुणाः

खटिका शिशिरा तिक्ता मधुरा शोथनाशिनी।
पित्तप्रशमनी कामं विविधव्रणरोपणी ॥ २११ ॥
कफदाहास्रदोषघ्नी नेत्रामयनिषूदिनी।
हरिद्वर्णातिसारघ्नी स्वेदादिस्रावहारिणी ॥ २१२ ॥

हरिद्वर्णातिसारघ्नी बालकेषु प्रायः, मधुरा शतपुष्पा ॥ २११–२१२ ॥

भा.टी.—खटिका, शीत, तिक्त, मीठी, शोथ को दूर करनेवाली, पित्त शामक, अनेक रोगों को दूर करनेवाली, कफ, दाह, रक्त के दोषों को दूर करने वाली, नेत्र रोगों को विनाश करनेवाली, हरे रंग के अतीसार रोग को और पसीना आने को रोकनेवाली है ॥ २११–२१२ ॥

खटिकाया आमयिकः प्रयोगः

माषोन्मितं खटीचूर्णं भक्षितं शीतवारिणा।
प्रवाहिकाञ्च पित्तास्रं ग्रहणीञ्च विनाशयेत् ॥ २१३ ॥
खटी शुद्धा मधुरिकातोयेन सितयान्विता।
शीलिता विनिहन्त्याशु त्वतीसारं सुदारुणम् ॥ २१४ ॥

भा.टी.—एक मासा खड़ियाचूर्ण को शीतल जल से सेवन करने पर प्रवाहिका, रक्तपित्त तथा ग्रहणी रोग में लाभ होता है। शुद्ध खड़िया को मिश्री मिलाकर अर्कसौंफ के साथ खिलाने से शीघ्र ही भयंकर अतीसार शान्त हो जाता है ॥ २१३–२१४ ॥

अथ चूर्णस्य नामानि

चूर्णं चूर्णकचूर्णन्तु सुधा सौधविलेपनम् ।
तदेव च समाख्यातं शिलाक्षारं भिषग्वरैः ॥ २१५ ॥

चूर्ण, चूर्णक, सुधा, सौधविलेपन और शिलाक्षार, ये नाम वैद्यों ने चूने के कहे हैं ॥ २१५ ॥

चूर्णोदकस्य निर्माणप्रकारः

रक्तिद्वयोन्मितं चूर्णं पञ्चतोलकसंमिते ।
जले विनिक्षिपेत्प्राज्ञस्त्रियामं स्थापयेद् बुधः ॥ २१६ ॥
ततः सारकपत्रेण सारयेत्काचपात्रके ।
चूर्णोदकमिति ख्यातं तथैव च सुधोदकम् ॥ २१७ ॥
चूर्णोदकं दृढहरित्काचकुप्यां निधापयेत् ।
तथातिसंयतेनेह पिधानेन निरोधयेत ॥ २१८ ॥

अथ चूर्णकम्—तस्य प्रयोगार्थं चूर्णोदकनिर्माणप्रकारः-सारकपत्रं *"Filter Paper"* इत्याङ्ग्लभाषायाम् । दृढहरित्काचकुप्यां निधानं सूर्यकिरणसम्पर्कादौषधगुणक्षयभयात् ॥ २१६-२१८ ॥

भा.टी.—दो रत्ती साफ चूने की डली को पाँच तोले शुद्ध जल में डालकर बारह घंटे पड़े रहने दें। इसके बाद इस जलको सारकपत्र (*Filter Paper*) से काँच के पात्र में छान लें। इस छने हुए जल को चूर्णोदक सुधोदक (चूने का पानी) कहा जाता है। चूनेके जल को एक दृढ़ हरे रंग की शीशी में रखकर उसमें अच्छी तरह डाट लगा देना चाहिये।

वक्तव्य—चूने के पानी को खुला और सफेद शीशी में रखने से सूर्यकिरणों से वह अल्पशक्ति हो जाता है ॥ २१६-२१८ ॥

चूर्णोदकस्य गुणाः

चूर्णोदकं कृमिहरमतीसारहरं परम् ।
अम्लपित्तप्रशमनं विशेषाद्दुग्धपाचनम् ॥ २१९ ॥
शूलं ग्रहणिकां हन्ति खटीवद् गुणकारकम् ।
द्रावकाशनसम्भूतां निहन्ति च विषक्रियाम् ॥ २२० ॥

द्रावकाः गन्धकद्रावादयः, तद्भक्षणजाताम् ॥ २१९-२२० ॥

भा.टी.—चूने का पानी बाह्याभ्यन्तर प्रयोग में कृमिनाशक और अतिसारशामक है। अम्लपित्त रोग में लाभ पहुँचाता है। जिन बालकों को दूध नहीं

पचता हो उन्हें इसके देने से दूध पचने लगता है। यह उदरशूल और ग्रहणी को नष्ट करता है और खड़िया के समान ही गुणकारक है। गन्धक-द्राव (*Sulphuric acid*) के विषैले लक्षणों को यह शान्त कर देता है ॥२१६–२२०॥

चूर्णोदकस्य मात्रा

आरभ्य त्रिंशद्बिन्दुभ्यः षष्टिबिन्दुमितं परम्।
चूर्णोदकं प्रयुञ्जीत वार्षिकैकस्तनन्धये ॥ २२१ ॥
चूर्णोदकस्य सुखदा तोलकद्वयसंमिता।
पूर्णमात्रा समाख्याता रसतन्त्रविशारदैः ॥ २२२ ॥

भा.टी.—एक वर्ष की आयु के बालक को यदि चूने का पानी देना हो तो तीस बूँद से लेकर साठ बूँद तक इसको दे सकते हैं। इसकी पूर्णमात्रा रसशास्त्रज्ञों ने दो तोला निर्धारित की है ॥ २२१–२२२ ॥

चूर्णोदकस्य आमयिकः प्रयोगः

यत्नादिह हि बस्त्युक्तविधानेन सुधोदकम्।
योजितं विनिहन्त्याशु कृमीन् क्षुद्रान्त्रसंस्थितान् ॥ २२३ ॥
नवसादरसंयुक्तं चूर्णं लिप्तं तु वारिणा।
व्यथां वृश्चिकदंशोत्थां नाशयेदविलम्बितम् ॥ २२५ ॥
विषपीते सुधातोयं योजितं त्वविलम्बितम्।
मल्लभक्षणसंभूतां विनिहन्ति विषक्रियाम् ॥ २२४ ॥
सुधोदकं दुग्धयुतं प्रत्यहं परिशीलितम्।
अम्लपित्तं निहन्त्याशु विशेषादविलम्बितम् ॥ २२६ ॥
कवलग्रहमार्गेण योजितं तु सुधोदकम्।
विनिहन्त्यचिरादेव मुखपाकक्षतादिकम् ॥ २२७ ॥
चूर्णोदकं कर्षमितं काचपात्रे निधापयेत्।
तन्मितञ्चातसीतैलं दत्वा काचशलाकया ॥ २२८ ॥
क्षणं प्रचाल्य मतिमान् काचकुप्यां तु विन्यसेत्।
अग्निदग्धोत्थदाहघ्नं परमेतद्विलेपनात् ॥ २२९ ॥

चूर्णोदकस्य बालकेषु प्रयोगो दन्तोद्भेदजातरोगेषु। स्पष्टमन्यत्।२२३-२२९।

भा.टी.—यदि सावधानी के साथ बस्तिविधान से चूने के जल को प्रयुक्त किया जाय तो गुदा और क्षुद्रान्त्र के कृमि नष्ट हो जाते हैं। बिच्छू के काटे हुए स्थान पर चूने के जल में नौसादर घोलकर लेप करने से बिच्छू का जहर उतर

जाता है। यदि संखिया विष खाने पर शीघ्र ही चूने का पानी पिला दिया जाय तो शीघ्र ही विष का प्रभाव नष्ट हो जाता है। चूने के पानी को दूध में मिलाकर पिलाने से शीघ्र अम्लपित्त रोग शान्त हो जाता है। मुखपाक, क्षत, आदि कष्टों में चूने के जल का कुल्ला करने से शीघ्र आराम आ जाता है। चूने के एक तोला पानी को काँच के पात्र में डालकर उसमें उतना ही अलसी का तैल मिला एक काँच की सलाई से थोड़ी देर तक चलाकर जब वह गाढ़ा सफेद लेप सा बन जाय तो एक काँच की शीशी में रख लें। अब इसे अग्निदग्ध स्थान में लगायें तो दाह शान्त हो जाता है ॥ २२३–२२६ ॥

अथ दुग्धपाषाणस्य नामानि

दुग्धपाषाणको दुग्धी दुग्धपाषाणिका तथा।
दुग्धा दुग्धशिला चैव क्षीरी क्षीरक्षवश्च सः ॥ २३० ॥
वज्राभो दीप्तिकश्चापि सौधो गोमेदसन्निभः।
दुग्धोपलो दुग्धदृषद् भिषग्भिः परिकीर्तितः ॥ २३१ ॥

दुग्धपाषाण, दुग्धी, दुग्धपाषाणिका, दुग्धा, दुग्धशिला, क्षीरक्षव, वज्राभ, दीप्तिक, सौध, गोमेदसन्निभ, दुग्धोपल, दुग्धदृषद्, ये सब नाम दुग्धपाषाण (शंखजराहत) के हैं ॥ २३०–२३१ ॥

दुग्धपाषाणस्य गुणाः

दुग्धोपलस्तु मधुरस्त्वीदुष्णो ज्वरापहः।
पित्तप्रशमनः कामं त्वग्दाहध्माननाशनः ॥ २३२ ॥
हृदामयहरो रुच्यः पित्तशूलविनाशनः।
कासश्वासहरश्चैव समाख्यातो भिषग्वरैः ॥ २३३ ॥

भा.टी.—दुग्धपाषाण रस में मधुर और गुण में कुछ गरम होता है। यह ज्वरनाशक और पित्तशामक, त्वचा के दाह और उदराध्मान को दूर करता है। हृदयरोगों में लाभदायक, रुचिकारक, पित्तप्रकोपजन्य शूल तथा कास-श्वास रोगों में आराम देता है ॥२३२–२३३ ॥

अस्य आमयिकः प्रयोगः

दुग्धपाषाणिका शुभ्रा यवक्षारसमन्विता।
प्रलेपिता तु सततं कुष्ठं सिध्माभिधं हरेत् ॥ २३४ ॥
दुग्धपाषाणजं चूर्णं शीलितं गुञ्जसंमितम्।
हन्ति ज्वरं मन्दवेगं सायंकालसमुत्थितम् ॥ २३५ ॥

दुग्धपाषाणजं चूर्णं यत्नतस्त्ववचूर्णितम् ।
रक्तस्रावं निहन्त्याशु त्वभिघातव्रणोद्भवम् ॥ २३६ ॥

दुग्धपाषाणकः ईषदुष्णः नात्यन्तं शीतः । स्पष्टमन्यत् ॥ २३४–२३६ ॥

भा.टी.—स्वच्छ दुग्धपाषाणचूर्ण को यवक्षार के साथ जल में मिला कुछ दिन तक निरन्तर लेप करने से सिध्मकुष्ठ नष्ट हो जाता है । एक रत्ती दुग्धपाषाण-चूर्ण को कुछ दिन दूध या जल के साथ सेवन करने पर सायंकाल को होने वाला मन्दवेगज्वर दूर हो जाता है। दुग्धपाषाण का बारीक चूर्ण करके अभि-घात (चोट) तथा व्रणों में छिड़कने से उनमें से रक्तस्राव बन्द हो जाता है । इसके अतिरिक्त यह शरीर के भीतर होनेवाले रक्तस्राव, रक्तातिसार, रक्तार्श, प्रदर आदि रोगों में बहुत लाभ करता है ॥ २३४–२३६ ॥

अथ गोदन्तस्य नामानि

गोदन्तिका च गोदन्ता गोदन्तं कथ्यते बुधैः ।
तत्तु पाषाणजातीयं सौम्यं तालसमं न तत् ॥ २३७ ॥

अथ गोदन्तम्—नेदं तालकजातीयं अपितु तस्मान्नितान्तं भिन्नमिति द्योत-यितुं स्फुटं लौकिकभ्रमं निरस्यति—“तत्तु पाषाणजातीयं सौम्यं तालसमं न तत्” इति ॥ २३७ ॥

भा.टी.—गोदन्तिका, गोदन्ता, गोदन्त ये नाम श्वेता या गोदन्ती के कहे जाते हैं । यह गोदन्त, पाषाणजातीय खनिज द्रव्य है जो सौम्य (शीतगुण) होता है, किन्तु हरताल के साथ कोई सादृश्य नहीं रखता है ॥ २३७ ॥

वक्तव्य—गोदन्ती को हरताल या विष मानना अत्यन्त भूल है। यह चूना और गन्धक का यौगिक है । इसको दो मासा से अधिक देने पर भी कोई भी विषैले लक्षण पैदा नहीं होते हैं । प्रकृति में पीतवर्ण गन्धक अधिकांश में श्वेत-गन्धक अर्थात् गोदन्ती से ही रासायनिक क्रिया द्वारा तैयार किया जाता है। आज-कल अनेक समालोचनात्मक दृष्टि से विचार करने पर यह निःसन्देह स्थिर किया गया है कि प्राचीन रसशास्त्रों में जो श्वेत खटिका रूप चौथा गन्धक है वह यही गोदन्ती है । गोदन्ती प्रकृति से तीन चार प्रकार की पायी जाती है । १—कणरूप गोदन्त, २—तालाकृति गोदन्त, ३—पिण्डाकृति गोदन्त, ४—कौशेयाकृति गोदन्त । इनमें से तालाकृति गोदन्त पतले-पतले अनेक पत्र संयोग से बने हुए पिण्ड या हरितालाकृति दिखाई देता है। सम्भवतः इसीके स्वरूप को देखकर इसे हरताल में लिया गया है । परन्तु वास्तव में यह किसी प्रकार भी हरताल नहीं हो सकता है।

गोदन्तस्य स्वरूपम्

पत्राचितं सुमसृणं शरदिन्दुसुनिर्मलम् ।
दीप्तप्रभं तु गोदन्तं ग्राह्यमत्र प्रकीर्तितम् ॥२३८॥

भा.टी.—यह गोदन्त आपस में मिले हुए अनेक पतले-पतले पत्रों से बना हुआ बाहर से चिकना, देखने में शरत्कालीन चन्द्रमा के समान श्वेत चमकीला होता है। यही रसशास्त्र में ग्राह्य समझना चाहिये ॥ २३८ ॥

गोदन्तस्य शोधनम्

गोदन्तं निम्बुनीरेण द्रोणपुष्पीरसेन वा ।
यामार्द्धेनैव सुस्विन्नं विशुद्धयति न संशयः ॥२३९॥

भा.टी.—गोदन्त को नीम्बूस्वरस में अथवा द्रोणपुष्पीस्वरस में डेढ़ घण्टे उबाल लेने से वह शुद्ध हो जाता है ॥ २३९ ॥

गोदन्तस्य मारणम्

शरावसम्पुटान्तःस्थं गोदन्तं सुविशोधितम् ।
म्रियते पुटितं भस्म जायते शशिसुन्दरम् ॥२४०॥

भा.टी.—शुद्ध गोदन्त को छोटे-छोटे टुकड़े करके शरावसम्पुट में बन्द करके साधारण पुट देने से इसकी श्वेतभस्म बन जाती है ॥ २४० ॥

गोदन्तस्य गुणाः

गोदन्तं सुमृतं शीतं पित्तज्वरनिषूदनम् ।
जीर्णज्वरहरं बल्यं दीपनं श्वासकासनुत् ॥२४१॥

गोदन्तं सुमृतं शीतमित्यस्य गुणाः, अपि च पित्तातिसारहरं रक्तपित्तहरञ्च । इदं रक्तप्रदरं प्रवाहिकाञ्च विनिहन्ति ॥ २४१ ॥

भा.टी.—गोदन्त (श्वेता) भस्म शीतगुण होने से पित्तज्वर को शान्त करती है। विभिन्न अनुपानों के साथ प्रयोग करने पर जीर्णज्वर, श्वास, कास को दूर करती है। यह शरीर में बल बढ़ाती है और अग्नि को दीप्त भी करती है ॥ २४१ ॥

गोदन्तस्य मात्रा

गुञ्जैकतः समारभ्य गुञ्जात्रयमितं परम् ।
गोदन्तं विनियुञ्जीत बलकालाद्यपेक्षया ॥२४२॥

प्रवाहिकादिशान्त्यै त्रिगुञ्जा मात्रास्य दातव्येति स्पष्टमन्यत् ॥ २४२ ॥

इति तालकादिविज्ञानीयो नाम एकादशस्तरङ्गः

भा.टी.—बल, काल आदि के अनुसार गोदन्तभस्म की मात्रा एक रत्ती से लेकर तीन रत्ती तक दी जा सकती है ॥ २४२ ॥

यह तालकादिविज्ञानीय नाम एकादशतरङ्ग समाप्त हुआ।

अथ शंखादिविज्ञानीयो नाम द्वादशस्तरङ्गः।

अथ शंखस्य नामानि

शंखस्तु शंखकः कम्बुस्त्रिरेखश्च समुद्रजः।
सुनादो दीर्घनादश्च कम्बोजश्च प्रकीर्तितः ॥१॥

भा.टी. –शंख, शंखक, कम्बु, त्रिरेख, समुद्रज, सुनाद, दीर्घनाद, कंबोज ये सब नाम शंख के समझने चाहिये ॥ १ ॥

ग्राह्यशंखस्य स्वरूपम्

वृत्तः स्निग्धः सूक्ष्ममुखो निर्मलश्चेन्दुसुन्दरः।
दीर्घकायो गुरुश्चापि शङ्खः श्रेष्ठः प्रकीर्तितः ॥२॥

भा.टी.—गोलाकार, चिकना स्पर्श, सूक्ष्म मुख, स्वच्छ चन्द्रमा सदृश सुन्दर, बृहत् आकार और गुरुभार शंख औषधिकर्म में ग्राह्य समझना चाहिये ॥ २ ॥

शंखस्य द्वौ भेदौ

शङ्खस्तु द्विविधः प्रोक्तो रसतन्त्रविचक्षणैः।
प्रथमो दक्षिणावर्तो वामावर्तोऽपरो मतः ॥३॥
दक्षिणावर्तशङ्खस्तु प्रशस्तो देवपूजने।
त्रिदोषघ्नो निधिश्चापि स्मृतो दारिद्र्यनाशनः ॥४॥
वामावर्ताभिधः शङ्खः सर्वत्र सुलभो मतः।
अतः स एव वैद्यैस्तु मारणार्थं प्रयुज्यते ॥५॥

शंखस्य नामस्वरूपभेदोपयोगाः स्पष्टप्रायाः ॥ ३–५ ॥

भा.टी.—रसशास्त्रज्ञों ने शंख के दो भेद माने हैं। १—दक्षिणावर्तशंख, २—वामावर्तशंख। इनमें से दक्षिणावर्तशंख देवताओं की पूजा में काम आता है। यह त्रिदोषनाशक और दरिद्रता को दूर करनेवाली एक निधि (विशेष बहुमूल्य पदार्थ) मानी जाती है। वामावर्तशंख प्रायः सर्वत्र सुलभ होता है। अतः इसी को ही वैद्य लोग भस्म करने के काम में लाते हैं ॥ ३–५ ॥

अथ शंखस्य प्रथमः शोधनप्रकारः

शङ्खन्तु खण्डशः कृत्वा पोट्टल्यां स्थापयेद्भिषक्।
दोलायन्त्रे चतुर्यामं पचेज्जम्बीरवारिणा ॥६॥

प्रक्षालयेच्छङ्खखण्डान् प्रतप्तेनाम्भसा ततः।
इत्थं नातिचिरादेवं शङ्खः शुद्धिमवाप्नुयात् ॥७॥

भा.टी.—शंख के टुकड़े करके एक कपड़े में बांधकर पोटली बना लें, अब इसको दोलायन्त्र में जम्बीरी नींबू का रस डालकर चार पहर तक पकावें। इसके बाद पोटली को खोलकर शंख के टुकड़ों को गरम जल से साफ कर लें। इस विधि से शीघ्र ही शंख शुद्ध हो जाता है ॥ ६–७ ॥

द्वितीयः शोधनप्रकारः

जयन्त्याः स्वरसेनैव शंखं दोलागतं पचेत्।
यामैकं पाचनादेव शुद्धिमायात्यनुत्तमाम् ॥८॥

भा.टी.—जयन्ती (अरणी) के स्वरस को दोलायन्त्र में डालकर इसमें शंख को एक पहर तक पोटली में बांधकर पकाने से वह शुद्ध हो जाता है ॥८॥

तृतीयः शोधनप्रकारः

ताण्डुलीयद्रवेणेह शंखं दोलागतं पचेत्।
यामैकं पाचनादेव शुद्धिमायात्यनुत्तमाम् ॥९॥

भा.टी.—चौलाई के स्वरस को दोलायन्त्र में डाल कर इसमें शंख की पोटली को एक पहर पकाने से भी शंख शुद्ध हो जाता है ॥ ९ ॥

चतुर्थः शोधनप्रकारः

काञ्जिकेन पचेच्छंखं दोलायन्त्रे भिषग्वरः।
क्षालयेच्चोष्णतोयेन शंखः शुद्धिमवाप्नुयात् ॥१०॥

भा.टी.—दोलायन्त्र में काञ्जी भर कर उसमें शंखकी पोटली को एक पहर तक पका करके पश्चात् उसे गरम जल से धो लेने पर वह शुद्ध हो जाता है ॥१०॥

पञ्चमः शोधन प्रकारः

निम्बूकाम्लसमायुक्तवारा दोलाख्ययन्त्रके।
यामार्द्धं पाचितः शंखः शुद्धिमायात्यनुत्तमाम् ॥११॥

शंखशोधनस्य बहवः प्रकाराः शोधकसौकर्य्यार्थम्। निम्बूकाम्लं प्रागुक्तम् ।११।

भा.टी.—पूर्वोक्त निंबूकाम्ल में जल मिला इसको दोलायन्त्र में डालकर इसमें डेढ़ घंटे तक शंख की पोटली को पकाने से शंख शुद्ध हो जाता है ॥११॥

विशुद्धशंखस्य प्रयोगाः

त्रिरेखवर्तिका

माषकप्रमिता कृष्णा मरिचं माषकद्वयम्।

शिला मरीचद्विगुणा शंखो माषाष्टकोन्मितः ॥१२॥
सम्पेष्य वर्तिकां कृत्वा लोचने विधिनाञ्जयेत् ।
तिमिरं नाशयेद्वारा मस्तुना चार्बुदं हरेत् ॥१३॥
पिच्चटं मधुना हन्यान्नारीस्तन्येन चार्जुनम् ।
त्रिरेखवर्तिका ह्येषा नेत्रामयनिषूदनी ॥१४॥

शुद्धशङ्खस्य बाह्यप्रयोगो नेत्रहितकारी—कृष्णा पिप्पली, शिला मनःशिला, वारा जलेन । पिच्चटं नेत्ररोगविशेषम् । अर्जुनं तदाख्यनेत्रव्याधिम् ॥ १२-१४ ॥

भा. टी.—पिप्पलीचूर्ण एक मासे, कालीमिर्चचूर्ण दो मासे, शुद्ध मैनसिल चार मासे, शुद्ध शंखचूर्ण आठ मासे लेकर, इन सब को एकत्र खरल में जल से पीसकर बत्ती बनालें। इन बत्तियों को आँखों में आञ्जने से अर्थात् जल में घिस कर आँखों में लगाने से तिमिर (मोतियाबिन्द) रोग नष्ट होता है। दही के जल में घिसकर आंजन से नेत्रार्जुन (नाखूना) रोग दूर होता है। यह नेत्ररोगों को नष्ट करने वाली त्रिरेखवर्तिका कही जाती है ॥१२–१४ ॥

अर्जुनहरशङ्खचूर्णम्

विशोधितं शङ्खचूर्णं क्षौद्रेण तु समञ्जितम् ।
अर्जुनं नाशयत्याशु भास्करस्तिमिरं यथा ॥१५॥

भा.टी.—शुद्ध शंख चूर्ण को मधु के साथ आँख में लगाने से—जैसे सूर्य के प्रकाश से अन्धकार नष्ट होता है उसी प्रकार इस अञ्जन से रोग नष्ट हो जाता है ॥ १५ ॥

शंखवर्तिः

शङ्खसैन्धवडिण्डीरैः शिग्रुबीजैश्च निर्मिता ।
वर्तिर्नेत्रेऽञ्जनादेव शुक्रादीन्नाशयत्यलम् ॥ १६ ॥

भा.टी.—शुद्धशंखचूर्ण, सैंधानमक, समुद्रफेन और सहंजन के बीज-चूर्ण को एकत्र जल से घोट कर वर्ति बना लें। इस वर्ति को आँखों में आँजन से नेत्र का फूला आदि नष्ट हो जाता है ॥ १६ ॥

अथ शंखस्य मारणम्

शुद्धशङ्खस्य खण्डानि शरावे स्थापयेत्सुधीः ।
शरावेण पिधायाथ यत्नात्सन्धिं प्रलेपयेत् ॥ १७ ॥
आतपे त्वथ संशोष्य पुटेद् गजपुटे भिषक् ।

स्वतःशीतं समुद्धृत्य खल्वे सञ्चूर्णयेद्भिषक् ॥ १८ ॥
चूर्णितञ्चाथ विज्ञाय सम्पुटस्थं ततः पुटेत् ।
एवं पुटद्वयेनैव शङ्खको मृतिमाप्नुयात् ॥ १६ ॥

भा. टी.—शुद्ध किये हुए शंख के टुकड़ों को एक प्याले या सिकोरे में रख कर उस पर दूसरा प्याला या सिकोरा औंधा रखकर इनको सन्धिलेप कर दें और धूप में सुखा दें। अब इस सम्पुट को गजपुट में रख कर फूँक दें। स्वांगशीतल होने पर सम्पुट में से शंख के अर्धदग्ध टुकड़ों को निकाल खरल में चूर्ण करके पुनः गजपुट में रख कर फूक दें। इस प्रकार दो बार गजपुट में फूकने से शंख की भस्म हो जाती है ॥ १७–१६ ॥

अथ मृतशंखस्य गुणाः, मात्रा च

शङ्खः सुशीतलः क्षारस्त्वम्लपित्तविनाशनः ।
अग्निमान्द्यहरो बल्यो ग्राही ग्रहणिकाहरः ॥ २० ॥
परिणामोत्थशूलघ्नस्तारुण्यपिडिकापहः ।
विषदोषहरो वर्ण्यो मात्रा गुञ्जद्वयोन्मिता ॥ २१ ॥

अथास्य गुणाः—क्षारः आस्वादतः कर्मतश्च ॥ २०–२१ ॥

भा. टी.—शङ्ख स्पर्श में शीतल, क्षारीय प्रकृति और अम्लपित्तनाशक है। यह बलवर्धक तथा ग्राही है, ग्रहणी रोग और परिणामशूल आदि रोगों को नष्ट करती है। युवावस्था में निकलनेवाली फुंसियों (मुँहासे) को मिटाती है। शंखभस्म ग्राही अर्थात् स्तम्भन होने से अतिसार विशेषतः पक्वातिसार में अत्यन्त उपयोगी है। शंखभस्म की मात्रा दो रत्ती समझनी चाहिये ॥२०-२१॥

मृतशंखस्य आमयिकः प्रयोगः

निम्बूकस्वरसेनेह मृतशंखस्तु शीलितः ।
अतिसारं हरेत्तूर्णं ग्रहणीञ्चातिदारुणाम् ॥ २२ ॥
सत्र्यूषणो मृतः शंखस्त्वग्निमान्द्यं व्यपोहति ।
धात्रीचूर्णेन संयुक्तस्त्वम्लपित्तं विनाशयेत् ॥ २३ ॥
यवक्षारत्रिकटुना गुल्मरोगहरः परम् ।
शूलं त्रिदोषजं हन्याद् व्योषसैन्धवहिङ्गुना ॥ २४ ॥
पुरातनगुडोपेतस्त्वथवा व्योषसंयुतः ।
सपञ्चलवणः शंखः परिणामोत्थशूलनुत् ॥ २५ ॥

भार्गीचूर्णान्वितः शंखः श्वासं हन्ति सुदारुणम् ।
विश्वभेषजचूर्णेन जाठराग्निप्रदीपनः ॥ २६ ॥
मुस्तजातीफलाफूकटङ्कणैर्गुञ्जकोन्मितः ।
शालितस्तत्क्षणादेव सर्वातीसारनाशनः ॥२७॥
सनिशश्च सपगश्च मृतः शंखस्तु शीलितः ।
विनाशयेद्विशेषेण वान्तिं खलु सुदारुणाम् ॥२८॥
मूलकभसितोपेतं शंखं सुमृतं प्रलेपनतः ।
हन्ति कफार्बुदमचिरात् कामं च विशेषतो ग्रन्थीन् ॥ २६ ॥

भा.टी.—शंखभस्म को निम्बूरस के साथ सेवन करने से अतीसार और भयंकर ग्रहणी रोग में शीघ्र आराम आता है। शंखभस्म में त्रिकटुचूर्ण मिला कर सेवन करने से अग्निमान्द्यरोग दूर होता है। आमलकीचूर्ण के साथ शंखभस्म को खाने से अम्लपित्त में आराम आता है। गुल्मरोग में शङ्खभस्म को त्रिकटु-चूर्ण और यवक्षार के साथ सेवन करना चाहिये. त्रिकटुचूर्ण, सैन्धानमक और हींग के साथ शंखभस्म प्रयोग करने से सान्निपातिक शूल नष्ट होता है। शंख-भस्म में पाँचों नमक और गुड़ मिलाकर अथवा पाँचों नमक और त्रिकटुचूर्ण मिलाकर सेवन करने से परिणाम शूल नष्ट होता है। शङ्खभस्म में भारंगीचूर्ण मिला सेवन करने से भयंकर श्वासरोग दब जाता है। पाचकाग्नि-बढ़ाने के लिये इसको सोंठचूर्ण के साथ सेवन करना चाहिये। शंखभस्म में मोथा, जायफल, अफीम और सुहागाचूर्ण मिलाकर एक रत्ती की मात्रा में सेवन करने से सब प्रकार के अतीसार शान्त हो जाते हैं। शंखभस्म में हल्दी और सुपारी का चूर्ण मिलाकर सेवन करने से भयंकर वमन रोग शान्त हो जाता है। मूली की राख अथवा क्षार में शङ्खभस्म मिलाकर कफार्बुद तथा कफ ग्रन्थियों में कुछ काल निरन्तर लेप करने से वे बैठ जाती हैं ॥ २२–२६ ॥

वक्तव्य—हिक्कारोग में अत्यधिक वेग बढ़ जाने पर विशेष बेचैनी, शिरपीड़ा आदि लक्षण हों तो एक एक २ घंटे के बाद शंखभस्म का सेवन कराने और शुण्ठीचूर्ण सुंघाते रहने से हिक्का रोग में शीघ्र आराम आता है। शुद्ध शङ्ख के बहुत ही सूक्ष्म-चूर्ण को मधु में मिलाकर आँखों में आंजने से नेत्रार्जुन शीघ्र नष्ट हो जाता है।

अथ शंखस्य कल्पः

कज्जली तत्समा चैव मृता खलु वराटिका ।

पूर्वतो द्विगुणः शंखः सर्वतुल्या च पिप्पली ॥ ३० ॥
निम्बूकस्वरसेनेह पेषयित्वा प्रयत्नतः ।
निर्मापयेत्प्रयत्नेन वटिका रक्तिकोन्मिताः ॥३१॥
एकैकां वटिकां खादेन्मरिचाज्यसमन्विताम् ।
ग्रहणीं चिरसञ्जातां नाशयेत्पक्षसेवितः ॥ ३२ ॥
गात्रवृद्धिं करोत्येव साज्यखण्डेन शीलितः ।
चित्रकेण हरेच्छूलं गुल्मञ्चापि विशेषतः ॥ ३३ ॥
अन्यानपि बहून् रोगान् तत्तत्पथ्यप्रयोगतः ।
नियतं नाशयत्याशु शंखकल्पोऽयमुत्तमः ॥ ३४ ॥

तत्समा कज्जलीतुल्या, पूर्वतः कज्जलितः, साज्यखण्डं घृतयुक्ता सितशर्करा। अन्यत् सुगमम् ॥ ३०–३४ ॥

भा.टी.—पारद गन्धक की समभाग कज्जली एक भाग, कौड़ी की भस्म एक भाग, शंखभस्म दो भाग, पिप्पलीचूर्ण चार भाग लेकर एकत्र खरल में नीम्बूरस से अच्छी तरह मर्दन करके एक रत्ती की गोलियाँ बना लें। अब इसमें से एक-एक गोली मरिचचूर्ण और घी के साथ दिन में दो बार खायँ तो पन्द्रह दिन में पुरानी संग्रहणी नष्ट हो जाती है। यदि इन गोलियों को घी और खांड के साथ सेवन कराया जाय तो शरीर में मांस की वृद्धि होने लगती है। चित्रकमूलचूर्ण के साथ सेवन कराने से शूल और गुल्म में आराम आता है। इसके अतिरिक्त भिन्न-भिन्न पथ्य और अनुपान तथा सहपान के साथ इस वटी का सेवन करने से और भी अनेक उदररोग शान्त होते हैं। इस तरह यह शंख रसायन अति उत्तम योग है ॥ ३०–३४ ॥

प्रथमः शंखद्रावकः

शंखचूर्णञ्च सौभाग्यं स्फुटिका यावशूकजम् ।
सर्जिक्षारं नृसारञ्च तथा लवणपञ्चकम् ॥ ३५ ॥
समं समं समादाय यत्नतश्चूर्णयेद्भिषक् ।
मृल्लिप्तजठरायां तु काचकुप्यां न्यसेत्ततः ॥ ३६ ॥
कूपीं चुल्ल्यां निधायाथ तिर्यङ् नालं निवेशयेत् ।
अन्यस्यां काचकुप्यां तु तोयस्थायां विधानतः । ३७ ॥
पचेन्मन्दानलेनैव विधानज्ञो भिषग्वरः ।
द्रावितं तोयरूपन्तु द्रावकं जायते तदा ॥ ३८ ॥

शंखशुक्तिवराटादीन् यामार्द्धेनैव निश्चितम् ।
द्रावयत्येष तु यतः शंखद्रावस्ततः स्मृतः ॥ ३९ ॥

अथ शङ्खद्रावकः प्रथमः—काचकूपीमध्येऽर्धभागः रिक्तो रक्ष्यः वह्नितसौषधसावकाशदानार्थम् । स्पष्टप्रायमन्यत् । शङ्खद्राव इति यथार्थंन्नाम॥ ३५–३६ ॥

भा.टी.—शुद्धशंखचूर्ण, सुहागा, फिटकरी, जवाखार, सज्जीखार, नौसादर, पाँचों नमक, प्रत्येक को समभाग लेकर एकत्र चूर्ण कर लें । अब इस चूर्ण को कपड़मिट्टी की हुई काँच की शीशी में आधे भाग तक भर दें और चूल्हे पर रख इसके मुख में एक तिरछी काँच की नली फिट करके इस नली का दूसरा सिरा एक दूसरी शीशी के मुख पर अच्छी तरह जोड़ दें और इस दूसरी शीशी को किसी जलयुक्त पात्र में रख दें । अब पहिले की द्रवयुक्त शीशी के नीचे मन्द-मन्द अग्नि जलायें जिस से द्रव्य पिघलकर बाष्प रूप में उड़कर पुनः जल रूप में दूसरी शीशी में सञ्चित हो जाय । इस प्रकार बनाया हुआ द्रव, शंख, सीप, कौड़ी आदि के टुकड़ों को उसमें डालने से गला देता है, अतः इसे शंखद्राव कहते हैं ॥ ३५–३६ ॥

अस्य गुणाः

अग्निमान्द्यं हरत्येष विषूचीञ्चातिदारुणाम् ।
ग्रहणीं मूत्रकृच्छ्रञ्च गुल्मप्लीहोदराणि च ॥ ४० ॥
शूलमष्टविधं हन्ति तथार्शांसि विनाशयेत् ।
भोजनान्ते बिन्दुमात्रं पिबेत्प्रचुरवारिणा ॥ ४१ ॥
मुक्त्वाऽऽकण्ठं पुनर्भोक्तुमिच्छत्यस्य प्रयोगतः ।
कृमीनुन्मूलयत्याशु छर्दिञ्चापि सुदारुणाम् ॥ ४२ ॥

अग्निमान्द्यमित्यादिनाऽस्य गुणनिर्देशः । शूलमष्टविधमिति "पृथग् दोषैः समस्तामद्वन्द्वैः शूलोऽष्टधा भवेत्" इत्युक्तम् । बिन्दुमात्रमिति तीक्ष्णवीर्यत्वात् । प्रचुरवारिणा इति यथावश्यकं पलप्रमाणेनेति यावत् । जलप्राचुर्य्यञ्च द्रावकतीक्ष्णतापरिहाराय । स्पष्टमन्यत् ॥ ४०–४२ ॥

भा.टी.—उक्तविधि से बनाया हुआ शंखद्राव अग्निमान्द्य, भयंकर विसूचिका, ग्रहणी, मूत्रकृच्छ्र, गुल्म, प्लीहा, उदररोग, अष्टविधशूल, तथा अर्शरोगों को दूर करता है । यदि इस शंखद्राव को भोजन के बाद एक बूंद को पर्याप्त जल में मिलाकर पी लिया जाय तो भर पेट खाने पर थोड़ी ही देर में खाने की इच्छा हो जाती है और भोजन शीघ्र ही पच जाता है । इसके प्रयोग से उदरकृमि और तीव्र प्रकार की वमन में शीघ्र आराम आता है ॥ ४०–४२ ॥

द्वितीयः शङ्खद्रावकः

स्फुटिका तोलकमिता सैन्धवञ्चापि तन्मितम् ।
यावशूकजकञ्चापि तोलकद्वयसंमितम् ॥ ४३ ॥
विमलो नव्यसारश्च तोलकद्वितयोन्मितः ।
कषद्वयं सुराक्षारं काशीसञ्चापि तत्समम् ॥ ४४ ॥
काचकुप्यां निधायाथ चुल्लिकायां निधापयेत् ।
तिर्यक् निवेशयेत्तत्र नलिकां काचनिर्मिताम् ॥ ४५ ॥
अन्यकाचघटीलग्नां पचेन्मन्दाग्निना ततः ।
अग्निवीर्यं तोयरूपं जायते द्रावकं शुभम् ॥ ४६ ॥
शंखशुक्तिसुवर्णादीन् यस्माद् द्रावयतीह वै ।
तस्माद्रसायनाचार्यैः शंखद्रावः प्रकीर्तितः ॥ ४७ ॥

स्फुटिकेत्यादिना द्वितीयः प्रकारः—शङ्खचूर्णक्षेपमन्तरा जातोऽपि द्रावकत्वसामान्यात् शङ्खादीनां शङ्खद्रावनाम्ना व्यवहृतः । अत्र च सोरककासीसादिक्षेपात् वैलक्षण्यं पूर्वस्मादत एवायं सुवर्णादीनपि द्रावयति न पूर्वः । स्पष्टमन्यत् । मात्रादिकं पूर्ववत् । अपि च "शोरकचुल्लिकलवणस्फटिकाशाकम्भरीयजो द्रावः । पलयुगपलकर्षद्वयमितो वह्निकृत् क्रमशः ॥" इत्यपि प्रकारान्तरेण शङ्खद्रावक एव क्षारार्कनाम्नाऽपि व्यवहरणीयः । निर्माणप्रकारः पूर्ववत् ॥ इति ॥४३–४७॥

भा.टी.—फिटकरी एक तोला, सैन्धानमक एक तोला, जवाखार दो तोला, शुद्ध नौसादर दो तोला, सोरा चार तोला, कसीस चार तोला लेकर सब को एकत्र चूर्ण करके एक काँच की शीशी में भरकर चूल्हे पर रख दें । इस के मुख पर एक तिरछी नली फिट करके इस नली के दूसरे सिरे को एक दूसरी जल में रखी हुई शीशी के मुख में जोड़ दें । अब द्रव्य वाली शीशी के नीचे मन्द-मन्द अग्नि जलायें । इस विधि से द्रव्य बाष्परूप में उड़कर दूसरी शीशी में जल रूप में सञ्चित हो जायगा जो बहुत ही तीव्र-प्रभाव वाला होगा । क्योंकि यह सञ्चित द्रव्य अपने में पड़े हुए शंख, सीप, तथा स्वर्ण आदि को पिघला देता है । अतः इसे रसायनाचार्य लोग शंखद्राव कहते हैं ॥ ४३–४७ ॥

अस्य गुणाः

गुल्मप्लीहहरः कामं सर्वोदरविनाशनः ।
शूलञ्च वातिकं हन्ति वह्निमान्द्यादिकानपि ॥ ४८ ॥

भा.टी.—यह द्वितीय प्रकार का शंखद्राव गुल्म-प्लीहा-नाशक और सर्व उदर रोग हर है। यह वातिकशूल और अग्निमान्द्य आदि रोगों को भी नष्ट करता है ॥ ४८ ॥

तृतीय शंखद्रावकः

चूल्लिकालवणं चैव सैन्धवं यावशूकजम्।
पृथक् पलोन्मितं चैव सुराक्षारं पलद्वयम् ॥ ४९ ॥
स्फुटी कर्षद्वयमिता काशीसं कर्षसंमितम्।
सर्वमेकत्र सम्मेल्य काचकुप्यां न्यसेत्ततः ॥ ५० ॥
तिर्यक् नालादिकं दत्वा विधानज्ञो भिषग्वरः।
पचेन्मन्दानलेनैव चुल्ल्यान्तु खदिरेन्धनैः ॥ ५१ ॥
द्रावितं वह्निवीर्यन्तु सलिलाभं महोत्तमम्।
शंखद्रावं भवेत् सर्वधातूनां द्रावकं परम् ॥ ५२ ॥

भा.टी.—नौसादर, सैन्धानमक, जवाखार प्रत्येक एक पल, सोरा दो पल, फिटकरी चार तोला, कसीस २ तोला, इन सबको एकत्र चूर्ण करके उक्त विधि से कांच की शीशी में भर लें और इसके मुख पर तिरछी नली लगा कर उसको दूसरी जल में रखी हुई शीशी के मुख से जोड़ दें। अब द्रव्ययुक्त शीशी के नीचे खैर की लकड़ी की मन्द-मन्द अग्नि जलायें। इस विधि से भी द्रव्य पिघल कर दाहक जल के सदृश शंखद्राव शीशी में एकत्र हो जाता है। यह भी सब धातुओं को अपने में गला लेता है ॥ ४९-५२ ॥

चतुर्थः सजलशंखद्रावकः

सार्द्धैकभागप्रमितः शोरकद्रावकस्तथा।
लवणद्रावकश्चापि भागद्वितयसंमितः ॥ ५३ ॥
परिस्नुतञ्च सलिलं सार्द्धद्वादशभागिकम्।
सर्वं सम्मेल्य यत्नेन जायते त्वतिशोभनः ॥ ५४ ॥
शंखस्वर्णादिधातूनां द्रावकः परमोत्तमः।
शंखद्रावो वह्निवीर्यो गुल्मप्लीहादिभस्मकृत् ॥ ५५ ॥

चतुर्थो द्रावः प्रकारान्तरसिद्धद्रावकाभ्यामेव संयोगविशेषाज्जायमानो गुणैः समानः पूर्वैः। अयञ्च निर्जल एव धातुद्रावकः, सजलस्तु न तथेति विशेषः। मात्रायान्तु विशेषः सजलत्वात्। तथाहि-षड्बिन्दुभ्यः षोडशबिन्दुपर्य्यन्तमस्य मात्रा पलप्रमाणेन देया जलेन ॥ ५३-५५ ॥

भा.टी.—सोरा द्राव (*Acid*) डेढ़ भाग, लवणद्राव (*Hidrocloric acid*) दो भाग, शुद्ध जल (*Distilled water*) साढ़े बारह भाग; इन सबको एक कांचकी शीशी में मिलाकर रख लें। यह सजल शंखद्राव कहा जाता है। इसमें शंख स्वर्ण आदि के सूक्ष्म खंड डाले जायँ तो वे गल जाते हैं। यह भी अग्नि के समान दाहक है। इनके प्रयोग से गुल्म, प्लीहारोग समूल भस्म हो जाते हैं ॥ ५२, ५३॥

चतुर्थसजलशंखद्रावकस्य मात्रा

आरभ्य शरबिन्दुभ्यः कलाबिन्दुमितं परम्।
शंखद्रावं प्रयुञ्जीत पलसंमितवारिणा ॥ ५६ ॥

भा.टी.—इस जलयुक्त शंखद्राव को पाँच बूंद से लेकर सोलह बूंद तक आठ तोले जल में मिलाकर प्रयोग करना चाहिये ॥ ५६ ॥

अथ क्षुद्रशंखस्य नामानि

क्षुद्रशंखः शंखनकः शम्बूकः स्वल्पशंखकः।
क्षुल्लको नखशंखश्च नामान्येतानि शंखके ॥ ५७ ॥

भा.टी.—क्षुद्रशंख, शंखनक, शम्बूक, स्वल्पशंख, क्षुल्लक, नखशंख ये सब नाम छोटे शंख (घोंघा) के कहे जाते हैं ॥ ५७ ॥

क्षुद्रशंखस्य शोधनम्

अम्लेन केनचिद्वापि कामं स्थालीगतं पचेत्।
यामार्द्धेनैव शम्बूकः शुद्धिमायात्यनुत्तमाम् ॥ ५८ ॥

भा.टी.—एक मिट्टी की हांडी में नीबू का रस आदि अम्ल डालकर उसमें शंबूक डालकर डेढ़ घण्टे तक उबालने से वह शुद्ध हो जाता है ॥ ५८ ॥

क्षुद्रशंखस्य मारणम्

शंखवन्मारणं त्वस्य करणीयं भिषग्वरैः।
कुमारीस्वरसेनैव सम्पुटस्थं पुटेत्तु वा ॥ ५९ ॥

भा.टी.—क्षुद्रशंख की भस्मविधि शंख के सदृश ही समझनी चाहिये। अथवा क्षुद्रशंख को घीकुआर के गूदे में रखकर गजपुट में फूँक देने से भी इसकी भस्म हो जाती है ॥ ५९ ॥

क्षुद्रशंखस्य गुणाः

क्षुद्रशंखस्तु शूलघ्नो नेत्रामयनिषूदनः।
रक्तातिसारशमनो दीपनः पाचनस्तथा ॥ ६० ॥

भा.टी.—घोंघे की भस्म उदरशूलनाशक और नेत्र रोगहर होती है। यह रक्तातीसार को शान्त करने वाली, दीपन और पाचन है ॥ ६० ॥

अस्य आमयिकः प्रयोगः

क्षुद्रशंखविभूतिस्तु शीलिता तप्तवारिणा।
परिणामोद्भवं शूलमचिरादेव नाशयेत् ॥ ६१ ॥
मरिचपञ्चलवणैर्भूतिः शम्बूकजाशिता।
भोजनादौ तदन्ते वा पक्तिशूलं व्यपोहति ॥ ६२ ॥
समसैन्धवसंयुक्ता भूतिः शम्बूकजाशिता।
मधुना त्वचिरादेव वातग्रहणिकां हरेत् ॥ ६३ ॥

अथ क्षुद्रशंखस्य नामानि तन्त्रे व्यवहृतप्रायाणि। शोधनमारणं व्याख्यातप्रायम्। परिणामशूलनाशोऽस्य विशेषगुणः। स्पष्टमन्यत्। "शम्बूकः शीतलो नेत्ररुजास्फोटविनाशनः। शीतज्वरहरस्तीक्ष्णो ग्राही दीपनपाचनः ॥ ग्रहणीरोगहन्ता च रक्तातिसारनाशनः।" इत्याहुः प्राञ्चः ॥ ६१–६३ ॥

भा.टी.—क्षुद्रशंख की भस्म को गरम जल के साथ सेवन करने पर शीघ्र ही परिणामशूल में आराम आता है। घोंघे की भस्म को कालीमिर्च और पाँचों नमकों के चूर्णमें मिला भोजनके पूर्व और भोजन के अन्त में जल के साथ सेवन करने से परिणामशूल नष्ट होता है। इसके भस्म में समभाग सैन्धानमक-चूर्ण मिला शहद के साथ चटाने से वातप्रकोपाधिकसंग्रहणी रोग में शीघ्र आराम आता है ॥ ६१– ६३ ॥

अथ शुक्तेर्नामानि

शुक्तिश्च शुक्तिका चापि मुक्तामाता तथैव च।
मुक्तागृहं महाशुक्तिः मौक्तिकप्रसवा च सा ॥ ६४ ॥
मुक्ताशुक्तिस्तथा मुक्तागेहं मौक्तिकमन्दिरम्।

भा.टी.—शुक्ति, शुक्तिका, मुक्तामाता, मुक्तागृह, महाशुक्ति, मौक्तिकप्रसवा, मुक्ताशुक्ति, मुक्तागेह, मौक्तिकमन्दिर. ये सब बड़ी सीप के नाम कहे जाते हैं ॥ ६४ ॥

शुक्तिकायाः प्रथमः शोधनप्रकारः

जयन्त्याः स्वरसेनैव शुक्तिं दोलागतां पचेत् ॥ ६५ ॥
यामैकेनैव नियतं शुक्तिः शुद्धिमवाप्नुयात्।

भा.टी.—जयन्ती (अरणी) के स्वरस को दोलायन्त्र में डालकर उसमें सीप को डेढ़ घण्टे तक स्वेदन करने से वह शुद्ध हो जाती है ॥ ६५ ॥

वक्तव्य—शुक्तिको दोलायन्त्र में डालने से पहिले उसके पृष्ठ प्रदेश को अच्छी तरह किसी तीक्ष्ण चाकू आदि से साफ कर लेना चाहिये। क्योंकि पृष्ठ प्रवेश में प्रायः समुद्रीयमृत्तिका, क्षार आदि चिपके होते हैं।

द्वितीयः शोधनप्रकारः

अम्लेन केनचिद्वापि दोलायन्त्रेण यत्नतः ॥ ६६ ॥
शुक्तिकां पाचयेद्धीमान् शुद्धिमायात्यनुत्तमाम्।

केनचिदम्लेनेति यथालाभम् ॥ ६६ ॥

भा.टी.—दोलायन्त्र में कोई भी अम्लद्रव काञ्जी जम्बीरी नींबू रस आदि डाल कर उसमें सीप को पकाने से भी यह शुद्ध हो जाती है ॥ ६६ ॥

शुक्तेर्मारणम्

शुक्तिकां खण्डशः कृत्वा सम्पुटस्थां ततः पुटेत् ॥ ६७ ॥
हिमकुन्देन्दुसङ्काशां शुक्तेर्भूतिं समाहरेत्।

शुक्तिकायाः यद् बाह्यं मलदूषितं धूसरतरं तत्त्याज्यम् ॥ ६७ ॥

भा.टी.—शुक्ति के छोटे-छोटे टुकड़े करके एक सम्पुट में बन्द करके गजपुट में एक बार फूँक देने से उसकी श्वेतवर्णभस्म हो जाती है ॥ ६७ ॥

वक्तव्य—एक पाव शुद्ध और साफ मुक्ताशुक्ति के छोटे-छोटे टुकड़े करके एक हांडी में आधा सेर घीकुवार का गूदा भर कर उस पर शुक्ति के टुकड़ों को रख दें और ऊपर से फिर आधा सेर घीकुवार का गूदा रख कर बन्द करके गजपुट में फूँक दें। स्वांगशीत होने पर इसको निकाल खरल में कागजी नींबू के रस के साथ दो पहर मर्दन करके सुखाकर फिर गजपुट में फूँक देने से इसकी उत्तम और कोमल भस्म बन जाती है।

शुक्तेर्गुणा मात्रा च

शुक्तिका शूलशमनी हृदामयविनाशिनी ॥ ६८ ॥
स्निग्धा रुच्या श्वासहरा दीपनी मधुरा मता।
इष्टिकावर्णसङ्काशां नाशयेन्मूत्रशर्कराम् ॥ ६९ ॥
प्लीहानं नाशयत्याशु तथा च जठरामयान्।
रक्तिद्वयमिता मात्रा मुक्तागेहस्य कीर्तिता ॥ ७० ॥

इष्टिकावर्णसंकाशां इति धूसररक्तां मूत्रशर्करां तदाख्यरोगविशेषं "*Urales*" इत्याङ्गलभाषायाम्। जठरामयोऽतीसारग्रहणिकाप्रभृतिः ॥ ६८–७० ॥

भा.टी.—उत्तम शुक्तिभस्म उदरशूल तथा हृदयशूल को शांत करती है। यह

स्निग्ध और रुचिकारक होती है। इसके प्रयोग से श्वास रोग दूर होता है और क्षुधा बढ़ती है। यह रस में मधुर होती है। मूत्र में आने वाले ईंट के सूक्ष्म चूर्ण के वर्णवाली मूत्रशर्करा (*Urates*) में शीघ्र ही आराम आता है। इसके अतिरिक्त शुक्तिभस्म प्रयोग से प्लीहा तथा उदररोग शीघ्र ही शान्त हो जाते हैं। शुक्तिभस्म की मात्रा दो रत्ती की समझनी चाहिये ॥६८–७०॥

अस्या आमयिकः प्रयोगः

वरामधुकचूर्णेन समेन त्र्यूषणेन वा।
शुक्तिका शीलिता शीघ्रं शूलं नाशयति ध्रुवम् ॥७१॥
धात्रीचूर्णान्विता शुक्तिः काकमाचीरसेन वै।
शीलिता त्वचिरादेव विनिहन्ति हृदामयम् ॥७२॥
त्र्यूषणक्षौद्रसंयुक्ता वासारससमन्विता।
श्वासं विनाशयत्याशु दिनसप्तकसेवनात् ॥७३॥
कटुत्रिकानलोपेता यवक्षारविमिश्रिता।
शुक्तिका मधुना लीढा वह्निसन्दीपनी मता ॥७४॥
तृणपञ्चकमूलस्य कषायेण तु शीलिता।
शुक्तिका नाशयत्याशु चिरजां मूत्रशर्कराम् ॥ ७५ ॥
व्योषत्रिक्षारसंयुक्ता लवणद्वयमिश्रिता।
शुक्तिका मधुना हन्ति प्लीहानमतिदारुणम् ॥७६॥
शिलाजतुसमायुक्ता वङ्गसर्जरसान्विता।
शुक्तिः कन्यारसैर्लीढा श्वेतप्रदरनाशिनी ॥ ७७ ॥
यावशूकजसंयुक्ता तथा सैन्धवसंयुता।
गोदध्ना शुक्तिका पीता जठरामयनाशिनी ॥ ७८ ॥

वरा त्रिफला, मधुकं मधुयष्टी। धात्री आमलकी। अनलः चित्रकः। तृणपञ्चकं "कुशः काशः शरो दर्भ इक्षुश्चेति" तेषां मूलानि ग्राह्याणि। सर्जरसः रालः, स्पष्टमन्यत् ॥ ७१–७८ ॥

भा.टी.—त्रिफला और मुलैठीचूर्ण के साथ अथवा त्रिकटुचूर्ण के साथ शुक्तिभस्म को सेवन करने से शीघ्र ही शूल शान्त होता है। हृदयरोग में इसके भस्म के साथ आमलकीचूर्ण मिलाकर मकोयस्वरस से चटाने पर शीघ्र ही हृदयरोग मिट जाता है। त्रिकटुचूर्ण के साथ शुक्तिभस्म मिला, शहत और वासास्वरस के साथ एक सप्ताह तक सेवन करने से श्वासरोग शीघ्र ही नष्ट हो

जाता है। शुक्तिभस्म को मधु के साथ चाटने से क्षुधावृद्धि होने लगती है। तृणपञ्चमूल (कुश, कास, डाभ, गन्ने की जड़, सरकण्डा) कषाय के साथ शुक्तिभस्म सेवन करने से मूत्रशर्करा रोग (मूत्र में *Urates* आना) में आराम आता है। प्लीहावृद्धि में शुक्तिभस्म को त्रिकटु, जवक्षार, सैन्धानमक, सौंचर-नमकचूर्ण के साथ मधु मिलाकर सेवन कराया जाता है। शिलाजीत, बंगभस्म रालचूर्ण के साथ शुक्तिभस्म मिलाकर घीकुआर के गूदे में चाटने से श्वेतप्रदर में शीघ्र आराम आता है। उदररोग (अतीसार, ग्रहणी आदि) में यवक्षार और सैन्धानमकचूर्ण में शुक्तिभस्म मिला गोदधि के साथ सेवन किया जाता है। अम्लपित्त में शुक्तिभस्म के साथ स्वर्ण माक्षिकभस्म तथा यवक्षार मिला कर सेवन करने से शीघ्र लाभ होता ॥ ७१–७८ ॥

अथ जलशुक्तेर्नामानि

जलशुक्तिस्तथा क्षुद्रशुक्तिका तोयशुक्तिका।
कृमिशुक्तिश्च शम्बूका पुष्टिका ह्रस्वशुक्तिका ॥ ७९ ॥

जलशुक्तिनामानि व्यवहार्य्याणि ॥७९॥

भा.टी.—जलशुक्ति, क्षुद्रशुक्तिका, तोयशुक्ति, कृमिशुक्ति, शम्बूका, पुष्टिका और ह्रस्वशुक्तिका, ये नाम छोटी जलसीप के होते हैं ॥ ७९ ॥

वक्तव्य—जलसीप बहुत छोटी और पतली होती है। इसका भीतरी भाग साधारण सफेद वर्ण का होता है। इसमें मुक्ताशुक्ति की भाँति श्वेत नीली चमक नहीं होती और वह बहुत कठिन भी नहीं होती है।

जलशुक्तिकायाः शोधनं मारणञ्च

शुक्तिवच्छोधनं तस्या मारणञ्चापि कीर्तितम्।
अङ्गाराग्नौ तु वा न्यस्य मारयेद्वारिशुक्तिकाम् ॥८०॥

अङ्गाराग्नौ तु मारणं सौकार्याय। व्याख्यासमानमन्यत् ॥ ८० ॥

भा.टी.—जलशुक्तिका शोधन तथा मारण मुक्ताशुक्ति के समान ही किया जाता है। अथवा कई बार जल्दी में इसको तेज कोयलों की अग्नि में रखकर भी भस्म की जा सकती है ॥ ८० ॥

अस्या गुणाः

जलशुक्तिः शूलहरा कटुः स्निग्धा च दीपनी।
बल्या गुल्महरा रुच्या विषदोषहरा मता ॥ ८१ ॥

भा.टी.—जलशुक्तिभस्म शूलहर, कटुरस, स्निग्धगुण और दीपक होती है। यह कुछ काल सेवन करने से बलवर्धक, गुल्मरोगहर, रुचिकारक और विषदोषहर होती है ॥ ८१ ॥

अथ वराटकस्य नामानि

वराटको वराटश्च वराटी च वराटिका।
कपर्दकः कपर्दश्च कपर्दी च कपर्दिका ॥ ८२ ॥
बालक्रीडनकश्चापि चरो वर्यश्चराचरः।
वराटकं वराटं च कपर्दं च निगद्यते ॥ ८३ ॥

भा.टी.—वराटक, वराट, वराटी, वराटिका, कपर्दक, कपर्द, कपर्दि, कपर्दिका, बालक्रीडनक (बच्चों का खेलवाड़), चर, चराचर, ये सब नाम कौड़ी के कहे जाते हैं ॥ ८२, ८३ ॥

वराटकस्य भेदाः

वराटिका त्रिधा प्रोक्ता पीता श्वेता च धूसरा।
पीतोत्तमा मध्यमा तु श्वेतान्या त्वधमा मता ॥ ८४ ॥

अथ वराटकः—वराटकस्य त्रिधा भेदज्ञापनमौषधेषु व्यवहार्य्यग्रहणाय ॥८४॥

भा.टी.—बाजार में मिलनेवाली कौड़ी तीन प्रकार की पायी जाती है। १ पीली कौड़ी, २ सफेद कौड़ी, ३ धूसर (मटमैली) कौड़ी। इनमें से पीली कौड़ी उत्तम, सफेद कौड़ी मध्यम और धूसरवर्ण कौड़ी गुणों में अधम मानी जाती है ॥ ८४ ॥

ग्राह्यवराटिकायाः स्वरूपम्

दीर्घवृन्ता स्वर्णवर्णा पृष्ठे च ग्रन्थिला तथा।
सार्द्धैकशाणप्रमिता वराटी कथितोत्तमा ॥ ८५ ॥
शाणोन्मिता मध्यमा स्याच्छाणार्द्धप्रमिताधमा।
रसज्ञैरुत्तमैवेह भस्मकर्मणि शस्यते ॥ ८६ ॥

उत्तमवराटस्वरूपञ्च दीर्घवृन्तेत्यादिना—एतादृशं हि बहुसत्त्वं, स्वल्पसत्त्वमन्यत्। उक्तञ्च—'पीताभा ग्रंथिला पृष्ठे दीर्घवृन्ता वराटिका। सार्धनिष्कभरा श्रेष्ठा निष्कभारा च मध्यमा ॥" इति। उत्तमैव भस्मीकरणाय ग्राह्या च ॥८५–८६॥

भा.टी.—जो कौड़ी लम्बे वृन्त (डंटल के आकार) की, स्वर्णवर्ण (पीली), पृष्ठप्रदेश में छोटी-छोटी गाँठोंवाली और तौल में डेढ़ शाण (पन्द्रह मासा या बारह मासा) हो वह उत्तम मानी जाती है। जो भार में केवल एक शाण (चार

मासा) हो वह मध्यम और आधा शाण भार की कौड़ी अधम मानी जाती है। भस्म करने के लिये रसशास्त्रज्ञों ने उत्तम कौड़ी का ही ग्रहण करने का विधान बताया है॥ ८५, ८६ ॥

वराटिकायाः शोधनम्

दोलायन्त्रे तु यामैकं काञ्जिकेन वराटिका।
स्विन्ना प्रक्षालिता चोष्णवारिणा शुद्धिमाप्नुयात्॥ ८७॥

भा.टी.—दोलायन्त्र में काञ्जी डाल कर उसमें एक पहर तक कौड़ी को पकाने से वह शुद्ध हो जाती है। पकाने के पश्चात् उसे गरम पानी से अच्छी तरह साफ कर लेना चाहिये जिससे उसके भीतर कालापन न दिखाई दे॥८७॥

द्वितीयः शोधनप्रकारः

दोलायन्त्रे यामैकं कुलत्थक्वथिताम्भसा।
स्विन्ना वराटिका शीघ्रं शुद्धिमायात्यनुत्तमाम॥ ८८॥

भा.टी.—कुलत्थ दाल के पानी को दोलायन्त्र में डाल कर उसमें कौड़ियों को एक पहर तक पकाने से वे शीघ्र ही उत्तम प्रकार से शुद्ध हो जाती हैं॥८८॥

तृतीयः शोधनप्रकार;

अम्लेन केनचिद्वापि दोलायन्त्रे विपाचिता।
वराटी याममात्रेण विशुद्ध्यति न संशयः॥ ८९॥

भा.टी.—काञ्जी, बिजौरानींबू आदि किसी अम्लद्रव को दोलायन्त्र में डाल कर उसमें कौड़ी को एक पहर तक पका लेने से भी कौड़ी शुद्ध हो जाती है॥८९॥

चतुर्थः शोधनप्रकारः

निम्बूकाम्लद्रवोपेता दोलायन्त्रे वराटिका।
परिस्विन्ना तु यामैकं शुद्धिमायात्यनुत्तमाम्॥ ९०॥

दोलायन्त्रे यामैकं काञ्जिके स्वेदनात् शुद्धिः। तथा चाहुः स्म पूर्वे-"वराटाः काञ्जिके स्विन्नाः यामाच्छुद्धिमवाप्नुयुः" इति। यथा कुलत्थक्वाथेनापि शुद्ध्येदेवमेव, अपि वा केनचित् इति यथालाभम्। निम्बूकाम्लं प्रागुक्तम्॥ ९०॥

भा.टी.—निम्बूकाम्ल (*Silric acid*) को जल में घोल कर उसे दोलायन्त्र में डाल कर उसमें एक पहर तक कौड़ियों को उबालने से भी वे शुद्ध हो जाती हैं॥ ९०॥

वराटिकाया मारणम्

वराटकांस्तु विमलान् शरावे स्थापयेद्भिषक्।
शरावेणापरेणाथ सम्यगाच्छादयेत्ततः॥ ९१॥

सन्धिलेपं ततः कृत्वा शोषयेदातपे पुनः ।
करीषाग्नौ पचेत्कामं यत्नतस्तु भिषग्वरः ॥ ६२ ॥
स्वाङ्गशीतं समुद्धृत्य खल्वे सञ्चूर्णयेत्ततः ।
शरदिन्दुनिभं भस्म सर्वयोगेषु योजयेत् ॥ ६३ ॥

सर्वयोगेषु कपर्दभस्मप्रक्षेपसाध्येषु ॥ ६१–६३ ॥

भा.टी—शुद्ध कौड़ियों को एक प्याले या सिकोरे में भरकर उसको दूसरे प्याले से ढककर अच्छी तरह सन्धिलेप करके धूप में सुखा लें। अब इस सम्पुट को उपलों की अग्नि में (गजपुट में) पका लें। स्वांगशीत होने पर कौड़ियों को निकाल खरल में अच्छी तरह पीस लें तो इसकी सफेद भस्म बन जाती है। इसको सब योगों में काम ला सकते हैं ॥ ६१–६३ ॥

अपरः प्रकारः

वराटिका विशोधिता त्वलातकानले स्थिता ।
यदा भवेत्तु फुल्लिता मृता तदाशनोचिता ॥ ६४ ॥

अलातकानले अलातः प्रज्वलितं काष्ठं, तस्माज्जायमाने अग्नौ। एतेन विनापि शरावद्वयसम्पुटेन सम्पादनीयं कदाचिद् वराटभस्मेति सूचितम् ॥६४॥

भा.टी.—शुद्ध कौड़ियों को तेज कोयले या लकड़ियों की अग्नि में खुली हुई रख दें जब वे पककर फूल जाँय तो समझें कि वे भस्म हो गयी हैं। इस प्रकार से बनायी भस्म भी सेवन करने योग्य होती है ॥ ६४ ॥

अस्य गुणा मात्रा च

वराटी दीपनी चोष्णा नयनातङ्कहारिणी ।
कर्णास्रावहरात्यर्थं वह्निमान्द्यविनाशिनी ॥ ६५ ॥
पक्तिशूलादिशमनी ग्रहणीगजसिंहिका ।
क्षयस्फोटापहा वृष्या मात्रा रक्तिद्वयोन्मिता ॥ ६६ ॥

वराटी वह्निदीपनी वीर्य्येण उष्णा च। मात्राप्रमाणं साधारणम् ॥६५, ६६॥

भा.टी.—कौड़ी की भस्म दीपन और उष्णगुण होती है। यह नेत्ररोगों को नष्ट करती है और कान से बहनेवाले स्राव को सुखाती है। अग्निमांद्य के लिये इसकी भस्म उत्तम मानी जाती है। इसके प्रयोग से परिणामशूलादि शूल नष्ट होते हैं। यह ग्रहणी रोग की उत्तम औषधि है। कण्ठमाला, अपची तथा आँतों में होनेवाले क्षय की ग्रंथि तथा स्फोटों को शमन करती है और शरीर की

धातुओं का पोषण करती है। कपर्दभस्म की पूर्ण मात्रा दो रत्ती समझनी चाहिये ॥ ९५, ९६ ॥

आमयिकः प्रयोगः

समुद्रफेनसयुक्ता श्लक्ष्णपिष्टा वराटिका।
ध्माता श्रुतिपुटेऽत्यर्थं पूयस्रावं व्यपोहति ॥ ९७ ॥
कटुत्रिकसमायुक्ता वह्निमान्द्यं बिनाशयेत्।
वासकस्वरसोपेता वराटी कासनाशिनी ॥ ९८ ॥
निम्बूकाम्लसमायुक्ता कटुत्रिकसमन्विता।
वराटी शीलिता शीघ्रं नाशयेच्छूलमुद्धतम् ॥ ९९ ॥
मृद्दारशृङ्गसंयुक्ता मृता खलु वराटिका।
अवचूर्णनयोगेन विस्फोटान् विविधान् हरेत् ॥ १०० ॥
शङ्खत्र्यूषणसंयुक्ता मृता खलु वराटिका।
दिनसप्तकमात्रेण ग्रहणीं नाशयेद् ध्रुवम् ॥ १०१ ॥
रससिन्दूरसंयुक्ता मृता खलु वराटिका।
यज्ञोदुम्बरतोयेन रक्तपित्तं विनाशयेत् ॥ १०२ ॥

आमयिकः प्रयोगः सुगमः ॥ ९७–१०२ ॥

भा.टी.—समुद्रफेन में समभाग कपर्दभस्म मिला अच्छी तरह पीसकर एक दो मुखवाली नली में भरकर कान में फूँक मारने से कान में से निकलनेवाली पीप बन्द हो जाती है। त्रिकटुचूर्ण के साथ कपर्दभस्म का सेवन करने से अग्निमांद्य रोग दूर होता है। कास को शान्त करने के लिये इसको निम्बूकाम्ल तथा त्रिकटुचूर्ण में मिलाकर प्रयोग करने से शीघ्र आराम आता है। स्राव युक्त विविध प्रकार के विस्फोटों (छाले, फोड़े, व्रणों) में इसको मुरदासंगचूर्ण में मिलाकर छिड़का जाता है। कपर्दभस्म में शंखभस्म और त्रिकटुचूर्ण मिलाकर सेवन करने से एक सप्ताह में ही संग्रहणीरोग में आराम आ जाता है। कपर्दभस्म में रससिन्दूर मिलाकर इसको गूलरपत्रस्वरस के साथ सेवन करने से रक्तपित्त रोग दूर होता है ॥ ९७–१०२ ॥

अथ मृगशृंगस्य नामानि

मृगशृङ्गं त्वेणशृङ्गं तथा मृगविषाणकम्।
हरिणशृङ्गकञ्चैव समाख्यातं भिषग्वरैः ॥ १०३ ॥

भा.टी.—मृगश्रृंग, एणश्रृंग, मृगविषाण, हरिणश्रृंग ये सब नाम हरिण-सींग के हैं। इसी को बारहसिंग भी कहा जाता है ॥ १०३ ॥

ग्राह्यमृगश्रृंगस्य स्वरूपम्

कीटानुपहतं दीर्घं भाराढ्यं सुदृढं तथा।
अनेकश्रृङ्गसंयुक्तं मृगश्रृङ्गं वरं मतम् ॥ १०४ ॥

मृगश्रृङ्गं कीटानुपहतं ग्राह्यं, कीटजग्धं हि निःसारं भवति ॥ १०४ ॥

भा.टी.—भस्म करने के लिये लिया जानेवाला मृगसींग, घुन लगा हुआ नहीं होना चाहिये। यह लम्बा और छोटे-छोटे सींग से युक्त, गुरुभार और दृढ़ होना चाहिये ॥ १०४ ॥

मृगश्रृंगस्य मारणम्

मृगश्रृङ्गं समादाय करपत्रेण कर्तयेत्।
खण्डशः कारयित्वा च तच्चाङ्गाराग्नौ दहेत्ततः ॥ १०५ ॥
सुदग्धञ्चाथ विज्ञाय खल्वे सञ्चूर्णयेद्भिषक्।
रविदुग्धेन सम्पेष्य चक्रिकाः कारयेत्ततः ॥ १०६ ॥
शरावसम्पुटान्तःस्थं पुटेत्तीव्राग्निना भिषक्।
त्रिवारं पुटनादेणविषाणं मृतिमाप्नुयात् ॥ १०७ ॥

करपत्रं क्रकचम् ॥ १०५–१०७ ॥

भा.टी.—मृगश्रृंग को लेकर इसको आरी से काटकर छोटे-छोटे टुकड़े कर लेने चाहिये। अब इस श्रृंग के टुकड़ों को अग्नि में डाल कर जला लें। जब अच्छी तरह जल जाय तो निकाल कर ठंढा करके खरल में पीस कर चूर्ण कर लें। अब इस चूर्ण को आक के दूध में पीस कर चक्रिका (टिकिया) बना सुखा करके सरपुट में बन्द कर तीव्र अग्नि में फूँक दें। इस प्रकार तीन बार आक के दूध में घोट कर पुट देने से सींग की भस्म हो जाती है ॥१०५–१०७॥

वक्तव्य—अग्नि में फूकने के पूर्व सींग के बाहर की मिट्टी आदि को दूर करने के लिये बाहर से कुछ छील लेना चाहिये इसकी भस्म सफेद और कृष्ण दो प्रकार की बनायी जाती है। किन्तु श्वेतभस्म की अपेक्षा कृष्णभस्म अधिक गुणकारी मानी जाती है, क्योंकि इसमें *Calcium phosphate* पाया जाता है जो श्वेत होने पर केवल *Calcium* मात्र रह जाता है।

अस्य आमयिकः प्रयोगः

मृगश्रृङ्गसमुद्भूता विभूतिर्गव्यसर्पिषा।

विनाशयेत् क्षणादेव हृच्छूलमतिदारुणाम् ॥ १०८ ॥

हरिणविषाणसमुत्था भूतिः क्षौद्रेण रक्तिमिता ।

अपहरतीह निकामं हृच्छूलं पार्श्वशूलञ्च ॥ १०९ ॥

हृच्छूलं पार्श्वशूलञ्चैतद् व्यपोहति ॥ १०८, १०९ ॥

भा.टी.—शृंगभस्म को गोघृत अथवा दुग्ध-नवनीत के साथ खिलाने से शीघ्रही भयंकर हृदयशूल रोग शान्त हो जाता है। यदि शृंगभस्म को एक रत्ती मात्रा लेकर शहत के साथ खिलाया जाय तो हृदयशूल और पार्श्वशूल (पसली के दर्द) में अवश्य आराम आता है। मृगशृङ्ग की भस्म को बेर की मज्जा तथा अपामार्गबीज तथा पिप्पलीचूर्ण में मिला कर शहत के साथ चटाने से हिक्का तथा श्वास रोग में आराम आता है। मृगशृंगभस्म को भारंगीचूर्ण, मरिचचूर्ण, मुनक्का, पिप्पलीचूर्ण तथा खजूर में मिला गोली बनाकर सेवन करने से श्वास रोग में लाभ होता है ॥ १०८, १०९ ॥

अथ समुद्रफेनस्य नामानि

समुद्रफेनः फेनश्च सुफेनः फेनकस्तथा ।

अब्धिफेनश्च फेनश्च डिण्डीरोऽब्धिकफो मतः ॥ ११० ॥

भा.टी.—समुद्रफेन, फेन, सफेन, फेनक, अब्धिफेन, डिण्डीर, अब्धिकफ, ये सब नाम समुद्रफेन के कहे जाते हैं ॥ ११० ॥

समुद्रफेनस्य शोधनम्

पृष्ठास्थीन्यब्धिफेनस्य विलिख्यापनयेत्ततः ।

खल्वे सम्पेष्य कृत्स्नेन श्लक्ष्णचूर्णञ्च कारयेत् ॥ १११ ॥

निम्बूकस्वरसेनाथ भावयेदेकवारकम् ।

एवमब्धिकफः शीघ्रं शुद्धिमायात्यनुत्तमाम् ॥ ११२ ॥

समुद्रफेनस्य शोधनम्—पृष्ठास्थ्नां विलेखनं निःसारत्वात् कठिनत्वाच्च। निंबूकस्वरसेन शोधनं भक्षणार्थम्। यदुक्तम्—"अशुद्धः स करोत्यङ्गभङ्गं तस्माद्विशोधयेत्।" इति "समुद्रफेनः सम्पिष्टो निम्बुतोयेन शुद्ध्यति।" इति च ॥१११,११२॥

भा.टी.—समुद्रफेन को यदि खाने के लिये काम में लाना हो तो उसे शुद्ध कर लेना चाहिये। शोधन के लिए पहिले इसके बाहरी प्रदेश (भाग) को खुरच कर साफ कर लें, फिर इसे खरल में डालकर पीस करके बारीक चूर्ण को नींबू के स्वरस से एक दिन भावना देकर सुखा लें। इस प्रकार समुद्रफेन शुद्ध हो जाता है ॥ १११, ११२ ॥

अस्य गुणा मात्रा च

समुद्रफेनः शिशिरो लेखनः पाचनः सरः ।
चक्षुष्यो दीपनश्चैव श्रुतिस्रावहरः परम् ॥११३॥
विषदोषप्रशमनः कषायः कफनाशनः ।
कुष्ठरोगहरोऽत्यर्थं मात्रा रक्तिद्वयोन्मिता ॥११४॥

शिशिरो वीर्ये, लेखनो दोषाणाम्, पाचनं आमस्य । मात्रा रक्तिद्वयोन्मिता भक्षणाय ॥११३, ११४॥

भा.टी.—समुद्रफेन शीतवीर्य, लेखन (दोषों को पतला कर निकालनेवाला), पाचक, आंतों की गति को बढ़ानेवाला, नेत्र रोग में लाभदायक, अग्नि-दीपक, कान से बहनेवाले स्राव (पीप जल आदि) को सुखानेवाला, विषदोषशामक, कषायरस, कफनाशक और कुष्ठरोगहर है । इसकी साधारण मात्रा दो रत्ती की होती है ॥११३, ११४॥

अस्य आमयिकः प्रयोगः

समुद्रफेनचूर्णन्तु सितया श्लक्ष्णपिष्टया ।
नेत्रशुक्रं निहन्त्याशु चिरजातमपि ध्रुवम् ॥११५॥
शंखसैन्धवसंयुक्तः सुफेनोऽर्कशलाकया ।
नेत्रयोरञ्जनादाशु शुक्रादीन् शस्त्रवल्लिखेत् ॥११६॥
पिप्पलीसैन्धवोपेतः फेनको मधुनाञ्जनात् ।
विनाशयेच्छुक्रदोषं दृशोश्चिरसमुत्थितम् ॥११७॥
तुत्थषड्गुणितः फेनः पथ्यया तुत्थतुल्यया ।
वर्तिः कृताञ्जनद्वारा पोथक्यादिविनाशिनी ॥११८॥
रालसैन्धवरसाञ्जनान्वितः फेनकस्तु वटकीकृतोऽञ्जनात् ।
क्लिन्नवर्त्मविनिवारणः परं पक्ष्मरोहणकरश्च कीर्तितः ॥११९॥
चूर्णितं त्वब्धिफेनं तु प्रध्मातं श्रुतिसम्पुटे ।
विनाशयेत् श्रुतिस्रावं चिरजातमपि द्रुतम् ॥१२०॥
सूतगन्धकसंयुक्तस्त्वथवा हिङ्गुलान्वितः ।
समुद्रफेनस्त्वशनात्कफपित्तज्वरापहः ॥१२१॥
मृद्दारशृङ्गसंयुक्तं त्वब्धिफेनं सुचूर्णितम् ।
मधुना व्रणसंलेपादुत्तमं व्रणरोपणम् ॥१२२॥
कोकिलाक्षकालेयकटफलोशीरकेक्षुकैः ।
शृतैर्वा चूर्णितैर्लीढो डिण्डीरः शुक्रशोधनः ॥१२३॥

वारा जलेन अञ्जनात् इति अन्वयः। कालेयकः पीतचन्दनम्। उत्पत्ति-वर्णनं फेनत्वेन भ्रमवारणाय। स्पष्टमन्यत् ॥११५–१२३॥

भा.टी.—समुद्रफेनचूर्ण को समभाग सफेद खाँड़ के साथ बारीक पीसकर आँखों में आँजने से पुराना फूला (*Opecily*) मिट जाता है। समुद्रफेन को शंखचूर्ण और सैन्धानमक के साथ बारीक पीस कर ताँबे की सलाई से आँखों में लगाने से नेत्र फूला आदि शस्त्रसाध्य व्याधियों को शस्त्र की भाँति ही काट कर साफ कर देता है। पिप्पलीचूर्ण और सैन्धानमकचूर्ण के साथ समुद्रफेन को बारीक कर मधु में मिला आँखों में अंजन करने पर पुराना नेत्रफूला कट जाता है। पोथकी (कुकरे) के लिये, समुद्रफेन एक भाग, शुद्धतूतिया ½ भाग, हरीतकीचूर्ण ½ भाग लेकर इनको जल से पीस कर वर्ति बना इसको आँखों में अंजन के रूप में लगाया जाता है। राल, सैन्धानमक, रसौत और समुद्रफेन, प्रत्येक समभाग लेकर जल से पीस गोली बना लें। इन गोलियों को जल में घिस कर आँखों में अञ्जन करने से क्लिन्नवर्त्म रोग दूर होकर पलकों में बाल उगने लगते हैं। समुद्रफेन का बारीकचूर्ण कर एक नली से कान में फूँक देने से पुराना कान का बहना शीघ्र बन्द हो जाता है। पारदगन्धक की सम-भाग कज्जली अथवा शुद्ध हिंगुल के साथ समभाग समुद्रफेन मिलाकर अन्तः-प्रयोग करने से कफपित्तज्वर नष्ट होता है। व्रणों को भरने के लिए मुरदासंख और समुद्रफेन को समभाग में लेकर एकत्र चूर्ण कर लें, इसको शहत में मिला कर व्रणों पर लगाना चाहिये। शुक्र धातु की शुद्धि के लिए समुद्रफेनचूर्ण को तालमखाना, सफेदचन्दन, कायफल, खस और गन्ने की जड़ के कषाय के साथ अथवा इनके चूर्णके साथ सेवन कराया जाता है ॥ ११५–१२३ ॥

अब्धिफेनस्य उत्पत्तिस्थानम्

समुद्रे वर्तुलः क्षुद्रो दशहस्तसमन्वितः।
मीनजातिसमुत्पन्नो जन्तुरेको विलक्षणः ॥१२४॥
भीषणात्तः कूर्मपृष्ठः स यदा विजहात्यसून्।
तत्पृष्ठास्थि विशुष्कन्तु सुनाभं दृश्यते तदा ॥१२५॥
अब्धिमध्ये तरत्येतत्तरङ्गैराहतं मुहुः।
यतोऽब्धो फेनवत्तारि त्वब्धिफेनं ततः स्मृतम् ॥१२६॥

इति शङ्खादिविज्ञानीयो नाम द्वादशस्तरङ्गः

भा.टी.—समुद्रफेन की उत्पत्ति के विषय में यह कहा जाता है कि समुद्र में एक मछली की जाति का प्राणी होता है जो दस हाथ लम्बा, गोल शरीर, क्षुद्र प्रकृति, विलक्षण प्रकार का होता है। इसकी आँखें भयानक होती हैं और पीठ कछुए की भाँति कठिन चर्म की बनी हुई होती है। जब यह प्राणी मर जाता है तो इसके पीठ की अस्थि सूख कर झाग की तरह दिखाई देने लगती है और यह अस्थि समुद्र की तरंगों से ताड़ित होकर धीरे-धीरे समुद्र के किनारे पर तैरने लगती है जैसे समुद्र की झाग। अतः इसे समुद्रफेन नाम से कहा जाता है ॥ १२४–१२६ ॥

यह शंख-आदिविज्ञानीय नामक द्वादशतरङ्ग समाप्त हुआ।

—:०:—

अथ क्षारत्रिकविज्ञानीयस्त्रयोदशस्तरङ्गः।

अथ यवक्षारस्य नामानि

यवक्षारो यवापत्यं यवजो यवशूकजः।
यव्यो यवाग्रजश्चैव यवाह्वो यवनालजः ॥ १ ॥
यवशूको यावशूकः शूकजो यावशूकजः।
याव्यस्तथैव पाक्यश्च समाख्यातो भिषग्वरैः ॥२॥

यवक्षारः समाख्यातो भिषग्वरैरिति तत्तद्ग्रन्थेषु एतन्नाम्ना व्यवहृतः ॥१,२॥

भा.टी.—यवक्षार, यवापत्य, यवज, यवशूकज, यव्य, यवाग्रज, यवाह्व, यवनालज, यवशूक, यावशूक, शूकज, यावशूकज, याव्य तथा पाक्य, ये सब नाम जवाखार के कहे जाते हैं ॥ १–२ ॥

यवक्षारस्य निर्माणप्रकारः

यवशूकभवं भस्म समादाय भिषग्वरः।
सलिलेऽष्टगुणे क्षिप्त्वा विमले भाजने ततः ॥३॥
सप्तवारं प्रयत्नेन स्रावयेत्पृथुवाससा।
स्रावितं सलिलञ्चाथ चुल्ल्यां तीव्राग्निना पचेत् ॥४॥
निःशेषं सलिलं ज्ञात्वा पाकपात्रतलस्थितम्।
यवक्षारं प्रयत्नेन गृह्णीयात्पाण्डुरप्रभम् ॥ ५ ॥

सप्तवारं स्रावणमत्यन्तनिर्मलतासम्पादनाय। अथवा सारकपत्रेण सकृदेव स्रावणं कर्तव्यम् ॥ ३–५ ॥

भा. टी.—जौ के पञ्चांग अथवा डंडी को जलाकर उसकी भस्म करलें।

अब इस (राख) को एक स्वच्छ पात्र में डालकर उसमें राख से आठ गुना जल डालकर हाथ से अच्छी तरह मसलें और एक मोटे गाढ़े कपड़े से इस पानी को छानकर पृथक् करलें। अब सात बार छने हुए इस स्वच्छ जल को एक स्वच्छ पात्र में डालकर अग्नि में पकायें, जब पानी जल जायगा तो पात्र के तल में लगे हुए पाण्डुरप्रभं (कुछ पीला सफेद) यवक्षार को खुरचकर निकाल लें ॥३-५॥

यवक्षारस्य गुणाः

यवक्षारो लघुः स्निग्धो दीपनः पाचनः परम्।
गुल्मप्लीहामयहरः कफहा वातनाशनः ॥ ६ ॥
शूलानाहोदराध्मानमूत्रकृच्छ्रप्रणाशनः।
कण्ठामयहरो हृद्यश्चाम्लपित्तहरः सरः ॥ ७ ॥
औपसर्गिकमेहोत्थफलशोथनिवारणः।
स्वेदप्रवर्तकश्चैव भिषग्भिर्मूत्रलो मतः ॥८॥

अथ गुणाः—लघुः पाकतः, स्निग्धः स्नेहद्रव्यगुणयोगी। पूयमेहे जातमण्ड-शोथं विनाशयति ॥ ६-८ ॥

भा.टी.—यवक्षार शीघ्र पच जाने से लघु और स्निग्ध, दीपन और पाचन होता है। यह गुल्म प्लीहा को नष्ट करता है, कफ को पतला निकालता है और कोष्ठ में वातप्रकोप (अवरोध) को शान्त करता है। इसके अतिरिक्त उदर-शूल, अफरा, मूत्रकृच्छ्र, गले के रोग (कण्ठशुण्ठी, गलग्रन्थिशोथ आदि) में लाभदायक, हृद्य, अम्लपित्त में पित्त को उदासीन कर उसको शांत करनेवाला और आन्त्रगतिप्रेरक (सर) है। सुजाकरोग के कारण अण्डकोषों में होने वाली सूजन को मिटाता है। स्वेदवाहिनियों को उत्तेजित कर अधिक पसीना लानेवाला और वृक्कों को उत्तेजित कर अधिक मूत्र लानेवाला है ॥ ६-८ ॥

यवक्षारस्य मात्रा

आरभ्य रक्तित्रितयाद् दशरक्तिकसंमितम्।
यवक्षारं प्रयुञ्जीत बलकालाद्यपेक्षया ॥९॥

३ गुञ्जातः १० गुञ्जापर्य्यन्तं मात्रास्य ॥ ९ ॥

भा.टी.—तीन रत्ती से लेकर दस रत्ती तक बल, काल, देश आदि को देखकर यवक्षार की मात्रा निर्धारित करनी चाहिये ॥ ९ ॥

यवक्षारस्य आमयिकः प्रयोगः

चूर्णितो यवजक्षारो निपीतस्तूष्णवारिणा।

सर्पिषा वा समाख्यातो मक्कलाभिधशूलनुत् ॥ १० ॥
जरणत्र्यूषणोपेतो यवक्षारस्तु शीलितः ।
भोजनादौ तदन्ते च दीपनः पाचनः स्मृतः ॥ ११ ॥
रोहीतकक्वाथयुतस्त्वथवा शरपुंखया ।
शीलितस्तु यवक्षारो गुल्मप्लीहनिकृन्तनः ॥ १२ ॥
मरिचनागरोपेतो यवजस्तूष्णवारिणा ।
द्वित्रिवारप्रयोगेण वातशूलं हरेद् भृशम् ॥ १३ ॥
एलासितोपलोपेतः शीलितो यवशूकजः ।
मूत्रकृच्छ्रं निहन्त्याशु दाहशोथादिसंयुतम् ॥ १४ ॥
गोक्षुरक्वाथसंयुक्तो यवक्षारस्तु शीलितः ।
शकृद्विघातजं शीघ्रं मूत्रकृच्छ्रं विनाशयेत् ॥ १५ ॥
तक्रेण तु यथाकामं यवक्षारस्तु शीलितः ।
अश्मरीं नाशयत्याशु मूत्रकृच्छ्रञ्च दारुणम् ॥ १६ ॥
शर्करासंयुतो यव्यः कूष्माण्डस्वरसेन वै ।
निपीतो नाशयत्याशु मूत्रकृच्छ्रादिकान् गदान् ॥ १७ ॥
अजमोदात्रिकटुककणोपेतो यवोद्भवः ।
क्षारस्तु भक्षणादाशु वातोत्थोदररोगनुत् ॥ १८ ॥
हिङ्गुत्रिकटुकोपेतः सकुष्ठश्च ससैन्धवः ।
बीजपूररसैः पीतः प्लीहशूलहरः परम् ॥ १९ ॥
यवक्षारस्तु निम्बूकरसेन परिशीलितः ।
मूत्रलः स्वेदजनकः स्मृतश्च ज्वरनाशनः ॥ २० ॥
शंखभस्मयुतो यव्यः सव्योषश्च ससैन्धवः ।
उष्णोदकेन सम्पीतो हन्ति शूलं त्रिदोषजम् ॥ २१ ॥
वासकस्वरसोपेतो यवशूकसमुद्भवः ।
क्षारस्तु शीलितोऽत्यर्थं बहुमूत्रं निवारयेत् ॥ २२ ॥
बब्बूलस्वरसेनापि तन्निर्यासेन वाशितः ।
यवजः स्वल्पकालेन त्वौपसर्गिकमेहनुत् ॥ २३ ॥
शिग्रुक्वाथयुतः पीतः सक्षौद्रो यवशूकजः ।
पार्श्वशूलं बस्तिशूलं हृच्छूलञ्चैव नाशयेत् ॥ २४ ॥
यवक्षारस्तु सततं कटुतैलेन लेपितः ।

कुष्ठं सिध्माभिधं हन्ति मासमात्रप्रयोगतः ॥ २५ ॥
यवजः श्वेतवर्षाभूस्वरसेन निषेवितः ।
उरस्तोयाख्यहृद्रोगजनितां हन्ति वै रुजम् ॥ २६ ॥
यवजो निम्बुकद्रावैस्तिलक्षारयुतोऽशितः ।
बस्तिशूलं निहन्त्याशु मूत्ररोधञ्च नाशयेत् ॥ २७ ॥
शुण्ठीगोक्षुरवरुणक्काथनिपीतो यवक्षारः ।
सगुडक्षेपं त्वचिरान्नियतं वाताश्मरीं जयति ॥ २८ ॥
कूष्माण्डस्वरसोपेतं सगुडं यवशूकजम् ।
शीलितं नाशयेन्मूत्राघातं शुक्राश्मरीं तथा ॥ २९ ॥
पाषाणभेदवरुणगोक्षुरक्काथसंयुतम् ।
शीलितं यवजं हन्ति बस्तिशूलं तथाश्मरीम् ॥ ३० ॥
सारिवाक्काथसंयुक्तो यवक्षारस्तु शीलितः ।
औपसर्गिकमेहोत्थां बाधामाशु विनाशयेत् ॥ ३१ ॥
दशमूलकषायेण यवक्षारः ससैन्धवः
गुल्मं शूलं च हृद्रोगं कासं श्वासञ्च नाशयेत् ॥ ३२ ॥

यवक्षारस्य रोगयोग्यः प्रयोगः—मक्कलशूलनाशाय सुश्रुतोक्तपिप्पलादिगण-क्काथेन सह यवक्षारो बहुधा दीयत इत्यवधेयम् । जरणां जीरकम् । शीतलेन जलेन त्रिवारमेकवासरे दत्तो यवक्षारोऽण्डशोथमपि पूयमेहजं हन्ति ॥१०-३२॥

भा.टी.—मक्कलशूल (प्रसव के अनन्तर गर्भाशय में रक्त रुक जाने से उत्पन्न होनेवाले शूल को मक्कल कहते हैं) में जवाखार को केवल गरम जल से अथवा घी के साथ देने से आराम आता है। जीरा और त्रिकटुचूर्ण में मिलाकर यवक्षार को भोजन के पहिले और भोजन के अन्त में प्रयोग करने से अग्निवृद्धि और पाचन क्रिया बढ़ती है। रोहिड़ाचूर्ण अथवा सर्पोंकाचूर्ण मिला-कर यवक्षार को गुल्म तथा प्लीहा रोग में देने से लाभ होता है। बस्तिशूल में यवक्षार को कालीमिर्च और सोंठचूर्ण के साथ दो-तीन बार गरम पानी से देने पर आराम आ जाता है। छोटी इलायचीबीजचूर्ण और खाँड़ के साथ यवक्षार को देने से दाह शोथ आदि लक्षणयुक्त मूत्रकृच्छ्र में आराम आता है। मल-अवरोधजन्य मूत्रकृच्छ्र में यवक्षार को गोखुरुकषाय के साथ दिया जाता है। साधारणतः मूत्रकृच्छ्र तथा अश्मरी की आशंका या प्रथमावस्था में यवक्षार को तक्र के साथ प्रयोग करने से लाभ होता है। मूत्रकृच्छ्र आदि रोगों में यवक्षार

में खाँड़ मिला पेठे के स्वरस के साथ दिया जाता है। वातप्रकोपजन्य उदररोग में यवक्षार को अजवाइन, त्रिकटु और पिप्पलीचूर्ण के साथ प्रयोग करने से शीघ्र आराम आता है। प्लीहावृद्धि शूल में यवक्षार को हिंगु और त्रिकटुचूर्ण कूठचूर्ण और सैन्धानमकचूर्ण के साथ मिलाकर बिजौरानींबू के स्वरस से सेवन कराया जाता है। यवक्षार को केवल नींबू स्वरस के साथ प्रयोग करने से मूत्र तथा पसीना अधिक आता है और ज्वर उतर जाता है। त्रिदोषप्रकोपजन्य उदरशूल में यवक्षार को शंखभस्म, त्रिकटुचूर्ण और सैन्धानमकचूर्ण में मिला कर गरम पानी के साथ देना चाहिये। बहुमूत्र (अधिक मूत्र आना) में यवक्षार को वासास्वरस के साथ प्रयोग करने से आराम आता है। यवक्षार को कुछ दिन तक बब्बूल के स्वरस अथवा उसके गोंद के साथ सेवन करने से सुजाक में शीघ्र ही आराम आता है। पार्श्वशूल (पसली का दर्द), बस्तिशूल (मसाने का दर्द) तथा हृदयशूल में यवक्षार को सहिजने के कषाय और मधु के साथ सेवन किया जाता है। यवक्षार को कुछ दिन लगातार कड़वे तेल के साथ लेप करने से सिध्मकुष्ठ शान्त हो जाता है। जलयुक्त उरस्तोय (प्लूरिसी) के कारण होनेवाली हृदयपीड़ा में यवक्षार को सफेद फूलवाली पुनर्नवास्वरस के साथ सेवन करने से शीघ्र आराम आता है। यवक्षार में तिलक्षार मिलाकर नींबू के साथ सेवन करने से बस्तिशूल और मूत्ररोध (पेशाब रुकना) दूर हो जाता है। वाताश्मरी में यवक्षार को सोंठ, गोखरु, वरनाकषाय में गुड़ डाल कर इस अनुपान से सेवन कराने पर शीघ्र लाभ होता है। मूत्राघात (पेशाब रुक कर आना) तथा शुक्राश्मरी के लिए यवक्षार को पेठे के स्वरस में गुड़ मिला इस अनुपान से सेवन कराया जाता है। बस्तिशूल तथा अश्मरी के लिए यवक्षार को, पाषाणभेद, वरणा तथा गोखरुकषाय के साथ प्रयोग किया जाता है। यवक्षार को सारिवा (अनन्तमूल) क्वाथ के साथ सेवन करने से सुजाक में होनेवाले कष्टों को आराम आता है। यवक्षार में सैन्धानमक मिला इसको दशमूलकषाय से सेवन करने पर गुल्म, शूल, हृदयरोग, कास तथा श्वास रोगों में आराम आता है ॥ १०–३२ ॥

अथ निम्बूकाम्लीययवजस्य नामानि

निम्बूकाम्लीययवजो निम्बूकाम्लीयशूकजः ।
निम्बवम्लीययवक्षारः स एव परिकीर्तितः ॥ ३३ ॥

भा.टी.–निम्बूकाम्लीय यवज, निम्बूकाम्लीय शूकज, निम्बवम्लीय यवक्षार, ये सब नाम निम्बूकाम्ल तथा जवाखार के योग से बनाये गये खार के हैं ॥३३॥

अस्य निर्माणप्रकारः

काचपात्रे यवक्षारं चतुर्विंशतिभागिकम् ।
द्रावयेच्छीतसलिले रसज्ञः समभागिके ॥ ३४ ॥
निम्बूकाम्लं सुविमलं त्वथ विंशतिभागिकम् ।
द्रावयेदन्यपात्रस्थं जले तु समभागिके ॥ ३५ ॥
पात्रे काचादिलिप्ते तु मेलयेदनयोर्द्रवम् ।
चुल्ल्यां निधायाथ पचेत्तोयांशं परिशोषयेत् ॥ ३६ ॥
घनसारप्रभं चूर्णं रसविज्ञः समाहरेत् ।
विबुधैः कीर्तितोऽयं तु निम्बूकाम्लीयशूकजः ॥ ३७ ॥

अथ निम्बूकाम्लीययवजो नवीनपरिभाषितो बहुलगुणश्च—निर्माणप्रकारो व्याख्यातप्रायः ।

निम्बूकाम्लं प्रागुक्तम् । काचादिलिप्त इति आदिशब्दाद्वङ्गादिलिप्ते पित्तल-पात्रेऽपीति ज्ञेयम् । घनसारप्रभं अत्यच्छत्वात् कर्पूरकान्ति ॥ ३४–३७ ॥

भा.टी.—एक काँच के पात्र में चौबीस भाग जवाखार डाल कर उसमें समभाग ठंडा जल मिलाकर घोल लें । अब एक दूसरे काँच पात्र में बीस भाग निम्बूकाम्ल (*Citric acid*) डाल उसको समभाग जल में घोल लें । अब इन दोनों घोलों (द्रव) को एक काँच के कलई किये हुए पात्र में मिला दें और चूल्हे पर रख कर अग्निताप से जलीय भाग को उड़ा दें। जलीयांश उड़ने पर पात्रतल में कपूर के सदृश वर्ण का चूर्ण रह जायेगा इसी चूर्ण को विद्वान् लोग निम्बूकाम्लीयशूकज कहते हैं ॥ ३४–३७ ॥

अस्य गुणाः

निम्बूकाम्लीययवजो मूत्रलः श्लेष्मभेदनः ।
ज्वरघ्नः स्वेदजनको जलोदरहरः परम् ॥ ३८ ॥
वृक्कशोथप्रशमनो विशेषाद् वृक्कशूलनुत् ।
मूत्ररोधहरः कामं तथा श्लैष्मिककासनुत् ॥ ३९ ॥

भा.टी.—निम्बूकाम्लीय यवज, मूत्र अधिक लानेवाला, कफ को पतला कर निकालनेवाला, ज्वरनाशक, स्वेदजनक, जलोदर-रोगहर है । यह वृक्कों में होनेवाली सूजन को विशेषतः वृक्कशूल को शान्त करता है और मूत्र के अव-रोध तथा कफकास को दूर करता है ॥ ३८–३९ ॥

निम्बूकाम्लीययवजस्य मात्रा

आरभ्य पञ्चगुञ्जातो दशगुञ्जोन्मितं परम् ।
निम्बूकाम्लीययवजं प्राणाचार्यः प्रयोजयेत् ॥ ४० ॥

भा.टी.—निम्बूकाम्लीय यवज की मात्रा पाँच रत्ती से लेकर दस रत्ती तक प्रयुक्त की जाती है ॥ ४० ॥

अस्य आमयिकः प्रयोगः

तत्तद्रोगविशेषेषु सलिलाद्यनुपानतः ।
निम्बूकाम्लीययवजं योजयेन्मात्रया भिषक् ॥ ४१ ॥

अस्य गुणाः—विशेषाद् वृक्करोगापनयनक्षमः । मात्रा १० गुञ्जापर्यन्तम् । अयं सलिले सन्द्राव्य प्रायशः प्रयुज्यते ॥ ४१ ॥

भा.टी.—निम्बूकाम्लीय यवक्षार को भिन्न-भिन्न रोगों में जल आदि द्रवों के अनुपान से आवश्यकतानुसार प्रयोग किया जाता है ॥ ४१ ॥

अथ सर्जिक्षारस्य नामानि

स्वर्जिकः स्वर्जिका स्वर्जिः स्वर्जः स्वर्ज्जी सुवर्चिका ।
स्वर्ज्जका स्वर्जिकाक्षारः सर्जिः सर्जी च सर्जिका ॥ ४२ ॥
सुवर्चकः सुवर्चिश्च सुवर्चोऽथ सुवर्चिकः ।
सुखोर्जिकः कपोतश्च सुखवर्चः सुखार्जिकः ॥ ४३ ॥
रुचकं स्वर्जिकाक्षारः स्वर्जिक्षारस्तथैव च ।
सौवर्चलं सुवर्ची च समाख्यातो भिषग्वरैः ॥ ४४ ॥

सर्जिक्षारनामानि तानि-तानि तन्त्रेषु व्यवहृतानि ॥ ४२–४४ ॥

भा.टी.—स्वर्जिक, स्वर्जिका, स्वर्जि, स्वर्जी, सुवर्चिका, स्वर्जका, स्वर्जिकाक्षार, सर्जि, सर्जी, सर्जिका, सुवर्चक, सुवर्चि, सुवर्च, सुवर्चिक, सुखोर्जिक, कपोत, सुखवर्च, सुखार्जिक,रुचक, स्वर्जिकाक्षार, स्वर्जिक्षार, सौवर्चल, सुवर्ची, ये सब नाम सज्जीखार के कहे जाते हैं ॥ ४२–४४ ॥

सर्जिक्षारस्य निर्माणप्रकारः

उष्ट्रप्रियाक्षुपं दग्ध्वा यत्नात् क्षारं समाहरेत् ।
तोयेऽष्टगुणिते क्षिप्त्वा भाजने विमले ततः ॥ ४५ ॥
सप्तकृत्वः प्रयत्नेन स्रावयेत्पृथुवाससा ।
स्रावितं सलिलञ्चाथ पचेद् गाढं भिषग्वरः ॥ ४६ ॥

निःशेषे सलिले तत्र स्थालिकातलसंस्थितम् ।
हिमकुन्देन्दुसङ्काशं सर्जिक्षारं समाहरेत् ॥ ४७ ॥

उष्ट्रप्रिया क्षुद्रदुरालभा, सा हि मरुप्रदेशे विशेषेण जायते। पञ्चनददेशे "लाना" इति नाम्ना प्रसिद्धा। "अन्या क्षुद्रदुरालम्भा मरुस्था मरुसम्भवा। विशारदाजभक्षा स्यादजादन्युष्ट्रभक्षिका।" इति राजनिघण्टुः ॥ ४५-४७ ॥

भा.टी.—उष्ट्रप्रिया (छोटी दुरालभा) पञ्चांग को लेकर धूप में सुखाकर इसकी सफेद (राख) बना लें। एक स्वच्छ बड़े पात्र में इस राख को डाल कर उसमें राख से आठ गुना जल डाल कर अच्छी तरह मसलें और एक मोटे गाढ़े वस्त्र से इसको सात बार छान लें। अब छने हुए जल को एक साफ कढ़ाई में डाल कर जल भाग उड़ने तक पकायें। जलीयांश उड़ने पर पात्र के तल में स्वच्छ तथा सफेदवर्ण का सज्जीखार रह जायगा। इससे खुरच कर निकाल लें ॥ ४५-४७ ॥

सर्जिक्षारस्य गुणाः

सर्जिक्षारः स्मृतस्तीक्ष्णः कटुरुष्णश्च पाचनः ।
समीरणहरः कामं कासश्वासनिवारणः ॥ ४८ ॥
अग्निदीप्तिकरश्चैव गुल्माध्मानविनाशनः ।
व्रणोदरामयहरः कृमिघ्नश्च प्रकीर्तितः ॥ ४९ ॥

भा.टी.—सज्जीखार तीक्ष्ण, कटु, उष्ण, पाचन, वायुप्रकोप (आध्मानादि) नाशक तथा श्वास-कास-शामक है। इसके प्रयोग से क्षुधा बढ़ने लगती है, गुल्म तथा आध्मान रोग नष्ट होते हैं। बाह्य प्रयोग में व्रणों के लिये लाभदायक होता है और उदर रोग तथा कृमिनाशक होता है ॥ ४८-४९ ॥

सर्जिक्षारस्य मात्रा

आरभ्य रक्तित्रितयाद् रविरक्तिकसंमितम् ।
सर्जिक्षारं प्रयुञ्जीत बलकालाद्यपेक्षया ॥ ५० ॥

मात्रास्य द्वादशगुञ्जापर्य्यन्तम् ॥ ५० ॥

भा.टी.—सज्जीखार को तीन रत्ती से लेकर बारह रत्ती तक की मात्रा में रोगी और रोग का बल, देश, काल आदि देख कर प्रयुक्त किया जा सकता है ॥ ५० ॥

सर्जिक्षारस्य आमयिकः प्रयोगः

कणाजरणचूर्णेन सर्जिका परिशीलिता ।
रक्तित्रयमितात्यर्थं दीपनी पाचनी मता ॥ ५१ ॥

सर्जिका मधुना लीढा वासास्त्वसमन्विता ।
वातिकं श्लैष्मिकञ्चापि कासं श्वासञ्च नाशयेत् ॥५२॥
सर्जिक्षारश्चतुर्गुञ्जः शीलितः शीतवारिणा ।
अम्लपित्तं निहन्त्याशु त्वम्लोद्गारांश्च निर्भरम् ॥५३॥
यवानिकात्र्यूषणचूर्णयुक्ता सुवर्चिका वै त्रिदिनोपयुक्ता ।
आध्मानयुक्तान् गुदमार्गजातान् कृमीन्निहन्यात्कृमिजांश्च रोगान् ॥५४॥
केतकीक्षारसंयुक्ता सकुष्ठा खलु सर्जिका ।
तैलेन पीता त्वचिराद् वातगुल्मं विनाशयेत् ॥५५॥
सर्जिक्षारो गुडोपेतः शीलितस्तूष्णवारिणा ।
नाशयेदचिरादेव गुल्मपीडां नवोत्थिताम् ॥५६॥
बीजपूरद्रवोपेता स्वर्जिका स्वल्पमात्रया ।
कर्णक्षिप्ता हन्ति कर्णस्रावं दाहं रुजादिकम् ॥५७॥

भा.टी.—पिप्पली और जीरा इनके चूर्ण में मिलाकर तीन रत्ती मात्रा में सज्जीखार सेवन करने से दीपन और पाचन दोनोंही क्रियाएँ बढ़ने लगती हैं। सज्जी को वासारसक्रिया और मधु के साथ सेवन करने से वातिक, श्लैष्मिक, श्वास और कास में आराम आता है । अम्लपित्त तथा खट्टी डकारों के अधिक आने पर सज्जीखार को चार रत्ती मात्रा में शीतल जल में घोलकर पिलाने से तुरन्त ही छाती की जलन आदि पित्त की वृद्धि शान्त हो जाती है। अजवाइन, त्रिकटुचूर्ण के साथ सज्जी मिलाकर तीन दिन तक सेवन करने से पेट में आध्मानयुक्त गुदा के कृमिजन्य रोगों में आराम आता है। वातगुल्म में इसको केतकी (केवड़ा) क्षार और कुष्ठचूर्ण में मिला तिलतैल के साथ सेवन करने से वातगुल्म शान्त होता है । सज्जीखार को गुड़ मिलाकर गरम जल से सेवन करने पर नवीन उत्पन्न हुए गुल्म की पीड़ा में शीघ्र ही आराम आता है । सज्जीखार को बिजौरानींबू के रस में घोलकर इसे कान में डालने से कर्णस्राव, दाह तथा पीड़ा आदि शान्त होते हैं ॥ ५१–५७ ॥

अथ निम्बूकाम्लीयसर्जिकाया निर्माणप्रकारः

विश्वब्धिभागप्रमितां सर्जिकान्तु समाहरेत ।
द्विगुणे शीतसलिले द्रावयेद्भिषजां वरः ॥ ५८ ॥
खनेत्रभागप्रमितं निम्बूकाम्लं समाहरेत् ।
तुल्ये तोये काचपात्रे तथैव द्रावयेद्भिषक् ॥ ५९ ॥

पात्रे काचप्रलिप्ते तु मेलयेदुभयोर्द्रवम् ।
मृद्वग्निना चुल्लिकायां पचेत्तोयञ्च शोषयेत् ॥६०॥
निःशेषं सलिलं ज्ञात्वा शुभ्रं चूर्णं समाहरेत् ।
भिषग्वरैः समाख्याता निम्बूकाम्लीयसर्जिका ॥६१॥

निम्बूकाम्लीयसर्ज्जीकस्तत्र च सर्जिजक्षारस्य ४१ भागाः, जलस्य ८२ भागाः, निम्बूकाम्लस्य २० भागाः, जलस्य २० भागाः । पृथक्-पृथक् द्रावयित्वा पश्चादुभयोर्मेलनं विधाय वह्नौ पाचनीयम् ॥५८–६१॥

भा. टी.—इकतालीस भाग सज्जीखार लेकर उसे द्विगुण शीतल जल में डाल कर घोल लें। अब एक दूसरे पात्र में बीस भाग निम्बूकाम्ल लेकर उसको भी समभाग जल अर्थात् बीस भाग शीतल जल में घोल लें। अब इन दोनों घोलों को एक काँच के पात्र में मिलाकर अग्नि पर रखकर जलीयांश को सुखा दें। जल सूखने पर पात्र के तल में सफेद चूर्ण रह जायगा। इसी को रसायनशास्त्रज्ञ निम्बूकाम्लीय सर्जिक (*Polacium citres*) कहते हैं ॥५८–६१॥

निम्बूकाम्लीयसर्जिकाया गुणाः

क्षारच्छर्दिप्रशमनी वह्निमान्द्यापहारिणी ।
आध्मानशूलविष्टम्भहारिणी कान्तिकारिणी ॥६२॥
ग्राहिणी शिशिरा चैव विशेषाद् दुग्धपाचनी ।
पिपासानाशिनी चेयं निम्बूकाम्लीयसर्जिका ॥६३॥

भा.टी.–निम्बूकाम्लीय सर्जिका, दुग्धवमन को रोकती है और अग्निमान्द्य को हटाती है। उदराध्मान, शूल तथा कब्ज को नष्ट करती है और शरीर की कान्ति को बढ़ाती है। यह ग्राही (स्रावरोधक) तथा बाह्य स्पर्श में शीत गुण होती है। यह दूध को पचाने में विशेष रूप से काम आती है। इसके प्रयोग से अधिक तृष्णा भी शान्त हो जाती है ॥६२–६३॥

अस्या बालकोचिता मात्रा

गुञ्जैकतः समारभ्य गुञ्जाद्वितयसंमिताम् ।
प्राणाचार्यः प्रयुञ्जीत निम्बूकाम्लीयसर्जिकाम् ॥६४॥

पूर्णमात्रा

आरभ्य पञ्चगुञ्जातो दसगुञ्जोन्मितां परम् ।
रसविद्भिर्नियुञ्जीत निम्बूकाम्लीयसर्जिकाम् ॥६५॥

भा.टी.—निम्बूकाम्लीय सर्जिका की मात्रा बालकों के लिये एक रत्ती से लेकर दो रत्ती तक प्रयुक्त की जा सकती है। पाँच रत्ती से लेकर दस रत्ती तक निम्बूकाम्लीयसर्जिका की पूर्ण मात्रा समझनी चाहिये। इसको भिन्न-भिन्न रोगों में निम्बूकाम्ल या निम्बूस्वरस के सदृश ही प्रयोग करना चाहिये॥ ६४, ६५॥

अस्या आमयिकः प्रयोगः

रक्तिद्वयमितेयं तु निम्बूकाम्लीयसर्जिका।
पलद्वयमितेनेह गव्यदुग्धेन योजिता॥ ६६॥
निपीता प्रत्यहं त्वेवं निम्बूकाम्लीयसर्जिका।
क्षीरच्छर्दिहरा चैव वह्निमान्द्यापहा मता॥ ६७॥
आध्मानक्षोभशमनो अतीसारोदरापहा।
कान्तिप्रदा विशेषेण देहपुष्टिकरी मता॥ ६८॥
कृशानां मातृहीनानां शिशूनामत्यजीर्णिनाम्।
क्षीरं छर्दयताञ्चैतद् विशेषात्परमौषधम्॥ ६९॥
निर्दिष्टमात्रयैवेह निम्बूकाम्लीयसर्जिकाम्।
शिशुभ्यः क्षीरपायिभ्यः प्रयुञ्जीत भिषग्वरः॥ ७०॥
दुग्धपानभवेऽजीर्णे यूनां वर्षीयसामपि।
रसवैद्यैः प्रशस्तेयं निम्बूकाम्लीयसर्जिका॥ ७१॥

रोगेषु प्रयोगप्रकारश्च सुगमप्रायः, अपि च दुग्धाजीर्णे सति युवानो वृद्धाश्चाप्येनां व्यवहरेयुः॥ स्पष्टमन्यत्॥ ६६–७१॥

भा.टी.—निंबूकाम्लीय सर्जिका को दो रत्ती मात्रा में लेकर दो पल दूध में मिलाकर प्रतिदिन पिलाने से दुग्धपाक न होने से होनेवाली वमन को दूर करके अग्निमान्द्य में भी आराम आता है। उदराध्मान तथा क्षोभ (*Irritation*) को शान्त करती है। अतीसार तथा उदर रोगहर है। इसके कुछ काल प्रयोग करने से दूध पाक न कर सकनेवाले रोगियों को दूध पचने लगता है जिससे उनके शरीर की अग्नि बढ़कर पुष्टि होने लगती है। अतः यह औषधि माताहीन दुबले-पतले अजीर्ण रोगग्रस्त तथा दूध की वमन करनेवाले छोटे बच्चों के लिये अत्युत्तम होती है। दूध पीनेवाले बच्चों को निम्बूकाम्लीय-सर्जिका पूर्वनिर्दिष्ट मात्रा के आधार पर ही देनी चाहिये। यदि युवा अथवा वृद्धों को भी दूध नहीं पचता हो तो उन्हें भी इसके सेवन से दूध पचने लगता है॥ ६६–७१॥

अथ टङ्कणस्य नामानि

टङ्कणष्टङ्कनश्चैव टङ्कष्टङ्गश्च टङ्गणः ।
द्रावकष्टङ्कणक्षारष्टङ्कक्षारश्च कथ्यते ॥ ७२ ॥
रंगक्षारस्तथा रंगो रंगदो लोहशोधनः ।
लोहशोधनकश्चापि कीर्तितः स्वर्णशोधनः ॥ ७३ ॥
सौभाग्यश्च सितक्षारः श्वेतक्षारश्च टंककः ।
क्षारराजश्च कथितो रसायनविशारदैः ॥ ७४ ॥

अथ टङ्कणः—टङ्कणनामानि तन्त्रे व्यवहार्य्याणि, कानिचिद् गुणरूपनिर्देशकराणि चेति ॥ ७२–७४ ॥

भा.टी.—टंकरा, टंकन, टंक, टंग, टंगण, द्रावक, टंकणक्षार, रंगक्षार, रंग, रंगद, लोहशोधन, स्वर्णशोधन, सौभाग्य, सितक्षार, श्वेतक्षार, टंगक, क्षारराज, ये सब नाम रसशास्त्रियों ने सुहागे के बताये हैं ॥ ७२–७४ ॥

टङ्कणस्य निर्मलीकरणम्

टङ्कणं चूर्णितं तोये तत्त्वसङ्ख्यगुणे भिषक् ।
सन्द्राव्य वस्त्रपूतञ्च कृत्वा चुल्लयां निधापयेत् ॥ ७५ ॥
तीव्राग्निना पचेत्कामं नीरं च परिशोषयेत् ।
स्वल्पनीरांशशेषे च टङ्कणं निर्मलं हरेत् ॥ ७६ ॥

भा.टी.—एक भाग सुहागे को चूर्ण करके चौबीस भाग स्वच्छ जल में डालकर घुलने पर जल को छानकर ले लें और चूल्हे पर तीव्र अग्नि से पकाकर पानी को उड़ा लें। जब कुछ-कुछ गीला चूर्ण पात्र तल में रह जाय तो उसे उतारकर सुखा लें । इस विधि से सुहागा साफ हो जाता है ॥ ७५, ७६ ॥

वक्तव्य—उक्त प्रकार से सुहागे को स्वच्छ करने पर इसे (*Boric acid*) के स्थान पर प्रयुक्त किया जाता है । शोधन करने पर इसका अन्तःप्रयोग किया जाता है । अतएव यहाँ पर निर्मलीकरण और शोधन विधियाँ लिखी हैं ।

टङ्कणस्य शोधनम्

सुचूर्णितं टङ्कणं तु खलु पञ्चपलोन्मितम् ।
समुज्ज्वलोदरे क्षुद्रकटाहे विन्यसेत्ततः ॥ ७७ ॥
चुल्लिकायां निधायाथ पचेद् दर्व्या प्रचालयन् ।
सुपुष्पितं नष्टनीरं शुद्धिमायाति टङ्कणम् ॥ ७८ ॥

टङ्कणस्य निर्मलीकरणम्—तत्त्वानि चतुर्विंशतिः, तथाच चतुर्विंशतिगुणे

इत्यर्थः। एतच्च निर्मलीकरणं टङ्कणाम्लादिषु क्षेपार्थम्। टङ्कणस्य शोधनन्तु भक्षणार्थमेवेति विशेषः॥ ७७–७८॥

भा.टी.—पाँच तोला सुहागा लेकर उसका चूर्ण करलें और एक साफ कढ़ाई में डालकर कढ़ाई को आग पर रख दें और चम्मच से चलाते जायँ। जब सुहागे का जलीय भाग नष्ट हो जायगा तो खील की भाँति फूल जायगा। इसी को शुद्ध टंकण या सुहागे की खील भी कहते हैं॥ ७७, ७८॥

अस्य गुणाः

टङ्कणः कटुरुष्णश्च रूक्षस्तीक्ष्णश्च सारकः।
कफविश्लेषणो हृद्यो वातामयनिषूदनः॥७९॥
कासश्वासहरः कामं स्थावरादिविषापहः।
अग्निदीप्तिकरश्चापि भृशमाध्माननाशनः॥ ८०॥
स्त्रीपुष्पजननो बल्यो विविधव्रणनाशनः।
पित्तकृच्च समाख्यातो मूढगर्भप्रवर्तकः॥ ८१॥

अथास्य गुणाः—कफविश्लेषणः श्लेष्मनिःसारणः। स्पष्टप्रायमन्यत्॥७९-८१॥

भा.टी.—सुहागा रस में कटु, गुणों में उष्ण, तीक्ष्ण, रूक्ष तथा सारक है, कफ को निकालता है। यह हृद्य और वायुरोगों को नष्ट करता है, कास श्वास रोग में अधिक प्रयुक्त होता है। तथा स्थावर आदि विषों का नाशक है, इसके प्रयोग से आमाशय में उत्तेजना वृद्धि से अग्नि दीप्त होती है। यकृत् की क्रिया वृद्धि करने से आंतों के आध्मान को दूर करता है। यह गर्भाशय में संकोच उत्पन्न करता है जिससे आर्तव खुलकर आता है। शरीर में पाचक अंगों को पुष्टि करने से यह बल्य और अनेक प्रकार के व्रणों में इसको प्रक्षालन, मलहर आदि रूप से व्यवहार में लाया जाता है। यह शरीर में पित्त की क्रियाओं को उत्तेजित करता है और गर्भाशयमुख के विस्तृत करनेवाला होने से यह मूढ़गर्भ को बाहर निकालने में अतिसहायक है॥ ७९–८१॥

अस्य आमयिकः प्रयोगः

कट्फलत्र्यूषणोपेतः सिंहीयवजसंयुतः।
टङ्कणो मधुना लीढः कफविश्लेषणः परम्॥ ८२॥
टङ्कणस्त्र्यूषणोपेतस्तुल्यजैपालसंयुतः।
मृदुरेचनकृच्चैव सर्वोदरविनाशनः॥ ८३॥
तत्त्वसङ्ख्यगुणे तोये द्रावितः कवलग्रहैः।

टङ्कः सूतविकारोत्थं लालास्त्रावं विनाशयेत् ॥ ८४ ॥
सबीलष्टङ्कणो युक्त्या मुहुर्मृद्वघर्षितः ।
विनाशयेत् क्षतं घोरं दन्तवेष्टसमुत्थितम् ॥ ८५ ॥
विमलष्टङ्कणक्षारश्चूषितस्तु शनैः शनैः ।
स्वरावरोधं कण्ठस्य नाशयेदतिसत्वरम् ॥८६॥
सत्र्यूषणष्टङ्कणस्तु मधुना परिशीलितः ।
विनाशयेत् क्षणेनैव त्वाध्मानमतिदारुणम् ॥ ८७ ॥
सरामठः सयवजष्टङ्कणः परिशीलितः ।
सन्ध्याद्वये सप्तदिनं नाशयेत् स्नायुकामयम् ॥८८॥
लवङ्गशुण्ठीमरिचसमुपेतस्तु टङ्कणः ।
मयूरक्षारसंयुक्तो भुक्तमांसादिजारणः ॥ ८९ ॥
सुचूर्णितष्टङ्कणस्तु व्रणेषु त्ववचूर्णनात् ।
निहन्ति रुधिरस्त्रावं सद्य एव सुदारुणम् ॥९०॥
टङ्कणं वह्निसम्भृष्टं मधुना सह लेपयेत् ।
मुखपाकं निहन्त्याशु दाहशोथादिसंयुतम् ॥९१॥
सुचूर्णितं टङ्कणन्तु द्रावयेद्विमले जले ।
योनौ बस्तिप्रयोगेण पिडकादिरुजं हरेत् ॥९२॥
पुरातनगुडोपेतष्टङ्कणस्तु विचूर्णितः ।
अवचूर्णनयोगेन प्रशस्तो व्रणरोपणे ॥९३॥
सौभाग्यं वह्निसम्भृष्टं श्वेतचन्दनपङ्कयुक् ।
लेपेन नाशयत्याशु सिध्मरोगं न संशयः ॥९४॥
काकमाचीद्रवोपेतं टङ्कणं परिशीलितम् ।
विनिहन्त्यचिरादेव वमिं खलु सुदारुणाम् ॥ ९५ ॥

अथास्य रोगयोग्यः प्रयोगः—सिंही वासकः; "भिषङ्माता च सिंहिका" इति निघण्टुः । स्नायुकामयः "नहरुवा" इति भाषाप्रसिद्धः । मयूरक्षारः अपामार्गक्षारः ॥ ८४–९५ ॥

भा.टी.—कफ को पतला करने के लिये टंकण को कायफल, त्रिकटु, वासाक्षार, जवाखार के साथ मिला प्रयोग किया जाता है। उदररोगों में मृदुरेचन के लिये सुहागे में त्रिकटुचूर्ण और इसके समभाग शुद्ध जमालगोटा मिलाकर बनायी हुई गोलियाँ दी जाती हैं। अशुद्धपारद के खाने से उत्पन्न होनेवाले लालास्राव

आदि पारदविकारों में सुहागे को चौबीस गुने जल में घोल कर इसके कुल्ला करने से आराम आता है। दाँतों के मसूड़ों में क्षत, शोथ, पायोरिया होने पर उनमें सुहागे को बोलचूर्ण के साथ पीसकर धीरे-धीरे मसूड़ों में मलना चाहिये। गले की आवाज बन्द होने पर सुहागे के टुकड़ों को मुख में रख कर धीरे-धीरे इसका रस चूसा जाता है। तीव्र उदराध्मान में सुहागा और त्रिकटु चूर्ण को मधु में मिला कर चटाया जाता है। स्नायुकामय (नहरुवा) में सुहागा, हींग और यवाखार को एकत्र मिला कर प्रातः सायंकाल एक सप्ताह तक सेवन करने से शीघ्र आराम आता है। मांस आदि गुरु द्रव्यों को पचाने के लिये सुहागे को लौंग, सोंठ, काली मिर्च अपामार्गक्षार के साथ मिला कर सेवन कराया जाता है। सुहागे को सूक्ष्म चूर्ण करके यदि व्रणों पर छिड़का जावे तो इससे शीघ्र ही उनका रक्तस्राव बन्द हो जाता है। मुखपाक में सुहागे की लावा को मधु में मिला कर मुख के भीतर लेप करने से दाहशोथादि युक्त मुखपाक शांत हो जाता है। योनि में क्षत, पिंडिका, व्रण आदि होने पर उनको टंकणजल से धोने पर या बस्ति देने पर आराम आता है। व्रणों को भरने के लिये टंकण में समभाग पुराना शुष्क गुड़ मिला कर छिड़कने से वे भर जाते हैं। सिध्मरोग में सुहागे की खील में सफेद चन्दन मिला इसका जल के साथ लेप करने से शीघ्र आराम आता है। अति तीव्र प्रकार की वमन को रोकने के लिये टंकण को मकोयस्वरस के साथ प्रयोग करने से आराम आता है ॥ ८२–९५ ॥

टङ्कणामृतमलहर

सुपुष्पितं टङ्कणं तु तोलकद्वयसंमितम्।
सिक्थतैलं च विमलं भानुतोलकसंमितम् ॥ ९६ ॥
तोलकार्द्धमिता चैव सर्जिका विमलीकृता।
विशुद्धं पुष्पकाशीसं सर्जिकासमभागिकम् ॥ ९७ ॥
माषद्वयमितः क्षारः पिप्पलत्वक्समुत्थितः।
सर्वं सम्मेल्य यत्नेन काचकुप्यां निधापयेत् ॥ ९८ ॥
मतो मलहरोऽयं तु टङ्कणामृतसंज्ञकः।
प्रशस्यते विशेषेण दुष्टव्रणविशोधने ॥ ९९ ॥

टङ्कणामृतमलहरे भानुतोलकसंमितमिति द्वादशतोलकम्। सिक्थतैलं विना जलेन कठिनपक्वव्रणोपरि रेखाकारं लिप्तं तं दारयति ॥ ९६–९९ ॥

भा.टी.—सुहागे की लावा दो तोला, साफ सिक्थतैल बारह तोला, सज्जी-

खार आधा तोला, शुद्ध पुष्पकसीस आधा तोला, पीपलवृक्ष की त्वचा का क्षार दो मासा लेकर, इन सब को एकत्र अच्छी तरह मिला कर काँच की शीशी में रख लें। इसको टंकण मलहर कहते हैं। यह मरहम बिगड़े हुए फोड़ों को साफ करने में विशेष लाभदायक है ॥ ९६–९९ ॥

टङ्कणाम्लस्य नामानि

टङ्काम्लष्टङ्कणाम्लश्च टङ्गाम्लष्टङ्गणाम्लकः।
सुभगाम्लश्च कथितो रसतन्त्रविचक्षणैः ॥ १०० ॥

टंकाम्ल, टंकणाम्ल, टंगाम्ल, टंगणाम्लक, सुभगाम्लक, ये सब नाम टंकणाम्ल (*Boric acid*) के हैं ॥ १०० ॥

टङ्कणाम्लस्य निर्माणप्रकारः

चूर्णितं टङ्कचूर्णन्तु तदर्धेऽत्युष्णवारिणि।
द्रावयित्वा प्रयत्नेन काचपात्रे निधापयेत् ॥ १०१ ॥
वह्नौ सन्ताप्य च ततो लवणद्रावकं क्षिपेत्।
द्रावप्रक्षेपणादूर्ध्वं पात्रं भूमौ तु विन्यसेत् ॥ १०२ ॥
शीतीभूते तु सलिले शनैः खल्वपसारयेत्।
पृथक् कुर्वीत टङ्काम्लं त्वधः पतितमुत्तमम् ॥ १०३ ॥
टङ्कणाम्लं पुनस्तूष्णे त्रिगुणे सलिले भिषक्।
द्रावयित्वा पुनस्तद्वत् सलिले त्वपसारयेत् ॥ १०४ ॥
समाहरेत् टङ्कणाम्लं तलस्थमतिनिर्मलम्।
संशोष्य च ततो वैद्यः प्रयोगेषु प्रयोजयेत् ॥ १०५ ॥

टङ्कणाम्लो नवीनपरिभाषानिर्दिष्टः–तदर्धे टङ्कणादर्धे। लवणद्रावकं टङ्कणचूर्णे बिन्दुशस्तावत् क्षेप्यं यावता सर्वं तलस्थं भवेत्। पुनर्विद्राव्य पाकः अत्यन्तनिर्मलतासम्पादनाय ॥ १०१–१०५ ॥

भा.टी.—सुहागे का चूर्ण करके उसके आधे भाग को गरम जल में डाल कर घोल बना कर एक काँच के पात्र में रख कर उसे आग पर रखकर तपायें और उसमें थोड़ा-थोड़ा बूँद करके लवणाम्ल डालें। जब सब टंकण पात्रतल में एकत्र हो जाय तब पात्र को नीचे उतार कर ठंढा होने को रख दें। अब ऊपर आये हुए जल को अलग करके नीचे रहे हुए टंकण को अलग कर लें। अब इस टंकणाम्ल को पुनः एक काँच पात्र में तिगुने गरम जल में घोल कर पुनः

ठंडा करके ऊपर के जल को अलग कर दें। इस प्रकार पात्र के जल में जमे हुए टंकणाम्ल को लेकर धूप में सुखा कर काम में लावें ॥१०१–१०५॥

अस्य गुणाः

टङ्कणाम्लस्तु भूतघ्नो नेत्राभिष्यन्दनाशनः।
अग्निदग्धव्रणहरो मूत्रलः क्षतरोपणः ॥१०६॥
औपसर्गिकमेहोत्थव्रणबाधानिबर्हणः।
श्वेतासृग्दरहृच्चैव श्रुतिस्रावहरा मतः ॥१०७॥

भूतघ्नः जीवाणुनाशकः श्रुतिस्रावः कर्णे जायमानस्रावः ॥१०६–१०७॥

भा. टी.—उक्त प्रकार से प्राप्त टंकणाम्ल जीवाणुनाशक, नेत्राभिष्यन्द (नेत्र दुखना)–हर, अग्निदग्धव्रणहर, मूत्र अधिक लानेवाला तथा क्षतों को भरनेवाला होता है। सुजाक में मूत्रेन्द्रिय के अन्दर होनेवाले व्रण के कष्टों को दूर करता है। श्वेतप्रदर में लाभ करता है। कान बहने को बन्द करता है ॥१०६–१०७॥

टङ्कणाम्लस्य मात्रा

आरभ्य रक्तिद्वितयाद्रक्तिकाष्टकसंमितम्।
टङ्कणाम्लं प्रयुञ्जीत बलकालाद्यपेक्षया ॥ १०८ ॥

टङ्कणाम्लस्य आमयिकः प्रयोगः

त्रिगुञ्जष्टङ्कणाम्लस्तु वारिणा परिशीलितः।
पूतिगन्धयुतं मूत्रस्रावं नाशयति द्रुतम् ॥ १०९ ॥
टङ्कणाम्लो गुञ्जमितो मधुनाऽष्टगुणेन तु।
माषोन्मितेन धौतेन नवनीतेन योजितम् ॥ ११० ॥
स्तनक्षतं निहन्त्याशु तथा कर्णविचर्चिकाम्।
अग्निदग्धव्रणांश्चैव विविधानि व्रणानि च ॥ १११ ॥

अस्य मात्रानिर्देशो भक्षणार्थम् ॥१०८–१११॥

भा. टी.—रोग और रोगी का बल तथा काल आदि का विचार करके टंकणाम्ल को दो रत्ती से लेकर आठ रत्ती की मात्रा तक प्रयोग कर सकते हैं।

दुर्गन्धयुक्त मूत्रस्राव होने पर मूत्र दुर्गन्धि को नष्ट करने के लिए तीन रत्ती टंकणाम्ल को जल के साथ दिया जाता है। एक रत्ती टंकणाम्ल को आठ रत्ती शहद और एक मासे धुले हुए मक्खन में मिलाकर मरहम बना लें। यह मरहम स्तन के क्षत, कान के चारों तरफ होनेवाली स्रावयुक्त फुन्सियों

(विचर्चिका) और अग्निदग्धव्रण तथा अन्यान्य व्रणों के लिए अधिक उपयोगी होता है ॥१०८–१११॥

टङ्कणाम्लस्य मलहरः

सिक्थतैलं सुविमलं ग्रहतोलकसंमितम् ।
तोलकैकमितं चैव टङ्कणाम्लकमुत्तमम् ॥ ११२ ॥
सम्मेल्य खल्वे यत्नेन काचकुप्यां तु विन्यसेत् ।
मतो मलहरोऽयं तु टङ्कणाम्लसमाह्वयः ॥ ११३ ॥

अस्य गुणाः

टंकाम्लीयो मलहरो विशेषाद् व्रणशोधनः ।
अग्निदग्धव्रणहरो भूतघ्नश्च परं स्मृतः ॥ ११४ ॥

ग्रहाः नव, तस्मात् नवतोलकसंमितम् ॥११२–११४॥

भा. टी.—स्वच्छ सिक्थतैल नौ तोला, उत्तम टंकणाम्ल एक तोला, इन दोनों को एकत्र अच्छी तरह मिलाकर काँच की शीशी में रख लें। इसको टंकणाम्ल मलहर कहा जाता है। बोरिक एसिड (टंकणाम्ल) का मरहम वणशोधनार्थ विशेष रूप से प्रयुक्त होता है। इसके अतिरिक्त यह मरहम अग्निदग्ध व्रणों के लिए उत्तम और उत्तम जीवाणुहर है ॥११२–११४॥

टङ्कणाम्लद्रवस्य निर्माणप्रकारः

दशगुञ्जापरिमितं टंकणाम्लं समाहरेत् ।
क्षिपेत् परिस्नुते तोये पञ्चतोलकसंमिते ॥ ११५ ॥
विद्रुतं सपिधानायां काचकुप्यां तु विन्यसेत् ।
टंकणाम्लद्रवोऽयं तु नाम्ना ख्यातो भिषग्वरैः ॥ ११६ ॥

भा.टी.—दस रत्ती परिमाण टंकणाम्ल लेकर इसको पाँच तोले परिस्नुत जल (*Distilled water*) में डालकर घोल लें। अच्छी तरह घुल जाने पर इसको एक अच्छी और पक्के डाटवाली काँच की शीशी में रख लें। इसको वैद्य लोग टंकणाम्ल-द्रव नाम से व्यवहार में लाते हैं ॥११५–११६॥

अस्य आमयिकः प्रयोगः

टंकणाम्लद्रवोऽयं तु क्षालने विनियोजितः ।
विनाशयेच्चिरोद्भूतं नेत्राभिष्यन्दमुद्धतम् ॥ ११७ ॥
उक्तमानकृतेनैव टंकणाम्लद्रवेण तु
प्रत्यहं विधिना दद्यात् बस्तिमुत्तरपूर्विकाम् ॥ ११८ ॥

इत्थं बस्तिप्रयोगेण दिनसप्तकमात्रकम् ।
श्वेतप्रदरजा बाधा चिरजापि विनश्यति ॥ ११९ ॥
सुभगाम्लद्रवोऽयन्तु योजितः कर्णधावने ।
सान्द्रं व्रणं तु चिरजं कर्णस्रावञ्च नाशयेत् ॥ १२० ॥
उक्तमानकृतेनैव टंकणाम्लद्रवेण तु ।
नासाप्रक्षालनाद्युक्तया पीनसात्परिमुच्यते ॥ १२१ ॥
भागिकष्टङ्कणाम्लस्तु जलञ्च शतभागिकम् ।
लिंगे बस्तिप्रयोगेण बस्तिशोथं व्यपोहति ॥ १२२ ॥

टङ्कणाम्लद्रवः । क्षालने नेत्रयोः—उद्धतं प्रबलम् ॥ ११७–१२२ ॥

इति क्षारत्रिकविज्ञानीयो नाम त्रयोदशस्तरङ्गः

भा.टी.—उक्त प्रकार से बनाया हुआ टंकणाम्ल द्रव यदि प्रतिदिन नेत्राभिष्यन्द में नेत्रों को धोने के काम में लाया जाय तो इससे नेत्रपलकों की शोथ, पीव बहना आदि में आराम आता है। एक भाग टंकणाम्ल में चार सौ अस्सी भाग परिस्रुत जल डालकर बनाये हुए टंकणाम्ल द्रव से सात दिन तक योनि में उत्तरबस्ति देने से बहुत पुराने श्वेतप्रदर में भी आराम आता है। इसी द्रव से कर्णस्राव या कर्णव्रण को धोने से आराम आता है। इसी विधि से बनाये टंकणाम्ल द्रव से भीतरी शोथयुक्त नासिका को धोने से पीनस (जुकाम) में आराम आता है। एक भाग टंकणाम्ल में सौ भाग शुद्ध जल डालकर बनाये हुए १ प्रतिशत द्रव से मूत्रेन्द्रिय में उत्तरबस्ति देने से बस्ति में शीघ्र आराम आता है ॥ ११७–१२२ ॥

यह क्षारत्रिकविज्ञानीय नामक त्रयोदशतरङ्ग समाप्त हुआ।

अथ क्षारविशेषादिविज्ञानीयचतुर्दशस्तरङ्गः ।

अथ नवसारस्य नामानि

नवसारो नव्यसारस्तथैव नवसादरः ।
नृसादरो नृसारश्च नरसारश्च कीर्तितः ॥ १ ॥
किट्टक्षारो निगदितस्तथैव नरसादरः ।
चूलिकालवणं ख्यातं चुल्लिकालवणञ्च तत् ॥ २ ॥

तत्रादौ नवसादरः—नामान्यस्य तन्त्रे व्यवहार्य्याणि ॥ १–२ ॥

भा.टी.—नवसार, नव्यसार, नवसादर, नृसादर, नृसार, नरसार, किट्टक्षार,

नरसादर, चूलिकालवण तथा चुल्लिकालवण, ये नाम नौसादर (*Ammonium chloride*) के कहे जाते हैं ॥ १–२ ॥

वक्तव्य—नौसादर पञ्जाब में कई स्थानों पर मिट्टी में से निकाला जाता है। इस अशुद्ध नौसादर को जल में घोल कर इस जल को पृथक् करके इससे नौसादर बनाया जाता है। इसको बनाने के लिये नौसादर जल में तब तक लवणाम्ल डालें जब तक कि वह उदासीन न हो जाय। लवणाम्ल को थोड़ा-थोड़ा डालते हुए जल को हिलाते रहना चाहिये। अब इस घोल में से बाष्पस्वेदन यन्त्र द्वारा जलवाष्प उड़ा दें, कुछ जलीयांश रहने पर पात्र को नीचे उतार कर ठंडा होने दें। कुछ समय बाद इसमें क्षार के स्फटिक नीचे बैठ जाते हैं जिसे *Ammonium chloride* कहते हैं ॥ १–२ ॥

वक्तव्य—ईंट पकाने के लिये भट्ठे में जलाई जानेवाली बबूल आदि की लकड़ियों से जो क्षार निकलता है और जो बाजार में सफेद-सफेद टिकियाओं के रूप में मिलता है उसे नौसादर कहा जाता है।

नवसादरस्य शोधनम्

नवसारन्तु सलिले त्रिगुणे द्रावयेद्भिषक् ।
वस्त्रपूतं ततः कृत्वा भाजने स्थापयेत्ततः ॥ ३ ॥
चुल्लिकायां निधायाथ पचेत्तीव्राग्निना भृशम् ।
जले शुष्के तलस्थञ्च नृसारं विमलं हरेत् ॥ ४ ॥

नवसादरशोधनम्—सरलप्रायम्। केचित्तु डमरुयन्त्रे मन्दाग्निना पातनेन शुद्ध्यति इत्याहुः ॥ ३–४ ॥

भा.टी.—एक भाग नौसादर को तीन भाग जल में घोलें, अच्छी तरह घुलने पर इसको कपड़े में छान कर एक पात्र में डाल अग्नि में रख कर तेज अग्नि से पकावें, जब जलीयांश उड़ जाय तो पात्रतल में लगे हुए नौसादर को एकत्र करके रख लें। यह शुद्ध नौसादर कहा जाता है ॥ ३–४ ॥

वक्तव्य—कई वैद्य नौसादर को डमरुयन्त्र में बन्द करके ऊपर उड़ा कर शुद्ध कर लेने को कहते हैं।

नवसादरस्य गुणाः

नवसारस्त्रिदोषघ्नः स्निग्धः सूक्ष्मो लघुस्तथा ।
पाचकः सारकस्तीक्ष्णो जठराग्निप्रदीपनः ॥ ५ ॥
उष्णः प्लीहप्रशमनो मांसाजीर्णनिवारणः ।
गुल्माध्मानप्रहरणः कफविश्लेषणः परम् ॥ ६ ॥

वृश्चिकोत्थविषघ्नश्च लोहद्रावणकस्तथा ।
हृदामयहरो नेत्र्यः श्वित्रकुष्ठहरस्तथा ॥ ७ ॥

वृश्चिकोत्थविषघ्नः लेपाद् । स्पष्टमन्यत् ॥ ५–७ ॥

भा.टी.- -नौसादर त्रिदोषप्रकोपहर विशेषतः श्लेष्माधिक त्रिदोषप्रकोपहर है । गुणों में यह स्निग्ध (स्निग्धता उत्पन्न करनेवाला अथवा स्पर्श में स्निग्ध) सूक्ष्म अणु स्रोत में प्रविष्ट होनेवाला अथवा वायु में मिश्रित होकर क्रिया करनेवाला है जैसे नवसादर के सुँघाने से मूर्च्छा दूर होती है । लघु (शीघ्र ही पचनेवाला), पाचक (आंतों के लिये उत्तेजक होने से पाचक रसोत्पादक), सारक (यकृत् के पित्तसंचय को हटाकर आंतों की प्रेरक गति को बढ़ानेवाला), तीक्ष्ण (स्थानिक श्लैष्मिक कला का उत्तेजक), आमाशयादि अंगों के लिये उत्तेजक होने से जाठराग्निदीपक है । यह वीर्य में उष्ण, प्लीहरोगनिवारक, आममांस या मांस के अजीर्ण में लाभदायक है । वातकफात्मक गुल्म तथा आध्मान (अफारा) शामक है । यह श्वाससंस्थान को उत्तेजित करके उसमें चिपके हुए श्लेष्मा को पतला करके निकाल देता है । अतः यह कफ-विश्लेषक या स्रंसक है । विच्छू के विष को नष्ट करता है और धातुओं को पिघलाने में काम आता है । नवसादर सर्वाङ्ग या हृदय के लिये उत्तेजक होने से हृदय की दुर्बलता, अजीर्णरोगादि से विकृति तथा हृदय की गति के अवरोध में लाभदायक होने से हृदयरोगहर है । नेत्रों में प्रयोग करने से उनके श्लैष्मिक रोगों को मिटाता है, अतः नेत्र्य है और सफेद कोढ़ के दागों पर इसको लगाने से वे मिट जाते हैं, अतः श्वित्रकुष्ठहर होता है ॥ ५–७ ॥

नवसादरस्य मात्रा

द्विगुंजतश्चाष्टगुंजामतं तु नवसादरम् ।
प्राणाचार्यैः प्रयुञ्जीत बलकालाद्यपेक्षया ॥ ८ ॥

मात्रास्य भक्षणयोग्या देशकालानुसारं परिणमते ॥ ८ ॥

भा.टी.—अन्तःप्रयोग के लिये नौसादर की मात्रा बल काल आदि का विचार कर दें। रत्ती से आठ रत्ती तक दी जाती हैं ॥ ८ ॥

नवसादरस्य आमयिकः प्रयोगः

जरणत्र्यूषणोपेतो नरसारो विशोधितः ।
दिनसप्तकमात्रेण जाठराग्निप्रदीपनः ॥ ९ ॥
रामठत्र्यूषणोपेतो नरसारो विशोधितः ।

प्लीहोदरं निहन्त्याशु चिरजञ्चातिदारुणम् ॥ १० ॥
शुक्तिकाक्षारसंयुक्तो विमलो नवसादरः ।
प्लीहानं नाशयत्याशु यकृद्दोषं तथैव च ॥ ११ ॥
मरिचसैन्धवमिसियुक्त शुद्धो नृसादरः ।
आध्मानाजीर्णशमनो भुक्तमांसादिजारणः ॥ १२ ॥
अनन्तमूलक्वथितनीरेण नवसादरः ।
निपीतो नियमादाशु यकृद्वृद्धिहरो मतः ॥ १३ ॥
मधुयष्टिवचाव्याघ्रीकषायेण नृसादरः ।
सेवितो ह्यचिरादेव कफविश्लेषणः परम् ॥ १४ ॥
यकृद्दोषसमुद्भूते जलोदरगदे भिषक् ।
अपामार्गकषायेण नरसारं प्रयोजयेत् ॥ १५ ॥
नृसारः काञ्जिकेनेह निपीतः स्वल्पमात्रया ।
रक्तस्रावं फुस्फुसोत्थं द्रुतमेव निरोधयेत् ॥ १६ ॥
नृसारं तोलकामतं दशतोलकसंमिते ।
जले संद्राव्य तद्द्वारा वस्त्रमार्द्रीकृतं ततः ॥ १७ ॥
वृष्णशोथे निबध्नीयाज्ज्वरशूलादिसंयुते ।
दिनसप्तकमात्रेण वृष्णशोथं निवारयेत् ॥ १८ ॥
यवक्षारयुतो नव्यसारो रक्तित्रयोन्मितः ।
शारिवाक्वथितैः पीतो व्रणमेहं निवारयेत् ॥ १९ ॥

आनयिकः प्रयोगः सुगमोऽनुभूतप्रायश्चेति ॥ ९–१९ ॥

भा.टी.—शुद्ध नौसादर को जीरा, सोंठ, मिर्च, पीपल के चूर्ण के साथ सात दिन तक प्रयोग करने से पाचक अग्नि की वृद्धि होती है। बढ़ी हुई पुरानी तिल्ली में नौसादर को हींग, सोंठ, मिर्च और पिप्पलीचूर्ण के साथ प्रयोग करने से लाभ होता है। यकृत् की विकृति और प्लीहा की वृद्धि में नौसादर का शुक्तिभस्म के साथ सेवन कराने से शीघ्र लाभ होता है। कालीमिर्च, सैन्धानमक तथा सौंफ चूर्ण के साथ शुद्ध नौसादर का सेवन कराने से आध्मान (अफारा) अजीर्ण रोग में लाभ होता है। और मांस आदि गुरु भोजन शीघ्र पच जाते हैं। यकृत्वृद्धि रोग में नौसादर को अनन्तमूल के कषाय के साथ प्रयोग करने से लाभ होता है श्वाससंस्थान में कफ के जम जाने पर उसको पिघलाने या पतला कर निकालने में नौसादर को मुलेठी, बच, छोटी कटेलीकषाय के साथ

सेवन कराया जाता है। यकृत् में शोथ अथवा संकोच के कारण उत्पन्न होनेवाले जलोदर (*Ascites*) में नौसादर को अपामार्गकषाय अनुपान से सेवन कराना चाहिये। निमोनिया, कास आदि से फेफड़ों से होनेवाले रक्तस्राव को रोकने के लिये एक या दो रत्ती नौसादर को काञ्जी के साथ पिलाने से वह शीघ्र बन्द हो जाता है। एक तोला नौसादर को दस तोला शीतल जल में घोलकर इसमें कपड़े को तर करके ज्वर, शूल, पीड़ा, स्तब्धता युक्त ब्रध्न शोथ में बाँधने या लपेटने से सात दिन में ब्रध्नशोथ शान्त हो जाता है। सुजाक में मूत्रेन्द्रिय के भीतर व्रण होने या भीतर से पूय निकलने पर नौसादर तीन रत्ती जवाखार में मिलाकर इसको शारिवा–(अनन्तमूल) कषाय के साथ पिलाने से शीघ्र ही आराम आता है ॥ ६–१९ ॥

वक्तव्य—नौसादर या अमोनिया शरीर में से मल को श्वास, श्लेष्म और मूत्र के द्वारा बाहर निकालता है। अतः फुस्फुस, गला तथा वृक्क रोगों में इसका प्रयोग अधिक लाभकारी होता है।

नवसादरस्य सत्त्वपातनम्

विमलं कठिनीचूर्णं तोलकत्रितयोन्मितम्।
विशुद्धं नवसारञ्च चतुस्तोलकसंमितम् ॥ २० ॥
खल्वे सम्पेष्य यन्त्रे तु पचेड्डमरुकाभिधे।
नृसारसत्त्वं विशदमूर्ध्वलग्नं समाहरेत् ॥ २१ ॥

नवसादरसत्त्वपातनम्—कठिनी गौरखटी, विशदं निर्मलम् ॥ २०, २१ ॥

भा.टी.—शुद्ध खड़िया (खटिक) चूर्ण तीन तोला और नौसादर चार तोला लेकर दोनों को एकत्र खरल में अच्छी तरह पीसकर डमरुयन्त्र में भरकर पकाने से नौसादर का सत्त्व (*Ammonia*) ऊपर की हाँडी में लगा हुआ मिलता है। इसे निकालकर एक शीशी में अच्छी तरह डाट लगाकर रख लें ॥२०,२१॥

अस्य गुणाः

नृसारसत्त्वं रुचिदं त्वम्लपित्तहरं परम्।
कफविश्लेषणकरं हृद्दौर्बल्यविनाशनम् ॥ २२ ॥
वामकं सारकञ्चापि तथा फुस्फुसशोथहृत्।
पाचनं दीपनञ्चैव घ्रातं मूर्च्छाहरं मतम् ॥ २३ ॥

भा.टी.—नौसादरसत्त्व अन्तःप्रयोग में रुचिवर्धक, अम्लपित्तहर है। इसके प्रयोग से कफ पतला होकर निकलता है और हृदय की दुर्बलता दूर होती है।

अधिक मात्रा में खाने से वमनकारक और सारक (पतला, अधिक मात्रा में दस्त लानेवाला), फेफड़ों में होनेवाली शोथ को मिटाता है। इसके प्रयोग से अग्नि दीप्त होती है और पाचक रस अधिक उत्पन्न होता है। इसको सुँघाने से मूर्च्छा दूर हो जाती है ॥ २२, २३ ॥

वक्तव्य—नौसादरसत्त्व केवल फेफड़ों की शोथ को ही नहीं बल्कि प्रायः सभी स्थानिक शोथों में बाह्य प्रयोग से लाभ करता है, क्योंकि इसके लगाने से उस स्थान पर रक्त अधिक मात्रा में आ जाता है जिससे वहाँ की शोथ शूल शान्त हो जाते हैं। नौसादरसत्त्व के प्रयोग से आमाशय की वातनाड़ियाँ सहसा उत्तेजित हो जाती हैं जिससे सम्पूर्ण शरीर की नाड़ियों में भी उत्तेजना आ जाती है और रोगी अपने को बलवान् पाता है। अतः यह सर्वाङ्गबल्य और उत्तेजक माना जाता है। ज्वर के प्रारम्भ में स्वेद और मूत्र को लाने के लिये अमोनिया के योग दिये जाते हैं।

अस्य मात्रा

गुञ्जैकतः समारभ्य गुञ्जापञ्चकसंमितम्।
नवसादरसत्त्वस्य मात्रा शस्ता भिषग्वरैः ॥ २४ ॥
सपादमाषकमिता मात्रा वमनकारिणी।
नवसादरसत्त्वस्य भिषग्भिः परिकीर्तिता ॥ २५ ॥

मात्रायान्तु विशेषः—सपादमाषकमिता दशगुञ्जारूपा। सलिले द्रावयित्वास्य प्रयोगः पानादौ ॥ २४, २५ ॥

भा.टी.—वैद्यों ने साधारणतः प्रयोग करने के लिए नौसादरसत्व की मात्रा एक रत्ती से लेकर पाँच रत्ती तक निश्चित की है नौसादरसत्व को सवा मासा मात्र में खाने से वमन होने लगती है। इसी तरह अधिक मात्रा में खाने पर कई बार वमन और रेचन दोनों होने लगते हैं ॥ २४, २५ ॥

अथ सत्त्वस्य प्रयोगविधि

नव्यसारभवं सत्त्वं सलिले तु परिस्रुते।
द्रावयित्वाऽथ निर्दिष्टरोगेषु तु नियोजयेत् ॥ २६ ॥

भा.टी.—नौसादर के उक्त प्रकार से प्राप्त सत्त्व को शुद्धपरिस्रुत जल में घोलकर आवश्यकतानुसार तत्तद् रोगों में प्रयोग करना चाहिये ॥ २६ ॥

अथ सोरकस्य नामानि

सोरकः सोरकश्चैव सोरा सैवेह सोरका।
सूर्यक्षारोऽथ मृत्क्षारो वह्निक्षारश्च कीर्तितः ॥ २७ ॥

भा.टी.—सोरक, सोरा, सोरका, सूर्यक्षार, मृत्क्षार, वह्निक्षार, ये सब नाम सोरे के कहे जाते हैं ॥ २७ ॥

वक्तव्य—साधारणतः सोरा दो प्रकार का होता है १—सोरा, ६—कलमी सोरा, इनमें सोरा अशुद्ध अवस्था में और कलमी सोरा शुद्ध अवस्था (मिट्टी से पृथक् कर स्फटिक बना लेना) में कहा जाता है।

यह नैसर्गिक रूप से मिट्टी में मिला हुआ पाया जाता है। इस मिट्टी को खुरच कर मिट्टी और राख के बने हुए चबूतरे के ऊपर बिछा देते हैं। बारिष होने पर वर्षा जल के साथ सोरा छन कर नीचे आ जाता है और नीचे तक बनी हुई क्यारियों में फैल जाता है। फिर इसको क्यारियों से खुरच कर लोहे के बड़े कड़ाहों में जल के साथ उबाला जाता है। अब इस उबले हुए जल को छोटे-छोटे पात्रों में भर कर ठंडा करने के लिए रख दिया जाता है जिससे सोरे के स्फटिक नीचे जम जाते हैं। इन मटियाले से सोरे के स्फटिकों को जल से धोकर स्वच्छ कर लेते हैं तो यही कलमी सोरा कहा जाता है। इसके स्फटिक श्वेतवर्ण लम्बे और षट्कोण होते हैं। स्वाद में शीत लवणरस के सदृश चतुर्गुणशीत जल और बीसगुने गरम जल में घुल जाते हैं।

सोरकस्य गुणाः

सोरकः कटुकस्तीक्ष्णो विशेषाल्लवणः सरः।
वह्निप्रदीपकोऽत्युष्णस्त्वाग्नेयास्त्रार्थसिद्धिकृत् ॥२८॥

अथ सोरकः—अत्युष्ण इति वीर्य्यतः, स्पर्शतस्तु शीत एव, अंजनादौ प्रक्षेपात् ॥ २८ ॥

भा.टी.—सोरा कटुरस, तेज (लगनेवाला), विशेष रूप से लवण रस होता है। अन्तःप्रयोग में यह अग्निवर्द्धक और वीर्य में उष्ण, स्पर्श में शीत है। इसके द्वारा आग्नेयास्त्र के कर्म (बन्दूक) अर्थात् बारूद, कारतूस आदि का निर्माण होता है ॥ २८ ॥

सोरकस्य निर्मलीकरणम्

पलोन्मितं सोरकन्तु शीतले सलिले भिषक्।
चतुष्पलमिते क्षिप्त्वा वस्त्रपूतं पचेत्ततः ॥ २९ ॥
स्वल्पशेषं जलं ज्ञात्वा पात्रमुत्तारयेत्ततः।
विमलं चूर्णसङ्काशं सोरकन्तु समाहरेत् ॥ ३० ॥

स्वल्पशेषेऽपि सलिले यदि वह्निः प्रदीयते ।
जले निःशेषतां याते सोरकं दह्यते स्वयम् ॥ ३१ ॥
तस्माद्रसायनाचार्यः सावधानतया सदा ।
सोरकं निर्मलीकुर्यान्न स्याद् द्रव्यक्षतिर्यथा ॥ ३२ ॥

निर्मलीकरणं प्रयोगयोग्यतासम्पादनाय सोरकं सुपूतं कृत्वा अत्युष्णे जले द्रावयित्वा वस्त्रपूतं विधाय शोषयेदित्यर्थः ॥ २९–३२ ॥

भा.टी.—एक पल अर्थात् आठ तोले सोरे को बत्तीस तोले शीतल जल में डालकर घोल लें। घुलने के बाद इसको कपड़े में छान लें। अब छने हुए जल को पात्र में भरकर अग्नि पर रखकर पकायें। जब बहुत थोड़ा सा जल शेष रह जाय तो इसे उतारकर नीचे स्फटिक बनाने के लिये रख दें। शीतल होने के बाद जमे हुए सोरे को निकाल लें। यदि थोड़ा जल शेष रहने पर भी अग्नि दी जाय तो पानी के सूखने पर सारा जल जाता है। अतः रसायनाचार्य को बड़ी सावधानी से सोरे को स्वच्छ करना चाहिये जिससे हानि भी न हो, कार्य भी ठीक-ठीक हो जाय ॥ २९–३२ ॥

सोरकस्य सुकरं निर्मलीकरणम्

अत्युष्णं सलिलं स्वच्छं सोरकस्यार्द्धभागिकम् ।
आदाय विमले पात्रे निक्षिपेत्तु भिषग्वरः ॥ ३३ ॥
निक्षिप्य सोरकं वस्त्रपूतञ्च शीततां नयेत् ।
शलाकाकारतां यातं सोरकन्तु समाहरेत् ॥ ३४ ॥

भा.टी.—एक भाग सोरे में आधा भाग बहुत तेज गरम जल डालकर जब वह अच्छी तरह से घुल जाय तो उसे कपड़े में छानकर साफ कर लें, अब छने हुए जल को एक पात्र में डालकर ठंढा होने के लिये रख लें, जल के ठंढा होने पर शलाकाकार (सलाई के जैसे) लम्बे सोरक के स्फटिकों को सुखाकर रख लें ॥ ३३–३४ ॥

अथ सोरकस्य शोधनम्

सोरकं चूर्णितं खल्वे त्वेलातोयेन भावयेत् ।
त्रिवारं भावनादेव शुद्धिमायात्यनुत्तमाम् ॥ ३५ ॥

भा.टी.—उक्त प्रकार से प्राप्त सोरे के स्फटिकों को खरल में चूर्ण करके इसमें छोटी इलायची का जल डालकर भावना दें, जब सूख जाय तो पुनः

दूसरी और तीसरी बार इलायची के जल की भावना देकर सुखा के रख लें। इस प्रकार सोरा शुद्ध हो जाता है ॥ ३५ ॥

वक्तव्य—अन्तः प्रयोग के लिये सोरक का उक्त प्रकार से शोधन करने से इसकी मूत्रल (मूत्र लानेवाली) शक्ति बढ़ जाती है। बाह्य प्रयोग के लिये शोधन की आवश्यकता नहीं रहती है।

शुद्धसोरकस्य गुणाः

सोरकः कटुकस्तीक्ष्णो विदग्धाजीर्णनाशनः।
अश्मरीमूत्रकृच्छ्राग्निमान्द्यपाण्डुप्रमेहनुत् ॥ ३६ ॥

विदग्धाजीर्णं "विदग्धे भ्रमतृण्मूर्च्छाः पित्ताच्च विविधा रुजः। उद्गारश्च सधूमाम्लः स्वेदो दाहश्च जायते ॥" इत्युक्तम् ॥ ३६ ॥

भा.टी.—शुद्ध सोरा स्वाद या रस में कटु (चरपरा), तीक्ष्ण (मिर्च, पीपल आदि की भाँति जीभ में लगनेवाला) होता है। यह पित्तप्रकोप से उत्पन्न विदग्धाजीर्ण को नष्ट करता है। इसके अतिरिक्त अश्मरी, मूत्रकृच्छ्र, अग्निमान्द्य, पाण्डु, प्रमेह रोगों को भी नष्ट करता है ॥ ३६ ॥

वक्तव्य—बहिःप्रयोग में सोरा त्वचाके भीतर प्रवेश कर जाता है और स्थानीय रक्तसंचार को रोक देता है। जिससे सब स्थान पर ठण्ढक पहुँचती है। अन्तःप्रयोग में यह आंतों और यकृत् की गति को तीव्र कर देता है जिससे यह रेचक होता है। वृक्कों की क्रिया को भी उत्तेजित करने से यह मूत्र की मात्रा को बढ़ा देता है, अतः मूत्रल कहा जाता है। मूत्रल होने के कारण ही इसका प्रयोग मूत्ररोध या मूत्रकृच्छ्र में बहुधा किया जाता है।

सोरकस्य मात्रा

द्विगुञ्जतः समारभ्य दशगुञ्जोन्मितं परम्।
सोरकं विनियुञ्जीत बलकालाद्यपेक्षया ॥ ३७ ॥

मात्राप्रमाणं दशगुञ्जापर्य्यन्तम् ॥ ३७ ॥

भा.टी.—रोगी और रोग का बल-काल आदि का निर्णय करके दो रत्ती से लेकर दस रत्ती तक सोरक की मात्रा अन्तःप्रयोग में दी जाती है ॥ ३७ ॥

सोरकस्य आमयिकः प्रयोगः

गोक्षुरस्य कषायेण शोधितः सोरकोऽशितः।
मूत्रकृच्छ्रं निहन्त्याशु त्वश्मरीं दारुणामपि ॥ ३८ ॥
स्फटिकारिकयोपेतः सोरकः परिशीलितः।
आध्मानं मूत्रकृच्छ्रं च नाशयेदाशु निर्भरम् ॥ ३९ ॥

रविमूलस्य चूर्णेन तण्डुलक्वथितेन वा ।
निपीतः सोरकः काममामवातं विनाशयेत् ॥ ४० ॥
विडाजमोदमिशिकाधात्रीचूर्णेन सोरकः ।
भक्षितो निम्बुनीरेण विदग्धाजीर्णकं जयेत् ॥ ४१ ॥
सोरकं द्रावयेत्तोये तेन सिञ्चेत्तु कर्गदम् ।
तद्धूमपानयोगेन श्वासस्त्वाशु विनश्यति ॥ ४२ ॥
सुरानृसारकोपेतं सोरकं द्रावयेद् जले ।
तत्सिक्तवस्त्रं शीर्षस्थं प्रलापं ज्वरजं जयेत् ॥ ४३ ॥
ससितं सोरकं वारा गुञ्जापञ्चकसंमितम् ।
ज्वरदाहतृषार्तैस्तु रोगिभिः परिशीलितम् ॥ ४४ ॥
जनयेत्स्वेदमत्यर्थं मूत्ररोधञ्च नाशयेत् ।
दाहतृषादिकञ्चापि हत्वा कामं ज्वरं जयेत् ॥ ४५ ॥
सोरकं वटपर्णञ्च संपिष्टन्तु शिलातले ।
बस्तिप्रदेशे लेपेन मूत्ररोधं विनाशयेत् ॥ ४६ ॥

कर्गदमिति मसीशोषणोपयुज्यमानं शुभ्रं कागदमित्यर्थः । स्पष्टमन्यत् ॥ ३८-४६ ॥

भा.टी.—भयंकर मूत्रकृच्छ्र और अश्मरी में सोरक को गोखुरु के कषाय के साथ सेवन करने से उक्त रोगों में मूत्र खुल कर आता है और अश्मरी गल कर निकलने लगती है । सोरे को फिटकरी के साथ मिला कर जल अथवा अर्क सौंफ के साथ सेवन करने से आध्मान और मूत्रकृच्छ्र में आराम आता है । आमवात (गठिया) रोग में सोरे को आक की जड़ के चूर्ण के साथ अथवा चौलाई के कषाय के साथ प्रयोग करने से शीघ्र आराम आता है । विडलवण, अजमोद, सौंफ और आंवला चूर्ण के साथ निम्बूकस्वरस अनुपान से सेवन करने पर विदग्धाजीर्ण नष्ट हो जाता है । सोरे को जल में घोल कर सान्द्र घोल बना लें, अब इससे कागज (*Blotting Paper*) को भिगोकर सुखा लें । अब इसकी सिगरेट बना कर इसका धूम्रपान करने से श्वास का दौरा शान्त होता है । शीर्षसौषुम्नज्वर या शीर्षावरण शोथज्वर (*Cerebro spinol fever or Meningitis*) में होनेवाले प्रलाप में सोरे और नौसादर के चूर्ण को सुरा में घोल कर इस द्रव में बारीक कपड़े को तर करके रोगी के सिर में रखने से प्रलाप शान्त हो जाता है । जब ज्वर में रोगी को अत्यन्त दाह और

प्यास तथा बेचैनी गरमी मालूम पड़ती हो तो पाँच रत्ती सोरा और पाँच रत्ती खांड को मिला जल (अथवा अर्क गाजवान) के साथ देने से रोगी के शरीर में पर्याप्त मात्रा में पसीना आता है और मूत्र की रुकावट दूर होकर दाह तृष्णा आदि सब शान्त होकर ज्वर जाता है। सोरा और वड़ के पत्तों को एकत्र सिल पर पीस कर इस कल्क को वस्ति प्रदेश (पेड़) में लेप करने से मूत्र की रुकावट दूर हो जाती है ॥ ३८–४६ ॥

अथ सोरकद्रावकस्य नामानि

कथितः सोरकद्रावः सोरकद्रावकस्तथा।
सोराद्रावश्च गदितो रसशास्त्रविशारदैः ॥ ४७ ॥

भा.टी.—सोरकद्राव, सोरकद्रावक, सोराद्राव, ये नाम रसशास्त्रज्ञों ने सोरकद्राव (*Nitric acid*) के बताये हैं ॥ ४७ ॥

सोरकद्रावस्य निर्माणप्रकारः

विशोधिते सोरके तु सोरकस्यार्द्धभागिकम्।
बलिद्रावन्तु निक्षिप्य काचकुप्यां निधापयेत् ॥ ४८ ॥
सुराप्रदीपे विन्यस्य नलिकां काचनिर्मिताम्।
तोयस्थकाचघटिकालग्नां तस्यां निवेशयेत् ॥ ४९ ॥
पचेन्मन्दानलेनैव ततस्तिर्यङ् निपातितम्।
सञ्चितं बाष्परूपेण तोयाभं द्रावकं हरेत् ॥ ५० ॥

अतितीक्ष्णतया आभ्यन्तरप्रयोगार्थं सोरकद्रावः सजलः कार्यः। स्पष्टमन्यत् ॥ ४८ ॥

भा.टी.—एक स्वच्छ कांच की शीशी में शुद्ध सोरा एक भाग डालकर उसी में सोरे से आधा भाग गन्धकद्राव डाल दें। अब कांचकूपी के मुख में एक कांच की नली जोड़ कर इस नली का दूसरा मुख एक दूसरी जल में रखी हुई कांच की शीशी या कूपी के मुख से जोड़ दें। अब सोरकवाली कांचकूपी को सुराप्रदीप के ऊपर त्रिपादिका पर रखकर मन्द-मन्द अग्नि से तपायें। इस प्रकार बाष्परूप से तिरछी नली से निकलकर दूसरी शीशी में इकट्ठे हुए जल सदृश सोरकद्रावक को सावधानी से लेवें। यह स्वच्छ वर्णरहित अम्लीय द्रव्य होता है ॥ ४८–५० ॥

सजलसोरकद्रावस्य निर्माणप्रकारः

षड्भागसंमितं तत्र सोरकद्रावकं हरेत्।
काचपात्रे निधायाथ क्षिपेत्तत्र शनैः शनैः ॥ ५१ ॥

परिस्रुतञ्च सलिलं पञ्चविंशतिभागिकम् ।
सजलः सोरकद्रावो जायते खलु शोभनः ॥ ५२ ॥

भा.टी.—एक साफ कांच के पात्र में छः भाग सोरकद्राव डाल कर उसके ऊपर धीरे-धीरे पच्चीस भाग शुद्ध परिस्रुत जल डालकर मिला लें। इस प्रकार उत्तम सजल (हल्का) सोरकद्राव तैय्यार हो जाता है ॥५१–५२॥

सजलसोरकद्रावस्य गुणाः

सोरकद्रावकः प्रोक्तो वह्निवीर्यः प्रदाहकः ।
विभिन्नदुष्टविक्लिन्नव्रणशोधनरोपणः ॥ ५३ ॥
फिरङ्गस्यादिमे घोरे व्रणे च परिशस्यते ।
सर्पकुक्कुरकादीनां विषदोषनिबर्हणः ॥ ५४ ॥

सोरकद्रावकगुणाः—वह्निवीर्यः दाहकत्वेन वह्निसमानः। फिरङ्गस्यादिमं व्रणं तृणाग्रेण परिस्पृष्टः हन्ति । विषदोषनिबर्हणः दाहकत्वाद् दंशस्थानस्य ॥५३-५४॥

भा.टी.—सोरकद्राव किसी स्थान (शरीर प्रदेश) में लगने पर अग्नि के समान प्रदाहक (जलानेवाला) है। अनेक प्रकार के खराब और बिगड़े हुए व्रणों को शुद्धकरने और भरने के काम में आता है। फिरंग के प्राथमिक भयंकर व्रण (पेट या मूत्रेन्द्रिय में बटन के समान कठोर व्रण) को जलाने के लिये बहुत उत्तम द्रव्य है। इसी तरह के सर्पदंश, पागल कुत्ते के काटने पर उनके विषको जलाने या मारने के लिये यह सर्वोत्तम द्रव्य माना जाता है ॥ ५३–५४ ॥

सजलसोरकद्रावस्य गुणाः

सोरकद्रावको बल्यो यकृद्दोषनिबर्हणः ।
वह्निमान्द्यहरः कामं मूत्रदोषनिषूदनः ॥ ५५ ॥
मधुमेहे प्लीहवृद्धौ चोपदंशिकविकृतौ ।
कामलायां पाण्डुरोगे विशेषेण प्रशस्यते ॥ ५६ ॥
विनाशयेच्चिरोद्भूतं कासं सातिकफोद्गमम् ।
अतीसारहरश्चैव पित्तघ्नश्च प्रकीर्तितः ॥ ५७ ॥

सजलसोरकद्रावः पानेन यकृद्दोषादीन् हन्ति । सातिकफोद्गमं अत्यन्तकफ-निर्गमयुक्तम् ॥ ५५–५७ ॥

भा.टी.—जलयुक्त (हल्का) सोरकद्राव बलवर्धक और यकृत्दोष को दूर करनेवाला और अग्निमान्द्यहर है। इसके प्रयोग से मूत्र में होने वाली अनेक

प्रकार की विकृतियाँ दूर हो जाती हैं । यह द्राव विभिन्न अनुपान और द्रव्ययंग से मधुमेह, प्लीहावृद्धि, उपदंशविकृति, कामला, पाण्डुरोग में विशेष रूप से लाभदायक होता है । अत्यन्त कफ निकलनेवाले पुराने कफ कास में भी लाभ करता है । इसके प्रयोग से अतीसार में लाभ होता है और पित्त शान्त होता है । सजल सोरकद्राव अग्निमान्द्यहर और यकृत्दोषनिवारक होने से पोषक रस उत्पन्न करता हुआ शरीर के लिये बल्य है । अथवा आमाशय के लिये बल्य है, यकृत्-उत्तेजक होने से यकृत्-दोष-निवारक है । परन्तु उक्त प्रभाव सजल-सोरकाम्ल का कुछ दिन लगातार प्रयोग करने पर समझना चाहिये ॥५५-५७॥

अस्य मात्रा

आरभ्य शरबिन्दुभ्यस्त्रिंशद्बिन्दुमितं परम् ।
सजलं सोरकद्रावं नियुंजीत पलाम्बुना ॥ ५८ ॥

भा.टी.—सजल सोरकद्राव की पाँच बूंद से लेकर तीस बूंद तक एक पल (आठ तोला) जल में मिला प्रयोग करना चाहिये ॥ ५८ ॥

अथ सामान्येन क्षारनिर्माणप्रकारः

क्षारवृक्षस्य काष्ठानि दग्ध्वा भूतिं समाहरेत् ।
विमले भाजने न्यस्य सलिलन्तु चतुर्गुणम् ॥ ५९ ॥
प्रक्षिप्य मर्दयेत्सम्यक् यामात्रं भिषग्वरः ।
त्रिगुणीकृतवस्त्रेण स्रावयेत्सलिलं ततः ॥ ६० ॥
स्रावितं सलिलञ्चाथ वह्नौ सन्तापयेत्ततः ।
निःशेषं सलिलं ज्ञात्वा निर्मलक्षारमाहरेत् ॥ ६१ ॥

क्षारनिर्माणप्रकारः—काष्ठानि इत्युपलक्षणम् । यवक्षारादौ शूकादीनामपि क्वचित् पञ्चाङ्गमपि दह्यते, अत्र तु पलाशक्षारादिनिर्माणे तत्काष्ठस्यैव प्रयोग इति काष्ठानीत्युक्तम् । स्रावितसलिलस्य कटाहे जलीयांशशोषणार्थं निक्षेपः । व्याख्या-समानमन्यत् ॥ ५९–६१ ॥

भा. टी.—जिस वृक्ष या वनस्पति का क्षार बनाना हो उसकी लकड़ियाँ जलाकर राख बना लें । अब इस राख को एक बड़े पात्र में डालकर उसमें राख से चतुर्गुण जल डाल दें और तीन घंटे तक इसको हाथों से अच्छी तरह मसलें अथवा किसी चीज से घोटें, फिर इसको तीन तहवाले वस्त्र से छान लें । इस छने हुए साफ जल को एक स्वच्छ लोहे की कड़ाही में डालकर अग्नि में पकायें । जलीयांश सूखने पर पात्रतल में चूर्ण रूप में लगे हुए साफ क्षार को खुरचकर निकाल लें ॥ ५९–६१ ॥

वक्तव्य—क्षार, लकड़ियों के अतिरिक्त डंठलों और पुष्पों या पञ्चांगयुक्त वनस्पतियों के भी बनाये जाते हैं। जैसे तिल और जौ की डंठलों का, ताड़ और नारियल के पुष्पों का, अपामार्ग आदि के पञ्चांग का क्षार बनाया जाता है। यहाँ पर 'काष्ठ' शब्द साधारण अथवा उपलक्षण समझना चाहिये। क्षारनिर्माण में कहीं राख से आठ गुना जल लेने को भी कहा जाता है, कोई क्षारजल को इक्कीस बार वस्त्र से छानने को कहते हैं। और कई वैद्य राख में चतुर्गुणजल डालकर खूब मसलकर इसको बारह या चौबीस घंटे निश्चलरूप में रखने के बाद ऊपर आये हुए स्वच्छ जल को छानकर पकाने को कहते हैं। सारांश यह है कि छानने में जितना ही अधिक सावधानी स्वच्छ जल के विषय में की जायगी उतना ही स्वच्छ और सफेद वर्ण का क्षार प्राप्त होगा।

सामान्येन क्षाराणां गुणाः

क्षारास्तीक्ष्णा महोष्णाश्च दाहकर्मकराः परम्।
गुल्मार्शोग्रहणीप्लीहमूत्रकृच्छ्राश्मरीहराः॥ ६२॥
कृमिघ्नाः पाचनाश्चैव दारणाश्च विसर्पिणः।
शोधना रोपणाश्चैव मूत्रलाश्च प्रकीर्तिताः॥ ६३॥

सामान्यतः क्षारगुणवर्णनम्—दारणाः विद्रध्यादेः, विसर्पिणो व्याप्तिशीलाः॥ ६२, ६३॥

भा.टी.—प्रायः सभी क्षार सामान्यतः तीक्ष्ण, अत्यन्त उष्णवीर्य और कोमल त्वचा, मांस तथा कलाओं को जलानेवाले होते हैं। क्षार से गुल्म, अर्श, ग्रहणीरोग, प्लीहावृद्धि, मूत्रकृच्छ्र तथा अश्मरीरोग नष्ट होते हैं। इनके प्रयोग से उदरकृमि तथा बाह्य दोनों प्रकार के कृमि नष्ट होते हैं। अन्तःप्रयोग में इनसे पाचक रस अधिक उत्पन्न होता है। बाह्य प्रयोग में इनसे व्रणशोथ पक जाता है। यह व्रण विद्रधि आदि में लगाने से वे फट जाते हैं। क्षार विसर्पी अर्थात् व्रणों को शुद्ध करने और उनको भरने के कार्य में भी आते हैं। उनके सेवन से वृक्कक्रिया उत्तेजित होने से मूत्र अधिक आता है, अतः क्षार मूत्रल भी होते हैं॥ ६२, ६३॥

सामान्येन क्षाराणां मात्रा

द्विगुञ्जतः समारभ्य रक्तिकाष्टकसंमितान्।
क्षारास्तु विनियुंजीत साधारणतया भिषक्॥ ६४॥

सामान्यतः द्विगुञ्जतः समारभ्य माषकं यावन्मात्रा ॥ ६४ ॥

भा.टी.—साधारणतः अन्तःप्रयोग में क्षारों को दो रत्ती प्रमाण से लेकर आठ रत्ती तक की मात्रा में प्रयोग किया जाता है ॥ ६४ ॥

अथ अपामार्गक्षारस्य नामानि

अपामार्गक्षार उक्तो मयूरक्षारकस्तथा।
खरमञ्जरिकाक्षारः किणिक्षारश्च कीर्तितः ॥ ६५ ॥

अपामार्गक्षार, मयूरक्षार, खरमञ्जरिकाक्षार और किणिक्षार ये नाम अपामार्ग क्षार के हैं ॥ ६५ ॥

वक्तव्य—अपामार्गक्षार बनाने में अपामार्ग के पञ्चाङ्ग को लेकर सुखा लेना चाहिये। इसको लेने के लिये आश्विन या कार्तिक मास अच्छे रहते हैं। इन दिनों अपामार्ग में पत्र-पुष्पादि सब अङ्ग उपस्थित होते हैं।

अस्य गुणाः

खरमञ्जरिकाक्षारस्तीक्ष्णः श्वासनिबर्हणः।
गुल्मशूलादिरोगघ्नः कामं बाधिर्यनाशनः ॥ ६६ ॥

भा.टी.—अपामार्ग का क्षार तीक्ष्णगुण होता है। यह विशेषतः श्वास रोग को दूर करता है, इसके अतिरिक्त गुल्म शूल आदि रोगों को नष्ट करता है। कान के बहरेपन को दूर करने के लिए इसको अनेक तैल आदि के रूप में प्रयोग किया जाता है ॥ ६६ ॥

अपामार्गक्षारस्य आमयिकः प्रयोगः

मयूरक्षारकः कामं मधुना परिशीलितः।
विनाशयेच्चिरोद्भूतं श्वासं परमदारुणम् ॥ ६७ ॥
खरमञ्जरिकाक्षारचूर्णेन परिसाधितम्।
तैलं कर्णे निषेकेण बाधिर्यं त्वाशु नाशयेत् ॥ ६८ ॥
सत्र्यूषणः किणिक्षारो यवानीचूर्णसंयुतः।
निहन्ति शूलं त्वचिरादाध्मानञ्चातिदारुणम् ॥ ६९ ॥
खरमञ्जरिकाक्षारः सतालः परिलेपनात्।
लिङ्गार्शसं निहन्त्याशु चिरोद्भूतं सुदारुणम् ॥ ७० ॥
अपामार्गक्षारचूर्णं सशिलं परिलेपितम।
गोमूत्रेणाचिरेणैव श्वित्रकुष्ठं विनाशयेत् ॥ ७१ ॥

अपामार्गक्षारचूर्णयवाग्रजसमन्वितम् ।
शीलितं नाशयेदाशु मूत्रकृच्छ्रं तथाश्मरीम् ॥ ७२ ॥
खरमञ्जरिकाक्षारः सत्र्योषश्च ससैन्धवः ।
शीलितो नाशयेद् गुल्मं प्लीहानश्चातिदारुणम् ॥ ७३ ॥

अपामार्गक्षारः क्षारसामान्यपरिभाषया निर्मितः । मयूरोऽपामार्गः खरमञ्जरिका किणिरिति पर्यायाः । सतालः हरितालयुक्तः । सशिलं मनःशिलायुतम् । यवाग्रजो यवक्षारः ॥ ६७–७३ ॥

भा.टी.—अपामार्गक्षार को उचित मात्रा में लेकर मधु के साथ कुछ दिन सेवन करने से भयंकर श्वास रोग में आराम आता है । अपामार्गक्षार का कल्क एक पाव, तिलतैल एक सेर और जल चार सेर, इन सब को एकत्र कर तैलपाक विधि से तैल तैयार करके कान में कुछ दिन लगातार प्रयोग से (डालने से) बहरापन दूर हो जाता है । अपामार्गक्षार में सोंठ, मिर्च, पीपल तथा अजवाइन का समभाग चूर्ण मिला गरम जल से सेवन करने पर शीघ्र ही उदर का शूल तथा भयंकर आध्मान रोग में आराम आता है। पुराने लिंगार्श को काटने या गलाने के लिये अपामार्गक्षार में समभाग हरताल मिला कर जल से लिंगार्श पर लेप करने से वे सब कट जाते हैं । सफेद कोढ़ में अपामार्गक्षारचूर्ण को समभाग मैनसिल में मिला गोमूत्र से लेप करने से वह कुछ दिनों में अच्छा हो जाता है। मूत्रकृच्छ्र तथा अश्मरी में अपामार्गक्षार को जवाखार में मिलाकर शीतल जल से सेवन किया जाता है । अपामार्गक्षार को सोंठ, मिर्च, पीपल तथा सैन्धानमकचूर्ण में मिलाकर उचित अनुपान से प्रयोग करने पर भयंकर गुल्म तथा प्लीहा रोग में आराम आता है ॥ ६७–७३ ॥

अथ अर्कक्षारस्य नामानि

अर्कक्षारो रविक्षारो भास्करक्षारकस्तथा ।
खर्जूघ्नक्षारकश्चाथ मित्रक्षारश्च कीर्तितः ॥७४॥

अर्कक्षार, रविक्षार, भास्करक्षारक, खर्जूघ्न और मित्रक्षार, ये सब नाम अर्क (आक, मदार) क्षार के कहे जाते हैं ॥ ७४ ॥

अर्कक्षारस्य गुणाः

अर्कक्षारः स्मृतस्तीक्ष्णो गुल्मप्लीहादिनाशनः ।
पाचनो दीपनश्चापि कासश्वासप्रणाशनः ॥७५॥

भा.टी.—अर्कक्षार तीक्ष्णगुण तथा अंतःप्रयोग में गुल्म प्लीहा आदि रोग नाशक, पाचक, रस-उत्पादक, अग्निवर्द्धक तथा श्वास-कास रोग को नष्ट करता है ॥ ७५ ॥

अर्कक्षारस्य आमयिकः प्रयोगः

अर्कक्षारः सलवणो नरसारसमन्वितः ।
अजीर्णं नाशयेदाशु जाठराग्निञ्च दीपयेत् ॥७६॥
ससैन्धवं त्वर्कपत्रं त्वन्तर्धूमं दहेद्भिषक् ।
क्षारः समस्तुना पीतो गुल्मप्लीहोदराञ्जयेत् ॥७७॥
सत्र्यूषणो रविक्षारो मधुना परिशीलितः ।
बिनाशयेद्विशेषेण कासं श्वासञ्च दारुणम् ॥७८॥
मित्रक्षारः सलवणो यावशूकजसंयुतः ।
शीलितो ह्यचिरादेव यकृद्वृद्धिहरो मतः ॥७९॥

ससैन्धवन्त्वर्कपत्रमित्यर्कलवणनाम्ना वक्ष्यते प्रयोगः ॥ ७६–७९ ॥

भा.टी.—आक के क्षार में समभाग सैन्धानमक तथा नौसादरचूर्ण मिलाकर गरम जल अथवा अर्क सौंफ आदि से सेवन करने से अजीर्ण नष्ट होकर पाचक अग्नि की वृद्धि होती है। आक में पत्रों के समभाग सैन्धानमक दोनों को एकत्र मिलाकर हाँडी में बन्द करके अन्तर्धूम रूप से पुट में फूक दें। इस प्रकार प्राप्त कृष्णवर्ण के क्षार को दही के जल के साथ सेवन करने से गुल्म, प्लीहा आदि उदररोग नष्ट होते हैं। अर्कक्षार में सोंठ, मिर्च तथा पिप्पलीचूर्ण मिलाकर मधु से चटाने पर भयंकर श्वास, कास रोग में विशेष रूप से आराम आता है। अर्कक्षार, सैन्धानमक तथा जवाखार तीनों को समभाग में लेकर एकत्र उचित अनुपान, घीकुआर के रसादि से सेवन कराने पर यकृत्-वृद्धि नष्ट हो जाती है ॥ ७६–७९ ॥

अथ तिलक्षारस्य नामानि

तिलक्षारः समाख्यातस्तिलभूतिस्तथैव च ।
होमधान्यविभूतिश्च पवित्रक्षारकस्तथा ॥८०॥

भा.टी.—तिलों के डंठल सहित पञ्चांग की राख के क्षार को तिलक्षार, तिलभूति, होमधान्यभूति, पवित्रक्षारक इन नामों से ग्रहण किया जाता है॥८०॥

तिलक्षारस्य गुणाः

तिलक्षारः स्मृतस्तीक्ष्णो मूत्ररोधनिबर्हणः ।
अश्मरीनाशनश्चैव प्लीहघ्नो व्रणदारणः ॥८१॥

भा.टी.—तिलक्षार तीक्ष्ण होता है और मूत्र की रुकावट या कमी को दूर करता है। अश्मरी को गलाने में यह अच्छा कार्य करता है। प्लीहावृद्धि को हटाता है और व्रणशोथ को फोड़ने का काम करता है ॥ ८१ ॥

अस्य आमयिकः प्रयोगः

सत्र्यूषणस्तिलक्षारः सैन्धवेन समन्वितः।
शीलितो ह्यचिरादेव जाठराग्निप्रदीपनः ॥८२॥
अङ्कोलक्षारसंयुक्तस्तिलक्षारस्तु शीलितः।
मधुनान्ते तोयपानान्मूत्ररोधं विनाशयेत् ॥८३॥
तिलक्षारः सयवजः शीलितो निम्बुकाम्बुना।
वृक्कशूलं निहन्त्याशु भास्करस्तिमिरं यथा ॥८४॥
तिलक्षारः सयवजः कदलीक्षारमिश्रितः।
शीलितो मधुना काममश्मरीमाशु नाशयेत् ॥८५॥
तिलभूतिर्माषमिता रुचकेन समन्विता।
तक्रेण मधुना वापि शीलिता त्वश्मरीं जयेत् ॥८६॥
होमधान्यविभूतिस्तु धात्रीक्षारसमन्विता।
गोक्षुरक्वाथसंयुक्ता नाशयेन्मूत्रशर्कराम् ॥८७॥
पवित्रक्षारचूर्णन्तु यवजेन प्रलेपितम्।
व्रणशोथे करोत्याशु दारणं परमोत्तमम् ॥८८॥
होमधान्यविभूतिस्तु शीलिता माषकोन्मता।
मासाशनभवाजीर्णनाशिनी परिकीर्तिता ॥८९॥
शरपुङ्खक्षारयुतस्तिलक्षारस्तु शीलितः।
माषकप्रमितं तूर्णं गुल्ममुन्मूलयेद्भृशम् ॥९०॥

तिलक्षारः अश्मरीनाशनो विशेषात्। अङ्कोलक्षारेण तदाख्यवृक्षभस्मना, होमधान्यविभूतिः तिलक्षारः। पवित्रक्षारोऽपि तिलक्षार एव ॥ ८२–९० ॥

भा.टी.—सौंठ, मिर्च, पिप्पली तथा सैन्धानमकचूर्ण के साथ तिलक्षार मिलाकर सेवन करने से जठराग्नि तेज हो जाती है। मूत्ररोध (मूत्र की रुकावट) में तिलक्षार को अंकोल (ढेरा) क्षार में मिलाकर मधु से चटायें और थोड़ी देर में शीतजल पिलायें तो मूत्ररोध हट जाता है। अर्थात् मूत्र खुलकर आने लगता है। तिलक्षार और जवाखार दोनों को समभाग में लेकर निम्बूस्वरस से

सेवन करने पर वृक्कशूल शीघ्र नष्ट हो जाता है। तिलक्षार को जवाखार तथा कदलीक्षार में मिला शहत से कुछ दिन निरन्तर सेवन करने से शीघ्रही अश्मरी गलकर निकल जाती है। एक मासा तिलक्षार और एक मासा विडनमक दोनों को एकत्र करके तक्रानुपान या मधु सहपान से सेवन करने पर अश्मरी नष्ट होती है। तिलक्षार को आंवलाक्षार में मिला कर गोखुरुकषाय अनुपान से सेवन करने से मूत्र में आनेवाली शर्करा बन्द हो जाती है। तिलक्षार को जवाखार में मिलाकर जल से व्रणशोथ पर लेप करने से शीघ्र ही वह फट जाता है। यदि मांस अधिक खाने से अजीर्ण हो गया हो तो एक मासा मात्रा में तिलक्षार को जल से अथवा सहंजने के स्वरस से खिलाने पर वह अजीर्ण नष्ट हो जाता है। सरपोंका के क्षार में तिलक्षार एक मासा मात्रा में मिला गरम जल अथवा गुल्महर द्रव्यों के कषाय से सेवन करने पर गुल्मरोग शीघ्र ही समूल नष्ट हो जाता है॥ ८२–९० ॥

अथ स्नुहीक्षारस्य नामानि

स्नुहिक्षारः स्नुहीक्षारः स्नुक्क्षारश्च तथा मतः।
वज्रक्षारोऽथ सेहुण्डक्षारश्च परिकीर्तितः॥ ९१ ॥

भा.टी.—स्नुहिक्षार, स्नुहीक्षार, स्नुक्क्षार, वज्रक्षार, सेहुण्डक्षार, ये सब नाम सेहुड़ क्षार के कहे जाते हैं॥ ९१ ॥

अस्य गुणाः

स्नुहीक्षारः स्मृतस्तीक्ष्णः सर्वोदरविनाशनः।
गुल्मप्रशमनो वह्निदीपनः शोफनाशनः॥ ९२ ॥
विषूचिकाहरोऽजीर्णनाशनः शूलसूदनः।
यकृद्दोषप्रशमनः श्वासातङ्कप्रभञ्जनः॥ ९३ ॥

भा.टी.—सेहुड़ का क्षार तीक्ष्ण और सब उदररोगनाशक है। इसके प्रयोग से गुल्म शान्त होता है, अग्नि दीप्त होती है और यकृत् अथवा जलोदर के कारण होनेवाला शोथ नष्ट होता है। विसूचिका, अजीर्ण तथा उदरशूल को नष्ट करता है, यकृत्दोष को मिटाता है और श्वास रोग को समूल नष्ट करता है॥ ९२, ९३ ॥

अस्य आमयिकः प्रयोगः

स्नुहिक्षारः शङ्खभूतिः सर्जिकायवजान्वितः।
विषूचिकां निहन्त्याशु त्वजीर्णञ्चातिदारुणम्॥ ९४ ॥
चिरोत्थितानां गुल्मानां पक्वानां पक्वतां नयेत्।
ग्रहणीं नाशयेदाशु तथा शूलञ्च दारुणम्॥ ९५ ॥

स्नुहिक्षारस्त्रिलवणः क्षारत्रिकसमन्वितः ।
निहन्ति शोफप्लीहानमुदराणि च नाशयेत् ॥ ९६ ॥
सत्र्यूषणः स्नुहीक्षारो मधुना परिशीलितः ।
नाशयेदचिरादेव श्वासं परमदारुणम् ॥ ९७ ॥
स्नुहीक्षारो वरोपेतः सैन्धवाग्निसमन्वितः ।
निहन्ति वह्निमान्द्यं तु यकृत्प्लीहोदराणि च ॥ ९८ ॥

स्नुहीक्षारो विशेषात् शोफोदरहरः । शङ्खभूतिः शङ्खभस्म । गुल्मानां पञ्चानां पञ्चविधानां गुल्मानां पञ्चतां विनाशमित्यर्थः । वरा त्रिफला ॥ ९४–९८ ॥

भा.टी.—सेहुड़ का क्षार, शंखभस्म, सज्जीखार तथा जवाखार को मिला प्रयोग करने से विसूचिका तथा अतिभयंकर अजीर्ण में शीघ्र आराम आता है। इसी योग से पाँचों प्रकार के पुराने गुल्म, ग्रहणी रोग तथा भयंकर उदरशूल शीघ्र ही शान्त होते हैं । सेहुड़क्षार में सैन्धानमक, सौंचरनमक तथा विडनमक जवाखार, सज्जीखार और टंकणक्षार मिलाकर कुछ काल सेवन करने से शोथ, प्लीहावृद्धि तथा उदररोग नष्ट हो जाते हैं । सेहुड़ के क्षार को सोंठ, मिर्च, तथा पिप्पलीचूर्ण में मिलाकर शहद से चाटने से कुछ समय में भयंकर श्वास रोग नष्ट हो जाता है । सेहुड़ के क्षार में त्रिफलाचूर्ण,सैन्धानमक तथा चित्रक-मूलचूर्ण मिलाकर सेवन करने से अग्निमान्द्य, यकृत् तथा प्लीहा रोगों में आराम आता है ॥ ९४–९८ ॥

अथ पलाशक्षारस्य नामानि

पलाशक्षारकश्चैव किंशुकक्षारकस्तथा ।
पर्णक्षारश्च कथितस्त्रिपर्णक्षारकस्तथा ॥ ९९ ॥

भा.टी.—पलाशक्षार, किंशुकक्षार, पर्णक्षार और त्रिपर्णक्षार, ये सब नाम पलाश (ढाक) क्षार के कहे जाते हैं ॥ ९९ ॥

अस्य गुणाः

पर्णक्षारोऽग्निजननो गुल्मप्लीहादिनाशनः ।
यकृद्वृद्धिप्रशमनो मूत्रकृच्छ्राश्मरीहरः ॥ १०० ॥

पलाशक्षारो गुल्मघ्नो शुक्रशोधनश्चापि ॥ १०० ॥

भा.टी.—पलाश क्षार सेवन करने पर क्षुधावृद्धि करता है और गुल्म, प्लीहा आदि रोगों को नष्ट करता है । इसके प्रयोग से यकृत्वृद्धि दूर हो जाती है और मूत्रकृच्छ्र तथा अश्मरी रोग भी नष्ट हो जाते हैं ॥ १०० ॥

अस्य आमयिकः प्रयोगः

पर्णक्षारस्तु मधुना कणाचूर्णसमन्वितः ।
वह्निदीप्तिकरः कामं गुल्मप्लीहोदरापहः ॥ १०१ ॥
पलाशक्षारसलिलैर्गव्यमाज्यं विपाचितम् ।
शीलितं नाशयत्याशु रक्तगुल्मं सुदारुणम् ॥ १०२ ॥
कदलीक्षारसंयुक्तः पर्णक्षारस्तु शीलितः ।
अश्मरीं नाशयत्याशु दारुणां मूत्रशर्कराम् ॥ १०३ ॥
किंशुकक्षारतोयेन घृतं गव्यं विपाचितम् ।
निहन्ति शुक्रदोषन्तु ग्रन्थिभूताभिधं द्रुतम् ॥ १०४ ॥
यवक्षाररजोयुक्तः क्षारः खलु पलाशजः ।
निषेवितो निहन्त्याशु प्लीहानमतिदारुणम् ॥ १०५ ॥
मयूरक्षारसंयुक्तः पर्णक्षारस्तु शीलितः ।
अग्रमांसं सुकाठिनीभूतं प्रशमयत्यलम् ॥ १०६ ॥

अग्रमांसं उदरोर्ध्वभागमध्यवर्तिमांसवृद्धिरूपरोगविशेषम् ॥ १०१–१०६ ॥

भा.टी.—पलाशक्षार और पिप्पलीचूर्ण को मधु में मिलाकर सेवन करने से क्षुधावृद्धि होती है और गुल्म, प्लीहोदर शान्त होते हैं। पलाशक्षार के जल से गोघृत को स्नेहपाकविधि से सिद्ध करके नियमपूर्वक सेवन करने से स्त्री का रक्त-गुल्म नष्ट हो जाता है। ढाक के क्षार में कदली (केला) क्षार मिला कर उचित अनुपान से सेवन करने पर अश्मरी (पथरी) तथा भयंकर मूत्रशर्करा नष्ट हो जाती है। पलाशक्षार के जल से गोघृत को स्नेहपाकविधि के अनुसार सिद्ध करके सेवन करने से शुक्र धातु की सब विकृतियाँ विशेषतः उसका ग्रन्थि-दोष (सुश्रुतोक्त) दूर हो जाता है। पलाशक्षार और जवाखार को मिला कर कुमारीस्वरस से कुछ काल सेवन करने से अत्यन्त बढ़ी हुई प्लीहा भी शीघ्र शांत हो जाती है। पलाशक्षार को अपामार्गक्षार से मिलाकर सेवन करने से शरीर में किसी स्थान पर बढ़े हुए कठिन मांस (अग्रमांस) में आराम आता है ॥ १०१–१०६ ॥

अथ चिञ्चाक्षारस्य नामानि

चिञ्चाक्षारोऽम्लिकाक्षारश्चिञ्चिकाक्षारकस्तथा ।
अम्लीकाक्षारकश्चैव चिञ्चाभूतिश्च कथ्यते ॥ १०७ ॥

चिञ्चिकाभसितञ्चैव चिञ्चाभस्म तथैव च।
अम्लिकाभसितञ्चापि तिन्तिडीभसितं तथा॥ १०८॥

चिञ्चाक्षार, अम्लिकाक्षार, चिञ्चिकाक्षार, अम्लीकाक्षार, चिञ्चाभूति, चिञ्चिकाभसित, चिञ्चाभस्म, अम्लिकाभसित तथा तिन्तिडीभसित, ये सब नाम इमलीक्षार के कहे जाते हैं॥ १०७, १०८॥

अस्य गुणाः

अम्लिकाक्षारकः प्रोक्तो वह्निमान्द्यविनाशनः।
शूलगुल्महरश्चापि मूत्रकृच्छ्राश्मरीहरः॥ १०९॥

अम्लिकाक्षारकः विशेषतोऽग्निमान्द्यहरः॥ १०९॥

भा.टी.—इमली का क्षार अग्निमान्द्य को नष्ट करता है, गुल्म तथा शूल में आराम पहुँचाता है और मूत्रकृच्छ्र तथा अश्मरी को दूर करता है॥१०९॥

अस्य आमयिकः प्रयोगः

स्नुगर्कक्षारसहितो मृतशङ्खसमन्वितः।
चिञ्चाक्षारोऽशनादाशु नाशयेत्तु विषूचिकाम्॥ ११०॥
शूलमुन्मूलयेत्कामं वह्निमान्द्यविनाशनः।
अजीर्णं क्षपयत्येव गुल्मबाधां विशेषतः॥ १११॥
पटुपञ्चकसंयुक्तो जरणत्र्यूषणान्वितः।
शीलितस्त्वम्लिकाक्षारो हरेद् ग्रहणिकारुजम्॥ ११२॥
अरोचकं निहन्त्याशु तथा शूलं सुदारुणम्।
आध्मानं पक्तिशूलञ्च विप्रब्धाजीर्णकं तथा॥ ११३॥
चिञ्चिकाभसितं द्राक्षाशर्कराभ्यां समन्वितम्।
अवलीढं विशेषेण तमकारोचकहरं परम्॥ ११४॥
अम्लिकाभसितं व्योषचूर्णेन परिशीलितम्।
वह्निमान्द्यं निहन्त्याशु वाताजीर्णञ्च दारुणम्॥ ११५॥
चिञ्चाक्षारः समरिचः शङ्खभूतिसमन्वितः।
अतिसारे ग्रहण्याश्च शिशूनान्तु प्रशस्यते॥ ११६॥

रोगप्रयोगपाठे स्नुगर्कक्षारसहितः स्नुहीक्षारार्कक्षाराभ्यां सहितः। पटुपञ्चकं लवणपञ्चकम्॥ ११०–११६॥

भा.टी.—इमलीक्षार में थोहरक्षार, आकक्षार, शंखभस्म मिलाकर अर्क अजवाइन या पलाण्डुस्वरस से देने पर विसूचिका में शीघ्र ही आराम

आता है। इसी तरह इस योग से शूल, अग्निमान्द्य, अजीर्ण तथा गुल्मरोग में भी आराम आता है। इमली के क्षार में पाँचों नमक, जीरा सफेद, सोंठ, मिर्च, पीपलचूर्ण मिलाकर ग्रहणीहर द्रव्यों के कषाय आदि के अनुपान से सेवन करने पर ग्रहणीरोग, अरुचि, भयंकर उदरशूल, उदराध्मान, परिणामशूल, विष्टब्धाजीर्ण रोगों में बहुत लाभ होता है। अन्न में अरुचि को दूर करने के लिये इमलीक्षार को मुनक्का और खाँड़ की चटनी मिलाकर चटाया जाता है। इमलीक्षार को सौंठ, मिर्च, पिप्पलीचूर्ण में मिलाकर सेवन करने से शीघ्र ही अग्निमान्द्य और भयंकर वाताजीर्ण रोग में लाभ होता है। छोटे-छोटे बालकों के अतीसार तथा ग्रहणी में इमलीक्षार में काली मिर्च और शंखभस्म मिलाकर सेवन कराने से शीघ्र ही लाभ होता है ॥ ११०–११६ ॥

अथ सैन्धवस्य नामानि

सैन्धवः सिन्धुलवणं सिन्धूत्थं सिन्धुदेशजम् ।
सिन्धूपलं सिन्धुभवं सैन्धवं सिन्धुमन्थजम् ॥ ११७ ॥
शीतशीवं शीतशिवं नादेयञ्च शिलात्मकम् ।
शिवं सितशिवञ्चैव वशिरञ्च निगद्यते ॥ ११८ ॥

भा.टी.–सैन्धव, सिन्धुलवण, सिन्धूत्थ, सिन्धुदेशज, सिन्धूपल, सिन्धुभव, सैन्धव, सिन्धुमन्थज, शीतशीव, शीतशिव, नादेय, शिलात्मक, शिव, सितशिव और वशिर; ये सब नाम सैन्धानमक के कहे जाते हैं ॥ ११७, ११८ ॥

अस्य गुणाः

सैन्धवं लवणं हृद्यं वृष्यं नेत्र्यं रुचिप्रदम् ।
पाचनं दीपनञ्चैव त्रिदोषशमनं परम् ॥ ११९ ॥
व्रणदोषहरं शीतं स्निग्धं लघु विबन्धजित् ।
मृदुवीर्यं पित्तहरं विबुधैः परिकीर्तितम् ॥ १२० ॥

भा.टी.– सैन्धानमक अन्य लवणों की अपेक्षा स्वादिष्ट होता है अथवा हृदय के लिए लाभदायक है। इसके प्रयोग से शरीर में धातुओं की पुष्टि होती है। यह नेत्रों के लिये तथा नेत्ररोगों में लाभदायक है। सैन्धानमक के प्रयोग से पाचकरस (आमाशयिक रस) उत्पन्न होते हैं और क्षुधावृद्धि होती है। यह सामान्यतः त्रिदोषप्रकोपशामक है, व्रणों में होनेवाली विकृतियों को दूर करता है। उपयोग करने पर यह वीर्य में शीतगुण उत्पादक है। इसके प्रयोग से श्लैष्मिक रस की उत्पत्ति होने से पाचक अंगों तथा सन्धियों की खरता दूर हो

जाती है अथवा स्पर्श में स्निग्ध (चिकना) है। यह शीघ्र ही पच जाता है अथवा इसके प्रयोग से स्थानिक कफप्रकोपजन्य गौरव दूर हो जाता है अतः यह लघुगुण कहा जाता है। इसके प्रयोग में स्राव उत्पन्न होने के कारण मलबन्ध (कब्ज) नहीं होने पाता है। सैन्धानमक वीर्य में मृदु तथा पित्तहर माना जाता है ॥ ११६, १२० ॥

सैन्धवस्य उत्पत्तिस्थानम्

पञ्चाम्बुवर्तिनः सिन्धोः पूर्वभागे विशेषतः।
शिलोच्चयखनौ सिन्धूपलं समुपलभ्यते ॥ १२१ ॥

पञ्चाम्बुः पञ्चाबदेशः। शिलोच्चयखनौ इति स्वभावतः खनिजोऽयं लवणो न कृत्रिम इति भावः ॥ १२१ ॥

भा.टी.—पञ्जाब प्रान्त की सिन्धुनदी के पूर्वी भाग में विशेष रूप से पर्वतीय खानों से सैन्धानमक प्राप्त किया जाता है ॥ १२१ ॥

अस्य आमयिकः प्रयोगः

सैन्धवं खलु धत्तूरशिफया परिपेषितम्।
उष्णीकृत्य प्रलिप्तं तु व्रणशोथहरं परम् ॥ १२२ ॥

धत्तूरशिफा धत्तूरमूलम् ॥ १२२ ॥

भा.टी.—व्रणशोथ को बैठाने के लिये सैन्धानमक को धत्तूरे की मूल के साथ पीसकर गरम करके शोथ पर लेप किया जाता है जिससे शोथ और वेदना दोनों ही शान्त हो जाते हैं ॥ १२२ ॥

नारिकेललवणः

सुविपक्वं ससलिलं नारिकेलं समाहरेत्।
अपनीय जटां वृद्धिपत्रेण स्फोटयेद् दृशम् ॥ १२३ ॥
जातरन्ध्रान्नारिकेलान्नीरं सर्वं परित्यजेत्।
सुचूर्णितं सैन्धवन्तु दशतोलकसंमितम् ॥ १२४ ॥
निक्षिप्य रन्ध्रमार्गेण ततो रन्ध्रं निरोधयेत्।
वसनेन समाच्छाद्य परितो लेपयेन्मृदा ॥ १२५ ॥
रौद्रयन्त्रे विशोष्याथ पुटयेत्तु महापुटे।
तद्गोलकं स्वाङ्गशीतं प्रयत्नेन समाहरेत् ॥ १२६ ॥
सैन्धवं कज्जलीवर्णं कपालांशोज्झितं हरेत्।
लवणो नारिकेलाख्यः समाख्यातो भिषग्वरैः १२७ ॥

नारिकेललवणनिर्माणप्रकारः—ससलिलमिति शुष्कफलपरिहाराय । जटा उपरितनशुष्कप्रायतृणोच्चयम् । रौद्रयन्त्रे आतपे इत्यर्थः कपालं नारिकेलमज्जोपरि कठिनकाष्ठरूपमावरणम् ॥ १२३–१२७ ॥

भा.टी.–एक सुपरिपक्व जलयुक्त नारियल को लेकर उसकी बाहरी जटाओं को चाकू से साफ करलें । अब इस कच्चे दूधिया गोले को जहाँ पर आंख सी बनी हुई होती है उस स्थान पर छेद करके भीतर का सारा जल निकाल दें और उसी छेद से गोले के भीतर दस तोला सैन्धानमक का सूक्ष्मचूर्ण भरदें और छेद को बन्द करके गोले के चारों तरफ अच्छी तरह कपड़मिट्टी कर धूप में सुखा लें । अच्छी तरह सूखने पर इस गोले को महापुट में रख कर फूंक दें । पुट के शान्त होने पर स्वांगशीत उक्त गोले को सावधानी से बाहर निकाल लें। इसमें से नारियल के बाहरी कठिन भाग की काली और कठिन भस्म को छोड़ कर भीतरी काले वर्ण के लवण को लेलें । इसी को नारिकेललवण कहा जाता है ॥ १२३–१२७ ॥

अस्य गुणाः

लवणो नारिकेलो यः पाचनः पित्तनाशनः ।
अम्लपित्तहरः कामं पित्तशोषजशूलनुत् ॥ १२८ ॥
वातजं पित्तजं शूलं श्लेष्मजं सन्निपातजम् ।
शूलञ्च परिणामोत्थं नाशयेदविकल्पतः ॥ १२९ ॥

मारुतकोपात् पित्ताशये पित्तशोषस्तस्माज्जातं शूलमपनयतीति विशेषः । पित्तशोषलक्षणं यथा—"पित्ताशयगतं पित्तं शुष्कं मारुतकोपतः । कुर्यात् शूलादिकं घोरं पित्तशोषं तदुच्यते" ॥ १२८, १२९ ॥

भा.टी.—नारिकेललवण पाचक और पित्तशामक होता है । यह अम्लपित्त को दूर करने तथा पित्तशोषजन्य शूल को शान्त करने के लिये सर्वोत्तम औषधि है । इसके अतिरिक्त नारिकेललवण वातिक, पैत्तिक, श्लेष्मिक तथा सन्निपातिक शूल और परिणामशूल को भी निःसंदेह नष्ट करता है ॥१२८,१२९॥

वक्तव्य—वायुप्रकोप से जब पित्ताशय में शोष हो जाता है अर्थात् पित्ताशय में पहिले शोथ होकर उसका मुख बन्द हो जाने से पित्त प्रणाली में पित्त जमकर पथरी का रूप धारण कर लेता है तो इसके कारण पित्ताशय में तीव्र शूल होने लगती है । इसी को "पित्ताशयगतं पित्तं शुष्कं मारुतकोपतः। कुर्यात् शूलादिकं घोरं पित्तशोथं तदुच्यते ॥" लिखा है ।

अस्य आमयिकः प्रयोगः

लवणो नारिकेलाख्यो माषकद्वयसंमितः ।
नृसारयवजोपेतः पित्तशोषजशूलनुत् ॥ १३० ॥

भा.टी.—दो मासे नारिकेललवण को समभाग नौसादर और जवाखार चूर्ण में मिला जल अनुपान से देने पर पित्तशोषजन्य शूल में आराम आता है ॥ १३० ॥

अर्कलवणम्

सुचूर्णितं सैन्धवन्तु समार्कदलसंयुतम् ।
अन्तर्धूमं पचेद्धीमान् स्वाङ्गशीतमथोद्धरेत् ॥ १३१ ॥
जायते खल्वसम्पिष्टं लवणं कज्जलप्रभम् ।
आयुर्वेदाचार्यवर्य्यैर्नाम्नार्कलवणं मतम् ॥१३२॥

अर्कलवणम्–समार्कदलसंयुतं तुलायां लवणसमानार्कपत्रसंयुतम् ॥१३१,१३२॥

भा.टी.—सैन्धानमक को अच्छी तरह पीसकर चूर्ण कर लें, फिर उसमें समभाग आक के पत्ते मिलाकर एक हांडी में भर कर उसका मुख किसी सकोरे से अच्छी तरह बन्द करके गजपुट में फूँक दें जिससे वह सम्पुट अन्तर्धूम अच्छी तरह पक जाय। स्वांगशीत होने पर सम्पुट को निकाल उसमें कुछ काले से वर्ण के लवण को निकाल खरल से पीसकर रख लें। इस विधि से बनाये हुए लवण को आयुर्वेद के आचार्य लोग अर्कलवण के नाम से व्यवहार में लाते हैं ॥ १३१, १३२ ॥

अस्य गुणाः

यकृत्प्लीहोदरहरं रुचिरं मलभेदनम् ।
विशेषतः समाख्यातं तन्त्रेऽर्कलवणं बुधैः ॥१३३॥

भा.टी.—अर्कलवण के प्रयोग से यकृत् तथा प्लीहोदर रोग दूर होता है। अन्न में रुचि पैदा होती है। कुछ दिन निरन्तर सेवन करने से मल पतला होकर आता है और कब्ज नहीं रहता है ॥ १३३ ॥

अस्य आमयिकः प्रयोगः

माषकार्द्धमितं त्वर्कलवणं कोष्णवारिणा ।
पथ्याशिभिस्तु पुरुषैः सततं परिशीलितम् ॥ १३४ ॥
वातिकं श्लैष्मिकं वापि सज्वरं वापि विज्वरम् ।
सकोष्ठबद्धं व्यथया चीत्कारयुतयापि वा ॥ १३५ ॥

संयुक्तं कठिनस्पर्शं ह्यतीसारादिवर्जितम् ।
यकृद्दल्युदरं नूत्नं प्लीहोदरमलं हरेत् ॥१३६॥

यकृत् प्लीहाहरं विशेषतः। कोष्णवारिणा प्रयोगः चीत्कारयुतया व्यथया इति असह्यतीव्रपीडयेति यावत्। प्लीहोदरं अलम् इति च्छेदः। अलमत्यर्थम् ॥ १३४–१३६ ॥

भा.टी.—आधे मासे अर्कलवण को गुनगुने जल से प्रतिदिन सेवन करते हुये यदि मनुष्य (रोगी) अच्छी तरह पथ्य भोजनादि को ग्रहण करता रहे तो इसके प्रयोग से वातिक या श्लैष्मिक यकृत् (घीवर)की खराबी और नवीन प्लीहोदर में जिनमें ज्वर हो या न हो, मलबन्ध हो, यकृत् में पीड़ा के कारण रोगी चिल्लाता पुकार करता हो और स्पर्श में यकृत् अतिकठिन हो और अतिसार आदि लक्षण न हो तो ऐसी अवस्था में उक्त अर्कलवण अवश्य लाभ करता है ॥१३४-१३६॥

अथ सामुद्रलवणस्य नामानि

सामुद्रं लवणं ख्यातं समुद्रजलसम्भवम् ।
समुद्रजं सागरजं मतं सामुद्रकञ्च तत् ॥१३७॥

भा.टी.—समुद्रलवण को समुद्रजलसम्भव, समुद्रज, सागरज, सामुद्रक, नाम से व्यवहार किया जाता है ॥ १३७ ॥

अस्य गुणाः

समुद्रलवणं हृद्यं रुच्यं स्निग्धञ्च दीपनम् ।
सक्षारं भेदि वातघ्नं नात्युष्णं नातिशीतलम् ॥ १३८ ॥

भा.टी.—समुद्रलवण हृदय के लिये लाभकारी, अन्न में रुचि उत्पन्न करनेवाला, स्निग्ध, अग्निदीपक, क्षारीय स्वाद युक्त, पतला दस्त लानेवाला, वातशामक और न गरम नाति शीतल अर्थात् समशीतोष्ण प्रकृति का होता है ॥ १३ ॥

समुद्रलवणस्य परिचयः

समुद्रजलसंशोषाल्लवणं जायते तु यत् ।
सामुद्रं लवणं तत्तु समाख्यातं भिषग्वरैः ॥ १३९ ॥

अथ समुद्रलवणपरिचय—ख्यातं प्रसिद्धम्। समुद्रजलसंशोषादिति तस्योत्पत्तिपरिचयः ॥ १३९ ॥

भा.टी.—क्योंकि इस समुद्रनमक को समुद्रीयजल को एक लोहपात्र में भरकर अग्नि पर चढ़ा कर जलीयांश को सुखाकर तैयार किया जाता है, अतः वैद्य लोग इसको समुद्रलवण कहते हैं ॥ १३९ ॥

अथ विडलवणस्य नामानि

विडं कृत्रिमकञ्चैव सुपाक्यं द्राविडन्तथा।
आसुरञ्च विटञ्चाथ धूर्तञ्च कृतकं मतम् ॥१४०॥

अथ विडलवणपरिचयः—कृत्रिमकं न स्वाभाविकमपि तु योगविशेषजातमित्यर्थः ॥ १४० ॥

भा.टी.—विडलवण को विड, कृत्रिमक (बनावटी), सुपाक्य, द्राविड, आसुर, विट, धूर्त तथा कृतक नाम से व्यवहार किया जाता है ॥ १४० ॥

वक्तव्य—विडलवण सैन्धानमक की भाँति स्वाभाविक रूप से कहीं खान आदि से प्राप्त नहीं होता है, किन्तु इसे बनाया जाता है, अतः इसको कृतकलवण या कृत्रिमकलवण कहा जाता है।

अस्य गुणाः

विडं रुच्यञ्च तीक्ष्णोष्णं सूक्ष्मं लघु च दीपनम्।
सक्षारं हृद्यमूर्ध्वाधः कफवातानुलोमनम् ॥१४१॥
अजीर्णानाहविष्टम्भहरं शूलविबन्धजित्।
हृद्गौरवप्रशमनं वातघ्नञ्च प्रकीर्तितम् ॥१४२॥

कफवातयोरुपर्य्यधो यथामार्गप्रवर्तनात् अनुलोमकम्। वातघ्नञ्च प्रकीर्तितं पूर्वतनैरिति शेषः ॥ १४०–१४२ ॥

भा.टी.—विडलवण खाने में अच्छा लगता है और अन्न में रुचि उत्पन्न करता है। तीक्ष्ण तथा उष्ण गुण युक्त, सूक्ष्म (क्षार के समान सूक्ष्म भाग व स्थानों में सरलता से प्रवेश करनेवाला), लघु (शीघ्र पच जानेवाला या हल्कापन करनेवाला) अग्निदीपक और क्षारीय रसयुक्त होता है। इसके अन्तः-प्रयोग से ऊपर की तरफ कफ प्रवृत्ति (निकला) और नीचे गुदा की तरफ अपानवायु की प्रवृत्ति होती है। अजीर्ण, आध्मान, विष्टब्धाजीर्ण मिट जाते हैं। इसके प्रयोग से साधारण उदरशूल, मलबन्ध, अजीर्णजन्य हृदय रोग और वायु का शमन होता है ॥ २४१, १४२ ॥

बिडलवणस्य प्रथमो निर्माणप्रकारः

वस्वक्षिसेरकमितं लवणं रोमकाभिधम्।
पञ्चाशत्तोलकमितं चूर्णमामलकोद्भवम् ॥ १३ ॥
समादाय भिषग्वर्यस्ततः सम्मेलयेद् भृशम्।
ततः खल्वस्य चूर्णस्य चतुर्थांशं विधानवित् ॥ १४४ ॥

मृल्लिप्तायां क्षुद्रकण्ठ्यां हण्डिकायां तु विन्यसेत् ।
चुल्लिकायां निधायाथ विधानज्ञो भिषग्वरः ॥१४५॥
प्रज्वाल्य तीव्रज्वलनं पचेद्धोराद्वयं भिषक् ।
हण्डिकाया मध्यभागो यावदायाति रक्तताम् ॥१४६॥
क्षिपेत्ततः क्रमेणेह शेषं चूर्णं भिषग्वरः ।
प्रखरेणानलेनाथ यामार्द्धितयमात्रकम् ॥१४७॥
विपाचयेदविरतं रसतन्त्रविधानवित् ।
स्वतः शीते च लवणं बिडाख्यन्तु समाहरेत् ॥१४८॥
चतुर्विंशतिसङ्ख्याकसेरकप्रमितं शुभम् ।
ततः सर्वेषु योगेषु योजयेद्भिषजां वरः ॥१४९॥

निर्माणप्रकारः कृत्रिमत्वादस्य निर्दिष्टः—रोमकलवणं २८ सेरकम्, आमलकचूर्णम् ५० तोलकम्, यथानिर्देशं पाकः, पूर्वं चतुर्थांशमात्रपाकः । अत्र च लवणजलांशशोषात् आमलकीचूर्णभस्मीभावाच्च २४ सेरकमितं लवणमात्रमवशिष्यते इति विशेषः । स्पष्टमन्यत् ॥१४३–१४९॥

भा.टी.—अट्ठाईस सेर सांभरनमक को अच्छी तरह पीस कर इसमें पचास तोले सूखे हुए आँवलों का चूर्ण मिलाकर रखलें । अब इस चूर्ण में से चतुर्थांश चूर्ण लेकर एक अच्छी तरह कपड़मिट्टी की हुई मिट्टी की संकुचित मुखवाली हाँड़ी में डालकर इस हाँड़ी को चूल्हे पर चढ़ाकर दो घण्टे तक बहुत तेज अग्नि से पकायें । जब अग्निताप से हाँड़ी का मध्यभाग खूब लाल दीखने लगे तो उस हाँड़ी में फिर धीरे-धीरे सब अवशिष्ट चूर्ण को डालकर छः घण्टे तक तेज अग्नि से लगातार पकायें, जब अग्नि देना बन्द करने पर हाँडी स्वांगशीत हो जाय तो उसे नीचे उतार उसमें से बिडलवण को निकाल लें । उक्त विधान से बनाया हुआ बिडलवण द्रव्य परिमाण के अनुसार पूरी तौल में न होकर चौबीस सेर तौल में प्राप्त होता है । इस प्रकार बनाये हुए बिडलवण को लिखित योगों में प्रयुक्त करना चाहिये ॥१४३–१४९॥

वक्तव्य—अट्ठाईस सेर और पचास तोले के स्थान पर केवल चौबीस सेर नमक तैय्यार होने का कारण यह है कि तीव्र अग्नि से पकाने से साँभरनमक तथा आमलकी चूर्ण में होनेवाला जलीयांश (चार से पचास तोला) सूख जाता है और आमलकी चूर्ण की भस्म हो जाती है ।

बिडलवणस्य द्वितीयो निर्माणप्रकारः

अशीतितोलकमितं लवणं रोमकाभिधम् ।
चूर्णमामलकोद्भूतं दशतोलकसंमितम् ॥१५०॥
मृल्लिप्तहण्डिकायां तु विन्यस्य प्रखराग्निना ।
यामद्वयं विपाच्याथ स्वाङ्गशीतमथोद्धरेत् ॥१५१॥
विडाभिधं तु लवणं रसतन्त्रविधानवित् ।
अनुभूतोऽति सुगमः प्रकारोऽयं प्रकाशितः ॥१५२॥

भा. टी.—अस्सी तोला रोमकलवण (साँभर नमक) और दस तोला सूखे हुए आँवलों का चूर्ण लेकर दोनों को एकत्र पीस लें और एक कपड़मिट्टी की हुई मजबूत मिट्टी की संकुचित गलेवाली हाँडी में डालकर चूल्हे में छः घंटे की तीव्र अग्नि से पकायें, छः घंटे के बाद हाँडी के स्वांगशीत होने पर उसमें से बिडलवण को निकाल लें। बिडलवण बनाने का यह अतिसरल अनुभूत क्रम है ॥१५०–१५२॥

अथ सौवर्चललवणस्य नामानि

सौवर्चलं च रुचकं रुच्यकं हृद्यगन्धकम् ।
अक्षञ्च कृष्णलवणं वै काललवणं स्मृतम् ॥१५३॥

सौवर्चल, रुचक, रुच्यक, हृद्यगन्धक, अक्ष, कृष्णलवण तथा काललवण; ये सब नाम काले नमक के कहे जाते हैं ॥१५३॥

अस्य गुणाः

सौवर्चलं मतं हृद्यं पाचनं दीपनं परम् ।
रोचनं भेदनञ्चापि विशदं वातनाशनम् ॥१५४॥
सस्नेहं लघु गुल्मघ्नं तूर्ध्ववातानुलोमनम् ।
विबन्धानाहशूलघ्नं जन्त्वरोचकनाशनम् ॥१५५॥

सौवर्चलम्—विशदं पैच्छिल्यरहितम् ॥१५४–१५५॥

भा.टी.—सौवर्चलनमक हृद्य, उत्तम, दीपन, पाचन और खाने में अच्छा लगनेवाला होता है। यह भेदन (कब्ज दूर करनेवाला) विशदगुण और वातशामक होता है। यह किञ्चित् स्निग्ध, लघुपाकी, गुल्महर और ऊर्ध्ववातानुलोमक अर्थात् शुद्ध डकार लानेवाला है। इसके प्रयोग से मलबन्ध, आनाह (अफारा) तथा उदरशूल नष्ट होते हैं। यह उदरकृमि तथा अरुचि को नष्ट करता है ॥१५४–१५५॥

सौवर्चललवणस्य निर्माणप्रकारः

विशुद्धं स्वर्जिकाक्षारं चतुष्पलमितं हरेत् ।
द्रावयेदथ यत्नेन तोयेऽष्टपलसंमिते ॥ १५६ ॥
यातीह द्रवतां यावत् तावत्तु सैन्धवं ततः ।
सर्जिकाया द्रवे यत्नान्निक्षिपेद्भिषजां वरः ॥ १५७ ॥

ततः सुविमले पात्रे न्यस्य चुल्ल्यां निधापयेत् ।
पचेत्तीव्राग्निना कामं तोयञ्च परिशोषयेत् ॥ १५८ ॥
निःशेषं सलिलं ज्ञात्वा किञ्चित्कालं पुनः पचेत् ।
पाकशेषे च लवणं रुचकाख्यं समाहरेत् ॥ १५९ ॥

सौवर्चलस्यापि कृत्रिमत्वान्निर्माणप्रकारनिर्देशः—यावत्परिमाणं द्रवतां याति तावत्, यत्नादिति किञ्चित् किञ्चित् लवणस्य क्रमशः प्रक्षेपादिति भावः । किञ्चित्कालं पुनः पचेदित्यत्र तीव्राग्निना इति शेषः ॥ १५६–१५९ ॥

भा.टी.—चार पल शुद्ध साफ किया हुआ सज्जीखार लेकर उसको आठ पल जल में अच्छी तरह घोल लें । अब इस सज्जीखारद्रव में धीरे-धीरे इतना सैन्धानमक का चूर्ण डालें जितना कि उस द्रव में घुल जाय । अब इस मिश्रित द्रव्य को एक स्वच्छ मिट्टी के पात्र में डालकर तीव्र अग्नि से पकायें और जलीय-भाग को उड़ा दें । जब इसमें से सम्पूर्ण जल सूख जाय तो फिर भी थोड़ी देर और चूल्हे पर पकायें । अच्छी तरह पक जाने पर पात्र को नीचे उतारकर काले नमक को निकाल लें ॥ १५६–१५९ ॥

अथ रोमकलवणस्य नामानि

रोमकं रोमलवणं रौमञ्च रौमकं मतम् ।
शाकम्भरीयञ्च गडं साम्भरं सम्भरोद्भवम् ॥ १६० ॥

रोमक, रोमलवण, रौम, रौमक, शाकम्भरीय, गड, साम्भर तथा सम्भरोद्भव; ये सब नाम सांभरनमक के कहे जाते हैं ॥ १६० ॥

रोमकस्य उत्पत्तिस्थानं निर्वचनञ्च

यस्माज्जज्ञे विशेषेण रोमानद्यन्तिके पुरा ।
तस्माद्भिषग्वरैरेतद्रोमकं परिकीर्तितम् ॥ १६१ ॥
शाकम्भरह्रदोद्भूतजलाद्यस्मात्प्रजायते ।
तस्मादेतद्भिषग्वर्यैर्मतं शाकम्भरीयकम् ॥ १६२ ॥

रोमकम्—रोमानदीसमीपे जायमानत्वात् । शाकम्भरह्रदोऽजमेरनिकटवर्ती सांभरनाम्ना प्रसिद्धः ॥ १६१, १६२ ॥

भा.टी.—रोमक नमक पहिले पहल रोम नदी के किनारे पाया गया था, अतः वैद्य लोगों ने इसको रोमक नाम से व्यवहार करना आरम्भ कर दिया। और आजकल यह शाकम्भर (सांभर) ह्रद (बड़े तालाब) के जल से बनाया जाता है, अतः वैद्य लोग इसको शाकम्भरीय (सांभर) नाम से कहने लगे हैं ॥ १६१, १६२ ॥

वक्तव्य—आजकल यह लवण जोधपुर स्टेट में अजमेर के पास सांभर झील (लेक) में बनाया जाता है। अर्थात् वहाँ के स्वाभाविक नमकीन जलवाले तालाब को काटकर बाहर बनी हुई क्यारियों में डालकर बनाया जाता है। इस तरह वहाँ से लाखों मन प्रतिवर्ष यह नमक बाहर भेजा जाता है।

अस्य गुणाः

साम्भरं लवणं ख्यातं भेदनं दीपनं परम् ।
अत्युष्णं लघु तीक्ष्णञ्च कटुपाकि च पित्तलम् ॥ १६३ ॥
मलदोषहरं सूक्ष्ममर्शोघ्नं वातनाशनम् ।
कफप्रणाशनञ्चैव विशदं कोष्ठशोधनम् । १६४ ॥

भा.टी.—सांभरनमक भेदन और अत्यन्त दीपक है। यह गुणों में अति उष्ण, लघु और तीक्ष्ण होने से पित्तवर्धक, और विपाक में कटु माना जाता है। इसके प्रयोग से मलदोष (अत्यन्त दुर्गन्धि, आमगन्धि, पिच्छिलता आदि) दूर होते हैं और सूक्ष्म स्रोतोनुगामी, अर्श तथा वातनाशक, कफनाशक, पिच्छिलतारहित और कोष्ठशोधक है ॥ १६३, १६४ ॥

अथ लवणद्रावस्य नामानि

लवणद्रावकः ख्यातो लवणाम्लसमाह्वयः ।
पटुद्रावश्च कथितः पटुकद्रावकस्तथा ॥ १६५ ॥

भा.टी.—लवणद्रावक, लवणाम्ल, पटुद्राव तथा पटुकद्रावक; ये सब नाम लवण द्राव अर्थात् *Hydrochloric acid* के कहे जाते हैं ॥ १६५ ॥

लवणद्रावस्य निर्माणप्रकारः

सुचूर्णितं सैन्धवन्तु भाजने भर्जयेद्भिषक् ।
जलीयांशे विनिष्क्रान्ते चुल्लीतस्त्ववतारयेत् ॥ १६६ ॥
षड्भागसंमितञ्चाथ भृष्टचूर्णितसैन्धवम् ।
काचकुप्यां निधायाथ विधानज्ञो भिषग्वरः ॥ १६७ ॥

रुद्रभागमितञ्चात्र गन्धकद्रावकं शुभम्।
शनैः शनैस्तु निक्षिप्य चुल्लिकायां निधापयेत् ॥ १६८ ॥
ततोऽस्यां काचनलिकामुखमेकं निवेशयेत्।
अपरञ्च मुखं तस्यास्तोयपूर्णोदरार्द्धके ॥ १६९ ॥

नीरपूरितपात्रस्थे काचकुम्भेऽपरे न्यसेत्।
अतिमन्दानलेनाथ पचेत्खलु विधानवित् ॥ १७० ॥
तिर्यङ्निपातितं चाथ बाष्परूपेण सञ्चितम्।
तोयाभं लवणद्रावं रसवैद्यः समाहरेत् ॥ १७१ ॥

अथ लवणद्रावको नवीनैः परिभाषितः—भृष्टचूर्णितसैन्धवस्य ६ भागाः, गन्धकद्रावकस्य ११ भागाः ॥ १६६–१७१ ॥

भा.टी.–एक स्वच्छ पात्र में सैन्धानमक के सूक्ष्मचूर्ण को अच्छी तरह भूनें, जब भुनने पर उसका जलीयांश सूख जाय तो पात्र को चूल्हे से नीचे उतार लें। अब इस भुने हुए सैन्धानमक चूर्ण में से छः भाग चूर्ण लेकर कांच की शीशी में डालें और इसी में धीरे-धीरे ग्यारह भाग गन्धकद्राव भी डालकर मिला दें। अब इस सैन्धानमकवाली शीशी को सुराप्रदीप अथवा चूल्हे के ऊपर रखकर इस शीशी के मुख पर एक तिरछी कांच की नली जोड़ दें और नली का दूसरा मुख एक दूसरी अर्धजलपूरित और शीतल जलयुक्त पात्र के बीच में रखी हुई शीशी के मुख से जोड़ दें। यह शीशी सैन्धानमक वाली शीशी से बड़ी होनी चाहिये। अब सैन्धवचूर्णवाली हांडी के नीचे मन्द-मन्द अग्निताप देकर पकायें। इस प्रकार लवणद्राव वाष्प रूप से तिरछा उड़कर जलवाली शीशी में जल में मिला हुआ प्राप्त होगा। जल के अभाव में इसका प्रयोग होता है ॥१६६–१७१॥

वक्तव्य—लवणद्राव (*Hydrochloric acid*) सांद्र (*Strong*) और तरल (*Light*) भेद से दो प्रकार का होता है। इनमें से आगे कहे जाने-वाले सजललवणद्रावक को तरल या हल्का लवणद्राव कहा जाता है। किन्तु यदि एक भाग जल में ४५० भाग लवणद्राव के बाष्प संचित किये गये हों तो उसे सान्द्र लवणद्रावक कहते हैं।

सजललवणद्रावकस्य निर्माणप्रकारः

अनलनयनवर्त्म-प्राप्तसङ्ख्याप्रमाणं
सलिलममलमादौ काचपात्रे निदध्यात्।

तदनु खलु विहाय यामिनीरत्नतुल्यं
विमललवणकाम्लं निक्षिपेद्वैद्यवर्यः ॥ १७२ ॥
अयमेव समाख्यातस्त्वायुर्वेदविशारदैः ।
सजलो लवणद्रावो विविधातङ्कनाशनः ॥ १७३ ॥

लवणद्रावकस्य चातितीक्ष्णत्वात् सजलद्रावनिर्माणं भक्षणयोग्यतासम्पादनाय । परिस्रुतं सलिलं २३ भागिकम्, लवणद्रावकं १० भागिकम् । अयं हि सजललवणद्रावः । स्पष्टमन्यत् ॥ १७२, १७३ ॥

भा.टी.—एक चौड़े मुख के कांच के पात्र में पहिले शुद्ध परिस्रुत जल तेईस भाग डाल लें, अब इस पात्र के जल में धीरे-धीरे दस भाग स्वच्छ लवण द्राव मिलायें तो इसे आयुर्वेदविशारद वैद्य लोग सजललवणद्राव कहते हैं। यह अनेक प्रकार के रोगों को नष्ट करता है ॥ १७२,१७३ ॥

सजललवणद्रावकस्य गुणाः

लवणद्रावकस्तीक्ष्णो जाठराग्निप्रदीपनः ।
मूत्रदोषहरो बल्यो यकृद्दोषनिकृन्तनः ॥ १७४ ॥

भा.टी.—सजललवणद्रावक बहुत तेज होता है। इसके प्रयोग से जठराग्नि प्रदीप्त होती है। मूत्र में पाई जानेवाली अनेक प्रकार की विकृतियों को दूर करता है। इसको समुचित रूप में अन्तःप्रयोग करने से शरीर में बल बढ़ने लगता है, क्योंकि यह यकृत् के सब दोषों को नष्ट करके उसको सबल बनाता है ॥१७४॥

वक्तव्य – आमाशय में स्वभावतः ही लवणाम्ल होता है। जब यह आमाशय का लवणाम्ल किसी तीव्र रोगजन्य निर्बलता के कारण न्यून हो जाता है जिससे भोजन भली प्रकार नहीं पचता और खाये हुए भोजन के उद्गार आते हैं तो ऐसी अवस्था में अन्य पाचक और दीपक औषधियों के साथ भोजन करने के बाद थोड़ा सा लवणाम्ल पिलाया जाता है। अन्य अम्लों के समान ही लवणाम्ल भी यकृत् को उत्तेजित करता है और पित्त को निकालने में सहायक होता है।

सजललवणद्रावकस्य मात्रा

आरभ्य पञ्चबिन्दुभ्यो कलाबिन्दुमितं परम् ।
युञ्जीत लवणद्रावं प्रचुरेणाम्भसा भिषक् ॥ १७५ ॥

मात्रा—पञ्चबिन्दुभ्यः षोडशबिन्दुपर्यन्तम् ॥ १७५ ॥

भा.टी.—सजल लवणद्राव की पांच बूँद से लेकर सोलह बूँद तक की मात्रा को पर्याप्त जल में मिलाकर भोजन के अनन्तर सेवन करना चाहिये ॥१७५॥

अस्य आमयिकः प्रयोगः

अन्नस्यामाशयस्थस्य विपाके तु द्वितीयके ।
लवणाम्लविहीनत्वाद् यदजीर्णं प्रजायते ॥ १७६ ॥
तस्मिन्नजीर्णे मतिमान् रोगिणां कृतभोजनम् ।
दशबिन्दुमितं युक्त्या पटुद्रावन्तु पाययेत् ॥ १७७ ॥
पानमात्रेण गात्राणां गौरवञ्चाप्यजीर्णकम् ।
नाशयित्वा बुभुक्षान्तु जनयत्याशु निर्भरम् ॥ १७८ ॥
लवणद्रावकाधिक्यादामाशयसमुद्भवे ।
अजीर्णं लवणद्रावं भोजनादौ प्रयोजयेत् ॥ १७९ ॥
सक्षारे खलु प्रस्रावे क्षारमेहे च युक्तितः ।
शीलितो लवणद्रावो निर्दिष्टातङ्कनाशनः ॥ १८० ॥
शीलितस्तु पटुद्रावः शुष्कजिह्वं हतस्वरम् ।
मृदुप्रलापसहितं हृद्दौर्बल्यसमायुतम् ॥१८१॥
अस्पष्टनाडिकं चैव कदाचिद् द्रुतनाडिकम् ।
मूत्रणे प्रस्रवद्गूथं नाशयत्यान्त्रिकज्वरम् ॥ १८२ ॥
सततं लवणद्रावो मात्रया परिशीलितः ।
अफूफसेवनोद्भूतं दौर्बल्यं हन्ति निश्चितम् ॥ १८३ ॥
सजलस्तु पटुद्रावः शीलितः प्रचुराम्भसा ।
अरुचिं वह्निमान्द्यं च नाशयत्यविकल्पतः ॥ १८४ ॥

आमाशयस्य लवणाम्लहीनत्वाज्जातमजीर्णञ्चेत् भोजनोत्तरमस्य प्रयोगः, लवणाम्लस्य आधिक्ये तु भोजनात् प्रागेवेति विशेषः । आन्त्रिकज्वरस्य च तासु तासु निर्दिष्टावस्थासु विशेषफलकरः । अहिफेनसेवनजातदौर्बल्यमवश्यमपनयति, प्रचुराम्भसा शीलनं तीक्ष्णतापरिहाराय । एवं च अविकल्पतः निःसन्देहं अरुचिं मन्दाग्निञ्च नाशयतीति ॥ १७६–१८४ ॥

इति क्षारविशेषादिविज्ञानीयो नाम चतुर्दशस्तरङ्गः

भा.टी.—खाये हुए भोजन के आमाशय में पहुँचने पर उसका द्वितीय विपाक अर्थात् आमाशयिक रस द्वारा पाक होने लगता है। यदि ऐसी अवस्था में आमाशय में लवणाम्ल की कमी के कारण अजीर्ण, आमाशयगुरुता, स्तब्धता, उद्गार आदि हो जाय तो इस प्रकार के अजीर्ण में रोगी को भोजन खिलाकर दस बूँद सजललवणद्राव को पर्याप्त जल में मिलाकर पिला दें । इसके पीने

से तत्काल शरीर गौरव तथा अजीर्ण नष्ट होकर पुनः तीव्र क्षुधा मालूम होने लगती है। और यदि आमाशय में लवणाम्ल की अधिकता होने के कारण रोगी को अजीर्ण हो तो उसे भोजन के पूर्व लवणाम्ल को जल में मिलाकर सेवन कराना चाहिये। क्षार प्रमेह में जब मूत्र में क्षारीय तत्त्व अधिक मात्रा में निकलते हों तो लवणद्राव के प्रयोग से इनका निकलना बन्द हो जाता है। आन्त्रिकज्वर (*Typhoid Fever*) में जब रोगी की जिह्वा सूख जाय, स्वर मन्द हो जाय, साधारण प्रलाप और हृदय में दुर्बलता के साथ उसकी नाड़ी की गति कभी स्पष्ट और तीव्र हो और मूत्र में मल आता हो तो इसके प्रयोग से आराम आता है। अफीम सेवन करने से होनेवाली हृदय की दुर्बलता में कुछ दिन तक निरन्तर लवणद्राव का सेवन करने से उक्त हृदयदौर्बल्य मिट जाता है। सजललवणाम्ल को पर्याप्त जल में मिलाकर सेवन करने से अरुचि और अग्निमान्द्य में अवश्य आराम मिलता ॥ १७६–१८४ ॥

यह क्षारविशेषादिविज्ञानीय नाम चतुर्दशतरङ्ग समाप्त हुआ।

अथ सुवर्णविज्ञानीयः पञ्चदशस्तरङ्गः

धातुपदस्य निर्वचनम्

खालित्यमथ पालित्यं कार्श्यं वार्द्धक्यमेव च।
अपनीय दधत्येते देहं तद्धातवः स्मृताः ॥ १ ॥

धातुपदसामान्यनिर्वचनं स्वर्णादीनामौषधप्रयोगयोग्यतासूचनाय। देहधारकत्वमेव हि धातूनां धातुत्वम् इति ॥ १ ॥

भा.टी.—स्वर्ण, रजत आदि द्रव्यों को धातु शब्द से व्यवहार में लाने का कारण यह है कि इनके प्रयोग से अकाल में होनेवाले खालित्य (बालों का उड़ना) पालित्य (अकाल में ही बालों का सफेद होना), कृशता (शरीर का सूखना) तथा बुढ़ापा आदि लक्षण अथवा रोग दूर होकर शरीर दृढ़ और कार्यक्षम (धारण-समर्थ) होता है। अतः इनको धातुशब्द से कहा जाता है॥१॥

वक्तव्य—उक्त धातुनिर्वचन के अतिरिक्त धातुपरीक्षण में तीन मुख्य विशेषतायें देखी जाती हैं जिससे धातु और अधातु के बीच भेद किया जाता है। १—कोई भी खनिजद्रव्य (धातु) आभा और प्रभावाला होता है। २—धातु न्यूनाधिक रूप में विद्युत् धारा को वहन करनेवाले होते हैं। ३—बिना

रासायनिक विधि से धातु, मद्यसार, तैल, ग्लिसरीन आदि में नहीं घुलते हैं। इससे यह भी धातु शब्द से ज्ञात हो सकता है जो द्रव्य हमारे शरीर में आभा-प्रभा के उत्पादक हों और जिससे हमारे शरीर में विद्युत् धारा वातिक गति हो और जिससे शरीर में रासायनिक परिवर्तन के साथ शरीर की वृद्धि हो वे सब धातु शब्द से कहे जा सकते हैं। इसी परीक्षा से आज तक ९८ धातुओं का वैज्ञानिकों ने पता लगाया है।

धातूनां नामपरिगणनम्

स्वर्णं तारं तथा ताम्रं वाङ्गं सीसकमेव च।
यशदं च तथा लोहं सप्तैते धातवः स्मृताः ॥२॥
सुवर्णचन्द्रलोहार्कवङ्गाहियशदायसम्।
लोहसप्तकमाख्यातं सप्तलोहञ्च तन्मतम् ॥३॥

धातूनां नामपरिगणनं खनिषूपलभ्यमानानाम्। मिश्रकधातुवर्णनं पृथक् करिष्यते। तारं रजतम्, सुवर्णचन्द्रलोहेत्यादिना प्रकारान्तरेण सप्तलोहनिर्देशः धातुलोहशब्दयोः परस्परं पर्य्यायनिर्णायकः। प्राचीनतन्त्रेषु लोहशब्देनापि सप्तानां परिगणनात्। तत्र चन्द्रलोहं रजतम्। अर्कस्ताम्रम्। अहिः सीसकम्। स्पष्टमन्यत् ॥ २–३ ॥

भा.टी.—सोना, चाँदी, ताँबा, राँगा, सीसा, जस्ता तथा लोहा, ये सात धातु कहे जाते हैं। इन्हीं को लोहसप्तक अथवा सप्तलोह भी कहा जाता है ॥२-३॥

वक्तव्य—धातुपरिगणन में दो बार एक ही चीज को कहा गया है। इसका अभिप्राय यह है कि धातु और लोह ये दोनों परस्पर पर्यायवाचक हैं। अर्थात् लोह (*Iron*) को भी कहते हैं और सब स्वर्ण रजत आदि को भी लोह कहा जाता है। क्योंकि प्राचीन ग्रन्थों में कर्षार्थवाची "लुह" धातु से लोह शब्द बनाया गया है। क्योंकि सम्पूर्ण धातुएँ पृथ्वी के अन्तराल से कर्षण (निकालना या खींचना) की जाती हैं। इससे एक दूसरा भाव भी ज्ञात होता है कि पृथ्वी से स्वतन्त्र रूप में प्राप्त होनेवाले लोह को ही धातु शब्द से कहा जाता है; न कि पीतल तथा कांसा मिश्रित धातुओं को। इसीलिए 'रसरत्न-समुच्चय' में धातुओं को तीन भागों में विभक्त किया है। स्वर्ण, चांदी, ताँबा, कान्त तथा फौलाद को शुद्धलोह और सीस तथा रांगा को पूतिलोह और पीतल, कांसा को मिश्रलोह शब्द से लिखा है। धातुओं की संख्या में मतभेद देखा जाता है। शार्ङ्गधर स्वर्ण, रजत, पीतल, तांबा, सीसा, रांगा तथा फौलाद को सात धातु

मानता है। किसी ने पीतल न मानकर कान्त लोह, तीक्ष्णलोह और मुण्डलोह मिलाकर अष्ट धातु माने हैं। रसकामधेनु में स्वर्ण, रजत, ताम्र, तीक्ष्ण वंग तथा नाग (सीसा), ये छे ही धातु लिखे हैं। इन्हीं सब बातों को दृष्टि में रखते हुए धातु को लोह शब्द से कहकर सरलता कर दी गयी है।

धातूनां सामान्यः प्रथमः शोधनप्रकारः

सूचिवेध्यानि पत्राणि धातूनान्तु समाहरेत्।
यावद्वह्निप्रभाणि स्युस्तावद्वह्नौ प्रतापयेत् ॥४॥
स्नपयेत्तप्ततप्तानि काञ्जिके तु त्रिधा त्रिधा।
तक्रे कुलत्थक्वथिते गोमूत्रतिलतैलयोः ॥५॥
एवं विशुद्धिमायान्ति स्वर्णाद्याः सप्तधातवः।
समासतः समाख्यातमिदं सामान्यशोधनम् ॥६॥

सामान्य शोधनप्रकारः काञ्जिकतक्रादिना। तत्र नागवङ्गयशदानां गालितानां निषेको हण्डिकान्तरे इति वक्ष्यते, इतरेषां पत्रात्मनैव, विशेषशोधनन्तु तत्र तत्र वक्ष्यत एव। एतच्छोधनञ्च कृत्रिमखनिजदोषयोः शान्त्यर्थम्। अथवा कदलीमूलजले सप्तधा निषेकादपि शुद्धिः। उक्तञ्चान्यत्रापि "सर्वलोहानि तप्तानि कदलीमूलवारिणा। सप्तवारं निषिक्तानि शुद्धिमायान्त्यनुत्तमाम् ॥" इति ॥४–६॥

भा.टी.—शोधन करने योग्य धातुओं के पतले-पतले सूचीवेध्य पत्र बना कर कोयलों की अग्निमें लालवर्ण होने तक तपायें, अग्निताप से लाल होने पर उन्हें अग्नि में से निकालकर उसी क्षण काञ्जी में बुझा दें, फिर अग्नि में तपाकर काञ्जी में बुझा दें। इस प्रकार अग्नि में तपाकर तीन बार मटे में तीन बार कुलथक्काथ में तीन बार तिलतैल में बुझायें। इस प्रकार उक्त द्रवों में तीन २ बार बुझाने से स्वर्ण आदि सातो धातुओं की शुद्धि हो जाती है। संक्षेपतः यह धातुओं की समान्य शोधनविधि है ॥ ४–६ ॥

वक्तव्य—यद्यपि यहाँ पर सब धातुओं के पत्र बना अग्नि में तपाकर लाल करके उक्त द्रवों मे बुझाने को लिखा है, परन्तु शीघ्रद्रावि वंग, यशद तथा सीसा इन धातुओं को पिघलाकर द्रवों में बुझाना चाहिए। केवल पत्रों को अग्नि पर रख तपाने से नागादि अग्नि में ही नीचे पिघलकर गिर जायेंगे। उक्त प्रकार से धातुओं का शोधन करने से उनमें पाया जाने वाला मिश्रण तथा खनिजदोष दूर हो जाता है। अतएव अशुद्ध मिश्रितदोषयुक्त धातु बहुत सावधानी के साथ शोधन करने पर भी बहुत घट जाता है।

द्वितीयः शोधनप्रकारः

प्रतप्तानि तु लोहानि रम्भामूलजले भिषक्।
निषेचयेत्सप्तवारं विशुद्धयन्ति न संशयः ॥ ७ ॥

भा. टी.—सब धातुओं के पत्रों को अग्नि में तपाकर अथवा पात्र में पिघला कर केवल कदलीकन्दस्वरस में सात बार बुझाने से भी उनकी शुद्धि हो जाती है ॥७॥

धातूनां सामान्यो मारणप्रकारः

मनःशिलागन्धकसूर्यदुग्धैः संमर्द्य खल्वे खलु सप्तलोहम्।
वन्योत्पलाग्नौ पुटितं प्रयत्नादनुत्तमां याति मृतिं ह्यवश्यम् ॥ ८ ॥

प्रसङ्गात् सप्तानामपि मारणप्रकारः—सूर्यदुग्धं अर्कक्षीरम्। उक्तञ्चान्यत्र—"शिलागन्धार्कदुग्धाक्ताः स्वर्णाद्याः सप्तधातवः। म्रियन्ते द्वादशपुटैः सत्यं गुरुवचो यथा" इति ॥ ८ ॥

भा. टी.—सात धातुओं में से किसी एक धातु (शुद्ध धातु) को मैनसिल गन्धक में मिलाकर आक के दूध में घोटकर सुखा लें। अन्त में इसको एक सम्पुट में बन्द करके यथायोग्य फूँक लें। इस प्रकार उक्त द्रव्यों के साथ धातु घोटकर तब तक पुट दें जब तक कि उस धातु की ठीक भस्म न हो जाय। इस विधि से प्रायः सभी धातुओं की भस्म हो जाती है ॥ ८ ॥

अथ स्वर्णस्य नामानि

स्वर्णं सुवर्णं द्रविणं हिरण्यं कल्याणकं काञ्चनमग्निवर्णम्।
मनोहरं हेम च भूषणार्हं तथाग्निबीजं कनकञ्च कौन्तम् ॥ ९ ॥
भृङ्गारमाङ्गल्यकजाम्बवानि जाम्बूनदं भर्म च जातरूपम्।
चाम्पेयकं लोहवरञ्च रुक्मं चामीकरं हाटकसंज्ञमुक्तम् ॥ १० ॥

अथ विशेषतो वर्णनक्रमे प्रथमं सुवर्णनामानि—तन्त्रे व्यवहाराय ॥९,१०॥

भा.टी.—स्वर्ण, सुवर्ण, द्रविण, हिरण्य, कल्याणक, काञ्चन, अग्निवर्ण, मनोहर, हेम, भूषणार्ह, अग्निबीज, कनक, कौन्त, भृंगार, मांगल्यक, जाम्बव, जाम्बूनद, भर्म, जातरूप, चाम्पेयक, लोहवर, रुक्म, चामीकर तथा हाटक: ये सब नाम स्वर्ण (सोना) के कहे जाते हैं ॥९–१०॥

ग्राह्यसुवर्णस्य लक्षणम्

बालारुणारुणमलं ज्वलनप्रतप्तं
शाणोपले घुसृणचूर्णसमानवर्णम्।

नाराचिकाधृतमलं गुरुतामुपेयात्
स्निग्धं तदेव कनकं कथितं तु जात्यम् ॥ ११ ॥

बालारुणं उदीयमानारुणसमशोभम्, शाणोपले इति निकषग्रावणि, घुसृणं कुंकुमम्। नाराचिका-तुला। जात्यं उत्कृष्टम्। उक्तञ्च—"दाहेऽतिरक्तमथ यत् ससितं च छेदे काश्मीरकान्ति च विभाति निकाषपट्टे। स्निग्धञ्च गौरवमुपैति च यत्तुलायां ग्राह्यं तदेव कनकं मृदु रक्तपीतम् ॥" इति। अपरमपि लक्षणं वैशद्यार्थम्, तथा चाह शुल्वेन्दुवर्जितमिति ताम्ररजतसंयोगरहितम्, जात्या स्वभावतः। उक्तञ्च—"दाहे रक्तं सितं छेदे निकषे कुङ्कुमप्रभम्। तारशुल्वोज्झितं स्निग्धं कोमलं गुरु हेम सत् ॥" इति ॥११॥

भा.टी.—मिलावट रहित उत्तम स्वर्ण अग्नि में तपाने पर प्रातःकालीन सूर्य के समान लाल-पीले वर्ण का निकलता है। यदि उसे कसौटी पर घिसा जाय तो वह केसर वर्ण की रेखा खींचता हैं। तौल में अन्य धातुओं की अपेक्षा अधिक भारी होता है और बाहर देखने या स्पर्श करने में चिकना सा होता है। इस प्रकार सब परीक्षाओं में ठीक उतरनेवाले सोने को जात्य (उत्तम) स्वर्ण कहा जाता है ॥ ११ ॥

अपरं लक्षणम्

कोमलं रक्तपीताभं स्निग्धं शुल्वेन्दुवर्जितम्।
गुरु चाखिलधातुभ्यो जात्या तत्स्वर्णमुत्तमम् ॥ १२ ॥

जात्य (उत्तम) स्वर्ण, कोमल, रक्तपीताभवर्ण, स्निग्ध, चाँदी और ताँबे की मिश्रण से रहित, अन्य धातुओं की अपेक्षा अधिक भारी होता है ॥ १२ ॥

अग्राह्यसुवर्णस्य स्वरूपम्

कठिनं लघु रूक्षञ्च कषे च्छेदेऽनले सितम्।
तारताम्रसमायुक्तं स्वर्णं हेयं स्मृतं बुधैः ॥ १३ ॥

त्याज्यस्वर्णरूपम्—कषे छेदे अनले त्रिधापि श्वेतप्रभम्। उक्तञ्च—"यच्छ्वेतं कठिनं रूक्षं विवर्णं समलं दलम्। दाहे छेदे सितं, श्वेतं कषे त्याज्यं लघु स्फुटम् ॥" इति ॥ १३ ॥

भा.टी.—मोड़ने पर या हथौड़े की चोट मारने में कठोर, तौल में हल्का, रूक्षवर्ण, कसौटी पर रगड़ने तथा अग्नि में तपाने तथा काटने पर श्वेतवर्ण दिखानेवाला स्वर्ण अग्राह्य होता है। ऐसे स्वर्ण में रजत (चाँदी) तथा ताँबे का मिश्रण पाया जाता है ॥ १३ ॥

सुवर्णशोधनस्य प्रयोजनम्

यस्मादशोधितं स्वर्णं हन्ति बुद्धिबलादिकम् ।
करोति च बहून् रोगान् तस्मात्स्वर्णं विशोधयेत् ॥ १४ ॥

अशुद्धं सुवर्णं यस्मात् भक्षितं बुद्धिबलादिकं हन्ति तस्मात् शोधयेदिति । आहुश्च प्राञ्चः—"बलञ्च वीर्यं हरते नराणां रोगव्रजं पोषयतीह काये । असौख्य-कार्यंव सदा सुवर्णमशुद्धमेतन्मरणञ्च कुर्यात् ॥" इति ॥ १४ ॥

भा.टी.—क्योंकि अशुद्ध स्वर्ण के अन्तःप्रयोग करने से बुद्धि, शारीरिक तथा मानसिक बल का ह्रास होता है और शरीर में अनेक प्रकार के रोग उत्पन्न होने का भय रहता है, अतः इसके खनिज तथा यौगिक दोषों को दूर करने के लिए इसका शोधन करना चाहिए ॥ १४ ॥

सुवर्णस्य प्रथमः शोधनप्रकारः

विततानि विशालानि कर्षैकप्रमितानि तु ।
सूचिवेध्यानि पत्राणि सुवर्णस्य समाहरेत् ॥ १५ ॥
ततः खल्वम्लपिष्टेन मृत्तिकापञ्चकेन वै ।
तानि पत्राणि संलिप्य कपोताख्यपुते पुटेत् ॥ १६ ॥
स्वर्णसप्तपुटैरेव शुद्धिमायात्यनुत्तमाम् ।
श्यामिका हीयते चापि तारताम्रादियोगजा ॥ १७ ॥

तत्र प्रथमः शोधनप्रकारः—मृत्तिकापञ्चकम् "वल्मीकमृत्तिका धूमं गैरि-काञ्चेष्टिका पटुः । इत्येता मृत्तिकाः पञ्च" इत्युक्तम् । आहुश्चप्राञ्चः—"मृत्तिकाः पञ्चलुङ्गाम्लैः पञ्चवासरभाविताः । सभस्मलवणाद्धेमं शोधयेद् पुटपाकतः ॥" इति । एवं शोधनफलं श्यामिका हीयते इत्यादि ॥ १५–१७ ॥

भा.टी.—स्वर्ण के बड़े-बड़े चौड़े एक-एक तोले के सूचीवेध्य पत्र बना लें। अब इन पत्रों पर बिजौरानींबू के रस में अच्छी तरह घोटी हुई पञ्चमृत्तिका (बांबी की मिट्टी, घर का धुँआ, गेरु, ईंट का चूर्ण और सैन्धानमक) का लेप करके सुखा लें । सूखने के बाद एक सम्पुट में बन्द करके कपोतपुट की अग्नि में फूक दें । इस प्रकार सात पुट देने से स्वर्णपत्र शुद्ध हो जाते हैं और उनकी चाँदी ताँबा आदि मिश्रणजन्य कालिमा भी नष्ट हो जाती है ॥ १५–१७ ॥

द्वितीयः शोधनप्रकारः

कर्षोन्मितानीह दलानि हेम्नः खल्वम्लपिष्टेन ससैन्धवेन ।
वन्योपलोत्थेन तु भस्मना वै प्रलेपयेल्लेपविधानदक्षः ॥ १८ ॥

लेपं प्रशुष्कं प्रसमीक्ष्य वैद्यः शरावसंस्थानि तु कोकिलाग्नौ।
पुटेत्पुटे कुक्कुटसंज्ञके तु स्वर्णं भवेच्छोडशवर्णतुल्यम॥१९॥

द्वितीयः शोधनप्रकारः—कोकिला अङ्गाराः षोडशवर्णं उज्ज्वलरक्तसर्वांशशुद्धम्॥ १८, १६॥

भा.टी.—एक तोले परिमाण के स्वर्ण के पत्रों पर सैन्धानमक, जंगली उपलों की राख बिजौरानीबू के रस में घोटकर इसका लेप कर दें। जब इनपर का लेप सूख जाय तो इन्हें एक शराव में रखकर कुक्कुटपुट की कोयलों की अग्नि में पुट देवें तो स्वर्ण सर्वांश शुद्ध उज्ज्वल रक्तवर्ण हो जाता है॥१८-१६॥

तृतीयः शोधनप्रकारः

सूचीवेध्यानि पत्राणि सुवर्णस्य समाहरेत्।
कर्तर्या कर्तयेच्चाथ कणान् सूक्ष्मांस्तु कारयेत्॥ १०॥
मृल्लिप्ते काचपात्रे च न्यसेत्स्वर्णकणांस्ततः।
त्रिपादिकायां विन्यस्य सुरादीपाग्निना पचेत्॥ २१॥
लवणद्रावकं तत्र निक्षिपेत्तु शनैः शनैः।
सोरकद्रावकञ्चाथ पूर्वद्रावस्य पादिकम्॥ २२॥
त्रिधिज्ञो निक्षिपेद्यावद् द्रवतां याति काञ्चनम्।
किञ्चित्कालं पचेच्चाथ द्रवाधिक्यनिवृत्तये॥ २३॥
सलिलञ्चाथ निक्षिप्य पचेदथ विधानवित्।
सजलं चणकाम्लञ्च तावत्तत्र विनिक्षिपेत्॥ २४॥
यावत्खलु सुवर्णस्य चणकाम्लस्य योगतः।
अतिसूक्ष्मकणं चूर्णं पात्राधः पतितं भवेत्॥ २५॥
विनश्यत्यम्लता यावत् तावत्प्रक्षालयेज्जलैः।
संशोष्य चाथ मतिमान् विशुद्धं स्वर्णमाहरेत्॥ २६॥

तृतीयः शोधनप्रकारो नवीनैः परिभाषितः—काचपात्रस्य मृदा लेपः वह्नितापसहत्वसम्पादनाय। सुरादीपपरिचयः पूर्वमुक्तः, सुरादीपप्रयोगश्च स्थिरतासम्पादनाय। शनैः शनैः लवणद्रावकप्रक्षेपः सुवर्णगालनयोग्यताज्ञानाय। चणकाम्लकं चणकक्षुपनिपतितावश्यायपाकजातम् "*Oxalic Acid*" इत्याङ्गलभाषायाम्। स्पष्टमन्यत्॥ २०-२६॥

भा.टी.—पहिले स्वर्ण के सूचीवेध्य पत्रों को लेकर इनको कैंची से काटकर इनके बहुत छोटे टुकड़े बना लें। अब इन टुकड़ों को मिट्टी से लिप्त किये

काँच के पात्र में रखकर इस पत्र को त्रिपादिका पर रख कर इसके नीचे सुरा-दीपक जलायें और पात्र में थोड़ा-थोड़ा करके लवणद्राव और लवणद्राव से चतुर्थांश सोरकद्राव तब तक डालें जब तक सम्पूर्ण स्वर्ण गल न जाय। स्वर्ण के अच्छी तरह गल जाने के बाद फिर इसको और पकायें जिनसे द्राव की अधिकता कम हो जाय। अब इसी पात्र में थोड़ा जल डालकर पकायें। इसके अनन्तर इसी में थोड़ा-थोड़ा करके सजल चणकाम्ल (*Oxalic acid*) तब तक डालें जब तक स्वर्ण के अतिसूक्ष्म कण काँच पात्र के तल में बैठ जायँ। अब इसको अग्नि से पृथक् करके स्वर्ण-कणों को सावधानी के साथ जल से तब तक धोयें जब तक कि उनमें अम्लता न रहे। अन्त में इन कणों को सुखा कर रख लें, यह शुद्ध स्वर्ण कहा जाता है ॥ २०–२६ ॥

विशुद्धस्वर्णस्य प्रयोगक्रमः

विशोधितं सुवर्णन्तु रसतन्त्रविचक्षणः।
घृष्ट्वा च मण्डलीकृत्य तत्र तत्र प्रयोजयेत् ॥ २७ ॥

विशोधितस्य सुवर्णस्य शिलादौ घृष्ट्वा मण्डलीकृत्यातिसूक्ष्मपत्ररूपेण च ॥२७॥

भा.टी.–उक्त विधियों से अच्छी तरह शुद्धस्वर्ण को घिसकर अथवा इसके वर्क बना कर आवश्यकतानुसार प्रयोग में लाया जा सकता है ॥ २७ ॥

घृष्टस्य विशुद्धस्वर्णस्य गुणाः

विशुद्धं कनकं घृष्टं विषबाधविनाशनम्।
मधुरं शीतलं नेत्र्यं गर्भस्थापनमुत्तमम् ॥ २८ ॥
पित्तामयप्रशमनं हृद्दौर्बल्यहरं परम।
अन्यभेषजसाहाय्यात् करोति विविधान् गुणान् ॥२९॥

घृष्टस्य अपक्वस्यैव शुद्धस्य केवलं सुवर्णस्य सेवने गुणाः—विषबाधाहरं विशेषतः, तथा शीतञ्च वीर्य्यतः स्पर्शतश्च, हृदयदौर्बल्यहरञ्च ॥ २८, २९ ॥

भा.टी.—शुद्धस्वर्ण को घिसकर सेवन करने से शरीरगत अनेक प्रकार के विषप्रभाव नष्ट हो जाते हैं। यह मधुररस शीतवीर्य, नेत्रों के लिये लाभदायक, गर्भाशय की गर्भधारण शक्ति को बढ़ानेवाला है। पित्त-प्रकोपजन्य दाह आदि रोगों को शान्त करता है। स्वर्ण हृदय की दुर्बलता को हटाने में सर्वोत्तम औषधि है। स्वर्ण को अन्यान्य औषधियों में मिलाकर प्रयोग से अनेकविध लाभ हो सकते हैं ॥ २८–२९ ॥

सुवर्णमण्डलस्य नामानि

सुवर्णमण्डलं स्वर्णमण्डलं स्वर्णपत्रकम्।
सुवर्णपटलं स्वर्णदञ्चापि प्रकीर्तितम् ॥ ३० ॥

भा.टी.—सुवर्णमण्डल, स्वर्णमण्डल, स्वर्णपत्रक, सुवर्णपटल और स्वर्णदल ये सब नाम सोने के वर्कों के कहे जाते हैं ॥ ३० ॥

सुवर्णमण्डलस्य गुणाः

स्वर्णमण्डलमायुष्यं वह्निमान्द्यविनाशनम् ।
आक्षेपशमनं नेत्र्यं वीर्यवृद्धिकरं परम् ॥ ३१ ॥
अम्लपित्तापहं हृद्यं विपाके स्वादु शीतलम् ।
हिक्कानाहविषश्लेष्मक्षयशूलव्रणापहम् ॥ ३२ ॥

सुवर्णमण्डलं अम्लपित्तापहमिति विशेषः । समानमन्यत् ॥ ३१–३२ ॥

भा.टी.—सोने के वर्क जीवनवर्धक, अग्निमान्द्यहर वातप्रकोपजन्य आक्षेपक, नेत्रज्योतिवर्धक, वीर्यवृद्धिकर होते हैं। इसके प्रयोग से अम्लपित्त शान्त हो जाता है। हृदय को बल मिलता है। स्वर्णपत्र विपाक क्रिया में मधुर और शीतल गुणवाले होते हैं। इसके अतिरिक्त हिचकी, आनाह, विषविकार, श्लेष्मक्षय, वातिकशूल तथा पुरातन व्रणों को नष्ट करते हैं ॥ ३१, ३२ ॥

सुवर्णपटलस्य प्रयोगविधिः

सुवर्णपटलं सम्यक् सितया परिपेषितम् ।
तत्तद्रोगघ्नभैषज्ययुतं तत्तद्गदापहम् ॥ ३३ ॥

सुवर्णपटलं सितया खण्डेन परिपेषितं तत्तद्रोगनाशकभेषजयोगेषु योज्यम् । आहुश्च प्राचीनाः—"अपक्वहेम सङ्घृष्टं शिलायां जलयोगतः । द्रवरूपन्तु तत्पेयं मधुना गुणदायकम् ॥ यद्वापि तवकाख्यन्तु स्वर्णपत्रं विचूर्णितम् । मधुना संगृहीतं चेत् सद्यो हन्ति विषादिकम् ॥" इति । "न सज्जते हेमपाङ्गे पद्मपत्रेऽम्बुवद् विषम्" इति च वाग्भटः ॥ ३३ ॥

भा.टी.—सोने के वर्क को खाँड में लपेट कर, भिन्न-भिन्न रोगनाशक औषधियों के साथ प्रयोग करने पर तत्तद्-रोगों में लाभ होता है ॥ ३३ ॥

अथ सुवर्णलवणस्य नामानि

सुवर्णलवणं स्वर्णलवणञ्चापि तन्मतम् ।
हिरण्यलवणञ्चैव समाख्यातं भिषग्वरैः ॥ ३४ ॥

भा. टी.—सुवर्णलवण, स्वर्णलवण और हिरण्यलवण, ये सब नाम (*Goldchloride*) के कहे जाते हैं ॥ ३४ ॥

वक्तव्य—सुवर्णलवण विशुद्ध आयुर्वेदीय योग न होकर भी अत्यन्त गुण-

कारक होने से यहाँ पर लिखा गया है। इसकी निर्माणविधि निम्नप्रकार से दी गयी है।

सुवर्णलवणस्य निर्माणप्रकारः

विशोधितं पावकभागमानं स्वर्णं तु सत्काचशरावसंस्थम्।
सुराप्रदीपे विनिधाय चाथ मन्दानलेनेह पचेद्रसज्ञः॥ ३५॥
शनैः शनैः संततमल्पमल्पं तुर्यांशसोराम्लकमिश्रितन्तु।
क्षिपेद्विशुद्धं लवणाम्लमाराद्यावत्सुवर्णं द्रवतामुपैति॥ ३६॥
द्रुतं सुवर्णन्तु विलोक्य शुद्धं दिग्भागिकं सिन्धुभवं क्षिपेच्च।
नारङ्गरङ्गन्तु जले विशुष्के सुवर्णपूर्वं लवणं हरेद्वै॥ ३७॥
ततः सुवर्णलवणं काचकुप्यां निधापयेत्।
अथ निर्दिष्टकार्येषु जले सन्द्राव्य योजयेत्॥ ३८॥

अथ नवीनपरिभाषानिर्दिष्टस्यसुवर्ण लवणस्य निर्माणप्रकारः—विशोधितमिति तृतीयशोधनप्रकारेण। पावकोऽग्निः 'त्रयोऽग्नय' इति स्मरणात्। पावकभागमानं त्रिभागम्, तुर्यांशं चतुर्थांशं लवणाम्लापेक्षया, दिशो दश, ततश्च दशभागिकं लवणं सैन्धवाख्यम्, तच्च अत्यन्तनिर्मलं ग्राह्यम्, नारङ्गरङ्गं रक्तपीतवर्णम्। जले द्रावणप्रकारोऽनुपदमेवोक्तः॥ ३५–३८॥

भा.टी.—शुद्धस्वर्ण चूर्ण तीन भाग मात्रा में लेकर एक अच्छे दृढ़ कांच के प्याले में रखें और कांच के पात्र को त्रिपादिका पर रखकर उसके नीचे सुराप्रदीप की मन्द-मन्द अग्नि दें और पात्र में लवणद्राव में चतुर्थांश भाग सोरकद्राव (*Nitric acid*) मिश्रित करके थोड़ा-थोड़ा करके डालते जाँय। इस तरह सोरकद्राव डालने से पात्रगत स्वर्ण शीघ्र ही इसमें घुल जाता है। जब स्वर्ण अच्छी तरह सोरकद्राव में घुल जाय तो इसमें दस भाग सैन्धानमक का चूर्ण डाल दें और जलीयांश सूखने तक पकायें तो नारंगी के वर्ण (लाल-पीला) का स्वर्ण लवण (*Goldchloride*) प्राप्त होगा। इस प्रकार प्राप्त स्वर्ण लवण को पात्र में से निकाल एक कांच की शीशी में रख लें और आवश्यकतानुसार जल में मिला कर काम में लावें॥ ३५–३८॥

वक्तव्य—यह स्वर्ण लवण आजकल ऐलोपैथी-चिकित्सा में बहुत ही उपयोगी माना जाता है। इसी के द्वारा आजकल अनेक सूचीवेध (*Injection*) तैय्यार किये गये हैं। आयुर्वेद में भी यह सारस्वतारिष्ट आदि योगों में मिलाने में बहुत सुविधाजनक है। अन्य किसी भी द्रव रूप औषधि में यदि स्वर्ण देना

अभीष्ट हो तो स्वर्ण लवण का प्रयोग करने में सुविधा रहती है।

स्वर्ण लवणस्य गुणाः

सुवर्णलवणं वृष्यं दोषत्रितयकोपजित् ।
तुवरं स्वादु तिक्तञ्च सलिले च द्रवीभवेत् ॥ ३९ ॥
पुष्पावरोधं मधुमेहबाधां चिरन्तनञ्चापि फिरङ्गरोगम् ।
अपस्मृतिं श्वासमथोग्रवेगं क्लैब्यं तथोन्मादमलं निहन्यात् ४०

अलं अत्यर्थम् । इदं अजीर्णजनिते चिरन्तने आध्मानेऽपि सहस्रशो दृष्टफलम् ॥ ३९, ४० ॥

भा.टी.—स्वर्ण लवण, वृष्य और त्रिदोषप्रकोपशामक होता है। यह स्वाद में मधुर, कषाय और तिक्तरस होता है और जल में डालने से यह घुल जाता है। इसके सेवन से स्त्री का रुका हुआ मासिकधर्म आने लगता है। मधुमेह में लाभदायक और पुराने फिरंग रोग में जब कि शरीर में वातप्रकोप से भ्रम, मूर्छा, आक्षेप आदि लक्षण उत्पन्न हो गये हों तो इसका प्रयोग लाभ करता है। अपस्मार, भयंकर श्वासरोग, नपुंसकता तथा उन्माद रोगों को नष्ट करता है ॥ ३९, ४० ॥

वक्तव्य—पुराने अजीर्ण तथा आध्मान के कारण जिन स्त्रियों में हिस्टेरिया का वेग आने लगता है अथवा जिन मनुष्यों को भोजन के बाद वायु ऊपर को चढ़ कर शिर में चक्कर से आने लगते हैं उन अवस्थाओं में अत्यन्त लाभ करता है।

सुवर्णलवणस्य मात्रा

खशरांशाद्रक्तिकाया विंशांशप्रमितं शुभम् ।
युञ्जीत स्वर्णलवणं बलकालाद्यपेक्षया ॥ ४१ ॥

खशरांशः $\frac{१}{५०}$ पञ्चाशत्तमो भागः, तस्मादारभ्य $\frac{१}{२०}$ विंशतिभागपर्य्यन्तं मात्रास्य ॥४१॥

भा. टी.—बल काल आदि का निर्णय करके सुवर्ण लवण को रत्ती के पचासवें ($\frac{१}{५०}$) भाग से लेकर बीसवें ($\frac{१}{२०}$) भाग तक दिया जा सकता है ॥४१॥

अस्य प्रयोगक्रमः

सुवर्णलवणं गुञ्जोन्मितं खलु समाहरेत् ।
सार्द्धतोलकद्वयमिते जले संद्रावयेद्भिषक् ॥ ४२ ॥
तस्माज्जलाद्भिषग्वर्यो बिन्दून् भास्करसंख्यकान् ।
तत्तन्निर्दिष्टरोगेषु विधानज्ञः प्रयोजयेत् ॥ ४३ ॥

भिषक् सुवर्णलवणं त्वासवादौ प्रयोजयेत्।
रसौषधेषु च प्राज्ञो न कदाचित् प्रयोजयेत् ॥४४॥

प्रयोगक्रमः सुवर्णलवणं १ गुञ्जा, जलं २॥ तोलकं मेलयेत्, द्वादशबिन्दवोऽस्य मात्रा। पुनर्जले आसवादौ वा मेलयित्वा च पेयेति। रसौषधेषु प्रयोगयोग्यन्तु भस्मैवेति विशेषः ॥ ४२-४४ ॥

भा.टी.—सुवर्णलवण को प्रयोग में लाने के लिये इसमें से एक रत्ती मात्रा लेकर उसको ढाई तोले शुद्ध जल में घोल लें और शीशी में भरकर रख लें। अब निर्दिष्ट रोगों में (जिनमें इसका प्रयोग करना हो) बारह बूँद मात्रा में पिलाना चाहिये। सुवर्णलवण को आसव, अरिष्ट, क्वाथ, शर्बत आदि द्रव्यों में ही मिलकर सेवन करना चाहिये। रस औषधियों में इसका प्रयोग कभी नहीं करना चाहिये। रस औषधियों के लिये इसकी भस्म ही उत्तम रहती है॥४२-४४॥

अथ सुवर्णमारणस्य प्रथमः प्रकारः

कर्षोन्मितं शोधितमग्निबीजं न्यसेत्कुमुद्यां भिषजां वरेण्यः।
संद्रावयेच्चाथ हि कोकिलाग्नौ सद्वङ्कनालानिलसुप्रदीप्ते ॥४५॥
द्रुतं सुवर्णन्तु ततो विलोक्य क्षिपेत्समं तत्र मृतं रसेशम्।
लुङ्गद्रवेणाथ विमर्द्य सम्यक् सुश्लक्ष्णचूर्णञ्च ततो विदध्यात् ॥४६॥
ततः सुवर्णप्रमितं विशुद्धं क्षिपेद्विधिज्ञो रसगर्भचूर्णम्।
पुटेत्पुटे कुक्कुटसंज्ञके च मार्तण्डवारं भिषगप्रमत्तः ॥४७॥
एवं नातिचिरादेव काञ्चनं याति पञ्चताम्।
सुश्लक्ष्णं कुङ्कुमच्छायं निश्चन्द्रञ्च भवत्यलम् ॥४८॥

अथ क्रमप्राप्तभस्मीकरणप्रकारः—अग्निबीजं स्वर्णम्, रसेशं पारदम्, लुङ्गद्रवः मातुलुङ्गरसः, रसगर्भचूर्णं शुद्धहिंगुलक्षोदः, मार्तण्डवारं द्वादशवारम्, अत्र च प्रतिवारं केवलं हिंगुलक्षेपः पारदभस्मनस्त्वेकवारमेवेति। अत्र हि स्मरणीया प्राचीनपरिभाषा—"रसीभवन्ति लोहानि मृतानि सुरवन्दिते ॥ विनिघ्नन्ति जराव्याधीन् रसयुक्तानि किम्पुनः ॥ लोहानां मारणं श्रेष्ठं सर्वेषां रसभस्मना। मध्यमं मूलिभिः प्रोक्तमधमं गन्धकादिभिः ॥" तथा "अरिलोहेन लोहस्य मारणं दुर्गुणप्रदम्" इति च ॥ ४५-४८ ॥

भा.टी.—एक कर्षपरिमाण शुद्ध स्वर्ण लेकर उसे एक दृढ मूषा (घरिया) में रखकर मूषा को कोयले के ऊपर अच्छी तरह टिकाकर फूंकनी (वंकनाल) से हवा करते हुए स्वर्ण को पिघला लें। जब देखें कि सोना अच्छी तरह पिघल

गया है तो उसमें एक कर्ष परिमाण रससिन्दूर डालकर नीचे उतार लें और इसको विजौरानींबू के रस से खूब मर्दन करके सूक्ष्मचूर्ण रूप में कर लें और फिर इसमें स्वर्ण के समभाग शुद्ध हिंगुलचूर्ण मिलाकर एक छोटे से सम्पुट में बन्द करके कुक्कुटपुट की अग्नि में फूँक दें। इस तरह बारह कुक्कुटपुट देने से शीघ्र ही स्वर्ण की अतिसूक्ष्म केसरवर्ण की निश्चन्द्र भस्म बन जाती है ॥४५-४८॥

वक्तव्य—स्वर्ण को मूषा में पिघलाकर खरल में पड़े रससिन्दूर या पारद-भस्म में डालकर शीघ्र ही रगड़ने से स्वर्ण चूर्णरूप में हो जाता है। अब इसे विजौरानींबू के रस से घोंटकर हिंगुल मिलाकर कुक्कुपुट देनी चाहिये। द्वितीय पुट में केवल हिंगुल ही समभाग डालकर पुट देना चाहिये। पहिले पुट से ही स्वर्ण चूर्ण रूप में हो जायगा, उसको न तो फिर पिघलाने की ही आवश्यकता है और न पारदभस्म ही मिलाने की। यहाँ पर केवल पारद के योग से स्वर्ण-भस्मविधि लिखने से यह स्मरण कराया है कि धातुओं का पारदभस्म के सहयोग से भस्म करना सर्वोत्तम होता है—"लोहानां मारणं श्रेष्ठं सर्वेषां रसभस्मना। मध्यमं मूलिभिः प्रोक्तमधमं गन्धकादिभिः॥"

द्वितीयो मारणप्रकारः

विशुद्धस्वर्णपत्राणि कर्षैकप्रमितानि च।
समादाय समं सूतं दत्त्वा संमर्दयेद् दृढम् ॥४९॥
निम्बुद्रावेण सम्पेष्य सम्यक् प्रक्षालयेत्ततः।
हिंगुलं गन्धकञ्चाथ शिलाञ्च नवसादरम् ॥५०॥
पृथक् पृथक् कर्षमितं निक्षिप्याम्लेन मर्दयेत्।
संशोष्य चातपे सम्यक् श्लक्ष्णचूर्णञ्च कारयेत् ॥५१॥
पुटेत्तावत्प्रयत्नेन यावन्निश्चन्द्रिकं भवेत्।
इत्थं स्वल्पपुटैरेव काञ्चनं याति पञ्चताम् ॥५२॥

अपरः प्रकारः—सूतं हिंगुलोत्थं शोधितं वा, प्रक्षालनञ्च वर्णोज्ज्वलतार-दार्थम्। अत्र च प्रतिवारं पारदादीनां क्षेपः। पुटनञ्च लघुपुटैनैव। स्वल्पपुटैः यथासम्भवं सप्तभिः। निश्चन्द्रिकञ्च भस्मलक्षणम् ॥ ४९–५२ ॥

भा.टी.—एक कर्ष परिमाण में शुद्ध स्वर्ण पत्र लेकर खरल में डालें और उसमें एक कर्ष शुद्ध पारद डालकर दोनों को मर्दन करें। फिर नींबू के रस से मर्दनकर अन्त में अच्छी तरह धो लेवें। अब इस स्वर्ण में शुद्ध हिंगुल, शुद्ध गन्धक, शुद्ध मैनसिल, नौसादर प्रत्येक एक कर्ष मिला विजौरानींबू के रस से

मर्दन करके धूप में सुखा लें। फिर इसको पीस कर बारीक चूर्ण कर लघुसम्पुट में बन्द करके लघुपुट की अग्नि में पुट दें। इस प्रकार हिंगुल आदि द्रव्यों को हरेक बार स्वर्ण के बराबर भाग डाल मर्दन करके तब तक लघुपुट देते रहें जब तक कि स्वर्ण को चन्द्रिका रहित भस्म न हो जाय। इस प्रकार पुट देने से कुछ ही पुटों में स्वर्ण की उत्तम भस्म हो जाती है ॥ ४९–५२ ॥

तृतीयो मारणप्रकारः

स्वर्णपत्राणि शुद्धानि समादाय भिषग्वरः।
कर्तर्या कर्तयेच्चाथ कणान् सूक्ष्माँस्तु कारयेत् ॥ ५३ ॥
स्वर्णतुल्यं रसं दत्त्वा खल्वे सम्मर्दयेद् दृढम्।
निम्बूद्रावेण सम्मर्द्य बहुशः क्षालयेद्भिषक् ॥ ५४ ॥
कुनटी रससिन्दूरं स्वर्णतुल्यं विनिक्षिपेत्।
सुवर्णपादिकञ्चैव मृतं कनकमाक्षिकम् ॥ ५५ ॥
रविदुग्धेन सम्पेष्य श्लक्ष्णचूर्णञ्च कारयेत्।
पुटेत्तावद्विधानज्ञो यावन्निश्चन्द्रिकं भवेत् ॥ ५६ ॥
एवं स्वल्पपुटैरेव कनकं मृतिमाप्नुयात्।
निश्चन्द्रिकञ्च मसृणं स्वर्णभस्म भवेच्छुभम् ॥ ५७ ॥
द्वितीयादिपुटेष्वत्र मृतं कनकमाक्षिकम्।
न निक्षिपेद्विधानज्ञो रहस्यमिदमीरितम् ॥ ५८ ॥

तृतीयः प्रकारः—बहुशः क्षालनं अवश्यं कार्यम्, अन्यथा वर्णहानिः। कुनटीं मनःशिलाम्। द्वितीयादिपुटेष्वत्र माक्षिकं न क्षिपेत्। अन्येषान्तु क्षेपो विधेय एवेति। व्याख्यासमानमन्यत् ॥ ५३–५८ ॥

भा.टी.—शुद्धस्वर्णपत्रों को लेकर उनको कैंची से काटकर बहुत सूक्ष्म छोटे-छोटे कण (टुकड़े) बना लें। अब इनको खरल में डालकर स्वर्ण के समान भाग पारद मिलाकर नींबू के रस से अच्छी तरह मर्दन करें जिससे स्वर्ण पारद में घुलकर गाढ़ा पीठी सा बन जाय। अब स्वर्ण पीठी को जल से अच्छी तरह धोकर इसमें स्वर्ण के बराबर भाग शुद्ध मैनसिल, रससिन्दूर मिलायें और स्वर्ण से चतुर्थांश स्वर्णमाक्षिकभस्म आक के दूध से पीस कर सूक्ष्मचूर्ण कर लें। अब इस चूर्ण को लघु सम्पुट में बन्द करके लघुपुट में फूँक दें। इस प्रकार थोड़े से पुटों में ही स्वर्णभस्म हो जाती है जो चन्द्रिका रहित और चिकनी सी होती है। इस विधि से स्वर्णभस्म बनाने में पहले पुट में ही स्वर्ण-

माक्षिक भस्म डालनी चाहिये। इसके बाद अन्य पुटों में स्वर्णमाक्षिक को छोड़ कर मैनसिल आदि ही डालने चाहिये ॥ ५३-५८ ॥

चतुर्थो मारणप्रकारः

शुद्धेषु स्वर्णपत्रेषु समानं शुद्धपारदम्।
दत्त्वा सम्पेषयेदम्लैः सुचिरं क्षालयेत्ततः ॥ ५९ ॥
संशोष्य गन्धकं दत्त्वा पुटेत्पुटविधानवित्।
एवं चतुर्दशपुटैः सुवर्णं मृतिमाप्नुयात् ॥ ६० ॥
षोडशांशं प्रतिपुटं रसेशं ह्रासयेद् बुधः।
अन्यथा पञ्चतां नैति रहस्यमिति दर्शितम् ॥६१॥

चतुर्थो मारणप्रकारो व्याख्यातप्रायपाठः सरलप्रकारश्च, अन्यथा पञ्चतां नैति सुवर्णम् ॥ ५९–६१ ॥

भा.टी.—शुद्धस्वर्णपत्रों को खरल में डालकर उसमें स्वर्ण के बराबर शुद्ध पारद डालें और अच्छी तरह मर्दन करके काञ्जी आदि किसी अम्लद्रव से खूब धोकर सुखा लें। अब इस स्वर्ण में समभाग शुद्धगन्धक मिला सम्पुट में फूँक दें। इस प्रकार चौदह लघुपुट देने से स्वर्ण की भस्म हो जाती है। प्रथमपुट देने के बाद आगे के तेरह पुटों में क्रमशः पारद का सोलहवाँ भाग कम करते जायँ। यदि ऐसा न किया जायगा तो स्वर्ण की भस्म ठीक नहीं बन सकेगी ॥५९-६१॥

पञ्चमो मारणप्रकारः

सूचीवेध्यानि पत्राणि सुवर्णस्य समाहरेत्।
रसेशं तत्समं दत्त्वा मर्दयेत्तु दिनत्रयम् ॥ ६२ ॥
निम्बूतोयेण संमर्द्य वारिणा क्षालयेद् भृशम्।
श्वेतपाषाणचूर्णञ्च स्वर्णार्द्धं तत्र निक्षिपेत्। ६३ ॥
जम्बीरस्य द्रवं दत्त्वा पेषयेच्च दिनत्रयम्।
शोषयित्वा द्रवं सम्यक् विदध्यात् श्लक्ष्णचूर्णकम् ॥ ६४ ॥
शुद्धगन्धकचूर्णञ्च ततः स्वर्णोन्मितं क्षिपेत्।
शरावसम्पुटे न्यस्य विदध्यात्सन्धिरोधनम् ॥ ६५ ॥
पुटेल्लघुपुटेनैव यावन्निश्चन्द्रिकं भवेत्।
काञ्चनारत्वचोत्थेन वारिणा भावितस्ततः ॥ ६६ ॥
पुटेत्त्रिधा लघुपुट स्वाङ्गशीतं समाहरेत्।
एवं जाम्बववर्णाभं भस्म हाटकजं भवेत् ॥ ६७ ॥

श्रीमत्परमपूज्येन धन्वन्तरिमहर्षिणा ।
भिषग्घिताय सुगमः प्रकारोऽयं निरूपितः ॥ ६८ ॥

पञ्चमो मारणप्रकारः—श्वेतपाषाण "सङ्गमर्मर" इति ख्यातम्, अत्र श्वेतपाषाणस्यैकवारं क्षेपः । प्रतिवारन्तु पारदगन्धकयोरिति विशेषतः । श्रीमत्परमपूज्येनेति सम्प्रदायनिर्देश आदरार्थम् । व्याख्यासमानमन्यत् ॥ ६२–६८ ॥

भा.टी.–विशुद्धस्वर्ण के सूचीवेध्य पत्रों को खरल में डाल उसमें समभाग शुद्धपारद मिला तीन दिन तक नींबू के रस में मर्दन करके जल से अच्छी तरह धो लेवें । अब इसमें सोने से आधा भाग पूर्वोक्त श्वेतपाषाण का चूर्ण मिला जम्बीरीनींबू के रस में तीन दिन तक मर्दन करके द्रवभाग को सुखाकर चूर्ण कर लें । अब इस चूर्ण में स्वर्ण के बराबर भाग शुद्धगन्धकचूर्ण मिला लघुसम्पुट में बन्द करके लघुपुट में फूँक दें । इस प्रकार तब तक लघुपुट में फूँकते रहें जब तक स्वर्ण की चन्द्रिका रहित भस्म न हो जाय । निश्चन्द्र भस्म होने पर इस भस्म को कचनार की छाल के स्वरस से भावना देकर फिर लघुपुट में फूँकें । इस प्रकार कचनार के स्वरस की भावना देकर तीन पुट दें । इस विधि से बनी हुई स्वर्ण भस्म पके हुए जामुन के रंग की होती है । स्वर्णभस्म बनाने की यह सरल विधि है ॥ ६२–६८ ॥

वक्तव्य—उक्त पञ्चम मारण प्रकार से श्वेतपाषाण (संगमरमर) चूर्ण पहिले एक बार ही डालना चाहिये; दूसरे पुटों में नहीं । यह आधा भाग श्वेत पाषाणचूर्ण निश्चन्द्रभस्म करने तक प्रायः उड़ जाता है या दग्ध होकर किञ्चित् क्षार रूप में अवशिष्ट रहता है ।

मृतसुवर्णस्य गुणाः

मृतं सुवर्णं मधुरञ्च वृष्यं हृद्यञ्च नेत्र्यं परमञ्च मेध्यम् ।
रसायनं पुंसवनोपयोगि विषापहं कान्तिकरञ्च शस्तम् ॥ ६९ ॥

अथ मृतसुवर्णगुणाः—पुंसवनोपयोगि गर्भिण्याः पुंसवनकार्यकरम् ॥ ६९ ॥

भा.टी.—स्वर्णभस्म स्वाद में मधुर, बलवर्धक, हृदय और नेत्रों के लिये सर्वोत्तम बलकारी है । मेधाशक्ति के लिये भी यह सर्वोत्तम होती है । सर्व शरीर के लिये पोषक होने तथा त्रिदोषप्रकोपशामक होने से रसायन, पुंसवनसंस्कार के लिये अत्यन्त उपयोगी है । शरीरगत सब विषों का नाशक और शरीर की कान्तिवर्धक होती है ॥ ६९ ॥

अपि च

स्वर्णं स्निग्धं मधुरमधुरं वृष्यमायुष्यमग्र्यं

वर्ण्यं बल्यं विषमज्वरहरं त्वन्त्रशोषक्षयघ्नम् ।
रुच्यं पुण्यं पवनशमनं दीपनञ्चातिकेश्यं
हन्यादेतन्नियतमचिरादेव रोगानशेषान् ॥ ७० ॥

मधुरं अत्यन्तमधुरम् । अशेषान् रोगान् हन्यादिति, तथा संस्मरुः प्राञ्चः "सर्वौषधिप्रयोगेण व्याधयो न गता हि ये । कर्मभिः पञ्चभिश्चापि सुवर्णं तेषु योजयेत् ॥ शिलाजतुप्रयोगैस्तु ताप्यसूतकयोस्तथा । अन्यै रसायनैश्चापि प्रयोगो हेम्न उत्तमः" ॥ ७० ॥

भा.टी.—स्वर्ण की भस्म स्निग्ध, अत्यन्त मधुर, वृष्य, आयु के लिये अत्यन्त हितकारक, उत्तमवर्णोत्पादक, बलकारक, सर्वशरीरगत-विषनाशक, आँतों के क्षय के लिये उत्तम, रुचिकारक, पवित्र (सत्त्वगुणोत्पादक), वातप्रकोप-शामक, दीपक, बालों के लिये अत्यन्त हितकारक होती है । इसके अतिरिक्त स्वर्ण रसायन होने तथा बल्य होने से सब रोगों को नष्ट करती है ॥ ७० ॥

विशिष्टा गुणाः

मृतं सुवर्णं शिशिरं वयःस्थापनमुत्तमम् ।
स्मृतिप्रदं परञ्चैव त्रिदोषज्वरनाशनम् ॥ ७१ ॥
सौन्दर्यमुखलावण्यं ललनानां विवर्धयेत् ।
पित्तहारित्वमङ्गेषु जनयेच्च विशेषतः ॥ ७२ ॥
मृतं सुवर्णं सुस्निग्धं वाग्विशुद्धिकरं परम् ।
चिन्ताशोकभयक्रोधसम्भूतामयनाशनम् ॥ ७३ ॥
शिरोदेशे प्रविद्धान्तु रक्तसञ्चरणक्रियाम् ।
आत्मघाताभिलाषं च प्राबल्येन समुत्थितम् ॥ ७४ ॥
अस्थिक्षतं त्वस्थिशोथं तथा जङ्घास्थिवेदनाम् ।
फिरङ्गजां मुष्कमांसवृद्धिञ्चापि चिरन्तनीम् ॥ ७५ ॥
उन्मादमथ वैचित्र्यं योषापस्मारकं तथा ।
चित्तोद्वेगं भ्रमं ग्लानिं नाशयेदविकल्पतः ॥ ७६ ॥
हृद्वेपनप्रशमनं मुष्कशोथप्रणाशनम् ।
अस्थिशोषहरं चैव मूर्छार्त्तिपरिकृन्तनम् ॥ ७७ ॥
कासश्वासप्रशमनं परमोजोविवर्द्धनम् ।
अतिसारग्रहणिकापाण्ड्वामयनिषूदनम् ॥ ७८ ॥

अपि च

मृतं सुवर्णं शमयेन्नितान्तं प्रसादसंज्ञं पवनं प्रवृद्धम् ।
क्षीणं तथैनं परिबृंहयेच्च समं समं पोषयतीह काये ॥ ७९ ॥
प्रक्षीणमेधास्मृतिपाटवानां प्रशुष्यदाम्लानकलेवराणाम् ।
प्रमुह्यतां शास्त्रगतौ च नित्यं यूनां शिशूनाञ्च परं प्रशस्तम् ॥८०॥

विशेषतो गुणनिर्देशः शिष्यमतिवैशद्यार्थः सर्वत्रानुसन्धेयः प्राचीनतन्त्रनिर्दिष्टश्चेति । अत्र केचिद् भ्रान्ताः सुवर्णमुष्णं निरूपयन्ति, तन्न अनुभवविरोधात् प्राचीनसंवादाच्च । उक्तं हि—"स्वर्णं स्निग्धकषायतिक्तमधुरं दोषत्रयध्वंसनं शीतं स्वादु रसायनञ्च रुचिकृच्चक्षुष्यमायुष्यदम् । प्रज्ञावीर्यबलस्मृतिस्वरकरं कान्तिं विधत्ते तनौ संधत्ते दुरितक्षयं श्रियमिदं धत्ते नृणां धारणात् ॥" इति । अपि च "सुवर्णं शीतलं वृष्यं बल्यं गुरु रसायनम् । स्वादु तिक्तं च तुवरं पाके च स्वादु पिच्छिलम् ॥ पवित्रं बृंहणं नेत्र्यं मेधास्मृतिमतिप्रदम् । हृद्यमायुष्करं कान्तिवाग्विशुद्धिस्थिरत्वकृत् ॥ विषद्वयक्षयोन्मादत्रिदोषज्वरशोकजित् । अपक्वमपि संशुद्धं पक्वं तत्तु रसायनम् ॥" इति च व्याख्यासममन्यत् । समं समं पोषयतीति-समं पवनं समं यथा स्यात्तथा पोषयति न वा वर्धयतीति शास्त्रगतौ प्रमोहश्च तदभिप्रायानधिगमात्, एतत्सेवनाच्च मनोमतिबलवृद्धिरतो भवति सामर्थ्यं शास्त्रतात्पर्यावधारणे इति ॥ ७१–८० ॥

भा.टी.—स्वर्णभस्म शिशिर (शीतवीर्य, शीतगुण), जीवन को दीर्घ करनेवाली, स्मृतिप्रद और त्रिदोषप्रकोपजन्य ज्वर (राजयक्ष्माज्वर, सन्निपातज्वर) नाशक होती है । इसके प्रयोग से स्त्रियों का सौन्दर्य तथा मुखलावण्य बढ़ने लगता है । सब अंगों में सुन्दरगठन और रूप उत्पन्न होने से उनमें मनोहरता आ जाती है । सोने की भस्म अत्यन्त स्निग्ध तथा धातुओं को शुद्ध करनेवाली होती है । चिन्ता, भय, शोक और क्रोध से उत्पन्न होनेवाले (हिस्टेरिया, उन्माद, वातिक नैर्बल्य आदि) रोगों को दूर करती है । शिर में रक्तसंचार क्रिया की वृद्धि तथा प्रबल आत्मघात की अभिलाषा में यह अतिलाभदायक होती है । अस्थिक्षत (हड्डी का गलना) अस्थिशोथ तथा मज्जास्थिवेदना (क्षयजन्य वेदना) एवं पुरातन फिरंगजन्य अण्डमांसवृद्धि, उन्माद, मन की अस्थिरता, योषापस्मार, चित्त का सदा खिन्न रहना, भ्रम, ग्लानि इन सब रोगों को निश्चित रूप से नष्ट करती है । हृदयकम्पन, अण्डकोषों की शोथ, अस्थिशोष (क्षय) तथा मूर्च्छारोग को दूर करती है । इसके प्रयोग से जीर्ण कास तथा श्वास शान्त

होते हैं और शरीर में ओज की वृद्धि होती है। इसके अतिरिक्त स्वर्णभस्म अतीसार संग्रहणी तथा पाण्डुरोगों को भी विभिन्न योगों के रूप में प्रयोग करने पर शान्त करती है ॥ ७१–७८ ॥

(और भी)

स्वर्णभस्म के सेवन से शरीर में बढ़ी हुई प्रसाद वायु (*Nerves forces*) की उत्तेजनात्मक क्रिया शान्त हो जाती है और क्षीण हुई प्रसाद वायु पुष्ट होकर शारीरिक कार्य सुचारु रूप से करने लगती है और सामावस्था की वायु स— रहकर शरीर के लिये हितकर कार्य करती रहती है। क्षीणबुद्धि तथा क्षीण स्मृतिशक्तिवाले और प्रतिदिन क्षीणता की ओर जानेवाले मनुष्यों के लिये स्वर्ण परम उपयोगी औषधि है ॥ ७६, ८० ॥

वक्तव्य—स्वर्णभस्म राजयक्ष्मा की सर्वोत्तम औषधि मानी जाती है। आयुर्वेद का यह विचार है कि स्वर्ण में क्षयकीटाणुनाशक धर्म बहुत ही प्रबल है। अतः इसको क्षय की प्रथम तथा द्वितीय अवस्था में प्रयोग करने से उत्तम लाभ देखा जाता है। परन्तु स्वर्ण के प्रयोग में यह बात अवश्य ध्यान में रखनी चाहिये कि स्वर्ण के प्रयोग से शारीरिक ताप बढ़ जाता है। अतः ताप की वृद्धि पहिले से ही ९९ डिग्री से अधिक हो तो स्वर्ण प्रयोग से और भी बढ़ने लगता है; घटता नहीं है। कारण कि इसके प्रयोग से क्षयकीटों का शीघ्रता से नाश हो जाता है, शारीरिक प्रतिक्रियात्मक शक्ति बहुत तीव्र हो जाती है जिससे तापमान घटने के स्थान में बढ़ता हुआ मालूम पड़ता है। ९९ से अधिक ताप होने पर स्वर्ण देने से क्षय के नाश से शरीर में एक और विष उत्पन्न हो जाता है। ऐसी अवस्था में क्षयकीट विष और उनके नाश से उत्पन्न दो प्रकार के विषों की उपस्थिति में स्वर्ण से तापमान की वृद्धि हो जाती है। अतः क्षयरोग में ज्वर तीव्र होने पर स्वर्ण का प्रयोग लाभदायक नहीं होता है। अतः आन्त्रक्षय में जब शोथ और ग्रन्थियाँ आरम्भ हों, फुफ्फुसीय यक्ष्मा में जब शुष्ककास दुर्बलता अनुभव होने लगे तो स्वर्ण का सेवन अत्यन्त लाभदायक होता है। अथवा बिना रोग के शरीर का भार घटने लगे तो ऐसी अवस्था में स्वर्ण अमोघ औषधि समझनी चाहिये। इसके सेवन से यदि तापवृद्धि या तापोत्पत्ति होने लगे तो इसकी मात्रा कम कर देनी चाहिये अथवा कुछ दिनों के लिये बन्द कर देनी चाहिये। स्वर्ण के क्षयनाशक अद्भुत गुण को देख कर अब एलोपेथी-चिकित्सापद्धति ने भी

इसे पूर्णरूप से स्वीकार कर लिया है। इसके लिये *Gold Bromide, Gold chloride* और *Sanocrysin* आदि स्वर्ण के योग व्यवहार में लाये जाने लगे हैं। स्वर्ण के विषय में आजकल बहुत से मनुष्यों की यह गलत धारणा देखी जाती है कि "वह गरम होता है"। यह आजकल के अनुभव से तथा प्राचीनकाल के वैद्यक से सदा से ही शीतगुण द्रव्य हैं। रसरत्नसमुच्चय, आयुर्वेदप्रकाश आदि सभी रसग्रन्थों में इसको शीत ही माना है और इसका दो प्रकारसे उपयोग बतलाया है—"अपक्वमपि संशुद्धं पक्वं तत्तु रसायनम्"। इसके देने से ज्वर में जो तापवृद्धि होती देखी जाती है यह इसके द्वारा रोगजनक कीटाणु के सहसा नाश के कारण उत्पन्न होनेवाले विष से समझनी चाहिये।

सुवर्णभस्मनो मात्रानिरूपणम्

समारभ्याष्टमाद् भागाद् रक्तिकाया भिषग्वरः।
योजयेत्तुर्यभागान्तं मृतं स्वर्णं तु कालवित् ॥८१॥

मात्रानिर्माणं बलकालापेक्षया योग्यम्। यद्यपि प्राचीनतन्त्रेषु "यववृद्धया प्रयोक्तव्यं हेम गुञ्जाष्टकम" इत्युक्तम्, तथापि तन्नाधुनोपयोगि इति सप्रौढि मात्रामानान्तरमुक्तमाचार्यैरिति। एवं सर्वत्र। तदेतत् ध्वनयति 'कालवित्' इत्यनेन पदेन ॥ ८१ ॥

भा.टी.—रोग तथा रोगी का बल तथा कालादि का विचार करके रत्ती के आठवें भाग ($\frac{1}{8}$) से लेकर रत्ती के चौथाई भाग ($\frac{1}{4}$) तक स्वर्णभस्म का प्रयोग करना चाहिये ॥ ८१ ॥

अस्या आमयिकः प्रयोगः

बिल्वत्वक्स्वरसोपेतं रससिन्दूरसंयुतम्।
सुवर्णं शीलितं यत्नान्नाशयेद्वातिकज्वरम् ॥८२॥
पर्पटस्वरसोपेतं रससिन्दूरमिश्रितम्।
शीलितं तपनीयन्तु नाशयेत्पैत्तिकं ज्वरम् ॥८३॥
तुलसीरससंयुक्तं ससिन्दूरं निषेवितम्।
काञ्चनं ह्यचिरादेव कफज्वरमपोहति ॥८४॥
सक्षौद्रं साभ्रकं स्वर्णं मृतं खलु निषेवितम्।
अचिरादेव चिरजं जीर्णज्वरमपोहति ॥८५॥
बिल्वपेशिकया युक्तं सुवर्णन्तु सजीरकम्।

शीलितं नाशयेत्तूर्णमतीसारमसंशयम् ॥८६॥
रसपर्पटिकोपेतं सुवर्णं परिशीलितम् ।
ग्रहणीं चिरसञ्जातां नाशयेदविकल्पतः ॥८७॥
गुडूचिकासत्त्वरजोविमिश्रं स्वर्णं सलोहं परिशीलितन्तु ।
नवोत्थितं वा सुचिरोत्थितं वा पाण्ड्वामयं नातिचिरान्निहन्यात् ॥८८॥
साभ्रकं वा ससिन्दूरं समौक्तिकमथापि वा ।
सुवर्णं नाशयेत्तूर्णं राजयक्ष्माणमुल्बणम् ॥८९॥
क्षीरकाकोलिकोपेतं चोपचीनीसमन्वितम् ।
सुवर्णं शोधयेत्तूर्णं गर्भाशयमसंशयम् ॥९०॥
गुडूचिकाकुङ्कुमसारिवाद्यैर्वनौषधैः शोणितशोधनीयैः ।
स्वर्णं प्रयुक्तं रसपुष्पयुक्तं हरेत्फिरङ्गं चिरजन्तु तूर्णम् ॥९१॥
शट्यादिभिः श्वासहरैर्द्रव्यैस्तु चरकोदितैः ।
स्वर्णं नातिचिरादेव नाशयेच्छ्वासमुल्बणम् ॥९२॥
धात्रीचूर्णसमायुक्तं सुवर्णं खलु शीलितम् ।
अम्लपित्तं निहन्त्याशु चिरोत्थमपि दारुणम् ॥९३॥
सिन्दूराभ्रसमायुक्तं सुवर्णं शङ्खिनीयुतम् ।
अपस्मारं निहन्त्याशु योषापस्मारकं तथा ॥९४॥
रससिन्दूरसंयुक्तं सुवर्णं परिशीलितम् ।
बलाक्वाथेन नियतं शीर्षवेपथुनाशनम् ॥९५॥
पुनर्नवाकज्जलिकायुक्तं सुमृतकाञ्चनम् ।
गोमूत्रेण प्रयुक्तं तु मुष्कशोथं विनाशयेत् ॥९६॥
द्राक्षाकणाकट्फलयष्टिकाभिः सुवर्णचूर्णस्य निषेवणेन ।
वाणी जयत्याशु रुतं विशेषात् पुंस्कोकिलानां मधुमादितानाम् ॥९७॥
रक्ताङ्गतुङ्गोत्पलयष्टिकाभिः सितासमङ्गारुधिरादिभिर्वा ।
स्वर्णं प्रयुक्तं खलु सुन्दरीणां लावण्यवृद्धिं प्रकरोत्यनल्पाम् ॥९८॥
विश्वलवङ्गमरिचैः सक्षौद्रैस्तु निषेवितम् ।
सुवर्णं नाशयेत्तूर्णमुन्मादन्तु त्रिदोषजम् ॥९९॥
धात्रीचूर्णयुतं स्वर्णं गायत्रीरसभावितम् ।
शीलितं चरमे काले हन्ति रिष्टान्यशेषतः ॥१००॥
सुवर्णचूर्णं परिशीलितन्तु वचामृताविश्वशतावरीभिः ।

षण्मासमात्रं तु निषेवणेन मेधाभिवृद्धिं जनयेन्नितान्तम् ॥१०१॥
मृतं सुवर्णं परिशीलयन्तः स्थिराविदारीवरदाजराभिः।
मासत्रयेणैव कृशाः पुमांसः प्रपुष्टदेहाश्च बहुप्रजाः स्युः ॥१०२॥
सुवर्णचूर्णं परिशीलयन्तो धात्रीस्थिराविश्वपुनर्नवाभिः।
अधृष्यदेहा बलिभिर्भवन्ति तारुण्यलावण्यविलासपूर्णाः ॥१०३॥

जीवनीयगणोद्दिष्टभेषजैः परिशीलितम्।
सुवर्णं सर्वदा पुंसां जीवनीयं परं स्मृतम् ॥ १०४ ॥
नागकेशरचूर्णेन सुवर्णं परिशीलितम्।
ऋतौ सीमन्तिनीनान्तु गर्भधारणमुत्तमम् ॥ १०५ ॥
काकोल्यादिगणोद्दिष्टैर्यथासम्भवयोजितैः।
भेषजैर्भक्षितं स्वर्णं स्तन्यसंवर्द्धनं परम् ॥ १०६ ॥
सताप्यभसितं स्वर्णं सितया सुविमिश्रितम्।
नानायोगसमुद्भूतां विषबाधां व्यपोहति ॥ १०७ ॥
निर्विषीचूर्णसंयुक्तं तपनीयं निषेवितम्।
अचिरादेव नियतं विषबाधां व्यपोहति ॥ १०८ ॥
पाटलाफलनीरेण सक्षौद्रं मृतकाञ्चनम्।
निषेवितं निहन्त्याशु हिक्कां दोषत्रयोद्भवाम् ॥ १०९ ॥
सितोपलासमायुक्तं सुवर्णं परिशीलितम्।
अस्थिशोषं त्वस्थिशोथं तथैवास्थिगतक्षतम् ॥ ११० ॥
स्तनन्धयानां बालानां विशेषादस्थिवक्रताम्।
दारुणामस्थिपीडां च नाशयत्यविकल्पतः ॥ १११ ॥

(गीतिका)

जटिलारजोविमिश्रं परिशीलितं सुवर्णम्।
विनिहन्ति शीर्षदेशे विततं प्रसादवातम् ॥ ११२ ॥
त्रिगुणाभ्रलोहमिश्रं वरुणाम्भसा सुवर्णम्।
विनिहन्ति वृक्करोगं खलु दाहशोथयुक्तम् ॥ ११३ ॥
गिरिजत्वयोविमिश्रं रजतान्वितं सुवर्णम्।
श्वयथुं जरायुसंस्थं विनिहन्ति सोपसर्गम् ॥ ११४ ॥
गगनायसा समेतं परिशीलितं सुवर्णम्।
जठरस्थितं मलाख्यं विनिहन्ति वातमारात् ॥११५॥

रजनीपुनर्नवाढ्यं खलु शृङ्गवेरवारा।
विनियोजितं सुवर्णं विनिहन्ति मुष्कशोथम्॥ ११६॥

अथ सुवर्णभस्मन आमयिकः प्रयोगः प्राचीनतन्त्रनिर्दिष्टप्रायः प्रकटित आचार्यैः–रक्ताङ्गं रक्तचन्दनम्, तुङ्गः पुन्नागः पद्मकेशरो वा, उत्पलं नीलोत्पलम्, यष्टी मधुयष्टी, समङ्गा मञ्जिष्ठा, रुधिरं कुङ्कुमम्, आदिपदेन रक्तशोधकवचचोपचीन्यादिद्रव्यपरिग्रहः। गायत्री खदिरः। रिष्टप्रादुर्भावेऽन्यः प्रयोगेऽपि तन्त्रान्तरे "मध्वामलकचूर्णन्तु सुवर्णञ्चेति तत्समम्। प्राश्यारिष्टगृहीतोऽपि मुच्यते प्राणसङ्कटात्।" इति। मेधाभिवृद्धिं जनयेन्नितान्तमिति। उक्तं हि "मेधाकामस्तु वचया श्रीकामः पद्मकेसरैः। शङ्खपुष्प्या वयोऽर्थी च विदार्या च प्रजार्थकः॥" इति च। स्थिरा शालपर्णी, विदारी स्वनामख्याता शुक्लकन्दः, वरदा अश्वगन्धा, अजरा कपिकच्छुः। जीवनीयगणः—"जीवन्तीकाकोल्यौ मेदे द्वे मुद्गमाषपर्ण्यौ च। ऋषभकजीवकमधुकं चेति गणो जीवनीयाख्यः॥" इत्युक्तः। काकोल्यादिगणः–"काकोल्यौ मधुकं शृङ्गी मेदे द्वे जीवकर्षभौ। प्रपौण्डरिकमृद्वीका ऋद्धिवृद्धिस्तुगासहा। पयस्या पद्मकं छिन्नेत्येष वर्गोऽतिबृंहणः। स्तन्यश्च जीवनीयश्च पित्तास्रानिलनाशनः॥" इत्युक्तः। निर्विषी तदाख्यः क्षुद्रकन्दविशेषः। जटिला जटामांसी। निगदव्याख्यातमन्यत्॥ ८२–११६॥

इति सुवर्णविज्ञानीयो नाम पञ्चदशस्तरङ्गः।

भा.टी.—वातप्रकोपयुक्त ज्वर में स्वर्णभस्म को समभाग रससिन्दूर के साथ पीसकर बेल की छाल के स्वरस के साथ सेवन करने से उसमें आराम आता है। पित्तज्वर में स्वर्णभस्म में रससिन्दूर मिलाकर पित्तपापड़े के स्वरस के साथ सेवन कराया जाता है। इसी तरह कफज्वर को दूर करने के लिये स्वर्ण को रससिन्दूर में मिलाकर तुलसीस्वरस अनुपान से सेवन करना चाहिये। जीर्णज्वर में स्वर्णभस्म और अभ्रकभस्म मिलाकर शहत के साथ सेवन करने से शीघ्र ही आराम आता है। स्वर्णभस्म को रसपर्पटी में मिलाकर उचित अनुपान तथा सहपान के साथ कुछ काल सेवन करने से पुरानी संग्रहणी में अवश्य ही लाभ होता है। गुडूचीसत्त्व, स्वर्णभस्म और लोहभस्म को एकत्र मिलाकर उचित अनुपान से सेवन करने पर नवीन तथा पुरातन दोनों प्रकार का पांडुरोग दूर हो जाता है। स्वर्णभस्म में अभ्रकभस्म, रससिन्दूर और मुक्तापिष्टी मिलाकर सेवन करने से भयंकर राजयक्ष्मा में आराम आता है। गर्भाशय शुद्धि के लिये स्वर्णभस्म को क्षीरकाकोली और चोप-

चीनीचूर्ण में मिलाकर सेवन करने से आराम आता है। पुराने फिरंग को नष्ट करने के लिये स्वर्णभस्म में रसपुष्प मिलाकर इसको रक्तशोधक, गुडूची, केसर, अनन्तमूल आदि वनौषधियों के कषाय के साथ सेवन करना चाहिये। चरकोक्त श्वासहर शटीचूर्ण आदि द्रव्यों के साथ स्वर्णभस्म सेवन करने से भयंकर श्वासरोग नष्ट होता है। नूतन अथवा पुरातन साधारण या भयंकर प्रकार के अम्लपित्त रोग में स्वर्णभस्म को आँवलों के चूर्ण में मिलाकर सेवन करना चाहिये। अपस्मार तथा योषापस्मार में स्वर्णभस्म को रससिन्दूर, अभ्रकभस्म तथा शंखपुष्पीचूर्ण के साथ मिलाकर सेवन करने से शीघ्र आराम आता है। शिरःकम्परोग में स्वर्णभस्म को बला-(खरेंटी)-क्वाथ के साथ सेवन किया जाता है। स्वर्णभस्म में पारद गन्धक की समभाग कज्जली और पुनर्नवाचूर्ण मिलाकर गोमूत्र अनुपान से सेवन करने पर अण्डकोष में होनेवाली सूजन मिट जाती है। स्वर्णभस्म को मुनक्का, पिप्पलीचूर्ण, कट्फलचूर्ण तथा मुलेठीचूर्ण में मिलाकर कुछ काल सेवन करने से कण्ठस्वर इतना कोमल और सुरीला हो जाता है कि इसके सामने मदमस्त कोयल का शब्द भी फीका पड़ जाता है। लालचन्दन, नागकेसर अथवा कमलकेसर, नीलोफर, मुलेठी, खाँड़, मंजीठ, केसर आदि रक्तशोधक तथा रक्तवर्धक द्रव्यों के साथ स्वर्णभस्म सेवन से स्त्रियों में सुंदरता की वृद्धि होती है। त्रिदोषप्रकोपजन्य उन्माद रोग में स्वर्णभस्म को सोंठ, लौंग और कालीमिर्च मिलाकर शहत के साथ सेवन करने से आराम आता है। किसी तीव्र रोग के कारण जीवन अन्त होने का भय उपस्थित होने पर अर्थात् मरणचिह्न ज्ञात होने पर अथवा बुढ़ापे में इस (स्वर्ण) को आमला की चूर्ण में मिला खदिरत्वक्कषाय की भावना देकर सेवन करने से अरिष्टचिह्न नष्ट हो जाते हैं। स्वर्णभस्म को वच, गिलोय, सोंठ तथा शतावरचूर्ण के साथ छः मास तक निरन्तर सेवन करने से मेधा शक्ति (धारणाशक्ति) में वृद्धि होती है। स्वर्णभस्म को शालपर्णी, विदारीकन्द, अश्वगन्ध और कौंचबीजचूर्ण के साथ तीन मास तक निरन्तर सेवन करने से कृश शरीर वाले मनुष्य हृष्टपुष्ट शरीर तथा सन्तानोत्पादन में समर्थ बन जाते हैं। आमलकी, शालपर्णी, सोंठ तथा पुनर्नवाचूर्ण अथवा इनके कषाय से स्वर्णभस्म सेवन करने से मनुष्य अधिक बलवान् तथा देखने में युवा और सुन्दर स्वरूप हो जाता है। जीवनीयगणोक्त (काकोली, क्षीरकाकोली, मेदा, महामेदा, जीवक, ऋषभक, ऋद्धि, वृद्धि, मुलेठी, जीवन्ती, मूँगपर्णी, माषपर्णी) औषधियों के साथ

स्वर्ण का सेवन करने से मनुष्य का जीवन स्थिर तथा दुःख रहित होता है। नागकेसरचूर्ण में स्वर्णभस्म मिलाकर ऋतुकाल में स्त्री को सेवन कराने से उसके गर्भाशय में गर्भधारण शक्ति बढ़ जाती या उत्पन्न हो जाती है। काकोल्यादिगणोक्त (काकोली, क्षीरकाकोली, मुलेठी, काकड़सिंगी, मेदा, महामेदा, जीवक, ऋषभक, प्रपौण्डरिक, मुनक्का, ऋद्धि, वृद्धि, बंशलोचन, शालपर्णी, विदारीकन्द, पद्माख, गुडूची) औषधियों में से जितनी मिल सकें उनके चूर्ण के साथ स्वर्णभस्म सेवन करने से स्त्री के स्तनों में दुग्ध की वृद्धि होती है। विभिन्न गुण युक्त द्रव्यों के एकत्र प्रयोग से उत्पन्न विषबाधा को दूर करने के लिये स्वर्णभस्म को स्वर्णमाक्षिकभस्म और खाँड के चूर्ण के साथ मिलाकर सेवन करने से आराम आता है। साधारण विषबाधा को दूर करने के लिये स्वर्णभस्म को निर्विषीचूर्ण में मिलाकर सेवन किया जाता है। त्रिदोषप्रकोपजन्य हिक्का (हिचकी) को शान्त करने के लिए स्वर्णभस्म को पाढल के फलरस और शहत में मिला कर सेवन करने से शीघ्र ही हिक्का शान्त हो जाती है। अस्थिशोथ तथा अस्थिक्षत में स्वर्णभस्म को खाँडचूर्ण के साथ सेवन करने से आराम आता है। खाँड के साथ स्वर्ण सेवन से दूध पीनेवाले बच्चों की अस्थिवक्रता (हड्डी का टेढ़ा होना—(*Rickets*) तथा भयंकर अस्थिपीड़ा निश्चित ही शीघ्र नष्ट हो जाती है। शीर्ष (सिर) देश में फैले हुए (कुपित) प्रसादसंज्ञक वायु को शान्त करने के लिये स्वर्णभस्म एक भाग, अभ्रकभस्म तीन भाग, लौहभस्म तीन भाग लेकर तीनों को एक करके उचितमात्रा में लेकर वरणाकषाय या स्वरस के साथ सेवन करने से दाह तथा शोथयुक्त वृक्करोग शान्त हो जाता है। गर्भाशय में अनेक उपद्रवयुक्त शोथ को दूर करने के लिये स्वर्णभस्म को शिलाजीत, लोहभस्म और रजतभस्म में मिलाकर दशमूलकषाय अनुपान से सेवन करने पर शीघ्र आराम आता है। उदरप्रदेश में प्रकुपित मल-मूत्र वायु को शीघ्र शान्त करने के लिये स्वर्णभस्म को अभ्रकभस्म तथा लोहभस्म के साथ सेवन करना चाहिये। स्वर्णभस्म में हरिद्राचूर्ण तथा पुनर्नवाचूर्ण मिलाकर अदरखरस के साथ प्रयोग करने से अण्डकोषों की सूजन कुछ काल में ही मिट जाती है॥ ८२–११६ ॥

वक्तव्य—हृदयरोग की निर्बलता से स्वर्णभस्म या स्वर्णपत्रों को आमलकीस्वरस अथवा अर्जुन तथा आमलकीकषाय या क्षीरपाक के साथ प्रतिदिन कुछ काल सेवन कराना चाहिये। उन्माद, अपस्मार, योषापस्मार आदि

मानसिक दौर्बल्यजन्य व्याधियों में स्वर्णभस्म को ब्राह्मीरस, वचाचूर्ण या शतावरीस्वरस, अथवा जटामांसी कषाय के साथ सेवन कराने से शीघ्र लाभ होता है। शरीर में अकाल में उत्पन्न ज़राप्रभाव को दूर करने के लिये स्वर्णभस्म को च्यवनप्राश तथा मकरध्वज और अभ्रकभस्म के साथ सेवन करना चाहिये। शरीर में किसी प्रकार के प्रविष्ट विषप्रभाव को नष्ट करने के लिये प्रथम रोगी को वमन, विरेचन देकर स्वर्णभस्म या स्वर्णपत्रों को तब तक मधु अथवा आमलकी या निर्विषीचूर्ण या कषाय के साथ देते रहना चाहिये जब तक कि विषलक्षण शान्त न हो जाय।

स्वर्णविज्ञानीय नाम पञ्चदश तरंग समाप्त हुआ।

—:०:—

अथ रजतविज्ञानीयः षोडशस्तरङ्गः।

रजतस्य नामानि

रजतं रुचिरं रौप्यं तारं सौधञ्च शुभ्रकम्।
चन्द्रलोहं चन्द्रहासं रूपकं चन्द्रसंज्ञकम्॥ १॥

रजतनामानि व्यवहार्य्याणि तन्त्रे। चन्द्रसंज्ञकं यावच्चन्द्रनामपर्यायम्॥१॥

भा.टी.—रजत, रुचिर, रौप्य, तार, सौध, शुभ्रक, चन्द्रलोह, चन्द्रहास, रूपक तथा चन्द्रमा के सब नाम चांदी के नाम कहे जाते हैं॥ १॥

ग्राह्यरजतस्य स्वरूपम्

छेदे निकाषफलके दहने प्रकामं
रम्यञ्च शारदकलाधरमण्डलाभम्।
नाराचिकाधृतमलं गुरुतामुपेयात्।
स्निग्धं तदेव कथितं रजतन्तु जात्यम्॥२॥

जात्यं उक्तञ्च प्राचीनैः—"गुरु स्निग्धं मृदु श्वेतं दाहच्छेदघनक्षमम्। वर्णाढ्यं चन्द्रवत्स्वच्छं रूप्यं नवगुणं शुभम्॥" इति। प्रकारान्तरेण जात्यरजतनिरूपणं व्याख्यावैशद्यार्थम्॥ २॥

भा.टी.—जो चांदी छेनी से काटने पर, कसौटी में घिसने पर अथवा अग्नि में तपाने पर सुन्दर स्वच्छ, शरत्कालीन चन्द्रमण्डल के समान श्वेतवर्ण की हो और तौल में भी पर्याप्त भारी हो, बाहर से देखने में चमकीली चिकनी हो उसे जात्य (उत्तम) चाँदी कहते हैं॥ २॥

वक्तव्य—प्राचीन ग्रन्थों में लिखे हुए रजत के भेदों को यहाँ पर नहीं लिखा गया है, क्योंकि ग्राह्यरजत के लक्षण जिस में मिलें उसे औषधिप्रयोगार्थ उत्तम समझना ही यहाँ पर उद्देश्य है। ग्रन्थान्तर में रजत के तीन भेद पाये जाते हैं १—सहज, २—खनिज, ३—कृत्रिम। इनमें सहज रजत वह कहा जाता है जो कैलास आदि बहुत ऊँचे दूरवर्ती पर्वतों से पाया जाता है। खनिज वह होता है जो हिमालयादि पर्वतों के शिखरों में होनेवाली खानों से प्राप्त किया जाता है। कृत्रिम वह है जो रजत वंग योग से बनाया जाता है। खनिज को खनिज ही गिनकर रजत के खनिज और कृत्रिम दो भेद मानते हैं। कई ग्रन्थकार सहज और कई वैद्य शुक्ल और कृष्ण वर्णभेद से रजत के दो भेद मानते हैं। लोक व्यवहार में भी प्रायः ईंट की चाँदी और कलदार चाँदी दो मुख्य भेद माने जाते हैं। कलदार चाँदी में ताम्र आदि धातुओं का मिश्रण होने से वह कठिन और कृष्णवर्ण की होती है। इसी तरह यूनानी वैद्यक में भी इसके सात भेद माने गये हैं। परन्तु वे सब खनिज और कृत्रिम रजत के अन्तर्गत ही समझने चाहिये।

त्याज्यरजतस्य स्वरूपम्

दाहेऽतिमलिनं पीतं रक्तं रूक्षं लघु स्फुटम्।
कठिनं सदलञ्चैव रजतं त्याज्यमुच्यते ॥ ३ ॥

भा.टी.—अग्नि में तपाने पर अत्यन्त मलिन होनेवाला, पीतरक्तवर्ण मिश्रित, बाहर से देखने में खुश्क, लघुभार, हथौड़े की चोट से फटनेवाला, कठिन और पत्रयुक्त रजत त्याज्य समझना चाहिये ॥ ३ ॥

प्रकारान्तरेण जात्यरजतस्य स्वरूपम्

निर्मलं पिच्छिलं स्निग्धं मृदुलं निर्दलं घनम्।
शरदिन्दुनिभं यच्च रजतं जात्यमुच्यते ॥ ४ ॥

भा.टी.—जात्य रजत स्वच्छ, पिच्छिल, चिकना, मृदु, दलरहित और शरदकालिक चन्द्रमा की तरह उत्तम चाँदी होता है।

रजतशोधनस्य प्रयोजनम्

तारं विवर्द्धयति सर्गजगात्रतापं
वीर्यं विनाशयति हन्ति शरीरपुष्टिम्।
विड्बन्धनं रचयतीह तथाङ्गसादं
ईषन्मृतं त्वपि मृतं यदि शुद्धिहीनम् ॥ ५ ॥

रजतशोधनप्रयोजनम्—सर्गजं स्वाभाविकम्। प्राचीनैरप्युक्तम् "तारं शरीरस्य करोति तापं विड्बन्धतां यच्छति शुक्रनाशम्। वीर्यं बलं हन्ति तनोश्च पुष्टिं महागदान् पोषयति ह्यशुद्धम्॥" इति॥ ५॥

भा.टी.—अशुद्ध रजत के सेवन से सर्व शरीर में ताप की वृद्धि हो जाती है, शरीर की पुष्टि और वीर्यशक्ति क्षीण हो जाती है। इसके सेवन से भयंकर मलबन्ध होने का डर रहता है और शरीर में सर्वत्र पीड़ा या शिथिलता हो जाती है। शुद्धि के बिना भस्म किये गये तथा अर्धरूप से भस्म किये गये रजत के सेवन से भी ये ही दोष उत्पन्न होते हैं। अतः चाँदी को शुद्ध करके ही अन्तः प्रयोग में लाना चाहिये॥ ५॥

रजतस्य प्रथमः शोधनप्रकारः

पत्रीकृतं तु रजतं ज्वलने प्रतप्तं
निर्वापयेन्मुनितरोः स्वरसे त्रिवारम्।
इत्थं विशुद्धममलं खलु चन्द्रलोहं
संयोजयेन्मृतिविधौ भिषजां वरेण्यः॥ ६॥

रजतशोधनम्—अगस्त्यपत्रस्वरसे त्रिवारं निर्वापणेन। उक्तञ्च—"पत्रीकृतन्तु रजतं प्रतप्तं जातवेदसि। निर्वापितमगस्त्यस्य रसे वारत्रयं शुचि॥" इति॥६॥

भा.टी.—रजत के सूचीवेध्य पत्र बनाकर उनको अग्नि में तपाकर अगस्त्य वृक्ष के स्वरस में बुझा दें, इस प्रकार तीन बार करें। इस विधि से शुद्ध किये गये रजत को भस्म करने के लिये लेना चाहिये॥ ६॥

द्वितीयः शोधनप्रकारः

प्रदीप्य वह्निं खलु चुल्लिकायां तस्यां कटाहञ्च ततो निदध्यात्।
तदन्तरे चाथ वनोपलोत्थभूत्यालवालं परितो विदध्यात्॥७॥
अथालवालस्य तु मध्यदेशे रौप्यं क्षिपेद्वै भिषजां वरेण्यः।
तारोन्मितं शोधितसीसकञ्च निक्षिप्य दर्व्या परिचालयेच्च॥८॥
द्रुतन्तु तारं त्वथ सीसकञ्च विलोक्य टङ्कं प्रददीत कामम्।
सीसं मृतं धूमविवर्जितञ्च समाहरेद्रौप्यमलं विशुद्धम्॥९॥

अपरः शोधनप्रकारः सुगमपाठः। टङ्कं टङ्कणम्। सीसं मृतमिति टङ्कणक्षेपाद् हठाग्नितापाच्च भस्मीभूतम्। तच्चाल्पं उड्डीनं भवति, अवशिष्टञ्च भस्ममिलितं भवति। धूमवर्जितमिति यावत् सीसं तावत् धूमनिर्गम इति भावः॥७-९॥

भा.टी.—आग पर कराही को रखकर कराही में गोबर के "राख" का

आलवाल बनावे, उसी बीच में चांदी का टुकड़ा (पत्र) रखे और चाँदी के मान के बराबर शुद्ध सीसा देकर कलछुल से चलावे। जब देख ले कि सीसा तथा चादी दोनों गल गया तब शुद्ध सोहागा का चूर्ण इच्छानुसार देने से सीसा मर जाता है और धूमरहित हो जाता है। पात्रतल में नीचे बैठे हुए शुद्ध रौप्य भाग का भस्मादि कार्यों में प्रयोग किया जाता है ॥ ७–६ ॥

तृतीयः शोधनप्रकारः

पत्तलीकृतपत्राणि राजतानि भिषग्वरः।
वह्नौ प्रतापयेत्कामं वङ्कनालप्रदीपिते ॥१०॥
ततो निम्बूकजद्रावे चाङ्गेरीस्वरसेऽपि वा।
स्नपयेत्तप्ततप्तानि भूयो भूयः प्रयत्नतः ॥११॥
यावद्राजतपत्राणि मार्दवं यान्ति निर्भरम्।
वीतशङ्कस्ततो वैद्यो मारणाय प्रयोजयेत् ॥१२॥

तृतीयः शोधनप्रकारः—सर्वदा सुलभक्रमः। वीतशङ्कः अशुद्धिशङ्का-रहितः ॥ १०–१२ ॥

भा.टी.—चाँदी के पतले २ पत्र बनाकर कोष्ठी के ऊपर कोयलों की अग्नि में वंकनाल से हवा करते हुए तपायें। जब पत्र तपकर लाल हो जायँ तो उन्हें चिमटे से पकड़कर नींबूरस में बुझा दें। इस प्रकार तब तक पत्रों को तपाकर नींबूरस में बुझाते रहें जब तक कि वे पर्याप्त मुलायम न हो जायँ। इस प्रकार शद्ध लिये हुए रजत को निःशंक होकर भस्म कर सकते हैं ॥ १०–१२ ॥

अथ रजतदलस्य नामानि

चन्द्रलोहदलं चैव स्मृतं रजतमण्डलम्।
तदेव तारपटलं मतं तारदलञ्च तत् ॥१३॥

रजतदलं खण्डादिना सह निश्चन्द्रं यावन्निष्पेष्य शुक्रमेहादौ प्रयोज्यम् ॥१३॥

भा.टी.—चाँदी के वर्कों को चन्द्रलोहदल, रजतमण्डल, तारपटल और तारदल नाम से कहा जाता है ॥ १३ ॥

अस्य गुणाः

चन्द्रलोहदलं शीतं तुवराम्लरसं सरम्।
विपाकमधुरं बल्यं स्निग्धं रुच्यञ्च लेखनम् ॥१४॥
शुक्रमेहघ्नमायुष्यं वयःस्थापनमुत्तमम्।
वृष्यं मेध्यं विशेषेण वातपित्तप्रणाशनम् ॥१५॥

भा.टी.—चाँदी के वर्क शीतवीर्य, स्वाद में कषाय और अम्लरस, सर, विपाक में मधुर, बलवर्धक, स्निग्ध, रुचिकारक, लेखन, शुक्रप्रमेहनाशक, आयुष्य, वयःस्थापक, वृष्य, मेधावर्धक, विशेषतः वातपित्त-प्रकोपशामक होते हैं ॥ १४–१५ ॥

रजतपटलानां प्रयोगः

ताम्बूलवीटिकादौ वा मिष्टान्नेषु विशेषतः ।
साम्प्रतं विनियुज्यन्ते चन्द्रलोहदलानि तु ॥ १६ ॥

भा.टी.—चाँदी के वर्कों को आजकल पान के बीड़े पर लपेटकर अथवा मिठाइयों पर लपेट कर खाया जाता है ॥ १६ ॥

वक्तव्य—शुक्रप्रमेह में इनको खाँड आदि के साथ निश्चन्द्र होने तक पीस कर प्रयोग किया जाता है अथवा प्रमेहहर गोलियों के बाहर चाँदी के वर्कों से लपेट कर खिलाया जाता है । हृद्रोग और अधिक गर्मी को शान्त करने के लिये वर्कों को आँवले आदि मुरब्बे के साथ लपेट कर खाया जाता है ।

रजतस्य प्रथमो मारणप्रकारः

कर्षद्वयमितं तारं विशुद्धन्तु समाहरेत् ।
रसेश्वरं तारतुल्यं निर्मलञ्च हरेद्भिषक् ॥ १७ ॥
खल्वे सम्पेष्य यत्नेन पिष्टिकां कारयेत्ततः ।
निम्बूकस्वरसं दत्त्वा दिनमेकं सुपेषयेत् ॥ १८ ॥
ततः प्रक्षालयेत्कामं सलिलेन भिषग्वरः ।
शुद्धं सौगन्धिकं तुल्यं तथैव नटभूषणम् ॥ १९ ॥
निक्षिप्य चाथ सम्पेष्य श्लक्ष्णचूर्णञ्च कारयेत् ।
शरावसम्पुटे न्यस्य पुटेत्स्वल्पपुटे ततः ॥ २० ॥
एवं पुटत्रयेणैव रजतं मृतिमाप्नुयात् ।
सञ्जायते चैवं रक्तोत्पलसमप्रभम् ॥ २१ ॥

रजतस्याद्यो मारणप्रकारः—प्रक्षालयेत् कामं सलिलेन-इति पिष्टिनैर्मल्यार्थम् । सम्पुटशरावकान्तलग्नन्तु रजतभस्म सावधानतया विलेख्यमिति । उक्तं हि—"विधाय पिष्टिं सूतेन रजतस्याथ मेलयेत् । तालं गन्धं समं शुद्धं तन्मर्द्यं निम्बुकद्रवैः ॥ गोलकीकृत्य संशुद्धं मूषायां स्वर्णवद् दृढम् । द्वित्रैः पुटैर्भवेद् भस्म योज्यमेतद् रसादिषु ॥" इति ॥ १७–२१ ॥

भा.टी.—दो कर्ष परिमाण शुद्ध चाँदी को लेकर उसमें दो कर्ष शुद्ध पारद मिलाकर खरल में घोटकर इसकी पीठी सी बना लें । अब इस पीठी को नींबू के

रस में एक दिन तक अच्छी तरह से घोटकर जल से धोकर साफ कर लें। फिर इस पीठी में दो कर्ष परिमाण शुद्ध गन्धक और एक कर्ष शुद्ध हरताल मिलाकर अच्छी तरह घोटकर चूर्ण करलें। अन्त में इस चूर्णको शरावसम्पुट में रखकर लघुपुट में फूँक दें। इस तरह तीन लघुपुटों में फूँकने से चाँदी की भस्म हो जाती है। इस प्रकार बनी हुई रजतभस्म लाल कमलसदृश सुन्दरवर्ण की होती है ॥ १७–२१ ॥

द्वितीयो मारणप्रकारः

रौप्यपत्राणि शुद्धानि समादाय भिषग्वरः।
कर्तर्या कर्तयेच्चाथ कणान् सूक्ष्मांस्तु कारयेत् ॥ २२ ॥
रौप्यपत्रमितञ्चाथ तालं गन्धञ्च शोधितम्।
निक्षिपेच्चाथ सम्पेष्य शरावद्वयसम्पुटे ॥ २३ ॥
निधाय पुटयेद्यत्नात्पुटे कुक्कुटसंज्ञके।
एवं पुटत्रयेणैव तारं यात्याशु पञ्चताम् ॥ २४ ॥
भस्म सञ्जायते चैवं कालाञ्जनसमप्रभम्।
एवं मृतं चन्द्रलोहं वीतशङ्कः प्रयोजयेत् ॥ २५ ॥

द्वितीयः प्रकारः सुगमः ॥ २२–२५ ॥

भा.टी.—शुद्ध चाँदी के पात्रों को लेकर उनको कैंची से काटकर छोटे-छोटे टुकड़े कर लें। अब रजत के टुकड़ों में चाँदी के बराबर शुद्ध हरताल और शुद्धगन्धक मिलाकर दो छोटे-छोटे सिकोरों में बन्द करके कुक्कुटपुट में फूँक दें। इस प्रकार हरताल और गन्धक के योग से तीन कुक्कुटपुट देने से रजत की भस्म हो जाती है। परन्तु यह भस्म काले सुरमे के सदृश काली चमकीली होती है। इसे निःशंक होकर कार्य में ला सकते हैं ॥ २२–२५ ॥

तृतीयो मारणप्रकारः

पत्तलीकृतपत्राणि राजतानि समाहरेत्।
कर्तर्या कर्तयित्वा च कणान सूक्ष्मांस्तु कारयेत् ॥ २६ ॥
तारपत्रसमं सूतं गन्धञ्च विमलं हरेत्।
कुमारीस्वरसं दत्त्वा सम्यक् सम्पेषयेद् बुधः ॥ २७ ॥
शरावसम्पुटे न्यस्य करीषाग्नौ पुटेद्भिषक्।
एवं स्वल्पपुटैरेव रौप्यं याति हि पञ्चताम् ॥ २८ ॥

तृतीयः प्रकारस्तालकक्षेपरहितः प्रायश्चतुर्दशपुटैः साध्यश्चेति ॥ २६-२८ ॥

भा.टी.—चाँदी के बहुत पतले-पतले पत्र लेकर उनको कैंची से काटकर बहुत सूक्ष्म कणों के रूप में बनालें। अब इन कणों में चाँदी के बराबर भाग शुद्ध पारा और शुद्ध गन्धक मिला घीकुआर के गूदे में अच्छी तरह मर्दन करके शरावसम्पुट में बन्द करलें। सम्पुट के सूखने पर लघुपुट में (उपलों की अग्नि में) फूँक देवें। इस प्रकार भी थोड़े पुटों में रजत की भस्म हो जाती है ॥२६-२८॥

चतुर्थो मारणप्रकारः

पत्रीकृतं शुद्धतारं चतुस्तोलकसंमितम्।
द्वितोलकमितं चैव सुमृतं स्वर्णमाक्षिकम् ॥२९॥
सुधादुग्धेन सम्पेष्य पेषयेद्याममात्रकम्।
आतपे चाथ संशोष्य श्लक्ष्णचूर्णञ्च कारयेत् ॥३०॥
शरावसम्पुटस्थञ्च पुटेद्वन्योपलैर्भिषक्।
एवं स्वल्पपुटैरेव रजतं मृतिमाप्नुयात् ॥३१॥
द्वितीयादिपुटेष्वत्र रसतन्त्रविचक्षणः।
माक्षिकं न प्रयुञ्जीत रहस्यमिति कीर्तितम् ॥३२॥

चतुर्थः प्रकारो माक्षिकभस्मयोगी क्षुधावर्धकः उदरविकारहरश्च विशेषात् ॥२६-३२॥

भा.टी.—चार तोला शुद्ध रजत को लेकर उनको कैंची से काटकर छोटे-छोटे टुकड़े करलें, अब इनमें दो तोला स्वर्णमाक्षिकभस्म मिला थोहर के दूध के साथ छः घंटे तक अच्छी तरह रगड़ करके धूप में सुखालें। धूप में सूखने पर इसका चूर्ण-सा कर लें। अब इस चूर्ण को शरावसम्पुट में बन्द करके जंगली उपलों की अग्नि में फूँक दें। इस प्रकार थोड़े से पुटों में ही चाँदी की भस्म हो जाती है। इस विधि से रजतभस्म बनाने में पहिले पुट में ही स्वर्ण-माक्षिक डालनी चाहिये। इसके बाद केवल थोहर के दूध में ही घोटकर लघु-पुट देने चाहिये ॥ २६-३२ ॥

वक्तव्य—प्रथम बार मिलायी हुई स्वर्णमाक्षिकभस्म धीरे २ पुट देने में कुछ उड़ जाती है और कुछ दग्ध हो जाती है और कुछ अंश रजतभस्म में भी रह जाती है। इस विधि से बनायी हुई रजतभस्म उदररोगहर और क्षुधा-वर्धक होती है। क्योंकि इसमें थोहर का दूध पर्याप्त मात्रा में पड़ता है।

पञ्चमो मारणप्रकारः

शुद्धानि तारपत्राणि समादाय भिषग्वरः।

विशोधितं हिङ्गुलं तु क्षिपेत्तारमितं भिषक् ॥३३॥
तथैव सुमृतं ताप्यं क्षिप्त्वा सम्पेषयेद् बुधः।
निम्बूकस्वरसं दत्त्वा शुष्कचूर्णञ्च कारयेत् ॥३४॥
सम्पुटस्थं ततः कृत्वा पुटयेत्तु प्रयत्नतः।
एवं स्वल्पपुटैरेव रजतं मृतिमाप्नुयात् ॥३५॥
द्वितीयादिपुटेष्वत्र रसतन्त्रविचक्षणः।
माक्षिकं न प्रयुञ्जीत रहस्यमिह कीर्तितम् ॥३६॥

पञ्चमः प्रकारः माक्षिकभस्महिङ्गुलयोगजातसिद्धिः सुगमपाठः प्रायः॥३३-३६॥

भा.टी.—शुद्ध रजत के पत्रों को कैंची से काटकर बहुत बारीक पतले टुकड़े करलें। अब इनमें समभाग शुद्ध हिंगुल और स्वर्णमाक्षिकभस्म मिला निम्बू के स्वरस में अच्छी तरह पाँच-छः घंटे तक घोटकर सुखा के चूर्ण करलें। अब इस शुष्कचूर्ण को शरावसम्पुट में बन्द करके लघुपुट की अग्नि में फूँक दें। इस प्रकार थोड़े पुटों में ही चाँदी की भस्म हो जाती है। इस विधि से रजत की भस्म करने पर भी पहिले पुट में ही स्वर्णमाक्षिकभस्म डालनी चाहिये। इसके बाद केवल हिंगुल और निम्बूरस में ही घोटकर पुट देने चाहिये ॥३३-३६॥

षष्ठो मारणप्रकारः

समाहरेत्सुविमलां तारपत्रकणाच्चयम्।
निम्बूकद्रवसंशुद्धं निरम्लाकृतमिङ्गुलम् ॥३७॥
तारद्द्विगुणितं दत्वा पिष्ट्वा चूर्णञ्च कारयेत्।
ऊर्ध्वपातनयन्त्रेण पचेत्पाकविधानवित् ॥३८॥
भूयो भूयः पचेद्यावद्रजतं मृतिमाप्नुयात्।
अधःस्थं सुमृतं तारं कृष्णाभमतिसुन्दरम् ॥३९॥
आहरेदूर्ध्वसंस्थन्तु रसेशञ्चातिनिर्मलम्।
एवं मृतं चन्द्रलोहं तत्त्वाद्यागेषु योजयेत् ॥४०॥

षष्ठः प्रकारः—हिङ्गुलसाध्यः प्रयत्नैक्येऽपि कार्यद्वयसाधकः सरलप्रायश्च॥३७-४०।

भा.टी.—शुद्ध किये हुए चाँदी के पत्रों का बुरादा-सा चूर्ण लेकर उसमें द्विगुण भाग निम्बू के रस में अच्छी तरह शुद्ध किया हुआ हिंगुलचूर्ण डालकर पीस लें और चूर्ण-सा कर लें। अब इस चूर्ण को ऊर्ध्वपातन की निचली हाँडी में रखकर इसके मुख पर एक दूसरी औंधा मुख टिकाकर दोनों की मुखसन्धि को अच्छी तरह कपड़मिट्टी से पोत दें। अब ऊर्ध्वपातन यन्त्र को चूल्हे पर

रखकर इसके नीचे अग्नि देकर पकायें। जब हिंगुल से पारद उड़ने तक की अवधि की अग्नि दे लें तो इसे स्वांगशीत करके खोल कर ऊपर हांडी में लगे हुए पारद को और नीचे हांडी में बनी हुई चाँदी की राख को अलग निकाल लें। इस विधि से तब तक बराबर ऊर्ध्वपातन यन्त्र में हिंगुल के साथ रजत को पकायें जब तक कि नीचे हांडी में रजत की कृष्णाभ अत्यन्त सुन्दर भस्म न हो जाय। ऊपर की हांडी में शुद्धपारद प्रतिवार ही प्राप्त होगा। इस प्रकार बनायी रजत को तत्तद् योगों में काम लावें ॥ ३७-४० ॥

सप्तमो मारणप्रकारः

राजतानि विशुद्धानि पत्राणीह समाहरेत्।
रसेश्वरं समं दत्त्वा पिष्टिकां कारयेत्ततः ॥ ४१ ॥
गौरीपाषाणचूर्णञ्च समं निक्षिप्य मर्दयेत्।
आतपे चाथ संशोष्य शुष्कचूर्णञ्च कारयेत् ॥४२॥
सम्पुटस्थं ततः कृत्वा पुटेद् गजपुटेन तु।
पुटमेकं प्रदायाथ खल्वे सञ्चूर्णयेत्ततः ॥४३॥
हिंगुलं विमलञ्चैव तत्तुल्यं मेलयेद् बुधः।
एवं पुटद्वयं दद्याद्रसतन्त्रविचक्षणः ॥४४॥
एवं पुटत्रयेणैव रजतं मृतिमाप्नुयात्।
एवं मृतन्तु रजतं वीतशङ्कः प्रयोजयेत् ॥ ४५ ॥

सप्तमः प्रकारः—शङ्खविषयोगसाध्यः निर्माणसुगमश्चेति। अत्र भस्मावस्थायां शङ्खविषं नावशिष्यते इति समाधानीयम् ॥ ४१-४५ ॥

भा.टी.—शुद्धरजत के पत्रों का बुरादा और शुद्धपारद दोनों समभाग लेकर खरल में घोंटकर इसकी पीठी बना लें। पीठी बनाते समय ही इसमें समभाग गौरीपाषाणचूर्ण (संखिया) भी मिला दें। अब इसे धूप में अच्छी तरह सुखाकर चूर्ण कर लें। इस चूर्ण को एक सम्पुट में अच्छी तरह बन्द करके गजपुट में फूंक दें। एक गजपुट की अग्नि देने पर सम्पुट में से द्रव्य को निकाल खरल में डालकर उसमें रजतसमभाग शुद्धहिंगुल मिला सम्पुट में बन्द करके पुनः गजपुट में फूँक दें। इसी प्रकार फिर तीसरी बार भी गजपुट में फूँक दें। इस तरह तीन पुटों ही में चाँदी की भस्म हो जाती है ॥ ४१-४५ ॥

वक्तव्य—इस विधि में यद्यपि संखिया का मिश्रण किया गया है, परन्तु वह तीन गजपुटों की अग्नि देने पर उड़ जाता है। परन्तु संखिया के योग से

बनी हुई रजतभस्म बहुत तीव्र होती है जो वातकफविकारों के लिये अत्यन्त उपयोगी होती है।

मृतरजतस्य गुणाः

तारं मृतं सुशिशिरं तुवरञ्च रुच्यं
स्निग्धं विपाकमधुरं परमञ्च मेध्यम्।
वर्ण्यं परं पवनहारि कफप्रणाशि
त्वम्लं सरं परमलेखनकञ्च वृष्यम् ॥४६॥
सुमृतं चन्द्रलोहन्तु वयःस्थापनमुत्तमम्।
बल्यं परं दाहहरं स्मृतिकान्तिविवर्द्धनम् ॥ ४७ ॥
तृष्णाशोषप्रशमनं परमञ्च रसायनम्।
भ्रमहारि विशेषेण गर्भाशयविशोधनम् ॥ ४८ ॥
पित्तामयप्रशमनं प्रमेहाद्यामयापहम्।
आयुष्यञ्च विशेषेण विष्टब्धाजीर्णनाशनम् ॥ ४९ ॥
मदात्ययात्ययकरं वह्निमान्द्यप्रणाशनम्।
विषघ्नं ज्वरहृच्चैव प्लीहोदरविनाशनम् ॥५०॥
क्षयक्षयकरं नाडीशूलापस्मृतिनुत् परम्।
हृद्यं खलु विशेषेण जाठरामयनाशनम् ॥ ५१ ॥

अथ मृतरजतगुणाः—सामान्यतः प्राचीनतन्त्रेष्वपि निर्दिष्टप्राया विस्तरेणाचार्यैरुदाहृताः ॥ ४६–५१ ॥

भा.टी.—रजतभस्म अत्यन्त शीत, कषायरस, स्निग्ध, रुचिकारक, विपाक में मधुर और उत्तम मेधावर्धक होती है। इसके सेवन से त्वचा का वर्ण निखर आता है, अतः यह त्वच्य होती है। यह भस्म वातहर और कफप्रकोपनाशक है। यह भस्म कषायरस के अतिरिक्त अम्लरस, सर तथा उत्तम लेखन होती है। चाँदी की भस्म उत्तम वयःस्थापक और सब शरीर में बल प्रदान करती है। यह शीत होने से पित्तप्रकोपजन्य दाह में लाभ करती है। मस्तिष्क की पोषक होने से स्मरणशक्ति को बढ़ाती है और शरीर में ओजशक्ति की पुष्टि करने से कान्तिवर्धक है। इसके सेवन से तृष्णा तथा मुखशोष शान्त होता है। यह सब शरीर की पोषक होने से रसायन मानी जाती है। शिरोविकार के कारण होनेवाले चक्करों में विशेष लाभ करती है। गर्भाशयशोधन में बहुत उत्तम

है। इसके प्रयोग से पित्तप्रकोपजन्य रोग तथा प्रमेह आदि रोग दूर हो जाते हैं। शरीर में से वातप्रकोप को दूर करने के कारण वातिक संस्थान को स्वस्थ सबल और क्षोभ रहित करने के कारण यह आयुष्य कही जाती है। आँतों में वातप्रकोपजन्य विष्टब्धजीर्ण में यह विशेष लाभदायक है। मदात्यय के कारण होनेवाले सभी विकारों को दूर कर और अग्निमान्द्य को हटाती है। शरीरगत अनेक प्रकार के विषों को नष्ट करती है। ज्वर-विशेषतः पुरातन ज्वरों और प्लीहोदर रोग को शान्त करती है। क्षयरोग के लिये यह स्वर्ण समान ही क्षयनाशक है। नाड़ीशूल और अपस्मार के लिये बहुत उत्तम द्रव्य है। स्वर्ण के समान ही यह भी हृद्य है और उदररोगों को नष्ट करती है ॥ ४६–५१ ॥

वक्तव्य—जब किसी रोग के उपद्रव स्वरूप अथवा मधुमेह, प्रमेह सुजाक में उपद्रव स्वरूप शरीर के कीटाणु (घटक) शनैः शनैः घुलने लगे हों और दूषित अवयवों में दाह हो, शूल के साथ स्थानिक त्वचा काली पड़ गयी हो और कभी-कभी ज्वर भी हो जाया करता हो तो इस प्रकार के वातिक या वातपैत्तिक-दुष्टिजन्य कोथ (*Gangren*) में रजतभस्म का प्रयोग लाभकारी होता है। सुजाक, फिरंग के पश्चात् होनेवाली वातवाहिनियों के संकोच से होनेवाली नपुंसकता में भी रजतभस्म का अच्छा प्रभाव होता है। अम्लपित्त में भी रजत-भस्म का सेवन लाभकारी सिद्ध हुआ है।

रजतनिष्क्रमण—रजत का निष्क्रमण मल (टट्टी द्वारा रजतगन्धी) (*Silver Sulphide*) के रूप में होता है जिससे मल का वर्ण काला भूरा-सा हो जाता है। इसके अतिरिक्त रजत आन्त्रस्राव तथा पित्त के द्वारा भी बाहर निकलता है और इसका कुछ अंश यकृत् तथा वृक्कों में सञ्चित पाया जाता है।

विशिष्टा गुणाः

मृतन्तु तारं शमयेन्नितान्तं प्रकोष्ठगं वातमतिप्रवृद्धम्।
शाखाश्रयं पित्तमलं विवृद्धं जत्रूर्ध्वसंस्थञ्च कफं मलाख्यम् ॥५२॥
प्रक्षीणबुद्धिस्मृतिसाहसानां शिरोभ्रमेणातिविमोहितानाम्।
अध्यापनादौ सुचिरं रतानां यूनां शिशूनाञ्च परं प्रशस्तम् ॥५३॥

विशेषगुणास्तु पूर्वाचार्यैरनुक्ता अपि अनुभूतचराः शिष्यमतिवैशद्याय प्रकटी-क्रियन्ते मृतन्तु तारमिति। निगदव्याख्यातमन्यत् ॥ ५२, ५३ ॥

भा.टी.—रजतभस्म कोष्ठगत वायु की वृद्धि को अवश्य ही शान्त करता है और रस-रक्तादि धातुओं में सञ्चित पित्त तथा जत्रु (हँसली) से ऊपर के

भाग गला, कण्ठ, नासिका मुख आदि भाग में प्रकुपित कफ को शान्त करता है। बुद्धि, स्मृति तथा साहसहीन मनुष्यों के लिये, शिर में चक्कर आने से दुःखी मनुष्यों के लिये यह उत्तम औषधि है। निरन्तर अध्ययन-अध्यापन कार्य करनेवाले युवापुरुषों तथा बालकों के लिये रजतभस्म अत्यन्त उपयोगी औषधि है ॥ ५२, ५३ ॥

मृतरजतस्य मात्रानिरूपणम्

रक्तिकायास्तुरीयांशाद्रक्तिकैकमितं परम् ।
मृतं तारं नियुञ्जीत बलकालाद्यपेक्षया ॥ ५४ ॥

मात्रानिरूपणं बलकालापेक्षया योग्यमेव ॥ ५४ ॥

भा.टी.—चौथाई गुञ्जा से लेकर १ गुञ्जा तक बल, काल के अनुसार रजत भस्म की मात्रा बतायी गयी है ॥ ५४ ॥

अस्य आमयिकः प्रयोगः

यवानिकादेवपुष्पचूर्णेन रजतं मृतम् ।
शीलितं नाशयत्याशु कोष्ठवातं चिरोत्थितम् ॥५५॥
एलाचूर्णयुतं तारं सततं परिशीलितम् ।
अजीर्णरोगजनितं हृदयस्पन्दनं हरेत् ॥ ५६ ॥
एलासितोपलाचूर्णयुतं तारं तु शीलितम् ।
सूर्यावर्तञ्च तथा निहन्त्यर्धावभेदकम् ॥ ५७ ॥
रससिन्दूरलोहाढ्यं सशिलाजतुताप्यकम् ।
शीलितं चन्द्रलोहं तु वरावारा विशेषतः ॥ ५८ ॥
वामडिम्बाशयोद्भूततीव्रवेदनयान्वितम् ।
गर्भाशयच्युतिं घोरां नाशयत्यविलम्बितम् ॥५९॥
टङ्काभ्ररससिन्दूरसंयुक्तं चन्द्रलोहकम् ।
युक्तं बलावराक्वाथैस्तीव्रोरुव्यथयान्वितम् ॥६०॥
वामडिम्बाशयोद्भूतव्यथया ह्युपलक्षितम् ।
विनिहन्ति विशेषेण त्वण्डाधारभवामयम् ॥ ६१ ॥
रससिन्दूरसौभाग्यसंयुक्तं चन्द्रलोहकम् ।
शीलितं रजनीवारा सप्ताहद्वितयोन्मितम् ॥६२॥
क्षतान्वितं चातिमात्रं पूतिस्रावसमायुतम् ।
गर्भाशयस्य संकोचं नाशयत्यविकल्पतः ॥ ६३ ॥
तारं सलोहं माक्षीकरससिन्दूरसंयुतम् ।

यवानीचित्रककाथयुतं तु परिशीलितम् ॥ ६४ ॥
गृध्रसीं चैव विश्वाचीं तथैव त्रिकवेदनाम ।
विविधस्थानसंभूतं नाडीशूलं व्यपोहति ॥ ६५ ॥
पर्पटोशीरधान्यादिपित्तघ्नकाथसंयुतम् ।
चन्द्रलोहं निहन्त्याशु पित्तं शाखासमाश्रितम् ॥ ६६ ॥
राजावर्तसमायुक्तं रजतं परिशीलितम् ।
मदात्ययात्ययकरं समाख्यातं विशेषतः ॥ ६७ ॥
चोपचीनीसमायुक्तं रजतं परिशीलितम् ।
आध्मानं चिरसञ्जातं नाशयत्याशु निश्चितम् ॥ ६८ ॥
सितोपलायुतं रौप्यं यत्नतः परिशीलितम ।
सत्वरं नाशयत्येव दाहं शाखाश्रितं ध्रुवम् ॥ ६९ ॥
सिताघृतैलासंयुक्तं रजतन्तु निषेवितम् ।
उन्मादं नाशयत्येव ह्यचिरादेव दारुणम् ॥ ७० ॥
त्रिजातकसमायुक्तं रजतं परिशीलितम् ।
प्रमेहादिकरोगांश्च द्रुतमेव निवारयेत् ॥ ७१ ॥
जीरकाकोलिकोपेतं चोपचीनीसमन्वितम् ।
रससिन्दूरसंयुक्तं रजतं परिशीलितम् ॥ ७२ ॥
गर्भाशयाज्जायमानं सशूलं कुसुमोद्गमम् ।
श्लैष्मिकन्तु कलास्रावं द्रुतमेव विनाशयेत् ॥ ७३ ॥
स्थिरात्मगुप्ताशतमूलिकाभिर्निषेवितं वै खलु चन्द्रलोहम् ।
मासद्वयेनैव निहन्ति कार्श्यं बल्यञ्च वृष्यञ्च परं प्रदिष्टम् ॥७४॥
कृमिघ्नभल्लातकविश्वरक्तैर्यत्नेन तारं परिशीलितन्तु ।
मासैकयोगेन हि सुन्दरीणां सौन्दर्यवृद्धिं जनयेन्नितान्तम् ॥७५॥

अथास्य रोगयोग्यः प्रयोगः—वरावारा त्रिफलाजलेन, डिम्बाशयो बीजाधारः "*Ovary*" इत्याङ्ग्लभाषायाम्, तस्मिन्नुद्भूता या तीव्रा वेदना तया युक्ता गर्भाशयस्य स्वस्थात् च्युतिं हरतीति। अत्र वामडिम्बाशय इत्युपलक्षणम्, तेन दक्षिणडिम्बाशयोद्भूतवेदनान्वितां गर्भाशयच्युतिमपि नाशयति इति ज्ञेयम्। अण्डाधारभवामयः—"रमणातिशयाच्छैत्यादभिघाताद्विषादपि। अण्डाधारगदः कृच्छ्रो जायते चाहिताशनात् ॥ उदरोरुव्यथा तीव्रा मूत्रस्याल्पत्वरक्तते। ज्वरारोचकहृल्लासा अरतिर्बलसंक्षयः ॥ धमनी वेगिनी क्षुद्रा जिह्वा रक्तोत्पला तथा।

अण्डाधारगदस्यैताः प्रोक्ता आकृतयो बुधैः ॥" इत्युक्तः । गर्भाशयाज्जायमानमित्यादिना तु "*Membraneus Dysmenorrhxa*" इत्याख्यस्य रोगस्योपवर्णनं विनाशयत्ययं योगः । कृमिघ्नो विडङ्गः । रक्तं कुङ्कुमम् ॥५५–७५॥

भा.टी.—पुरातन कोष्ठगत वायुप्रकोप में रजतभस्म को अजवाइन और लौंगचूर्ण के साथ कुछ दिन सेवन करने से लाभ होता है। पुरातन अजीर्ण से होनेवाले हृदयकंपन में रजतभस्म को इलायचीचूर्ण में मिलाकर सेवन कराने से लाभ होता है। सूर्यावर्त तथा अर्धावभेदक (आधासीसी) रोग में रजतभस्म को इलायचीबीजचूर्ण और मिश्री के साथ प्रयोग कराया जाता है। रजतभस्म को रससिन्दूर, लोहभस्म, शिलाजीत और स्वर्णमाक्षिकभस्म में मिलाकर कुछ काल सेवन करने से वामडिम्बाशय (*ovary*) में उत्पन्न तीव्र वेदना के साथ गर्भाशयभ्रंश में शीघ्र ही आराम आता है। इसका अनुपान त्रिफलाकषाय होना चाहिये। टंकणपुष्प, अभ्रकभस्म तथा रससिन्दूर के साथ रजतभस्म को खरैंटी और त्रिफलाकषाय से सेवन करने पर वामडिम्बाशय में उत्पन्न होनेवाली तीव्र पीड़ायुक्त डिम्बग्रन्थि रोग में विशेष रूप से लाभ होता है। अत्यन्त क्षतयुक्त दुर्गन्धित स्राववाले गर्भाशयसंकोच में रजतभस्म को रससिन्दूर और सुहागे में मिलाकर हरिद्रास्वरस से दो सप्ताह निरन्तर सेवन करने से निश्चित लाभ होता है। रजतभस्म में लोहभस्म,स्वर्णमाक्षिकभस्म और रससिंदूर मिलाकर अजवाइन और चित्रकमूल क्वाथ के साथ सेवन से गृध्रसी (*Sytica*), विश्वाची, त्रिकवेदना और शरीर के विभिन्न स्थानों में होनेवाले नाड़ीशूल में आराम आता है। शाखा-(रसरक्तादि धातु) गत पित्तप्रकोप को शान्त करने के लिए रजतभस्म को पित्तपापड़ा, खस, धनियाँ आदि पित्तनाशक औषधियों के क्वाथ के साथ सेवन करनेसे शीघ्र लाभ होता है। मदात्यय रोग को नष्ट करने के लिए विशेषतः उसके वातिकलक्षणों को दूर करने के लिये रजतभस्म को लाजवर्तभस्म के साथ सेवन कराने से आराम आता है। पेट में होनेवाले पुराने आध्मानरोग को शांत करने के लिए रजतभस्म को चोपचीनीचूर्ण या कषाय के साथ प्रयोग करने से लाभ होता है। हाथ पैरों में होनेवाले दाह अथवा शाखागत दाह रोग में रजतभस्म को मिश्री में मिलाकर सेवन करना चाहिये। रजतभस्म को मिश्री,घृत तथा इलायचीचूर्ण में मिलाकर सेवन कराने से शीघ्र ही भयंकर उदररोग में आराम आता है। त्रिजातक (दालचीनी, तेजपत्र, छोटी इलायची) चूर्ण के साथ रजतभस्म का प्रयोग करने से प्रमेह आदि रोग शीघ्र ही नष्ट हो जाते हैं।

क्षीरकाकोली तथा चोपचीनीचूर्ण और रससिन्दूर के साथ रजतभस्म सेवन कराने से ऋतुकाल में या किसी समय होनेवाले गर्भाशय के श्लैष्मिक कलास्राव में जिसमें मासिकस्राव बड़ी कठिनाई के साथ होता हो तो, शीघ्र आराम आता है। शालपर्णी, कौंच के बीज, शतावर के चूर्ण के साथ रजतभस्म को दो मास तक निरन्तर सेवन करने से शरीर की कृशता नष्ट हो जाती है और शरीर बलवान् हो जाता है। वायविडंग, शुद्ध भिलावाफल, सोंठ तथा केशरचूर्ण के साथ रजतभस्म को मिलाकर एक मास तक निरन्तर सेवन कराने से स्त्रियों के शरीर का सौन्दर्य बढ़ जाता है ॥ ५५–७५ ॥

वक्तव्य—टंकण अभ्रकभस्म तथा रससिन्दूरयुक्त रजतभस्म का प्रयोग गर्भाशयजन्य सब प्रकार की विकृतियों में लाभदायक है। इसके साथ यदि त्रिफलाकषाय की योनिबस्ति दी जाय तो यह और भी अधिक गुणकारी होता है। यह योग केवल वामडिम्बाशयजन्य पीड़ा और गर्भाशयभ्रंश में लाभदायक है। किन्तु दक्षिणडिम्बाशयजन्य वेदना सहित गर्भाशयच्युति में भी लाभदायक होता है। डिम्बाशयरोग के लक्षण अन्यत्र इस प्रकार पाये जाते हैं। "रमणातिशयाच्छैत्यादभिघाताद्विषादपि। अण्डाधारगदः कृच्छ्रो जायते चाहिताशनात् ॥ उदरोरुव्यथा तीव्रा मूत्रस्याल्पत्वरक्तते। ज्वरारोचकहृल्लासा अरतिर्बलसंक्षयः॥ धमनी वेगिनि क्षुद्रा जिह्वा रक्तोत्पला तथा। अण्डाधारगदस्यैताः प्रोक्ता आकृतयो बुधैः ॥"

अथ सोरकाम्लीयरजतस्य निर्माणप्रकारः

सूचीवेध्यानि पत्राणि रजतस्य समाहरेत्।
कर्तर्या कर्तयेच्चाथ कणान् सूक्ष्माँस्तु राजतान् ॥ ७६ ॥
निधाय काचचषके विशुद्धं सोरकाम्लकम्।
बिन्दुशो निक्षिपेत्तारं यावन्न द्रुतिमाप्नुयात् ॥ ७७ ॥
सोरकद्रावसम्पाते धूमोऽत्युग्रोऽभिजायते।
अतो द्रावं क्षिपन् वक्त्रमन्यतः परिवर्तयेत् ॥ ७८ ॥
सताम्रं चेद्भवेत्तारं तदा नीलो भवेद् द्रवः।
निर्मलं चेद्भवेत्तारं द्रवः शुक्लस्तदा भवेत् ॥ ७९ ॥
द्रवेऽस्मिन्नथ वै तीक्ष्णं लवणद्रावकं क्षिपेत्।
यावत्तत्र किलाटाभं तारं विनिपतत्यधः ॥ ८० ॥

निवृत्ते तु किलाटाभं वस्तुपाते तु निश्चितम् ।
न क्षिपेल्लवणद्रावं रसायनविधानवित् ॥ ८१ ॥
अल्पकालावसानेऽथ जलीयांशं तदूर्ध्वगम् ।
निपातयेत्प्रयत्नेन किलाटाभपदार्थतः ॥ ८२ ॥
पीताश्वघ्नसुमाकारप्रणाल्यां सारकं दलम् ।
विन्यस्य चेदं रजतं क्षालयेद्विमलाम्भसा ॥ ८३ ॥
जलं सारकपत्रान्तर्निर्यातं तलपात्रगम् ।
परीक्षेत प्रयत्नेन रसायनविधानवित् ॥ ८४ ॥
आदायैतज्जलं प्राज्ञः शरावे स्वल्पमात्रकम् ।
नृसारबाष्पसंयुक्तं द्रवं किञ्चिद्विनिक्षिपेत् ॥ ८५ ॥
नृसारबाष्पसंयुक्तं द्रवक्षेपेण चेदिदम् ।
जलं नीलत्वमायाति तदा धौतं तु रौप्यकम् ॥ ८६ ॥
सताम्रमधुनापीति व्यवस्येद्रसकोविदः ।
तारं प्रक्षालयेद्यावन्न जहाति हि नीलताम् ॥ ८७ ॥
ताम्रांशरहितं रौप्यं काचपात्रे ततो न्यसेत् ।
जलेनाप्लाव्य स्वल्पं तु लवणद्रावकं क्षिपेत् ॥ ८८ ॥
यशदस्य च पत्राणि स्वल्पानीह क्षिपेत्तथा ।
अल्पकालावसानेऽथ रौप्यं ताम्रादिवर्जितम् ॥ ८९ ॥
भस्मप्रभं काचपात्रतलगं जायते ध्रुवम् ।
ततः खलु व्यतिक्रान्ते सप्ताहे वा दिनाष्टके ॥ ९० ॥
रौप्यं रक्षन् जलीयांशं प्रयत्नेनापसारयेत् ।
ततः सारकपत्रेण रौप्यं भस्मप्रभं पुनः ॥ ९१ ॥
वार्षिकेणाम्भसा विज्ञः क्षालयेदविलम्बितम् ।
ततः सारकपत्रान्तर्निर्यातं सलिलं पुनः ॥ ९२ ॥
प्रयत्नेन परीक्षेत रसायनविशारदः ।
आदायैतज्जलं स्वल्पं काचपात्रे तु विन्यसेत् ॥ ९३ ॥
नृसारबाष्पसंयुक्तं जलं किञ्चिद्विनिक्षिपेत् ।
नृसारबाष्पसंयुक्तजलक्षेपेण चेदिदम् ॥ ९४ ॥
जलं शुक्लत्वमायाति तदा तारन्तु निश्चितम् ।
सद्रावमधुनापीति व्यवस्येद्रसकोविदः ॥ ९५ ॥

तावत्प्रक्षालयेद्यावत्तन्न त्यजति शुक्लताम् ।
द्रावकांशोज्झितं तारं ततः काचशरावके ॥९६॥
न्यस्याथ सोरकद्रावं दत्त्वा सन्द्रावयेत्सुधीः ।
ततः सुराप्रदीपाग्नौ पचेद्यत्नेन कोविदः ॥९७॥
यथा नोत्प्लवते तोयं तथा संशोषयेद् द्रवम् ।
क्षीणे जले भवेच्छुक्लं शलाकाकारचूर्णकम् ॥९८॥
सोरकाम्लीयरजतमेतदुक्तं भिषग्वरैः ।
ततो निधापयेन्नीलकाचकुप्यां विधानवित् ॥९९॥
इदं विनिहितं शुक्लकाचकुप्यामिनांशुभिः ।
स्पष्टं कृष्णत्वमायाति तस्मात्संरक्षयेत्तथा ॥१००॥

अथ नवीनपरिभाषितः सोरकाम्लीयरजतनिर्माणप्रकारः—पीताश्वघ्नसुमं पीतवर्णकरवीरपुष्पम्, तदाकारायां काचप्रणाल्याम् *'Funnel'* इत्याङ्ग्लभाषाप्रसिद्धायाम् । सारकं दलं *"Filter Paper"* इति प्रसिद्धम् । सूचीवेध्यानीत्यारभ्य तन्न त्यजति शुक्लतामिति पर्यन्तं रजतशोधनम् । ततः प्रक्षालनाद्विशुद्धस्य सोरकद्रावकक्षेपपूर्वकं सुराप्रदीपे पाकः, ततः शलाकाकारचूर्णतेति क्रमोऽनुसन्धेयः । इनांशुभिः सूर्यकिरणैः व्याख्यासमानमन्यत् ॥ ७७–१०० ॥

भा.टी.—एक काँच के पात्र में चाँदी के पत्रों का बुरादा डाल दें। अब इस रजतपत्रचूर्ण युक्त काँच पात्र में थोड़ा-थोड़ा करके शुद्ध सोरकाम्ल (*Nitric acid*) डालें जब तक कि सम्पूर्ण रजतचूर्ण इसमें घुल न जाय सोरकाम्ल डालते समय पात्र में से सफेदवर्ण का अत्यन्त तेज धुआँ निकलता है। अतः सोरकाम्ल डालते समय अपने मुख को धुएँ से बचाकर दूसरी तरफ फेर लेना चाहिये। जब सम्पूर्ण रजत घुल जाय तो उस द्रव को देखें यदि रजत में कुछ ताँबा मिला होगा तो वह द्रव नीले वर्ण का होगा; अन्यथा शुद्ध रजत होने पर श्वेतवर्ण का होगा। अब इस द्रव में तीव्र (*Strong*) लवणद्राव धीरे-धीरे डालते रहें जब तक कि चाँदी गाढ़े छने हुए दही के सदृश नीचे पात्रतल में बैठ न जाय। जब रजत का निक्षेप होना बन्द हो जाय तो लवणद्राव डालना बन्द कर दें। अब इस लवणद्रावयुक्त रजतकिलाट को उस पात्र में ही थोड़ी देर रहने दें। जब जलीयांश रजत के ऊपर आ जाय तो, पीले कनेर के फूलके आकार की एक काँच की नली (*Funnel*) में सारकपत्र (*Filter Paper*) रखकर इस द्रव को छानकर पृथक कर दें और रजत को स्वच्छ जल से धो

डालें। अब इस सारकपत्र से छने हुए द्रव की परीक्षा करें। इसकी परीक्षा के लिए पहिले एक सकोरे या काँच के पात्र में इस छने हुए द्रव को लेकर उसमें थोड़ा-सा नौसादरबाष्पद्रव मिलायें। यदि नृमारबाष्पद्रव के योग से यह द्रव नीलवर्ण का हो जाय तो समझना चाहिये कि उक्त धौत (जल से धुला हुआ) रजत में अब भी कुछ ताँबे का अंश बाकी है। अतः उक्त रजत को तब तक जल से अच्छी तरह धोयें जब तक कि उसमें ताम्र का अंश न रह जाय। अब ताम्रांश रहित रजत को एक काँच के प्याले में डाल इसमें बहुत थोड़ा जस्ता (यशद) का चूर्ण डाल दें। और थोड़ी देर एकान्त में पड़ा रहने दें। इस तरह थोड़ी देर में रजत ताम्रादि धातुओं से रहित होकर काँचपात्र के तल प्रदेश में राख की तरह पड़ा हुआ मिलेगा, परन्तु इस रजतयुक्त पात्र को सात या आठ दिन तक इसी तरह रखे रहें। अब आठवें या नौवें दिन सारकपत्र से जल को छान कर पृथक् कर दें और राख के सदृश दिखाई देनेवाली चाँदी को उसी समय वर्षा जल अथवा प्रस्रुत जल से अच्छी तरह धो डालें। अब फिर भी सारकपत्र द्वारा छने हुए जल की पुनः परीक्षा करें। परीक्षा के लिए इस जल को एक काँचपात्र में लेकर उसमें थोड़ा-सा नृसारबाष्पसंयुक्त जल डालकर देखें, यदि वह जल अब भी श्वेतवर्ण का हो तो चाँदी में एसिड का अंश समझकर उसे पुनः तब तक धोयें जब तक कि धोया हुआ जल परीक्षा में सफेद न निकले। अब एसिड अंश रहित रजत को एक काँच के प्याले में डालकर उसमें फिर सारकद्राव डालें और चाँदी को घोल लें। अब घुली हुई चाँदी को काँचपात्र में रख कर सुराप्रदीप की अग्नि पर पकायें, परन्तु इतनी तीव्र अग्नि न दें जिससे द्रव खौलने लगे। मन्द-मन्द रूप से पकाते हुए जब जलीयांश सूख जाय तो पात्र को नीचे उतार लें। इस विधि से शलाकाकार (लंबे पतले) चूर्ण के रूप में सोरकाम्लीय रजत (*Silver Nitrate*) प्राप्त होता है। अब इस सोरकाम्लीय रजत को एक नीलवर्ण की काँच की शीशी में अच्छी तरह डाट लगा कर रख लें। इसको श्वेत काँच की शीशी में रखने अथवा खुली रखने से सूर्यकिरणों के स्पर्श से यह काला पड़ जाता है। अतः इसे सदा सूर्य किरणों के स्पर्श से बचा कर रखना उचित है ॥७६-१००॥

प्रसङ्गान्नवसादरबाष्पद्रवस्य निर्माणप्रकारः

सुदग्धं चूर्णपाषाणं क्षारं निर्वापितं भृशम्।
द्विभागिकं शुष्कचूर्णं भागिकं नवसादरम् ॥ १०१ ॥

चूर्णीकृतं प्रयत्नेन काचकूप्यां तु विन्यसेत् ।
त्रिपादिकायां विन्यस्य कूपीं कूपीमुखे ततः ॥१०२॥
मेलयेत्काचनलिकामुखमेकं प्रयत्नतः ।
अपरं च मुखं त्वस्या विन्यसेज्जलपूरिते ॥१०३॥
अन्यस्मिन्काचकूपे तु तोयमज्जनपूर्वकम् ।
ततस्त्रिपादिकाधस्तात्सुरादीपं प्रदीपयेत् ॥१०४॥
रसायनविधानज्ञस्तावन्मन्दाग्निना पचेत् ।
नृसारबाष्पं द्रवतां याति यावज्जले भृशम् ॥१०५॥
संजायते स्वच्छजलप्रकाशो द्रवः सुतीव्रः खलु चातिरम्यः ।
समीरितोऽयं भिषजां वरेण्यैर्नृसारबाष्पद्रवनामधेयः ॥१०६॥

प्रसङ्गान्नवसादरबाष्पद्रवस्य निर्माणप्रकारः—वारा जलेन । स्पष्टप्रायमन्यत् । काचनलिकामुखमन्यस्यां जलपूर्णायां काचकूप्यां जलनिमग्नं विधेयम् । एवं सति बाष्पं जललीनमेव भवतीति । सुतीव्रः आघ्राणादिना परिच्छेद्यः । अतिरम्यः स्वच्छत्वात् ॥१०१–१०६॥

भा. टी.—अच्छे चूने के पत्थर को आग में खूब पकाकर जब वह पककर फटने लगे तो उसे जल में बुझा दें और इसका चूर्ण खुश्क करके दो भाग ले लें । अब इस चूने के चूर्ण में एक भाग नौसादर का सूक्ष्म चूर्ण मिला एक काँच की शीशी में भर दें । अब इस शीशी को त्रिपादिका पर रखकर इस शीशी के मुख में एक काचनलिका का मुख अच्छी तरह जोड़ दें । इस नली के दूसरे मुख को एक दूसरी जल से भरी हुई और जल में ही रखी हुई काँच की शीशी के मुख से अच्छी तरह जोड़ दें । अब त्रिपादिका के नीचे सुराप्रदीप जलाकर मन्द-मन्द अग्नि जलायें, जिससे नौसादर की बाष्प उड़कर दूसरी कूपी के जल में मिल जाय । इस प्रकार नौसादर बाष्प उड़कर प्राप्त होनेवाला द्रव स्वच्छजल के सदृश सुन्दर और सूँघने में तीव्र होता है । इसी को वैद्य लोग नृसारबाष्पद्रव नाम से कहते हैं ॥१०१–१०६॥

नवसादरबाष्पद्रवस्य गुणाः

नवसादरबाष्पोत्थद्रवोऽयमतिशोभनः ।
वरटीवृश्चिकादीनां विशेषाद्विषनाशनः ॥१०७॥
संमेल्य प्रचुरं तोयं रसायनपरीक्षणे ।
द्रवोऽयं विनियोक्तव्यो रसायनविशारदैः ॥१०८॥

भा. टी.—उक्त प्रकार से प्राप्त नवसादरबाष्पद्रव बाह्यलेप से ततय्या, बर्रे, हड्डा (विरनी), बिच्छू आदि के विष को नाश करता है। इसमें पर्याप्त मात्रा में जल मिलाकर रख लें। इसके द्वारा रसायन परीक्षा अर्थात् शुद्ध अशुद्ध धातुओं की परीक्षा में अत्यन्त सुभीता रहता है। इसको अंग्रेजी में *Liq. Ammonia* कहते हैं ॥१०७–१०८॥

अस्य आमयिकः प्रयोगः

सजलोऽयं द्रवो युक्त्या भृशमाघ्रापितो द्रुतम्।
विनाशयति मूर्च्छायं तत्तदुत्थानसम्भवम् ॥१०९॥

अथैतस्य गुणाः प्रयोगप्रकारश्च व्याख्यासमपाठः। मूर्च्छायमित्युपलक्षणम्। कफजातां शिरोव्यथामपीति सोऽयममोनियाद्रव (*Liq. Ammonia*) इति नाम्ना नवीनैर्व्यवहृत इति ॥१०९॥

भा. टी.—उक्त नवसादरबाष्पद्रव में मिलाकर सुंघाने से अनेक कारणों से उत्पन्न होनेवाली मूर्च्छा, शिरोव्यथा, शिर का भारीपन आदि दूर होकर रोगी को होश आ जाती है ॥१०९॥

वक्तव्य—अमोनिया जल जिस स्थान पर मला जाता है वह लाल हो जाता है अर्थात् उस स्थान पर अधिक रक्त आ जाता है जिससे उसके नीचे होनेवाले शोथ-शूल में आराम आ जाता है। अमोनियाद्रव अथवा अमोनिया-द्रवकार्बनित (*Ammonia carbonate*) सुँघाने से नासा की अंतःकला वेग से क्षुब्ध होती है और श्वास की वातनाड़ियाँ भी सहसा क्षुब्ध हो जाती हैं, जिससे शरीर के सारे नाड़ीमण्डल में एक क्षणिक उत्तेजना आ जाती है। यदि ऐसी अवस्था में रोगी अचेत हो तो चेतना हो जाती है। आमाशय में पहुँचकर अमोनिया या अमोनिया कार्बनित् आदि आमाशय की वातनाड़ियों को सहसा उत्तेजित करते हैं। इनकी सहसा उत्तेजना से सारे शरीर की वातनाड़ियाँ उत्तेजित हो जाती हैं और रोगी को कुछ बल मालूम होता है। अमोनिया आमाशय के लिये उद्दीपक तथा उत्तेजक होने के कारण इसके योग अग्निदीपक होते हैं। अमोनिया सर्वांग उत्तेजक है, अतः श्वाससंस्थान के लिये उत्तेजक है। अतः श्वास में इसका शीघ्र और उत्तम प्रभाव होता है।

निष्क्रमण—अमोनिया शरीर से श्वास, श्लेष्मा और मूत्र के द्वारा बाहर निकलता है, अतः उक्त स्थान के रोगों पर इसका मुख्य रूप से प्रभाव होता है।

सन्धियों की गहरी शोथ और शूल में, सन्धियों पर, कास, श्वास, ज्वर में श्वासनलियों और फेफड़ों की शोथ को हटाने के लिये छाती के आगे पीछे अमोनिया के लेप मले जाते हैं। श्वास, कास, कासज्वर में श्वासनलियों में सञ्चित कफ को निकालने के लिये अमोनियाकार्बनित दिया जाता है।

अथ सोरकाम्लीयरजतस्य गुणाः

सोरकाम्लीयरजतं द्रवशक्तिप्रभेदतः।
अभिष्यन्दहरं कामं पोथक्यादिविकारनुत्। ११०॥
विसर्पस्फोटशमनं व्रणमेहक्षतापहम्।
तथैव च समाख्यातं श्वेतप्रदरनाशनम् ॥१११॥

सोरकाम्लीयरजतगुणा—बाह्यप्रयोगतः पोथक्यादिविकारनुत्। पोथकी—"स्राविण्यः कण्डुरा गुर्व्यो रक्तसर्षपसन्निभाः। रुजावत्यश्च पिडकाः पोथक्य इति कीर्तिताः॥" इत्युक्तलक्षणो नेत्रवर्त्मरोगविशेषः, लोके प्रायः 'कुकुरे' शब्दवाच्यः, "*Trachoma*" इत्यांग्लभाषायाम् ॥११०, १११॥

भा. टी.—सोरकाम्लीयरजत (*Silver Nitrate*) विभिन्न प्रतिशतत्व शक्ति के हिसाब से एक प्रतिशतक दो-प्रतिशतकादि शक्ति भेद से अभिष्यन्द (नेत्र दुखना) रोग तथा पोथकी (कुकरे *Trachoma*) आदि विकारनाशक होता है। वीसर्पस्फोटशामक, व्रणमेह (सुजाक) तथा क्षतनाशक है। इसी तरह इसका प्रयोग श्वेतप्रदर के लिये भी किया जाता है ॥११०, १११॥

वक्तव्य—सोरकाम्लीयरजत शारीरिक अवयवों पर लगाने से दाहक और ग्राही है। यह जिस स्थान पर लगाया जाता है उसके स्रावों को भी हटा देता है और साथ ही जीवाणुहर भी है। अन्तःप्रयोग में रजतभस्म के समान ही वातनाड़ियों के लिए बल्य है। बहिःप्रयोग में पुराने और कठोर व्रणों के वात-नाड़ियों के लिए बल्य है। बहिःप्रयोग में पुराने और कठोर व्रणों के अङ्कुरों को जलाने के लिए एक औंस शुद्ध जल में ३० या ६० ग्रेन की शक्ति का द्राव लगाया जाता है। पिडिकाओं तथा वीसर्प की शोथ के चारों तरफ एक औंस (२॥ तोला) जल में एक से दो ड्राम की शक्ति का द्राव लगाने से शोथ या पिडिकाएँ आगे नहीं बढ़ने पाती हैं। इसी तरह पामा-शोथ के चारों तरफ एक औंस जल में ४ या १० ग्रेन (पाँच रत्ती) की शक्ति के द्राव लगाये जाते हैं। मुखव्रण तथा गले में शोथ होने पर एक औंस जल में १० से २० ग्रेन की

शक्ति का द्राव लगाने से शोथ शान्त हो जाता है। जब प्रवाहिका रोग में गुदा तथा बड़ी आँत का अन्तिम भाग भीतर से शोथयुक्त हो जाता है तो उसके लिये एक औंस जल में ½ ग्रेन की शक्ति के द्राव की दो चार औंस की गुदबस्ति दी जाती है। इस बस्ति के जल में चावलों का मैदा भी मिला देते हैं। व्रणमेह में मूत्रमार्ग की शोथ को हटाने के लिए एक औंस जल में या दो ग्रेन की शक्ति के द्राव को एक या दो औंस मात्रा में उत्तरबस्ति के रूप में दिया जाता है।

सोरकाम्लीयरजतद्रवस्य निर्माणप्रकारः

परिस्रुतं तु सलिल हरेत्सार्द्धपलद्वयम्।
बिमले काचचषके विन्यसेद्रसकोविदः ॥११२॥
सोरकाम्लीयरजतं गुञ्जाष्टकमितं क्षिपेत्।
द्रवीभूतं ततो नीलकाचकुप्यां निधापयेत् ॥११३॥
सोरकाम्लीयरजतद्रवोऽयं भाषितो बुधैः।
विशेषतो ह्यभिष्यन्दपोथक्याद्यक्षिरोगनुत् ॥११४॥

सोरकाम्लीयरजतद्रवस्य त्रिविधस्य निर्माणप्रकारः त्रिविधरोगप्रयोगयोग्य-प्रकारभेदभिन्नमात्रश्चेति। बिन्दुक्षेपकयन्त्रं "*Dropper*" इति। नीलकाच-कुप्यान्तु सर्वस्यापि निधानं भेषजरक्षार्थमेवेति ॥११२-११४॥

भा. टी.—सोरकाम्लीय रजतद्रव बनाने के लिये वैद्य को चाहिये कि एक काँच के प्याले में ढाई पल शुद्ध परिस्रुत जल डालकर उसमें आठ रत्ती परिमाण सोरकाम्लीयरजत भी डाल दें। जब यह अच्छी तरह घुल जाय तो इस द्रव को एक काँच की नीली शीशी में भरकर रख लें। इसी को सोरकाम्लीय-रजतद्रव कहते हैं। यह द्रव विशेष रूप से अभिष्यन्द पोथकी आदि नेत्ररोगों के लिये लाभदायक होता है ॥११२-११४॥

अस्य आमयिकः प्रयोगः

सोरकाम्लीयरजतद्रवस्यास्य निरन्तरम्।
अक्ष्णोः सुविस्फारितयोर्नरस्योत्तानशायिनः ॥११५॥
बिन्दुक्षेपकयन्त्रेण द्वित्रिबिन्दुप्रयोगतः।
पोथक्यभिष्यन्दभवां बाधां शीघ्रं प्रशाम्यति ॥११६॥

भा.टी.—पोथकी और अभिष्यन्द रोग में जब इसका प्रयोग करना हो तो रोगी मनुष्य को सीधा लिटाकर उसके नेत्रपलक को अच्छी तरह खोलकर उनमें

बिन्दुक्षेपक यन्त्र (*Dropper*) से दो अथवा तीन बिन्दु डालने से शीघ्र ही अभिष्यन्द और पोथकीरोग का कष्ट मिट जाता है ॥ ११५, ११६ ॥

द्वितीयः सोरकाम्लीयरजतद्रवः

सोरकाम्लीयरजतं द्वात्रिंशद्गुञ्जसंमितम् ।
सार्द्धद्वितोलकमिते परिस्रुतजले क्षिपेत् ॥ ११७ ॥
विद्राव्य विद्रुतं नीलकाचकुप्यां न्यसेद् द्रुतम् ।
सोरकाम्लीयरजतद्रवोऽयं स्फोटकादिनुत ॥११८॥

भा.टी.—बत्तीस रत्ती सोरकाम्लीयरजत को एक शुद्ध काँच के प्याले में डालकर उसमें ढाई तोला शुद्ध परिस्रुतजल मिला दें। जब यह अच्छी तरह घुल जाय तो इसे एक नीली काँच की शीशी में भरकर रख लें। यह सोरकाम्लीयरजतद्रव पिडिका आदि की शोथ को शान्त करता है ॥ ११७, ११८ ॥

अस्य प्रयोगविधिः

विसर्पशोथं परितो द्रवोऽयं खलु लेपितः ।
विनिहन्त्यचिरादेव विसर्पस्य विसर्पिताम् ॥ ११९ ॥
अनेनैव प्रकारेण विस्फोटश्वयथौ भृशम् ।
लिप्तो द्रवोऽयं हन्त्याशु विस्फोटस्य विसर्पिताम् ॥१२०॥

भा.टी. - उक्त द्वितीय प्रकार के सोरकाम्लीय रजतद्रव को विसर्पशोथ के चारों तरफ लेप करने (लगाने) से वीसर्प का फैलना शीघ्र ही बन्द हो जाता है। इसी तरह विस्फोटशोथ के चारों तरफ इसके लगाने से उसका बढ़ना भी बन्द हो जाता है ॥ ११९–१२० ॥

तृतीयः सोरकाम्लीयरजतद्रवः

परिस्रुते तु सलिले पञ्चतोलकसम्मिते ।
सोरकाम्लीयरजतं गुञ्जैकं वा तदर्धकम् ॥१२१॥
क्षिप्त्वाथ विद्रुतं नीलकाचकुप्यां तु विन्यसेत् ।
सोरकाम्लीयरजतद्रवोऽयं प्रदरादिनुत् ॥१२२॥

भा.टी.—एक काँच के पात्र में पाँच तोला शुद्ध परिस्रुतजल डालकर उसमें एक अथवा आधी रत्ती मात्रा में सोरकाम्लीयरजत मिला दें। जब वह अच्छी तरह घुल जाय तो इस द्रव को एक नीली काँच की शीशी में भरकर रख लें। यह द्रव प्रदर आदि रोगों में बहिःप्रयोग में व्यवहृत होता है ॥१२१, १२२॥

अस्य प्रयोगविधिः

उत्तराह्वयबस्त्युक्तरीत्या युक्तस्त्वयं द्रवः ।
निहन्ति व्रणमेहञ्च श्वेतप्रदरजां रुजम् ॥१२३॥

इति रजतविज्ञानीयो नाम षोडशस्तरङ्गः

भा.टी.–उक्त तृतीय प्रकार का सोरकाम्लीय रजतद्रव उत्तरबस्ति की विधि से प्रयोग करने पर व्रणमेह तथा श्वेतप्रदर रोग में लाभ पहुँचाता है ॥१२३॥

यह रजतविज्ञानीयनाम षोडशतरङ्ग समाप्त हुआ ।

—:०:—

अथ ताम्रविज्ञानीयः सप्तदशस्तरङ्गः

ताम्रस्य नामानि

ताम्रं शुल्वं रक्तकं म्लेच्छवक्त्रं नेपालीयं त्र्यम्बकं सूर्यलोहम् ।
त्वाष्ट्रं त्वर्कं सूर्यपर्यायसंज्ञं द्विष्टं द्व्यष्टं त्वम्बकं कीर्तितं तत् ॥१॥
उदुम्बरञ्चारविन्दं सूर्याङ्गं लोहितायसम् ।
रविप्रियं भास्करं च ताम्रकं च प्रकीर्तितम् ॥२॥

ताम्रनामानि यावदुपलब्धग्रन्थव्यवहृतानि ॥१, २॥

भा.टी.—ताम्र, शुल्व, रक्तक, म्लेच्छवक्त्र, नेपालीय, त्र्यम्बक, सूर्यलोह, त्वाष्ट्र, अर्क, सूर्य के नामवाला अर्थात् भानु, रवि, उष्णांशु, सहस्रांशु आदि द्विष्ट, द्व्यष्ट, अम्बक, उदुम्बर, अरविन्द, सूर्याङ्ग, लोहितायस, रविप्रिय, भास्कर तथा ताम्रक, ये सब नाम ताँबे के कहे जाते हैं ॥१, २॥

वक्तव्य—ताम्रधातु प्रकृति मे स्वतन्त्र रूप से मिलता है। परन्तु यह कहीं भी शुद्ध रूप में उपलब्ध नहीं होता है, किन्तु सोमल, गन्धक, लौह, कज्जल और उष्मजन आदि से संयुक्तावस्था में पाया जाता है। इसी तरह भूनाग (केंचुवा), मयूरपिच्छ तथा त्रिफला आदि द्रव्यों में ताम्र पाया जाता है। इनसे सत्त्वपातनविधि से ताम्र को पृथक् किया जाता है। यह प्रकृति में स्वर्णमाक्षिक, तूतिया और सोमलिक स्वर्णमाक्षिक आदि रूप में हमें मिलता है।

ग्राह्यताम्रस्य स्वरूपम्

घनघातसहं सुचिक्कणं विमलञ्चाथ जपासुमप्रभम् ।
मृदु चैव सदाकरोद्भवं रविलोहं खलु कीर्तितं परम् ॥३॥

ग्राह्यताम्रं घनघातसहादिगुणं सदाकरोद्भवं इति योग्यतानिर्णायकं वचनम्; सदाकरजातं हि उक्तगुणं भवतीति ॥३॥

भा.टी.–जो ताँबा हथौड़े की चोट से फटता न हो किन्तु चपटा हो जाता हो,देखने तथा स्पर्श करने में चिकना, साफ और अड़हुल फूल के सदृश लाल रंग का और कोमल हो तो समझना चाहिये यह अच्छी खान का उत्तम ताम्र है॥३॥

प्रकारान्तरेण जात्यताम्रस्य स्वरूपम्

स्निग्धं मृदु घनं स्वच्छं जपाकुसुमसप्रभम् ।
लोहनागादिराहितं जात्यं ताम्रं प्रकीर्तितम ॥४॥

प्रकारान्तरेण निर्देशः स्फुटार्थः । स्वच्छं निर्मलम् ॥४॥

भा.टी.—चिकना, मृदु, कठोर, साफ देवीपुष्प की तरह और लौह सीस इत्यादि दोष से रहित ताम्र अच्छा होता है ॥ ४ ॥

त्याज्यताम्रस्य स्वरूपम्

सदलं पाण्डुरञ्चैव कठिनं लघु भंगुरम् ।
समलं त्वरविन्दन्तु वर्जयेद्रसकर्मणि ॥५॥
घनघातासहं कृष्णं श्वेतं लाहादिसङ्गतम् ।
अतिस्तब्धञ्च रूक्षञ्च ताम्रं त्याज्यं निगद्यते ॥६॥

त्याज्यताम्रस्वरूपं निगदव्याख्यातम् । उक्तञ्च—"कृष्णं रूक्षमतिस्तब्धं श्वेतं चापि घनासहम् । लोहनागयुतं शुल्वं म्लेच्छं दुष्टं मृतौ त्यजेत् ॥" इति । अत्र च व्यस्तैः समस्तैरपि लक्षणैर्भवति त्याज्यमित्यवधेयम् ॥५, ६॥

भा.टी.—पत्रयुक्त, पांडुर (पीला सफेद लाल) वर्ण, बहुत कठिन (सख्त), लघुभार, शीघ्र टूटनेवाला, लोह आदि धातु मलयुक्त ताम्र को शोधन-मारण कार्य में नहीं लाना चाहिये। अथवा हथौड़े की चोट से फटनेवाला, कृष्णवर्ण या श्वेतवर्ण, लौहादि-धातु-मिश्रित तथा अत्यन्त कठोर ताम्र शोधनमारण कार्य में नहीं लाना चाहिये ॥५, ६॥

ताम्रस्य द्वैविध्यम्

नेपालं म्लेच्छकं चेति ताम्रं द्विविधमुच्यते ।
नेपालं जात्यमाख्यातं म्लेच्छकं त्ववरं स्मृतम् ॥७॥

एवञ्च ताम्रं नेपालं म्लेच्छकमिति द्विविधं प्राचीनैः देशभेदोत्पत्तिगुणरूपविशेषादुक्तम् ॥७॥

भा.टी.–ताम्र के दो भेद होते है। १–नेपालताम्र, २–म्लेच्छताम्र इनमें से नेपाल संज्ञक ताम्र जात्य (उत्तम) होता है और म्लेच्छ संज्ञक ताम्र अधम (निकम्मा) होता है ॥७॥

नेपालस्य लक्षणम्

घनघातसहं स्निग्धं कोमलं गुरु लोहितम्।
निर्मलं गुणकृच्चैव नेपालं ताम्रमुच्यते ॥८॥

नेपालम्लेच्छकयोः यथाक्रमं लक्षणञ्च व्याख्यातप्रायपाठमिति ॥८॥

भा.टी.—हथौड़े की चोट को सहनेवाले, स्निग्ध (चिकना), कोमल, गुरुभार और रक्तवर्ण, निर्मल तथा यथोक्त गुणसम्पन्न ताम्र को नेपालताम्र कहा जाता है ॥८॥

म्लेच्छकस्य स्वरूपम

कृष्णच्छायं सुकठिनं सितञ्चारुणकं तथा।
सुधौतमपि कृष्णं स्यान्म्लेच्छकं ताम्रमुच्यते ॥९॥

भा.टी.—जिसमें दूर से काली चमक नजर आये, जो कठिन हो और रंग में सफेद और लाल मिश्रित हो और अच्छी तरह साफ करने पर भी फिर थोड़ी देर में काला पड़ जानेवाला हो, वह ताम्र म्लेच्छ कहा जाता है ॥९॥

ताम्रशोधनस्य प्रयोजनम्

ताम्रं निहन्ति विमलं खलु कायकान्तिं
नूनं नितान्तमचिराज्जनयेच्च वान्तिम्।
भ्रान्तिं तथा जनयतीह हि नैति शान्तिं
चेत्ताम्रकं त्वविमलं खलु मारितं स्यात् ॥१०॥

शुल्बं विवर्द्धयति सर्गजगात्रतापं
क्षिप्रं नयत्यपि च शेषमशेषधातून्।
कामं विरेचयति वै जनयेच्च मूर्छां
संशुद्धिहीनमिह चेत्खलु मारितं स्यात् ॥११॥

ताम्रशोधनप्रयोजनम्—विमलां शरीरशोभां निहन्ति रक्तविकारहेतुत्वात्। अचिरात् शीघ्रम्; नितान्तं अत्यर्थम्, नूनं अव्यभिचारेण अवश्यमित्यर्थः। नैति शान्तिं अशुद्धताम्रभक्षक इति शेषः, मनस्तापकत्वादित्यर्थः। उक्तञ्च—"न विषं विषमित्याहुस्ताम्रन्तु विषमुच्यते। एको दोषो विषे ताम्रे त्वष्टौ दोषाः प्रकीर्तिताः॥ भ्रमो मूर्च्छा विदाहश्च स्वेदक्लेदनवान्तयः। अरुचिश्चित्तसन्ताप एते दोषा विषोपमाः॥" इति। "तैलतक्रादिशुद्धस्य तद्दोषविनिवृत्तये। शुल्वस्य शोधनं प्राज्ञैर्विशेषात्समुदाहृतम॥" इति च स्पष्टमन्यत ॥१०, ११॥

भा.टी.—अशुद्धताम्रभस्म का सेवन करने से शरीर की सुंदर शोभा नष्ट हो

जाती है और सेवन करते ही थोड़ी देर में जी मिचलाने लगता है, उलटी होने लगती है, शिर में चक्कर आने लगते हैं और रोगी बेचैन हो जाता है। इसी तरह अशुद्धताम्र सेवन से शरीर में ताप की वृद्धि हो जाती है और सब शरीर की धातुओं का पोषण बन्द होकर सूखने लगता है, अतीसार होने लगता है और रोगी को बार-बार मूर्च्छा आने लगती है। अतः बिना शुद्ध किये हुए ताम्र का सेवन नहीं करना चाहिये ॥१०, ११॥

वक्तव्य—उक्त दोषों के कारक ताम्र को ग्रन्थान्तर में एक भयकर दुःखदायी विष माना गया है—"न विषं विषमित्याहुस्ताम्रं तु विषमुच्यते"। इसमें रक्त विकृतिकारक दोष होने से सारे शरीर में फोड़ा-फुन्सी आदि निकल आते हैं। ताम्रगत क्षोभक एवं उत्तेजक विष के कारण शरीर में गर्मी बहुत ही बढ़ जाती है। आमाशय में क्षोभ उत्पन्न होने से इसके द्वारा तीव्र वमन होने लगती है। सारांश यह है कि अशुद्ध ताम्र में तूतिये का भाग बहुत अधिक तीव्र रूप से होता है। अतः उसको ताम्र से पृथक् किये बिना या लघु किये बिना ताम्र अंतःप्रयोग के उपयोगी नहीं हो सकता है। इसके द्वारा उत्पन्न होनेवाले आठ दोषों का वर्णन आगे किया जायगा।

ताम्रस्य प्रथमः शोधनप्रकारः

पत्रीकृतन्तु तरणिं ज्वलने प्रतप्तं
चाङ्गेरिकादलरसे स्नपयेद्विधिज्ञः।
इत्थं विशोधितमलं खलु सूर्यलोहं
संयोजयेन्मृतिविधौ भिषजां वरेण्यः ॥१२॥

प्रथमः शोधनप्रकारः—तरणिं ताम्रम्, चाङ्गेरिकादलरसे शोधनम् "ताम्रमम्लेन शुद्ध्यतीति" प्राचीनसंवादात् ॥१२॥

भा. टी.—ताम्र शोधन करने के लिये पहिले इसके बहुत पतले-पतले पत्र बना लें। अब पत्रों को तीव्र अग्नि में खूब तपाकर चांगेरीपत्रस्वरस में बुझायें। इस प्रकार इक्कीस बार गरम करके चांगेरीस्वरस में बुझाने से ताम्र शुद्ध हो जाता है। इसे भस्म बनाने के काम में लाना चाहिये ॥१२॥

द्वितीयः शोधनप्रकारः

रविलोहदलं पिठरीनिहितं खलु शीतसहस्वरसे तु दिनम्।
परिपाचितमत्यचिरान्नियतं विमलत्वमुपैत्यतिवेलामदम् ॥१३॥

द्वितीयः शोधनप्रकारः—पिठरी स्थालिका, शीतसहो नीलसिन्दुवारः. "नील-

पुष्पः शीतसहो निर्गुण्डी नीलसिन्दूरका" इति धन्वन्तरिः। अतिवेलं अत्यर्थम्॥१३॥

भा. टी.—ताम्र के बहुत सूक्ष्म पत्रों को एक पतेली में डालकर उसमें नील पुष्प की सम्भालु के पत्रों का स्वरस डालकर भर दें। अब इस पतेली या हाँडी को चूल्हे पर चढ़ाकर एक दिनतक पकायें तो ताम्र उत्तम प्रकार से शुद्ध हो जाता है ॥१३॥

तृतीयः शोधनप्रकारः

नेपालशुल्बस्य दलानि सूक्ष्माण्यादाय सिन्धूत्थसमन्वितानि।
संस्वेदयेन्मन्दिरवारिपूरे तनुत्तमां शुद्धिमिहोपयाति ॥१४॥

भा.टी.—नेपालजातीय ताम्र के सूक्ष्म पत्र बनाकर उनको एक हाँडी में डालकर उसमें ताम्रसमभाग सैन्धानमक और प्रचुर मात्रा में काञ्जी भरदें और चूल्हे पर चढ़ाकर एक दिनतक पकाकर गरम जलसे धो लेनेपर ताम्र शुद्ध हो जाता है॥१४॥

चतुर्थः शोधनप्रकारः

सिन्धूत्थवज्र्यर्कपयःप्रलिप्तान्यादाय पत्राणि रविप्रियस्य।
प्रताप्य वह्नावथ सिन्दुवारद्रवे निषिञ्चेत् खलु सप्तवारम् ॥१५॥
अनेन तु विधानेन विशुद्धं लोहितायसम्
मारणाय प्रयुञ्जीत वीतशङ्को भिषग्वरः ॥१६॥

भा. टी.—नेपालजातीय ताम्र के सूक्ष्म कण्टकवेधी पत्र बनाकर उनके ऊपर आक तथा थोहर के दूध में घिसे हुए सैन्धानमक कल्क का लेप करके अग्नि में तपायें, जब ताम्रपत्र लाल हो जायँ तो इन्हें चिमटे से पकड़कर सम्भालूपत्र (सिन्दुवार) स्वरस में बुझायें। इस प्रकार सात बार सैन्धानमक कल्क का लेप कर अग्नि में तपा सम्भालूस्वरस से बुझाने से ताम्र शुद्ध हो जाता है। इसको भस्म करने के लिये निःसंकोच काम में लाना चाहिये ॥१५, १६॥

पञ्चमः शोधनप्रकारः

वस्वंशसिन्धूत्थसमन्वितानि नेपालशुल्बस्य दलानि कामम्।
गोमूत्रयुक्तानि पचेद् द्वियामं रविप्रियं शुद्ध्यति नात्र शङ्का ॥१७॥

भा. टी.—नेपालताम्रपत्र एक भाग और सैन्धानमक आठवाँ भाग लेकर एक हाँडी में डालें। अब इस पात्र में गोमूत्र भरकर इसको चूल्हे पर रख, दो पहर तक अग्नि पर पकावें तो ताम्र निःसन्देह शुद्ध हो जाता है ॥१७॥

षष्ठः शोधनप्रकारः

क्षाराम्ललिप्तानि तु ताम्रपत्राण्यथाग्नौ प्रताप्य स्नपयेत्तु तक्रे।

काथे कुलत्थप्रभवे च ताम्रं प्रयाति शुद्धिं खलु निर्विशेषाम् ॥१८॥

भा. टी.—ताम्र के पत्रों पर त्रिक्षार, पञ्चक्षार अथवा अष्टक्षारों को काञ्जी निंबूरस आदि किसी अम्लद्रव से पीसकर इसका लेप करके अग्नि में तपायें और तक्र में बुझा दें। इस प्रकार सात बार तक्र (माठा) और सात बार कुलत्थक्वाथ में बुझाने से ताम्र शुद्ध हो जाता है ॥१८॥

ताम्रस्य प्रथमो मारणप्रकारः

तुल्यांशसंशोधितहिंगुलेन सलुङ्गनीरेण रवेर्दलानाम्।
पिष्टिं विधायाथ विशोष्य घर्मे सुश्लक्ष्णचूर्णञ्च ततो विदध्यात् ॥१९॥
ऊर्ध्वपातनयन्त्रे च विधानज्ञस्ततः पचेत्।
निर्विशेषविशुद्धञ्च रसराजं समाहरेत् ॥२०॥
एवं वारत्रयं कुर्याद्वारद्वयमथापि वा।
रविचूर्णसमञ्चाथ गन्धं दत्त्वा विमर्दयेत् ॥२१॥
त्रिवारं पुटयेदेवं वारद्वयमथापि वा।
इत्थं मृतं ताम्रकं स्यादमृतीकरणोचितम् ॥२२॥

अथ मारणप्रकारः प्रथमः—द्विवारं त्रिवारं वेति भस्मयोग्यतापेक्षया ज्ञेयम्। अमृतीकरणोचितं न तु भक्षणयोग्यम्, अमृतीकरणमनुपदं वक्ष्यते ॥१९–२२॥

भा. टी.—उक्त प्रकार से शुद्ध ताम्र का चूर्ण एक भाग और शुद्ध हिंगुल एक भाग लेकर इन दोनों को बिजौरानींबू के स्वरस से खूब मर्दन कर पिष्टी सी बना लें। इस पिष्टी को धूप में सुखाकर इसका चूर्ण बना लें। इस चूर्ण को ऊर्ध्वपातन की हाँडी में डालकर दूसरी हाँडी से बन्द कर लेप कर दें और यन्त्र को चूल्हे पर चढ़ा दें। चूल्हे में अग्नि जलाकर पकायें तो ऊपर की हाँडी में हिंगुलोत्थ पारद और नीचे के पात्र में ताम्रचूर्ण प्राप्त होगा। पुनः उक्त प्रकार से समभाग हिंगुल के साथ ऊर्ध्वपातन करें। इस प्रकार तीन बार ऊर्ध्वपातन से प्राप्त ताम्रचूर्ण में समभाग शुद्ध गन्धक पीसकर सम्पुट में बन्द करके पुट में फूक दें। इस तरह गन्धक के साथ दो या तीन पुट देने से ताम्र की भस्म अमृतीकरण के योग्य बन जाती है। इसको अमृतीकरण किये बिना अंतःप्रयोग में नहीं लाना चाहिये ॥१९–२२॥

द्वितीयो मारणप्रकारः

पादांशसंशोधितपारदेन सुसूक्ष्मपत्राणि रवेर्विमर्द्य।
चाङ्गेरिकापत्ररसप्रपिष्टतुल्यांशगन्धेन च लेपयेद्वै ॥२३॥

विशोष्य घर्मे खलुसम्पुटस्थं पुटेत् त्रिवारं भिषगप्रमत्तः।
इत्थं मृत ताम्रकमामयघ्नः प्रयोजयेत्खल्वमृतक्रियायै ॥२४॥

ताम्रापेक्षया चतुर्थांशेन शुद्धसूतेन ताम्रदलानां प्राङ्मर्दनं ततश्चाङ्गेरीरसपिष्ट-गन्धकेन पेषणम्, ततः संशोष्य पुटनम्, एवं त्रिधा। ततोऽमृतीकरणयोग्यतेति॥ २४॥

भा.टी.—विशुद्ध ताम्रचूर्ण एक भाग, शुद्धपारद चौथाई भाग ¼, शुद्धगन्धक एक भाग लेकर पहिले ताम्रचूर्ण को पारद के साथ मर्दन करें। पश्चात् गन्धकके साथ चांगेरीस्वरस में खूब मर्दन करके धूप में सुखा लें। अब इस पारद गन्धक के साथ मर्दित शुष्कताम्रचूर्ण को सम्पुट में बन्द करके गजपुट में फूँक दें। इस प्रकार तीन बार पारद गन्धकयोग से ताम्र को तीन गजपुट देने से उसकी भस्म हो जाती है। इसको अमृतीकरण करके काम में लाना चाहिये ॥२३, २४॥

तृतीयो मारणप्रकारः

विशुद्धशुल्बस्य दलानि निम्बूद्रवसंपिष्टेश्वरगन्धलेपात्।
विशोष्य घर्मे पुटितानि नूनं वारत्रयेणेह मृतिं प्रयान्ति ॥२५॥

तृतीयः प्रकारो निम्बूद्रवपेषितया समपारदगन्धककृतकज्जल्या त्रिधा पुटितोऽञ्जनाद्युपयोगी ॥२५॥

भा.टी.—शुद्ध ताम्रपत्र एक भाग, शुद्ध पारद एक भाग, शुद्ध गन्धक एक भाग, इन्हें लेकर पहिले पारद और गन्धक की कज्जली बना लें, फिर इस कज्जली को नीबू के रस में घोंटकर इसका ताम्रपत्रों पर लेप करके धूप में सुखा इन कज्जलीलिप्त ताम्रपत्रों को सम्पुट में बन्द करके गजपुट में फूँक दें। इस बिधि को तीन बार दुहराने से ताम्र की भस्म हो जाती है ॥२५॥

वक्तव्य—उक्त विधियों से तीन गजपुट देने से सम्भव है कि ताम्र का उत्तम भस्म हो सके, अतः तीन पुट के स्थान पर पाँच-सात पुट देने चाहिये अथवा ठीक भस्म होने तक पुट देने चाहिये।

चतुर्थो मारणप्रकारः

ताम्रं पत्रीकृतं शुद्धं भिषग् दशपलोन्मितम्।
ताम्राद्विगुणितञ्चैव गन्धं दत्त्वा विमर्दयेत् ॥२६॥
सम्पुटस्थं ततः कृत्वा मृदा सन्धिं निरोधयेत्।
अहोरात्रं पचेद्यत्नाद् वालुकायन्त्रगं भिषक् ॥२७॥
स्वाङ्गशीतन्तु विज्ञाय सम्पुटं त्ववतारयेत्।
ताम्रोन्मित बलिं दत्त्वा शुल्बं खल्वेऽथ पेषयेत् ॥२८॥

इत्थं त्रिवारं पुटयेत्तुल्यं गन्धं विनिक्षिपन् ।
एवं मृतं ताम्रकं स्यादञ्जनादौ गुणावहम् ॥२९॥

चतुर्थो मारणप्रकारः केवलगन्धसाधितो वालुकायन्त्रपाकानन्तरं त्रिधा पुटितोऽञ्जनाद्यपयोगी ॥२६–२९॥

भा.टी.—शुद्धताम्रपत्र दस पल परिमाण और शुद्ध गन्धक बीस पल परिमाण लेकर दोनों को एकत्र खरल में खूब मर्दन करके सम्पुट में बन्द कर सम्पुट की सन्धि को अच्छी तरह कपड़मिट्टी से पोतकर सुखा लें। अब इस संपुट को वालुकायन्त्र के बीच में रखकर चौबीस घण्टे की अग्नि में पकायें। जब यन्त्र स्वांगशीत हो जाय तो यन्त्र में से ताम्र को निकाल फिर उसमें समभाग शुद्ध गन्धक मिला अच्छी तरह खरल में पीसकर सम्पुट में बन्द करके पुट में फूँक दें। इस प्रकार तीन बार पुट में फूँकने से ताम्र की भस्म हो जाती है। इस भस्म को अञ्जन आदि बाह्य प्रयोग में काम लाना चाहिये ॥२६–२९॥

पञ्चमो मारणप्रकारः

नेपालशुल्बस्य दलानि शुद्धान्यादाय पूर्वं भिषजां वरेण्यः ।
तुल्यांशगन्धेशजकज्जलञ्च पदांशिकीं रोगशिलाञ्च शुद्धाम् ॥३०॥
दत्त्वा तदर्धं हरितालकञ्च कन्याद्रवेणेह विमर्द्य वैद्यः ।
विशोष्य घर्मे पुटयेद्विधिज्ञः प्रयाति ताम्रं मृतिमाश्वपूर्वाम् ॥३१॥

पञ्चमः प्रकारः—पारदगन्धकहरितालशिलाभिः साधनीयः सत्वरसिद्धिश्चेति। तुल्यांशौ समानभागिकौ यौ गन्धेशौ गन्धकपारदौ ताभ्यां जातं निष्पादितमिति यावत्, यत्कज्जलं कज्जलिका तदित्यर्थः। तच्चानुक्तमानत्वेन ताम्रपत्रसमं ग्राह्यम् ॥३०, ३१॥

भा.टी.—शुद्ध ताम्रचूर्ण एक भाग, शुद्ध पारद एक भाग, शुद्ध गन्धक एक भाग, शुद्ध मैनसिल चौथाई भाग और शुद्ध हरताल आठवाँ भाग लेकर पहिले पारद गन्धक की एकत्र कज्जली कर लें। अब इससे ताम्रचूर्ण मिलाकर कुछ देर घोटें, बाद को मैनसिल और हरतालचूर्ण मिला घीकुआर के रस में खूब मर्दन करके धूप में सुखा लें। अब इस धूप में सूखे हुए चूर्ण को सम्पुट में बन्द करके गजपुट में फूँक दें। इस प्रकार तब तक उक्त द्रव्यों के साथ ताम्रचूर्ण को पुट दें जब तक उसकी ठीक भस्म न हो जाय। इस विधि से ताम्रभस्म शीघ्र हो जाती है ॥२०, २१॥

सूचीसुवेध्यं खलु ताम्रपत्रं तुल्यांशगन्धेशजकज्जलञ्च ।
समं समादाय भिषग्वरेण्यः सम्पेषयेद्वै स्वरसैः कुमार्याः ॥३२॥
विशोष्य घर्मेऽथ शरावसंस्थं पुटेद्विधिज्ञो लवणाख्ययन्त्रे ।
इत्थं दिनार्द्धं परिपाचने न ह्यनुत्तमां याति मृतिन्त ताम्रम् ॥३३॥

षष्ठः प्रकारः—कज्जलीलेपसाध्यो लवणयन्त्रपाकी प्राचीनतन्त्रसम्मतश्चेति । उक्तं हि—"ताम्रपादांशतः सूतं ताम्रतुल्यञ्च गन्धकम् । मर्दयेद् यामयुग्मं च यावत्कज्जलिका भवेत् ॥ तां तु कन्यारसैः पिष्ट्वा ताम्रपत्राणि लेपयेत् । संशुष्काणि ततस्तानि शेषकज्जलिकान्तरम् ॥ निक्षिप्य हण्डिकामध्ये शरावेण निरोधयेत् । संधिरोधं द्वयोः कुर्यादम्बुभस्मविलेपनम् ॥ हण्डिकां पटुनाऽऽपूर्य्य भस्मना वा गलावधि । पिधाय चुल्ल्यामारोप्य वह्निं प्रज्वालयेद् दृढम् । चतुर्यामं ततः स्वाङ्गशीतलं तत्समुद्धरेत् ॥" इति ॥३२–३३॥

भा.टी.—सूचीवेध्य शुद्ध ताम्रपत्र, शुद्ध पारद और शुद्ध गन्धक तीनों को समभाग में लेकर एक खरल में डालें, फिर इसमें घीकुआर स्वरस मिलाकर खूब मर्दन करें । जब पारद गन्धक की कज्जली इसमें अच्छी तरह मिल जाय तो इसे धूप में सुखाकर सम्पुट में बन्द करके लवणयन्त्र के बीच में रखकर बारह घण्टे की अग्नि देकर पकायें । इस प्रकार ताम्र की भस्म हो जाती है॥३२-३३॥

वक्तव्य—एक बार ही लवणयन्त्र में पकाने से ताम्र की ठीक भस्म होनी कठिन है, अतः लवणयन्त्र में पकाने के बाद इसको पारदगन्धक के साथ दो तीन पुट भी देनी चाहिए । उक्त विधियों में से किसी एक विधि से बनाई हुई ताम्रभस्म को थोड़ी मात्रा में लेकर थोड़े से दही में एक काँच की शीशी या प्याली में १२ घण्टे तक पड़े रहने दें । यदि दही में नीलापन दीखे तो ताम्रभस्म ठीक नहीं समझनी चाहिये । ऐसी भस्म को पुनः सूरणकंद के स्वरस में घोट कर ठीक भस्म होने तक पुनः गजपुट देनी चाहिये । ताम्रभस्म को सूर्य की किरणों द्वारा देखने पर यदि वह निश्चन्द्र दिखाई दे तो उसे शुद्ध भस्म समझना चाहिये ।

अमृतकरणस्य प्रयोजनम्

मृतमप्यरविन्दन्तु ह्यमृतीकरणोज्झितम् ।
सेवितं दशयत्यष्टौ दोषानाशु विषोपमान् ॥ ३४ ॥
तस्मान्मृतस्य ताम्रस्य दोषाष्टकनिवृत्तये ।
अमृतीकरणं यत्नाद् विदध्याद्भिषगग्रणीः ॥ ३५ ॥

भा.टी.—ताम्र की भस्म हो जाने पर भी यदि उसका अमृतीकरण संस्कार किये बिना ही सेवन किया जाय तो उससे विष के सदृश कष्टदायक आठ दोषों या विकारों की उत्पत्ति होती है। अतः ताम्रभस्म में पाये जानेवाले आठ दोषों को दूर करने के लिये वैद्य को अच्छी तरह अमृतीकरण करना चाहिये ॥३४,३५॥

दोषाष्टकनिरूपणम्

वान्तिर्भ्रान्तिश्चित्तसन्तापशोषौ गाढ स्क्लेदश्चारुचिर्दाहमोहौ।
इत्यष्टौ वै सूर्यलोहस्य दोषाः पूर्वाचार्यैः क्लशदाः सम्प्रदिष्टाः ॥ ३६ ॥

दोषाष्टकं ताम्रे वर्त्तमानं स्वभावतो वान्तिभ्रान्तिप्रभृति, तत्र प्राचीनैरपि स्फुटमुक्तमेवेत्याह पूर्वाचार्यैरिति। उक्तं हि—"ताम्रे त्वष्टौ दोषाः प्रकीर्तिताः" इति ॥ ३६ ॥

भा.टी.—ताम्र में विभिन्न प्रकार के खनिजयोगों तथा तुत्थ के सहयोग से—वमन लाना, चक्कर आना, मन में क्षोभ, मुखशोष, या धातुक्षोभ, अत्यन्त तीव्रता, जी मचलाना, भोजन में अरुचि होना, सब शरीर में दाह होना और मूर्च्छा होना, ये आठ अत्यन्त दुःखदायी दोष होते हैं। इन्हीं को शान्त करने के लिये अमृतीकरण किया जाता है ॥ ३६ ॥

वक्तव्य—अमृतीकरण के लिये किस अवस्था की भस्म लेनी चाहिये इस पर वैद्यों का द्विविध विचार पाया जाता है। कुछ लोगों का यह विचार है कि अमृतीकरण के लिये ताम्रभस्म रेखापूर्ण वारितर लक्षणवाली होनी चाहिये। और कुछ कहते हैं कि रेखापूर्णता और वारितरता के अतिरिक्त उसमें तूतिये का भाग भी नहीं रहना चाहिये। इसके लिये वे लोग ताम्रभस्म को एक पत्ते या कांसे के पात्र में पड़े हुए दही के ऊपर डालकर कम से कम चौबीस घंटे प्रतीक्षा करते हैं। यदि इस अवधि में ताम्रभस्मवाले स्थान पर दही नीला या हरा-सा हो जाय तो उसे फिर पुट देकर अमृतीकरण के उपयोगी समझते हैं। हमारी समझ में यह विधि ही ताम्र प्रयोग में अच्छी है।

प्रथमोऽमृतीकरणप्रकारः

सुमृतं ताम्रचूर्णन्तु तदर्धं गन्धकं तथा।
पञ्चामृतेन सम्पेष्य विधानज्ञो भिषग्वरः ॥ ३७ ॥
शरावसम्पुटे न्यस्य ताम्रं विहतचक्रिकम्।
त्रिवारं पुटयेदेवं रसतन्त्रविचक्षणः ॥ ३८ ॥

श्लक्ष्णखल्वेऽथ सम्पेष्य काचकुप्यां तु विन्यसेत् ।
अमृतीकरणादेवं ताम्रं स्यादमृतोपमम् ॥ ३९ ॥

तत्रायमाद्योऽमृतीकरणप्रकारः—सुमृतं ताम्रचूर्णन्तु इत्यादिना निर्दिष्टः निगदव्याख्यातः । यद्यपि प्राचीनतन्त्रेषु गन्धकसहचरितं नामृतीकरणमुक्तं, अपितु केवलं पञ्चामृतसूरणद्रवैरेव; तथापि गन्धकस्यापि सह क्षेपाद् बहुलगुणं भवति । गन्धकस्य सूक्ष्मज्वलनेन ताम्राण्वंशपर्यन्तमपि पञ्चामृतादिगुणधावनात् , इत्यभिसन्धायामृतीकरणप्रकारोऽयमनुभूत उद्भावित आचार्यैः । शार्ङ्गधरसंहितायामपि अर्धगन्धकलेपद्वारा अमृतीकरणमुक्तमित्यवधेयम् ॥ ३७–३९ ॥

भा.टी.—अच्छी तरह से भस्म किया हुआ ताम्र एक भाग और शुद्ध गन्धक आधा भाग लेकर दोनों को एकत्र पञ्चामृत के साथ अच्छी तरह पीसकर इसकी टिकिया बना लें । इन टिकियाओं को सुखाकर एक शरावसम्पुट में बन्द करके गजपुट में फूक दें । इस विधि को तीन बार दुहराने से ताम्र उक्त अष्टदोष रहित हो जाता है । इसको अच्छे खरलों में खूब अच्छी तरह बारीक पीस कर कांच की शीशी में रख लेना चाहिये । इस अमृतीकरण क्रिया द्वारा ताम्रभस्म अमृतसदृश गुणकारी हो जाती है ॥ ३७–३९ ॥

वक्तव्य—पुरातन रसग्रन्थों में गन्धक सहयोग में अमृतीकरण करना नहीं माना गया, किन्तु केवल पञ्चामृत के साथ पुट देना अथवा सूरणकन्द में बन्द कर पुट देना ही अमृतीकरण माना है । परन्तु गन्धकयोग से अमृतीकरण करने पर हानि के स्थान पर गुण ही होते हैं । क्योंकि यदि किसी सूक्ष्मातिसूक्ष्मांश में ताम्रभस्म दोषयुक्त हो तो उसके लिये भी गन्धक अत्युपयोगी है । अन्यथा गन्धक ताम्र का मारक होने से अपने द्वारा पञ्चामृत गुणों को ताम्र के अणुओं तक पहुँचाने से उसमें गुणों की विशेषता कर देता है । अतः गन्धकयुक्त पञ्चामृत से अमृतीकरण उत्तम समझनी चाहिये ।

द्वितीयोऽमृतीकरणप्रकारः

सम्यङ्मृतं सूर्यसखस्य चूर्णं तदर्धसंशोधितगन्धकञ्च ।
दत्त्वा ततोऽम्लैः खलु निम्बुकोत्थैः सम्पेषयेद् याममलं रसज्ञः ॥४०॥
गोलं विधायाऽथ गविप्रियस्य ह्युपर्यधःसूरणकन्दसंस्थम् ।
मृत्कर्पटैश्चाथ विलिप्य गोलं पुटे गजाख्ये पुटयेद्विधिज्ञः॥४१॥
रसागमज्ञैरनया तु रीत्याऽमृतक्रियायां खलु पाचितन्तु ।
वान्त्यादिकं न प्रकरोति नूनं ताम्रं निकामं त्वमृतोपमं स्यात् ॥४२॥

द्वितीयोऽमृतीकरणप्रकारो निम्बूद्रवपेषणसूरणकन्दमध्यस्थापनसाध्यो गन्धक-सहभावी चेति ॥ ४०-४२ ॥

भा.टी.—अच्छी तरह बनायी हुई ताम्रभस्म एक भाग और शुद्ध गन्धक आधा भाग लेकर खरल में एकत्र करके नींबूरस से तीन घंटे अच्छी तरह घोटें। अब इसको गोला-सा बनाकर अच्छी तरह सुखा लें और जिमीकन्द के भीतर इस गोले को रखकर जिमीकन्द के बाहर अच्छी तरह कपड़मिट्टी करके गजपुट की अग्नि में फूंक देवें। स्वांगशीत होने पर सावधानी से जिमीकन्द के भीतर से ताम्रभस्म के गोलक को बाहर निकाल खरल में पीसकर रख लें। रसशास्त्रज्ञों ने इस विधि से अमृतीकरण क्रियायुक्त ताम्रभस्म को पूर्वोक्त वमनादि अष्टदोष रहित अमृतसदृश गुणकारी माना है ॥ ४०-४२ ॥

तृतीयोऽमृतीकरणप्रकारः

सम्यङ्मृतं सूर्यसखस्य चूर्णं सम्पेषयेद्वै स्वरसे कुमार्याः।
विशोष्य धर्मेऽथ शरावसंस्थं पचेद् वराहाख्यपुटेऽश्ववारम् ॥४३॥
रीत्यानया वै ह्यमृतीकृतन्तु रविप्रियं शीलितमप्यमन्दम्।
दोषाष्टकं नैव करोति नूनं ताम्रं निकामं त्वमृतोपमं स्यात् ॥ ४४ ॥

तृतीयः प्रकारः—सूर्यसखस्य ताम्रस्य। अयं हि केवलकुमारीरससाध्यः। अत्रानुक्तोऽपि गन्धकः क्षेप्यः। अश्ववारं सप्तवारमत्र पुटनम् ॥ ४३, ४४ ॥

भा.टी.—विधिपूर्वक भस्म किये हुये ताम्रचूर्ण को खरल में डालकर कुमारीस्वरस के साथ अच्छी तरह मर्दन करके धूप में सुखा लें। अब इस शुष्क-चूर्ण को शरावसम्पुट में बन्द करके वराहपुट दें। इस विधि से सात बार दुहराने से ताम्रभस्म अष्टदोष रहित हो जाती है। इसके सेवन से अष्टद सम्बन्धी किसी प्रकार की थोड़ी भी शंका नहीं रहती है ॥ ४३, ४४ ॥

मृतताम्रस्य गुणाः

ताम्रं तिक्तं तुवरमधुरं पाकतश्चोष्णवीर्यं
त्वम्लं स्निग्धं खलु विषहरं सारकं लेखनञ्च।
पित्तोद्भूतानपि च कफजान् श्लेष्मपित्तोत्थितान् वा
घोरान् रोगानपि हि विरजानप्यशेषांश्च हन्यात् ॥ ४५ ॥

अथ मृतताम्रगुणाः—पाकतश्चोष्णवीर्यमिति प्राचीनतन्त्रेषु तु "ताम्रं कषायं मधुरञ्च तिक्तमम्लञ्च पाके कटु सारकञ्च। पित्तापहं श्लेष्महरञ्च शीतं" इत्युक्तम् तत्र शीतत्वं लघीयस्यां मात्रायां प्रयोगात् अथवा स्पर्शतो ज्ञेयम् ॥ ४५ ॥

भा.टी.—ताम्रभस्म रस में तिक्त (कड़वी) तुवर (कषाय) तथा मधुर, पाक में कटु, वीर्य में उष्ण, अम्लरस, स्निग्धगुण, विषनाशक, पित्तनिःसारक, लेखक (वामक या शोथहर) होती है। इसके प्रयोग से पित्तप्रकोपजन्य, कफ-प्रकोपजन्य अथवा कफपित्तप्रकोपजन्य सभी प्रकार के पुरातन रोग भी नष्ट हो जाते हैं ॥ ४५ ॥

वक्तव्य—उक्तगुण ताम्रभस्म के भौतिक गुण समझने चाहिये। प्राचीन रस ग्रन्थों में ये ताम्रभस्म गुण पाये जाते हैं, परन्तु किसी-किसी ने इसको शीतल भी माना है। वहाँ पर यह अत्यन्त मात्रा में अथवा स्पर्श में शीतल समझना चाहिये।

अपि च

ताम्रं दीपनमुत्तमं कृमिहरं कुष्ठामयध्वंसनं
कासश्वासविधूननं क्षयहरं पाण्ड्वामयघ्नं परम्।
दुर्नामग्रहणीगदप्रशमनं नेत्रामयेषूत्तमं
स्थौल्यध्वंसकरं त्वलं बहुगिरा नानामयध्वंसनम् ॥ ४६ ॥

ताम्रं मृतं ज्वरहरं व्रणरोपणञ्च रुच्यं परं गदहरं ह्युदरामयघ्नम्।
आयुष्यमप्युभयतः परिशोधनञ्च वैद्यैर्मतं खलु रसायनतन्त्रविज्ञैः ॥४७॥

ताम्रं उत्तमं दीपनम् इति समन्वयः। दुर्नामानि अर्शांसि ॥ ४६, ४७ ॥

भा.टी.—ताम्रभस्म, उत्तमदीपक, उदरकृमिनाशक, रक्तविकृतिजन्यरोग अथवा कुष्ठरोग नाशक है। यह कासश्वासशामक, क्षयरोगहर, उत्तम पाण्डु-रोगहर है। इसके सेवन से वातकफार्श तथा ग्रहणीरोगमें शीघ्र आराम आता है। नेत्ररोगों के लिये ताम्र उत्तम माना जाता है। शरीर में दिन प्रतिदिन बढ़नेवाले मुटापे का यह नाशक है। इस प्रकार ताम्रभस्म प्रायः अनेक प्रकार के रोगों को नष्ट करती है। ताम्रभस्म ज्वरनाशक, व्रणनाशक, रुचिकारक, गरविषहर, उदररोगनाशक, आयुवर्धक, वामक और विरेचक मानी जाती है ॥ ४६, ४७ ॥

अपि च

रविप्रियन्तु सुमृतं परं शूलनिषूदनम्।
अम्लपित्तप्रशमनं यकृत्प्लीहोदरापहम् ॥ ४८ ॥
अपस्मारप्रशमनं विषूचीवमिनाशनम्।
आद्यपापहमत्यन्तं तथा खल्लीप्रणाशनम् ॥ ४९ ॥
अग्निमान्द्यहरञ्चैव परिणामाख्यशूलनुत्।
अन्त्रशोथान्तकृच्चापि समाख्यातं भिषग्वरैः ॥ ५० ॥

उभयतः परिशोधनं पक्वशुद्धामृतीकृतदशायां प्रभावात् दोषनिःसारकत्वादिति। विषूचीं वमिञ्चेति समुच्चयः। आक्षेपो वातव्याधिविशेषः ॥४८–५०॥

भा.टी.—ताम्रभस्म उत्तम शूलनाशक, अम्लपित्तशामक, यकृत्प्लीहारोगहर, अपस्माररोगनाशक, विसूचिका तथा वमनरोग निवारक है। इसके प्रयोग से शरीर में होनेवाले आक्षेप तथा खल्ली आना बन्द हो जाता है। पुरातन अग्निमान्द्य रोग तथा परिणामशूल के लिये यह उत्तम गुणकारक मानी जाती है। आंतों में होनेवाले क्षय रोगों की उत्तम औषधि मानी गयी है॥ ४८–५०॥

वक्तव्य—ताम्रभस्म आमाशय के लिये बल्य तथा आंतों के लिये ग्राही एवं उत्तम जीवाणुहर है। ताम्रभस्म आंतों की वातनाड़ियों के क्षोभों को शान्त करने के कारण शूलहर भी है। हृदय तथा श्वास संस्थान के लिये ताम्रभस्म का प्रभाव मन्दताकर है, क्योंकि इसको देने से इन केन्द्रों में मन्दता आ जाती है अतः क्षोभनिवारक है। ताम्रभस्म नाड़ीसंस्थान के लिये उत्तम बल्य है। इसके द्वारा वातनाड़ीजन्य उपद्रवों का शमन होता है। त्वचा के लिये यह सोमल के समान ही त्वच्य या बल्य है। ताम्रभस्म के प्रयोग से यकृत्प्लीहावृद्धि घट जाती है। क्योंकि ताम्रभस्म सेवन करने के बाद यह यकृत्प्लीहा में सञ्चित पाया जाता है। इसलिये प्लीहासञ्चित विषमज्वर के जीवाणुओं पर सम्भवतः ताम्रभस्म का घातक प्रभाव होता है। आमाशय में उत्पन्न हुए फोड़े में, वातप्रधान कफप्रधान मांसार्बुद में ताम्रभस्म का अच्छा प्रभाव देखा जाता है। ताम्रभस्म के प्रयोग से पित्ताशयशोथ शान्त होती है जिससे पित्ताश्मरी नहीं होने पाती है। ताम्रभस्म के सेवन से यकृत्पित्त का स्राव ठीक रूप से और नियमितरूप से होने लगता है। अतः ताम्रभस्म यकृत्शोथ वृद्धिजन्य जलोदर में अत्यन्त लाभदायक होती है। ताम्रभस्म लेखनगुण होने से पाचकसंस्थान की कफग्रन्थि, गुल्म आदि में लाभ करती है। विसूचिका की अन्तिम अवस्था में जब हृदयदुर्बलता के कारण नाड़ी क्षीण हो जाती है और शीतांग हो जाता है तो ताम्रभस्म हृदय को अतिबल पहुँचाती है। विसूचिका की प्रथमावस्था में देने से यह विसूचिका दोष में कृमियों को ही मार देती है। और विसूचिका में हाथ पैरों में होनेवाले ऐंठन भी शान्त हो जाते हैं। ताम्रभस्म वक्षोदरमध्यस्थ मांसपेशी के लिये बल्य होने से हिक्कारोग में लाभदायक होती है। अम्लपित्त तथा परिणामशूलरोग में ताम्रभस्म सञ्चित पित्त को निकालने और फिर पित्त स्राव को नियमित करने के लिये दी जाती है।

निष्क्रमण—ताम्र मल, मूत्र, स्वेद, पित्त तथा लालास्राव द्वारा शरीर से बाहर निकलता है। अतः ताम्र का उक्त आन्त्र आदि अंगों में विशेष प्रभाव होता है।

ताम्रविकार—अशुद्ध ताम्र खाने से उक्त वमन, भ्रम, दाह आदि विकार उत्पन्न हो जाते हैं। ऐसी दशा में रोगी को विरेचन देकर शीघ्र ही ताम्र को शरीर से बाहर निकाल देना चाहिये और धनियाँ का शीतकषाय दिन में तीन-चार बार पिलाना चाहिये। भोजन में दूध, चावल और घृत देना चाहिये।

विशिष्टगुणाः

मृतन्तु ताम्रं शमयत्यवश्यं शाखाश्रितं कोष्ठसमाश्रितं वा।
जत्रूर्ध्वगञ्चापि मलाभिधानं पित्तं कफञ्चापि परं प्रवृद्धम् ॥५१॥

अवश्यमिति नियतानुभवः। शाखा बाहू सक्थिनी चेति, यत्तु शाखारक्ता-दयस्त्वक् चेति प्राचीनपरिभाषितम्, तस्यात्र नोपयोगः, तावता कोष्ठादिग्रहणा-भावप्रसङ्गात्। जत्रु ग्रीवासन्धिः। मलाभिधानमिति प्रसादमलभेदेन धातुद्वै-विध्यं प्रसिद्धं चरकादौ, तत्र मलरूपमिति भावः॥ ५१॥

भा.टी.—मृतताम्र भस्म का प्रयोग करने से शाखा (हाथ पैर) और कोष्ठ (आमाशयादि) के रोग और गले के ऊपरी भाग में स्थित वात तथा कफजन्य रोग दूर होते हैं।॥ ५१॥

ताम्रस्य मात्रानिरूपणम्

अष्टमांशाद्रक्तिकाया रक्तिकार्द्धमितं परम्।
मृतं ताम्रं प्रयुञ्जीत बलकालाद्यपेक्षया॥ ५२॥

मात्रानिर्देशः कालबलापेक्षया अवश्यं करणीय इति तदेतदुक्तं बलका-लाद्यपेक्षयेति॥ ५२॥

भा.टी.—शुद्ध ताम्र के भस्म को बल-काल आदि का विचार करके एक चावल (⅛ रत्ती) से लेकर आधी रत्ती तक मात्रा में प्रयोग करना चाहिये॥ ५२॥

अथ मृतताम्रस्य आमयिकः प्रयोगः

समरसगन्धलनिम्बूद्रावपिष्ट्या विपक्वम्
त्रिकटुमरिचयुक्तं रक्तिकार्द्धं तु ताम्रम्।
अपहरति नितान्तं हस्तकम्पादिवातं
स्वपनयति च कामं पक्षघातादिरोगान्॥५३॥

गुञ्जार्द्धमात्रं खलु सूर्यलोहं द्विरक्तिकोशीररजोविमिश्रम् ।
सनागपुष्पं शिशिरेण वारा पीतं हरत्येव जवेन मूर्च्छाम् ॥५४॥
रविप्रियं शीलितमाज्ययुक्तं दुरालभाक्वाथविमिश्रितन्तु ।
विनाशयत्याशु गदं भ्रमाख्यं यथा समीरः खलु मेघवृन्दम् ॥५५॥
करञ्जबीजोत्थरजोविमिश्रं गुञ्जार्द्धमात्रं मृतसूर्यलोहम् ।
पित्तोद्भवं वापि कफोत्थितं वा शूलं निहन्यान्नहि संशयोऽत्र ॥५६॥
कटुत्रिकाढ्यं मृतशङ्खयुक्तं गुञ्जार्द्धमात्रं खलु सूर्यलोहम् ।
प्लीहानमत्युग्ररुजं समन्ताद् निहन्ति मासैकनिषेवणेन ॥५७॥

वराटभस्मसंयुतं द्विगुञ्जजीरकान्वितम् ।
रविप्रियन्तु शीलितं निहन्ति सूतिकामयम् ॥ ५८ ॥
कणाचूर्णसमायुक्तं मधुना परिशीलितम् ।
रविप्रियं समाख्यातं त्वग्निसन्दीपनं परम् ॥५९॥
धात्रीचूर्णसमायुक्तं ताम्रं गुञ्जार्द्धसम्मितम् ।
अम्लपित्तं निहन्त्याशु वृत्रं शक्राशनिर्यथा ॥६०॥
भार्ङ्गीविभीतकोपेतं गुञ्जार्द्धप्रमितं मृतम् ।
ताम्रं क्षौद्रेण संलीढं कासश्वासं व्यपोहति ॥६१॥
नागपुष्पाभयामिश्रं ताम्रकं मधुसंयुतम् ।
शीलितं मासमात्रेण सर्वाण्यर्शांसि नाशयेत् ॥ ६२ ॥
अश्वत्थवल्कभस्माढ्यं रविलोहन्तु शीलितम् ।
गुञ्जापादांशमात्रेण छर्दिं जयति दारुणाम् ॥६३ ॥
बीजपूरद्रवोपेतं रविलोहं समाक्षिकम् ।
निषेवितं निहन्त्याशु हिक्काः पञ्च सुदारुणाः ॥६४॥
रविलोहं तु सुमृतं केवलं बलिजारितम् ।
अञ्जनाद्धि निहन्त्याशु दोषान्पटलसंश्रितान् ॥ ६५ ॥
कटुत्रिकाढ्यं खलु सूर्यलोहं कणांशिफाचूर्णयुतं तु लीढम् ।
क्षौद्रेण सम्यङ्निषेवितं तु द्रुतं यकृद्दाल्युदरं निहन्ति ॥६६॥
कटुत्रिकक्षौद्रयुतं सघृतं रविलोहकम् ।
निहन्ति मधुना गुल्मार्तीसागान् विशेषतः ॥ ६७ ॥
ताम्रं समविषं धूतं द्रवेण परिभावितम ।
शीलितं त्वार्द्रकद्रावैः सन्निपातं व्यपोहति ॥६८॥

आर्द्रकस्वरसोपेतं ताम्रं तु परिशीलितम् ।
नागिनीदलमध्यस्थं गुल्मरोगं व्यपोहति ॥ ६९ ॥
रससिन्दूरसंयुक्तं रविलोहमनारतम् ।
कण्टकारीफलोद्भूतरजसा परिशीलितम् ॥ ७० ॥
सशब्दमाक्षेपयुतमानीलाननमण्डलम् ।
प्ररुद्धश्वासनिश्वासं कासं नाशयति द्रुतम् ॥ ७१ ॥
अत्यल्पमात्रया ताम्रं दग्धाश्वत्थत्वचाम्भसा ।
बर्हिपक्षविभूतिर्वा छर्दिं जयति दुर्जयाम् ॥ ७२ ॥
व्योषचित्रकणामूलमांसीभार्ङ्गीकषायतः ।
पिप्पल्यादिगणक्वाथयुतं वा रविलोहकम् ॥ ७३ ॥
तीव्रहृच्छूलसंयुक्तं तथाक्षेपसमन्वितम् ।
शीलितं नाशयत्याशु शूलं मक्कल्लसंज्ञकम् ॥ ७४ ॥
ताम्रं समस्वर्णयुतं जटामांसीरजोऽन्वितम ।
शीलितं विनिहन्त्याशु त्वाक्षेपमतिदारुणम् ॥ ७५ ॥
प्रबद्धमुष्टिकं काममानीलाननमण्डलम् ।
पानाशनादिसमये घुर्घुरायितकण्ठकम् ॥ ७६ ॥
अत्यल्पकालिकं वापि दारुणं दैर्घकालिकम् ।
तथा पादोदरगतां खल्लीं खलवतिदारुणाम् ॥ ७७ ॥
रेणुकाशुण्ठिकाकन्यासारदारुसितान्वितम् ।
अनारतं विशेषेण रविलोहं तु शीलितम् ॥७८॥
निम्नोदरे वक्षसि वा युतमाक्षेपपीडया ।
ससीत्कारं सप्रलापं दारुणव्यथयान्वितम् ॥ ७९ ॥
सवमिं वा विवमिषायुतखल्लीसमन्वितम् ।
बाधकं वा रजारोधं विनाशयति सत्वरम् ॥ ८० ॥
रससिन्दूरसंयुक्तं सुमृतं ह्यमृतीकृतम् ।
शीलितं रविलोहं तु मदकर्पूरसंयुतम् ॥८१॥
श्वेताऽतितरलात्यच्छमलां भूयस्तृषान्विताम् ।
पादयोरुदरे वापि भृशं खल्लीसमन्विताम् ॥ ८२ ॥
प्रक्षीणनाडिकां काममानीलाननमण्डलाम् ।
शीलितं शमयत्याशु दारुणां तु विषूचिकाम् ॥ ८३ ॥

कज्जलरससिन्दूरयुतं ताम्रं तु शीलितम् ।
आनीलाक्षं चातिफेनं परिभ्रान्तकनीनिकम् ॥ ८४ ॥
सक्रन्दनं सचीत्कार वारब्धाक्षेपमुल्बणम् ।
आरटत्प्रचलद्दन्तमपस्मारं विनाशयेत् ॥ ८५ ॥
लोहस्वर्णसमायुक्तं ताम्रं गन्धकजारितम् ।
शीलितं नाशयत्याशु श्वासं परमदारुणम् ॥ ८६ ॥
प्रचुराक्षेपसंयुक्तमानीलमुखमण्डलम् ।
आश्वासपथसङ्कोचक्रियाप्रत्ययकारणम् ॥ ८७ ॥
तिक्तामृतापर्पटककिराताब्दकषायतः ।
ताम्रं तु शीलितं हन्ति पुनरावर्तकज्वरम् ॥ ८८ ॥
पुनर्नवानिशामेषशृङ्गीद्रवविभावितम् ।
ताम्रं गन्धहतं ख्यातं व्रणशोधनरोपणम् ॥ ८९ ॥
रविलोहं बलिहतं तोलकैकमितं शुभम् ।
तोलकाष्टमितं चैव सुघृष्टं रक्तचन्दनम् ॥ ९० ॥
भावितं भृङ्गनीरेण तत्त्ववारं प्रयत्नतः ।
मधुनाञ्जनतः ख्यातं तिमिरापहमुत्तमम् ॥ ९१ ॥
तारताप्ययुतं ताम्रं चित्रकद्रवभावितम् ।
सूर्यावर्तादिकान् घोरान् शिरारोगान् विनाशयेत् ॥ ९२ ॥
यवजाऽऽलसमायुक्तं रसगन्धकजारितम् ।
शीलितं रविलोहं तु मतं कुष्ठापहं परम् ॥ ९३ ॥

मृतताम्रस्य रोगयोग्यः प्रयोगः—समरसबलिनिम्बूद्रावपिष्टया विपक्वमिति रीत्यानया सपारदं ताम्रभस्मैव कृतमपनयति वातरोगसङ्घमिति भावः । ताम्रभस्म ½ गुञ्जा, उशीररजः २ रक्तिका, नागकेसरम् १ गुञ्जा, शीतजलं पलैकमिति मूर्च्छानाशोपयोगियोगः । भ्रमाख्यं रजःपित्तानिलाज्जाता चक्रारूढस्येव चेष्टा शिरोघूर्णनप्रायका या भ्रमः, न तु मिथ्याज्ञानरूप इति । करञ्जबीजोत्थरजोऽग्निमिश्रमिति— आहुश्च—"एक एव कुबेराक्षो हन्ति शूलशतानि च । किम्पुनर्यदि लभ्येत ताम्रभस्मसमन्वितः ॥" इति । तदेतद् ध्वनितं नहि संशय इति । मासैकनिषेवणेन इत्यवधिः क्रमापचययोगदशकः प्लीह्नः । सूतिकामयः "अङ्गमर्दो ज्वरः कम्पः पिपासा गुरुगात्रता । शोफः शूलातिसारौ च सूतिकारोगलक्षणम् ॥" इत्युक्तः, कणा पिप्पली, वृक्षं शक्राशनिर्यथेति शीघ्रतायां दृष्टान्तः । नागपुष्पं

नागकेसरम्, स्वाद्विकं समधु। करञ्जशिफा पिप्पलीमूलम्। समविषं वत्सनाभसमानमात्रम्, नागिनीदलं ताम्बूलपत्रम्। अनारतं निरन्तरम्। कासविशेषणं अशमतिमोहमोषाय। दग्धाश्वत्थत्वचाम्भसा इति पूर्वयोगात् किञ्चिद्विशेषः। मकल्लशूलं सूत्यामये प्रसिद्धम्। प्रबद्धमुष्टिकमित्यादिना दारुणाक्षेपस्यैव वर्णनं कृतमिति। तथा इति समुच्चयार्थः। कन्यासारः "मुसव्वर" इति ख्यातः, दारुसिता त्वक्, विर्यमिषा वमनेच्छा। अमृतीकृतमिति विशेषतः सावधानीकरणम्। सर्वत्र भक्षणेऽमृतीकृतस्यैव प्रयोगव्यवहारात्। मदः कस्तूरिका। श्वेतातितरलात्यच्छमलां मण्डसङ्काशमलामिति भावः। खल्ली वातव्याधिविशेषः—"खल्ली तु पादजङ्घोरुकरमूलावमोटनी" इत्युक्तः। निगदव्याख्यातमन्यत्। अपस्मारविशेषणन्यासः तत्रैकव्यवहाराय। प्रत्ययोऽनुभूतिः। पुनरावर्तकः निवृत्त्य पुनरागतः। पुनर्नवादिस्वरसविभावितं केवलगन्धहतं ताम्रं लेपात् व्रणान् शोधयति च। तत्त्ववारं चतुर्विंशतिवारम्। आदिपदेन अर्धावभेदकादिग्रहणम् ॥५३–६३॥

भा.टी.—शुद्ध ताम्रचूर्ण में समभाग शुद्ध पारद और शुद्ध गन्धक मिला नींबू के रस में मर्दन कर सम्पुट में बन्द करके गजपुट में फूँककर बनायी ताम्रभस्म में सोंठ, मिर्च और पिप्पलीचूर्ण मिला आधी रत्ती ताम्रभस्म का सेवन कराने से यह हस्तकंप, ग्रीवाकंप तथा पक्षाघात आदि वातरोग नष्ट हो जाते हैं। आधी रत्ती ताम्रभस्म में दो रत्ती खस का चूर्ण, दो रत्ती नागकेशर मिलाकर शीतल जल के साथ सेवन करने से मूर्च्छा रोग में बहुत शीघ्र आराम आता है। ताम्रभस्म को गोघृत में मिलाकर रोगी को चटा दें, इसके अनन्तर दुरालभाक्वाथ पिलावें तो भ्रम रोग शीघ्र शान्त हो जाता है। पित्तप्रकोपजन्य अथवा कफप्रकोपजन्य शूल में आधी रत्ती ताम्रभस्म को दो रत्ती करञ्जबीजचूर्ण के साथ सेवन कराने से निःसन्देह लाभ होता है। आधी रत्ती ताम्रभस्म को सोंठ, मिर्च, पिप्पलीचूर्ण तथा शंखभस्म में मिलाकर उचित अनुपान के साथ एक मास तक निरन्तर सेवन करने से अत्यन्त बढ़ी हुई प्लीहा में अवश्य आराम आ जाता है। सूतिका रोग में ताम्रभस्म आधी रत्ती लेकर उसमें दो रत्ती कर्पूरभस्म, दो रत्ती जीराचूर्ण मिलाकर गरम जल अथवा दशमूलकषाय अनुपान से सेवन किया जाता है। अग्निसंदीपन के लिए ताम्रभस्म को पिप्पलीचूर्ण में मिलाकर कुछ दिन सेवन किया जाता है। आधी रत्ती ताम्रभस्म को चार रत्ती आमलकीचूर्ण में मिलाकर शीत जलानुपान से सेवन करनेपर शीघ्र ही अम्लपित्तरोग नष्ट हो जाता है। आधी रत्ती ताम्रभस्म भारंगी तथा बहेड़ाचूर्ण में मिला शहद के

साथ कुछ दिन सेवन करने से श्वास तथा कास रोग में आराम आता है। प्रायः सब प्रकार के अर्श में ताम्रभस्म को नागकेसर तथा हरीतकीचूर्ण में मिला शहद के साथ चटाने से एक मास में आराम आ जाता है। तीव्र वमन को रोकने के लिए चौथाई रत्ती ताम्र को पीपलवृक्षत्वक्भस्म के साथ मिला जल से सेवन किया जाता है। पाँचों प्रकार की अन्नजा यमला आदि हिक्काओं को दूर करने के लिए ताम्रभस्म और स्वर्णमाक्षिकभस्म को बिजौरा नींबू के रस से सेवन कराया जाता है। नेत्रपटलगत रोगों को दूर करने के लिए केवल गन्धक योग से बनायी हुई ताम्रभस्म को अञ्जन के रूप में व्यवहार किया जाता है। आधी रत्ती ताम्रभस्म को सोंठ, मिर्च पिप्पलीमूलचूर्ण के साथ मधु में मिलाकर एक सप्ताह तक सेवन करने से यकृद्दाल्युदर (यकृत्वृद्धि) में शीघ्र आराम आता है। ताम्रभस्म में सोंठ, मिर्च और पिप्पलीचूर्ण मिला घी और शहद के साथ कुछ दिन चटाने से गुल्म विशेषतः अतीसार में आराम आता है। सन्निपात-ज्वर में जब लक्षण भयानक हो रहे हों तो ताम्रभस्म और शुद्ध वत्सनाभविष को समभाग में लेकर एकत्र खरल में धतूरे के स्वरस की सात भावना देकर सुखाकर रख लें। अब इसमें से आधी रत्ती से १ रत्ती मात्रा तक अदरख के रस से सेवन करायें। गुल्म रोग में ताम्रभस्म को पान के पत्ते में रखकर चबायें और अनुपान के रूप में अदरख का रस पिलायें तो गुल्म में आराम आता है। ताम्रभस्म को रससिन्दूर तथा कंटकारीफलचूर्ण में मिलाकर कुछ काल निरन्तर सेवन करने से तीव्र वातिक कास (*Whopping cough*) जिससे खाँसते खाँसते शरीर में आक्षेपक आने लगें और श्वासनिश्वास रुकने लगें तथा मुख नीला पड़ जाय उसमें शीघ्र आराम आता है। अतिदुर्जय वमन को रोकने के लिए एक चावल भर ताम्रभस्म या मोरपंखभस्म को पीपल वृक्ष छाल की राख के जल से सेवन कराने पर शीघ्र आराम आता है। ताम्रभस्म को सोंठ, मिर्च, पिप्पली, चित्रकमूल, पिप्पलीमूल, जटामांसी और भार्ङ्गीकषाय के साथ अथवा पिप्पल्यादिगण के कषाय के साथ सेवन से तीव्र हृदय शूल और आक्षेप (*Conveltion*) युक्त मक्कल शूल शीघ्र ही शान्त हो जाता है। ताम्रभस्म को स्वर्णभस्म तथा जटामांसीचूर्ण के साथ सेवन करने से अत्यन्त भयङ्कर आक्षेप जिसमें रोगी की दृढ मुष्टि (मुट्ठी) बँध जाती हो और मुखमण्डल नीला पड़ जाता हो, खाने या पीने के समय गले में से घुरघुर शब्द होता हो, देर तक रहनेवाला अथवा थोड़ी देर रहनेवाला वेगयुक्त आक्षेप हो अथवा पैर तथा पेट में होनेवाली तीव्र रूप से खल्ली (ऐंठन मांस-पेशियों की खिंचाहट) हो, इन सब अवस्थाओंसे युक्त वात रोग में शीघ्र

आराम आता है। कुछ काल निरन्तर ताम्रभस्म को सम्भालुबीज, सोंठ, एलुआ (मुसब्बर) और दालचीनी चूर्ण के साथ सेवन करने से भयंकर कष्ट रज तथा रजोरोध (जिसमें पेट प्रदेश अथवा वक्षःप्रदेश में तीव्र आक्षेप युक्त पीड़ा होती हो अथवा तीव्र पीड़ा के कारण रोगिणी चीखती प्रलाप करती हो, इसके साथ रुग्णा को वमन होती हो, जी मिचलाता हो और हाथ-पैरों की मांसपेशियों में खिचावट के कारण खल्ली होती हो) में आराम आता है। अमृतीकरण संस्कारयुक्त उत्तम ताम्रभस्म में रससिन्दूर, कस्तूरी और भीमसेनी कपूर मिलाकर सेवन कराने से भयंकर विसूचिका (हैजा) जिसमें अत्यन्त पतला, चावलों के धोवन के समान सफेद दस्त होवें और भयंकर प्यास लगने के साथ रोगी के पैरों तथा पेट में भयंकर खल्ली (ऐंठन हो और नाड़ी गति बिलकुल क्षीण और मुखमण्डल नीला पड़ गया हो) में बहुत शीघ्र आराम आता है। ताम्रभस्म को पारद गन्धक की कज्जली तथा रससिन्दूर में मिलाकर सेवन करने से भयंकर प्रकार के अपस्मार (जिससे होंठ नीले पड़ गये हों, मुख से झाग गिरते हों, नेत्रों की पुतलियाँ टेढ़ी पड़ गयी हों, रोगी रोता या चीख सी मारता हो और शरीर में तीव्र आक्षेप आते हों, दाँतों को चबाता और खाता हो) में आराम आता है। गन्धक के योग से बनायी हुई उत्तम ताम्रभस्म को लोहभस्म और स्वर्णभस्म में मिलाकर सेवन करने से भयंकर श्वास रोग (जिसमें तीव्र आक्षेप तथा मुखमण्डल नीलवर्ण हो जाता हो और रोगी को ऐसा अनुभव होता हो कि उसका श्वास रुक जाने से प्राण निकल रहे हैं) में लाभ होता है। पुनरावर्तकज्वर (*Relapsing Fever*) में ताम्रभस्म को कुटकी, गिलोय, पित्तपापड़ा, चिरायता और नागरमोथा कषाय के साथ सेवन कराया जाता है। गन्धक योग से बनी हुई ताम्रभस्म को पुनर्नवा, हल्दी काकड़ासिंगी या मेढ़ासिंगी के कषाय की भावना देकर व्रणों पर लेप करने से व्रण शुद्ध होकर भरने लगते हैं। गन्धकयोग से भस्म किया हुआ ताम्र एक तोला, लाल-चन्दन का बुरादा आठ तोला लेकर इन दोनों को एकत्र खरल में भांगरे के स्वरस की चौबीस भावना देकर सूक्ष्म चूर्ण बनालें। अब इस चूर्ण को मधु में मिला आँखों में आँजने से तिमिर रोग नष्ट होता है। उत्तम ताम्रभस्म के सम-भाग रजतभस्म और स्वर्णमाक्षिक मिलाकर चित्रक कषाय की सात भावना देकर उचित मात्रा में सेवन करने से सूर्यावर्त (सूर्य के उगने के साथ शिर में होनेवाली और सूर्य के साथ बढ़ने-घटनेवाली शिर पीड़ा) तथा अर्धावभेदक (आधा सीसी) आदि शिरोरोगों में लाभ होता है। कुष्ठ रोग को नष्ट करने के

लिए पारद गन्धक की कज्जली से बनी हुई ताम्रभस्म में जवाखार और हरताल-भस्म मिला प्रयोग किया जाता है ॥ ५३–६३ ॥

वक्तव्य—पिप्पल्यादिगणकषाय श्लेष्मज्वर में लिखा है, परन्तु अनुभव से वह मक्कल्लशूल (जो कि प्रसव होने के बाद गर्भाशय में से अशुद्ध रक्त रुकने के कारण होता है) में अत्यन्त उपयोगी सिद्ध हुआ है। उसका पाठ इस प्रकार है—"पिप्पलीपिप्पलीमूलचव्यचित्रकनागरम्। मरिचैलाजमोदेन्द्र-पाठारेणुकजीरकम ॥ भार्गी महानिम्बफलं हिंगुरोहिणिसर्पपम्। विडंगातिविषे मूर्वा चेत्ययं कीर्तितो गणः ॥ पिप्पल्यादिः"।

रवितारडवरसः

पत्रीकृतं सुविमलं पलैकं रविलोहकम्।
सूतद्विगुणगन्धाश्मकृतकज्जलिकां समाम् ॥ ९४ ॥
दत्वा कुमारीतोयेन पेषयेत्तु दिनत्रयम्।
विधाय गोलकमथ शोषयेदातपे भृशम् ॥ ९५ ॥
सम्पुटस्थं ततः कृत्वा हण्डिकायां निधापयेत्।
आपूर्य भस्मनाऽऽकण्ठं चुल्लिकायां तु विन्यसेत् ॥९६॥
प्रखरेणानलेनाथ पचेद् यामत्रयं ततः।
स्वांगशीतमथोद्धृत्य रविलोहं समाहरेत् ॥९७॥
निम्बूद्रवेण सम्पेष्य पुटयेत्सप्तधा ततः।
म्रियते रविलोहं तु भस्म स्यात्कपिशं शुभम्। ९८॥

अस्य गुणाः

रविलोहमिदं ख्यातं रवितारडवसंज्ञकम्।
परं भगन्दरहरं विशेषात्परिकीर्तितम्। ९९॥

रवितारडवरसः—पुटयेदिति कपोतास्यपुटेनैव। शुभं वान्तिभ्रान्तिविवर्जितम् अत्र हि निम्बूद्रवेण सप्तधा पुटनमेवामृतीकरणम् ॥९४–९९॥

भा.टी.—स्वच्छ नेपाली ताम्र के कण्टकबेधीपत्र एक पल, पारद से द्विगुण गन्धक लेकर बनायी हुई कज्जली एक पल लेकर दोनोंको एकत्र खरल में घीकुआर के गूदे में तीन दिन तक खूब मर्दन करके गोला सा बनालें। अब इस गोले को धूप में अच्छी तरह सुखाकर सम्पुट में बन्द करके एक बड़ी हांडी में रख दें और हांडी के अवशिष्ट भाग को गले तक अच्छी तरह दबा-दबाकर

स्वच्छ राख से भर दें। इस हांडी को चूल्हे पर चढ़ा के नौ घण्टे की बहुत ही तीव्र अग्नि देकर पकायें, जब स्वतः शीत हो जाय तो हांडी के सम्पुट में ताम्र को निकालें। अब इस ताम्र को नींबू के रस में घोंटकर सुखा के एक संपुट में बन्द कर गजपुट में फूँक दें। नींबूरसवाली विधि को सात बार दुहराने से ताम्र की कुछ भूरे काले रंग की भस्म हो जाती है। यह रस भगंदर रोग में विशेष रूप से लाभदायक माना गया है ॥९४-९९॥

हृदयार्णवरसः

कज्जलीद्विगुणं ताम्रं ह्यमृतीकृतमुत्तमम्।
वरावारा काकमाचीद्रवेण परिमर्दयेत् ॥१००॥
वटिकाः कारयेद्वैद्यो रक्तिकापादसंमिताः।
हृदयार्णवसंज्ञोऽयं रसो हृद्रोगनाशनः ॥१०१॥

हृदयार्णवरसे—वरावारा त्रिफलाजलेन ॥ १००-१०१ ॥

भा.टी.—शुद्ध पारदगन्धक की कज्जली एक भाग और अमृतीकरण क्रिया युक्त ताम्रभस्म दो भाग लेकर दोनों को एकत्र खरल में त्रिफलाकषाय और मकोय के स्वरस के साथ अच्छी तरह से मर्दन करें, जब गोली बनाने योग्य हो जाय तो इसकी चौथाई रत्ती की गोलियाँ बना लें और धूप में सुखाकर रख लें। इसको हृदयार्णवरस कहते हैं। यह रस हृदयरोगनाशक माना जाता है ॥१००-१०१॥

त्र्यम्बकेश्वररसः

सूक्ष्मपत्रीकृतं ताम्रं त्रिधा गोमूत्रशोधितम्।
समाहरेद्द्विचत्वारिंशत्तोलकाष्टकसंमितम् ॥१०२॥
रसेश्वरं च विमलं पलत्रयकसंमितम्।
पेषयेदतियत्नेन निम्बूकद्रवयोगतः ॥१०३॥
चत्वारिंशत्तोलमितं गन्धकं विमलीकृतम्।
दत्त्वा तु नागिनावारा पेषयेद् दिनसद्वयम् ॥१०४॥
विधाय गोलकमथो सम्पुटस्थं तु कारयेत्।
सन्धिलेपं ततः कृत्वा त्वतिमन्दाग्नियोगतः ॥१०५॥
पचेद्भूधरयन्त्रेण यत्नतो यामपञ्चकम्।
स्वांगशीतमथोद्धृत्य मृतं ताम्रं समाहरेत् ॥१०६॥
रविलोहमिदं रूपातं सत्र्योषं वह्निमान्द्यहृत्।
परमद्ध्मवातघ्नं कम्पवातहरं परम् ॥१०७॥

त्र्यम्बकेश्वरः—नागिनीवारेति ताम्बूलपत्ररसेन ॥ १०२–१०७ ॥

भा.टी.—नेपालजातीय ताम्र के सूक्ष्म पत्र बनाकर उनको अग्नि में तपा-तपाकर सात बार गोमूत्र में बुझाकर शुद्ध कर लें। अब इनमें से आठ तोला शुद्ध ताम्रपत्र, पाँच पल शुद्धपारद लेकर दोनों को एकत्र खरल में नींबू के रस के साथ खूब अच्छी तरह मर्दन करें। इसके अनन्तर इसमें चालीस तोला शुद्ध गन्धकचूर्ण डालकर पान के पत्तों के रस से दो दिन तक मर्दन कर गोला-सा बना लें। अब इस ताम्रगोलक को धूप में अच्छी तरह सुखाकर सम्पुट में बन्द करके अच्छी तरह सन्धि लेप कर दें। भूधरयन्त्र में रखकर अतिमन्द-मन्द अग्नि से पन्द्रह घण्टे तक पकायें। जब भूधरयन्त्र स्वांगशीत हो जाय तो संपुट में से ताम्र को निकालकर पीसकर रख लें। इस प्रकार बनायी हुई ताम्रभस्म को त्र्यंबकेश्वर रस कहते हैं। इसकी ¼ चौथाई रत्ती मात्रा लेकर उसमें सोंठ, मिर्च और पिप्पली का चूर्ण मिलाकर सेवन कराने से अग्निमान्द्य अर्धांगवात (लकवा) और कंपवात रोग में बहुत लाभ होता है ॥ १०२–१०७ ॥

सूर्यावर्तरसः

सुमृतं रविलोहं तु तोलकाष्टकसंमितम्।
सूताधगन्धककृतकज्जलीं ताम्रसंमिताम् ॥ १०८ ॥
दत्त्वा कुमारीनीरेण पेषयेदतियत्नतः।
विधाय गोलकं सम्यगातपे परिशोषयेत् ॥ १०९ ॥
सम्पुटस्थं ततः कृत्वा वालुकायन्त्रगं पचेत्।
स्वाङ्गशीतमथोद्धृत्य रविलोहं समाहरेत् ॥ ११० ॥
सूर्यावर्तरसो ह्येष समाख्यातस्तु नामतः।
विशेषेण मतश्चै तत्खलु श्वासनिषूदनम् ॥ १११ ॥

सूर्यावर्तरसः—विशेषतः श्वासरोगहरः ॥ १०८–१११ ॥

भा.टी.—अच्छी तरह भस्म किया हुआ ताम्र आठ तोला और पारद से अर्धभागवाली कज्जली आठ तोला लेकर दोनों को एकत्र खरल में कुमारी-स्वरस से अच्छी तरह मर्दन करें। जब इसका गोला-सा बन जाय तो इसे धूप में सुखा लें। अब इस गोले को एक संपुट में अच्छी तरह बन्द कर अच्छी सन्धिलेप करके वालुकायन्त्र में रखकर दोपहर तक मन्द मन्द अग्नि से पकायें। यन्त्र के स्वांगशीत होने पर ताम्रभस्म को निकालकर पीस के रख लें। इसको

सूर्यावर्तरस के नाम से कहा जाता है। यह रस श्वास-व्याधि पर विशेष रूप से लाभकारी है ॥ १०८–१११ ॥

शूलेभकेशरी-रसः

पलैकप्रमितं ताम्रं पारदं विमलं समम्।
द्विपलं गन्धपाषाणं त्रिपलं शुद्धतालकम् ॥ ११२ ॥
सम्मेल्य सर्वं यत्नेन पेषयेत्प्रहरद्वयम्।
विशोष्य धर्मे च ततः सम्पुटस्थं तु कारयेत् ॥ ११३ ॥
अजापयःपिष्टटङ्कपिष्ट्या सन्धिं प्रलेपयेत्।
ऊर्ध्वाधो लवणं दत्त्वा हण्डिकायां तु विन्यसेत् ॥ ११४ ॥
प्रखरेणानलेनाथ वारणाख्यपुटे पुटेत्।
एवमेकपुटेनैव म्रियते रविलोहकम् ॥ ११५ ॥
समाख्यातो रसोऽयं तु नाम्ना शूलेभकेशरी।
अमाघास्त्रमिदं ख्यातं मूलनिमूलने परम् ॥ ११६ ॥

शूलेभकेशरीरसः—वारणाख्यं पुटं गजपुटम् ॥ ११२–११६ ॥

भा.टी.—शुद्ध ताम्र का चूर्ण एक पल, शुद्धगन्धक दो पल, शुद्ध-हरताल तीन पल लेकर, सबको एकत्र खरल में किसी द्रव के साथ पीसकर धूप में सुखा लें। पश्चात् इसको संपुट में बन्द करके संपुट की सन्धि को सुहागा और बकरी के दूध की पीठी से अच्छी तरह लेप करके सुखा लें। अब एक बड़ी हाँड़ी में आधे भाग तक लवण भर उस पर उक्त संपुट को रख दें। और हांड़ी के अवशिष्ट भाग को फिर लवण से ऊपर गले तक अच्छी तरह भर दें और हाँड़ी के मुख में एक सकोरा रखकर उसको सन्धिलेप कर दें। अब लवणयुक्त हाँड़ी को गजपुट के बीच में रखकर फूँक दें। इस प्रकार एक ही पुट से ताम्र की भस्म हो जाती है। इस ताम्रभस्म को शूलेभकेशरीरस कहा जाता है। शूल को शान्त करने में यह कभी व्यर्थ न जानेवाला रस है। अर्थात् इसके सेवन से अवश्य ही शूल नष्ट हो जाता है ॥ ११२–११६ ॥

वक्तव्य—शूलेभकेशरी रस बनाने में पहिले पारद गन्धक की कज्जली बना लेनी चाहिये, फिर अन्य द्रव्य मिलाकर उसको नींबू के रस से मर्दन करना चाहिये। कई बार एक ही गजपुट से इसकी उत्तमभस्म नहीं होने पाती है। अतः दो या तीन गजपुट देने चाहिये।

अथ भूनागसत्त्वपातनप्रकारः

वर्षर्तौ भूभुजगान् ऊर्णायुद्दीपगुडैः ।
सौभाग्यालक्तकझषैः पिण्याकक्षोदयुतैः ॥११७॥
सम्पेष्य प्राज्ञवरो मूषास्थं वै प्रधमेत् ।
ताम्राभं सत्त्वमथो मुञ्चति क्षिप्रतरम् ॥११८॥

भूभुजगाः भूनागाः । ऊर्णायुः ऊर्णनाभिः (मकड़ी का जाला इति हिन्दी भाषायाम्) । उद्दीपः गुग्गुलुः । सौभाग्यं टङ्कणम् । अलक्तं लाक्षा । झषो मत्स्यः । पिण्याकक्षोदः तिलकिट्टचूर्णमिति यावत् । उक्तञ्च—"ताम्रभूभभूनागान्निशापिष्टान् समेन तान् । गुडगुग्गुलुलाक्षोर्णामत्स्यपिण्याकटङ्कणैः ॥ दृढमेतैश्च संयोज्य मर्दयित्वा धमेत्सुखम् । मुञ्चन्ति ताम्रवत्सत्त्वं ते पद्मा अपि बर्हिणाम् ॥" इति ॥११७, ११८॥

भा.टी.—वर्षा ऋतु में प्रायः जमीन पर निकलनेवाले केचुओं को लेकर साफ करके धूप में सुखा लें । अब इनमें मकड़ी का जाला, गूगल, गुड़, सुहागा, लाख, शुष्क मछलियों का चूर्ण और तिल की खली, इन सब को पृथक् पृथक् केचुओं के बराबर मिलाकर अच्छी तरह मर्दन करके एक दृढ मूषा में रखकर तीव्र अग्नि से तपायें तो इसमें से ताम्र के सदृश सत्त्व शीघ्र ही पृथक् हो जाता है ॥ ११७, ११८ ॥

भूनागसत्त्वस्य मारणम्

भूनागसत्त्वं पलसंमितन्तु रसेश्वरं द्व्यक्षमितञ्च शुद्धम् ।
पलोन्मितं शुद्धसुगन्धचूर्णं दत्त्वा पुटेद् वन्यकरीषवह्नौ ॥११९॥
भूनागसत्त्वं पुटितं त्रिधैवं त्वनुत्तमां याति मृतिं निकामम् ।
रसागमाम्भोनिधिकर्णधारः प्रयोजयेत्ताम्रविधानरीत्या ॥ १२० ॥

अत्र ताम्रवदिति ताम्राद्भिन्नं सत्त्वं न ज्ञेयम् । इदं हि विशुद्धं ताम्रमेव भवति । अस्य मारणप्रकारो निगदव्याख्यातः । मारणानन्तरममृतीकरणं ताम्रोक्तविधानेन कार्यमेव ॥ ११९, १२० ॥

भा.टी.—उक्त प्रकार से प्राप्त भूनागसत्त्व एक पल (आठ तोला), शुद्ध पारद दो अक्ष (चार तोला) और शुद्ध गन्धकचूर्ण एक पल (आठ तोला) लेकर पहिले पारद गन्धक की कज्जली बना उसमें भूनागसत्त्व मिलाकर खूब मर्दन करें । अब इसको एक शरावसम्पुट में बन्द करके जंगली उपलों की अग्नि में फूँक दें । इस प्रकार तीन गजपुट देने से ताम्रसत्त्व भी भस्म हो जाती है । इस भस्म को वैद्य ताम्रभस्म की विधि से ही प्रयोग में ला सकता है ॥ ११९, १२० ।

वक्तव्य—भूनाग अथवा मयूरपिच्छों से प्राप्त होनेवाला सत्त्व ताम्र ही होता है। परन्तु इस विधि से प्राप्त किये हुए ताम्र में अन्य धातु का मिश्रण न होने से तथा नेपालजातीय ताम्र से भी इसमें विशेषता दिखाने के लिये भूनाग और मयूरपिच्छों से ताम्र प्राप्त करने के लिये यह विधान लिखा है। इस सत्व की भस्म करने के बाद अमृतीकरण भी ताम्र के समान ही करना चाहिये।

अस्य गुणाः

भूनागसत्त्वं सुमृतं तुवरं कुष्ठनाशनम्।
विषघ्नञ्च विशेषेण ताम्रवद् गुणकारकम् ॥१२१॥

भा.टी.—भूनागसत्त्व की भस्म कषायरस और कुष्ठरोगहर, विषनाशक होती है। इसके अतिरिक्त इसमें ताम्रभस्म के पूर्वोक्त सभी गुण होते हैं ॥१२१॥

अस्य आमयिकः प्रयोगः

भूनागसत्त्वं मतिमान् ताम्रवद्विनियोजयेत्।
ताम्रवच्चानुपानानि सहपानानि चादिशेत् ॥१२२॥

भूनागसत्त्वं विशेषतो विषनाशकम्। तुवरमिति रसे कषायम्। गुणतस्ताम्रसमञ्चेति। अस्यानुपानादिकं सर्वं ताम्रवदेवेति ॥ १२२ ॥

भा.टी.—भूनागसत्त्वभस्म का प्रयोग ताम्रभस्म के समान ही करना चाहिये। और प्रयोग में अनुपान और सहपान द्रव्य भी ताम्रभस्म के समान ही लेने चाहिए।

मयूरपिच्छस्य सत्त्वपातनम्

भूनागसत्त्वमार्गेण सत्त्वं मायूरपत्त्रजम्।
निपातयेन्मारयेच्च रसतन्त्रविचक्षणः ॥१२३॥
भूनागसत्त्ववच्चास्य गुणान् खलु समादिशेत्।
आमयेषु च यत्नेन ताम्रवद्विनियोजयेत् ॥ १२४ ॥

इति ताम्रविज्ञानीयो नाम सप्तदशस्तरङ्गः

भा.टी.—उक्त भूनागसत्त्वपातन विधान से मोर के पंखों का भी सत्वपातन करना चाहिये। और इस मयूरपिच्छसत्त्व की मारणविधि तथा गुण भी भूनागसत्त्व के समान ही समझने चाहिये। मयूरपच्छसत्त्व की भस्म को ताम्रभस्म के समान ही विभिन्न रोगों में प्रयोग करना चाहिये ॥ १२३, १२४ ॥

यह ताम्रविज्ञानीय नाम सप्तदश तरङ्ग समाप्त हुआ

—:०:—

अथ वङ्गविज्ञानीयोऽष्टादशस्तरङ्गः

अथ वङ्गस्य नामानि

वङ्गञ्च वङ्गकं रङ्गं रङ्गकं शुक्रलोहकम् ।
कुरूप्यं त्रपुसञ्चैव त्रपुष त्रपु कीर्तितम् ॥ १॥

अथ वङ्गवर्णनम्—वङ्गनामानि तन्त्रव्यवहारविषयाणि ॥१॥

भा.टी.—वंग, वंगक, रंग, रंगक, शुक्रलोह, कुरूप्य, त्रपुस, त्रपुष, त्रपु, ये सब नाम रांगा कली के कहे जाते हैं ॥ १ ॥

वक्तव्य—वंग या कली चांदी के समान श्वेत चमकीली धातु है। पर यशद की अपेक्षा मृदु और सीसक की अपेक्षा कुछ कठोर होती है। वंग २३२ शतांश की गर्मी पर पिघलने लगता है और २२७० शतांश पर बाष्प बनकर उड़ने लगता है। इसका आपेक्षिक गुरुत्व *(Atomic Weight) 118–7* है। यह बात कई बार वैद्यों के देखने में आयी होगी कि हरताल आदि के साथ वंग को गजपुट में फूँकने से उससे कुछ भी नहीं मिलता है। यद्यपि वंग सायबेरिया बालविया में न्यूनाधिक तौर पर शुद्ध रूप में भी प्राप्त होता है, परन्तु अधिकांश में यह यौगिक रूप में ही पाया जाता है यह नैसर्गिक रूप में ओषजन से मिला हुआ पत्थरों (जिनमें गन्धक, संखिया, लौह, ताम्र आदि की अशुद्धियां होती हैं) के रूप में मिलता है। इन पत्थरों को चारकोल के साथ गरम करके वंग पृथक् किया जाता है।

वङ्गस्य द्वैविध्यम्

खुरकं मिश्रकं चेति वङ्गक द्विविधं मतम् ।
खुरकं श्रेष्ठमाख्यातं मिश्रकं त्ववरं परोक्तम् ॥ २ ॥

खुरकं मिश्रकञ्चेति द्विविधं वङ्गम्, तयोः खुरकं श्रेष्ठ निर्मलत्वात् ॥२॥

भा.टी.—खुरक और मिश्रक भेद से वंग दो प्रकार का होता है। इनमें से "खुरक" संज्ञक वंग श्रेष्ठ और मिश्रक वंग अवर (निकम्मा) माना जाता है ॥ २ ॥

मृदुलं निर्मलञ्चैव चन्द्रलोहसमप्रभम् ।
दतद्रावञ्च निःशब्दं खुरकं समुदीरितम् ॥ ३ ॥

खुरकलक्षणमुपादेयतारतम्यकारणम्—चन्द्रलोहसमप्रभं रजतसदृशम्, निःशब्दं गालने समुदीरितं प्राचीनैरिति शेषः ॥ ३ ॥

भा.टी.—मृदु स्वच्छ चांदी की तरह शीघ्र गलनेवाला शब्द रहित खुरक श्रेष्ठ होता है ॥ ३ ॥

वक्तव्य—खुरक वंग को भाषा में रांगा कहते हैं। इसको पंसारी लोग अपनी दुकानों में गुच्छे के रूप में टांगे रखते हैं और कलई करने के काम आता है। निःशब्द का अर्थ प्राचीन वैद्य पिघलाने में शब्द नहीं करनेवाला करते हैं। परन्तु वंग के अन्य धातु ताम्रादि का संयोग होने से उसमें तपानेपर शब्द होता है।

मिश्रकस्य लक्षणम्

द्रावेऽतिकठिनं रूक्षं त्वन्यधातुविमिश्रितम्।
धूसरं कठिनञ्चैव मिश्रकं वङ्गमुच्यते ॥४॥

अन्यधातुमिश्रितमिति मिश्रकरूपयोग्यताहेतुः ॥ ४ ॥

भा.टी.—कठिनता से पिघलनेवाला, बाहर से खुश्क दिखाई देनेवाला, धूसरवर्ण के कठोर वंग को मिश्रक कहते हैं। क्योंकि वंग में उक्त गुण अन्य धातुमिश्रण से पाये जाते हैं। अतः इस प्रकार के वंग को मिश्रकवङ्ग कहा जाता है ॥ ४ ॥

वङ्गस्य ग्राह्याग्राह्यस्वरूपनिरूपणम्

खुरकाख्यं शुक्ललोहं मारणाय प्रशस्यते।
मिश्रकं हेयमाख्यातं रसतन्त्रविचक्षणैः ॥ ५ ॥

खुरकवङ्गं तयोरुपादेयमाहुः। तथा चोक्तम्—"खुरकन्तु गुणैः श्रेष्ठं मिश्रकं न रसे हितम्" इति ॥ ५ ॥

भा.टी.—उक्त विविध वंग में से खुरक संज्ञक वंग को औषधिप्रयोग में काम लाने के लिये शोधन-मारणार्थ ग्रहण करना चाहिये। परन्तु रसशास्त्रज्ञ मिश्रकवंग औषधि प्रयोगार्थ अग्राह्य समझते हैं ॥ ५ ॥

अथ वङ्गशोधनस्य प्रयोजनम्

विशुद्धिहीनं खलु शुक्ललोहं निषेवितं वाऽप्यमृतं तु नूनम्।
निहन्ति सर्वां खलु कायकान्तिं कुष्ठं किलासञ्च परं विदध्यात् ॥६॥
गुल्मप्रमेहक्षयपाण्डुशोथश्लेष्मज्वरादींश्च भगन्दरञ्च।
शुक्राश्मरीं रक्तविकारजातान् रोगाननेकान् जनयेच्च नूनम् ॥७॥

शोधनप्रयोजनं दोषजनकत्वादिति। किलासं श्वित्रम्। नूनं अवश्यम्। **आहुश्च—"अशुद्धममृतं वङ्गं प्रमेहादिगणप्रदम्। गुल्महृद्रोगशूलार्शःकासश्वासवमिप्रदम्" इति ॥ ६, ७ ॥**

भा.टी.—शुद्धिरहित अथवा ठीक प्रकार से भस्म न हुआ वंग सेवन किया जाय तो विकार उत्पन्न करने के कारण शारीरिक शोभा को बिगाड़ देता है और शरीर में कुष्ठ या श्वित्रकुष्ठ को उत्पन्न कर देता है। इसके अतिरिक्त शरीर में गुल्म, प्रमेह, क्षय, पाण्डु रोग, शोथ, श्लेष्मज्वर, हृदयरोग आदि तथा भगन्दर, शुक्राश्मरी और शरीर में रक्तविकार के कारण अनेक प्रकार के रोगों को उत्पन्न करता है ॥ ६, ७ ॥

अथ वङ्गशोधनस्य प्रथमः प्रकारः

खुराभिधानं खलु शुक्ललोहं निधाय दर्व्यां भिषजां वरेण्यः।
चुल्लीगतञ्चाप्यथ गालयित्वा विशुद्धचूर्णोदकपूर्णगर्भे ॥ ८ ॥
गाढन्तु सच्छिद्रपिधानकेन क्षिपेत्समाच्छन्नमुखे तु कुम्भे।
इत्थं निषिक्तं भिषजाश्ववारं वङ्गं विशुद्धिं समुपैति नूनम् ॥ ९ ॥

वङ्गशोधनप्रकारः प्रथमः—अश्ववारं सप्तवारम्, निगदव्याख्यातमन्यत् ॥८,९॥

भा.टी.—खुरकसंज्ञक वंग को शुद्ध करने के लिये एक लम्बे बेटवाली लोहे की चम्मच या करछी में रखकर चूल्हे में गरम करें। जब वंग पिघल जाय तो उसे एक पात्र में रखे हुए चूने के जल में पात्रमुख पर रखे हुए छिद्रयुक्त सिकोरे के ऊपर से डाल दें। शीतल होने पर वंग को निकाल फिर करछी में रख पिघलायें और चूर्णोदकवाले पात्र के मुख पर रखे हुए छिद्रयुक्त सिकोरे में से फिर चूने के जल में बुझा दें। इस विधि को सात बार दुहराने से वंग उत्तम रूप से शुद्ध हो जाता है ॥ ८, ९ ॥

वक्तव्य—वंग को पिघलाकर यों ही खुले मुख पात्र में रखे हुए जलीय द्रव, चूर्णोदक आदि में डालने से वह उछलकर आ जाता है और हाथ मुँह आदि जला देता है साथ ही यदि मिट्टी का पात्र हो तो वह भी वंग के उछलने से फूट जाता है और वंग खराब हो जाता है। अतः जहाँ तक हो सके किसी धात्वीयपात्र में द्रव को डालकर उसको जमीन में गाड़ दें और मुख पर एक भारी छिद्रयुक्त सिकोरा रखकर उसके द्वारा वंग पात्रगत द्रव में बुझावें।

द्वितीयः शोधनप्रकारः

वङ्गकं गालितं लोहदर्वीगतं सूर्यदुग्धे भृशञ्चैव निर्वापयेत्।
पूर्वमार्गेण वै शेषकर्माचरेत् सत्वरं वङ्गकं याति शुद्धिं पराम् ॥१०॥

सूर्यदुग्धे अर्कक्षीरे, भृशं त्रिवारं सप्तवारं वा। पूर्वमार्गेण अव्यवहितप्रदर्शितेन वङ्गशोधनस्य प्रथमप्रकारोक्तमार्गेण। शेषकर्म इहानुक्तमवशिष्टं कर्म कुम्भग्य

अर्कदुग्धेन गर्भदेशपर्यन्तापूरणम्, सच्छिद्रसुदृढपाषाणपिधानकेन तन्मुखस्याच्छादनम्, गालितवङ्गस्य परिषेकसमये समुल्प्लवननिरासार्थं पाषाणेष्टकादिभिः स्थिरीकरणादिकञ्च विदध्यादिति प्रघट्टाभिप्रायः ॥ १० ॥

भा.टी.—उक्त विधि से वंग को करछी में पिघलाकर पात्र में पड़े हुए आक के दूध में सात बार बुझाने से वंग शीघ्र ही उत्तम रूप से शुद्ध हो जाता है ॥ १० ॥

तृतीयः शोधनप्रकारः

वङ्गकं द्रावितं सिन्दुवारद्रवे रात्रियुक्ते त्रिधा चेह निर्वापयेत् ।
शेषकर्माचरेत् पूर्वमार्गेण वै शुक्लोहं द्रुतं याति शुद्धिं पराम् ॥ ११ ॥

द्रावितस्य तु वङ्गस्य द्रवादौ परिषेचने ।
औचित्येनाचरेन्नो चेदुत्प्लुत्योत्प्लुत्य निर्दहेत् ॥ १२ ॥

सिन्दुवारो नीलनिर्गुण्डी, रात्रिः हरिद्रा । उक्तं हि—"द्रावयित्वा निशायुक्ते क्षिप्तं निर्गुण्डिकारसे । विशुद्ध्यति त्रिवारेण खुरवङ्गं न संशयः ॥" इति । औचित्येन द्रुतवंगोत्प्लवनरोधनयुक्त्या आचरेत् शोधनमिति शेषः ॥ ११, १२॥

भा.टी.—वङ्ग को पिघलाकर एक पात्र में पड़े हुए हरिद्राचूर्ण युक्त निर्गुण्डीस्वरस में प्रथम विधि के अनुसार तीन बार बुझाने से वंग शीघ्र ही शुद्ध हो जाता है । वंग को पिघलाकर किसी द्रव में बुझाने में बड़ी सावधानी से काम लेना चाहिये, क्योंकि कई बार बुझाने पर पात्र में से उछल-उछल कर बुझानेवाले को जला देता है ॥ ११, १२ ॥

चतुर्थः शोधनप्रकारः

वङ्गं प्रद्राव्य यत्नेन लोहदर्वीगतं ततः ।
निर्वापयेदम्लतक्रे पूर्वोक्तविधिना भिषक् ॥ १३ ॥

ततः कुमारिकाद्रावे तद्वदेव निषेचयेत् ।
अनेन विधिना वङ्गं शुद्धिमायाति सर्वथा ॥ १४ ॥

तक्रे कुमारीरसे च त्रिधा त्रिधा निर्वापणेन च शुद्ध्यति इति ॥ १३, १४ ॥

भा.टी.—खुरक-वंग को एक लोहे की करछी में रखकर अग्नि में पिघलायें, जब यह पिघल जाय तो उसे प्रथम विधि के अनुसार खट्टे मट्ठा में तीन बार और कुमारीस्वरस में तीन बार बुझा देने से वह अच्छी तरह शुद्ध हो जाता है ॥ १३, १४ ॥

अथ वङ्गमारणस्य प्रथमः प्रकारः

विशुद्धं वङ्गमादाय कटाहे चुल्लिकास्थिते ।
विनिक्षिपेद् भिषग्वर्यश्चुल्लिकाग्निं प्रदीपयेत् ॥ १५ ॥

वङ्गात् कलांशिकं सूतं विशुद्धं तत्र निक्षिपेत् ।
विशुद्धं हरितालञ्च स्वल्पं स्वल्पं मुहुर्मुहुः ॥ १६ ॥
निक्षिप्य वनकार्पासदण्डेन परिचालयेत् ।
यावद्भस्म भवेत्तावत्तालचूर्णं समापयेत् ॥ १८ ॥
ततः शरावेणाच्छाद्य पचेत्तीव्राग्निना भिषक् ।
अनेन विधिना वङ्गं पञ्चतां यात्यनुत्तमाम् ॥ १८ ॥

मारणस्य प्रथमः प्रकारः—कलांशिकं षोडशभागिकम् । हरितालं यथायोग्यमानम् । तालचूर्णस्य भस्मपर्य्यन्तं समापनम् । भस्मोत्तरमपि शरावेणाच्छाद्य तीव्राग्निदानं निरुत्थताकरणार्थमित्यनुसन्धेयम् । एवमग्रेऽपि ज्ञेयम् । पञ्चतां मृत्युम् ॥ १५–१८ ॥

भा.टी.—एक लोहे की कड़ाही को अग्नि के ऊपर चूल्हे पर रखकर उसमें खुरकवंग डाल दें और वंगके साथ ही वंग से सोलहवाँ भाग शुद्ध पारा भी डाल दें और अग्नि को तेज कर दें। जब वंग पिघलने लगे तो उसमें थोड़ा-थोड़ा करके हरताल का चूर्ण डालें और जंगली कपास की गीली लकड़ी से वंग को चलाते जायँ। जब तक वंग की भस्म न हो जाय तब तक हरतालचूर्ण डालते हुए कपास के डंडे से उसे चलाते रगड़ते जायँ। जब वंग की भस्म हो जाय तो उसे कड़ाही के तले में एकत्र करके एक मिट्टी के सकोरे से ढककर फिर तेज अग्नि से पकायें। इस विधि से वङ्ग की भस्म बन जाती है ॥ १५–१८ ॥

वक्तव्य—हरतालचूर्ण डालते हुए रगड़ने पर वंग की भस्म होने पर फिर उसे ढककर तेज अग्नि देने से वह निरुत्थ हो जाती है।

द्वितीयो मारणप्रकारः

विमलं वङ्गमादाय चुल्लिकोपरिसंस्थिते ।
विनिक्षिपेत् कटाहे तु ततो वह्निं प्रदीपयेत् ॥१९॥
विद्रुतं वङ्गकं ज्ञात्वा रसकर्मविशारदः ।
पादांशापामार्गचूर्णं स्वल्पं स्वल्पं मुहुर्मुहुः ॥२०॥
निक्षिप्य लोहदण्डेन यत्नतः परिचालयेत् ।
वङ्गभस्म भवेद्यावच्चूर्णं तावत्समापयेत् ॥२१॥
राशीकृत्य ततो भस्म शरावेण पिधापयेत् ।
ततो दिनैकपर्यन्तं तथा वह्निं प्रदीपयेत् ॥२२॥
ज्वलदङ्गारवर्णं स्याद् वङ्गभस्म यथा ध्रुवम् ।
स्वतः शीतं ततो ज्ञात्वा वङ्गभस्म समाहरेत् ॥२३॥

शङ्खकुन्देन्दुधवलं वङ्गभस्म भवेद् ध्रुवम् ।
इत्थं मृतं वङ्गकन्तु वीतशङ्कः प्रयोजयेत् ॥२४॥

अपामार्गचूर्णक्षेपाद् वङ्गभस्मनिर्माणं द्वितीयम्। वीतशङ्कः अपक्वताशङ्का-रहितः। निगदव्याख्यातमन्यत् ॥ १६-२४ ॥

भा.टी.—एक लोहे की कढ़ाई को चूल्हे पर रखकर उसमें खुरकवंग डाल दें और चूल्हे में अग्नि जलायें। जब अग्निताप से वंग पिघल जाय तो उसमें वंग से चतुर्थांश अपामार्ग का चूर्ण थोड़ा-थोड़ा करके डालते जायँ और लोहदण्ड या लोहे की करछी से उसे अच्छी तरह रगड़ते जायँ जब तक कि वंग की भस्म न हो जाय। वंग भस्म होने पर उसको कढ़ाही के तल प्रदेश में एकत्र करके एक मिट्टी के सकोरे से औंधा मुँह ढक दें और उसके नीचे एक दिन तक अग्नि जलायें जिसमें कढ़ाही की भस्म ढक्कन उठाकर देखने में जलते हुए अंगारों के समान लाल हो जाय। अब अग्नि देना बन्द कर दें और कढ़ाही को स्वांगशीत होने दें। स्वांगशीत होने पर कढ़ाही में से शंख, चन्द्रमा के समान श्वेतवर्ण की वंगभस्म को निकाल लें और इसको निःशंक होकर प्रयोग में लायें ॥१६-२४॥

तृतीयो मारणप्रकारः

विशुद्धं वंगमादाय कटाहे गालयेद्भिषक् ।
पादांशिकविशुद्धञ्च तत्र सूतं विनिक्षिपेत् ॥ २५ ॥
दत्त्वा सम्मर्द्य यत्नेन द्रुतमेवावतारयेत् ।
वंगार्द्धं तालकं दत्त्वा खल्वे सम्पेषयेत्ततः ॥ २६ ॥
श्लक्ष्णचूर्णं ततः कृत्वा रविदुग्धेन मर्दयेत् ।
पिप्पलत्वक्समुत्थाच्छक्षारमध्यगतं भिषक् ॥ २७ ॥
शरावसम्पुटे न्यस्य लावकाख्यपुटे पुटेत् ।
इत्थं पुटद्वयेनैव वंगं तु मृतिमाप्नुयात् ॥ २८ ॥

तृतीयः प्रकारः पारदतालकयोगसाध्यः—पिप्पलत्वक्समुत्थनिर्मलक्षारमध्ये स्थापनप्रकारश्च तालभस्मीकरणप्रकरणे भणितपरिभाषः ॥ २५-२८ ॥

भा.टी.—स्वच्छ खुरक वंग को डालकर उसको अग्नि पर चूल्हे में रख-कर पिघलायें और वंग में वंग से चतुर्थांश शुद्ध पारद भी डाल दें। पिघले हुए वंग में पारद डालकर मर्दन करके दोनों एक हो जाने पर शीघ्र ही कढ़ाही

को नीचे उतार कर वंग को एक खरल में डालें और उसमें वंग से आधा भाग शुद्ध हरताल का चूर्ण मिला खूब अच्छी तरह पीस लें। अब इस सूक्ष्मचूर्ण में आक का दूध मिला मर्दन करके छोटी-छोटी टिकिया बनाकर सुखा लें। अब एक हांडी में आधे भाग तक पीपल वृक्ष की त्वचा की राख भरकर उसपर वंग की टिकयों को रखकर फिर अवशिष्ट भाग में उक्त पीपल की राख अच्छी तरह दबा-दबा कर भर दें और चूल्हे पर पकायें अथवा एक सम्पुट में पीपल राखके बीच में वंग को रखकर उसको बन्द करके लावकपुट में फूंक दें। इस प्रकार दो पुटों में ही वंग की उत्तम भस्म हो जाती है ॥२७, २८॥

चतुर्थो मारणप्रकारः

विशुद्धं वङ्गमादाय कटाहे गालयेद्भिषक्।
शुष्कपिप्पलवल्कोत्थं चूर्णं तुल्यं विनिक्षिपेत् ॥ २९ ॥
स्वल्पं स्वल्पं मुहुश्चैव लोहदर्व्या प्रचालयेत्।
वङ्गभस्म भवेद्यावच्चूर्णं तावत्समापयेत् ॥ ३० ॥
राशीकृत्य ततो भस्म शरावेण पिधापयेत्।
ज्वलदङ्गारवर्णं स्याद् वङ्गभस्म यथा चिरम् ॥३१॥
तथा प्रदापयेदग्निं दिनमेकं भिषग्वरः।
स्वतःशीतं ततो ज्ञात्वा सुमृतं वङ्गमाहरेत् ॥ ३२ ॥
बहुशः क्षालयेत्तोयैः क्षारहीनं यथा भवेत्।
ततः सर्वप्रयोगेषु वीतशङ्कः प्रयोजयेत् ॥ ३३ ॥

अस्य च क्षारांशबहुलतया प्रक्षालनम्। रक्तं वर्णकपत्रं आङ्गलभाषायां *"Red Litmus Paper"* इति नाम्ना प्रसिद्धम् वङ्गभस्म धावनाम्भसि निक्षिप्तं, चेन्नीलवर्णतां नोपेयात्तदा वंगभस्म धावनाम्भसि निक्षिप्तं चेन्नील-वर्णतां नोपेयात्तदा वङ्गभस्म क्षारशून्यं संजातमिति जानीयात्, अन्यथा सक्षा-रमिति व्यवस्येत् ॥ २९–३३ ॥

भा.टी.—शुद्ध खुरकवंग को एक लोहे की कढ़ाही में डालकर चूल्हे पर अग्नि से तपायें। जब वंग पिघल जाय तो उसमें वंग के बराबर भाग पीपलवृक्ष की छाल के चूर्ण (शुष्क) को थोड़ा-थोड़ा करके डालते जायँ और वङ्ग को लोहे की करछी से रगड़ते या चलाते रहें। इस प्रकार जब वंग की भस्म हो जाय तो उसे कढ़ाही के तलप्रदेश में इकट्ठा करके एक मिट्टी के सिकोरे से ढक दें और उसके नीचे एक दिन की तीव्र अग्नि जलायें। जब देखें कि

सिकोरे के नीचे वंगभस्म जलते हुए कोयलों के सदृश लालवर्ण की दिखाई दे रही है तो आग देना बन्द कर दें। स्वांगशीतल होने पर कड़ाही से वंगभस्म को निकाल लें। अब इसमें से पीपलछाल के क्षारीयांश को निकालने के वास्ते इस भस्म को जल में कई बार धोकर रखें ॥ २९-३३ ॥

प्रसङ्गात क्षारशून्यत्वपरीक्षणम्

क्षारशून्यत्वविज्ञान भिषजां स्यात्कथं स्वतः।
रसायनाक्तमार्गेण सर्वं तदुपदिश्यते ॥ ३४ ॥
रक्तं वर्णाकपत्रं चेद्धावनाम्भसि संस्थितम्।
सर्वथा नीलतां नैति क्षारशून्यं ततो वदेत् ॥ ३५ ॥

भा.टी.—वङ्गभस्म में क्षार का अंश नहीं है ऐसा ज्ञान वैद्यों को समझने के लिये रसायनविधि का अनुसरण करना चाहिये—उसकी विधि यह है कि वङ्ग को धोकर पृथक् किये हुए जल में रक्तवर्ण का क्षारीयांशप्रदर्शकपत्र (कागज *Red Litmus Paper*) को डाल दें और कुछ देर बाद देखें। यदि वह कागज उस जल के भींगने से बिलकुल नीलवर्ण का न हो जाय तो समझना चाहिये कि वंगभस्म मे अब क्षारीयांश नहीं है ॥ ३४, ३५ ॥

पञ्चमो मारणप्रकारः

वङ्गं विशुद्धं प्रद्राव्य मृदुपत्राणि कारयेत्।
ततोऽर्कदुग्धपिष्टेन तालेन परिलेपयेत् ॥ ३६ ॥
घर्मे संशोष्य यत्नेन वङ्गपत्राणि वै पृथक्।
चिञ्चात्वक्क्षारमध्यस्थानीह कृत्वा पुटेद्भिषक् ॥ ३७ ॥
एवं पुटत्रयेणैव वङ्गकं याति पञ्चताम्।
इत्थं मृतं वंगकन्तु वीतशङ्कः प्रयोजयेत ॥ ३८ ॥

भा.टी.–शुद्ध खुरक वंग को अग्नि में पिघलाकर उससे पतले-पतले कोमल पत्र बना लें। अब इन पत्रों पर हरताल को आक के दूध में घोटकर इसका लेप कर दें और धूप में रखकर सुखा लें। अब वङ्गपत्रों को एक चौड़ी हाँडी में इमलीछाल की राख भरकर उसमें पत्रों को रख दें और हांडी के अवशिष्ट भाग को पुनः इमली की राख से भर दें और हाँडी का मुख बन्द करके पुट में फूँक दें। इस प्रकार तीन पुटों में वंग की भस्म हो जाती है इस विधि से भस्म हुई वङ्ग को प्रयोग में निःशंक होकर काम में लाना चाहिये ॥३६-३८॥

सुमृतवंगस्य गुणाः

वङ्गं मृतं लघु सरं शिशिरञ्च रूक्षम् ।
मेध्यं सतिक्ततुवरं लवणञ्च किञ्चित् ॥
मेदोहरं रुचिकरञ्च रसायनञ्च
श्लेष्मामयप्रशमनं खलु संप्रदिष्टम् ॥३९॥
वंगं कान्तिहरं परं व्रणहरं सर्वप्रमेहापहम्
चक्षुष्यं सुमतिप्रदं क्षयहरं शुक्रकसवर्द्धनम् ॥
श्वेतासृग्दरनाशनं व्रणहरं जन्त्वामयध्वंसनम्
कामं कामविवर्द्धनं धृतिकरं वर्ण्यं निकामं तथा ॥४०॥
वङ्गं कामं मदनजननं स्वप्नमेहामयघ्नम्
कासश्वासप्रशमनपटु प्रीणनं कार्श्यभाजाम् ।
वृष्यं बल्यं पवनशमनं पाण्डुहृच्चातिवेलं ।
वाग्जालैः किं भवति नितरां खेदं देहभाजाम् ॥४१॥
गर्भाशयच्युततिहरं श्वासकृच्छ्रप्रणाशनम् ।
शोषोद्भूतनिशास्वेदोल्वणश्लेष्महरं परम् ॥४२॥

अथास्य गुणाः शिशिरं शीतम् । यद्यपि कैश्चित् वंगं उष्णमिति लिखितम्, तथापि वङ्गं प्रायः शिशिरम्, तालादिमारितन्तु उष्णवीर्यं भवत्येवेति । वक्ष्यति हि—वङ्गं गन्धादियोगेनेत्यादिनाऽनुपदमेवेति । श्लेष्मामयप्रशमनं खलु सम्प्रदिष्टं भिषग्भिरिति शेषः । स्मरन्ति हि—"वङ्गं तिक्तोष्णकं रूक्षमीषद्वात-प्रकोपणम् । मेदश्लेष्मामयघ्नञ्च मेदोघ्नं कृमिनाशनम् ॥" इति । न चोष्णमेव वङ्गमिति शङ्कनीयं प्राचीनैरपि वङ्गस्य शीतत्वोल्लेखात् । तथाहि—"बल्यं दीपन-पाचनं रुचिकरं प्रज्ञाकरं शीतलं सौन्दर्य्यैकविवर्धनं हितकरं नीरोगताकारकम् । धातुस्थौल्यकरं क्षयिक्षयहरं सर्वप्रमेहापहं वङ्गं भक्षयतो नरस्य न भवेत्स्वप्नेऽपि शुक्रक्षयः ॥" इति । तस्मादाचार्य्योक्तं निर्बाधमिति । सुमतिप्रदं वर्धमानकाम-वासनानियमनात् शुक्रक्षयदौर्बल्यादिदशायामिति भावः । कामविवर्द्धनन्तु क्रमशः क्षीणे शुक्रे सञ्चिते स्वयमेवोद्दीपनात् । निकामं अत्यर्थम् कामं यथेच्छं मदनजननमिति प्रथमं क्षीणं शुक्रमाप्याय्य ततः कामवासनोद्दीपकमिति भावः । पवनशमनं प्रसादनामधेयं प्रवृद्धं पवनं शमयतीति ज्ञेयम् । मलवातस्य तूत्पादक-मिति विशेषः । अतिवेलं अत्यर्थम् । शोषोद्भूतं निशास्वेदं उल्वणं श्लेष्माणञ्च हरतीति निगदव्याख्यातमन्यत् ॥३९–४४॥

भा.टी.—विधिपूर्वक बनाई हुयी वंगभस्म लघु, शीतल और रूक्ष गुणयुक्त होती है। यह बुद्धिवर्धक और रसों में तिक्त, कषाय और किञ्चित् लवणतायुक्त होती है। रोग और दोषों के विषय में वंगभस्म मेदोविकारनाशक, भोजन में रुचिकारक, रसायनगुणधर्मी, कफप्रकोपजन्य रोगशामक होती है। इसके प्रयोग से वमन शान्त होती हैं, व्रणविकार तथा सब प्रमेहविकार नष्ट होते हैं। इससे नेत्रोंकी शक्ति बढ़ती है और अच्छे विचार उत्पन्न होते हैं। यह क्षयरोगहर और अद्वितीय रूप से शुक्रवर्धक है। इसके सेवन से स्त्रियों का श्वेतप्रदर, व्रण, उदरकृमि नष्ट होते हैं। इसको कुछ काल नियमपूर्वक सेवन करने से कामशक्ति बढ़ती है, शरीर में साहस की मात्रा उत्पन्न होती है और सब शरीर का वर्ण निखर आता है तथा त्वचा सुन्दर हो जाती है। स्वप्न में होनेवाला वीर्यस्राव बन्द हो जाता है, जीर्ण कास तथा श्वास शान्त हो जाते हैं। प्रतिदिन सूखनेवाले मनुष्य इसके सेवन से मोटे होने लगते हैं। इसके द्वारा मैथुनिक बल तथा शारीरिक बल बढ़ता है। प्रसादसंज्ञक वायु (*Vitality*) का क्षोभ शान्त हो जाता है, पाण्डु रोग शीघ्र ही शांत हो जाता है। वंगभस्म के गुणों के विषय में बहुत कहने की आवश्यकता नहीं; यह मनुष्यों के लिये हर प्रकार से सुख देनेवाली औषधि है। इसके सेवन से अपने स्थान से हटा हुआ गर्भाशय अपने स्थान पर आ जाता है, श्वास लेने में होनेवाला कष्ट नहीं रहता। राजयक्ष्मा रोग में उत्पन्न होनेवाला रात्रिस्वेद तथा अत्यन्त मात्रा में बढ़ा हुआ कफप्रकोप इसके द्वारा शान्त हो जाता है ॥ ३९–४२ ॥

विशिष्टा गुणाः

मृतं तु वङ्गं परिशीलितन्तु विनाशयेन्नातिचिरेण नूनम्।
चिरोत्थितं श्वासनलीविलग्नं कफं प्रवृद्धं मलनामधेयम् ॥४३॥

अपि च

मृतन्तु वङ्गं परिशीलितं वै निवारयेन्नातिचिरेण कामम्।
सर्वाङ्गगं मामसवैकृतोत्थं प्रसादसंज्ञं पवनं विवृद्धम ॥ ४४ ॥

नूनमिति दृढानुभवख्यापकम्। एवञ्च प्राचीनतन्त्रानुक्तमपि अनुभवविशेषात् शिष्यबुद्धिवैशद्यार्थमुक्तमिति। एवमेव प्रसादवातशान्तिरपि वङ्गाज्जायमाना नवाविष्काररूपैवेति विशेषः ॥ ४३–४४ ॥

भा.टी.—सम्यक् प्रकार मारित वङ्ग के सेवन करने से शीघ्र ही श्वासनली में चिपका हुआ पुरातन मलभूत कफप्रकोप अवश्य ही नष्ट हो जाता है। और

मानसिक विकृतिजन्य सर्वांगीण प्रसादवायु का प्रकोप भी शीघ्र ही शान्त हो जाता है ॥ ४३, ४४ ॥

वक्तव्य—वंगभस्म अन्तःप्रयोग में शरीर के बहुमूत्र, शुक्रमेह, श्वेतप्रदर आदि अनेकविध स्रावों को बन्द करती है। अतः अन्तःप्रयोग में इसका ग्राही प्रभाव देखा जाता है। इसके प्रयोग से स्वेदवाहिनियों का क्षोभ शांत होता है और स्वेदाधिक्य कम हो जाता है। इसी तरह शरीर के किसी भाग से होने वाले अतिशय स्रावों तथा योनिभाग के स्रावों को भी वंगभस्म बन्द करती है। मूत्र तथा उत्पादक अङ्गों पर वङ्गभस्म का उत्तम बल्य प्रभाव होता है। शुक्रक्षय, स्वप्नमेह और इनसे होनेवाले रोगों में वंग सर्वोत्तम औषधि है—"वंगं भक्षयतां नरस्य न भवेत्स्वप्नेऽपि शुक्रक्षयः।" तथा "सिंहो यथा हस्तिगणं निहन्ति तथैव वंगोऽखिलमेहवर्गम्।" स्त्री सम्बन्धी विषय का अधिक चिन्तन आदि करने से जिन पुरुषों को वातनाड़ीजन्य उत्तेजना बढ़ जाने से स्त्री के स्पर्श से ही शुक्रस्खलन हो जाता है या पुरुष में घोर नपुंसकता आ जाती है उस अवस्था में वंगभस्म वातकनाड़ियों के क्षोभ को शांतकर उनमें बल पैदा करती है। आजकल की गवेषणा ने वंग को स्रावी पामा (ऐग्जीमा) के लिये उत्तम औषधि निश्चित किया है। इस रोग में वङ्ग का योग "टिन् ओकसीन" नामक औषधि अधिक व्यवहार में लायी जाती है। यदि वङ्गभस्म में शुद्ध गन्धक मिलाकर प्रयोग किया जाय तो "टिन् ओकसीन" के उदृश ही लाभ होता है। वृद्धावस्था के कारण वृक्क, मूत्रवाही स्रोत, मूत्राशय आदि अंगों की निर्बलता होने पर अधिक मूत्रस्राव में वङ्गभस्म इन अंगों को बल देती है और मूत्र की मात्रा को कम करती है।

वङ्गस्य औष्ण्यशैत्यजनने हेतुः

वङ्गं गन्धादियोगेन मारितं तूष्णतां व्रजेत्।
क्षारादिना मृतश्चेह शीततां याति निर्भरम् ॥४५॥

वङ्गस्यौष्ण्यशैत्यभावहेतुस्तु अनुक्तपूर्वः स्फुटीकृत आचार्यैः ॥ ४५ ॥

भा.टी.—गन्धक, हरिताल आदि उष्णद्रव्यों के सहयोग से बनायी हुई वङ्गभस्म उष्ण प्रकृति की पायी जाती है। इसके विपरीत यवक्षार चिञ्चाक्षार आदि द्रव्यों के सहयोग से बनी हुई वङ्गभस्म शीत गुणयुक्त होती है। अतः आवश्यकतानुसार इसको दोनों प्रकार की औषधियों से बनाकर प्रयोग में लाना चाहिये ॥४५॥

अस्य मात्रानिरूपणम्

रक्तिकातः समारभ्य रक्तिद्वितयसंमिताम्।
पूर्णमात्रां प्रयुञ्जीत मृतवङ्गस्य कोविदः ॥४६॥

अस्य मात्रानिरूपणं देशकालापेक्षया ज्ञापितम् ॥ ४६ ॥

भा.टी.—वंगभस्म की एक रत्ती से लेकर दो रत्ती पर्यन्त पूर्ण मात्रा समझनी चाहिये ॥ ४६ ॥

अस्य आमयिकः प्रयोगः

गुडूचिकास्वरजोविमिश्रं मृतन्तु वङ्गं मधुनावलीढम् ।
विनाशयेन्नातिचिरेण मेहान् मत्तद्विपानत्र यथा मृगेन्द्रः ॥४७॥

वङ्गं शिलाजतुयुतं मधुनावलीढं
मासं निषेवितमलं विनिहन्ति मेहान् ।
क्षीणाल्पशुष्ककृशदूषितरेतसाञ्च
वीर्याभिवर्द्धनविशुद्धिविधौ च शस्तम् ॥४८॥

साज्यं वङ्गं शालितन्तु द्रुतं पाण्ड्वामयं हरेत् ।
सौभाग्यचूर्णसंयुक्तं गुल्मञ्चापि विनाशयेत् ॥४९॥
पिप्पलीचूर्णसंयुक्तं वङ्गन्तु परिशीलितम् ।
अग्निमान्द्यं निहन्त्याशु त्वजीर्णं पूगसंयुतम् ॥५०॥
हरिद्रया निषेवितं मृतन्तु वङ्गमुद्धरेत् ।
निकाममूर्ध्वमारुतं तथैव रक्तपित्तकम् ॥५१॥
रससिन्दूरसंयुक्तं वङ्गं तु परिशीलितम् ।
कामभार्द्रनिशावारा व्रणमेहं व्यपोहति ॥५२॥
वरुणादिगणादिष्टभेषजक्वाथयोगतः ।
शीलितं वङ्गभस्मतं मतं व्रणहरं परम् ॥५३॥
चम्पकस्वरसोपेतं सकर्पूरमथापि वा ।
वङ्गं निषेवितं हन्यान्मुखदौर्गन्ध्यमुल्बणम् ॥५४॥
वङ्गं कस्तूरिकोपेतं वीर्यस्तम्भकरं परम् ।
जातीफलक्षौद्रयुतं शुक्रपुष्टिकरं परम् ॥५५॥
खदिरक्वथितेनेह वङ्गं चर्मामयं हरेत् ।
समुद्रफेनसंयुक्तं दुष्टं शुक्रं विशोधयेत् ॥५६॥
अपामार्गस्य चूर्णेन वङ्गन्तु परिशीलितम् ।
रक्तिद्वयमितं यत्नात् षाण्ढ्यमाशु विनाशयेत् ॥५७॥
शाल्मलीमूलसंयुक्तं वङ्गं रक्तिद्वयोन्मितम् ।
सक्षौद्रं सहरिद्रञ्च वीर्यवृद्धिकरं परम् ॥५८॥

लघुशाल्मलिमूलोत्थचूर्णेन परिशीलितम् ।
सभ्रकं शुक्रलोहन्तु शुक्रमञ्जननं परम् ॥ ५६ ॥
वङ्गन्तु शर्करोपेतं पित्तघ्नं समुदाहृतम् ।
निम्बूकस्वरसोपेतं देहदाहहरं मतम् ॥ ६० ॥
तुलसीदलसंयुक्त वङ्ग मेहान्निवारयेत् ।
नागनीस्वरसोपेतं विबन्धं नाशयेद् ध्रुवम् ॥ ६१ ॥
लोहशुक्तिकयोपेत वङ्गं तु परिशीलितम् ।
द्विगुञ्जं रालसहितं श्वेतप्रदरनाशनम् ॥ ६२ ॥
वङ्गं शशासृजा वापि निशाकुङ्कुमचन्दनैः ।
महिषाक्षीरसम्पिष्टं मुखच्छायां व्यपोहति ॥ ६३ ॥
रससिन्दूरसंयुक्तं वङ्गन्तु परिशीलितम् ।
नाशयत्यचिरादेव प्रमेहं क्षीणशुक्रताम् ॥ ६४ ॥
तालमूलिकयोपेतं वङ्गन्तु परिशीलितम् ।
मासमात्रप्रयोगेण शुक्रतारल्यहृत्परम् ॥ ६५ ॥
नृपावर्तायसयुत रससिन्दूरसंयुतम् ।
चन्दनक्वाथसंपीत जीर्णज्वरमपोहति ॥ ६६ ॥
ताप्यतारसमायुक्तं वङ्गं तु परिशीलितम् ।
ऊर्ध्वजत्रुसमुद्भूतं नाडीशूलं व्यपोहति ॥ ६७ ॥

रोगयोग्यः प्रयोगोऽस्य गुडूचिकेत्यादिना । वङ्गभस्म २ गुंजे, अमृतासत्त्वम् ४ गुञ्जाः, मधु २ माषौ, लीढं प्रमेहरोगशान्त्यै प्रभवति । शिलाजतु ४ गुञ्जाः, वङ्गं २ गुञ्जामितं, मासं यावत् मधुना लीढं शुक्रशोधनम् । साज्यं घृतयुक्तम्, द्रुतं शीघ्रम् । सौभाग्यचूर्णं वह्निभृष्टटङ्कक्षोदः, पूगयुतं वङ्गमजीर्णं शमयतीत्यन्वयः । ऊर्ध्वमारुतम्—"अधः प्रतिहतो वायुः श्लेष्मणा वायुनाऽथवा । करोति भृशमुद्गारमूर्ध्ववातः स उच्यते ॥" इति । आर्द्रा सरसा या निशा हरिद्रा तस्य वारा जलेन । षाण्ढ्यं नपुंसकताम् । नागनीस्वरसः ताम्बूलदलरसः । लोहशुक्तिवङ्गसर्जारसान् समभागान् सम्मेल्य ततः द्विगुञ्जा मात्रास्यौषधस्य कल्पनीया । शशासृजा शशरुधिरेण, नृपावर्तः राजावर्तः क्षुद्रमणिविशेषः वक्ष्यमाणपरिचयः । आयसं लोहम् । ताप्यं स्वर्णमाक्षिकम् ॥ ४७–६७ ॥

भा.टी.—वंगभस्म को गुडूचीसत्त्व में मिलाकर शहद से चाटने अथवा

वङ्गभस्म में शिलाजतु मिलाकर शहत से एक मास तक निरन्तर सेवन करने से प्रमेह रोग नष्ट हो जाते हैं। और इसी योग के सेवन से क्षीणशुक्र, अल्पशुक्र, शुष्कशुक्र, दुर्बल और दूषितशुक्र पुरुषों की वीर्यवृद्धि होती है। वङ्गभस्म को गोघृत में मिलाकर चाटने से पाण्डुरोग शीघ्र ही दूर हो जाता है। टङ्कणचूर्ण मिलाकर वंग सेवन करने से गुल्म रोग नष्ट हो जाता है। अग्निमान्द्य को दूर करने के लिये वङ्गभस्म में पिप्पलीचूर्ण मिलाकर सेवन कराया जाता है। सुपारीचूर्ण के साथ वङ्ग सेवन से अजीर्ण रोग नष्ट होता है। हरिद्राचूर्ण या स्वरस के साथ वङ्ग का सेवन करने से ऊर्ध्ववायु (डकारों का आना) तथा रक्तपित्त रोग में आराम आता है। व्रणमेह (सुजाक) में वंगभस्म में रससिन्दूर मिलाकर कच्ची हल्दी के स्वरस से सेवन करने से आराम आता है। वरुणादिगणोक्त द्रव्यों के क्वाथ के साथ वंगभस्म का सेवन करने से व्रणों में आराम आता है। मुख की दुर्गन्ध को दूर करने के लिये वंगभस्म में कर्पूर मिलाकर चम्पास्वरस के साथ सेवन करना चाहिये। वीर्यस्तम्भन के लिये वंगभस्म को कस्तूरी के साथ मिलाकर सेवन करना चाहिये। शुक्र-धातु की पुष्टि के लिये इसमें जायफल और मधु मिलाकर कुछ काल सेवन करना चाहिये। त्वक्रोगों को दूर करने के लिये वंगभस्म को खैर की छाल के कषाय के साथ सेवन करना चाहिये। शुक्र धातु की विकृति को दूर करने के लिये वंग को समुद्रफेनचूर्ण में मिलाकर सेवन करना चाहिये। एक से दो रत्ती मात्रा में वंगभस्म लेकर उसमें अपामार्गचूर्ण मिलाकर कुछ काल निरन्तर सेवन करने से नपुंसकता नष्ट हो जाती है। वीर्यवृद्धि के लिये वंगभस्म में सेमर की मूसली का चूर्ण और हरिद्राचूर्ण मिलाकर मधु के साथ चटाने से कुछ दिनों में वीर्यवृद्धि हो जाती है। शुक्र की अधिक उत्पत्ति के लिये वंगभस्म में छोटे सेमर की मूसली का चूर्ण और अभ्रकभस्म मिलाकर सेवन करने से लाभ होता है। शरीर में पित्त की वृद्धि को कम करने के लिये वंगभस्म में खांड़ मिलाकर सेवन कराया जाता है। यदि शारीरिक दाह को शान्त करना हो तो वंगभस्म को नींबूस्वरस के साथ सेवन कराना चाहिये। तुलसीपत्रकल्क या स्वरस के साथ वंग सेवन करने से प्रमेह रोग नष्ट हो जाते हैं। पान के पत्तों के रस के साथ वंगभस्म सेवन करने से मलबन्ध दूर हो जाता है। श्वेतप्रदर के लिये वंगभस्म में लोहभस्म, शुक्तिभस्म तथा रालचूर्ण मिलाकर दो रत्ती मात्रा में कुछ काल तक सेवन कराया जाता है। मुख की झाईं और काले दागों को मिटाने के लिये वंगभस्म को खरगोश के

रक्त के साथ अथवा हरिद्रा, केसर तथा चन्दन के साथ भैंस के दूध में मिलाकर कुछ दिन उबटन के रूप में मलने से आराम आता है। रससिन्दूर के साथ वंगभस्म का कुछ काल सेवन करने से प्रमेह और शुक्र की कमी दूर हो जाती है। शुक्रधातु के पतलेपन को दूर करने के लिये एक महीने तक निरन्तर रूप में वङ्गभस्म में मूसली का चूर्ण मिला कर सेवन करना चाहिए। पुराने जीर्णज्वर में वङ्गभस्म को लाजवर्दभस्म और लोहभस्म तथा रससिन्दूर के साथ मिला कर चंदनक्वाथ के अनुपान से सेवन करने पर लाभ होता है। जत्रु से ऊपरी शरीर प्रदेश में होनेवाले नाड़ीशूल को नष्ट करने के लिये वङ्गभस्म में स्वर्णमाक्षिकभस्म तथा रजतभस्म मिलाकर सेवन करने से लाभ होता है ॥४७-६७॥

अथ स्वर्णवङ्गस्य प्रथमो निर्माणप्रकारः

कर्षत्रयमितं वंगं दर्व्यां न्यस्यानले न्यसेत्।
विद्रुते तत्समं सूतं द्रुतं तत्र विनिक्षिपेत् ॥६८॥
द्रुतं निक्षिप्य खल्वे च पेषयेदतियत्नतः।
अम्लेन केनचिद्वापि सह सम्मर्दयेत्ततः ॥६९॥
विमर्द्य सैन्धवं दत्त्वा बहुशः क्षालयेत्ततः।
विशुद्धं गन्धकञ्चाथ दद्यादीश्वरसंमितम् ॥७०॥
चुल्लिकालवणञ्चैव बलितुल्यं विनिक्षिपेत्।
सम्पेष्य चातियत्नेन श्लक्ष्णचूर्णन्तु कारयेत् ॥७१॥
सवस्त्रमृत्तिकालिप्तकाचकुप्यां ततो न्यसेत्।
यत्नतः सिकतायन्त्रे चतुर्यामं पचेत्ततः ॥७२॥
निर्धूमे जायमाने च काचकूपीमुखे भिषक्।
संदंशेन गृहीत्वा च कूपीं भूमौ तु विन्यसेत् ॥७३॥
काचकूपीं विभिद्याथ कूपिकातलसंस्थितम्।
स्वर्णवर्णं स्वर्णवङ्गं भिषग्यत्नतः समाहरेत् ॥७४॥
कूपीभेदनकाले तु सूक्ष्मदर्शी भिषग्वरः।
सूक्ष्मान् काचकणान् सम्यङ् निरीक्ष्य परिवर्जयेत् ॥७५॥
वंगं सञ्जायते यस्मात् कीर्णं स्वर्णकणैरिव।
तस्माद्रसायनाचार्यैः स्वर्णवंगं प्रकीर्तितम् ॥७६॥

अथ स्वर्णवङ्गनिर्माणप्रकारः—अम्लसैन्धवाभ्यां सम्मर्द्य क्षालनं पिष्टिनैर्म-

ल्यार्थम्। ईश्वरसंमितं पारदपरिमाणम्। चुल्लिकालवणं नवसादरम्। उक्तञ्चान्यत्रापि—"प्रक्षिपेद् भाजने वंगमायसे वापिमृण्मये। विद्रुते वह्नितापेन तस्मिन् तन्मानकं रसम्॥ क्षिप्त्वा सञ्चूर्णयेत्तत्र नरसारञ्च गन्धकम्।" इत्यादिना। गन्धकमत्र निःस्नेहं ग्राह्यम्। केचित्तु वालुकायन्त्रं विहाय अङ्गारधानिकायामेव पाचयन्ति, तत्तु वर्णगुणाभ्यां हीनमिति विभावनीयम्॥ ६८–७६॥

भा.टी.—तीन कर्ष परिमाण शुद्ध खुरक वंग को एक लोहे की करछी में डालकर करछी को अग्नि में तपायें, जब वंग पिघल जाय तो उसमें वंग के बराबर भाग शुद्धपारद डालकर शीघ्र ही करछी अग्नि से उतारकर खरल में उलट दें और शीघ्र ही इस वंगपारद के मिश्रण को मूसली से घोटना शुरू कर दें जिससे वह पीठी-सी हो जाय। अब इसमें कोई अम्लद्रव डालकर मर्दन करें। कुछ काल अम्ल में मर्दन करने के बाद उसमें सैन्धानमकचूर्ण मिलाकर मर्दन करके जल से अच्छी तरह धो डालें। अब इसमें पारद के समभाग शुद्ध गन्धक और नौसादर मिला कर खूब रगड़ते हुए बारीक चूर्ण (कज्जलीसा) बना लें। अब इस चूर्ण को रससिन्दूर बनानेवाली काँच की शीशी में कपड़मिट्टी करके भर दें और इस शीशी को वालुकायन्त्र में रखकर चार पहर की अग्नि में पकायें, अग्नि देते हुए जब शीशी के मुख से धुँआ निकलना बन्द हो जाय तो शीशी को सावधानी से एक संडसी से पकड़कर नीचे उतारकर ठंडा कर लें। ठंडा होने के बाद शीशी को निकाल डालें तो शीशी के तलभाग में से स्वर्ण के समानवर्ण के स्वर्णवंग को निकाल लें। विचारशील वैद्य को शीशी तोड़ते समय होनेवाले शीशी के टूटे हुए कणों को अच्छी तरह देख कर अलग कर देना चाहिये। इस विधि से बनाया हुआ वंग, स्वर्णकणों से जैसा व्याप्त रहता है, अतः इसको रसायनाचार्य लोगों ने स्वर्णवंग नाम से व्यवहार में लिया है॥ ६८–७६॥

वक्तव्य—स्वर्णवंग बनाते समय वंग को करछी में पिघलाकर खरल में पड़े हुए पारद में डालकर तत्काल मर्दन करने से सुभीता रहता है। अन्यथा ऊपर करछी में ही वंग डालने से कई बार पारा उड़ जाता है या छटककर नीचे गिर जाता है। वालुकायन्त्र में पकाते हुए धुँए के साथ नौसादर भी उड़ता है जिससे शीशी का मुख बन्द हो जाता है और धुँआ निकलता हुआ नहीं दिखाई देता। अतः रससिन्दूर की भाँति कभी-कभी शीशी के गले को एक गरम लोहे की सींक से साफ करते रहना चाहिए।

द्वितीयो निर्माणप्रकारः

वंगं सूर्यमितं द्रुतं रसमितं सूतञ्च सम्पेषयेत्
प्रक्षाल्याम्लरसैः क्षिपेद् बुधवरो नागोन्मितं गन्धकम्।
वंगांशं नवसादरञ्च विमलं सम्पेष्य यत्नात्पचेत्
कूपीस्थं सिकताख्ययन्त्रविधिना कूपीं ततस्त्वाहरेत् ॥७७॥
कूपीं विभिद्य यत्नेन रसतन्त्रविचक्षणः।
स्वर्णरम्यं स्वर्णवर्णं स्वर्णवंगं समाहरेत् ॥ ७८ ॥
आयुर्वेदमहाम्भोधिकर्णधारधुरन्धरैः।
मित्रवंशावतंसैस्तु गुरुवर्यमहोदयैः ॥ ७९ ॥
श्रीमन्नरेन्द्रनाथाख्यैस्त्वयमाविष्कृतो विधिः।
प्रकाशितः खलु मया लोकानुग्रहकाम्यया ॥ ८० ॥

द्वितीयो निर्माणप्रकारोऽल्पव्ययो बहुफलश्चेति। सूर्यमितं द्वादशभागिकं द्रुतं वंगं, रसमितं षड्भागिकं सूतं सम्मेल्य सम्पेषयेत्। नागोन्मितं अष्टभागिकं गन्धकम्। तच्च प्रागुक्तपञ्चमविधिविशुद्धं ग्राह्यम्। अंगांशं षड्भागिकञ्च नवसादरं दत्त्वा सम्पेष्य कुप्यां निधाय पचेत्। अन्यत् सर्वं समानं पूर्वेण।

अत्र च पूर्वयोगापेक्षयोत्कृष्टवर्णं स्वर्णवंगं भवति इति। अत्र च वंगपारदादिमानतारतम्यं मित्रवंशावतंसैराविष्कृतमिति विशेषः ॥७७–८०॥

भा.टी.—शुद्धवंग बारह भाग लेकर उसको करछी में पिघला कर उसमें छः भाग शुद्ध पारद मिलाकर तत्काल खरल में डालकर खूब रगड़ें। अब इसको नीबूरस आदि किसी अम्लरस द्रव से अच्छी तरह धोकर उसमें आठ भाग शुद्ध गन्धक और छः भाग नौसादर मिलाकर अच्छी तरह मर्दन करके कज्जली-सी बना लें। अब इस कज्जली को एक कपड़मिट्टी की हुई कांच की शीशी में भरकर उसे पूर्वोक्त विधि से बालुकायन्त्र में पकायें। ठीक पक जाने पर शीशी को निकाल उसमें से सोने के समान सुन्दर वर्णवाले स्वर्णवंग को निकाल लें। इस विधि से भी उत्तम स्वर्णवंग बनता है ॥ ७७–८० ॥

अस्य गुणाः

सुवर्णवंगं शिशिरञ्च रूक्षं सरं सतिक्तं लवणञ्च साम्लम्।
रसायनं मेहहरञ्च मेध्यं बल्यञ्च नेत्र्यं परमं प्रदिष्टम् ॥८१॥
लावण्यदं वह्निविवर्धनञ्च श्लेष्मामयघ्नं परमञ्च वृष्यम्।
मेदोहरं शुक्रकरं निकामं सुवर्णवंगं कथितं रसज्ञैः ॥८२॥

अस्य गुणाः—शिशिरं गन्धमारितमपि क्षारसंयोगात् शीतवीर्य्यम् । लवणं सक्षारत्वात् । नेत्र्यं प्रदिष्टं कैश्चित् ॥ ८१, ८२ ॥

भा.टी.—स्वर्णवंग शीतवीर्य शीतगुण, रूक्ष, सर, तिक्त, लवण और अम्ल-रस होता है । यह सब शरीर को बल देने के कारण रसायन, प्रमेहहर, बुद्धि-वर्धक, बल्य और नेत्रों के लिये परम लाभदायक है । इसको कुछ काल सेवन करने से शारीरिक शोभा बढ़ जाती है और भूख लगने लगती है । ऊर्ध्वजत्रु तथा श्वास नली आदि स्थानों में होनेवाले कफप्रकोपजन्य रोग दूर होते हैं और उत्पादक अंगों के लिए उत्तम बल्य (वृष्य) है । इसके सेवन से मेदो-विकार नष्ट हो जाते हैं और शरीर में शुक्र धातु की उत्पत्ति होती है ॥८१, ८२॥

अस्य मात्रानिरूपणम्

गुञ्जैकतः समारभ्य गुञ्जा द्वितयसंमितम् ।
सुवर्णवंगं युञ्जीत बलकालाद्यपेक्षया ॥ ८३ ॥

मात्रादिकं वंगभस्मवत् सर्वम ॥ ८३ ॥

भा.टी.—रोग तथा रोगी का बल तथा काल आयु आदि का विचार करके एक रत्ती से दो रत्ती तक मात्रा में स्वर्णवंग का सेवन किया जा सकता है ॥८३॥

अस्य आमयिकः प्रयोगः

स्वर्णवंगं विशेषेण वंगोक्तैरनुपानकैः ।
तत्तद्रोगेषु नियतं प्रयुंजीत भिषग्वरः ॥ ८४ ॥

[गीतिका]

बहुलारजोविमिश्रं त्वपि नागकेसराढ्यम् ।
यशदोत्थभूतियुक्तं सुविभं सुवर्णवंगम ॥ ८५ ॥
परिशीलितं सपथ्यं दिनसप्तकं प्रयत्नात् ।
विनिवारयेद्धि शुक्रप्रदरोत्थितां तु बाधाम् ॥ ८६ ॥
परिशीलितं तथेदं खलु मासमात्रयोगात् ।
विनिहन्ति शुक्रमेहं सुचिरोत्थितं प्रकामम ॥ ८७ ॥
सममाबवोचिताढ्यं सुविभं सुवर्णवंगम ।
परिशीलितं द्विगुञ्जं व्रणमेहहृत्प्रदिष्टम ॥ ८८ ॥
मधुना सुवर्णवंगं रजनीरसप्रगाढम ।
अशितं ह्यमोघशक्तं व्रणमेहनाशनाय ॥ ८९ ॥

सितसारिवास्तृतेन ह्यशितं सुवर्णवंगम्।
व्रणमेहमुग्रवेगं खलु नाशयेन्निकामम् ॥ ९० ॥
ससुरप्रियोत्थचूर्णं ह्यशितं सुवर्णवंगम्।
विनिवारयेद्विशेषात् द्रुतमेव रात्रिमेहम् ॥ ९१ ॥
लघुशाल्मलीशिफाया रजसा समन्वितन्तु।
ह्यशितं सुवर्णवंगं बलवीर्यदं प्रदिष्टम् ॥ ९२ ॥

अपि च—

प्रतनुमधुविमिश्रं मासमेकं सपथ्यं
मृतयशदसमेतं शीलितं स्वर्णवंगम्।
अपनयति विशेषाच्छुक्रतारल्यमारा-
ज्जनयति बलवृद्धिं भूयसीं भावुकानाम् ॥ ९३ ॥
समभागिकसिन्दूररससम्मिश्रितं तथा।
सुवर्णवंगं मधुना वासरे तु द्विवारकम् ॥ ९४ ॥
सततं मासमात्रेण शीलितं पथ्यभोजिभिः।
अवश्यं नाशयत्याशु शुक्रदौर्बल्यमुल्बणम् ॥ ९५ ॥

बहुला स्थूलैला, सुविभं शोभनचाकचक्यम्, सपथ्यं पथ्यरक्षायुक्तं यथा स्यात्तथा। माधवोचितं कङ्कोलम्, शीतलचीनी इति हिन्दीभाषायाम्। "कङ्कोलकं कृतफलं कोलकं कटुकं फलम्। चूर्णं कन्दफलं द्वीपं मारीचं माधवोचितम्।" इति धन्वन्तरीयनिघण्टुः। सुरप्रियं कङ्कोलम्। सपथ्यं पथ्यभोजनयुक्तम्। आरात् सत्वरमेवेत्यर्थः ॥ ८४–९५ ॥

भा.टी—स्वर्णवङ्ग को वङ्गभस्म के अनुपानों के साथ भिन्न-भिन्न रोगों में सेवन करने से वङ्गभस्म के समान ही गुण देखे जाते हैं।

उत्तम स्वर्णवंग को, जटामांसीचूर्ण और यशद (जस्ता) भस्म के साथ मिलाकर अशोकक्वाथ अथवा खरेंटीकषायानुपान से सात दिन तक पथ्यपूर्वक सेवन करने से श्वेतप्रदररोग का कष्ट निश्चित दूर हो जाता है। यदि इसी वंग योग को नियमपूर्वक पथ्य के साथ एक मास तक निरन्तर सेवन किया जाय तो बहुत दिनों का पुराना शुक्रमेह रोग नष्ट हो जाता है। व्रणमेह (सुजाक) को दूर करने के लिये दो रत्ती उत्तम स्वर्णवंग का समभाग शीतलचीनीचूर्ण में मिलाकर शीतल जल अथवा बलास्वरस अनुपान से सेवन किया जाता है। स्वर्णवंग को दो रत्ती मात्रा में लेकर उसमें कच्ची हल्दी का स्वरस और शहद मिलाकर सेवन

कराना व्रणमेह की अचूक औषधि है। नूतन उग्रवेग व्रणमेह को नष्ट करने के लिये स्वर्णवंग को श्वेतसारिवा (अनन्तमूल) के शीत कषाय के साथ सेवन कराने से शीघ्र लाभ होता है। रात्रिमेह (स्वप्नदोष) को दूर करने के लिये स्वर्ण वंग को शीतलचीनीचूर्ण के साथ मिलाकर सेवन कराना चाहिये। शरीर में बल और वीर्यशक्ति बढ़ाने के लिये स्वर्णवंग को छोटे सेमर की जड़ के चूर्ण के साथ कुछ दिन सेवन कराना चाहिये। स्वर्णवंग को यशदभस्म में मिलाकर शहद के साथ पथ्य पूर्वक एक मास तक नियम पूर्वक सेवन करने से शुक्रतारल्य (वीर्य का पतला होना) नष्ट होकर शरीर में अत्यन्त बलवृद्धि होती है। शुक्र की दुर्बलता (अल्प-परिमाण होना, गठीला दुर्गन्धित आदि दोष युक्त होने से सन्तानोत्पादन में असमर्थता) को दूर करने के लिये स्वर्णवंग एक रत्ती, रससिन्दूर एक रत्ती; दोनों को एकत्र पीसकर इसको शहत के साथ सुबह चाटें और इसी तरह शाम को एक मास तक चाटने से और पथ्य पूर्वक रहने से शक्र की दर्बलता शीघ्र ही दूर हो जाती है ॥८४–९५॥

अथ सुवर्णवंगपञ्चकरसायनम्

सुवर्णवंगमुज्ज्वलं तु तोलकद्वयोन्मितम्।
विशोधितं शिलामयं सुवर्णवंगसंमितम् ॥ ९६ ॥
मृतं तु तीक्ष्णलोहकं शिलामयार्द्धभागिकम्।
सुशोभनं तथाभ्रकं मतं तु तोलकार्द्धकम् ॥ ९७ ॥
स्मरध्वजाङ्कपूर्वकं ध्वजाह्वयं तथा रसम्।
विमर्द्य खल्वके भृशं वटीं त्रिगुञ्जसंमिताम् ॥ ९८ ॥
विधाय काचकूपके न्यसेत्ततो भिषग्वरः।
यथानुपानयोगतो द्विवारमेकवासरे ॥ ९९ ॥
प्रयोजयेद्विशेषविद्बलाबलाद्यपेक्षया।
रसायनं मतं त्विदं सुवर्णवंगपञ्चकम् ॥ १०० ॥
वंगीयैः श्रीरमानाथसेनवैद्यमहोदयैः।
विचार्याविष्कृतमिदं सुरम्यन्तु रसायनम् ॥ १०१ ॥
प्रकाशितं खलु मया लोकानुग्रहकाम्यया।
अमोघास्त्रमिदं ख्यातं शुक्रमेहस्य नाशने ॥ १०२ ॥
बलवर्णकरं वृष्यं परं बुद्धिविवर्द्धनम्।
समाख्यातं विशेषेण शुक्रतारल्यनाशनम् ॥ १०३ ॥

सितासराज्यसंयुतं प्रतप्तदुग्धयोगतः ।
सुवर्णवङ्गपञ्चकं निषेवितं द्विमासकम् ॥ १०४ ॥
निहन्ति वै चिरोत्थितं तु शुक्रमेहमुल्बणम् ।
तथा करोति कामिनीमदापनाशनक्षमम् ॥ १०५ ॥

सुवर्णवंगपञ्चकरसायनम्—शिलामयं, शिलाजतु । स्मरः कामदेवस्तस्य ध्वजाङ्को ध्वजचिह्नं मकरः, तत्पूर्वकं मकरपूर्वकं ध्वजाह्वयं रसं मकरध्वजसंज्ञकं रसम् अभ्रतुल्यं दद्यादिति शेषः । सिता खण्डम्, सरः सन्तानिका ॥९६–१०५॥

इति वंगविज्ञानीयो नाम अष्टादशस्तरङ्गः

भा.टी.—उत्तम स्वर्णवंग दो तोला, अच्छी तरह शुद्ध किया हुआ सूर्यतापी शिलाजीत दो तोला, तीक्ष्णलोह (फौलाद) भस्म एक तोला, उत्तम वज्राभ्रक भस्म आधा तोला और उत्तम षड्गुणबलिजारित मकरध्वजरस आधा तोला लेकर सबको खरल में एकत्र जल के साथ मर्दन करके तीन-तीन रत्ती की गोली बना लें । इनको सुखाकर काँच की शीशी में रख लें । अब इन गोलियों में एक गोली सुबह और एक शाम को बल काल आदि का पूर्ण विचार कर दिन में दो बार योग्य अनुपान से सेवन करना चाहिये । इस योग को सुवर्णवंगपञ्चक रसायन कहते हैं । शुक्रमेह रोग को नष्ट करने में यह एक अचूक शस्त्र है । इसके सेवन से शरीर में बल और वर्ण की वृद्धि होती है, उत्पादक अंग सबल होते हैं, बुद्धिशक्ति बढ़ने लगती है शुक्र की तरलता को दूर करने में यह विशेष रूप से लाभदायक है । स्वर्णवंग को दो मास तक घी और मिश्री मिश्रित मलाईवाले गरम दूध के साथ सेवन किया जाय तो भयंकर शुक्रमेह दूर हो जाता है ॥ ९६–१०५ ॥

यह वङ्गविज्ञानीय नाम अष्टादशतरङ्ग समाप्त हुआ ।

—o—

अथ सीसकादिविज्ञानीय एकोनविंशस्तरङ्गः

अथ सीसकस्य नामानि

सीसकं शीषकं सीसं नागकं नागनामकम् ।
कुवङ्गकं कुरङ्गञ्च तथा सिन्दूरकारणम् ॥ १ ॥

क्रमप्राप्तसीसकनामानि तन्त्रे व्यवहारार्थम् । सिन्दूरकारणं सिन्दूरहेतुत्वात् नागस्य, सिन्दूरं हि नागसम्भवमिति ॥ १ ॥

भा.टी.—सीसक, शीषक, सीस, नागक, सर्प के नाम—भुजंग, फणि, आशीविष, सर्प आदि, कुवङ्गक, कुरंग तथा सिन्दूरकारण, ये सब नाम सीसा धातु के कहे जाते हैं। क्योंकि इसमें से सिन्दूर प्राप्त किया जाता है, अतः इसको सिन्दूरयोनि लिखा है ॥ १ ॥

वक्तव्य—सीसक नैसर्गिक तौर से सीसकगन्धित (*Lead svlphide*) के रूप में मिलता है। काले सुरमे में सीसा अधिक पाया जाता है। सीसक की कच्ची धातु (सीसकगन्धित) को भूनकर उसमें से इसको पृथक् किया जाता है। यह चमकीली नीली भूरी-सी धातु है। स्पर्श में कोमल घिसने पर कागज पर लिखती है। खुली हवा में रखने से इसमें जंग नहीं लगता है, किन्तु गीली हवा में लग जाता है। सीसक कार्बनित् होता है। सीसक को खूब तपाकर श्वेत कर दिया जाय तो इसका उर्ध्वपातन भी हो जाता है। भभके से शुद्ध किये हुए जल का सीसक पर कोई प्रभाव नहीं होता है. क्योंकि इसमें हवा नहीं होती। परन्तु अन्य कोमल जल जैसे वर्षाजल का इस पर शीघ्र प्रभाव होता है। वर्षा-जल में घुली हुई हवा की ओषजन सीसे के साथ मिलकर सीसे का ओषित् (*oxide*) बना देती है, यह ओषित् जल में घुलकर सीसक का उद्रित (*Hybrate*) बन जाती है। यद्यपि यह उद्रित बहुत थोड़ी होती है, तथापि इससे जल का स्वाद तथा प्रभाव बिगड़ जाता है। इसीलिए वर्षाजल को सीसे की बाल्टियों तथा टबों में नहीं रखा जाता है। नदी तथा कुओं के कठोर जल पर इसका बिलकुल प्रभाव नहीं होता है। सीसे का आपेक्षिक गुरुत्व *11.34* से लेकर *11.37* तक है। *Atomic* भार *207.22* है, सीसक *325°c* तापांश पर उबलने लगता है।

ग्राह्यसीसकस्य स्वरूपम्

सुगौरवं मृदु स्निग्धं छेदने मलिनोज्ज्वलम्।
बहिःश्यामं द्रुतद्रावं सीसकं जात्यमादिशेत् ॥ २ ॥

ग्राह्यसीसकस्वरूपं सुगौरवमिति—मलिनोज्ज्वलं मलिनं कृष्णं, उज्ज्वलं चाकचक्ययुतम्। तथाऽतो विपरीतं हेयसीसकमिति ॥ २ ॥

भा.टी.—अच्छा वजनदार, कोमल, स्निग्ध, छैनी से काटने पर कुछ मलिन साफ (चमकदार), बाहर से देखने पर श्यामवर्ण, अन्य धातुओं की अपेक्षा अग्नि पर रखने से शीघ्र पिघलनेवाले सीसे को उत्तम समझना चाहिये ॥२॥

अग्राह्यसीसकस्य स्वरूपम्

बहिः शुक्लं भारहीनं रूक्षं छेदे च निष्प्रभम् ।
समलं कठिनद्रावं सीसकं हेयमादिशेत् ॥ ३ ॥

भा.टी.—बाहर से देखने पर सफेद, अल्पभार, खुश्क, काटने पर चमक-रहित, धात्वन्तरयोगयुक्त और देर में पिघलनेवाला सीसक औषधि-कार्य में अग्राह्य समझना चाहिये ॥ ३ ॥

सीसकशोधनस्य प्रयोजनम्

सीसं निहन्ति विमलां तु शरीरशोभां
कुष्ठं किलासकमलं जनयेच्च नूनम् ।
सन्धीन् प्रपीडयति पक्षवधं प्रकुर्यात्
संशुद्धिहीनमिह चेत् खलु मारितं स्यात् ॥ ४ ॥
शुद्धिपाकविहीनन्तु सीसकं परिशीलितम् ।
गुल्मं प्रमेहमानाहं श्वयथुञ्च भगन्दरम् ॥ ५ ॥
वह्निमान्द्यं त्वंसशोथं बाह्वोर्निश्चेष्टतां तथा ।
शूलं क्षयादिकान् रोगान् जनयेदविकल्पतः ॥ ६ ॥

सीसकशोधनप्रयोजनम्—स्पष्टप्रायम् । अंसशोथबाहुनिश्चेष्टतादि प्राचीनानुक्तमपि स्फुटप्रतीयमानत्वादुक्तम् । अविकल्पतः सन्देहराहित्येन आवश्यकमित्यर्थः । पाकविहीनमिति दोषाश्चैते मनःशिलातालगन्धकमन्तरा मारितनागसेवनादप्युपजायन्त इति ज्ञेयम् ॥ ४–६ ॥

भा.टी.—बिना शुद्ध किये सीसक की भस्म का सेवन करने से शरीर में रक्त विकृत होने से सारे शरीर की शोभा नष्ट हो जाती है और शरीर में सफेद कोढ़ तथा त्वक्रोग उत्पन्न हो जाते हैं । इसके सेवन से सन्धियों में कष्ट हो जाता है और पक्षाघात रोग हो जाता है । इसी तरह अशुद्ध सीसकभस्म सेवन से गुल्म, प्रमेह, आनाह, शोथ, भगन्दर, अग्निमान्द्य, अंस (कन्धा) शोथ, भुजाओं में अकर्मण्यता, उदरशूल तथा क्षय आदि अनेक रोग उत्पन्न हो जाते हैं । अतः सीसक को अवश्य ही अच्छी प्रकार से शुद्ध कर भस्म करना चाहिये ॥ ४–६ ॥

सीसकस्य प्रथमः शोधनप्रकारः

सीसकं दर्विकासंस्थं चुल्लिकायां निधापयेत् ।
विद्रुतञ्चाथ विज्ञाय रसतन्त्रविचक्षणः ॥ ७ ॥

सिन्दुवारशिफाजातस्वरसापूरितोदरे ।
क्षिपेद् घटे तु सच्छिद्रपिधानपिहितास्यके ॥ ८ ॥
निर्वापयेत्सप्तवारं विधानज्ञो भिषग्वरः ।
इत्थं विशोधितं सीसं मारणाय प्रयोजयेत् ॥ ९ ॥

सीसकस्य प्रथमः शोधनप्रकारः — निगुर्ण्डीमूलद्रवे परिषेचनं सप्तधा विधाय सम्पाद्यः ॥ ७–९ ॥

भा.टी.—उत्तम सीसे को एक लोहे की करछी में डालकर इसको चूल्हे के ऊपर कोयलों या लकड़ी की अग्नि में तपायें, जब शीशा पिघल जाय तो इसे एक पात्र में भरे हुए निर्गुंडीमूलस्वरस में बुझा दें, परन्तु इस निर्गुंडीमूलस्वरसवाले पात्र के मुख पर बीच में छिद्रयुक्त एक सिकोरा रखा हुआ होना चाहिए। इसी पात्रमुख पर रखे हुए सिकोरे के छिद्र से पिघले हुए सीसक को निर्गुंडीस्वरस में डालना चाहिये । इस प्रकार सात बार निर्गुंडीस्वरस में बुझाने से सीसक शुद्ध हो जाता है । इसी शुद्ध सीसक को भस्म करने के काम में लाना चाहिये ॥७–९॥

द्वितीयः शोधनप्रकारः

सीसकं द्रावयेल्लोहदर्वीगतं स्वच्छचूर्णोदके चाथ निर्वापयेत् ।
पूर्वमार्गेण वै शेषकर्माचरेत् सीसकं सत्वरं याति शुद्धिं पराम् ॥ १० ॥

द्वितीयः प्रकारः चूर्णोदके निर्वापणादुक्तः । पूर्वमार्गेण अव्यवहितप्रदर्शितेन सीसकशोधनोक्तप्रथममार्गेण शेषकर्म कुम्भे स्वच्छचूर्णोदकस्य प्रक्षेपणम्, सच्छिद्र-सुदृढपिधानकेन कुम्भमुखस्याच्छादनमित्यादिकमिहानुक्तं कर्म समाचरेदिति भावः । केचित्तु अर्कदुग्धे त्रिधा निर्वापणादपि शुद्धयति इत्याहुः ॥ १० ॥

भा.टी.—सीसक को लोहे की करछी में डाल अग्नि में तपाकर पिघलाने के बाद इसको उक्त विधि से स्वच्छ चूने के जल में सात बार बुझा देने से सीसक उत्तम रूप से शुद्ध हो जाता है ॥ १० ॥

वक्तव्य—कई वैद्य आक के दूध में बुझाकर शुद्ध कर लेने को कहते हैं । कई वैद्य निर्गुंडीस्वरस में एक बार रेणुकाचूर्ण, दूसरी बार में हरिद्राचूर्ण और तीसरी बार में अर्कमूलचूर्ण मिलाकर उसमें सीसक बुझाने से शुद्ध कर लेते हैं ।

अथ सीसकस्य प्रथमो मारणप्रकारः

सीसकं शुद्धमादाय कटाहे गालयेद्भिषक् ।
विशुष्काश्वत्थवल्कोत्थं समं चूर्णं विनिक्षिपेत् ॥ ११ ॥

स्वल्पं स्वल्पं मुहुश्चाथ लोहदर्व्या प्रचालयेत्।
सीसभस्म भवेद्यावच्चूर्णं तावत्समापयेत् ॥ १२ ॥
राशीकृत्य ततो भस्म शरावेण पिधापयेत्।
ज्वलदङ्गारवर्णं स्यात्सीसभस्म यथा चिरम् ॥ १३ ॥
स्वाङ्गशीतं ततो ज्ञात्वा मृतं सीसं समाहरेत्।
बहुशः क्षालयेत्तोयैः क्षारहीनं यथा भवेत् ॥ १४ ॥
सीसतुल्यां रोगशिलां विमलां तत्र निक्षिपेत्।
निम्बूकवारिणा वापि काञ्जिकेनाथ पेषयेत् ॥ १५ ॥
सम्पुटस्थं ततः कृत्वा पुटयेदतियत्नतः।
इत्थं त्रिभिः पुटैरेव सीसकं मृतिमाप्नुयात् ॥ १६ ॥
द्वितीयादिपुटे वैद्यस्तुल्यामेव शिलां क्षिपेत्।
इत्थं मृतं सीसकन्तु वीतशङ्कः प्रयोजयेत् ॥ १७ ॥
भस्म सञ्जायते श्लक्ष्णं विशदं कज्जलप्रभम्।
पक्षाघातादिकान् नागदोषान् नैव करोति च ॥ १८ ॥

अथास्य मारणप्रकारः प्रथमः। अश्वत्थवल्कलचूर्णक्षेपात् प्रथमं सीसकमारणम्। ततो दोषनिरासाय मनःशिलया त्रिधा पुटनमिति। पुटनञ्च मध्यपुटैरेव न महापुटैः। अन्यथा गलितो नागो दुर्विनश्यतीति अनुसन्धेयम्। भस्म चास्य श्लक्ष्णमपि तु पिच्छिलम्। वर्णतस्तु कज्जलप्रभम्। पक्षाघातादिकान् दोषान् न करोति च मनःशिलायाः पक्वत्वादिति शेषः ॥ ११–१८ ॥

भा.टी.—उक्त विधि से शुद्ध सीसा लेकर उसको एक लोहे की कड़ाही में डालकर चूल्हे पर रखकर पिघलायें। जब सीसा पिघल जाय तो उसमें थोड़ा-थोड़ा करके पीपलवृक्ष की शुष्क त्वचा का चूर्ण सीसकसमभाग डालते जायँ और लोहे की करछी से इसे चलाते जायँ। जब तक सीसे की भस्म न हो जाय तब तक थोड़ा-थोड़ा करके चूर्ण डालते जायँ और चलाते जायँ। जब सीसे की भस्म हो जाय तो उसे उसी कड़ाही के बीच में इकट्ठा करके एक मिट्टी के सिकोरे से अच्छी तरह ढक दें और तीव्र अग्नि से तब तक पकायें जब तक कि सीसकभस्म जलते हुए लाल अंगारों की भाँति न हो जाय। अग्नि देना बन्द करके स्वांगशीत होने पर सीसकभस्म को कढ़ाही से निकाल लें। इस भस्म को फिर जल से अच्छी तरह तब तक धोयें जब तक क्षार का अंश बिल्कुल न रहे। अब उस क्षारहीन सीसकभस्म में समभाग शुद्ध मैनसिल मिलाकर नींबू के रस से

अथवा कांजी से खूब अच्छी तरह मर्दन करके सुखा लें और सम्पुट में बन्दकर पुट में फूँक दें। इस प्रकार मैनसिल के साथ तीन पुट देने से सीसक की भस्म हो जाती है। दूसरे और तीसरे पुट में भी समभाग मैनसिल डालनी चाहिये। इस प्रकार भस्म किये हुए सीसक को निःशंक होकर व्यवहार में ला सकते हैं। उक्त विधि से बनायी हुई सीसकभस्म, कज्जल के सदृश श्लक्ष्ण और विशद होती है। इसके सेवन से पक्षाघात, शूल आदि नागविकार उत्पन्न नहीं होते हैं ॥ ११-१८ ॥

द्वितीयो मारणप्रकारः

विशुद्धं सीसमादाय कटाहे तु निधापयेत्।
चुल्लिकायां निधायाथ वह्निं प्रज्वाल्य गालयेत् ॥ १९ ॥
सीसकं विद्रुतं ज्ञात्वा स्वल्पं स्वल्पं मुहुर्मुहुः।
विशुद्धकुनटीचूर्णं तुल्यं दत्वा विमर्दयेत् ॥ २० ॥
सीसभस्म भवेद् यावच्चूर्णं तावत्समापयेत्।
स्वतः शीतं ततो ज्ञात्वा सीसभस्म समाहरेत् ॥ २१ ॥
भस्मतुल्यं बलिं दत्वा निम्बूनीरेण मर्दयेत्।
घर्मे विशोष्य यत्नेन संपुटस्थं ततः पुटेत् ॥ २२ ॥
इत्थं त्रिभिः पुटैरेव सीसकं मृतिमाप्नुयात्।
इत्थं मृतं सीसकन्तु वीतशङ्कः प्रयोजयेत् ॥ २३ ॥

द्वितीयः प्रकारो मनःशिलाप्रक्षेपसाध्यो गन्धकेन त्रिधा पुटनात् सम्पादनीयश्च वीतशङ्कः नागदोषभयरहितः ॥ ॥ १९-२३ ॥

भा.टी.—शुद्ध सीसे को लेकर एक लोहे की कढ़ाही में डालें और कढ़ाही को चूल्हे पर रखकर अग्नि जला दें और सीसे को पिघलने पर उसमें समभाग शुद्ध मैनसिल थोड़ा-थोड़ा करके तब तक डालकर करछी से रगड़ते जायँ जब तक कि सीसे की भस्म न हो जाय। कढ़ाही के स्वतःशीत होने पर सीसे की भस्म को निकाल खरल में डालें और उसमें समभाग शुद्ध गन्धक मिलाकर नींबू के रस से मर्दन करें और अन्त में धूप में सुखा दें। अब इस शुष्कचूर्ण को सम्पुट में बन्द करके पुट में फूँक दें। इस प्रकार तीन पुट देने से सीसे की उत्तम भस्म हो जाती है ॥ १९-२३ ॥

तृतीयो मारणप्रकारः

नागं विशुद्धन्तु कटाहसंस्थं प्रद्रावयेत्तीव्रतरानलेन।
द्रुतन्तु विज्ञाय भिषग्वरेण्यो मयूरचूर्णं क्रमशः क्षिपेद्वै ॥२४॥

वासां विशुष्कां च समान्तु दत्त्वा सञ्चालयेद्वै वृषदण्डदर्व्या ।
सुचूर्णितञ्चाथ विलोक्य वैद्यः प्रक्षालयेदच्छजलेन कामम् ॥ २५ ॥
चूर्णं समादाय ततो रसाङ्गमतुल्यां मनोज्ञां विमलां तु दत्त्वा ।
वासारसेनाथ विमर्द्य सम्यक् पुटेत् त्रिवारं रसतन्त्रवैद्यः ॥ २६ ॥
भस्म संजायते श्लक्ष्णं विशदं कज्जलप्रभम् ।
पक्षाघातादिकान् नागदोषान् नैव करोति च ॥ २७ ॥
सुचिरं सेवनेनापि विकारान्नैव दर्शयेत् ।
अतो रसायनाचार्यो वीतशङ्कः प्रयोजयेत् ॥ २८ ॥

तृतीयः प्रकारः— मयूरचूर्णं अपामार्गचूर्णम्, वृषदण्डदर्व्यां वासकस्यार्द्र-काण्डमेव दर्वा तया ॥ २४–२८ ॥

भा.टी.—शुद्ध सीसक को कढ़ाही में रख उसको चूल्हे पर रखकर तेज अग्नि से सीसक को पिघलायें। जब कढ़ाही में सीसा पिघल जाय तो उसमें समभाग अपामार्गचूर्ण और समभाग शुष्क बासा (अडूसा) चूर्ण थोड़ा-थोड़ा करके डालते जायँ और अडूसे की गीली लकड़ी की करछी से चलाते जायँ। जब अपामार्गचूर्ण तथा वासाचूर्ण प्रक्षेप के साथ चलाते हुए सीसे की भस्म हो जाय तो उसे उतार ठंडा करके भस्म को निकाल लें और स्वच्छ जल से क्षारांश रहित होने तक अच्छी तरह धो लें। अब इस धुले और शुष्क सीसक चूर्ण में समभाग शुद्ध मैनसिल मिलाकर अडूसे के स्वरस के साथ अच्छी तरह मर्दन करके सुखा लें और सम्पुट में बन्द करके पुट में फूँक दें। इस विधि को तीन बार दुहराने से सीसक की श्लक्ष्ण विशद और कज्जलसदृश भस्म हो जाती है। इसके सेवन से पक्षाघात आदि नागदोष उत्पन्न नहीं होने पाते हैं। यदि इस भस्म को चिरकाल तक भी सेवन किया जाय तो भी कोई विकार नहीं होने पाता है। अतः इसे निःशंक होकर व्यवहार में लाना चाहिये ॥ २४–२८ ॥

चतुर्थो मारणप्रकारः

नागं विशुद्धं तु निधाय दर्व्यां प्रद्रावयेत्तीव्रतरानलेन ।
द्रुतं समालोक्य भिषग्वरेण्यः पादांशमीशं द्रुमेतव दद्याद् ॥ २९ ॥
द्रुतन्तु भूमाववताय खल्वे सम्पेषयेत्सत्वरमेव यत्नात् ।
प्रक्षाल्य साम्लेन जलेन नूनं विशोष्य नीरं विदधीत चूर्णम् ॥ ३० ॥
निक्षिप्य सीसाद् द्विगुणन्तु गन्धं सम्पेषयेद्यामयुगं प्रयत्नात् ।
विलोक्य चूर्णं खलु कज्जलाभं निधापयेद्वैद्यवरः शरावे ॥ ३१ ॥

शरावसम्पुटस्थितं पुटेल्लघौ पुटे ततः।
स्वतः सुशीततां गते शरावमाहरेद्भिषक् ॥ ३२ ॥
विभिद्य सम्पुटात्ततः शुभं सुकज्जप्रभम्।
मृतन्तु ‌ सीसमाहरेद्रसायनागमार्यमा ॥ ३३ ॥

चतुर्थः प्रकारः पारदगन्धकयोगसाध्यः। अत्र त्रिवारं गन्धकेन पुटनं कार्यम्। रसायनस्यागमः शास्त्रं तत्र अर्यमा सूर्यः रसायनशास्त्रान्धकारापसारणकर्मा अनुभवतीत्यर्थः ॥ २९–३३ ॥

भा.टी.—शुद्ध सीसे को एक लोहे की चम्मच में डाल तीव्र अग्नि में तपायें। जब सीसा पिघल जाय तो उसमें समभाग शुद्ध पारद डालकर शीघ्र ही करछी को नीचे उतार लें और सीसक तथा पारद को खरल में ढालकर तत्काल शीघ्रता से पीस लें। जब वह कुछ पीठी वा गीला-चूर्ण हो जाय तो किसी अम्ल जल से अच्छी तरह धोकर सुखा लें। अब इस चूर्ण में सीसे से द्विगुण शुद्धगन्धकचूर्ण डालकर छः घण्टे तक मर्दन करें। जब यह काजल के समान चमकीला काला हो जाय तो इसे एक शरावसम्पुट में बन्द करके लघुपुट में फूंक दें। पुट के स्वांगशीत होने पर सम्पुट में से सुन्दर कज्जलसदृश वर्ण की सीसक भस्म को निकाल लें ॥ २९–३३ ॥

पञ्चमो मारणप्रकारः

चूर्णैर्मयूरादिसमुत्थितैस्तु चूर्णीकृतं सीसकमग्नियोगात्।
प्रक्षाल्य च क्षारहतिं विधाय सीसार्द्धमानं विमलालचूर्णम् ॥ ३४ ॥
दत्त्वाथ सम्पेष्य शरावसंस्थं पुटेत्प्रमाणाह्वपुटै रसज्ञः।
स्वतः सुशीतन्तु विलोक्य विद्वान् समाहरेत्सम्पुटकं प्रयत्नात् ॥३५॥
रीत्यानया नातिचिरेण नूनमनुत्तमां याति मृतिन्तु सीसम्।
विलुप्तशङ्को भिषजां वरेण्यः प्रयोजयेद् भूतिमिमां रसेषु ॥ ३६ ॥

पञ्चमः प्रकारः—क्षारहतिं प्रक्षालनेन क्षारांशविनाशम्। सोऽयं तालकद्वारा निर्मातव्य इति विशेषः, समानमन्यत्पूर्वेण ॥ ३४–३६ ॥

भा. टी.—सीसे को कढ़ाही में डाल अग्नि पर गरम करके पिघलायें और उसमें उक्त विधि से अपामार्गचूर्ण वासाचूर्ण अथवा पिप्पलत्वक्चूर्ण आदि डाल कर भस्म बना लें। अब इस भस्म में सीसे से आधा भाग शुद्ध हरताल चूर्ण मिला अच्छी तरह घोंट कर सम्पुट में बन्द करके लघुपुट में फूँक देवें। इस विधि को दो तीन बार दुहराने से सीसक की उत्तम भस्म बन जाती है ॥ ३४–३६ ॥

षष्ठो मारणप्रकारः

नागं कटाहनिहितं द्रावयेद् वह्नियोगतः ।
ततः शुद्धशिलाचूर्णं स्वल्पं स्वल्पं मुहुर्मुहुः ॥ ३७ ॥
समांशेन तु निक्षिप्य लोहदर्व्या प्रचालयेत् ।
नागभस्म भवेद्यावच्चूर्णं तावत्समापयेत् ॥ ३८ ॥
ततः सीसोन्मितां शुद्धां शिलां दत्त्वा भिषग्वरः ।
रविदुग्धेन सम्पेष्य पुटयेदतियत्नतः ॥ ३९ ॥
एवं नातिचिरादेव नागकं मृतिमाप्नुयात् ।
इत्थं मृतं नागकन्तु सर्वयोगेषु योजयेत् ॥ ४० ॥

षष्ठः प्रकारः—शिलार्कदुग्धाभ्यां निर्माणीयः समानः पूर्वेण ॥ ३७–४० ॥

भा.टी.—शुद्ध सीसे को कढ़ाही में डालकर अग्निताप से पिघलायें, जब सीसा पिघल जाय तो उसमें समभाग शुद्ध मैनसिलचूर्ण थोड़ा-थांड़ा करके तब तक डालें और लोहे की करछी से चलाते जायँ जबतक कि सीसे की भस्म (राख) न हो जाय। अब इस भस्म को कढ़ाही से निकाल खरल में डालकर उसमें समभाग शुद्ध मैनसिलचूर्ण मिला लें और आक के दूध के साथ मर्दन करें। जब भस्म धूप में सूखकर चूर्ण रूप में हो जाय तो उसे शरावसम्पुट में बन्द करके पुट में फूँक देवें। इस विधि से बहुत शीघ्र ही सीसे की भस्म हो जाती है। इस विधि से बनायी नागभस्म को सब योगों में काम में ला सकते हैं ॥ ३७–४० ॥

सप्तमो मारणप्रकारः

सीसकं द्रावयेत्सत्कटाहस्थितं विद्रुतं वीक्ष्य वै वैद्यविद्याचणः ।
निक्षिपेच्चूर्णितं शुद्धसौगन्धिकं सीसकं सर्वथा याति यावन्मृतिम् ॥४१॥
वीक्ष्य सम्यक् मृतं सीसकं कोविदः स्वाङ्गशीते सति त्वाददीत द्रुतम् ।
सीसमेवं मृतं वीतशङ्को भिषग्योजयेत्सर्वथा बाह्ययोगेऽनिशम् ॥४२॥

सप्तमः प्रकारः केवलगन्धकक्षेपसाध्यो भक्षणयोग्यो मनःशिलादिप्रयोगसहयोगाभावात्, अत उक्तं बाह्ययोगे इति। यथा बाह्यप्रयोगे प्रयुज्यते विदरेऽर्शःसु च नवनीतेन सह ॥ ४२ ॥

भा.टी.—शुद्ध सीसे को लोहे की कढ़ाही में डालकर अग्नि पर तपायें। जब सीसा पीघल जाय तो उसमें थोड़ा-थोड़ा करके शुद्ध गन्धक का चूर्ण तब तक

डालें और लोहे की चम्मच से चलाते जायें जब तक कि सीसक भस्म न हो जाय। अच्छी तरह सीसक भस्म हो जाने पर इसको स्वांगशीत करके भस्म को निकालें। इस विधि से बनी हुई सीसभस्म को बाह्यप्रयोग में काम ला सकते हैं॥

अथ मृतसीसकस्य गुणाः

मृतन्तु सीसं मधुरञ्च तिक्तं स्निग्धं तथोष्णं गुरु लेखनञ्च।
सरं तथा वह्निविवर्द्धनञ्च रसागमज्ञैः खलु सम्प्रदिष्टम्॥ ४३॥

अपि च—

प्रमेहकरिकेशरी पवनरोगकालानलः।
ग्रहण्यतिनिशारुणः खलु गुदाङ्कुरेभाङ्कुशः।
बलासगदतस्करो व्रणगणौकसङ्कर्षणः
परं विजयतेतरां गदहरो भुजङ्गो मृतः॥ ४४॥

अपि च—

नागस्तु नागसमतां द्रुतमातनोति
गुल्मद्विपं दलयतीह चिरप्रमत्तम्।
घोरं हरेत्प्रदरमाशु हि रक्तपूर्वं
तूर्णन्तु रोगनिवहान् विनिहन्ति नूनम्॥४५॥

मृतनागगुणा—उष्णमिति यद्यपि तन्त्रान्तरीयाः सीसकं स्पर्शशीतमालोक्य शीतवीर्यमाहुः यद्यपि च वङ्गस्येवास्यापि क्षारयोगात् शैत्यं गन्धादियोगादौष्ण्यं संभवति, तथापि मनःशिलादियोगाभावेन सिद्धस्य नागस्य भक्षणायोगात् शीतताऽनुपयोगादुष्णत्वमेवास्योक्तमाचार्यदेशीयैः, अपि च प्राचीनपरिभाषास्वपि नागस्योष्णता प्रतिज्ञातेति। प्रमेहकरिकेसरीत्यादिना रूपकेण प्रमेहरोगादिविनाशो मृतनागेन विशेषत उक्तः। नागसमतां हस्तितुल्यबलताम्, रक्तपूर्वं प्रदरं रक्तप्रदरम्, तूर्णं शीघ्रं, रोगनिवहान् रोगसङ्घान्। नूनम् निश्चयेन॥ ४३–४५॥

भा. टी.—उत्तम विधि से बनायी हुई सीसे की भस्म मधुर और तिक्तरस, स्निग्ध उष्ण, गुरु तथा लेखन गुण युक्त होती है। यह आंतों की प्रेरक गति को बढ़ाती है और अग्निवर्धक होती है। सीसे की भस्म प्रमेहरूपी हाथी के लिए शेर के सामन घातक है, वातिक रोगों की संहारक है। संग्रहणीरूपी घोर रात्रि के लिए सूर्य के समान, और बवासीर के मस्से रूपी हाथी को वश में करने के लिए अंकुश है। कफप्रकोपजन्य रोगों को नष्ट करती है और शरीर में होनेवाले विविध

प्रकार के व्रणों को मिटाने में अद्वितीय औषधि है। शास्त्रों में लिखा है कि सीसे की भस्म शरीर में नाग (हाथी) के समान बल उत्पन्न करती है और पुरातन गुल्मरोगरूपी हाथी को नष्ट करती है। इसके प्रयोग से भयंकर रक्तप्रदर का रोगी शीघ्र ही अच्छा हो जाता है। इस तरह यह भस्म सभी रोगों को शीघ्र ही नष्ट करती है ॥ ४३–४५ ॥

वक्तव्य—मुख्यतः सीसकभस्म अन्तःप्रयोग में शरीर से होनेवाले मूत्र, रक्त, स्वेद आदि स्रावों को कम करती है। अतएव नागभस्म प्रमेह की उत्तम औषधि मानी जाती है। सम्भवतः वृक्कों के लिए बल्य होने के कारण नाग-भस्म में यह गुण पाया जाता है। नाड़ीसंस्थान के लिये भी नाग उत्तम बल्य होता है, क्योंकि यह नाड़ी संस्थान, वृक्क, यकृत् और अस्थियों में सञ्चित पाया जाता है। सम्भवतः इन अंगों पर नाग का बल्य प्रभाव होता है। इसके सेवन से ग्रहणी की धारणात्मक शक्ति बढ़ जाती है, अतः नागभस्म पुरातन अती-सार और संग्रहणी में अत्यन्त लाभदायक होती है। श्वासरोग, आमवात आदि श्लैष्मिक रोगों में इसका श्लेष्महर प्रभाव होता है। आँतों की शोथ दूर करने के लिए यह मुख्य औषधि मानी जाती है, क्योंकि आन्त्रशोथ, ग्रन्थि आदि रोगों में श्लेष्मसञ्चय मुख्य कारण होता है। यह संस्थान (आँतों) के लिए बल्य होने से वहाँ पर सञ्चित होनेवाले दोष को मिटा देती है। वंग की अपेक्षा उत्तम जीवाणुहर विशेषतः आन्त्रिक रोग जीवाणुहर होने से यह आन्त्रक्षय में विशेष लाभदायक होती है। गर्भाशय आदि अंगों पर भी नागभस्म का ग्राही प्रभाव होता है जिससे वहाँ से होनेवाला रक्तस्राव, व्रणस्राव और शोथस्राव सूख जाता है और उसके रोगकारक जीवाणु भी नष्ट हो जाते हैं। यह ग्राही होने के कारण आमाशयविस्तृति तथा तज्जन्य अम्लपित्त में भी विशेष लाभ-कारी सिद्ध होती है। कण्ठमाला तथा अपची आदि की ग्रन्थियों को संकुचित करने के कारण यह इन रोगों में बहुधा प्रयुक्त होती है। आन्त्रशूल, विशेषतः रंग के कारखाने में काम करनेवालों के उदरशूल में यह उत्तम गुण रखती है। मधुमेह की अन्तिम अवस्था में होनेवाली मूर्च्छा के लिये यह उत्तम औषधि मानी जाती है।

निष्क्रमण—नाग का निष्क्रमण मूत्र, पित्त, स्वेद, स्तन्य (छाती का दूध) और आँतों में से मल के द्वारा होता है। अतः इन अवयवों पर इसका ग्राही प्रभाव होता है।

मृतसीसकस्य मात्रा

पादांशतो रक्तिकाया रक्तिकैकमितं शुभम् ।
मृतं सीसं प्रयुञ्जीत बलकालाद्यपेक्षया ।। ४६ ।।

मृतसीसकमात्रा देशकालापेक्षयावधानीयेति प्राह–पादांशतो रक्तिकायाः, इत्यादिना ॥ ४६ ॥

भा.टी.—रोग और रोगी के बल, दोष, काल आदि का सम्यक् विचार करके चौथाई रत्ती से एक रत्ती तक सीसकभस्म प्रयोग की जाती है ॥४६ ॥

अथ मृतसीसकस्य आमयिकः प्रयोगः

गुञ्जैकप्रमितं सीसं निशामलकसंयुतम् ।
मधुना शीलितं तूर्णं प्रमेहं विनिवारयेत् ।। ४७ ।।
अशोकक्वाथसंयुक्तं मृतं सीसन्तु शीलितम् ।
अचिरादेव चिरजं रक्तप्रदरमुद्धरेत् ।। ४८ ।।
गुञ्जैकप्रमितं सीसं नागकेशरसयुतम् ।
रक्तार्शसं निहन्त्याशु वृत्रमिन्द्राशनिर्यथा ।।४९।।
गुडूचिकासत्त्वरजोविमिश्रं मृतन्तु सीसं मधुनावलीढम् ।
विनाशयेन्नातिचिरेण नूनं बलासवातप्रभवन्तु मेहम् ।।५०।।
सुवर्णरससिन्दूरताम्राढ्यं खलु सीसकम् ।
शीलितं विनिहन्त्याशु त्वन्त्रशोथं सुदारुणम् ।। ५१ ।।
आत्मगुप्तबलामूलमांसीक्वाथेन सीसकम् ।
वृक्कशोथसमुद्भूतमाक्षेपं नाशयत्यलम ।। ५२ ।।
रससिन्दूरताम्राढ्यं सीसकं परिशीलितम् ।
सर्वाङ्गकम्पनारब्धं हन्ति पक्षवधामयम् ।। ५३ ।।
प्रसारणीबलारास्नाकपिकच्छूकषायतः ।
सतारं यशदं सीसं सुमृतं परिशीलितम् ।। ५४ ।।
अङ्गप्रसारिणीपेशीगतदोषसमुत्थितम् ।
विनिहन्ति विशेषेण पक्षाघातं सुदारुणम् ।। ५५ ।।

रोगयोग्यः प्रयोगः—निशा हरिद्रा । बलासवातप्रभवमिति बलासः कफः, ततश्च कफवातजातमित्यर्थः । अन्त्रशोथवृक्कसमुद्भूताक्षेपकादिनिवारकोऽस्य गुणः प्राचीनापरिभाषितोऽप्यनुभवादुक्तः अङ्गप्रसारणीपेशीगतो दोषो वातसंस्थानदुष्टिहेतुः, तस्माज्जातं पक्षाघातम् ॥ ४७–५५ ॥

भा.टी.—एक रत्ती उत्तम सीसकभस्म में हरिद्राचूर्ण और आमलों का चूर्ण दो रत्ती मिलाकर शहत के साथ चटाने से बहुत शीघ्र प्रमेह रोग में आराम आता है। सीसकभस्म को अशोकत्वक्क्षाय के साथ कुछ दिन सेवन करने से शीघ्र ही पुरातन रक्तप्रदर रोग में आराम आ जाता है। एक रत्ती सीसकभस्म में ४ रत्ती नागकेसरचूर्ण मिला सेवन करने से रक्तार्श रोग नष्ट हो जाता है। गुडूचीसत्त्व में सीसकभस्म मिलाकर शहत के साथ चाटने से कुछ दिनों में वात-प्रकोपजन्य प्रमेह रोग शीघ्र ही नष्ट हो जाता है। सीसकभस्म में स्वर्णभस्म, रससिन्दूर तथा ताम्रभस्म मिलाकर उचित अनुपान के साथ सेवन करने से आन्त्रशोथ (आन्त्रक्षय) में शीघ्र ही आराम आता है। वृक्कों में शोथ के कारण उत्पन्न विष द्वारा होनेवाले आक्षेप में सीसकभस्म का कौंच के बीज, बलामूल तथा जटामांसी कषाय के साथ सेवन करने से अवश्य आराम आता है। सर्वांग में कम्पन के साथ उत्पन्न होनेवाले पक्षाघात (लकवा) में सीसकभस्म को रस-सिन्दूर तथा ताम्रभस्म मिलाकर सेवन करने से आराम आता है। प्रसारिणी बला (करेंटी), रास्ना और कौंच के बीज या मूल के कषाय अनुपान से सीसक-भस्म में रजत तथा यशदभस्म मिलाकर सेवन करने से हस्तपाद आदि अंगों की प्रसारक मांशपेशीगत विकार के कारण उत्पन्न भयानक पक्षाघात में विशेषरूप से आराम आता है ॥ ४७–५५ ॥

अन्त्रशोषान्तकरसः

शिलया निहतं सीसं तोलकद्वयसंमितम् ।
कान्तपाषाणमसितं सीसकप्रमितं शुभम् ॥ ५६ ॥
निश्चन्द्रिकं सुवर्णं तु तथा यशदकारणम् ।
गगनं रविलोहं च पृथक् तोलकसंमितम् ॥ ५७ ॥
सर्वार्द्धं गन्धकं दत्त्वा पेषयेत्कन्यकाम्भसा ।
त्रिधा वराहाख्यपुटे पुटयेद्भिषजां वरः ॥ ५८ ॥
खल्वे सञ्चूर्ण्य च ततः काचकूप्यां तु विन्यसेत् ।
समाख्याता रसोऽयं तु ह्यन्त्रशोषान्तकाभिधः ॥ ५९ ॥
श्रीमद्भिर्गुरुवर्यैस्तु ह्ययमाविष्कृतो रसः ।
प्रकाशितः खलु मया लोकानुग्रहकाम्यया ॥ ६० ॥

अन्त्रशोषान्तकरसो नवाविष्कृतः—यशदकारणं खर्परम् । रविलोहं ताम्रम् निगदव्याख्यातमन्यत् ॥ ५६–६० ॥

भा.टी.—शुद्ध मैनसिल द्वारा बनायी हुई उत्तम सीसकभस्म दो तोला, कान्तपाषाणभस्म दो तोला, चन्द्रिका रहित स्वर्णभस्म, खर्परभस्म, अभ्रकभस्म, ताम्रभस्म, प्रत्येक एक तोला और सबसे आधा भाग अर्थात् चार तोला शुद्ध-गन्धक लेकर सबको एकत्र खरल में घीकुआर के गूदे से मर्दन कर गोला-सा बना शरावसम्पुट में बन्द करके वराहपुट में फूँक दें। स्वांगशीत होने पर सम्पुट से द्रव को निकाल पुनः घीकुआर के गूदे में घोटकर सम्पुट में बन्द करके वराह-पुट में फूँक दें। पुनः तीसरी बार भी उक्त विधि से वराहपुट में फूँक दें। अन्त में सम्पुट से औषधि को निकाल खरल में पीस कर कांच की शीशी में रख लें। इसको अन्त्रशोषान्तक रस कहा जाता है। इस रस का आविष्कार श्री स्व० गुरुवर कविराज नरेन्द्रनाथ मित्रजी ने किया और यह अत्यन्त उपयोगी रस है ॥ ५६–६० ॥

अस्य गुणाः

अन्त्रशोषापहरणो ग्रहणीविनिवारणः।
जीर्णाजीर्णप्रहरणो यक्ष्मलक्ष्मनिबर्हणः ॥ ६१ ॥
अरोचकाद्युपगतं दारुणं दीर्घकालजम्।
अतीसारं निहन्त्याशु कामं यक्ष्मसमाश्रयम् ॥ ६२ ॥
आध्मानापहमत्यन्तं गुल्मप्लीहनिषूदनम्।
जीर्णज्वरप्रशमनं बलसञ्जननं परम् ॥ ६३ ॥
गुञ्जार्द्धतः समारभ्य गुञ्जैकप्रमितं परम्।
प्राणाचार्यः प्रयुञ्जीत बलकालाद्यपेक्षया ॥ ६४ ॥

अस्य गुणाः—जीर्णाजीर्णं पुराणमजीर्णम्, तस्य प्रहरणो नाशक इत्यर्थः। यक्ष्मणो लक्ष्म लक्षणं तस्य निबर्हणो नाशकः। स्पष्टमन्यत् ॥ ६१–६४ ॥

भा.टी.—उक्त अन्त्रशोषान्तक रस आन्त्रशोथ (क्षय) को नष्ट करता है और ग्रहणी रोग को मिटाता है। इसके कुछ दिन सेवन से पुरातन अजीर्ण रोग मिट जाता है और यह राजयक्ष्मा के लक्षणों को नष्ट करता है। राजयक्ष्मा रोग में होनेवाले दीर्घकालीन अरुचि आदि अनेक उपद्रव युक्त अतीसार में इससे शीघ्र ही आराम आता है। वातप्रकोपजन्य उदराध्मान तथा गुल्म और प्लीहा-रोग को नष्ट करता है। जीर्णज्वरनाशक और शरीरबल वर्धक है। इस रस को रोग तथा रोगी का बल देखकर काल आयु प्रकृति आदि का विचार करके आधी रत्ती से एक रत्ती तक की मात्रा में प्रयोग करना चाहिये ॥ ६१–६४ ॥

अथ आरनालीयसीसकस्य नामानि

काञ्जिकाम्लीयसीसञ्च त्वारनालीयसीसकम् ।
तदेव च समाख्यातं काञ्जिकाम्लीयनागकम् ॥ ६५ ॥

आरनालीयसीसकस्य निर्माणप्रकारः

चत्वारिंशद्भागिकन्तु सुतीव्रं काञ्जिकाम्लकम् ।
परिस्रुतञ्च विमलं जलं विंशतिभागिकम् ॥ ६६ ॥
मृद्दारश्रृङ्गचूर्णन्तु चतुर्विंशतिभागिकम् ।
काचपात्रे सुविमले स्थापयेद्भिषजां वरः ॥ ६७ ॥
चुल्लिकायां निधायाथ कामं मन्दाग्निना पचेत् ।
द्रवीभूतं ततो ज्ञात्वा चुल्लीतस्त्ववतारयेत् ॥ ६८ ॥
ततः सारकपत्रेण स्रावयेदतियत्नतः ।
पुनर्मन्दानलेनैव स्रावितं सलिलं पचेत् ॥ ६९ ॥
किञ्चिज्जलांशशेषे च पात्रमाश्ववतारयेत् ।
स्वाङ्गशीतं समालोक्य ततः पात्रतलस्थितान् ॥ ७० ॥
आरनालीयसीसस्य हिमकुन्देन्दुसन्निभान् ।
सूक्ष्मान् कणान् निपतितान् गृह्णीयाद्भिषजांवरः ॥७१ ॥

अथ नवीनपरिभाषित आरनालीयसीसकनिर्माणप्रकारः—तत्रादौ आरनालीयसीसकनामानि काञ्जिकाम्लीयसीसकमित्यादिना। सुतीव्रं काञ्जिकाम्लकं अनुपदं वक्ष्यमाणप्रकारम्। मन्दाग्निना पाको मृद्दारश्रृंगान्तर्गतनागभागद्रवसम्पादनार्थः, उत्क्रमानक्षिप्तजलशेषे हि यथा नागभागद्रुतिर्जायेत, न च प्रागेव नागद्रवात् जलांशशोषः स्यादिति भावः। अतियत्नतः सारणञ्च सारितजलस्यात्यन्तनिर्मलतातात्पर्य्येणोक्तम् ॥ ६५–७१ ॥

भा.टी.—काञ्जिकाम्लीयसीसा, आरनालीयसीसा, काञ्जिकाम्लीयनाग, यह आरनालीयसीसक का पर्याय नाम है।

चालीस भाग तीव्र सिरकाम्ल में बीस भाग शुद्ध परिस्रुत जल और चौबीस भाग मुरदासंग चूर्ण मिलाकर एक कांच के पात्र में चूल्हे अथवा सुरा प्रदीप पर मन्द-मन्द अग्नि देकर पकायें। जब मुरदासंग जल में घुल जाय तो पात्र को चूल्हे से नीचे उतार लें और इस घोल को सारक पत्र (फिल्टर

पेपर) से छान लें। अब इस छने हुए जल को एक काँच पात्र में डालकर पुनः अग्नि पर पकायें। जब कुछ जलांश शेष रहे तो पात्र को नीचे उतार ठंडा होने को रख दें। पात्र के शीतल होने पर पात्र के तल प्रदेश में जमे हुए सीसक सिरकित् के चन्द्रमा के समान श्वेत वर्ण के छोटे-छोटे कणों *(Crislals)* को एकत्र कर लें। यह सीसक सिरकित् बनाने की विधि है ॥६५-७१॥

वक्तव्य—उक्त विधि से बनाया हुआ सीसकसिरकित् मधुररस और ग्राही चूर्ण होता है जो ढाई गुने जल में घुल जाता है। इसकी मात्रा १ ग्रेन (३ रत्ती) से ५ ग्रेन तक होती है।

अथ आरनालीयसीसकद्रवस्य निर्माणप्रकारः

आरनालीयसीसकन्तु निर्मलं शरभागिकम्।
सार्द्धत्रिभागकञ्चैव शुद्धं मृद्दारश्रृङ्गकम् ॥ ७२ ॥
परिस्रुतञ्च विमलं जलं विंशतिभागिकम्।
सम्मेल्य काचपात्रे च चुल्लिकायां निधापयेत् ॥ ७३ ॥
पचेन्मन्दाग्निना तावत् यावदेति द्रुतिं पराम्।
यावज्जलं प्रशुष्येत द्रुतिपर्यन्तमग्निना ॥ ७४ ॥
विनिक्षिपेज्जलं तावद्रसतन्त्रविचक्षणः।
काचकुप्यां निधायाथ भिषग्रत्नः प्रयोजयेत् ॥ ७५ ॥

अथारनालीयसीसकद्रवस्य निर्माणम्—आरनालीयक इत्यत्र "अल्पार्थे कन्" इत्यल्पार्थे कन्–प्रत्ययो विहितः। तेनाङ्गलभाषाप्रसिद्ध "*Sub*" इत्युपसर्गप्रत्यायक इत्यवनेयम्। आरनालीयसीसं पूर्वोक्तसाधनं पञ्चभागिकम्, मृद्दारश्रृंगं जलधौतपिष्टं शुद्धं सार्धत्रिभागिकम्, परिस्रुतजलस्य २० भागाः। मन्दाग्नौ द्रावयेत्। द्रुतौ सत्यां परिस्रुतजलस्य यावानंशो वह्निना शुष्कस्तावदेवान्यत् जलं तत्र द्रुतौ क्षेप्यम् इत्याशयः ततः काचकुप्यां निधानमिति ॥ ७२–७५ ॥

भा.टी.—आरनालीय सीसक चूर्ण पाँच भाग, शुद्ध मुरदासंग साढ़े तीन भाग, शुद्धपरिस्रुत जल बीस भाग लेकर सब को एक कांचपात्र में मिला चूल्हे पर रखें और मन्द-मन्द अग्नि से मुरदासंग के घुलने तक पकायें। मुरदासंग के जल में घुलने में जितना जल सूख जाय उतना शुद्ध परिस्रुत जल उसमें फिर मिला दें। और नीचे उतारकर इस द्रव को एक कांच की शीशी में रख लें। इसको *Sublead acitate lotion* कहते हैं ॥ ७२–७५ ॥

प्रसङ्गात् सुतीव्रकाञ्जिकाम्लस्य निर्माणप्रकारः

अत्यम्लं निर्मलं शुक्तं गृहनीरमथापि वा।
समाहरेद्भिषग्वर्यो रससेरकसंमितम् ॥ ७६ ॥
काचलिप्ते तु मृत्पात्रे नाडिकायन्त्रयोगतः।
पचेन्मन्दाग्निना तावत्पञ्चसेरकसंमितम् ॥ ७७ ॥
यावत्तु गृहनीरस्थं जलांशं न परिस्रवेत्।
तत्परिस्रुताम्बुसन्त्यक्तं जायते तीव्रकाञ्जिकम् ॥ ७८ ॥

प्रासंगिकः सुतीव्राम्लकाञ्जिकनिर्माणप्रकारः—गृहनीरं काञ्जिकं रससेरकं षट्-सेरकम्, नाडिकायन्त्रमर्कनिष्कासनयन्त्रम्। ५ सेरकं परिस्रुतं च तस्माज्जलंत्याज्यम्। एवं सति प्रभूतजलभागापनयात् सुतीव्रता भवति काञ्जिकस्येति ॥ ७६-७८ ॥

भा.टी.—छः सेर अत्यन्त खट्टा और साफ सिरका अथवा काञ्जी लें। अब इस काञ्जी या सिरके को एक कांचलिप्त मिट्टी के भभके में डालकर चूल्हे पर चढ़ा दें। इसी भभके में अर्क निकालने की विधि के अनुसार नली भी जोड़ दें। अब इसके नीचे मन्द अग्नि तब तक देते रहें जब तक कि नली से पाँच सेर जल उड़कर निकल आये। पाँच सेर जल उड़कर निकलने के बाद अव-शिष्ट एक सेर काञ्जी या सिरका बहुत तीव्र होता है। इसी को तीव्रकाञ्जिकाम्ल कहते हैं ॥ ७६-७८ ॥

अथ सजलारनालीयकसीसद्रवस्य निर्माणप्रकारः

आरनालीयकाहेस्तु द्रवे शुभ्रांशुभागिके।
निक्षिपेद्रसतन्त्रज्ञस्तन्मितां निर्मलां सुराम् ॥ ७९ ॥
परिस्रुतं तु सलिलं शुद्धं वस्वश्वभागिकम्।
दत्त्वा सम्मेलयेद्वैद्यः काचकुप्यां निधापयेत् ॥ ८० ॥
अयमेव समाख्यातो रसायनविचक्षणैः।
द्रवः खलु ससलिलः काञ्जिकीयकसीसजः ॥ ८१ ॥

शुभ्रांशुभागिके इति शुभ्रांशुश्चंद्रः, तस्मादेकभागिके इति सम्पन्नम्, तन्मिता-मेकभागाम्, वसवोऽष्टौ अश्वाश्च सप्त वामतोगतिन्यायात् ७८ भागिकमिति निष्पन्नम् ॥ ७९-८१ ॥

भा.टी.—एक भाग आरनालीयक सीसकद्रव में उतनी ही निर्मल सुरा और अठहत्तर ७८ भाग शुद्ध परिस्रुत जल मिलाकर एक काँच की बोतल में रख लें। इसी को सजल आरनालीयक सीसक द्रव कहते हैं ॥ ७९-८१ ॥

अथ सजलारनालीयकसीसकद्रवस्य प्रयोगक्रमः

आरनालीयकाद्युत्थं द्रवन्तु सकलं भिषक् ।
सलिले सप्तगुणिते सम्मेल्य विनियोजयेत् ॥ ८२ ॥

अस्य च प्रयोगसमये भूयः सप्तगुणं जलमेलनं विधेयमिति ॥ ८२ ॥

भा.टी.—जब उक्त सजल आरनालीयक सीसकद्रव का प्रयोग करना हो तो इसे सातगुणा शुद्ध जल मिश्रित करके प्रयोग करना चाहिये ॥ ८२ ॥

अस्य आमयिकः प्रयोगः

जलाभस्राविणां दाहवतां पूयवतामपि ।
व्रणानां धावनार्थन्तु विधानज्ञः प्रयोजयेत् ॥ ८३ ॥
मेढ्रमार्गेण चेन्नॄणां व्रणमेहस्य हेतुना ।
स्रावो जायेत मतिमान् बस्तिकर्मविचक्षणः ॥ ८४ ॥
आरनालीयकाद्युत्थं द्रवन्तु सजलं तदा ।
जलेनोद्दिष्टमानेन युञ्जीतोत्तरबस्तिना ॥ ८५ ॥

रक्तिद्वयमितं सारं त्वहिफेनसमुद्भवम् ।
षष्टिबिन्दुमितञ्चैव काञ्जिकाम्लीयकाहिजम् ॥ ८६ ॥
द्रवन्तु सजलञ्चाथ सार्द्धकोलद्वयं जलम् ।
सम्मेल्य भिषजां वर्यस्त्वक्शोफे तु विसर्पजे ॥ ८७ ॥
अभिघातोत्थशोथे च घृष्टसंपिच्चितास्थिषु ।
धावनार्थं प्रयुञ्जीत सर्वथैव विधानतः ॥ ८८ ॥
अभिघातोत्थितं दाहं कण्डूतिञ्च हरेद् ध्रुवम् ।
योनिपायुप्रदेशोत्थां कण्डूतिञ्च विनाशयेत् ॥ ८९ ॥
नागद्रवं त्वन्तराले मणिशिश्नाग्रचर्मणोः ।
काचबस्तिप्रयोगेण शल्यवित्तु प्रदापयेत ॥ ९० ॥
फिरङ्गजं महाघोरं शोथदाहरुजान्वितम् ।
नाशयेदाशु योगोऽयं निरुद्धप्रकशामयम् ॥ ९१ ॥

अस्य रोगयोग्यः प्रयोगः—फिरंगोपद्रवे निरुद्धप्रकशे छेदनेन नव्या रुग्णस्य महतीं व्यापदमापादयन्ति इति तत्रापि उक्तनागद्रवस्यैव काचबस्तिद्वारा निवेशात् लघीयसी भवति सिद्धिरित्यभिनव एवास्य प्रभूतफलः प्रयोगप्रकार उद्भावित आचार्य्यैरिति तदेतदाह नागद्रवन्त्वन्तराले इति ॥ ८३-९१ ॥

भा.टी.—उक्त सजल आरनालीयक सीसकद्रव को सातगुणा जल में मिला-

कर, अत्यन्त पतला जल के समान स्राववाले, दाहयुक्त और पीबवाले व्रणों को धोने के लिए इस द्रव को काम में लाया जाता है। यदि सुजाक के कारण मूत्रेन्द्रिय में व्रण से स्राव होता हो तो उत्तरबस्ति विधान से इस द्रव में सातगुणा जल मिलाकर पिचकारी देनी चाहिये। वीसर्परोग की त्वचा के शोथ, अभिघातजन्य शोथ, अस्थियों में रगड़े लगने या बुरी तरह दब जाने से होनेवाले शोथ और व्रणों में साठ बूँद सजल आरनालीयक सीसकद्रव में दो रत्ती अफीम और पाँच तोला शुद्ध जल मिलाकर व्रणों और शोथ को धोने के काम लाया जाता है। इस अहिफेनयुक्त आरनालीय सजल सीसकद्रव से धोने पर अभिघातजन्य दाह और कण्डू तथा योनि प्रदेश और गुद प्रदेश में होनेवाली कण्डू में शीघ्र आराम आता है। फिरंग रोग के उपद्रव स्वरूप उत्पन्न होनेवाले निरुद्धप्रकशरोग में उक्त सीसकद्रव को काचबस्ति द्वारा मणि (शिश्नमुण्ड) और शिश्न के अग्र चर्म में प्रवेश करने से शोथ दाह तथा अत्यन्त पीड़ा में शीघ्र ही आराम आता है ॥ ८३-९१ ॥

अस्य प्रयोगनिषेधः

अक्ष्णोर्नाञ्जीत मतिमान् खलु द्रवमिमं भिषग्।
अञ्जनेन भवेदान्ध्यं व्रणशुक्रमथापि वा ॥ ९२ ॥

अस्य च द्रवस्य भ्रान्त्यापि चक्षुषोर्नोपयोग इत्याह—अक्ष्णोर्नाञ्जीतेति ॥९२॥

भा.टी.—उक्त सजल आरनालीयक सीसकद्रव को नेत्रों के व्रणों में कभी प्रयोग नहीं करना चाहिये, अन्यथा इससे आँखें अंधी हो जायेंगी अथवा उनमें व्रणशुक्र हो जायेगा ॥ ९२ ॥

अथ अशुद्धामृतसीसकसेवनविकृतौ विधानम्

अविशुद्धामृताद्युत्थविकारपरिशान्तये।
विशुद्धगन्धं चूर्णन्तु योजयेद् भिषजां वरः ॥ ९३ ॥

अशुद्धसीसकभक्षणदोषश्च शुद्धगन्धकसेवनादपनेयः ॥ ९३ ॥

भा.टी.—अशुद्ध और ठीक विधि से भस्म न किये गये नाग के सेवन से उत्पन्न बिकारों को शान्त करने के लिए कुछ दिन शुद्धगन्धक का सेवन करना चाहिये ॥९३

अथ यशदस्य नामानि

यशदं यसदञ्चैव जशदं जसदं तथा।
रीतिहेतुः खर्परजं समाख्यातं भिषग्वरैः ॥ ९४ ॥

भा.टी.—यशद, यसद, जशद, जसद, रीतिहेतु, खर्परज, ये सब नाम जस्त (*Zinc*) के हैं ॥ ९४ ॥

वक्तव्य—खर्पर (खपरिया) जो यशद का कार्बनित् (*Zinc carbonate*) होता है, स्वभावतः खानों से प्राप्त होता है। इसमें से यशद प्राप्त करने के लिए खर्पर को जल और तैलों के घोलों में अच्छी तरह मिला दिया जाता है जिससे मिट्टी और पत्थर नीचे बैठ जाते हैं और धात्वीय तेल के साथ ऊपर के भाग में आ जाता है। फिर इसे भूनने से यशदओषित् बन जाता है। इस यशदओषित् को चारकोल के साथ ऊर्ध्वपातन यन्त्र में डाल १३०० डिग्री का ताप देने से यशद उर्ध्वपातित होकर जम जाता है।

स्वरूप—यशद एक नीली श्वेत सी धातु है। १०० से १५० डिग्री तक गरम करने से वह मृदु और चमकीली हो जाती है तब इनके पत्र बनाये जा सकते हैं। २०० डिग्री के ताप पर फिर यह भंगुर हो जाता है। जिससे फिर इसका चूर्ण कर सकते हैं। ४०६ डिग्री के ताप पर यशद पिघलने लगती है और ४१६ डिग्री ताप पर उबलने लगती है। खुली हवा में गरम करने से यह चमकीली नीली ज्वाला से जलती और श्वेत चूर्ण के रूप में हो जाती है, यही यशद का ओषित् होता है। इसे ताम्र के साथ मिला पित्तल नामक धातु बनायी जाती है।

ग्राह्ययशदस्य स्वरूपम्

छेदे समुज्ज्वलं स्निग्धं मृदुलं निर्मलं तथा।
द्रुतद्रावं महाभारं यशदं ग्राह्यमुच्यते ॥ ९५ ॥

महाभारं भारवत्तरम्, मूर्तिलघुत्वेऽपि बहुभारमित्यर्थः ॥ ९५ ॥

भा.टी.—जो यशद काटने पर चमकीला चिकनी दिखती हो, मोड़ने में कोमल और साफ हो, अग्नि में शीघ्र ही पिघल जाती और गुरुभार युक्त हो तो उसे उत्तम यशद समझना चाहिये ॥ ९५ ॥

अग्राह्ययशदस्य स्वरूपम्

कठिनं कठिनद्रावं रूक्षं रूक्षप्रभं लघु।
मलिनं यशदं यत्तु तदग्राह्यं प्रकीर्तितम ॥ ९६ ॥

भा.टी.—मोड़ने में कठिन, अग्नि में देर से पिघलनेवाला, बाहर से रूक्ष तथा खुश्क चमकवाला, लघुभार, मैला यशद औषधि कार्य के लिये अग्राह्य समझना चाहिये ॥ ९६ ॥

अथ यशदशोधनस्य प्रयोजनम्

विशुद्धिहीनं यशदं मृतञ्चेद् विशोधितं वाप्यमृतं त्वविज्ञैः।
निषेवितं वै जनयेद् विकारान् गुल्मप्रमेहक्षयकुष्ठकादीन् ॥ ९७ ॥

अशुद्धं यशदं गुल्मादीन् जनयतीति तस्माच्छोध्यम् ॥ ९७ ॥

भा.टी.—बिना शुद्ध किये यशदभस्म का सेवन किया जाय अथवा शुद्ध करके पूर्ण रूप से उसकी भस्म किये बिना ही सेवन किया जाय तो उससे गुल्म, प्रमेह, क्षय, कुष्ठ आदि विकार उत्पन्न हो जाते हैं ॥ ९७ ॥

यशदस्य प्रथमः शोधनप्रकारः

जात्यं यशदमादाय लोहदर्व्यान्तु विन्यसेत् ।
तीव्राग्निना तु विद्राव्य चूर्णवारिप्रपूरिते ॥ ९८ ॥
सच्छिद्रेण पिधानेन पिहितास्ये घटे क्षिपेत् ।
सप्तवारं प्रयत्नेन यशद शुद्धिमाप्नुयात् ॥ ९९ ॥

यशदशोधनं चूर्णवारिणि सप्तधा निर्वापणाद् भवति प्रथमम् ॥९८, ९९॥

भा.टी.—उत्तम यशद को लोहे की करछी में डाल तीव्र अग्नि के ऊपर रखकर पिघलायें। जब यशद अच्छी तरह पिघल जाय तो उसे चूने के जल से भरे हुए और मुख पर एक छिद्रयुक्त शराव रखे हुए पात्र में शराव छिद्र से चूने के जल में बुझा दें। इस प्रकार सात बार गरम करके चूने के जल में बुझाने से यशद शुद्ध हो जाता है ॥ ९८, ९९ ॥

द्वितीयः शोधनप्रकारः

यशदं द्रावितं यत्नात् सप्तवारं विधानतः ।
सिन्दुवारशिफाद्रावे स्नपयेद्भिषजां वरः ॥ १०० ॥
रीत्यानया तु यशदं शुद्धिमायात्यनुत्तमाम् ।
एवं शुद्धन्तु यशदं मारणाय प्रयोजयेत् ॥ १०१ ॥

अथवा सप्तवारं निगुण्डीमूलरसे निर्वापणेन शुद्धिः ॥ १००, १०१॥

भा.टी.—यशद को करछी में पिघलाकर सावधनी के साथ उक्तविधि से निर्गुंडीमूलस्वरस में सात बार बुझा दें। इस प्रकार यशद उत्तम रूप से शुद्ध हो जाता है और इसको भस्म करने के काम में लाना चाहिये ॥१००, १०१॥

वक्तव्य—प्राचीन ग्रन्थों में यशद का शोधन-मारण वंग के सदृश ही लिखा है, परन्तु यहाँ पर लिखी हुई विधि से शोधन करने पर इसमें किसी प्रकार का दोष रहने का सन्देह नहीं रहता है।

तृतीयः शोधनप्रकारः

यशदं द्रावितं यत्नाद् गोदुग्धे स्नपयेद्भिषक् ।
त्रिसप्तवारं यत्नेन यशदं शुद्धिमाप्नुयात् ॥ १०२ ॥

यद्वा एकविंशतिधा गोदुग्धेन निर्वापणात् ॥ १०२ ॥

भा.टी.—यशद को करछी में पिघला कर गाय के दूध में इक्कीस बार बुझाने से भी यह उत्तम रूप से शुद्ध हो जाता है ॥ १०२ ॥

चतुर्थः शोधनप्रकारः

प्रद्राव्य यशदं वैद्यः सुधादुग्धे निषेचयेत् ।
सप्तवारं प्रयत्नेन शुद्धिमायात्यनुत्तमाम् ॥ १०३ ॥

स्नुहीदुग्धे सप्तधा निर्वापणात् । प्राचीनैस्तु यशदशोधनमारणं वङ्गस्येवेति परिभाषितम् । तत्तु विस्तरप्रियैराचार्यैरनादृतम् । अनुभूतं निर्णीतञ्चेति ॥१०३॥

भा.टी.—यशद को करछी में पिघलाकर थोहर के दूध में सात बार बुझा देने से भी वह उत्तम प्रकार से शुद्ध हो जाता है ॥ १०३ ॥

अथ यशदस्य प्रथमो मारणप्रकारः

शुद्धं यशदमादाय कटाहे तीव्रवह्निना ।
प्रद्राव्य भिषजां वर्यः समपारदगर्भके ॥ १०४ ॥
खल्वे विनिक्षिपेद्यत्नात्ततः सम्पेषयेद् द्रुतम् ।
पिष्टिं विधाय यत्नेन क्षालयेन्निम्बुवारिणा ॥ १०५ ॥
यशदप्रमितं गन्धं दत्त्वा सञ्चूर्णयेत्ततः ।
शरावसम्पुटस्थन्तु पुटयेदथ यत्नतः ॥ १०६ ॥
रीत्यानया तु यशदं मृतिमायात्यनुत्तमाम् ।
इत्थं मृतन्तु यशदं सर्वयोगेषु योजयेत् ॥ १०७ ॥

अथास्य मारणप्रकारः प्रथमः सूतगन्धकयोगजातः । निम्बुवारिभिः क्षालनं पिष्टिनैर्मल्यार्थम् । व्याख्यातप्रायपाठमन्यत् ॥ १०४–१०७ ॥

भा.टी.—शुद्ध यशद को एक लोहे की कड़ाही में डाल चूल्हे पर तीव्र अग्नि से पिघलायें । जब पिघल जाय तो इसमें समभाग शुद्ध पारद डालकर शीघ्र ही नीचे उतार खरल में डालें और तुरन्त ही मूसली से खूब रगड़कर इसकी पीठी बना लें । अब इस पिष्टी को नीबू के स्वरस से घोंटकर अच्छी तरह धो डालें । अब इस पिष्टी में यशद के समभाग शुद्ध गन्धक मिला अच्छी तरह घोंटकर चूर्ण को शरावसम्पुट में बन्द करके पुट में फूँक देवें । इस प्रकार यशद को पुट देने से उसकी उत्तम भस्म बन जाती है ॥ १०४–१०७ ॥

द्वितीयो मारणप्रकारः
[गीतिका]

यशदं विशुद्धमादौ विनिधाय वै कटाहे ।
अतितीव्रवह्नियोगात् खलु गालयेन्निकामम् ॥ १०८ ॥
दृढनिम्बदण्डदर्व्या परिचालयेत्प्रयत्नात् ।
सुमृतं ततो विलोक्य त्ववतारयेत्कटाहम् ॥ १०९ ॥
विमलं प्रदाय तालं चरणांशिकं रसज्ञः ।
खलु पेषयेत्प्रयत्नात् पुटवित् पुटेन् पुटस्थम् ॥ ११० ॥
रीत्यानया तु यशदं मृतिमेति निर्विशेषाम् ।
विविधानुपानयोगात् वितरेत्तु वीतशङ्कः ॥ १११ ॥

द्वितीयः प्रकारः तालकयोगसाध्यो निगदव्याख्यातश्च ॥ १०८-१११ ॥

भा.टी.--शुद्ध यशद को लोहे की कढ़ाही में डाल चूल्हे पर रखकर अत्यन्त तेज अग्नि से अच्छी तरह पिघलायें और एक मजबूत कच्चे नीम के दण्डे से तब तक रगड़ते जायँ और पकाते जायँ जब तक कि यशद की भस्म न हो जाय। जब भस्म हो जाय तो कढ़ाही को नीचे उतार भस्म को खरल में डालें और उसमें यशद से चतुर्थांश शुद्ध हरतालचूर्ण मिला खूब घोंट करके एक शरावसम्पुट में बन्द करके धूप में सुखा लें। अच्छी तरह पुट के सूखने पर इसे पुट में फूँक दें। इस विधि से यशद की उत्तमभस्म हो जाती है। इसको विविध अनुपान योग से निःशंक होकर प्रयोग में लायें ॥ १०८-१११ ॥

तृतीयो मारणप्रकारः

यशदं विमलं न्यस्य कटाहे गालयेद्भिषक् ।
अपामार्गस्य चूर्णञ्च स्वल्पं स्वल्पं मुहुर्मुहुः ॥ ११२ ॥
विनिक्षिपेत् भिषग्वर्यो लोहदर्व्याथ चालयेत् ।
भस्म यावद् भवेत्सम्यक् चूर्णं तावत् समापयेत् ॥ ११३ ॥
राशीकृत्य ततो भस्म शरावेण पिधापयेत् ।
ज्वलदङ्गारवर्णं स्याद्यशदं तु यथा चिरम् ॥ ११४ ॥
तथा प्रदीपयेदग्निं दिनमेकं भिषक्तमः ।
स्वतः शीतं ततो ज्ञात्वा यशदं मृतमाहरेत् ॥ ११५ ॥

तृतीयः प्रकारस्त्वपामार्गचूर्णद्वारसाध्यो वंगस्येवाल्पव्ययो बहुफलश्चेति॥११२॥

भा.टी.--शुद्ध यशद को लोहे की कढ़ाही में डालकर उसको आग पर

रख गरम करें। जब यशद पिघल जाय तो उसमें थोड़ा-थोड़ा करके अपामार्ग का चूर्ण तब तक डालते जायँ और लोहे की करछी से चलाते जायँ जब तक कि यशद की अच्छी तरह से भस्म न हो जाय। अच्छी तरह भस्म होने पर इसको कढ़ाही के बीच में एकत्र करके एक मिट्टी के सिकोरे से अच्छी तरह ढक दें। और कढ़ाही के नीचे अति तीव्र आग देते जायँ। जब देखें कि शराव से ढकी हुई भस्म जलते हुए अंगारों के समान लाल हो गयी है तो अग्नि देना बन्द कर दें। इस तरह एक दिन भर अग्नि देने के बाद स्वतःशीत यशदभस्म को कढ़ाही से निकाल लें ॥ ११२–११५ ॥

वक्तव्य--यद्यपि उक्त मारण प्रकार में भस्म को क्षारशून्य करने का कोई उल्लेख नहीं है, तथापि वंग या नाग की भाँति इसको क्षारशून्य कर लेना चाहिये। अन्यथा इसको बाह्यप्रयोग में काम लाना चाहिये।

चतुर्थो मारणप्रकारः

कटाहसंस्थं यशदं विमलन्तु शनैः शनैः।
विघट्टयँल्लोहदर्व्या पचेत्तीव्राग्निना भिषक् ॥ ११६॥
यशदं चूर्णतां यातं वस्त्रपूतन्तु कारयेत्।
स्थूलांशञ्च पुनः कामं कटाहस्थं विपाचयेत् ॥ ११७॥
एवं नातिचिरादेव यशदं मृतिमाप्नुयात्।
कुन्देन्दुधवलं भस्म जायते चातिशोभनम् ॥ ११८॥
रीत्यानया खलु मृतं यशदन्तु विधानतः।
नावनाञ्जनकार्यादौ योजयेद्भिषजां वरः ॥ ११९॥

चतुर्थः प्रकारः केवलं बाह्यप्रयोगयोग्यो भक्षणायानुपयुक्तः। अत्र अति-तीव्राग्निना यशदं पाच्यमित्यवधेयम् ॥ ११६–११९ ॥

भा. टी.--एक लोहे की कढ़ाही में शुद्ध यशद डालकर उसको चूल्हे की अग्नि पर रखें और तीव्र अग्नि देते हुए पिघलायें। पिघलाने पर इसको केवल लोहे की चम्मच से चलाते जायँ और तीव्र अग्नि देते जायँ। जब यशद का चूर्ण बन जाय तो उसे नीचे उतार ठंडा करके कपड़े में छान लें। छानने में जो यशद के मोटे-मोटे कण रह जायँ उनको पुनः कढ़ाही में डाल तीव्र अग्नि से पकायें। फिर ठंडो करके कपड़े से छान लें। इस तरह यशद की चाँदनी-पुष्प या चन्द्रमा के समान श्वेत उत्तम भस्म हो जाती है। इसी विधि से बनायी हुई यशद की भस्म को नस्य तथा अञ्जन आदि बाह्य प्रयोग में काम लायें ॥ ११६–११९ ॥

अथ सुमृतयशदस्य गुणाः

यशदं तुवरं शिशिरं कटुकं परमं नयनामयनाशकरम्।
कफपित्तसमुत्थितरोगहरं बलवीर्यविवेकसमृद्धिकरम् ॥१२०॥
यशदं पाण्डुशमनं बहुमेहनिषूदनम्।
कासश्वासप्रशमनं निशास्वेदनिबर्हणम् ॥ १२१ ॥
यशदं परमं श्लेष्मकलासंकोचकृन्मतम्।
समाख्यातं विशेषेण व्रणसंस्रावरोधनम् ॥ १२२ ॥
श्रमावसादशमनं रजःस्रावनिषूदनम्।
कम्पवातापहं चैव विशेषात्परिकीर्तितम् ॥ १२३ ॥

मृतयशदगुणाः—यशदं शीतलम्। प्राञ्चोऽप्याहुः—"यशदं तुवरं तिक्तं शीतलं कफपित्तनुत्। चक्षुष्यं परमं मेहान् पाण्डुं श्वासञ्च नाशयेत् ॥" इति। बहुविधो मेहो बहुमेहस्तस्य बहुमेहस्य नाशकम्, निशास्वेदनिबर्हणमित्यारभ्य गुणानां नवानुभवः। श्लेष्मकलासंकोचनं नस्यद्वारा वक्ष्यति हि 'नासिकाश्लैष्मिककलादौर्बल्यं विनिहन्त्यलम्।' इति ॥ १२०-१२३ ॥

भा.टी.—उत्तम प्रकार से बनायी हुई यशद की भस्म कषाय और कटुरस, और शीत गुण युक्त होती है। बाह्य प्रयोग में यह नेत्ररोग को नष्ट करती है। इसके अन्तःप्रयोग कफपित्तप्रकोपजन्य रोग नष्ट होते हैं और शरीर में बल वीर्य तथा बुद्धि की वृद्धि होती है। यशदभस्म पाण्डुरोगशामक, बहुमूत्ररोगनाशक, कास श्वासरोगशामक, राजयक्ष्मा या जीर्णज्वर में होनेवाले रात्रिस्वेद को दूर करती है। इसके अतिरिक्त यशदभस्म उत्तम श्लैष्मिककलासंकोचक और विशेष रूप में व्रणस्रावरोधक है। अति-परिश्रमजन्य थकावट को मिटाती है और ऋतुकाल में अधिक मात्रा में होनेवाले मासिकस्राव को नियमित करती है। इसके सेवन से हाथ-पैरों में होनेवाला कम्पवात रोग दूर हो जाता है ॥१२०-१२३॥

यशदस्य विशिष्टो गुणः

संशीलितं वै यशदं मृतन्तु विनाशयेदाशु भृशं विशेषात्।
प्रसादसंज्ञं पवनं प्रवृद्धमेकाङ्गगं वै सकलाङ्गगं वा ॥ १२४ ॥

भा.टी.—उत्तम प्रकार से बनी हुई यशद की भस्म सेवन करने से शीघ्र ही एकांग अथवा सर्वांग में प्रकुपित प्रसाद संज्ञक वायु का शमन हो जाता है। अर्थात् यह उत्तम वातशामक द्रव्य है ॥ १२ ॥

वक्तव्य—यशदभस्म बाह्याभ्यन्तर प्रयोग में स्रावशोषक और ग्राही होती

हैं। अतएव भिन्न-भिन्न मेह, स्वेद, श्लेष्मा और आन्त्रीय स्रावों के शोषण के लिए यशद अथवा खर्पर के योग दिये जाते हैं। प्राचीन पुस्तकों में रस और रसक दोनों को सर्वोत्तम वातहर और बल्य लिखा हुआ है। यक्ष्मा की प्रथमावस्था में तथा आन्त्रक्षयातिसार में भी यशदभस्म का उत्तम प्रभाव होता है। गलग्रन्थिशोथ तथा पुरातन कण्ठशोथ में यशदभस्म के सेवन से उनमें से होनेवाले स्राव सूख जाते हैं।

निष्क्रमण—यशद मल और मूत्र मार्ग के द्वारा शरीर से बाहर निकलता है, अतः इनसे सम्बन्ध रखनेवाले अंग तथा स्थानों पर इसका विशेष प्रभाव देखा जाता है।

मृतयशदस्य मात्रा

गुञ्जार्द्धतः समारभ्य गुञ्जैकप्रमितं मृतम्।
यशदं विनियुञ्जीत बलकालाद्यपेक्षया ॥ १२५ ॥

मृतयशदस्य भक्षणीया मात्रा गुञ्जां यावत् ॥ १२५ ॥

भा.टी.—बल काल आदि का विचार करके आधी रत्ती से एक रत्ती तक यशदभस्म का प्रयोग करना चाहिए ॥ १२५ ॥

अथ यशदस्य आमयिकः प्रयोगः

एलादारुसितापत्रचूर्णेन परिशीलितम्।
यशदं सुमृतं यत्नाद् त्रिदोषं नाशयेद् ध्रुवम् ॥ १२६ ॥
अग्निमन्थांशफाबल्कचूर्णेन यशदं मृतम्।
शीलितं ह्यचिरादेव दीपयेज्जठरानलम् ॥ १२७ ॥
पुराणेन तु गव्येन सर्पिषा परिशीलितम्।
भक्षितं यशदं यत्नात् द्रुतं दृष्टिं विवर्धयेत् ॥ १२८ ॥
रक्तिकार्द्धमितं शुभ्रं यशदं वह्निजारितम्।
सघृतं नस्ययोगेन प्रत्यहं मासमात्रकम् ॥ १२९ ॥
पुनः पुनः समुद्भूतप्रतिश्यायसमुत्थितम्।
नासिकाश्लैष्मिककलादौर्बल्यं विनिहन्त्यलम् ॥ १३० ॥
प्रवालभस्मसहितं यशदं परिशीलितम्।
निहन्यादचिरादेव निशास्वेदं क्षयोत्थितम् ॥ १३१ ॥
क्षिप्रा यशदविभूतिर्गव्येनाज्येन चात्र सप्ताहम्।
नाशयतीह निकामं चिरजामपि विचर्चिकामचिरात् ॥१३२॥

मृतगगनसमेतं शीलितं क्षौद्रयुक्तं
सुमृतयशदचूर्णं रक्तिकैकप्रमाणम् ।
हरति झटिति कासं श्वासकञ्चोग्रवेगं
व्यपनयति विशेषाद् राजरोगोत्थकासम् ॥ १३३ ॥
आर्द्रकस्वरसोपेतं सक्षौद्रं यशदं मृतम् ।
शीलितं नाशयत्याशु श्वासं परमदारुणम् ॥ १३४ ॥
आत्मगुप्ताशिफारास्नाबलैरण्डकषायतः ।
कम्पयुक्तं पञ्चवधं यशदं हन्ति शीलितम् ॥ १३५ ॥
लौहाभ्रकसमायुक्तं यशदं परिशीलितम् ।
कणाक्षौद्रेण हन्त्याशु श्वासं प्रतमकाभिधम् ॥ १३६ ॥
स्वर्णवङ्गसमायुक्तं यशदं परिशीलितम् ।
चित्तावसादसंयुक्तं स्वप्नमेहं व्यपोहति ॥ १३७ ॥
अशोकत्वक्कषायेण यशदं परिशीलितम् ।
त्रिचतुर्मासस्मभूतरजोरोधसमुत्थितम् ॥ १३८ ॥
अतिप्रबलवेगेन जायमानं सुदारुणम् ।
तीव्रवेदनयोपेतं रजःस्रावं निवारयेत् ॥ १३९ ॥
लोहसर्जरसोपेतं यशदं परिशीलितम् ।
निहन्ति शुक्लप्रदरं रजोरोधसमुत्थितम् ॥ १४० ॥
यशदं रससिन्दूरयुतं कर्पूरसंयुतम ।
सप्रलापं कम्पवातं हन्ति वै सान्निपातिकम् ॥ १४१ ॥
टङ्काभ्रवंशजायुक्तं यशदं परिशीलितम् ।
श्वासं निवारयत्याशु संकष्टं कफनिर्गमम् ॥ १४२ ॥
यशदं रससिन्दूरयुतं क्षौद्रेण शीलितम् ।
हन्ति मस्तिष्कदौर्बल्यं विषादश्रमसंयुतम् ॥ १४३ ॥
सुवर्णभस्मसंयुक्तं यशदं परिशीलितम् ।
समाख्यातं विशेषेण योषापस्मारनाशनम् ॥ १४४ ॥
सतागराढ्यं यशदं चित्रककाथयोगतः ।
अर्धावभेदकं सूर्यावर्तं संनाशयत्यलम् ॥ १४५ ॥

अथास्य रोगयोग्यः प्रयोगः प्राचीनतन्त्रानुक्तोऽपि अल्पायासो बहुफलश्चेति। पत्रं तेजपत्रम्, पुराणं नेति विशेषः। न चात्रात्यन्तं पुराणं कुम्भाह्वयं सर्पिर्ग्राह्यमिति

तस्योन्मादौपयिकत्वेऽपि सर्वत्र भक्षणानर्हत्वात् इत्याचक्षीरन् नव्याः, तस्मात् वार्षिकं द्वित्रिवार्षिकं वा पुराणमादेयं स्यादिति, पुराणं हि स्वल्पश्लेष्मलं भवति, तदेतत् ध्वनितं यत्नादित्यनेन पदेन इति, तन्न सम्यक् ।

तथाहि यद्यपि "योजयेन्नवमेवाज्यं भोजने तर्पणे श्रमे । बलक्षये पाण्डुरोगे कामलानेत्ररोगयोः ॥" इति प्राचीनसंवादात् नेत्ररोगे नवीनघृतप्रयोगः साधुः तथापि पुराणघृतस्यैव तिमिरापहत्वम्, नवीनस्य तु सामान्यतो नेत्ररोगनाशकत्वम्, पुराणत्वं च घृतस्य वर्षादूर्ध्वं भवत्येव उक्तं हि—"वर्षादूर्ध्वं भवेदाज्यं पुराणं तत् त्रिदोषनुत् । मूर्च्छाकुष्ठविषोन्मादापस्मारतिमिरापहम् ॥" इति । अपि च "यथा यथाऽखिलं सर्पिः पुराणमधिकं भवेत् । तथा तथा गुणैः स्वैः स्वैरधिकं तदुदाहृतम् ॥" इत्यप्याहुः । तस्मात् प्रकृते तिमिररोगे पुराणस्यैव घृतस्योपयोग इति सिद्धम् । प्रवालभस्मसहितमिति प्रवालभस्म गुञ्जार्धं गुञ्जैकं वा मृतं यशदं गुञ्जैकमेतद्द्वयं सम्मेल्य मधुना प्राशयेदिति सम्प्रदायः । राजरोगो यक्ष्मा, तत्समुत्पन्नं कासम् । आत्मगुप्ताशिफा मर्कटीमूलम् । कषायत इति सार्वविभक्तिकस्तसिः, तेन कषायेण सहेत्यर्थः । चित्तावसादः आलस्यं, खेदः । टङ्कःटङ्कणम्, वंशजा वंशरोचना ॥१४५॥

भा.टी.–इलायचीबीजचूर्ण, दालचीनीचूर्ण, तेजपत्रचूर्ण के साथ यशदभस्म मिलाकर सेवन करने से त्रिदोषप्रकोप शान्त हो जाता है । जाठराग्नि को दीप्त करने के लिये यशदभस्म को अरणीमूलत्वक्चूर्ण के साथ कुछ दिन प्रयोग करना चाहिये । दृष्टिशक्ति की दुर्बलता में यशदभस्म को एक वर्ष के पुराने घी के साथ सेवन करने से शीघ्र ही नेत्रों की ज्योति बढ़ने लगती है बार-बार प्रतिश्याय हो जाने के कारण उत्पन्न होनेवाली नासिका की श्लैष्मिक कला की दुर्बलता में एक मास तक आधी रत्ती यशदपुष्प को घी में मिलाकर नस्य लेने से शीघ्र आराम आता है । क्षय रोग में होनेवाले रात्रिस्वेद में यशदभस्म को प्रवालभस्म के साथ सेवन करने से शीघ्र ही रात्रिस्वेद बन्द हो जाता है । विचर्चिका रोग में यशदभस्म या पुष्प को गोघृत में मिलाकर सात दिन तक प्रतिदिन लेप करने से शीघ्र ही विचर्चिका में आराम आता है । एक रत्ती यशदभस्म को अभ्रकभस्म में मिलाकर शहत के साथ चटाने से शीघ्र ही उग्रवेग श्वास तथा कास में विशेषतः क्षयजन्य कास में आराम आता है । यशदभस्म को अदरखरस और शहद में मिला दिन में दो बार सेवन करने से भयंकर श्वास रोग में शीघ्र ही आराम आ जाता है । यशदभस्म को कौंच की जड़, रास्ना, बला तथा एरण्डमूल कषाय के साथ सेवन करने से कंपयुक्त पक्षाघात में आराम आ जाता है । प्रतमक श्वास में यशदभस्म को लोह-

भस्म, अभ्रकभस्म और पिप्पलीचूर्ण मिला शहद के साथ चटाने से शीघ्र ही आराम आने लगता है। यशदभस्म को पूर्वोक्त स्वर्णवङ्ग में मिलाकर कुछ दिन सेवन करने से मानसिक खिन्नतायुक्त स्वप्नप्रमेह में आराम आता है। अशोक-त्वक्कषाय अनुपान से यशदभस्म सेवन करने से तीन चार मास रुकने के बाद अतिप्रबलरूप से होनेवाले और तीव्र वेदनायुक्त भयंकर मासिकस्राव में शीघ्र ही आराम आ जाता है।

मासिकस्राव रुकने के कारण होनेवाले श्वेतप्रदर रोग में यशदभस्म को लोहभस्म और रालचूर्ण के साथ सेवन करने से श्वेतप्रदर में आराम आता है। सान्निपातिक ज्वर में, जिसमें रोगी के हाथ-पैर काँपने लगे हों और वह प्रलाप करता हो, यशदभस्म में रससिन्दूर और भीमसेनी कपूर मिलाकर सेवन कराने से आराम आता है। बड़ी कठिनाई से कफ निकलनेवाले श्वास में यशदभस्म को सुहागा, अभ्रकभस्म और वंशलोचनचूर्ण के साथ मिलाकर देने से शीघ्र आराम आने लगता है। यशदभस्म में रससिन्दूर मिलाकर शहत के साथ कुछ दिन सेवन करने से बेचैनी या थकावट युक्त मस्तिष्क की दुर्बलता में लाभ होता है। हिस्टीरिया-रोग को दूर करने के लिये यशदभस्म का स्वर्णभस्म के साथ मिलाकर सेवन करने से शीघ्र लाभ होता है। आधासीसी के दर्द तथा सूर्यावर्त शिरोरोग में यशदभस्म को रजतभस्म तथा स्वर्णमाक्षिकभस्म मिलाकर चित्रकमूलत्वक्-अनुपान से सेवन करने पर शीघ्र आराम आता है॥ १२६—१४५॥

अथ यशदामृतमलहरः

त्रिकर्षं सिक्थतैलन्तु पूर्वोक्तविधिसाधितम्।
तोलकैकमितं दद्यात् यशदं वह्निजारितम्॥ १४६॥
खल्वेऽतिमसृणे क्षुद्रे मर्दयेदतियत्नतः।
समाख्यातो मलहरो यशदामृतसंज्ञकः॥ १४७॥

यशदामृतमलहरः—वह्निजारितमिति चतुर्थमारणप्रकारेण साधितम्॥१४७॥

भा.टी.—तीन कर्ष सिक्थतैल (मोम और तैल) एक तोला अग्निजारित यशद अर्थात् जस्त का फूला लेकर दोनों को एकत्र खरल में अच्छी तरह मर्दन करके मलहम बना लें। इसको यशदामृतमलहम कहते हैं॥ १४६, १४७॥

अस्य गुणाः

मतो मलहरोऽयं तु विविधव्रणरोपणः।
विचर्चिकाहरः काममग्निदग्धव्रणापहः॥ १४८॥

भा.टी.—यह यशद मलहर विविध प्रकार के व्रणों को रोपण करता और विचर्चिका में लाभदायक है तथा अग्निदग्ध व्रणों के लिये विशेष रूप से लाभदायक है ॥ १४८ ॥

अथ गन्धकाम्लीययशदस्य निर्माणप्रकारः

त्रिमलयशदचूर्णं काचपात्रे तु पूर्वं
विशदविपुलबुद्धिः स्थापयेद्वै यथार्य्यः ।
तदनु खलु सनीरं गन्धकाम्लं क्षिपेद्वै
द्रवति यशदचूर्णं यावता द्रावकेण ॥ १४९ ॥
ततः सारकपत्रेण सारयेत्तु विधानतः ।
काचपत्रे निधायाथ पचेन्मन्दाग्निना भिषक् ॥ १५० ॥
द्रवांशं शोषयेद्यत्नाद्रसकर्मविचक्षणः ।
किञ्चिद्द्रवाविशेषे च पात्रं भूमौ निधापयेत् ॥ १५१ ॥
समुज्ज्वलं सुधवलं काचपात्रतलस्थितम् ।
गन्धकाम्लीययशदचूर्णं शुद्धं समाहरेत् ॥ १५२ ॥

गन्धकाम्लीययशदः—अस्य च द्रुतस्यैव प्रायः प्रयोग इत्युक्तं रसवेदिभिः नव्यरासायनिकैः ॥ १४९–१५२ ॥

भा.टी.—एक काँच के पात्र में पहिले शुद्ध यशदचूर्ण डालें, अब उसमें सजल (हल्का) गन्धकाम्ल थोड़ा-थोड़ा करके डालते जायँ, जब सम्पूर्ण यशदचूर्ण इस गन्धकाम्ल से गल जाय तो इस द्रव को सारकपत्र (*Filter Paper*) से छानकर छने हुए द्रव को फिर एक काँचपत्र में डालें और मन्द-मन्द अग्नि से पकायें। जब उसमें से द्रवांश सूख जाय और यह किञ्चित् गीला-सा रहे तो इस पात्र को नीचे उतार ठंडा कर लें। ठंडा होने पर पात्रतल में श्वेत वर्ण का शुद्ध गन्धकाम्ल यशदचूर्ण प्राप्त होता है। इसको यशदगन्धित् अथवा *Zinc Sulphate*) कहते हैं ॥ १४९–१५२ ॥

गन्धकाम्लीययशदस्य गुणाः

गन्धकाम्लीययशदचूर्णं पूयघ्नमुत्तमम् ।
व्रणसंस्रावशमनं नेत्राभिष्यन्दनाशनम् ॥ १५३ ॥
व्रणमेहहरं चैव श्वेतप्रदरकप्रणुत् ।
सङ्कोचकृद्विशेषेण कीर्तितं रसवेदिभिः ॥ १५४ ॥
शुष्कं गन्धाम्लयशदं क्षारकर्मकरं परम् ।
क्षारकर्मप्रयोगार्थमतस्तद् विनियुज्यते ॥ १५५ ॥

गन्धकाम्लीययशदं शुष्कं प्रायो न युज्यते ।
योजयेद्विधिना वैद्यो द्रवीकृत्य विधानतः ॥१५६॥

भा.टी.—गन्धकाम्लीय यशदचूर्ण (*Zinc Sulphate*) उत्तम पूय-नाशक और व्रणस्रावशोषक द्रव्य है। इसके प्रयोग से नेत्राभिष्यन्द रोग दूर हो जाता है। व्रणमेह (सुजाक) तथा श्वेतप्रदर में उसको उत्तरबस्ति विधान से देने पर शीघ्र लाभ होता है। इसमें संकोचक शक्ति विशेष रूप से होती है। अर्थात् जिंकसल्फेट के द्रव को उक्त रोगों में प्रयोग किया जाता है। इसका शुष्क चूर्ण उत्तम क्षारकर्म (दाह) करनेवाला होता है। अतः इसे क्षारकर्म प्रयोगार्थ काम में लिया जाता है। परन्तु गन्धकाम्लीय यशदचूर्ण शुष्क चूर्णा-वस्था में बहुत कम ही प्रयोग में लिया जाता है। अतः इसको द्रवरूप में उक्तरोगों में प्रयोग करना चाहिये ॥ १५३-१५६ ॥

वक्तव्य—यद्यपि यहाँ पर गन्धकाम्लीय यशदचूर्ण को दाहक माना है, परन्तु इसकी अपेक्षा यशदहरिद् (*Zinc Chloride*) अधिक दाहक होता है, उसे दाहकयशद भी कहते हैं। यह तीव्रदाहक और प्रबल जीवाणुहर होता है।

अथ गन्धकाम्लीययशदद्रवस्य प्रथमो निर्माणप्रकारः

गन्धकाम्लीययशदं रक्तिकैकमितं शुभम् ।
सार्द्धद्वितोलकमिते सलिले तु परिस्रुते ॥१५७॥
संद्राव्य खलु यत्नेन काचकुप्यां निधापयेत् ।
गन्धकाम्लीययशदद्रवोऽयं नामतो मतः ॥१५८॥

भा.टी.—एक रत्ती शुद्ध गन्धकाम्लीय यशदचूर्ण को ढाई तोले शुद्ध परिस्रुत जल (*Distilled water*) में घोलकर छान लें। अब इसे एक काँच की शीशी में रख लें। इसी को गन्धकाम्लीय यशद द्रव कहा जाता है ॥ १५७, १५८ ॥

अस्य गुणाः

गन्धकाम्लीययशदद्रवोऽयं व्रणमेहहृत् ।
नेत्राभिष्यन्दशमनो रोपणो भूतनाशनः ॥१५९॥

भा.टी.—उक्त प्रकार से बनाया हुआ गन्धकाम्लीय यशदद्रव व्रणमेह (सुजाक) में उत्तरबस्ति के रूप में देने से शीघ्र लाभ करता है। यह नेत्राभि-ष्यन्दरोगनाशक, व्रणरोपक और कृमिनाशक है ॥ १५९ ॥

अस्य आमयिकः प्रयोगः

बिन्दुत्क्षेपकयन्त्रेण द्रवोऽयं लोचनार्पितः ।
विनिहन्त्यचिरादेव नेत्राभिष्यन्दजां रुजम् ॥ १६० ॥
मेढ्रमूलं दृढं बध्वा स्फीतकेन विधानतः ।
यत्नादुत्तरबस्त्युक्तविधानेन ह्यनारतम् ॥ १६१ ॥
गन्धकाम्लीययशदद्रवोऽयं विनियोजितः ।
सप्ताहद्वितयेनैव व्रणमेहं व्यपोहति ॥ १६२ ॥

भा.टी.—उक्त द्रव को बिन्दुत्क्षेपक यन्त्र (*Dropper*) से नेत्रों में डालने से शीघ्र ही नेत्राभिष्यन्द रोग में लाभ होता है । सुजाक में जब मूत्रेन्द्रिय से पूय आता हो तो मूत्रेन्द्रिय के मूल प्रदेश को स्फीतक (पट्टी) से बाँध कर सावधानी से उत्तरबस्ति द्वारा यदि इस द्रव को मूत्रेन्द्रिय में निरन्तर दो सप्ताह तक डाला जाय अर्थात् दिन में दो-तीन बार इस द्रव की उत्तरबस्ति दी जाय तो सुजाक का व्रण अच्छा हो जाता है ॥ १६०–१६२ ॥

गन्धकाम्लीययशदद्रवस्य द्वितीयो निर्माणप्रकारः

गन्धकाम्लीययशदं षट्त्रिंशद्रक्तिकोन्मितम् ।
परिस्रुते तु सलिले षष्टितोलकसंमिते ॥ १६३ ॥
संद्राव्य खलु यत्नेन काचकुप्यां निधापयेत् ।
गन्धकाम्लीययशदद्रवोऽयं भाषितो बुधैः ॥ १६४ ॥

भा.टी.—छत्तीस रत्ती शुद्ध गन्धकाम्लीय यशदचूर्ण को साठ तोला शुद्ध परिस्रुत जल में घोलकर एक स्वच्छ काँच की शीशी में रख लें । इसको भी गन्धकाम्लीय यशदद्रव (*Zinc Sulphate lotion*) कहते हैं ॥१६३, १६४॥

अस्य गुणाः

गन्धकाम्लीययशदद्रवोऽयं व्रणरोपणः ।
संकोचकृद्विशेषेण श्वेतप्रदरमुल्बणम् ॥ १६५ ॥

भा. टी.—यह द्वितीय प्रकार का गन्धकाम्लीय यशदद्रव, व्रणरोपक (भरनेवाला) संकोचक और विशेष रूप से श्वेतप्रदरनाशक होता है ॥१६५॥

अस्य प्रयोगविधिः

यत्नादुत्तरबस्त्युक्तरीत्या तु विनियोजितः ।
द्रवोऽयं नाशयत्याशु श्वेतप्रदरमुल्बणम् ॥ १६६ ॥

भा.टी.—इसे सावधानी के साथ उत्तरबस्ति विधान (डूस) से प्रयोग में लाया जाय तो इससे श्वेतप्रदर में शीघ्र आराम आता है ॥ १६६ ॥

अथ यशदामृतद्रवस्य निर्माणप्रकारः

गन्धकाम्ल ययशदं युगरक्तिकसंमितम् ।
टङ्कणाम्लद्रवे रम्ये पञ्चतोलकसंमिते ॥१६७॥
निक्षिप्य खलु यत्नेन काचकुप्यां तु विन्यसेत् ।
समाख्यातो द्रवोऽयं तु यशदामृतसंज्ञकः ॥१६८॥

गन्धकाम्लीययशदद्रवः भूतनाशनः जीवाणुध्वंसी। अस्य च द्वितीयः प्रकारो व्रणरोपणादिगुणः सुगमपाठः। युगरक्तिसम्मितमिति द्विरक्तिप्रमाणमित्यर्थः ॥१६८॥

भा.टी.—चार रत्ती शुद्ध गन्धकाम्लीय यशदचूर्ण को पाँच तोला शुद्ध टंकणाम्ल द्रव में मिलाकर एक स्वच्छ काँच की शीशी में रख लें। इसी को यशदामृत द्रव नाम से कहा जाता है ॥ १६७, १६८ ॥

अस्य गुणाः

यशदामृतसंज्ञोऽयं द्रवः शोथप्रणाशनः ।
शिशिरश्चैव रक्तार्माभिष्यन्दादिनिषूदनः ॥१६९॥

अस्य आमयिकः प्रयोगः

बिन्दुक्षेपकयन्त्रेण द्रवोऽयं नेत्रयोजितः ।
विनिहन्त्याशु रक्तार्माभिष्यन्दाद्यक्षिगामयान् ॥१७०॥

इति सीसकादिविज्ञानीयो नाम एकोनविंशस्तरङ्गः ।

भा.टी.—उक्त यशदामृत द्रव व्रण आदि के शोथ को शान्त करता है और शीत गुण होता है। अतएव यह रक्तार्म तथा रक्तप्रकोपजन्य नेत्राभिष्यन्द आदि रोगों को नष्ट करता है। यशदामृत द्रव को बिन्दुक्षेपकयन्त्र से नेत्रों में दो-तीन बार डालने से शीघ्र ही रक्तार्म नेत्राभिष्यन्द आदि नेत्ररोगों में लाभ होने लगता है ॥ १६९, १७० ॥

यह सीसकादिविज्ञानीय नाम एकोनविंश तरङ्ग समाप्त हुआ ।

अथ लौहादिविज्ञानीयो नाम विंशस्तरङ्गः

अथ लौहस्य भेदास्तेषां वैशिष्ट्यञ्च

मुण्डं तीक्ष्णं तथा कान्तं लौहं त्रिविधमुच्यते ।
मुण्डात्तीक्ष्णं ततः कान्तं प्रशस्तं परिकीर्तितम् ॥१॥

तत्रादौ लोहभेदाः यद्यपि प्राचीनाचार्यैः बहुविधाः सन्ति निर्दिष्टास्तथापि उपलभ्यमानप्रायिकलोहभेदाभिप्रायेणैव मुण्डं तीक्ष्णं कान्तमिति त्रेधा लोहसंख्यानमुक्तमाचार्य्यैरिति। जातिभेदेन लोहगुणविनिर्णयविस्तरस्तु लोहसर्वस्वादावनुसन्धेयः। प्रकृते तु यथाप्राप्तं लोहत्रिकमेवादाय समन्वय इति। एषु चोत्तरोत्तरं गुणप्रकर्ष इत्याह मुण्डात्तीक्ष्णं ततः कान्तमिति॥ १॥

भा.टी.—मुण्डलौह, तीक्ष्णलौह तथा कान्तलौह भेद से लौह के तीन भेद माने जाते हैं। इनमें मुण्डलौह की अपेक्षा तीक्ष्णलौह और तीक्ष्णलौह की अपेक्षा कान्तलौह उत्तम माना जाता है॥ १॥

मुण्डलोहस्य नामानि

मुण्डं तथा मुण्डलोहं कृषिलोहं शिलात्मजम्।
कृष्णायसं दृषत्सारमायसञ्च निगद्यते॥ २॥

भा.टी.—मुण्डलौह को मुण्ड, कृषि लौह (खेती के काम आनेवाला लोहा), शिलात्मज, कृष्णायस, दृषत्सार तथा आयस नाम से व्यवहार किया जाता है॥२॥

तीक्ष्णलोहस्य नामानि

लोहो लौहं लोहकञ्च शस्त्रलोहञ्च तीक्ष्णकम्।
सारलोहं काललोहं त्वयश्च तदिहोच्यते॥ ३॥

भा.टी.—लोह, लौह, लोहक, शस्त्रलोह (औजारों के काम आनेवाला), तीक्ष्णक, सारलोह, काललोह और अयः, ये सब नाम तीक्ष्णलौह (फौलाद) के कहे जाते हैं॥ ३॥

कान्तलोहस्य नामानि

कान्तलोहं तथा कान्तं त्वयस्कान्तञ्च तन्मतम्।
कान्तायसं महालोहं तदेव विनिगद्यते॥ ४॥

एतेषां नामानि कानिचित्स्वरूपनिर्णायकानि तन्त्रे व्यवहारार्थञ्चेति॥ ४॥

भा.टी.—कान्तलोह, कान्त, अयस्कान्त, कान्तायस और महालोह, ये सब नाम कान्तलौह के कहे जाते हैं॥ ४॥

मुण्डलोहादीनां परिचयः

कटाहपिष्टपचनखल्वादीनां विशेषतः।
निर्माणाय मुण्डलोहं साम्प्रतं विनियुज्यते॥ ५॥
कृपाणादिविनिर्माणे तीक्ष्णलोहं प्रयुज्यते।
कान्तलोहञ्च कथितं बुधैः परमदुर्लभम्॥ ६॥

एतेषां परिचयः साम्प्रतमुपयोगद्वारा निर्णीतरूप इत्याह कटाहेत्यादि। कान्तलोहञ्च यद्यपि भक्षणद्वारा गुणैरुत्तमं तथापि यन्त्राद्यनुपयुक्तत्वादनुद्धृतप्रायं खनेः इति दुर्लभं प्रायः। कान्तपाषाणध्मानविनिर्गतन्तु क्वचित् प्राप्यत एवाधुनापि इति। आहुश्च रसमाधवाः—"मुण्डन्तु वर्तुलं भूमौ पर्वतेषु च जायते। गजवल्ल्यादि तीक्ष्णं स्यात् कान्तं चुम्बकसंभवम् ॥" इति। "मुण्डात् कटाहपात्रादि जायते तीक्ष्णलोहः। खड्गादिशस्त्रभेदाः स्युः कान्तलोहन्तु दुर्लभम् ॥ मुण्डात् शतगुणं तीक्ष्णं तीक्ष्णात् कान्तं शताधिकम्। तस्मान्मुण्डं परित्यज्य तीक्ष्णं वा कान्तमुत्तमम् ॥" इति च। तदिदमुक्तं समलं मुण्डलोहमित्यादिना ॥ ५, ६ ॥

भा.टी.—आजकल बड़े-बड़े कढाह, कढाही, खरल, फावड़े, कुदाली आदि बनाने के काम में मुण्डलोह लिया जाता है। अर्थात् ये चीजें जिससे बनायी जाती हैं उसे मुण्डलोह कहा जाता है। छुरी, चाकू, तलवार आदि अस्त्र के बनाने में जो लोहा काम आता है उसे तीक्ष्णलोह (फौलाद) कहते हैं। किन्तु कान्तलोह अत्यन्त दुर्लभ माना जाता है ॥ ५, ६ ॥

वक्तव्य—कान्तलोह यद्यपि अन्तःप्रयोग में सब लोहों की अपेक्षा उत्तम गुण करता है। परन्तु आजकल उसकी खोज अस्त्र-शस्त्रादिकों के बनाने में विशेष उपयोगी न होने से नहीं की जाती है। परन्तु कान्त पाषाण (चुम्बक पत्थर) को तपाने पर उसमें से इसको कहीं-कहीं प्राप्त भी किया जाता है।

मारणोचितं लोहम्

समलं मुण्डलोहं तु मारणाय न योजयेत्।
तीक्ष्णलोहं कान्तलोहं यथालाभं प्रयोजयेत् ॥ ७ ॥

भा.टी.—भस्म करने के लिये मुण्डलोह को नहीं लेना चाहिये, क्योंकि यह अनेक प्रकार के मलों से मिश्रित होता है। इसके विपरीत तीक्ष्णलोह तथा कान्तलोह को यथासम्भव भस्म करने के लिये ग्रहण करना चाहिये ॥ ७ ॥

वक्तव्य—लोहा कार्बन द्विअम्लजित् के साथ मिला हुआ अम्लजित् के रूप में खानों से निकलता है। इन खानों में से प्राप्त होनेवाले पत्थरों को खूब भूना जाता है। जिससे वह पूरी तरह लोहओषित् बन जाता है। फिर इसमें से लोह को पृथक् करने के लिये भुने हुए कोयले (जिन्हें कोक कहते हैं) तथा चूने के पत्थरों के साथ भट्ठी में तपाते हैं। इस क्रिया से लोहओषित् की ओपजन बन जाती है, शेष लोहा पृथक् हो जाता है। परन्तु साधारण अग्नि से यह क्रिया सिद्ध नहीं होती है। अतः इसकी कच्ची धातु को पिघलाने के लिये ६० से १०० फुट ऊँची

तीव्र अग्नि को सहन करनेवाली ईटों की कोष्ठी (भट्ठी) बनायी जाती है। इस कोष्ठी में चूने के पत्थर इसलिए रखे जाते हैं कि यह लोहे में विद्यमान अन्य अशुद्धियों को फास्फेट, सिलिकेट गन्धित आदि से मिलकर उन्हें केल्शियम के फास्फेट आदि के रूप मे परिवर्तित कर देता है। वह केल्शियम सिलिकेट आदि नीचे गिरते-गिरते पिघल जाते हैं। किन्तु हल्के होने से लोह के ऊपर तैरते हैं और लोहे का मैल कोष्ठी के पार्श्व में कुछ ऊँचाई पर बने हुए छिद्र से बाहर निकलता रहता है, इसे ही लोहकिट्ट या मण्डूर कहा जाता है। इस विधि से प्राप्त लोहे को ढलवालोह या मुण्डलोह कहते हैं। इसमें समभाग २½% प्रतिशत कार्बन होती है। यह मुंडलोह भंगुर, कठोर, भूरा सा और अपेक्षया शीघ्र द्रवणशील होता है। इसके खंड को गरम कर पीट करके दूसरे टुकड़े से नहीं मिलाया जा सकता है।

शुद्ध लोह—उपर्युक्त प्रकार से प्राप्त लोह को फिर कोष्ठी में रखते हैं जिसमें धौंकनी द्वारा अन्दर हवा पहुँचायी जाती है। इस क्रिया से लोह में विद्यमान सारी कार्बन जल जाती है। फिर वह लोहा मृदु तथा अभंगुर हो जाता है और शीघ्र नहीं पिघलता है। इसके दो खण्डों को गरम करके मिलाया जा सकता है। इसमें २ प्रतिशत कार्बन होती है। इसी को मृदुलोह भी कहते हैं।

तीक्ष्ण लोह—यदि भट्ठी में पिघले हुए पूर्वोक्त लोह में ढलवे लोहे की उचित मात्रा डाल दी जाय तो वह तीक्ष्णलोह या फौलाद बन जाता है। यह ढलवे लोह के समान कठोर और मृदुलोह के समान मृदु भी होता है। किन्तु ढलवे लोह के सदृश भंगुर नहीं होता और मृदुलोह की अपेक्षा शीघ्र पिघल जाता है और इसके दो खंडों को गर्म करके मिलाया भी जा सकता है। इसकी विशेषता यह है कि इसकी कठोरता को न्यूनाधिक कर सकते हैं। यदि इसे लाल ताप तक पहुँचा कर शीघ्र ही शीतल जल में डाल दें तो यह अत्यन्त कठोर होकर काँच को भी काटनेवाला बन जाता है। परन्तु साथ ही भंगुर होता है। और गर्म करके धीरे-धीरे ठंडा होने दें तो यह मृदुलोह के समान मृदु तथा अभंगुर हो जाता है। लोहे का द्रवणाक (*Melting Point*) *15250 Centigrade, Atomics* भार *56·0, Density* (पानी से कितना गुना भारी है) *7·45* है। लोह में जितना अधिक भाग **Carbon** (कोयला) का होगा उतना न्यून उसका द्रवणांक हो जाता है।

ग्राह्यतीक्ष्णलोहस्य लक्षणम्

उज्ज्वलं लोहफलकं धात्रीकाशीसलेपितम् ।
गिरिशृंगांकितं यत्स्यात्तीक्ष्णलोहं तदुत्तमम् ॥ ८ ॥

उज्ज्वलमित्यादि ग्राह्यतीक्ष्णलोहलक्षणम्। प्राञ्चस्तु-"कासीसामलकल्काक्ते- लोहेऽङ्गं दृश्यते स्फुटम्। तीक्ष्णलोहं तदुद्दिष्टम्" इत्याहुः। "क्ष्माभृच्छिखराकाराण्यङ्गान्यम्लेन लेपिते। लोहे स्युर्यत्र सूक्ष्माणि तत्सारमभिधीयते॥" इति च॥८॥

भा. टी.—जिस लोह के फलक (चौड़े पत्र) में आंवला और कसीस का लेप कर देने से उसमें कुछ देर बाद पर्वत के शिखराकार उभार से उठ आयें तो उक्त लोह को तीक्ष्ण लोह कहा जाता है ॥ ८ ॥

कान्तलोहस्य लक्षणम्

कान्तपाषाणजं लोहं कान्तलोहं प्रकीर्तितम् ।
आध्मातकान्तपाषाणसत्त्वभूतं तु तन्मतम् ॥ ९ ॥

कान्तलोहन्तु आध्मातकान्तपाषाणसत्त्वभूतमेवेति तत्परिचयः केवलमुक्तः। यद्यपि च प्राचीनतन्त्रेषु तत्र तत्र "यत्पात्रे न प्रसरति जले तैलबिन्दुर्निषिक्तो हिंगुर्गन्धं त्यजति च निजां तिक्ततां निम्बकल्कः। तप्तं दुग्धं भवति शिखराकारकं नैति भूमिं कृष्णाङ्गः स्यात् सजलचणकः कान्तलोहं तदुक्तम् ॥" इति कान्तलोहलक्षणमुक्तम्। तथापि एतल्लक्षणलक्षितलोहस्यानुपलभ्यत्वात् उपलभ्यमानकान्तपाषाणसत्त्वभूते च लोहे उक्तलक्षणानुपलम्भात् यथाप्राप्तं तत्त्वस्वरूपमात्रमुक्तमिति विचित्रं लक्षणं नोपश्लोकितमाचार्य्यैरित्यवधेयम् ॥९॥

भा.टी—कान्तपाषाण को तपाने से प्राप्त होनेवाले सत्वस्वरूप लोह को कान्तलोह कहा जाता है ॥ ९ ॥

वक्तव्य—आगे लिखे जानेवाले प्राचीन मत से कान्तलोह के लक्षणों से युक्त लोह आज तक कहीं भी प्राप्त नहीं हो सका है। साथ ही यहाँ पर कान्त, पाषाणसत्वरूप कान्तलोह में भी प्राचीनमत के लक्षण नहीं मिलते हैं। इसी कारण से यहाँ अपना विचार दिखाकर इस वाद-विवाद को छोड़ दिया है। और प्राचीन मत भी कान्तलोह के विषय में दिखा दिया है कि कोई अन्वेषक इस तरह यदि खोज करना चाहे तो इस प्रकार कर सकता है।

जिस लोह के पात्र में भरे हुए जल में तेल बूँद डालने से वह न फैले, और उस लोहपात्र में यदि नीम के पत्तों को पीस कर लेप कर दिया जाय तो उसमें कड़वापन न रहे। इसी तरह इस लोहपात्र में स्वच्छ चनों को जल के

साथ भिगो दिया जाय तो वे काले पड़ जायँ और उस पर हींग का लेप कर दिया जाय तो उसमें हींग की गन्ध न रहे तो इस लोह को कान्तलौह समझना चाहिये।

१ भ्रामक, २ चुम्बक, ३ कर्षक, ४ द्रावक, ५ रोमक, ये कान्तलोह के पाँच भेद माने जाते हैं।

जिस लोह के मुख में किसी धातु को डालने पर वह धातु लोह के चारों तरफ चक्रवत् घूमता रहे तो उसे निःसन्देह भ्रामक कान्तलोह कहा जाता है और जिस लोह पर किसी धातु को लगा (छुवा) देने से यह लोह उस धातु को अपनी तरफ खींचता और छोड़ता जाय तो उसे चुम्बक कान्तलोह कहा जाता है। जो लौह धातु को दूर से अपनी ओर खींचकर अपने में चिपका ले और न छोड़े तो उसे कर्षक कान्तलोह कहा जाता है। जिस लौह के योग से स्वर्ण आदि पिघल जायँ तो उसे द्रावक कान्तलोह कहते हैं। और जिस लौह को अग्नि में तपाने पर लोह के फटने से चमकीले बाल जैसे रेशे निकल आयें या दिखायी दें तो इसे रोमक कान्त लौह कहते हैं।

कान्तलोह के भेदों को ठीक-ठीक निर्णय कर अन्वेषण करने के लिये रसरत्न समुच्चय, आयुर्वेदप्रकाश आदि प्राचीन ग्रन्थों का अच्छी तरह अध्ययन करना चाहिए जिससे दुर्लभ द्रव्य की प्राप्ति से आयुर्वेदजगत् में विज्ञान की पक्की मोहर लगा सकें।

उक्त पञ्चविध कान्तलोहभेदों में से भ्रामक संज्ञक कान्तलोह अधम, चुम्बक कान्तलोह मध्यम, कर्षककान्तलोह उत्तम और द्रावक कान्तलौह इन सब से उत्तम माना जाता है।

यहाँ पर रोमककान्तलोह का वर्णन न करने से इसे भी उत्तम गुणयुक्त माना जायगा।

कान्तलोह पीतवर्ण, कृष्णवर्ण तथा रक्तवर्ण का इस तरह वर्णभेद से तीन प्रकार का माना जाता है। इसमें से पीतवर्ण कान्तलोह का ब्रह्मा देवता, कृष्ण-वर्ण का विष्णु देवता और रक्तवर्ण कान्तलौह का शिव देवता माना जाता है। इसी पीतवर्ण से कृष्णवर्ण और कृष्णवर्ण से रक्तवर्ण कान्त उत्तम माना जाता है।

एकमुख कान्तलोह, द्विमुख कान्तलोह, त्रिमुख कान्त, चतुर्मुखकान्त और पञ्चमुख तथा सर्वतोमुख कान्त, इस प्रकार मुखभेद से द्विमुख से त्रिमुख, त्रिमुख से चतुर्मुख और चतुर्मुख से पञ्चमुख और पञ्चमुख से भी सर्वतोमुख कान्तलोह उत्तम माना जाता है।

हृदामयं पापरुजञ्च शूलं दाहं गुरुत्वं खलु षण्ढभावम् ।
प्रगाढवित्कत्वमथाश्मरीञ्च त्वशुद्धलोहं जनयत्यवश्यम् ॥१०॥

लोहशोधनप्रयोजनं हृदामयमिति--पापरुजं कुष्ठम् । उक्तं हि—"षण्ढत्व-कुष्ठामयमृत्युदं भवेद् हृद्रोगशूलौ कुरुतेऽश्मरीञ्च । नानारुजानाञ्च तथा प्रकोपं करोति हृल्लासमशुद्धलोहम् ॥" इति । अपिच—"गुरुता दृढतोत्क्लेदः कश्मलं दाहकारिता । अश्मदोषः सदुर्गन्धो दोषाः सप्तायसः स्मृताः ॥" इत्यप्याहुः । इदमशुद्धस्य दोषकीर्तनम् । असम्यङ्मारितन्तु "जीवहारि मदकारि चायसं देहशूलकृदसंस्कृतं ध्रुवम् । पाटवं न तनुते शरीरके दारुणां हृदि रुजाञ्च यच्छति ।" इत्युक्तदोषम् ॥ १० ॥

भा.टी.—क्योंकि अशुद्ध लोह सेवन से हृदयरोग, कुष्ठरोग, उदरशूल, नाड़ीशूल, दाह, शरीरगौरव तथा नपुंसकता, भयंकर मलबद्धता (कब्ज) और अश्मरी रोग उत्पन्न होने का डर रहता है, अतः लोह को शुद्ध करके ही अन्तः-प्रयोग में काम लाना चाहिये ॥ १० ॥

शोधनाय ग्राह्यलोहनिरूपणम्

तीक्ष्णलोहस्य फलकान्यादाय भिषजां वरः ।
रेतयेल्लोहकारैस्तच्चूर्णं शुद्ध्यै प्रयोजयेत् ॥ ११ ॥

भा.टी.—तीक्ष्णलोह (फौलाद) के फलक (चौड़े पत्र) को लेकर लोहार से रेती से रेतवा कर उसका चूर्ण बना लें । अब इस चूर्ण का शोधन करना चाहिये ॥ ११ ॥

अथवा—

कृपाणादिविनिर्माणमुख्ययन्त्रालयादितः ।
सुरेतितं तीक्ष्णलोहचूर्णं शुद्ध्यै नियोजयेत् ॥ १२ ॥

भा.टी.—जिन कारखानों में तलवार, चाकू, बन्दूक की नाल आदि बनाये जाते हैं वहाँ से अस्त्र-शस्त्र बनाने में रेती से रेतने पर सूक्ष्म रूप में निकलनेवाले, तीक्ष्ण लोहचूर्ण को शोधन के काम लाना चाहिये ॥ १२ ॥

अपि वा—

सूक्ष्मकण्टकवेधीनि पत्राणि खलु कारयेत् ।
लोहस्य लोहकारैस्तु तानि शुद्ध्यै नियोजयेत् ॥ १३ ॥

शोधनाय ग्राह्यलोहरूपम्--यथायोग्यलाभं चूर्णितं पत्रीकृतं वेति विकल्पः ।

सूक्ष्मकण्टकवेधीने इति पत्रस्थूलतापरिमाणम् । प्राञ्चस्तु—"चतुरङ्गुलविस्तीर्णमायामैश्चतुरङ्गुलम् । तिलोत्सेधतनुं चैव लोहपत्रं प्रचक्षते" ॥ १३ ॥

भा.टी.—यदि कारखाने से स्वयं रिता हुआ लोहचूर्ण न मिल सके तो लोहार से तीक्ष्णलोह के सूक्ष्म कण्टकवेधी पत्र बनवाकर उनको शोधन के काम लाना चाहिये ॥ १३ ॥

शोधनाय लोहपरिमाणम्

एकसेटकतस्तीक्ष्णं समारभ्य भिषग्वरः ।
सेटकत्रयपर्यन्तं शोधयेन्मारयेत्तथा ॥ १४ ॥

मारणार्थे परिमाणन्तु एकसेटकतः इत्यादिनोक्तम् । प्राञ्चस्तु—"नायः पचेत् पञ्चपलादर्वागूर्ध्वं त्रयोदशात्" इत्याहुः । एतन्मानगणना च अनायाससम्पादनार्थम्, अत्यल्पमानमारणसंमतिस्तु बह्वायासाल्पफलत्वादुक्तेति ॥ १४ ॥

भा.टी.—लौह को शुद्ध करना हो तो कम से कम एक सेर और अधिक से अधिक तीन सेर लोहचूर्ण अथवा पत्र लेकर शुद्ध करना चाहिये ॥ १४ ॥

वक्तव्य—प्राचीनरसग्रन्थों में पाँच पल से कम और तेरहपल से अधिक लोहशोधन नहीं करने को लिखा है । पाँच पल लोह के शोधन-मारण में अत्यन्त सुभीता होता है, अतः कम से कम यह परिमाण लिखा है ।

अथ लौहशोधनस्य प्रथमः प्रकारः

तीक्ष्णलौहोन्मितं सूक्ष्मसूक्ष्मं रजो
दर्विकासंस्थितं वह्निसन्तापितम् ।
सप्तधा स्नापितं त्रैफलेनाम्भसा
लौहमेवं द्रुतं याति शुद्धिं पराम् ॥ १५ ॥

लोहशोधनस्य प्रथमः प्रकारः—त्रिफलाजले निर्वापणात्, एतेन गिरिदोषशान्तिः इति प्राञ्चः ॥ १५ ॥

भा.टी.—तीक्ष्णलोह का अत्यन्त बारीक रेता हुआ चूर्ण लेकर उसको एक लोहे की करछी में डालकर तीव्र अग्नि में तपायें । जब अच्छी तरह तप्त हो जाय तो इसको एक पात्र में भरे हुए त्रिफलाकषाय में बुझा दें । इस विधि को सात बार दुहराने से लोहचूर्ण अच्छी तरह शुद्ध हो जाता है ॥ १५ ॥

वक्तव्य—प्राचीन ग्रन्थों में लिखा है कि त्रिफलाकषाय में लोहे को तपाकर बुझाने से गिरिदोष शान्त हो जाता है ।

अत्र जलक्वाथ्यनिषेच्यानां परिमाणम्

त्रैफलं वल्कलं वै कलाभागिकं नागनेत्रक्षपानाथभागं जलम् ।

पाचितं शोधितं वेदभागान्मितं सेचनीयं त्वयः पञ्चभागोन्मितम् ॥ १६ ॥

अत्र परिभाषामानम्—त्रिफलायाः १६ भागाः, पाकार्थं जलम् १२८ भागिकम्, चतुर्थांशशेषभागेन सेचनीयलोहम् ५ भागिकम् इत्युक्तम्। प्राञ्चोऽप्याहुः "वरा चतुर्गुणां लोहात् ततो वारि चतुर्गुणम्। दत्वा निष्काथयेत्तावत् यावत् पादस्थितं भवेत् ॥" इति। "त्रिफलाष्टगुणे तोये त्रिफलाषोडशं पलम्। तत्क्वाथे पादशेषे तु लोहस्य पलपञ्चकम् ॥ कृत्वा पात्राणि तप्तानि सप्तवारं निषेचयेत्। एवं प्रलीयते दोषो गिरिजो लोहसम्भवः ॥" इति च ॥१६॥

भा.टी.—समभाग में लिये हुए हरड़ बहेड़ा और आँवलों का मिश्रित यवकुटचूर्ण सोलह भाग लें। इसका कषाय बनाने के लिये एक सौ अट्ठाईस भाग जल लें। अब इसको पकाकर चतुर्थांश शेष अर्थात् बत्तीस भाग रखें। इस बत्तीस भाग अवशिष्ट कषाय में सेवन करने के लिये (गरम कर बुझाने के लिये) पाँच भाग लोहचूर्ण लेना चाहिये ॥१६॥

वक्तव्य—अन्यत्र भी इसी प्रकार क्वाथ, जल और निषेच्य (लोह) का परिमाण लिखा हुआ है—"त्रिफलाष्टगुणे तोये त्रिफलाषोडशं पलम्। तत्क्वाथे पादशेषे तु लोहस्य पलपञ्चकम् ॥ कृत्वा पत्राणि तप्तानि सप्तवारं निषेचयेत् ॥" लोहचूर्ण को गरम करके त्रिफलाकषाय में बुझाने के लिये प्रति बार नवीन क्वाथ काम में लाना चाहिए; न कि पहिली बार का बुझाया हुआ त्रिफलाकषाय काम में लाना चाहिए। प्रत्येक बार के लिए लोह समान भाग बनाया हुआ कषाय लेना चाहिये।

द्वितीयः शोधनप्रकारः

अतिसूक्ष्मरजस्त्वयसा ज्वलने परितप्तमलं मुनिवारमिह।
कदलीनवमूलजले नियतं विमलत्वमुपैति निषेचनतः ॥ १७ ॥

अपरः प्रकारः—कदलीमूलजलेन सप्तधा सेचनात् सम्पाद्यः। उक्तं हि—"तप्तानि सर्वलोहानि कदलीमूलवारिणि। सप्तधाभिनिषिक्तानि शुद्धिमायान्त्यनुत्तमाम् ॥" इति ॥१७॥

भा.टी.—लोह के सूक्ष्मचूर्ण करछी में रख तीव्र अग्नि में गरम करके सात बार केले के नवीन कन्द के जल से बुझा देने से लोह की शुद्धि हो जाती है ॥१७॥

तृतीयः शोधनप्रकारः

वराकषायसंयुते समे गवान्तु मूत्रके।
निषेचितं तु सप्तधा त्वयो विशुद्धिमाप्नुयात् ॥ १८ ॥

भा.टी.—लोह चूर्ण को करछी में रखकर अति तीव्र अग्नि में तपाकर समभाग त्रिफलाकषाय और गोमूत्र को एकत्र मिला उसमें सात बार बुझाने से वह शुद्ध हो जाता है ॥१८॥

चतुर्थः शोधनप्रकारः

शशासृजा प्रलेपितं त्वयोऽर्कदुग्धतोऽपि वा ।
वराजले निषेचनाद् विशुद्धिमेत्यनुत्तमाम् ॥ १९ ॥

चतुर्थः शशरुधिरेण लेपनादर्कदुग्धलेपनाद्वा साध्यः । एतच्च कान्तलोहस्य प्रायः । उक्तं हि—"शशरक्तेन संलिप्तं किम्वार्कपयसायसम् । दलं हुताशने तप्तं सिक्तं त्रैफलवारिणि ॥ त्रिशः कान्तस्य संशुद्धिरित्येवं परमा भवेत्" इति । यद्वा "तप्तं क्षाराम्लसंयुक्तं शशरक्तेन भावितम् । कान्तलोहं भवेच्छुद्धं सर्वदोषविवर्जितम् ॥" इत्याहुः । अपि च "तत्तद्द्रव्याद्युपयुक्तानामौषधानां जलेऽयसः । प्रक्षेपं प्राह तत्त्वज्ञः सिद्धो नागार्जुनः पुरा ॥" इति रसमाधवे ॥१९॥

भा.टी.—तीक्ष्णलोह के बारीक पत्रों को लेकर उन पर खरगोश के रक्त का अथवा अर्कदुग्ध का लेप करके सुखा लें। अब इन पत्रों को अग्नि में तपाकर त्रिफलाकषाय में सात बार बुझा देने से लोह शुद्ध हो जाता है ॥१९॥

अथ लौहशुद्ध्यनन्तरं तत्पाकक्रमः

प्रथमं भानुपाकेन स्थालीपाकात्ततः परम् ।
पुटपाकेन पक्वं लौहं सुमृतिमाप्नुयात् ॥ २० ॥

भा.टी.—लोहचूर्ण को शुद्ध करने पर पहिले उसका भानुपाक करना चाहिये। भानुपाक के बाद स्थालीपाक और इसके बाद लोह का पुटपाक करने से लोह उत्तम रूप से भस्म हो जाता है ॥२०॥

तत्रादौ भानुपाकलक्षणम्

वराक्काथयुतं लौहं भानोः प्रखरभानुभिः ।
शुष्यन् विपच्यते यस्माद् भानुपाकस्ततः स्मृतः ॥ २१ ॥

भा.टी.—त्रिफला के क्काथ के साथ लौहचूर्ण को तीव्र धूप में सुखा लेते हैं, इसलिए इसे भानुपाक कहते हैं ॥२१॥

अथ भानुपाकविधानम्

विमलं खलु लौहन्तु सलिलक्षालितं भिषक् ।
त्रिफलाक्काथसंयुक्तं ततः खल्वे निधापयेत् ॥ २२ ॥
निदाघे तु निधायाथ भानोः प्रखरभानुभिः ।

शोषयेद्भिषजां वर्यः कुर्यादेवं तु सप्तधा ॥ २३ ॥
भानुपाके लौहतुल्या त्रिफला द्विगुणं जलम् ।
पादावशेषितक्वाथ वराक्वाथं प्रयोजयेत् ॥ २४ ॥

सोऽयं भानुपाकप्रक्रियाभेदो नागार्जुनादिसंमतः साम्प्रतमप्रचलितोऽपि गुणबहुलतयाऽऽदृत आचार्यैः ॥ २२–२४ ॥

भा.टी.—शुद्धलोहचूर्ण को लेकर पहिले उसे जल से अच्छी तरह धो लें। अब इस लोहचूर्ण में त्रिफलाकषाय मिलाकर किसी खरल में डालकर धूप में रख दें। जब त्रिफलाकषाय धूप से सूख जाय तो उसमें पुनः त्रिफलाकषाय डाल दें। इस विधि को सात बार दुहराने से लौह का भानुपाक हो जाता है। भानुपाक करने के लिये त्रिफलाकषाय बनाना हो तो लौह के समभाग त्रिफला लेकर उसमें द्विगुण जल डालकर पकायें, जब चतुर्थांश जल शेष रह जाय तो उसे छानकर लोह में डालकर धूप में रख दें ॥ २२–२४ ॥

स्थालीपाकस्य लक्षणम्

त्रिफलाक्वथितोपेतं लौहं स्थाल्यां खराग्निना ।
शुष्यन् विपच्यते यस्मात् स्थालीपाकस्ततः स्मृतः ॥ २५ ॥

भा.टी.—लौहचूर्ण का उक्त विधान से सात बार भानुपाक करने पर उसे फिर त्रिफलाकषाय के साथ एक स्थाली (पतेली, लोहे की कढ़ाही) में अतितीव्र अग्नि से पकाते हुए जल को सुखा लेने को स्थालीपाक कहा जाता है ॥२५॥

वक्तव्य—उक्त विधि से अच्छी तरह लौह का भानुपाक करके उसे जल से खूब अच्छी तरह धोकर साफ करलें। अब इस लोह को एक (लोहे के) पात्र में डालकर इसमें त्रिफलाक्वाथ मिलाकर चूल्हे पर अति तीव्र अग्नि से पकायें। जब त्रिफलाजल सूख जाय तो पुनः उसमें त्रिफलाजल डालकर पकायें। इस विधि से जितने त्रिफलाकषाय में उसे पकाना हो पका लें।

स्थालीपाक करने के लिए त्रिफलाकषाय बनाना हो तो लोहचूर्ण से त्रिगुण त्रिफलाचूर्ण लें और इसमें त्रिफलाचूर्ण से सोलहगुना जल डालकर पकायें। जब आठवाँ भाग जल अवशेष रह जाय तो उसे उतारकर छान लें। इस क्वाथ में लोहचूर्ण डालकर स्थालीपाक करना चाहिए।

स्थालीपाकविधानम्

भानुपाकविपक्वन्तु लोहं प्रक्षालयेदलम् ।
ततः स्थाल्यां तु विन्यस्य चुल्लिकायां निधापयेत् ॥ २६ ॥

वराक्वाथेन सुपचेदतिवेलं खराग्निना ।
शोषयेत्सलिलं यत्नात् लौहकर्मविचक्षणः ॥ २७ ॥
स्थालीपाके त्रिगुणिता वरा, षोडशिकं जलम् ।
अष्टभागावशिष्टश्च क्वाथमानं विधीयते ॥ २८ ॥
शतमूलीभृङ्गराजहस्तिकर्णशिफोत्थितैः ।
रसैः समैर्वापि भिषक् स्थालीपाकं समाचरेत् ॥ २९ ॥
यथादोषौषधेनापि स्वरसं वा कषायकम् ।
आदाय क्वाथमानज्ञः स्थालीपाकं समाचरेत ॥ ३० ॥

भा.टी.—त्रिफलाकषाय के अतिरिक्त लोहचूर्ण को शतावर, भृंगराज, हस्तिकर्ण, पलास की मूल के स्वरस लोहचूर्ण के बराबर भाग में लेकर इनके साथ भी स्थालीपाक किया जाता है। इसके अतिरिक्त जिस दोष, (वात, पित्त अथवा कफ) को विशेष रूप से शान्त करने के अभिप्राय से लोहभस्म बनानी हो उस दोष की शामक औषधि के स्वरस अथवा कषाय के साथ भी लोह का स्थालीपाक किया जा सकता है ॥ २९–३० ॥

पुटपाकस्य स्वरूपम्

रसादिभिर्भेषजानां खल्वे लौहं विमर्दितम् ।
पुटस्थं पच्यते यस्मात् पुटपाकस्ततः स्मृतः ॥ ३१ ॥

भा.टी.—स्थालीपाक करने के उपरान्त लोहचूर्ण को (लोहे के) खरल में डालकर उसमें विभिन्न औषधियों का स्वरस, कषाय मिलाकर खूब मर्दन करके सुखा लें और एक सम्पुट में बन्द करके पुट में फूँक देने को पुटपाक विधान कहते हैं ॥ ३१ ॥

पुटपाकविधानम्

स्थालीपाकविपक्वन्तु लौहं प्रक्षालयेत्ततः ।
यथादोषौषधोत्थेन रसेन क्वथितेन वा ॥ ३२ ॥
लोहखल्वे सुसम्पेष्य चक्रिकाः कारयेत्ततः ।
आतपे खलु संशोष्य मृच्छरावे तु विन्यसेत् ॥ ३३ ॥
शरावेण पिधायाथ दृढसन्धिं प्रलेपयेत् ।
वनानीतैः करीषैर्वा ह्युत्पलैर्हस्तपिण्डितैः ॥ ३४ ॥
पुटेद् गजपुटेनेह पुटपाकक्रियापटुः ।
स्वाङ्गशीतं ततो ज्ञात्वा सम्पुटन्तु समाहरेत् ॥ ३५ ॥

पुनः पूर्ववदेवेह दत्त्वा क्वाथोदकं पुनः ।
सम्पेष्य सम्पुटे कृत्वा पुटेत्पुटविधानवित् ॥३६॥
सहस्रकृत्वोऽथवा शतवारमथापि वा ।
षष्टिवारं पुटेद्वापि लौहं गुणविवृद्धये ॥३७॥
गुणोदयो भवत्येवं पुटनादुत्तरोत्तरम् ।
एवं पुटविपक्वन्तु लोहं सुसृतिमाप्नुयात् ॥३८॥

पुटपाकविधानन्तु स्थालीपाकप्रक्रियोत्तरं सहस्रधा षष्टिधा वा सम्पादनीयम् । प्रतिपुटं गुणतारतम्यसम्पत्त्यै । उक्तं हि—"पुटाद्दोषविनाशः स्यात् पुटादेव गुणोदयः । म्रियते च पुटाल्लोहं पुटांस्तस्मात्समाचरेत् ॥" अपि च "यथा यथा प्रदीयन्ते पुटाश्च बहवोऽयसि । तथा तथा प्रवर्धन्ते गुणाः शतसहस्रशः" इति । तदेतदभिप्रेत्याह—यथा यथा पुटान्यत्र दीयन्ते सुविधानत इत्यादि ॥ ३२-३८ ॥

भा.टी.—स्थालीपाक विधि से पकाये हुए लोहचूर्ण को पहिले अच्छी तरह जल से धो लेवें । अब इस चूर्ण को खरल में डालकर तत्तद्-दोषहर औषधियों के स्वरस अथवा कषाय के साथ खूब घोंटकर टिकिया बना लें । इन टिकियाओं को धूप में सुखा एक हाँडी में भर हाँडी के मुख में एक मिट्टी के पात्र (शराव) का ढक्कन रखकर उसकी अच्छी तरह सन्धि लेप कर दें और सुखा लें । अब गजपुट में जंगली अथवा हाथ के बनाये हुए सूखे उपले भर उसके बीच में उक्त लोहचूर्ण की हाँडी को रख दें और अग्नि जलाकर पुटपाक करें । जब गजपुट स्वांगशीतल हो जाय तो उसमें से लोहचूर्ण की हाँडी को निकाल फिर उस चूर्ण को खरल में डालें और उस औषधि का कषाय या स्वरस मिलाकर पहिले की भाँति ही मर्दन कर टिकिया बना लें। अब इन टिकियाओं को एक शराव-सम्पुट में बन्द करके पुनः गजपुट में फूँक देवें । इस प्रकार भिन्न-भिन्न औषधियों के स्वरस अथवा कषाय के साथ पीसकर लोह को एक हजार या एक सौ बार अथवा साठ बार गजपुट में फूँक देवें । इस तरह अनेक पुट देने से लोह-भस्म में अधिकाधिक गुणोदय होने लगता है अर्थात् साठ पुटों की अपेक्षा सौ पुटों में और सौ पुटों की अपेक्षा हजार पुट देने में उत्तरोत्तर गुणवृद्धि होती जाती है । इस विधि से पुटपक्व लोह अच्छी तरह भस्म हो जाती है ॥३२-३८॥

वक्तव्य—लोहचूर्ण को सौ बार अथवा हजार बार औषधि कषाय या स्वरस से पीस कर सम्पुट देने से लोहचूर्ण में दो क्रियायें होती हैं । १-औषधियों

का सूक्ष्मातिसूक्ष्म अंग लोह के साथ मिश्रित होकर उसमें रासायनिक परिवर्तन करता है। २–हर बार औषधि के कषाय आदि में लोहचूर्ण को खूब मर्दन किया जाता है जिससे लोह सूक्ष्मातिसूक्ष्म रूप में विभक्त होकर इस रूप में आ जाता है। उसे अन्तःप्रयोग करने में आमाशय आदि अंगों को आत्मसात् करने में देर नहीं लगती है और शीघ्र ही शरीर में लाभ होने लगता है। इसके अतिरिक्त लोहभस्म में औषधियों के क्षारीय भाग रह जाते हैं जो यकृत् तथा आँतों से स्राव अधिक उत्पन्न करते हैं और लोह के ग्राही प्रभाव को कम कर देते है।

पुटपाके भेषजानां परिमाणम्

पुटपाके वरादीनि यथादोषौषधानि तु।
लोहतुल्यानि गृह्णीयात् पुटपाककलापटुः ॥३९॥
यथा यथा पुटान्यत्र दीयन्ते सुविधानतः।
भवेत्तथा तथावश्यमतिवेलं गुणोदयः ॥४०॥
न चैवं जनयत्येतल्लोहजां कोष्ठबद्धताम्।
खरविट्कत्वमपि वा सुचिरं त्वस्य सेवनात् ॥४१॥

भा.टी.–पुटपाक के लिए काम में आनेवाली त्रिफला अथवा दोषानुसार विदार्यादिगण, किरातादिगण अथवा शट्यादिगण, दशमूल आदि औषधियाँ लोहचूर्ण के समभाग लेनी चाहिए। उक्त त्रिफला आदि औषधियों के साथ जितने अधिक पुट लोह को दिये जायेंगे उतना ही इसमें अधिक गुणोदय होता रहेगा। अधिक पुट देने से लोहभस्म में मलबन्ध करने का दोष भी बहुत ही कम रह जाता है। यदि उक्त विधि से अनेक पुट देकर लोहभस्म बनायी गयी हो तो उसे चिरकाल तक सेवन करने से भी सूखा पाखाना नहीं होने पाता है ॥ ३९–४१ ॥

लोहमारको गणः

त्रिफला शतमूली च सिंहिका तालमूलिका।
नीलोत्पलञ्च ह्रीबेरं दशमूलं पुनर्नवा ॥४२॥
वृद्धदारकमूलञ्च भृङ्गं विश्वं विडङ्गकम्।
करञ्जशिग्रुनिर्गुण्डीमुण्डीसैरण्डमूलकम् ॥४३॥
हस्तिकर्णपलाशश्च पर्पटश्चन्दनं तथा।
समाख्यातो गणोऽयन्तु लोहमारकसञ्ज्ञकः ॥४४॥

भा.टी.—हरड़, बहेड़ा, आँवला, शतावर, अड़ूसा, मुसली, नीलकमल (निलोफर) सुगन्धबाला, दशमूल (बेल, अरलु, गाम्भारी, पाडल और अरणी

की छाल, शालपर्णी, पृश्निपर्णी, छोटी कटैली, बड़ी कटैली और गोखरू) पुनर्नवा, विधारे की मूल, भांगरा, सोंठ, वायविडङ्ग, करञ्ज, सहजना, सम्भालू, तुलसी और एरंडमूलत्वक्, हस्तिकर्णपलाश (बड़े चौड़े पत्तोंवाला ढाक), पित्तपापड़ा, चन्दन, इन औषधियों के समुदाय को लोहमारकगण कहा जाता है। अर्थात् इन औषधियों के योग से लोहभस्म अपेक्षाकृत शीघ्र और अधिक गुणकारी होती है ॥ ४२–४४ ॥

अथ वातहरो गणः

एरण्डमूलं रास्नाथ दशमूलं प्रसारणी।
मुद्गपर्णी माषपर्णी शतमूलो पुनर्नवा ॥ ४५ ॥
अश्वगन्धामृता मांसी बला नागबला तथा।
गणो वातहरोऽयन्तु वातामयहरः परम् ॥ ४६ ॥

भा.टी.—एरण्ड की त्वचा, रास्ना, दशमूल, प्रसारणी, माषपर्णी, शतावर, पुनर्नवा, असगन्ध, गिलोय, जटामांसी, बला (खरेटी), नागबला (सहदेई), इन औषधियों को वातहरगण के नाम से कहा जाता है। क्योंकि इनके सेवन से वायुप्रकोपजन्य रोग शान्त हो जाते हैं ॥ ४५, ४६ ॥

पित्तनाशको गणः

उशीरनीरसिंहिकाकिरातभूरिपुत्रिकाः।
पटोलचन्दनामृतासरोजतालमूलिकाः ॥ ४७ ॥
सुतिक्तशाल्मलीशिफासितामहीरुहामयाः।
गणस्तु पित्तनाशको ह्ययं तु पित्तरोगहृत् ॥ ४८ ॥

पित्तनाशकगणः नीरं बालकम्, भूरिपुत्रिका शतावरी, सुतिक्तः, पर्पटः, महीरुहामयो लाक्षा ॥ ४७, ४८ ॥

भा.टी.—खश, सुगन्धबाला, अड्डूसा, चिरायता, पटोलपत्र, चन्दन, गिलोय, नील कमल, मुसली, पित्तपापड़ा, सेमर की मूसली, मिश्री और लाख, ये औषधियाँ पित्त के रोगों को नष्ट करती हैं। अतः इन औषधियों के इस समुदाय को पित्तनाशकगण नाम से कहा गया है ॥ ४७, ४८ ॥

कफनाशको गणः

रास्न मरिच चविका नागिनी विश्वभेषजम्।
एरण्ड पिप्पलीमूलं तुलसी शृङ्गवेरकम् ॥ ४९ ॥
भार्ङ्गी रक्तार्ककुसुमं मूर्वा शिग्रु बिभीतकम्।

परं बलासगदजित् गणोऽयं कफनाशकः ॥ ५० ॥

कफघ्नगणः—नागिनी ताम्बूलम्। बलासगदजित् कफरोगघ्न इत्यर्थः। अत्र व्याधिभेदेन मारकभेषजभेदो लोहसर्वस्वादावनुसन्धेयो विस्तरभयादत्र नोक्तः। त्रिफलापुटनन्तु सर्वत्र प्रशस्तमेवेति ॥ ४९, ५० ॥

भा.टी.—रास्ना, कालीमिर्च, चव्य, पान, सोंठ, एरण्डमूल, पिप्पलीमूल, तुलसी, अदरख, भारंगी, लाल आक के फूल, मूर्वा, सहजना की छाल, बहेड़ा, ये सब औषधियाँ कफप्रकोप को शान्त करती हैं, अतः इनको कफनाशकगण नाम से कहा गया है ॥ ४९–५० ॥

अथ लोहमारकगणे विशेषवक्तव्यम्

तत्तद्रोगघ्नभैषज्यैस्तत्तद्रोगापनुत्तये।
यथालाभं पुटेत्कामं प्राणाचार्यो विचक्षणः ॥ ५१ ॥
पुटितस्यायसोऽभावे तत्तद्रोगघ्नभेषजैः।
त्रिफलापुटितं लोहं सर्वत्र विनियोजयेत् ॥५२॥

भा.टी.—लोहभस्म को जिस-जिस रोग को नष्ट करने के लिए, उपयुक्त भस्म बनाना हो, उस-उस रोग को नष्ट करनेवाली औषधियाँ जहाँ तक मिल सकती हों लेकर उनके साथ लोह भस्म को घोटकर पुटपाक करना चाहिए। यदि कहीं तत्तद्-रोगनाशक औषधियाँ न मिल सकें तो केवल त्रिफलाकषाय में सौ अथवा हजार पुट दी हुई लोहभस्म ही सर्वत्र काम में ला सकते हैं ॥५१, ५२॥

अथ लोहस्य द्वितीयो मारणप्रकारः

निर्मलं त्वायसं तत्समं हिंगुलं कन्यकावारिणा निर्भरं पेषयेत्।
घर्मसंशोषितञ्चाथ चूर्णीकृतं वारणाख्ये पुटे सम्पुटस्थं पुटेत् ॥५३॥
स्वांगशीते पुनः खात्तिसंख्यांशकं हिंगुलं मेलयेत् त्रैफलेनाम्भसा।
भृङ्गवाराथवा पेषयेदायसं पूर्ववद्वै पुटेतवृत्तसञ्चक्रिकम् ॥५४॥
इत्थमेवायसं खाब्धिसंख्यैः पुटैर्निश्चितं जायते रक्तपद्मप्रभम्।
तीक्ष्णकं कान्तकञ्चापि लोहद्वयं यात्यवश्यं मृतिं त्वाशु चात्युत्तमाम् ॥५५॥

अपरः प्रकारः हिङ्गुलकन्यकावारिभ्यां निर्माणीयः तत्र प्रथमं लोहसमानं दरदं परतश्च विंशांशकमिति कृत्वा चत्वारिंशत्पुटानि सन्ति देयानि। क्वचित्तु "प्रक्षिपेद् द्वादशांशेन दरदं तीक्ष्णचूर्णकम्। मर्दयेत्कन्यकाद्रावैर्यामयुग्मं ततः पुटेत् ॥ एवं सप्तपुटैर्मृत्युं लोहवर्गमवाप्नुयात्" इत्युक्तम्। परमयं प्रकारो नाति समीचीनः ॥ ५३–५५

भा.टी.—उक्त भानुपाक और स्थालीपाक युक्त स्वच्छ लोहचूर्ण को समभाग शुद्धहिंगुल के साथ घीकुआर के रस में अच्छी तरह घोटकर धूप में सुखाकर चूर्ण करके एक सम्पुट में बन्द करके गजपुट में फूंक देवें। स्वांगशीत होने पर सम्पुट में से लोहचूर्ण निकाल उसमें लोहचूर्ण से बीसवाँ भाग शुद्ध हिंगुल मिल। त्रिफलाकषाय अथवा भांगरे के स्वरस के साथ खूब अच्छी तरह घोटें और इसकी टिकिया-सी बनाकर सुखा लें। अब इनको पूर्ववत् सम्पुट में रखकर फिर गजपुट में फूंक देवें। इस प्रकार बीसवाँ भाग हिंगुल के साथ चालीस गजपुट देने से अवश्य ही लाल कमल के समान रक्तवर्ण की लोहभस्म हो जाती है। इस विधि से तीक्ष्णलोह अथवा कान्तलोह की भस्म की जा सकती है ॥ ५३–५५ ॥

वक्तव्य—कहीं पर बारहवाँ भाग हिंगुल डाल सात पुट देने से लोहभस्म बनाने को लिखा है। परन्तु इतने अल्प पुटों से लोहभस्म में उत्तम गुणोदय न होने से चालीस पुट देना ही अच्छा है।

तृतीयो मारणप्रकारः

[गीतिका]

विमलीकृतन्तु लोहं खलु सेटकैकमानम्।
विनिधाय खल्वमध्ये सममिङ्गुलीयचूर्णम् ॥ ५६ ॥
अथ निम्बूकोत्थवारा खलु पेषयेद् द्विघस्रम्।
अथ पिष्टतां प्रयातं कृतचक्रिकञ्च लोहम् ॥ ५७ ॥
परिशोषयेन्निदाघे रसतन्त्रकर्मविज्ञः।
विधिना त्रिवारमेवं पुटयेत्तु सम्पुटस्थम् ॥ ५८ ॥
अथ निम्बूकोत्थवारा खलु केवलेन पिष्टम्।
पुटयेत्तु तावदेवं समुपैति पद्मकान्तिम् ॥ ५९ ॥
अचिरेण लोहमेवं मृतिमेति निर्विशेषाम्।
एवं मृतन्तु लोहं युञ्जीत निर्विशङ्कः ॥ ६० ॥

भा.टी.—एक सेर परिमाण में शुद्ध लोहचूर्ण लेकर उसको खरल में डालें और उसमें लोहचूर्ण के बराबर भाग शुद्ध हिंगुलचूर्ण भी डाल दें। अब इनको नींबू के स्वरस से दो दिन तक अच्छी तरह मर्दन करें। जब इसकी पीठी-सी बन जाय तो इसकी टिकिया बनाकर धूप में सुखा लें। अब इन लोह टिकियाओं को सम्पुट में बन्द करके गजपुट में फूंक देवें। इस प्रकार तीन गजपुट देवें।

इसके बाद केवल नीबू के रस से उक्त लोहभस्म को टिकिया बना गजपुट में तब तक पुट देते रहें जब तक कि वह उत्तम कमलपत्रवत् लालवर्ण की न हो जाय। इस तरह कुछ ही पुटों में लोह की उत्तम भस्म बन जाती है ॥ ५६–६० ॥

चतुर्थो मारणप्रकारः

विमलं लौहचूर्णन्तु निम्बूकोत्थेन वारिणा।
भृशं सम्पेष्य यत्नेन चक्रिकाः कारयेत्ततः ॥ ६१ ॥
सम्पुटस्थं ततः कृत्वा पुटेद् गजपुटेन तु।
पञ्चाशद्भिः पुटैरेवं लौहं सुमृतिमाप्नुयात् ॥ ६२ ॥
भस्म सञ्जायते चैवं रक्तोत्पलसमप्रभम्।
एवं मृतं त्वायसन्तु सर्वत्र विनियोजयेत् ॥ ६३ ॥

भा.टी.—अच्छी तरह शुद्धलोहचूर्ण को खरल में डाल नींबूरस के साथ दृढ़ मर्दन करके उसकी टिकियाएँ बना लें। अब इनको धूप में सुखाकर सम्पुट में बन्द करके गजपुट में फूँक देवें। इस प्रकार पचास पुट देने से लोह की उत्तम भस्म बन जाती है। यह भस्म देखने में लाल कमल के सदृश वर्णवाली होती है। इसको सर्व कार्य में प्रयोग कर सकते हैं ॥ ६१–६३ ॥

पञ्चमो मारणप्रकारः

[गीतिका]

विमलन्तु लौहचूर्णं खलु सेटैकमानकम्।
खरलोहखल्वमध्ये निदधीत वैद्यवर्यः ॥ ६४ ॥
अथ लौहमानतुल्यां दत्त्वा शिलां विशुद्धाम्।
शालिञ्च मूलसलिलैः परिपेषयेन्निकामम् ॥ ६५ ॥
प्रविधाय शुष्कचूर्णं त्वथ वै पुटेद् गजाख्ये।
पुटयेत्तु मृच्छरावद्वयमध्यगं तनोऽग्नौ ॥ ६६ ॥
समशुद्धनागजिह्वायुतमायसं त्रिधैवम्।
पुटितं ततः प्रयाति त्वतिसूक्ष्मचूर्णभावम् ॥ ६७ ॥
परिपेष्य चाथ यत्नाद् विदधीत वस्त्रपूतम्।
स्थूलावशिष्टलौहं शिलया पुनः पुटेद्वै ॥ ६८ ॥
त्रिफलार्द्रकाग्निभृङ्गद्वयहस्तिकर्णकानाम्।
कुलिशस्य सूरणस्य स्वरसेन चाग्निमुख्याः ॥ ६९ ॥

स्वरसैः पुनर्नवायाः पुटयेच्च भूरिवारम् ।
पुटितन्तु लोहमेवं मृतिमेति निर्विशेषाम् ॥ ७० ॥
विधिना त्वनेन यत्नाद् विहिता तु लोहभूतिः ।
गुदाजामयप्रणुत्यै कथिता त्वतिप्रशस्ता ॥ ७१ ॥

पञ्चमः प्रकारः—नागजिह्वा मनःशिला, कुलिशः स्नुही, अग्निमुखी भल्लातकः । निगदव्याख्यातमन्यत् ॥ ६४–७१ ॥

भा.टी.—एक सेर विशुद्ध चूर्ण को लोहे के खरल में डालकर उसमें लोहचूर्ण के बराबर भाग शुद्ध मैनसिल मिला दें । अब इसको शालिमूलस्वरस से अच्छी तरह रगड़ कर शुष्क चूर्ण बना लें। इस चूर्ण को सम्पुट में बन्द करके गजपुट में फूँक देवें । इस प्रकार समभाग मैनसिल मिलाकर तीन गजपुट देने से लोहका अतिसूक्ष्म चूर्ण हो जाता है । इस चूर्ण को खरल में अच्छी तरह पीस कर कपड़े से छान लें । छानने में जो लोहचूर्ण के मोटे कण रह जायँ उनको फिर समभाग शुद्ध मैनसिल से घोटकर गजपुट में फूँककर कपड़छान करके सूक्ष्म चूर्ण बना लें । अब इस कपड़छान किये हुए लोहचूर्ण को त्रिफलाकषाय, अदरखरस, चित्रककाथ, भांगरास्वरस, हस्तिकर्णपलाशस्वरस, थूहर दुग्ध, जिमिकन्दस्वरस, भल्लातकस्वरस (कषाय) तथा पुर्ननवा के स्वरस में पृथक्-पृथक् घोटकर अनेक बार पुट देवें । इस प्रकार पुट देने से लोह की उत्तम भस्म हो जाती है । इस पञ्चम-प्रकारोक्त लोह-मारण विधि से बनायी हुई लोहभस्म अर्शरोग को दूर करने के लिये विशेष गुणकारी मानी जाती है ॥६४-७१॥

षष्ठो मारणप्रकारः

विमलं कान्तलोहं तु पलपञ्चकसंमितम् ।
पादिकं मृतमाक्षीकं दत्त्वा निम्बूकवारिणा ॥ ७२ ॥
सम्पेषयेत्प्रयत्नेन शुष्कचूर्णञ्च कारयेत् ।
सम्पुटस्थं ततः कृत्वा पुटेद् गजपुटे ततः ॥ ७३ ॥
स्वाङ्गशीतं ततो ज्ञात्वा वस्त्रपूतञ्च कारयेत् ।
एवं पुटत्रयं दद्याद्रसतन्त्रविचक्षणः ॥ ७४ ॥
माक्षिकञ्च प्रतिपुटमवश्यं दापयेत्ततः ।
स्थूलावशिष्टलोहञ्च पुटेदेवं प्रयत्नतः ॥ ७५ ॥
रक्तपित्तघ्नभैषज्यैर्यथालाभमथापि वा ।
धात्रीरसेन पुटयेद्यावन्मृतिमवाप्नुयात् ॥ ७६ ॥

एतत्तु माक्षिकहतं कान्तलोहं भिषग्वरः।
तत्तद्विशिष्टयोगेषु प्रयुञ्जीत विधानतः॥ ७७॥

तत्तद्विशिष्टयोगेषु इति यत्र यत्राचार्यैर्लोहस्य माक्षिकहतस्य योग उक्तस्तत्र तत्रेति॥ ७२-७७॥

भा.टी.—पाँच पल शुद्ध कान्तलोह लेकर खरल में डालें और इसमें सवा पल परिमाण स्वर्णमाक्षिकभस्म मिलाकर निम्बू के स्वरस से दृढ मर्दन करके सुखाकर चूर्ण कर लें। अब इस चूर्ण को शरावसम्पुट में अच्छी तरह बन्द करके गजपुट में फूँक देवें। जब सम्पुट स्वांगशीत हो जाय तो लोह को निकाल पीसकर कपड़े में छानलें। पुनः चतुर्थांश स्वर्णमाक्षिकभस्म मिला निम्बूस्वरस से मर्दन कर गजपुट में फूँक देवें। इस प्रकार स्वर्णमाक्षिक भस्म के साथ तीन गजपुट देवें। कपड़े से छानने से जो लोह के मोटे कण रह जायं उनको भी समभाग स्वर्णमाक्षिकभस्म के साथ पुनः पुट देकर भस्म कर लें। तीन पुट देने के बाद लोहभस्म में पूर्वोक्त पित्तनाशकगण की औषधियों का यथासम्भव स्वरस, कषाय से पृथक्-पृथक् पुट देवें अथवा केवल आमलों के स्वरस में घोटकर तब तक पुट देवें जब तक लोह की उत्तम भस्म न बन जाय। इस प्रकार स्वर्ण-माक्षिकभस्म-सहयोग से बनायी हुई लोहभस्म को तत्तद् विशेष योगों में विधा-नानुसार प्रयोग करें॥ ७२-७७॥

सप्तमो मारणप्रकारः

विशोधितं कान्तलोहं धात्रीस्वरसपेषितम्।
पुटेद् गजपुटेनैव शतधा कृतचक्रिकम्॥ ७८॥
शतधा पुटितं कान्तं यात्येवं मृतिमुत्तमाम्।
रसायनं परमिदं तथायुष्करमुत्तमम्॥ ७९॥

भा.टी.—उत्तम कान्तलोह को खरल में डाल आँवलों के स्वरस के साथ अच्छी तरह मर्दन करके टिकियाँ बनाकर सुखा लें। अब इनको सम्पुट में अच्छी तरह बन्द करके गजपुट में फूँक देवें। इस प्रकार आँवलों के स्वरस में घोटकर सौ बार गजपुट देने से कान्तलोह की उत्तम भस्म हो जाती है। इस प्रकार बनायी हुई कान्तलोहभस्म रसायनगुणसम्पन्न और उत्तम आयुवर्धक होती है॥ ७८, ७९॥

अथ लोहनिरुत्थीकरणम्

मृतं लोहं गव्यमाज्यं तथा शुद्धञ्च गन्धकम्।

दत्त्वा कन्याम्भसा पिष्ट्वा शुष्कचूर्णञ्च कारयेत् ॥ ८० ॥
सम्पुटस्थं ततः कृत्वा पुटेद् गजपुटे भृशम् ।
इत्थमेकपुटेनैव भवेल्लोहं निरुत्थितम् ॥ ८१ ॥

भा.टी.—उक्त विधियों में से किसी विधि द्वारा बनायी लोहभस्म में गोघृत और शुद्ध गन्धक समभाग मिला कन्यास्वरस से अच्छी तरह घोंटकर शुष्क चूर्ण बना लें। अब चूर्ण को एक शरावसम्पुट में बन्द करके गजपुट में फूंक देवें। इस प्रकार एक ही गजपुट देने से लोहभस्म निरुत्थित हो जाती है ॥८०, ८१॥

निरुत्थीकृतलौहस्य परीक्षणम्

विविधविधिहतं वै त्वायसं तीक्ष्णकान्तं
घृतमधुपुरगुञ्जाटङ्कणक्षोदयुक्तम् ।
सुपुटितमनलस्थं चेत्त्रयत्यात्मभावं
भवति सुमृतमेतत्सर्वयोगोपयुक्तम् ॥ ८२ ॥

भा.टी.—उक्त लौहमारण विधियों में से किसी विधि द्वारा बनायी लोहभस्म (तीक्ष्णभस्म या कान्तभस्म) को घृत, मधु, गुग्गुलु, गुञ्जा (रत्ती) और टंकणचूर्ण में मिलाकर सम्पुट में बन्द कर पुट में फूंक देवें। यदि इस प्रकार मित्रपञ्चक के साथ पुट देने से वह ज्यों की त्यों भस्म रूप में ही बनी रहे तो समझना चाहिये कि यह लौहभस्म निरुत्थ है और सर्व योगों में काम आ सकती है। और यदि पुट देने पर लोहभस्म का लोहखण्ड या पिण्ड-सा बन जाय तो उसे अशुद्ध या अमृत लौहभस्म समझना चाहिये ॥ ८२ ॥

अथ मृतलोहस्य गुणाः

लोहं रूक्षं सुमधुरमलं पाकतश्चाथ तिक्त
वीर्ये शीतं गुरु च तुवरं लेखनञ्चातिनेत्र्यम् ।
बल्यं वृष्यं जठरगदनुत् श्लेष्मपित्तामयघ्नं
वर्ण्यं मेध्यं खलु किमधिकं हन्ति नानामयघ्नम ॥ ८३॥

मृतलोहगुणाः—रूक्षं रूक्षणोपयोगि मेदोहरत्वादित्यर्थः, सुमधुरं विपाके, तिक्तं तुवरं कषायमिति च रसे ॥ ८३ ॥

भा.टी.—लोहभस्म रूक्ष (मेद और कफविकारों में चर्बी और कफ को खुश्क करनेवाली) मधुर विपाक तिक्तकषाय रस है। वीर्य में शीत, गुणों में गुरु और लेखन होती है। यह नेत्रज्योति के लिये उत्तम, शारीरिक तथा उत्पादक अंगों के लिये बल्य, उदररोगनाशक, कफपित्तप्रकोपनाशक, त्वक्रोगहर और

वुद्धिवर्धक होती है। लोहभस्म के गुणों के विषय में कहाँ तक कहा जाय यह अनेक प्रकार के रोगों को नष्ट करती है ॥ ८३ ॥

अपि च—

लौहं दीपनमुत्तमं क्षयहरं कुष्ठामयध्वंसकं
गुल्मप्लीहविधूननं क्रिमिहरं पाण्ड्वामयघ्नं परम्।
मेदोमेहनिवर्हणं गदहरं दुर्नामरोगान्तकृत्
छर्दिश्वासहरं त्वलं बहुगिरा योगेन नानार्तिनुत् ॥ ८४ ॥

अपि च प्रकारभेदेन गुणसमुच्चयः—लौहं दीपनमिति। दुर्नामरोगः अर्शांसि योगेनेति युक्त्या प्रयुक्तमित्यर्थः ॥ ८४ ॥

भा. टी.—लोहभस्म उत्तमदीपन क्षयरोग, गुल्म, प्लीहा, उदरकृमि रोगनाशक और उत्तम पांडुरोगनाशक है। इसके प्रयोग से मेदोविकार तथा प्रमेह रोग दूर होते हैं। गरविष तथा ववासीर, छर्दि, श्वास रोगों को नष्ट करती है। लोहभस्म के विषय में बहुत क्या कहें विभिन्न द्रव्यों के योग से यह नाना प्रकार के रोगों को नष्ट करती है ॥ ८४ ॥

अपि च—

विसर्पकरिकेशरी प्रबलशूलनिर्मूलनः
क्षयक्षयकरः परं चिरजशोथसङ्कोचनः।
यकृद्गदविधूननो गुदमहागदेभाङ्कुशः
परं विजयतेतरां त्रिविधितस्तु लौहो ह्ययम् ॥ ८५ ॥

भा.टी.—लौहभस्म विसर्परूपी हाथी के लिये सिंह के समान घातक, भयंकर शूलनाशक, क्षयरोग को क्षीण करनेवाली, चिरकालीन सर्वांगीण शोथ को मिटानेवाली है। इसके सेवन से यकृत् के रोग, गुदा के रोग (ववासीर) दूर होते हैं ॥ ८५ ॥

अपि च—

श्वासं नाशयति क्रिमीन् कृशयति क्षैण्यं क्षिणोति द्रुतं
शोषं शोषयति भ्रमं त्वपहरेच्छूलं समुन्मूलयेत्।
कासं ह्रासयति क्षयं क्षपयति भ्रान्तिं निहन्त्यन्ततः
स्थौल्यं विह्वलयत्यलं दलयति श्लेष्मामयान् सर्वथा ॥ ८६ ॥

भा.टी.—उत्तम लोहभस्म श्वास रोग को मिटाती है और उदर कृमियों को मारती है। शरीर में होनेवाली क्षीणता को मिटाती है। शोष रोग (यक्ष्मा)

को सुखा देती है। भ्रमरोग को शान्त करती है और शूल रोग को समूल नष्ट करती है। तथा नवीन कास को मिटाती, क्षय रोग को क्षीण करती और मानसिक भ्रान्ति (चंचलता) को नष्ट करती है। इसके सेवन से शरीर की स्थूलता तथा कफप्रकोपजन्य रोग नष्ट हो जाते हैं ॥ ८६ ॥

अथापरे गुणाः

पुरातनमतीसारं गण्डमालां नवोत्थिताम् ।
रजोरोधं वृक्कशोथं हृद्रोगं विषमज्वरम् ॥८७॥
फिरङ्गजं पाण्डुरोगं कामलाञ्च हलीमकम् ।
योषापस्मारकञ्चैव श्वेतप्रदरजां रुजम् ॥८८॥
मधुमेहं मांसतानं सभेदं शोषमुल्बणम् ।
तथैव ताण्डवगदं सूतकाज्वरमेव च ॥८९॥
गलक्षतञ्चामवातं यकृद्रोगं भगन्दरम् ।
पीनसञ्चाम्लपित्तञ्च त्वाश्ववश्यं विनाशयेत् ॥९०॥
सामान्यतः श्रुतिपुटनासागर्भाशयादितः ।
अल्पां रक्तस्रुतिं प्रायोभाविनीमाशु नाशयेत् ॥९१॥
यौवनारम्भकालीनयोषित्पाण्ड्वामयं तथा ।
आमपक्वाशयगतक्षतक्वासृक्स्रुतिं जयेत् ॥९२॥
नाडीशूलमनिद्राञ्च पाण्ड्वामयसमुत्थिताम् ।
आमवातभवामस्थिविकृतिञ्चापि नाशयेत् ॥९३॥
शारीरिकरुजञ्चाति मानसामवषण्णताम् ।
रजःक्षयसमुद्भूतं वार्द्धक्यं नाशयेद् ध्रुवम् ॥९४॥
वातसंस्थानदौर्बल्यं बहूत्थानसमुत्थितम् ।
अचिरादेव नियतं मृतं लोहं विनाशयेत् ॥९५॥
आरोग्यान्मुखकाले तु यस्य कस्यामयस्य वै ।
मृतं लौहं प्रशंसन्ति विशेषाद्बलवृद्धये ॥९६॥

अथापरेऽपि लौहगुणाः प्राचीनतन्त्रानुक्ता अपि अनुभूतप्राया आविष्क्रियन्ते पुरातनमतीसारमिति । फिरङ्गजं पाण्डुरोगमिति विशेषतः तथाविधनिदानजातपाण्डुग्रहणम् । मांसतानम्—"प्रतानवान् यः श्वयथुः सुकष्टो गलोपरोधं कुरुते क्रमेण । स मांसतानः कथितोऽवलम्बी प्राणप्रणुत् सर्वकृतो विकारः ॥" इत्युक्तम् । सभेदं शोषं जराशोषादिसर्वविधशोषम् । ताण्डवगदम्—'वामबाहुं समारभ्य प्राय

आदौ नतोऽपरम्। ततः पादौ ततोऽङ्गानि चालयेत्ताण्डवामयी।। मुष्टिना किमपि द्रव्यं सम्यग्धारयितुं क्षमः। समर्पयितुमास्ये वाप्यदनीयं न ताण्डवी।।" इति लक्षितं। आशु अवश्यमिति नियतानुभवज्ञापनं। प्रायोभाविनीं बहुधा जायमानाम्। पांडुरोगोपद्रवामनिद्रामिति संबन्धः। अवसन्नतां विषादम्। वातसंस्थानं नाडिकाजातं। बहूत्थानसमुत्थितं बहुहेतुजनितम्। विशेषतस्तु पित्तनाशकं भवति लोहमिति ।।८७-९६।।

भा.टी.—लोह पुरातन अतीसार, नवीन कण्ठमाला रोग, स्त्रियों के मासिक अवरोध, वृक्कशोथ, हृदयरोग, विषमज्वर, फिरंगरोगजन्य पाण्डुरोग, कामला, हलीमकरोग, योषापस्मार, श्वेतप्रदर, मधुमेह, मांसतान (खुनाक डिप्थेरिया), भयंकर विविध प्रकार के क्षय, ताण्डवरोग, सूतिकाज्वर, गले में होनेवाले क्षतव्रण, आमवात, यकृत् के रोग, भगन्दर, पीनस (जुकाम) और अम्लपित्त रोग को निश्चय ही नष्ट करती है। कान, नासिका तथा गर्भाशय आदि से प्रायः निकलनेवाले सामान्य रक्तस्राव को रोकती है। यौवन आरम्भ के समय होनेवाले स्त्रीपाण्डुरोग (हलीमक) आमाशय तथा पक्वाशयगत क्षतव्रणों के रक्तस्राव को रोकती है। इसके सेवन से नाड़ीशूल तथा पाण्डु (रक्ताल्पता) के कारण निद्रानाश और आमवात के कारण होनेवाली अस्थिविकृति दूर हो जाती है। इसके सेवन से वृद्धावस्था में रजःक्षय के कारण होनेवाली शरीरिक पीड़ा व मानसिक शिथिलता दूर हो जाती है। लोहभस्म के सेवन से विभिन्न कारणों से उत्पन्न वातसंस्थान की दुर्बलता शीघ्र ही दूर हो जाती है। किसी रोग के शान्ति के बाद होनेवाली दुर्बलता को दूर करने के लिए लोहभस्म विशेष लाभदायक होती है ।।८७-९६।।

वक्तव्य—मांसतान के लक्षण इस प्रकार लिखे हैं "प्रतानवान् यः श्वयथुः सुकष्टो गलोपरोधं कुरुते क्रमेण। स मांसतानः कथितोऽवलम्बी प्राणप्रणुत् सर्वकृतो विकारः।।"। ताण्डवरोग में रोगी अपने हाथ-पैरों को इस तरह हिलाता हुआ नजर आता है जैसे कि एक विशेष प्रकार से नाच रहा हो। यदि उसमें किसी चीज को हाथ में लेकर मुँह में डालने को कहें तो वह मुँह में चीज को नहीं रख सकता है—"वामबाहुं समारभ्य प्राय आदौ ततोऽपरम्। ततः पादौ ततोऽङ्गानि चालयेत्ताण्डवामयी। मुष्टिना किमपि द्रव्यं सम्यग् धारयितुं क्षमः। समर्पयितुमास्ये वाप्यदनीयं न ताण्डवी।।"।

लोह भस्म का प्रभाव—लोह या लोह के सभी समास (योग) आँतो में पहुँच कर लोहगन्धिद् (*Iron sulphide*) के रूप में परिवर्तित हो जाते हैं। अत-

एवं लौह सेवन करनेवाले मनुष्य का मल प्रायः कालेरंग का हो जाता है। लोह और लोह के योग आँतों में पहुँचकर कुछ मलबन्ध भी करते हैं। यद्यपि लोहभस्म विशेष मलबन्ध नहीं करती है, क्योंकि इसके शोधन-मारण में पित्त-बिरेचक द्रव्य त्रिफला के द्वारा विशेष काम लिया जाता है और भस्म सेवन-काल में प्रायः पित्तविरेचक द्रव्यों के साथ लोहभस्म का सेवन कराया जाता है। जिस तरह लोहभस्म आँतों के लिये मलबन्धक है उसी तरह यह शरीर में से होनेवाले अन्य स्रावों के लिए ग्राही भी है। अतः लोहभस्म को रक्तपित्त, रक्तप्रदर, रक्तस्राव और श्लेष्मस्राव आदि में दिया जाता है। लोह आंतों की अन्तःकला द्वारा रक्त में प्रवेश करता है और यहाँ से यकृत् में पहुँच जाता जाता है। यकृत् में इस लोह के कुछ ऐसे ऐन्द्रियिक समास बनते हैं जो शरीर मे लग सकते हैं। यह समास रक्त के रञ्जकद्रव—(*Himo globin*) से बहुत कुछ मिलते-जुलते होते हैं और बहुत संभव है कि वह समास हिमोग्लोबिन में बदल जाते हों। इसी लिए पाण्डुरोग में लोह के देने से रक्त में रक्ताणु तथा रञ्जकद्रव्य दोनों ही बढ़ जाते हैं। अतः लोहभस्म उत्तम रञ्जक और रक्तवर्धक है। रक्त में रक्ताणु तथा रञ्जकद्रव्य के बढ़ जाने से शरीर के सब ही अवयवों में ओषजन अधिक मात्रा में पहुँचने लगती है जिससे शारीरिक अवयवों की कार्यक्षमता बढ़ जाती है। अतः लोह सर्वाङ्गबल्य होता है। उत्तम लोहभस्म, शाखाश्रित अथवा कोष्ठसमाश्रित मलभूत बढ़े हुए पित्तको शमन करती है।

अथास्य विशिष्टा गुणाः

शाखाश्रितं कोष्ठसमाश्रितं वा पित्तं विवृद्धन्तु मलाभिधेयम्।
मृतन्तु लौहं शमयेन्नितान्तं यथा समीरः खलु मेघवृन्दम्॥ ९७॥

भा.टी.—हाथ पैर एवं आँतों में रहनेवाला पित्त-विकार लोहभस्म खाने से शीघ्र नष्ट होता है जैसे वायु मेघसमूह को नष्ट करता है॥ ९७॥

अस्य मात्रानिरूपणम्

आरभ्य गुञ्जापादांशात् गुञ्जाद्वितयसंमितम्।
मृतं लौहं प्रयुञ्जीत प्राणाचार्यः प्रयत्नतः॥ ९८॥

मात्रानिरूपणं देशकालापेक्षमुचितमेव। प्राचीनैस्तु "गुञ्जामेकां समारभ्य यावत् स्युर्नवरक्तिकाः। तावल्लोहं समश्नीयात्" इत्युक्तं यद्यपि, तथापि यथादोषबलं द्विगुणैवमात्राऽधुना युक्तमिति॥ ९८॥

भा.टी.—लोहभस्म को चौथाई रत्ती में लेकर आवश्यकतानुसार दो रत्ती की मात्रा तक सेवन किया जाता है ॥९८॥

अस्य आमयिकः प्रयोगः

लौहं चतुर्जातयुतं सितया च समन्वितम।
शीलितं मात्रया तूर्णं रक्तपित्तं व्यपोहति ॥ ९९।
वासाद्राक्षाकणाचूर्णयुक्तं लौहं निषेवितम्।
विशेषात् खलु कासानां वञ्चानां पञ्चतां नयेत् ॥ १०० ॥
भार्ङ्गीव्योषसमायुक्तं मृतं लौहं निषेवितम।
श्वासवेगं निहन्त्याशु मेघवृन्दं यथानिलः ॥ १०१ ॥
कज्जलीपिप्पलीक्षौद्रयुतं लौहं तु शीलितम्।
विनिहन्त्यचिरादेव विशेषान श्लैष्मिकामयान् ॥ १०२ ॥
शुण्ठीचूर्णयुतं लौहं वातबाधां व्यपोहति।
रससिन्दूरसितया लौहं पित्तामयान हरेन ॥ १०३ ॥
फलत्रिकसमायुक्तं मृतं लौहं निषेवितम्।
संवत्सरप्रयोगेण वलीपलितनाशनम् ॥ १०४ ॥
ताम्बूलबीटिकोपेतं लौहन्तु परिशीलितम्।
रससिन्दूरसंयुक्तं वृष्यं वर्ण्यञ्च कीर्तितम् ॥ १०५ ॥
हिंगुव्योषघृतोपेतं मृतं लौहं निषेविनम्।
शूलमुन्मूलयत्याशु मेघवृन्दं यथानिलः ॥ १०६ ॥
धात्रीकणाचूर्णयुतं तुल्यया सितया सह।
लौहं विनाशयेद्रक्तपित्तञ्चैवाम्लपित्तकम् ॥ १०७ ॥
विडङ्गत्रिफलामुस्तशिखराब्रीजसंयुतम्।
लौहं विनाशयत्याशु भस्मकाख्यं महागदम् ॥ १०८ ॥
गिरिजतुसमुपेतं शीलितं लौहचूर्णं
त्वभिनवकुशकाशक्वाथसंयोगतो वा।
प्रतनु दिवसमात्रेणैव नात्यल्पहेतुं
व्यपनयति विशेषाद्दारुणं मूत्रकृच्छ्रम् ॥ १०९ ॥
पुनर्नवाढ्यं सुमृतन्तु लौहं प्रभूतगोक्षीररसानुपीतम्।
मासत्रयेणैव जराकृशानां पुनर्नवत्वं प्रददाति नूनम् ॥ ११० ॥

कृतसूतयुतं लौहं कटुकीद्रवभावितम् ।
मासद्वयप्रयोगेण सर्वाङ्गैकाङ्गवातहृत् ॥ १११ ॥
घृतमधुविनियुक्तं वा हरिद्रारसाढ्यं
रवशितमिह हि लौहं वापि कट्वीशिवाभ्याम् ।
अपहरति विशेषान्मासमात्रप्रयोगात्
सुचिरजमपि पाण्डुं कामलाञ्चातिघोराम् ॥ ११२ ॥
विमलबलिसमेतं क्षौद्रगव्याज्ययुक्तं
कलितरुफलपथ्याधात्रिकोद्भूतवारा ।
कृतसमुचितपथ्यो वर्षमात्रप्रयोगात्
जनयति युवभावं ज्यायसाञ्चापि पुंसाम् ॥ ११३ ॥
लौहं गोक्षुरक्षुद्रैलाचूर्णेन परिशोलितम् ।
विनिहन्त्यचिरादेव मूत्रकृच्छ्रं सुदारुणम् ॥ ११४ ॥
खदिरासनसाराभ्यां सप्तधा परिभावितम् ।
लौहं निषेवितं हन्ति कुष्ठादीन् त्रिविधान् गदान् ॥११५॥
गन्धमारितताम्राढ्यं लौहं तु परिशीलितम् ।
बलात्मगुप्ताकाथेन सर्वाङ्गैकाङ्गवातनुत् ॥ ११६ ॥
धात्रीरसहृतं कान्तलौहं त्रिफलयान्वितम् ।
सेवितं वर्षमात्रं तु परमायुष्करं मतम् ॥ ११७ ॥

रोगयोग्यः प्रयोगो लोहस्य—कासानां पञ्चानां पञ्चविधान् कासान् इति भावः। पञ्चतां विनाशमित्यर्थः । शिखरीबीजं अपामार्गबीजम् । गिरिजतु शिलाजतु, अभिनवं यत्कुशकाशमूलं तत्काथसंयोगतो वा, इतिशब्दः समुच्चये। नात्यल्पहेतुं प्रबलनिदानमित्यर्थः । दारुणं प्रभूतपीडाकरत्वात् । रसो मांसरसः, कट्वी कटुकी, शिवा हरीतकी । कलितरुफलं विभीतकम् । ज्यायसां वृद्धानाम् ॥ ९९—११७ ॥

भा.टी.—लोहभस्म की उचित मात्रा लेकर उसमें दालचीनी, इलायची-बीज, तेजपत्र तथा नागकेशरचूर्ण और खाँड मिलाकर वासास्वरस अनुपान से सेवन करने पर रक्तपित्त में आराम आता है। लोहभस्म में वासा, द्राक्षा तथा पिप्पलीचूर्ण मिलाकर सेवन करने से पाँचों प्रकार के कास में लाभ होता है। भारंगी, सोंठ, मिर्च और पिप्पलीचूर्ण के साथ लोहभस्म का सेवन करने से श्वास का वेग शीघ्र शान्त हो जाता है। कफप्रकोपजन्य रोगों में लोहभस्म को

पारदगन्धक की कज्जली तथा पिप्पलीचूर्ण मिलाकर शहद के साथ सेवन करने से शीघ्र आराम आता है। लोहभस्म को सोंठ के चूर्ण के साथ सेवन करने से वायुपीड़ा शान्त होती है। पित्तप्रकोपजन्य रोगों को शान्त करने के लिए लोहभस्म को रससिन्दूर तथा खाँड के साथ सेवन करना चाहिए। लोहभस्म को त्रिफलाचूर्ण के साथ एक वर्ष तक निरन्तर सेवन करने से शरीर में झुर्रियाँ पड़ना तथा बालों का सफेद होना आदि वृद्धावस्था के लक्षण दूर हो जाते हैं। लोहभस्म को रससिन्दूर के साथ मिला पान के बीड़े में रखकर खाने से कामोत्तेजना होती है और शरीर का रंग निखर आता है। लोहभस्म को हींग, सौंठ, मिर्च तथा पिप्पलीचूर्ण में मिला घी के साथ चाटने से शीघ्र ही शूल में आराम आता है। लोहभस्म में आँवलाचूर्ण, पिप्पलीचूर्ण और समभाग खाँड मिलाकर वासास्वरस-अनुपाम से सेवन करने पर रक्तपित्त तथा अम्लपित्तरोग में आराम आता है। भस्मकरोग (बहुत अधिक भूख लगना जिसमें रोगी चार-पाँच बार अन्न रोज खाता हो) में लोहभस्म को विडंग, त्रिफला, मोथा तथा अपामार्गबीजचूर्ण के साथ मिलाकर खिलाने से शीघ्र आराम आता है। लोहभस्म में समभाग शिलाजीत मिलाकर अथवा नूतनकुश कषाय के साथ सेवन करने से कुछ ही दिनों में अति तीव्र कारणों से उत्पन्न भयंकर मूत्रकृच्छ्र रोग शान्त हो जाता है। बुढ़ापा के कारण कृशता को प्राप्त हुए मनुष्यों के लिए लोहभस्म में पुनर्नवाचूर्ण मिलाकर पर्याप्त गोदुग्धानुपान के साथ सेवन करने से तीन मास में पूर्ण लाभ होता है। लोहभस्म में पारदभस्म या रससिन्दूर मिला इसको कुटुकीकषाय की सात भावना देकर चूर्ण कर लें। इसमें से उचित मात्रा लेकर निरन्तर दो मास तक सेवन करने से सर्वांग तथा एकांग में वातप्रकोप शान्त होता है। लोहभस्म में घी तथा मधु मिलाकर अथवा हरिद्रारस मिलाकर, अथवा कटुकी और हरीतकीचूर्ण मिलाकर एक मास तक निरन्तर सेवन करने से पुरातन पांडु रोग तथा भयंकर कामला रोग में आराम आता है। यदि लोहभस्म में समभाग शुद्धगन्धक चूर्ण मिला, शहत और गोघृत के साथ प्रतिदिन चटायें और बहेड़ा, हरड़ तथा आँवला इसका कषाय अनुपान के रूप में पिलायें, इस प्रकार एक वर्ष तक निरन्तर किया जाय तो वृद्ध मनुष्यों में युवावस्था आ जाती है। मूत्रकृच्छ्र के लिये लोहभस्म को गोखुरू तथा छोटी इलायचीबीजचूर्ण में मिलाकर सेवन कराया जाता है। कुष्ठ आदि नाना प्रकार के त्वक्रोग तथा रक्तविकृति रोगों में लोहभस्म को खदिरसार और विजयसारकषाय की सात-सात भावना देकर प्रयोग किया जाता है। लोह-

भस्म को गन्धकयोग से बनायी हुई ताम्रभस्म में मिलाकर बला तथा कौंच की जड़ के कषाय के साथ सेवन करने से सर्वांग तथा एकांग की वातव्याधि नष्ट हो जाती है। कान्तलोहभस्म को आँवलों के स्वरस के साथ एक वर्ष तक निरन्तर सेवन करने से आयु दीर्घ होती है ॥ ६६–११७ ॥

प्रदरान्तकलोहः

लोहं द्वितोलकमितं रङ्गं तोलकसंमितम्।
सुवर्णगैरिकञ्चैव गव्याज्यपरिपाचितम् ॥ ११८ ॥
श्वेतसर्जरसोद्भूतं चूर्णं कर्षद्वयोन्मितम्
सुचूर्णितं मोचरसं तोलकैकमितं शुभम् ॥ ११९ ॥
समादाय भिषग्वर्यः काचकुप्यां निधापयेत्।
प्रदरान्तकलोहोऽयं नामतः परिकीर्तितः ॥ १२० ॥
अनुपानविभेदेन सर्वप्रदरनाशनः।
रक्तचन्दनक्वाथैर्वाऽशोकत्वक्कषायतः ॥ १२१ ॥
निहन्ति रक्तप्रदरं विविधस्रावसंयुतम्।
श्वेतचन्दनपङ्केन श्वेतप्रदरनाशनः ॥ १२२ ॥

प्रदरान्तकलोहः—सर्जरसो रालः, मोचरसं शाल्मलीवेष्टम्, त्रिगुञ्जामिताऽस्य मात्रा प्रायः। स्पष्टमन्यत् ॥ ११८–१२२ ॥

भा.टी.—उत्तम लोहभस्म दो तोला, वंगभस्म एक तोला, शुद्ध सोना गेरू (गोघृत में भुना हुआ) एक तोला, सफेद राल का चूर्ण चार तोला, मोचरसचूर्ण एक तोला लेकर सब को एकत्र खरल में अच्छी तरह पीसकर काँच की शीशी में रख लें। इस योग को प्रदरान्तक रस नाम से कहा जाता है। यह रस विभिन्न अनुपान योग से सब प्रकार के प्रदर रोग को नष्ट करता है। अनेकविध स्राव-युक्त रक्तप्रदर में इस रस को लालचन्दन के शीत कषाय अथवा अशोकत्वक-कषाय के साथ देने से शीघ्र आराम आता है। श्वेतप्रदर के लिये इस रस को सफेदचन्दन के कल्क के साथ दिया जाता है ॥ ११८–१२२ ॥

अथ मण्डूरस्य स्वरूपम्

प्रतापितस्य लोहस्य घनाघातच्युतं मलम्।
कालेन पिण्डतां याति क्षितौ, मण्डूरमुच्यते ॥ १२३ ॥

भा.टी.—लौह को तपाने पर जब उसमें बड़े-बड़े हथौड़ों की चोट लग

जाती है तो लोहा में मैल पृथक् होकर नीचे गिर जाता है। जो कुछ वर्षों के बाद पृथ्वी पर पिंडी के रूप में पाया जाता है इसी लोहमल को मंडूर कहते हैं। इसका विशद वर्णन लोहप्रकरण में आ गया है ॥ १२३ ॥

मण्डूरस्य नामानि

मण्डूरं तु समाख्यातं किट्टं लोहभवं तथा।
लोहकिट्टं लोहमलं लौहोच्छिष्टञ्च तन्मतम् ॥ १२४ ॥

भा.टी.—मंडूर को किट्ट तथा लोहभव, लोहकिट्ट, लोहमल और लोहोच्छिष्ट नाम से व्यवहार किया जाता है ॥ १२४ ॥

मण्डूरस्य प्राशस्त्यम्

षष्टिवर्षीयमधमं मध्यं सप्ततिवार्षिकम्।
सर्वश्रेष्ठं समाख्यातं मण्डूरं शतवार्षिकम् ॥ १२५ ॥

मण्डूरप्रशस्तिः कालयोगतारतम्याद् गुणभेदभिन्ना। तथाहि—षष्टिवर्षीयमधमं गुणत इति शेषः, मध्यं सप्ततिवार्षिकम्, अन्यत्र तु "मध्यञ्चाशीतिवार्षिकम्" इत्युक्तम्। सर्वश्रेष्ठमिति पूर्वापेक्षयेति भावः। वस्तुतस्तु शतवर्षोत्तरमुत्तरोत्तरं पुराणतायां गुणप्रकर्ष इति साम्प्रदायिका भावयन्ति ॥ १२५ ॥

भा.टी.—साठ वर्ष का पुराना मंडूर अधम (बहुत साधारण गुणकारक) और सत्तर वर्ष का पुराना मंडूर मध्यमगुण, किन्तु सौ वर्ष का पुराना मंडूर गुणों में सर्वश्रेष्ठ माना जाता है ॥ १२५ ॥

प्रकारान्तरेण ग्राह्यमण्डूरस्य स्वरूपम्

स्निग्धं गुरु दृढं चैव कृष्णं कोटरवर्जितम्।
जीर्णं नष्टपुरःस्थञ्च मण्डूरं ग्राह्यमुच्यते ॥ १२६ ॥

जीर्णं नष्टपुरःस्थमिति प्रायः अनेकशतवर्षपुराणतासम्पत्तेरित्यर्थः ॥ १२६ ॥

भा.टी.—जो मंडूर देखने में चिकना, गुरुभार, दृढ, कृष्णवर्ण और गढ़े और छिद्र या खोखलेपन से रहित तथा बहुत पुराने उजड़े हुए शहरों के समीप पाया जाता हो तो वह ग्राह्य मंडूर होता है ॥ १२६ ॥

मण्डूरस्य शोधनविधिः

ध्मातं विभीतकाङ्गारैर्गोमूत्रे परिषेचितम्।
सप्तवारं लोहमलं शुद्धिमायात्यनुत्तमाम् ॥ १२७ ॥

ध्मातं विभीतकाङ्गारैरिति शुद्धिः, "अक्षाङ्गारैर्धमेत्किट्टमिति" प्राचीनसंवादात् ॥ १२७ ॥

लोहमंडूर को बहेड़े की लकड़ी की अग्नि या उसके तेज अंगारों में तपा-तपाकर सात बार गोमूत्र में बुझाने से वह शुद्ध हो जाता है ॥ १२७ ॥

प्रकारान्तरेण मण्डूरस्य शोधनविधिः

प्रखरदहनतप्तं लोहकिट्टं पुराणं
विपुलसुरभिमूत्रे सप्तवारं निषिक्तम् ।
निगदितविधियोगान्मारणायानुरूपां
कलयति खलु शुद्धिं सत्वरं निर्विशेषाम् ॥ १२८ ॥

भा.टी.—पुराने लोहमंडूर को तीव्र कोयलों की अग्नि में तपाकर गोमूत्र में बुझा दें। इस तरह सात बार गोमूत्र में बुझा देने से वह शुद्ध हो जाता है और आगे लिखी हुई विधि के अनुसार भस्म करने के योग्य हो जाता है॥१२८॥

अथ मण्डूरस्य मारणप्रकारः

चूर्णीकृतं तु मण्डूरं त्रिफलाक्वथिताम्भसा ।
सम्पेष्य सम्पुटे कृत्वा त्रिंशद्वारं ततः पुटेत् ॥ १२९ ॥
एवं नातिचिरादेव रक्तचन्दनसप्रभम् ।
मण्डूरं जायते तूर्णं ततो योगेषु योजयेत् ॥ १३० ॥
लोहमारकगणोदितैस्तु तैर्भेषजैरपि सह प्रपेषितम् ।
लोहकिट्टमथ सम्पुटीकृतं पाचितं खलु समेति पञ्चताम्॥१३१॥

भा.टी.—शुद्ध मण्डूर को चूर्ण करके त्रिफलाकषाय में घोटकर सुखा लें, अब इसे एक सम्पुट में बन्द करके साधारण पुट में फूँक देवें। इस विधि को तीस बार दुहराने से शीघ्र ही लालचन्दन के वर्ण की उत्तम भस्म हो जाती है। इसको योगों में काम ला सकते हैं। अथवा (शुद्ध) मंडूर को पूर्वोक्त लोह-मारकगण की ओषधियों के स्वरस अथवा कषाय में घोटकर पुट देने से भी मंडूर की भस्म हो जाती है ॥ १२९–१३१ ॥

मृतमण्डूरस्य गुणाः

मण्डूरं सुमृतं वृष्यं शिशिरं रुचिरं परम् ।
दीपनं पित्तशमनं रक्तवृद्धिकरं परम् ॥ १३२ ॥
पाण्डुप्रमत्तमातङ्गमदमर्दनकेशरी ।
कामलाकुड्यकुलिशं मण्डूरं तु विशेषतः ॥ १३३ ॥
शोषप्रशमनञ्चैव तथा शोफप्रणाशनम् ।
हलीमकं च प्लीहानं मण्डूरं हन्त्यशेषतः ॥ १३४ ॥

मण्डूरगुणाः—कामला एव कुड्यं भित्तिः, तत्पातने कुलिशं वज्रमिवेति। अशेषतः सर्वथा ॥ १३२–१३४ ॥

भा.टी.—उत्तम मंडूरभस्म वृष्य, शीत, उत्तम रुचिकारक, अग्निदीपक, पित्तप्रकोपशामक और उत्तम रक्तवर्धक है। यह भस्म तीव्रपाण्डु तथा कामला रोग को नष्ट करने में एक अद्भुत गुण रखती है। और शोषरोगनाशक, शोथ-संहारक, हलीमक तथा प्लीहा वृद्धि को शीघ्र ही शान्त करती है ॥१३२-१३४॥

मण्डूरस्य मात्रा

आरभ्य गुञ्जापादांशाल्लोहमात्राविधानवित्।
गुञ्जाद्वितयपर्यन्तं मण्डूरं विनियोजयेत् ॥ १३५ ॥

मंडूरभस्म को चौथाई रत्ती मात्रा से लेकर दो रत्ती की मात्रा तक प्रयोग किया जाता है ॥ १३५ ॥

मण्डूरस्य आमयिकः प्रयोगः

पुनर्नवाष्टकक्वाथसंयुक्तं लोहकिट्टकम्।
निषेवितं निहन्त्याशु शोफजां महतीं रुजम् ॥ १३६ ॥
कट्वीफलत्रिकनिशायुग्मचूर्णेन शोलितम्।
मण्डूरमचिरादेव नाशयेत्कामलां ध्रुवम् ॥ १३७ ॥
विडङ्गत्रिफलापञ्चकोलाब्दपरिशीलितम्।
मण्डूरं कृमिशोफार्शोग्रहणीप्लीहपाण्डुनुत् ॥ १३८ ॥
रससिन्दूरसंयुक्तं मण्डूरं तु निषेवितम्।
मासमात्रप्रयोगेण रक्तवृद्धिकरं परम् ॥ १३९ ॥
दशमूलकषायेण मण्डूरं परिशीलितम्।
सशोथं सज्वरं सातिसारं पाण्ड्वामयं हरेत् ॥ १४० ॥

इति लोहादिविज्ञानीयो नाम विंशस्तरङ्गः

मण्डूरस्य रोगयोग्यः प्रयोगः—निगदव्याख्यातः। पुनर्नवाष्टकक्वाथः—'पुनर्नवानिम्बपटोलशुण्ठीतिक्तामृतादार्व्यभयाकषायः' इत्युक्तः ॥१३६–१४०॥

भा.टी.—भयंकर सर्वांगीण शोथ और उसके कष्ट को मिटाने के लिये मंडूर भस्म को पुनर्नवाष्टककषाय के साथ प्रयोग किया जाता है। कामला रोग में मंडूर-भस्म को कुटकी, त्रिफला तथा हरिद्राचूर्ण के साथ मिलाकर सेवन करने से शीघ्र आराम आता है। मंडूरभस्म को विडंग, त्रिफला, पञ्चकोल और मोथाचूर्ण में मिलाकर सेवन करने से उदरकृमि, शोथ, अर्श, ग्रहणी, प्लीहा तथा पांडुरोग में

आराम आता है। मंडूरभस्म को रससिन्दूर के साथ एक मास तक निरन्तर सेवन करने से शरीर में रक्त की वृद्धि होती है। शोथ, ज्वर तथा अतीसार युक्त पाण्डुरोग में मंडूरभस्म को दशमूलकषाय के साथ सेवन करना चाहिये ॥ १३६-१४० ॥

वक्तव्य—पुनर्नवाष्टकक्काथ—"पुनर्नवानिम्बपटोलशुण्ठीतिक्तामृतादार्व्यभयाकषायः"। पञ्चकोल—"पिप्पली, पिप्पलीमूल, चव्य, चित्रक और सौंठ" इन पाँच औषधियों के समुदाय को पञ्चकोल कहा जाता है।

यह लौहादि विज्ञानीय नाम बीसवाँ तरङ्ग समाप्त हुआ।

अथ उपधात्वादिविज्ञानीयो नाम एकविंशस्तरङ्गः

अथ सुवर्णमाक्षिकस्य नामानि

सुवर्णमाक्षिकं स्वर्णमाक्षिकं हेममाक्षिकम्।
माक्षीकं माक्षिकञ्चैव ताप्यञ्च धातुमाक्षिकम् ॥ १ ॥
माक्षीकधातुञ्च तथा तापीजञ्चापि तन्मतम्।
ईषत्सुवर्णसाहित्यात्सुवर्णगुणसाम्यतः ॥ २ ॥
सुवर्णद्युतिमत्त्वाद्वा स्वर्णमाक्षिकमुच्यते।
तापीतीरभवत्वाच्च ताप्यं तापीजमुच्यते ॥ ३ ॥

तत्र प्राधान्यादादौ स्वर्णमाक्षिकं तावद् विशदयति नामगुणकर्मभिः सुवर्णमाक्षिकमिति—नामबहुत्वं व्यवहारसुखायेत्युक्तपूर्वम् ईषत्सुवर्णसाहित्यादिति सुवर्णमाक्षिकनामनिर्वचनं हेतुगर्भञ्चेति ॥ १-३ ॥

भा.टी.—सुवर्णमाक्षिक, स्वर्णमाक्षिक, हेममाक्षिक, माक्षीक, माक्षिक, ताप्य, धातुमाक्षिक, माक्षीकधातु, तापीज; ये सब नाम सोनामाखी के कहे जाते हैं। इसमें बहुत अल्पांश स्वर्ण होने तथा इसके गुणों में सोने के गुणों की समानता होने और इसमें कुछ स्वर्ण जैसी चमक होने से इसको स्वर्णमाक्षिक कहते हैं। और क्योंकि यह अधिकांश में तापी नदी के किनारे पर पाया जाता है, अतः इसे तापीज भी कहते हैं ॥ १-३ ॥

वक्तव्य—शास्त्रों के कथनानुसार स्वर्णमाक्षिक स्वर्ण का उपधातु निश्चित होता है, क्योंकि इसमें कुछ स्वर्ण का सहयोग और गुण होते हैं। परन्तु वास्तव में यह लौह का उपधातु है। विश्लेषण करने पर इसमें लौह, गन्धक तथा बहुत अल्पांश में ताम्र धातु का भाग पाया जाता है। इसको लौहसमास (*Compound*) निश्चित किया गया है। इसको (*Iron sulphide*) कहते हैं। उक्त

बिश्लेषण से यह उपधातु निश्चित होता है; न कि उपरस। ग्रन्थान्तर में स्वर्ण माक्षिक तथा तारमाक्षिक भेद से स्वर्णमाक्षिक दो प्रकार का माना गया है।

ग्राह्यसुवर्णमाक्षिकस्य लक्षणम्

स्निग्धं गुरु श्यामलकान्ति किञ्चित् कषे सुवर्णद्युतिसुप्रकाशम्।
कोणोज्झितं स्वर्णसमानवर्णं सुवर्णमाक्षीकमिह प्रशस्तम् ॥४॥

ग्राह्यसुवर्णमाक्षिकं स्निग्धादिगुणम्। उक्तञ्चाभियुक्तैः—"स्वर्णाभं स्वर्णमाक्षिकं निष्कोणं गुरुतायुतम्। कालिमानं किरेत्तत्तु करे घृष्टं न संशयः" इति। 'स्वर्णवर्णं गुरु स्निग्धं ईषन्नीलच्छवि स्फुटम्। कषे कनकवद् घृष्टं तद् वरं हेममाक्षिकम्" इति च। अतो विपरीतं हेयमिति तत्स्वरूपनिर्देशो व्याख्यातप्रायपाठः ॥ ४ ॥

भा.टी.—जो स्वर्णमाक्षिक बाहर से देखने में स्निग्ध, गुरुभार, नीली काली चमकयुक्त, तथा कसौटी में रगड़ने पर कुछ-कुछ स्वर्ण समान रेखा खींचनेवाला कोण रहित, सोने के समान वर्णवाला हो उसे उत्तम स्वर्णमाक्षिक समझा जाता है ॥ ४ ॥

हेयसुवर्णमाक्षिकस्य लक्षणम्

खरं परं वै गुरुताविहीनं प्रवृत्तकोणं खरलोहकाभम्।
प्रकीर्तितं तत्परिहेयमेव सुवर्णमाक्षीकमिहामयज्ञैः ॥ ५ ॥

भा.टी.—स्पर्श में खरदरा, अल्पभार, कोणोंवाला, खर तथा लोह की आभावाला स्वर्णमाक्षिक औषधि-कार्य के लिए अग्राह्य समझना चाहिए ॥५॥

स्वर्णमाक्षिकशोधनस्य प्रयोजनम्

अशोधितं वाऽमृतमप्यशुद्धं निषेवितं माक्षिकमक्षिबाधाम्।
मन्दानलं कुष्ठहलीमकादीन् कोष्ठानिलं वै जनयेन्नितान्तम् ॥ ६ ॥

माक्षिकशोधनप्रयोजनं अशोधितं वामृतमप्यशुद्धमित्यादिना। आहुश्च—"मन्दानलत्वं बलहानिमुग्रां विष्टंभितां नेत्रगदान् सकुष्ठान्। मालां विधत्तेऽपि च गण्डपूर्वां शुद्धयादिहीनं खलु माक्षिकन्तु" इति ॥ ६ ॥

भा.टी.—अशुद्ध स्वर्णमाक्षिक अथवा अशुद्ध और असम्यक् मारित स्वर्णमाक्षिक सेवन से नेत्रविकृति, मन्दाग्नि, कुष्ठ रोग, हलीमक रोग, कोष्ठ में वायु-प्रकोप आदि विकार उत्पन्न होते हैं। अतः इसको शुद्ध करके ही भस्म करना चाहिये ॥ ६ ॥

स्वर्णमाक्षिकस्य प्रथमः शोधनप्रकारः

सुवर्णमाक्षिकं लोहखल्वे तु खलु कुट्टयेत् ।
सुकुट्टितं ततो ज्ञात्वा चालन्यां परिचालयेत् ॥ ७ ॥
ततो माक्षिकचूर्णन्तु चालनीपरिगालितम् ।
समादाय कटाहे तु स्थापयेद्भिषजां वरः ॥ ८ ॥
निम्बूकस्वरसं दत्त्वा पचेच्चुल्लीगतं ततः ।
दर्व्या संचालयेत्तावद्यावत्स्यादुत्पलप्रभम् ॥ ९ ॥
ताम्र्यं तु यावल्लौहित्यं नैति तावत्प्रयत्नतः ।
पुनर्निम्बूरसं दत्त्वा पचेत्तीव्राग्नियोगतः ॥ १० ॥
भृशं दिनत्रयं वापि द्विदिनं वा विधानतः ।
पाचितं माक्षिकं नूनं शुद्धिमायात्यनुत्तमाम् ॥ ११ ॥

अथास्य शोधनप्रकारः प्रथमो निम्बूकस्वरसयोगात् । संपाद्यः । प्राचीनैस्तु अत्र सैन्धवदानमपि लिखितम् "माक्षिकस्य त्रयो भागाः भागैकं सैन्धवस्य च । मातुलुङ्गद्रवैर्वाथ जम्बीरस्य द्रवैः पचेत्" इत्यादिना, एतच्चात्रावधेयं यत् सैन्धवनिक्षेपद्वारा शोधितं माक्षिकं जलेन लवणांशापगमनपर्यन्तं क्षालनीयम् । अन्यथा वान्त्युत्क्लेशकरं भवतीति ॥ ७–११ ॥

भा.टी.—स्वर्णमाक्षिक के टुकड़ों को लेकर (लोह के) खरल में खूब अच्छी तरह कूटें । जब अच्छी तरह कूट जाय तो उसे चालनी में छान लें । अब इस छने हुए स्वर्णमाक्षिक के सूक्ष्मचूर्ण को एक लोहे की कढ़ाही में डाल कर उसमें नींबू का रस भी डाल दें । फिर कढ़ाही को चूल्हे पर रखकर तीव्र अग्नि से पकायें और लोहे की करछी से रगड़ते हुए चलाते जायँ । जब पकाते और रगड़ते हुए स्वर्णमाक्षिक लाल कमल सदृश वर्ण की हो जाय तो उसमें फिर नींबू का रस डालकर पकायें और चलाते रहें । इस प्रकार दो या तीन दिन तक तीव्र अग्नि में पकाने से स्वर्णमाक्षिक की शुद्धि हो जाती है ॥७–११॥

द्वितीयः शोधनप्रकारः

वरं सुवर्णमाक्षिकं सुचूर्णितं समाहरेत् ।
विधाय पोट्टलीगतं ततस्तु दोलिकागतम् ॥ १२ ॥
पचेत्ततः समं शृतादशुक्लमारिषोत्थितात् ।
ततस्तु पोट्टलीगतं पतत्यधो हि माक्षिकम् ॥ १३ ॥

दिनैकमेव माक्षिकं विपाचितं विधानतः।
विशुद्धिमेत्यनुत्तमां न काश्चिदत्र संशयः॥ १४॥

द्वितीयः प्रकारो दोलायन्त्रसाध्यः। अशुक्रमारिषः 'मर्सा' इति प्रसिद्धः शाकविशेषः। अत्र च सुसूक्ष्मचूर्णितं माक्षिकं निक्षिप्य शोधनीयम्, तच्च द्रुतं जलविलीनमधः पतति पाषाणांशश्च न पततीति विशेषः अयं च प्राचीनोक्तो विधिः॥ १२–१४॥

भा.टी.—उत्तम स्वर्णमाक्षिक को लेकर उसका चूर्ण बना लें। अब इस चूर्ण को कपड़े में पोटली बनाकर दोलायन्त्र में लटका दें और पात्र में काला मर्सा का कषाय भर दें और अग्निमें पकायें। इस तरह एक दिनतक पकने से दोलायन्त्र में स्वर्णमाक्षिक पोटली वस्त्र से छन कर नीचे पात्र में आ जाता है और पत्थर का भाग वस्त्र में ही रह जाता है। इसे सुखाकर काम में लाना चाहिये। यह शुद्ध स्वर्ण माक्षिक है॥ १२–१४॥

तृतीयः शोधनप्रकारः

वरं सुवर्णमाक्षिकं प्रताप्य तीव्रपावके।
निषेचयेद्विधानवित् प्रशस्तनिम्बुकोदके॥ १५॥
त्रिसप्तवारमेव वै निषेचितं तु माक्षिकम्।
विशुद्धिमेत्यनुत्तमां जवेन नात्र संशयः॥ १६॥
प्रयासशून्यमार्गतस्त्वनेन गोत्रदूषणम्।
सुवर्णमाक्षिकस्थितं विनश्यतीति निश्चितम्॥ १७॥

तृतीयो निर्माणप्रकारः सुगमः। गोत्रदूषणं खनिदोषः, अयञ्च प्रकारः शोधनाय सर्वोत्तमः पाषाणांशस्य द्रवीभावात् इत्यवधेयम्॥ १५–१७॥

भा.टी.—स्वर्णमाक्षिक के टुकड़ों को तीव्र अग्नि में तपाकर नींबू के रस में बुझा दें। इस प्रकार इक्कीस बार गरम करके नींबू के रस में बुझा देने से स्वर्णमाक्षिक उत्तम प्रकार से शुद्ध हो जाता है। इस सरल विधि से स्वर्णमाक्षिक शोधन करने पर उसका खनिदोष निश्चित ही नष्ट हो जाता है॥१५-१७॥

चतुर्थः शोधनप्रकारः

सुचूर्णितं माक्षिकन्तु कदलीकन्दवारिणा।
घटिकाद्वितयं पक्वं विशुध्यति न संशयः॥ १८॥

चतुर्थः कदलीकन्दवारिणा स्वेदनात् सम्पादनीयः॥ १८॥

भा.टी.—स्वर्णमाक्षिक का सूक्ष्म चूर्ण बनाकर एक पात्र में डाल दे और

उसमें कदलीकन्दस्वरस भी भर दें। अब इस पात्र को एक घंटे तक तीव्र अग्नि में पकायें तो स्वर्णमाक्षिक शुद्ध हो जाता है ॥ १८ ॥

वक्तव्य—स्वर्णमाक्षिकचूर्ण की पोटली बनाकर उसको दोलायन्त्र में कदलीकन्दस्वरस में स्वेदन करना चाहिये। जब चूर्ण कपड़े में से छनकर नीचे पात्र में आ जाय तो पोटली को निकाल कर स्वर्णमाक्षिक चूर्ण को जल से साफ करके सुखा लेना चाहिए।

अथ स्वर्णमाक्षिकस्य प्रथमो मारणप्रकारः

ताप्यं निम्बवम्लसंपक्वं पुनर्निम्बूकवारिणा।
सम्पेष्य सम्पुटस्थन्तु पुटयेत् कृतचक्रिकम् ॥ १९ ॥
एवं दशपुटैरेव पञ्चतामेति माक्षिकम्।
रक्तोत्पलदलच्छायं जायते चातिशोभनम् ॥ २० ॥

अथास्य मारणमाह—निम्बुशोधितं माक्षिकं पुनर्निम्बूरसेनैव पिष्ट्वा दशवारं पुटेत्, तद् वर्णतः रक्तं भवतीति ॥ १९, २० ॥

भा.टी.—निम्बू के रस में पकाकर शुद्ध की हुई सोनामाखी को फिर नींबू के रस में घोलकर सुखा लें और टिकिया बनाकर सम्पुट में बन्द करके पुट में फूँक दें। इस प्रकार नींबूरस में घोटकर टिकिया बना सम्पुट में बन्दकर दस बार पुट देने से स्वर्णमाक्षिक की रक्तकमलपत्र के सदृश वर्ण की उत्तम भस्म हो जाती है ॥ १९, २० ॥

द्वितीयो मारणप्रकारः

विशोधितं माक्षिकन्तु बलिञ्च समभागिकम्।
खल्वे सम्पेषयेद्यत्नाद् भृशं निम्बूकवारिणा ॥ २१ ॥
संशोष्य सम्पुटे न्यस्य पुटयेत् कृतचक्रिकम्।
एवं पञ्चपुटैरेव म्रियते हेममाक्षिकम् ॥ २२ ॥

समगन्धकनिक्षेपद्वारा पुटनेन पञ्चभिरेव पुटैः माक्षिकं भस्मीभवतीति॥ २१, २२

भा.टी.—शुद्ध स्वर्णमाक्षिक और शुद्ध गन्धक दोनों को समभाग में लेकर एकत्र खरल में डाल नींबूस्वरस से अच्छी तरह मर्दन करके सुखा लें। अब शुष्कचूर्ण को अथवा इसकी टिकियाओं को सम्पुट में बन्द कर पुट में फूँक दें। इस प्रकार पाँच पुट देने से स्वर्णमाक्षिक की उत्तम भस्म हो जाती है॥ २१, २२॥

तृतीयो मारणप्रकारः

सुचूर्णिते तु माक्षिके विशोधितं तु हिंगुलम् ।
क्षिपेत्तदष्टमांशिकं ततस्तु निम्बुकाम्बुना ॥ २३ ॥
सुपेष्य सम्पुटीकृतं पचेददीर्घचक्रिकम् ।
विपक्वमष्टधैव वै प्रकीर्तितेन वर्त्मना ॥ २४ ॥
प्रयाति पञ्चतां परं जवेन हेममाक्षिकम् ।
क्षिपेत्तु हिंगुलं पुनः पुनर्निरुक्तमानतः ॥ २५ ॥

हिंगुलक्षेपादेवाष्टवारं पुटितं भस्म जायत इति । क्वचित्तु एरण्डतैलेन घर्षणं विधाय पुटनमुक्तं प्राचीनैः, तद्रक्तवर्णम् । तथा कुलत्थक्वाथेन तैलेन अजामूत्रेण तक्रेण वा पुटितं म्रियते तच्च कृष्णाभं भवति ॥ २३–२५ ॥

भा.टी.—शुद्ध स्वर्णमाक्षिकचूर्ण एक भाग में शुद्ध हिंगुलचूर्ण आठवाँ भाग मिलाकर नींबू के रस से मर्दन करके इसको गोल-गोल टिकिया-सी बना लें और धूप में सुखालें । अब इन टिकियाओं को सम्पुट में बन्द करके पुट में फूँक देवें। इस विधि से आठ बार पुट देने से शीघ्र ही स्वर्णमाक्षिक की भस्म हो जाती है । प्रत्येक बार पुट देने में आठवाँ भाग हिंगुलचूर्ण अवश्य मिलाना चाहिये ॥ २३–२५ ॥

अथ स्वर्णमाक्षिकस्य गुणाः

सुवर्णमाक्षिकं वृष्यं मधुरं तु रसायनम् ।
तिक्तं स्वर्यञ्च चक्षुष्यं त्रिदोषघ्नं परं मतम् ॥ २६ ॥
क्षयमर्शांसि मेहानि विविधा बस्तिवेदनाः ।
पाण्डुश्वयथुकुष्ठानि विषदोषादिकान् हरेत ॥ २७ ॥
जीर्णज्वरमपस्मारं मन्दानलमरोचकम् ।
अनिद्रां नाशयत्याशु योगवाहि परं मतम् ॥ २८ ॥

अथ माक्षिकगुणाः सुवर्णमाक्षिकं वृष्यमित्यादिना । तथाहि—"सुवर्णमाक्षिकं स्वादु तिक्तं वृष्यं रसायनम् । चक्षुष्यं वस्तिरुक्कुष्ठपाण्डुमेहविषोदरम् ॥ अर्शः शोफं क्षयं कण्डूं त्रिदोषमपि नाशयेत् ।" इति । किञ्च—"माक्षिकं तिक्तमधुरं मेहार्शःक्षयकुष्ठनुत् । कफपित्तहरं शीतं योगवाहि रसायनम् ॥" इत्युक्तम् । अपि च—"माक्षीकधातुः सकलामयघ्नः प्राणो रसेन्द्रस्य परं हि वृष्यः । दुर्मेहलोहद्रय-मेलकश्च गुणोत्तरः सर्वरसायनाग्र्यः ॥" इति । तथा च—"नैतन्निषेवीजरसाभिभूयते

न पन्नगैर्नापि गरैर्न वृश्चिकैः। न पाण्डुमेहज्वरशोफयक्ष्मभिर्न कण्ठनेत्रश्रवणत्वगामयैः ॥" इति। अनिद्राहरगुणवत्त्वं चास्य बहुधानुभूतचरम् ॥२६-२८॥

भा.टी.—उत्तम स्वर्णमाक्षिक भस्म वृष्य, मधुररस और रसायनगुण होती है। इसमें किञ्चित् तिक्तरस भी होता है। यह स्वर के लिये लाभदायक, नेत्रहितकर, अत्यन्त त्रिदोषहर है। इसको क्षय, अर्श, प्रमेह, विविध प्रकार की बस्तिपीड़ा, पाण्डुरोग, शोथ, कुष्ठ और शरीरगत विषविकारों को दूर करने के लिए सेवन किया जाता है। यह जीर्णज्वर, अपस्मार, मन्दाग्नि, अरुचि तथा अनिद्रा-रोग को नष्ट करती है और उत्तम योगवाही (जैसे द्रव्य के साथ दी जाय उसी के गुण को बढ़ानेवाली) है ॥ २६-२८ ॥

वक्तव्य—स्वर्णमाक्षिक लोहसमास होते हुए भी लोह से अल्प गुणवाला नहीं है। सम्भवतः माक्षिकभस्म, लोहांश के बहुत न्यून और लघु रूप में होने के कारण ही लोह की अपेक्षा लघु होती है। अतएव शरीर पोषक तथा नाड़ियों में बलवर्धन के लिये लोह तथा स्वर्ण के स्थान पर इसका प्रयोग पाया जाता है। प्रमेह, क्षय, जीर्णज्वर और मन्दाग्निजन्य पांडुरोगों में यह अग्नि को दीप्त करता हुआ रक्त के लाल कणों को शीघ्र पोषित करता है जिससे शरीर में शीघ्र बल अनुभव होता है। शरीर के किसी भाग के विशेषतः आँतों के स्राव को यह कम करती है। अतः इसे कफपित्तहर भी माना गया है। लोहसमास लघु के अतिरिक्त ग्राही भी होते हैं, यह स्थानिक रक्तवाहिनियों को संकुचित कर देते हैं जिससे वहाँ से होनेवाला रक्तस्राव बन्द हो जाता है। इसी कारण रक्तपित्त में स्वर्णमाक्षिकभस्म विशेष गुणकारी होती है। स्वर्णमाक्षिकभस्म पारदीय क्रियात्मकशक्ति की वर्धक (प्राण) मानी जाती है। पित्तप्रकोपजन्य भ्रमरोग (चक्कर) में वह अद्वितीय औषधि है। यदि शीतज्वर में कुनीन का सेवन किया हो और उससे शरीर में कुनीनविष के लक्षण उत्पन्न हो गये हों अथवा प्लीहावृद्धि, उदररोग, शोथ आदि लक्षण उत्पन्न हो गये हों तो स्वर्णमाक्षिकभस्म सेवन से शीघ्र लाभ होता है।

स्वर्णमाक्षिकस्य मात्रानिरूपणम्

गुञ्जार्द्धतः समारभ्य बलकालाद्यपेक्षया।
गुञ्जाद्वितयपर्यन्तं माक्षिकं योजयेद्भिषक् ॥२९॥

भा. टी.—रोग और रोगी का बल तथा काल आदि का पूर्ण विचार

करके आधी रत्ती से लेकर दो रत्ती तक स्वर्णमाक्षिक भस्म का प्रयोग किया जा सकता है ॥२६॥

अथ स्वर्णमाक्षिकस्य आमयिकः प्रयोगः

सुमृतं माक्षिकं शालसारादिगणभावितम् ।
यथालाभं प्रयुक्तं तु सान्द्रमेहं विनाशयेत् ॥३०॥
शिलाजत्वभ्रजन्तुघ्नमधुभिः परिशीलितम् ।
शीलितं मासमेकन्तु यक्ष्माणं विनिवारयेत् ॥३१॥
यवक्षारसमायुक्तं सुमृतं स्वर्णमाक्षिकम् ।
नाशयत्यचिरादेव मूत्रकृच्छ्रं सुदारुणम् ॥३२॥
पुनर्नवामृताशुण्ठीदार्वीक्वाथेन माक्षिकम् ।
सेवनादचिरादेव शोथं नाशयति ध्रुवम् ॥३३॥
काञ्चनारत्वचोत्थेन क्वाथेन परिशीलितम् ।
तापयमन्तःप्रविष्टान्तु बहिः कुर्यान्मसूरिकाम् ॥३४॥
विषाकरञ्जचूर्णेन शीलितं हेममाक्षिकम् ।
नाशयत्यचिरादेव नियतं विषमज्वरम् ॥३५॥
कणाकलितरूत्थेन चूर्णेन मधुनान्वितम् ।
शीलितं ताप्यभसितं कासबाधां व्यपोहति ॥३६॥
रसगन्धकसंयुक्तं मधुना सह माक्षिकम् ।
शीलितं त्वचिरादेव रक्तपित्तं व्यपोहति ॥३७॥
तुगाक्षीरीरजोमिश्रं शीलितं स्वर्णमाक्षिकम् ।
मासद्वितयमात्रेण ददाति विपुलं बलम् ॥३८॥
सिन्दूराभ्रसमायुक्तं सव्योषं स्वर्णमाक्षिकम् ।
निषेवितं निहन्त्याशु दारुणं गर्भिणीज्वरम् ॥३६॥
भागैकं रससिन्दूरं द्विभागं हेममाक्षिकम् ।
सम्मेल्य मधुना लीढं बलवीर्यकरं परम् ॥ ४० ॥
पिण्डखर्जूरिकोपेतं माक्षिकं गुञ्जसंमितम् ।
निहन्त्यापन्नसत्त्वाया रक्तस्रावमसंशयम् ॥ ४१ ॥
विषाबिल्वबलाविश्ववञ्जुलाम्बुकषाययुक् ।
ताप्यमापन्नसत्त्वाया ज्वरातीसारशूलनुत् ॥ ४२ ॥

अथास्य रोगयोग्यः प्रयोगः—शालसारादिगणः सुश्रुतोक्तः, तद्यथा "शालसा-

राजकर्णखदिरकदरकालस्कन्धक्रमुकभूर्जमेषश्रृङ्गीतिनिशचन्दनकुचन्दनशिंशपा-शिरीषासनधवार्जुनतालशाकनक्तमालपूतीकाश्वकर्णागुरूणि कालीयकञ्चेति।' जतुघ्नं विडङ्गम्। काञ्चनारत्वक्क्वाथेनेति—उक्तं हि "काञ्चनारत्वचः क्वाथस्ताप्यचूर्णावचूर्णितः। निर्गत्यान्तःप्रविष्टान्तु मसूरीं बाह्यतो नयेत्" इति। कलितरुर्विभीतकः। आपन्नसत्त्वा गर्भिणी। वञ्जुलो जलवेतसः। अम्बु वालकम्। अपि चान्यदप्याहुः—"गुञ्जामात्रं माक्षिकमुपयुक्तं माहिषेण दुग्धेन। विदधाति नष्टनिद्रे निद्रामाश्वेव दृष्टमिदम्" इति तथाहि—'सोदश्वित्को वा विनिहन्ता त्वग्दोषाणां सर्वविषाणां सगराणाम्। अब्दद्राक्षाऽयोमलमुस्तामलकानां सव्योषाणां पर्वतनिर्यासयुतानाम्॥ दत्वा तुल्यं माक्षिकधातुं मधुमिश्रं लिह्यात्पाण्डुव्याध्यभिभूतः शिवमच्छिन्। लोहं सर्पिर्माक्षिकधातुर्मधुमात्रा धात्रीचूर्णं केशरमम्बुप्रभवानाम्। योगः कुर्यादेष सिताभागविमिश्रश्चक्षुर्घ्राणश्रोत्ररसज्ञानविबोधम्॥" इति वृद्धवाग्भटे। दिङ्मात्रमत्रोदाहृतं विशेषस्तु गुरुसम्प्रदायादनुसन्धेयम्॥३०–४२॥

भा.टी.—स्वर्णमाक्षिकभस्म को शालसारादिगणोक्त औषधियों के कषाय की सात अथवा इक्कीस भावना देकर सेवन करने से सान्द्रमेह रोग शान्त हो जाता है। सोनामाखी की भस्म को शिलाजीत, अभ्रक भस्म तथा विडंगचूर्णमें मिलाकर मधु के साथ एक मास तक निरन्तर सेवन करने से राजयक्ष्मा में आराम आता है। स्वर्णमाक्षिकभस्म को यवक्षार में मिलाकर सेवन करने से भयंकर मूत्रकृच्छ्र रोग में आराम आ जाता है। पुनर्नवा, गुडूची, शुण्ठी तथा दारुहल्दी के कषाय के साथ स्वर्णमाक्षिक सेवन करने से शीघ्र ही शोथ शान्त हो जाता है। मसूरिका के दाने निकलते हुए यदि रुक जायँ तो ऐसी दशा में स्वर्णमाक्षिकभस्म को कचनारत्वक्कषाय के साथ सेवन करने से दाने शीघ्र बाहर निकल आते हैं। प्रतिदिन शीतपूर्वक आनेवाले विषमज्वर में माक्षिकभस्म को अतीस करंजबीज चूर्ण के साथ सेवन करने से विषमज्वर रुक जाता है। खाँसी के कष्ट को दूर करने के लिए स्वर्णमाक्षिक को पिप्पली तथा बहेड़ा चूर्ण के साथ दिया जाता है। पारदगन्धक अर्थात् कज्जली के साथ माक्षिकभस्म मिलाकर मधु से चाटने से शीघ्र ही रक्तपित्त में शान्ति मिलती है। वंशलोचनचूर्ण के साथ स्वर्णमाक्षिकभस्म को दो मास तक निरन्तर सेवन करने से शरीर में पर्याप्त बल पैदा होता है। गर्भिणीज्वर में स्वर्णमाक्षिकभस्म को रससिन्दूर, अभ्रकभस्म, सौंठ, मिर्च और पिप्पलीचूर्ण में मिलाकर सेवन करने से शीघ्र आराम आता है। एक भाग रससिन्दूर और दो भाग स्वर्णमाक्षिक-

भस्म लेकर दोनों को मिला मधु के साथ चाटने से शरीर में बल और वीर्य की वृद्धि होती है। गर्भिणी के गर्भाशय-स्राव को रोकने के लिये एक रत्ती स्वर्णमाक्षिकभस्म को पिंडखजूर के साथ सेवन कराने से निश्चित लाभ होता है। गर्भावस्था में होनेवाले ज्वरातिसार और शूल को शान्त करने के लिये स्वर्णमाक्षिकभस्म को अतीस, बेलगिरी, खरेंटी, सोठ, जलवेत, सुगन्धबाला; इनके क्वाथ के साथ सेवन कराना चाहिये ॥३०–४२॥

स्वर्णमाक्षिकस्य सत्त्वपातनप्रकारः

गोमूत्रैरण्डतैलाभ्यां कदलीकन्दवारिणा।
घृतेन मधुना चापि भावयेद्धेममाक्षिकम् ॥४३॥
सप्तवारं विभाव्याथ मूषायां विन्यसेत्ततः।
ध्मापयेत्सुचिरं विज्ञस्तत्रतिप्रखरवह्निना ॥४४॥
एवं नातिचिरादेव ध्मातं कनकमाक्षिकम्।
मृदुलं रविलोहाभं सत्त्वं मुञ्चति शोभनम् ॥४५॥

अथ माक्षिकसत्त्वपातनप्रकारः गोमूत्रैरण्डतैलाभ्यामित्यादिना ॥४३–४५॥

भा.टी.—स्वर्णमाक्षिक को गोमूत्र, एरंडतैल, कदलीकन्दस्वरस, गोघृत तथा शहत की पृथक्-पृथक् सात भावना देकर एक दृढमूषा में रखें। इस मूषा को कोष्ठी में रखकर तीव्र अग्नि से देर तक तपायें तो ताम्र के समान वर्ण और स्पर्श में सुन्दर माक्षिकसत्त्व निकल आता है॥४३–४५॥

द्वितीयः सत्त्वपातनप्रकारः

पादांशटङ्कणोपेतं मर्दितं हेममाक्षिकम्।
ध्मातं मूषागतं सत्त्वं मुञ्चत्याशु सुनिश्चितम् ॥४६॥

भा.टी.—स्वर्णमाक्षिक में चतुर्थांश सुहागा मिलाकर पीस लें, अब इसको एक मूषा में रखकर तीव्र अग्नि में तपायें तो माक्षिक का सत्व प्राप्त होता है॥४६॥

तृतीयः सत्त्वपातनप्रकारः

समगन्धं पचेत्ताप्यं चतुर्यामं प्रयत्नतः।
ततोऽर्द्धगन्धकं भृष्टटङ्कणं चार्द्धभागिकम् ॥४७॥
विन्यस्य चान्धमूषायां ध्मापयेदतियत्नतः।
एवं नातिचिरादेव सत्त्वं शुल्बनिभं पतेत् ॥४८॥

भा.टी.—पहिले स्वर्णमाक्षिकचूर्ण और शुद्धगन्धकचूर्ण दोनों को एकत्र समभाग

में लेकर कड़ाही में डालकर बारह घण्टे तक चूल्हे पर पकायें। शीतल होने पर स्वर्णमाक्षिकचूर्ण को निकालकर उसमें स्वर्णमाक्षिक से आधा भाग गन्धक तथा आधा भाग भुना हुआ सुहागाचूर्ण मिलाकर इसको अन्धमूषा में बन्द करके इस मूषा को कोष्ठी में रखें, धौंकनी से तपायें तो शीघ्र ही ताम्र सदृश माक्षिकसत्व निकल आता है ॥ ४७, ४८ ॥

स्वर्णमाक्षिकसत्त्वस्य मारणप्रकारः

हेममाक्षिकसत्त्वन्तु पञ्चतोलकसंमितम् ।
तन्मितं विमलं सूतं बलिं दत्त्वा च मर्दयेत् ॥४९॥
जम्बीरस्य रसेनाथ मर्दयेदेकवासरम् ।
संशोष्य सम्पुटे कृत्वा पुटयेत्तीव्रवह्निना ॥५०॥
त्रिवारं पुटयेदेवं निर्दिष्टेनैव वर्त्मना ।
एवं माक्षिकसत्त्वन्तु पञ्चतां याति निश्चितम् ॥५१॥

माक्षिकसत्त्वमारणन्तु समसूतगन्धककृतकज्जल्या जम्बीरजलपिष्टया त्रिवारं पुटनात् सम्पाद्यते ॥ ४९–५१ ॥

भा.टी.—पाँच तोला स्वर्णमाक्षिकसत्व, पाँच तोला शुद्धपारद, पाँच तोला शुद्ध गन्धक लेकर इन तीनों को एकत्र खरल में पीसकर अब इसमें जम्बीरीनींबू का रस डालकर एक दिनभर खूब मर्दन करें और धूप में सुखा लें। अब इस चूर्ण को एक दृढ़ सम्पुट में बन्द करके तीव्र पुट में फूंक दें। इस तरह पारदगन्धक के साथ तीन तीव्र पुट देने से माक्षिकसत्व की निश्चित भस्म हो जाती है ॥ ४९–५१ ॥

स्वर्णमाक्षिकसत्त्वस्य गुणाः

हेममाक्षिकसत्त्वं तु शिशिरं रुचिरं परम् ।
वृष्यं बल्यं तथा मेध्यं जीर्णज्वरविनाशनम् ॥५२॥
रक्तपित्तं क्षयं कासं दाहं हन्यात्सुदारुणम् ।
योगवाहि परञ्चैतद्रसायनमनुत्तमम् ॥५३॥

भा.टी.—स्वर्णमाक्षिकसत्वभस्म शिशिर और उत्तम रुचिकारक, वृष्य, बल्य, मेधावर्धक, ज्वरनाशक, रक्तपित्त, क्षय, कास तथा भयंकर दाह को शान्त करती है। यह भस्म योगवाही होती है और उत्तम रसायन का कार्य करती है ॥ ५२, ५३ ॥

मृतस्वर्णमाक्षिकसत्त्वस्य आमयिकः प्रयोगः

हेममाक्षिकसत्त्वं तु यथादोषानुपानतः ।
ताप्यवच्चोलितं हन्ति दुःसाध्यानामयानपि ॥५४॥

भा.टी.—स्वर्णमाक्षिकसत्त्वभस्म को तत्तद्-दोषहर द्रव्यों के चूर्ण या कषाय आदि अनुपान के साथ स्वर्णमाक्षिकभस्म की भाँति प्रयोग करने से दुःसाध्य रोग भी नष्ट हो जाते हैं ॥ ५४ ॥

अथ रजतमाक्षिकस्य नामानि

रौप्यमाक्षिकमाख्यातं तारजं तारमाक्षिकम् ।
विमलं श्वेतमाक्षीकं तथा रजतमाक्षिकम् ॥५५॥
ईषद्रौप्यस्य साहित्याद् वा रौप्यगुणसाम्यतः ।
रौप्यवद् द्युतिमत्त्वाद्वा रौप्यमाक्षिकमुच्यते ॥५६॥

रजतमाक्षिकनामानि तन्त्रे व्यवहृतानि—'विमलं श्वेतमाक्षीकं तथा रजतमाक्षिकम्' इति रजतमाक्षिकं विमलनाम्ना व्यवहृतम् । आह च रसमाधवः 'विमलं तारमाक्षिकम्' इति ॥ ५५, ५६ ॥

भा.टी.—रौप्यमाक्षिक, तारज, तारमाक्षिक, विमल, श्वेतमाक्षिक, रजतमाक्षिक, ये सब नाम रूपामाखी के कहे जाते हैं । इस रूपामाखी में बहुत थोड़ा रजत का मिश्रण होने से अथवा इसमें रजत के समान गुण धर्म होने से अथवा इसमें रजतवत् चमक होने से इसको रौप्यमाक्षिक कहते हैं ॥ ५५, ५६ ॥

वक्तव्य—विमलमाक्षिक भी लोह का समास है, इसे आइरन पाइराइटिस (*Iron pyritis*) कहते हैं और स्वर्णमाक्षिक को कापर पाइराइटिस (*Copper pyritis*) कहते हैं । माक्षिक का एक और भेद होता है जिसे कांस्यमाक्षिक आर्सेनो पाइराइटिस (*Arsano pyritis*) कहते हैं । विमल माक्षिक रजत के समान कुछ-कुछ चमकीला होने से रौप्यमाक्षिक कहा जाता है ।

जात्यरजतमाक्षिकस्य स्वरूपम्

स्निग्धं सकोणं गुरु च वर्तुलं रजतोज्ज्वलम् ।
रौप्यवच्चाकचिक्याढ्यं जात्यं तद्रौप्यमाक्षिकम् ॥५७॥

जात्यं रजतमाक्षिकं स्निग्धमित्याद्युक्तम् । आहुश्च प्राञ्चः—"कांस्यवच्चाकचिक्याढ्यं कषे घृष्टन्तु रौप्यवत् । गुरु स्निग्धं सितं यत्तच्छ्रेष्ठं स्यात्तारमाक्षिकम्" इति ॥ ५७ ॥

भा.टी.—उत्तम रूपामाखी स्निग्ध, कोणयुक्त, गुरुभार, प्रायः वर्तुल

(गोलखण्डवाली), रजत के समान उज्ज्वल और रजत के समान ही चमकीली होती है ॥ ५७ ॥

हेयरौप्यमाक्षिकस्य शोधनप्रयोजनम्

समलं लघु रूक्षञ्च कषेऽतिमलिनच्छवि ।
अवर्तुलं विवर्णञ्च हेयं स्याद्रौप्यमाक्षिकम् ॥ ५८ ॥

भा.टी.—मलयुक्त, लघुभार, रूक्ष (बाहर से खुश्क), कसौटी पर घिसने से अत्यन्त मलिन रेखा खींचनेवाली, लम्बे या विषम खंडयुक्त, फीके वर्ण की रौप्यमाक्षिक औषधि-प्रयोग में अग्राह्य समझनी चाहिये ॥ ५८ ॥

रौप्यमाक्षिकस्य शोधनप्रयोजनम्

अशुद्धं रौप्यमाक्षीकं स्वर्णमाक्षिकवद् भृशम् ।
जनयत्याशु मन्दाग्निं तथा कुष्ठादिकान् गदान् ॥ ५९ ॥

अशुद्धन्तु "स्वर्णमाक्षिकवद्दोषा विज्ञेयास्तारमाक्षिके" इति प्राचीनोक्त्यनुसारं प्राह स्वर्णमक्षिकवद् भृशमिति । स्पष्टमन्यत् ॥ ५९ ॥

भा.टी.—अशुद्ध रूपामाखी के सेवन करने से प्रायः अशुद्ध स्वर्णमाक्षिक के समान ही मन्दाग्नि तथा कुष्ठ आदि रोग उत्पन्न होते हैं। अतः इसको शुद्ध करके प्रयोग में लाना चाहिये ॥ ५९ ॥

रौप्यमाक्षिकस्य प्रथमः शोधनप्रकारः

[गीतिका]

विमलं तु जात्यमादौ सुविचूर्ण्य खल्वमध्ये ।
अथ निम्बूकोरथधारा निदधीत वै कटाहे ॥ ६० ॥
अथ लौहचुल्लिकायां विनिधापयेत् कटाहम् ।
चुल्ल्यां प्रदीप्य वह्निं परिचालयेच्च दर्व्या ॥ ६१ ॥
विमलन्तु नीरि धावरवारक्तपङ्कजाभम् ।
निक्षिप्य निम्बूकाम्भस्तावत्पचेत्प्रयत्नात ॥ ६२ ॥
अरुणोत्पलप्रकाशं विमलं विलोक्य वैद्यः ।
अवतारयेद्विशुद्धं विमलं प्रयोगयोग्यम् ॥ ६३ ॥

भा.टी.—उत्तम स्वच्छ रूपामाखी को खरल में डालकर बारीक चूर्ण कर लें। अब इस चूर्ण को एक लोहे की कड़ाही में डाल उसमें नींबू का रस भी भर दें और कढ़ाही को लोहे के चूल्हे में या भट्ठी पर रखकर अग्नि जलायें। तीव्र अग्नि से पकाते हुए लोह करछी से चलाते रहें। जब नींबू का रस सूख

जाय तो फिर रस डालकर करछी से चलाते हुए पकायें। जब पकने पर रूपामाखीचूर्ण लालकमल के सदृश वर्ण का हो जाय तो चूल्हे से कढ़ाही को उतार कर शुद्ध रौप्यमाक्षिक को निकालकर भस्म करने के काम लावें ॥ ६०-६३ ॥

द्वितीयः शोधनप्रकारः

विमलं तु जात्यमादौ सुविधाय पोट्टलीस्थम।
अथ दोलिकाख्यन्त्रे वृषपत्रजोत्थवारा ॥ ६४ ॥
विधिना विधानदक्षः संस्वेदयेद् द्वियामम।
विमलोऽतिवेलमेवं विमलत्वमेत्यनल्पम् ॥ ६५ ॥

द्वितीयः प्रकारः वासकस्वरसे स्वेदनाद् दोलायन्त्रेण निष्पाद्यः। उक्तं हि— "विमला तु शुद्ध्यति दिनं वासाजश्रृङ्गीरसे स्विन्ना" इत्यादिना रसपद्धत्याम्॥६४,६५

भा. टी.—रूपामाखीचूर्ण को एक कपड़े में बाँधकर पोटली बना लें। इस पोटली को दोलायन्त्र में वासापत्रस्वरस भर उसमें लटका दें और दो पहर तक अग्नि देकर पकायें। इस विधि से शीघ्र ही विमलमाक्षिक शुद्ध हो जाती है ॥ ६४, ६५ ॥

तृतीयः शोधनप्रकारः

मेषश्रृङ्गीरसेनापि दोलायन्त्रे विधानतः।
पाचितं रौप्यमाक्षीकं शुद्धिमायात्यनुत्तमाम् ॥ ६६ ॥

मेषश्रृङ्गीत्यादि निगदव्याख्यातम्। योगरत्नाकरे तु विधानमन्यदप्युक्तम्। तथाहि— "कर्कोटीमेषश्रृङ्गीजैरसैर्जम्बीरजैर्दिनम्। आतपे भावना देया शुद्धं स्यात्तारमाक्षिकम्" इति ॥ ६६ ॥

भा.टी.—दोलायन्त्र में मेढासिंगी स्वरस भरकर उसमें रूपामाखी को दो पहर तक स्वेदन करने से भी रूपामाखी शुद्ध हो जाती है ॥ ६६ ॥

रौप्यमाक्षिकस्य मारणप्रकारः

विमलो लकुचद्रावैः पदांशबलिसंयुतः।
पिष्ट्वा तु सप्तधैवेह पुटितो याति पञ्चताम् ॥ ६७ ॥

अस्य मारणं लकुचजलैः गन्धकेन चेति सुगमम् ॥ ६७ ॥

भा.टी.—शुद्ध रूपामाखी में चतुर्थांश शुद्ध गन्धकचूर्ण मिला बड़हल के स्वरस के साथ मर्दन करके टिकिया बनाकर सुखा लें। अब इन टिकियाओं को सम्पुट में बन्द करके पुट में फूँक दें। इस विधि को सात बार दुहराने से विमल की भस्म हो जाती है ॥ ६७ ॥

रौप्यमाक्षिकस्य सामान्येन मारणम्

स्वर्णमाक्षिकवत्कार्यं रौप्यमाक्षिकमारणम् ।
प्रयोगाल्पतया चास्य व्याख्यानं नाधिकं कृतम् ॥६८॥

वस्तुतस्तु स्वर्णमाक्षिकवदेवास्य सर्वं मारणादिकम् । व्यवहारस्त्वल्प एव, सीसोपमञ्चास्य सत्त्वं लकुचजलटङ्कणाभ्यां साध्यम् ॥ ६८ ॥

भा.टी.—रूपामाखी की भस्म-विधि स्वर्णमाक्षिकभस्म-विधि के समान ही समझनी चाहिए। क्योंकि विमलमाक्षिक का प्रयोग बहुत ही कम होता है। अतः इसके विषय में अधिक व्याख्यान की आवश्यकता नहीं समझी गयी है ॥६८॥

रौप्यमाक्षिकस्य गुणादिनिरूपणम्

स्वर्णमाक्षिकवज्ज्ञेया विमलस्य गुणा बुधैः ।
मात्रां चामयिकं योगं तथैव परिलक्षयेत् ॥६९॥

भा.टी.—रूपामाखी भस्म के गुण, मात्रा तथा आमयिक प्रयोगविधि स्वर्णमाक्षिक भस्म के समान ही समझनी चाहिए ॥ ६९ ॥

रौप्यमाक्षिकस्य सत्त्वपातनम्

पादांशटङ्कणोपेतो लकुचद्रावमर्दितः ।
विमलः सुचिरं ध्मातः सत्त्वं सीसोपमं त्यजेत् ॥७०॥

भा.टी.—शुद्ध विमलमाक्षिक से चतुर्थांश सुहागाचूर्ण मिला बड़हल के स्वरस से मर्दन कर मूषा में भर लें। अब इस मूषा को कोष्ठी में तीव्र अग्नि से तपायें तो सीसे के सदृश सत्त्वपातन होता है ॥ ७० ॥

अथ तुत्थकस्य नामानि

तुत्थं तु तुत्थकं तुत्थाञ्जनञ्चापि मयूरकम् ।
सस्यकं ताम्रगर्भञ्च शिखिग्रीवञ्च तन्मतम् ॥७१॥

सुवर्णरजताभ्यामन्तरं ताम्रस्य यथाक्रमागतमुपधातुं तुत्थमेवात ऊर्ध्वं वर्णयति । अस्य नामानि व्यवहृतप्रायाणि तन्त्रेषु ॥७१॥

भा.टी.—तुत्थ, तुत्थक, तुत्थाञ्जन, मयूरक, सस्यक, ताम्रगर्भ तथा शिखिग्रीव, ये सब नाम तूतिया के कहे जाते हैं ॥७१॥

वक्तव्य—तूतिया नैसर्गिक रूप में प्राप्त होता है तथा कृत्रिमविधि से भी बनाया जाता है। कृत्रिमविधि से निर्माण करने पर ताम्र की कच्ची धातु को गन्धक में मिला भट्ठी में तीव्र अग्नि से तपाते हैं और इसमें धौंकनी द्वारा वायु प्रवेश कराते हैं। फिर इस भुने हुए द्रव्य में गन्धकाम्ल डालकर द्रव्य के स्फटिक बनाये जाते हैं जिनको ताम्रगन्धित् (*Copper sulphate*) कहा जाता है।

ग्राह्यतुत्थकस्य स्वरूपम्

शिखिकण्ठसमच्छायं गुरु स्निग्धं महोज्ज्वलम् ।
तुत्थकं शस्यते विज्ञैरन्यद्धीनगुणं मतम् ॥ ७२ ॥

उत्कृष्टतुत्थलक्षणं शिखिकण्ठसमच्छायमिति—शिखी मयूरः, तस्य कंठच्छायासमा छाया यस्य तत् नीलवर्णमित्यर्थः ॥ ७२ ॥

भा.टी.—मोर के कंठ के सदृश छायावाला अर्थात् नीलवर्ण, गुरुभार, स्निग्ध तथा अत्यन्त चमकीला तूतियां औषधि कार्य में उत्तम माना जाता है। इससे भिन्न स्वरूप तुत्थ हीनगुण होता है ॥ ७२ ॥

तुत्थकस्य निर्मलीकरणम्

सुचूर्णितं तुत्थकं तु दशतोलकसंमितम् ।
क्षिपेदत्युष्णसलिले पञ्चतोलकसंमिते ॥७३॥
ततः सारकपत्रेण सारयेद्वाससाथवा ।
सारितं सलिलं विज्ञः काचपात्रतलस्थितम् ॥७४॥
तावत्संस्थापयेद्यावन्नैति तत्कणरूपताम् ।
एवं कणत्वमापन्नं तुत्थं शुद्ध्यै नियोजयेत् ॥७५॥

भा.टी.—तूतिये का सूक्ष्म चूर्ण करके दस तोला लें, अब इस चूर्ण को पाँच तोले अत्यन्त गरम जल में डाल घोल लें। अब इस घोल को फिल्टर पेपर अथवा वस्त्र से छान लें। अब इस छने हुए जल को एक काँच के पात्र में तब तक एकांत में रख दें जब तक कि पात्र के तल में कण (क्रिस्टिल) जम जायँ। इस कण रूप तुत्थ को शुद्धि के लिए काम लाना चाहिये ॥७३–७५॥

निर्मलीकृततुत्थस्य गुणाः

तुत्थं तु तिक्तकं त्वच्यं ग्राहि वान्तिकरं परम् ।
कफघ्नमथ चक्षुष्यं व्रणदोषनिषूदनम् ॥७६॥
उपदंशफिरङ्गोत्थक्षतशोधनकृत्परम् ।
क्लिष्टवर्त्मप्रशमनं क्षारकर्मकरं स्मृतम् ॥७७॥

निर्मलीकृततुत्थगुणाः तुत्थं तु तिक्तकमित्यादिना। त्वच्यं त्वग्दोषहरम्, क्लिष्टवर्त्म नेत्ररोगविशेषः ॥ ७६, ७७ ॥

भा.टी.—उक्त विधि से साफ किया हुआ तुत्थ तिक्तरस, त्वच्य, ग्राही तथा वामक होता है। इसके प्रयोग से कफप्रकोप नष्ट होता है। यह आँखों के लिए लाभदायक, व्रणविकृतियों को दूर करनेवाला होता है। तुत्थ उपदंश, फिरंगजन्य क्षतों (घाव) को शुद्ध करने के लिए उत्तम द्रव्य है। नेत्रपलकों के भीतर

पोथकीक्लिष्टवर्त्म होने पर उनमें प्रयोग किया जाता है। इसके द्वारा क्षार कार्य भी किया जाता है, अर्थात् जिस तरह किसी क्षार से व्रणक्षत को जलाया जाता है उसी तरह तुत्थ भी जलाने के काम आता है ॥ ७६-७७ ॥

तुत्थकद्रावस्य निर्माणप्रकारः

द्विगुञ्जतश्चतुर्गुञ्जं तुत्थकं निर्मलीकृतम् ।
परिस्रुते तु सलिले पञ्चतोलसंकमिते ॥ ७८ ॥
निक्षिपेदथ विज्ञाय तुत्थकं सर्वथा द्रुतम् ।
तुत्थद्रवं प्रयुञ्जीत रसतन्त्रविचक्षणः ॥ ७९ ॥

अथ व्रणादिक्षालनयोग्यतुत्थद्रवनिर्माणप्रकारः—द्विगुञ्जतश्चतुर्गुञ्जमिति गुञ्जाप्रमाणतारतम्यं दोषाद्यनुसारम् ॥ ७८, ७९ ॥

भा.टी.—दो रत्ती से चार रत्ती तक साफ किया हुआ तुत्थ लेकर उसको पाँच तोला शुद्ध परिस्रुत जल में डालकर घोल लें। जब तूतिया जल में अच्छी तरह घुल जाय तो इस द्रव को विभिन्न रोगों में प्रयोग करें ॥ ७८, ७९ ॥

तुत्थकद्रवस्य आमयिकः प्रयोगः

प्रक्लिन्नपूतिमांसानां सुचिरादप्यरोहताम् ।
तथात्युच्छ्रितमांसानां व्रणानां पूतिगन्धिनाम् ॥ ८० ॥
उपदंशफिरङ्गोत्थस्फोटानाञ्चाप्यरोहताम् ।
रोपणाय तथाशेषदोषनिर्हरणाय च ॥ ८१ ॥
तुत्थद्रवं प्रयुञ्जीत विधानज्ञो भिषग्वरः ।
द्रवेणानेन धौतास्तु व्रणा रोहन्त्यसंशयम् ॥ ८२ ॥
नेत्रवर्त्मयुगे युक्त्या योजितस्तुत्थकद्रवः ।
क्लिन्नवर्त्मरुजश्चापि पोथकीमाशु नाशयेत् ॥ ८३ ॥

अस्य च प्रक्लिन्नमांसादिषु व्रणेषु प्रयोगः। तस्य फलम्—'द्रवेणानेन धौतास्तु व्रणा रोहन्त्यसंशयम्' इति। अपि च नेत्रयोर्युक्त्या योजितः क्लिन्नवर्त्मपोथक्यादिहरः। युक्तिस्तु निर्मुच्य वर्त्मनी बिन्दुक्षेपकयन्त्रेण तत्र बिन्दुपातनम्। अथवा काचनिर्मितया नेत्रशलाकयाञ्जनम्। अथवा वक्ष्यमाणतुत्थकोदयावर्त्तिप्रयोगविधानोक्तरीत्या प्रयोज्यो द्रवः ॥ ८०-८३ ॥

भा.टी.—सड़े और दुर्गन्धयुक्त मांसवाले और बहुत देर होने पर न भरनेवाले, और मांस बढ़े हुए, दुर्गन्धियुक्त व्रणों में तथा उपदंश, फिरंगजन्य व्रण जो नहीं भरते हों अर्थात् पुराने बिगड़े हुए व्रणों और आँतों की विकृतियों

को दूर करके उनको भरने के लिये तुत्थद्रव का प्रयोग किया जाता है। उक्त-प्रकार के व्रणों को इस तुत्थद्रव से प्रतिदिन धोने से वे शुद्ध होकर भरने लगते हैं। नेत्रवर्त्म के रोगों में पलकों को उलटकर तुत्थद्रव के लगाने या ड्रापर से डालने पर क्लिन्नवर्त्मपीड़ा तथा पोथकी रोग में शीघ्र ही आराम आने लगता है॥ ८३ ॥

[गीतिका]

उपसर्गजे तु मेहे प्रदरे च शुक्लपूर्वं।
भृशमुत्तराख्यवस्तिप्रतिपादितायत्नेन ॥ ८४ ॥
द्रवमाशु तुत्थकोत्थं विनियोजयेद्विधिज्ञः।
शममेति सर्वथैवं प्रथमोक्तरोगबाधा ॥ ८५ ॥

अथ च औपसर्गिके प्रमेहे शुक्लप्रदरे च उत्तरबस्तिविधिना प्रयुक्तः शमयति बाधाम् ॥ ८४, ८५ ॥

भा.टी.–उपसर्ग प्रमेह (सुजाक) तथा श्वेतप्रदर रोग में उत्तरवस्तिविधान से तुत्थद्रव का प्रयोग करने पर शीघ्र ही पूयमेह तथा श्वेतप्रदर में आराम आता है॥ ८४, ८५ ॥

निर्मलीकृततुत्थस्य आमयिकः प्रयोगः

तुत्थकोदया वटी

भागैकं निर्मलं तुत्थं पथ्या च मधुयष्टिका।
मरिचं तु कलांशं स्याद्वटी पिष्टाम्भसा कृता ॥ ८६ ॥
माषैकप्रमिता नाम्ना वटीयं तुत्थकोदया।
घृष्टाम्भसा प्रयुक्तेयं पोथक्यादिविकारनुत् ॥ ८७ ॥

भा.टी.—निर्मल तुत्थ एक भाग, हरीतकीचूर्ण एक भाग, मुलेठीचूर्ण एक भाग, कालीमिर्चचूर्ण सोलहवाँ भाग लेकर, सबको एकत्र खरल में डाल जल के साथ मर्दन करके एक-एक मासे की गोलियाँ बनाकर सुखा लें। इनको तुत्थोदया वटी कहते हैं। इस वटी को जल से घिसकर नेत्रों के पलकों पर लगाने से पोथकी आदि विकार शान्त हो जाते हैं॥ ८६, ८७ ॥

तुत्थकोदया वर्तिः

पञ्चतोलोन्मितं तुत्थं विधिना निर्मलीकृतम्।
निर्मलं शोरकञ्चैव स्फटिकारीञ्च तन्मिताम् ॥ ८८ ॥
कर्पूरं तोलकार्द्धञ्च पेषयेद्यत्नतोऽम्भसा।
रक्तिद्वयमिताञ्चैकां वर्तिं निर्मापयेत् पृथक् ॥ ८९ ॥

द्रावयित्वा वर्तिमेकां पञ्चतोलोन्मिते जले ।
ततः कूर्चिकया यत्नादुष्ट्रकेशप्रणीतया ॥९०॥
द्रवप्रसिक्तया वर्त्म विपर्यस्तं समञ्जयेत् ।
क्लिन्नवर्त्मरुजं घोरां पोथकींश्च विनाशयेत् ॥९१॥

तुत्थोदया वर्तिः—पञ्चतोलोन्मितमिति। यत्नतः श्लक्ष्णं यथा स्यात्तथेति भावः, विपर्यस्तं निर्भुग्नम् । पोथक्यः—"स्राविण्यः कंडुरा गुर्व्यो रक्तसर्षपसन्निभाः । रुजावत्यश्च पिडकाः पोथक्य इति कीर्तिताः ॥" क्लिन्नवर्त्म—"अरुजं बाह्यतः शूनं वर्त्म यस्य नरस्य हि । प्रक्लिन्नवर्त्म तद्विद्यात् क्लिन्नमत्यर्थमन्ततः" इत्युक्तलक्षणम् ॥८८–९१॥

भा.टी.—अच्छी तरह साफ किया तुत्थ पाँच तोला, साफ सोरा और फिटकरी प्रत्येक पाँच तोला, कपूर आधा तोला लेकर सब को एकत्र खरल में जल से अच्छी तरह मर्दन करके दो-दो रत्ती की वर्तियाँ बना लें । प्रयोग के समय एकवर्ति (बत्ती) को पाँच तोला शुद्ध जल में घोलकर द्रव बना लें । अब द्रव में रुई का फाहा या कोमल ब्रश को भिगोकर नेत्र के पलकों को उलट कर धीरे-धीरे उन पर अञ्जन करें अर्थात् कूची को पलकों पर फेर दें । इस तरह प्रतिदिन कुछ काल तक करने से क्लिन्नवर्त्म तथा पोथकी-रोग में शीघ्र आराम आ जाता है ॥ ८८–९१ ॥

तुत्थकादिवर्तिः

तुत्थकुष्ठवरादार्वीदन्तीमूलत्रिवृत्तिलैः ।
सकणासैन्धवक्षौद्रैः पिष्ट्वा निम्बदलाम्भसा ॥९२॥
कृतास्त्वेषणिकाकारा वर्तिका व्रणशोधिकाः ।
योजयेद्युक्तितो नाडीव्रणादौ च भगन्दरे ॥९३॥

एषणिका नाडीव्रणगत्यन्वेषणसाधनी शलाका ॥ ९२, ९३ ॥

भा.टी.—तूतिया, कूठ, त्रिफला, दारुहल्दी, दन्तीमूल, निशोथ, तिल, पिप्पली, सैन्धानमक तथा शहत, इन सब को समभाग में लेकर एकत्र खरल में नीम के स्वरस से मर्दन करें । जब वत्ती बनाने योग्य हो जाय तो इनकी एषणिका आकार (*Pore*) वर्ति बना लें । यह वर्ति नाड़ीव्रण, भगन्दर आदि में प्रवेश करके रखी जाय तो इससे व्रण शुद्ध हो जाते हैं ॥ ९२, ९३ ॥

शिखिग्रीवादिवर्तिः

माषकैकं शिखिग्रीवं मरिचं कर्षसंमितम् ।
तोलकप्रमितेनाथ गृहनीरेण पेषयेत् ॥९४॥

वर्तिर्विनिर्मिता घृष्ट्वा युक्तथा वर्त्मनि योजिता।
चिरोत्थं क्लेदबहुलं पिल्लमुन्मूलयत्यलम् ॥९५॥
सुचूर्णितं तुत्थकन्तु यत्नतः स्वल्पमात्रया।
प्रतिसारणसंभिन्ने लगणे हन्ति वेदनाम् ॥९६॥

गृहनीरेण काञ्जिकेन। पिल्लम्—"पित्तकफरक्तनिचयोत्क्लिष्टवर्त्मपोथकीबिसाख्यकुकूणकपक्ष्मोपरोधपूयालसशुष्काक्षिपाकाल्पशोफाम्लोषिता वातवर्ज्याश्च स्यन्दाधिमन्था इत्यष्टादश दीर्घकालानुबन्धिनो रोगाः पिल्लसंज्ञाः" इति वृद्धवाग्भटः। एवं हि वाग्भटेन योगोऽयमपि निर्दिष्टः—"तुत्थकपलं विंशतिश्च श्वेतमरिचानि धान्याम्लपिष्टानि धान्याम्लपलैस्त्रिंशता ताम्रपात्रे समालोडितानि बहुवर्षाणामपि पिल्लानां परममाश्च्योतनम्" इति। सुचूर्णितमित्यादि, लगणः—"ग्रन्थिः पाण्डुररुक्पाकः कण्डूमान् कठिनः कफात्। कोलमात्रः स लगणः किञ्चिदल्पस्ततोऽथवा॥" इत्युक्तरूपो वर्त्मरोगविशेषः ॥९४–९६॥

भा.टी.—शुद्ध साफ तूतिया एक मासा, कालीमिर्च का चूर्ण दो तोला लेकर दोनों को एकत्र करके खरल में काञ्जी के साथ पीसकर वर्त्ति बना लें और सुखाकर रख लें। इन वर्तियों को घिसकर सावधानी से नेत्रपलकों को उलट कर लगाने से पुराना पिल्ल रोग समूल नष्ट हो जाता है। इस तरह साफ तूतिया को चूर्ण करके इसको लगण (नेत्र की व्याधि) में रगड़ने से वह फूट जाता है जिससे वेदना शान्त हो जाती है ॥ ९४–९६ ॥

तुत्थामृतमलहरः

सिक्थतैलं सुविमलं दशतोलकसंमितम्।
सुनिर्मलं शिखिग्रीवं खलु विंशतिगुञ्जकम् ॥९७॥
आदाय खल्वे सम्पेष्य काचकुप्यां निधापयेत्।
कथितोऽयं मलहरस्तुत्थकामृतसंज्ञकः ॥९८॥

भा.टी.—शुद्ध सिक्थतैल दस तोला, शुद्ध साफ किया हुआ तूतिया बीस रत्ती लेकर इन दोनों को खरल में एकत्र अच्छी तरह पीसकर काँच की शीशी में रख लें। इसको तुत्थकामृत मलहर कहते हैं ॥९७, ९८॥

अस्य गुणाः

तुत्थकामृतसंज्ञोऽयं नित्यं मलहरोऽचिरात्।
विनाशयेत् प्रलेपेन पामां चिरसमुत्थिताम् ॥९९॥

भा.टी.—उक्त तुत्थ मलहर का कुछ दिन पामा पर लेप करने से पुरानी पामा भी नष्ट हो जाती है ॥९९॥

तुत्थकाद्यो मलहरः

घृतं द्वितोलकमितं दर्वीस्थं वह्निना पचेत् ।
तोलकादष्टमांशं वा पादिकं रालकं क्षिपेत् ॥१००॥
रालन्तु विद्रुतं ज्ञात्वा द्रुतं खल्वे विनिक्षिपेत् ।
दत्त्वाथ निर्मलं तुत्थं तोलकस्याष्टमांशिकम् ॥१०१॥
खटीं कपर्दभसितं टङ्कञ्चैकैकतोलकम् ।
पेषयेद्वारिणा तावन्मुञ्चेन्नीरन्तु नीलताम् ॥१०२॥
मुहुर्मुहुः क्षिपेन्नीरं मर्दनान्नीलतां गतम् ।
विशालास्ये काचकूपे निदध्यादथ यत्नतः ॥१०३॥
तुत्थकाद्यो मलहरो व्रणसंशोधनः परम् ।
पूयनिःसारकश्चैव विविधव्रणनाशनः ॥१०४॥

भा.टी.—दो तोले घी को एक चम्मच में लेकर अग्नि में गरम करें। जब घी गरम हो जाय तो उसमें तोले का आठवाँ अथवा चौथाई भाग राल का चूर्ण डाल दें। जब राल घी में पिघल जाय तो शीघ्र नीचे उतार इसको खरल में डाल दें। और इसमें तोले का आठवाँ भाग अर्थात् डेढ़ मासा साफ तूतियाचूर्ण खड़िया, कौड़ी की भस्म तथा सुहागाचूर्ण एक-एक तोला डाल दें। अब इसको खूब मर्दन करें और जल डालते जायँ। इस तरह तब तक करें जब तक कि इसमें से नीला पानी निकलता रहे। स्वच्छ जल निकलने पर इसको काँच की चौड़े मुख की शीशी में रख लें। यह तुत्थकादि मलहर उत्तम व्रण शोधक पूयनिःसारक तथा विविध प्रकार के व्रणों को नष्ट करता है ॥१००–१०४॥

विशुद्धतुत्थकस्य प्रयोगः

सौभाग्यपुष्पसंयुक्तं तुत्थकं त्वार्द्रकाम्भसा ।
द्विगुञ्जं वमने दद्यात्संज्ञालोपापनुत्तये ॥१०५॥

भा.टी.—दो रत्ती शुद्ध तूतीया और दो रत्ती सुहागा का लावा को अदरख रस के साथ देने से वमन होकर बेहोशी दूर हो जाती है ॥१०५॥

आभ्यन्तरप्रयोगार्थं तुत्थकशोधनस्य प्रथमः प्रकारः

[गीतिका]

तुत्थं विचूर्ण्य खल्वे नवनिम्बूकोत्थवारा ।
परिपेषयेद् द्वियामं रसतन्त्रकर्मविज्ञः ॥१०६॥
विधिना ह्यनेन तुत्थं परिशोधितं तु नूनम् ।
अविलम्बितं विशुद्धिं समुपैति निर्विशेषाम् ॥१०७॥

भा.टी.—तूतिया को खरल में डालकर उसमें नूतन नींबू का रस डालकर छः घण्टे की खूब रगड़ाई करें तो इस विधि से शीघ्र ही निश्चित रूप से तुत्थ शुद्ध हो जाता है ॥१०६, १०७॥

द्वितीयः शोधनप्रकारः

रक्तचन्दनमञ्जिष्ठाकषायेण तु भावितम् ।
सप्तवारं प्रयत्नेन शुद्धिमायात्यनुत्तमाम् ॥१०८॥

द्वितीयाद्याः प्रकाराः विशदं व्याख्यातप्राया इति । तन्त्रान्तरे तु—"अम्ल-वर्गेण लुलितं स्नेहसिक्तं हि तुत्थकम् । दोलायां वाजिगोमूत्रे दिनं पक्वं विशुद्धयति ॥" इति ॥१०८॥

भा.टी.—तूतिया को लालचन्दन और मंजीठ के कषाय की सात भावना देकर सुखा लेने से भी वह अच्छी तरह शुद्ध हो जाता है ॥१०८॥

तृतीयः शोधनप्रकारः

मृद्भाजने तुत्थकन्तु पोट्टल्यां सुस्थिरीकृतम् ।
गोमूत्रेण त्रियामं तु दोलायन्त्रगतं पचेत् ॥१०९॥
तुत्थं मूत्रे द्रवीभूतं ज्ञात्वा मूत्रं विशोषयेत् ।
किञ्चिज्जलांशशेषे च पात्रं भूमौ निधापयेत् ॥११०॥
पात्रे तु शीततां याते कणतामेति तुत्थकम् ।
एवं विशोधितं तुत्थं शुद्धिमायात्यनुत्तमाम् ॥१११॥

भा.टी.—तूतिया के टुकड़ों को एक कपड़े में बाँधकर पोटली बनालें। अब इस पोटली को एक मिट्टी पात्र के दोलायन्त्र में गोमूत्र डालकर उसमें पकायें। जब सब तूतिया घुलकर गोमूत्र में आ जाय तो उस गोमूत्र को फिर पकायें। जब कुछ द्रवांश शेष रहे तो पात्र को नीचे उतारकर ठंडा होने को रख दें। इस तरह दो-तीन घंटे एकान्त में स्थिर भाव से रखने पर तूतिया के कण नीचे जम जाते हैं। इस तरह तूतिया उत्तम प्रकार से शुद्ध हो जाता है ॥१०९–१११॥

चतुर्थः शोधनप्रकारः

अम्लवर्गप्रदिष्टेन एकेनाप्यौषधेन तु ।
भावितं सप्तधा तुत्थं शुद्धिमायात्यनुत्तमाम् ॥११२॥

भा.टी.—अम्लवर्ग में बताये हुए किसी भी एक द्रव्यांश के साथ ७ बार भावना देकर सुखा लेने पर तुत्थ शुद्ध हो जाता है ॥ ११२ ॥

शोधिततुत्थकस्य आमयिकः प्रयोगः ।

तुत्थामृता वटी

तोलकैकमितं तुत्थं विधिना परिशोधितम् ।
पलद्वयमितां बालपथ्यामादाय चूर्णिताम् ॥११३॥
खल्वे निम्बूकतोयेन पेषयेद्दिनसप्तकम् ।
वटिकाः कारयेद्वैद्यो गुञ्जाद्वितयसंमिताः ॥११४॥
ततः काचपिधानायां काचकुप्यां निधापयेत् ।
वटिकेयं समाख्याता बुधैस्तुत्थामृताभिधा ॥११५॥

भा.टी.—उत्तम रूप से शुद्ध तूतिया एक तोला, छोटी हरड़चूर्ण दो पल अर्थात् १६ तोला लेकर एकत्र खरल में नींबूस्वरस से सात दिन तक अच्छी तरह मर्दन करें। जब गोली बनाने योग्य हो जाय तो इसकी दो रत्ती की गोली बना लें। इन गोलियों को वैद्य लोग तुत्थामृत वटी कहते हैं ॥११३–११५॥

अस्य गुणाः

एकैका वटिका नित्यं शीलिता शीतलाम्भसा ।
विनिहन्ति त्रिसप्ताहात् फिरङ्गमतिदारुणम् ॥११६॥
पूर्वोक्तरसपुष्पादिसूतयोगाद्यपेक्षया ।
क्वचित्क्वचिद्विशेषेण मताधिकफलप्रदा ॥११७॥
स्फीतता दन्तवेष्टेषु प्रयोगेऽस्य न जायते ।
शालिगोधूममुद्गाज्यपथ्यमत्र प्रकीर्तितम् ॥११८॥

शोधिततुत्थस्य रोगयोग्यः प्रयोगः—तुत्थामृता वटी–क्वचिदिति यत्रामयी सूतवीर्यं न सहत इति यावत् । स्फीतता शोथः यथा रसपुष्पादिसेवने न तथास्य सेवने मुखपाकादिभयम् ॥ ११६–११८ ॥

भा.टी.—एक एक तुत्थामृतवटी को प्रतिदिन निरन्तर इक्कीस दिन तक ठंढे जल से सेवन करने पर भयंकर फिरङ्गरोग नष्ट हो जाता है। यह वटी पूर्वोक्त रस-पुष्प (रसकपूर) चन्दनादि वटी आदि फिरङ्गहर पारद योगों की अपेक्षा कहीं कहीं

तो अत्यन्त लाभकारी सिद्ध होती है। इस वटी के सेवन करने में दाँतों के मसूड़े नहीं फूलते हैं। इस वटी के प्रयोगकाल में रोगी को शालि चावलों का भात, गेहूँ की रोटी, दलिया, मूँग की दाल, घी यह पथ्य देना चाहिये ॥११६-११८॥

अथ तुत्थकमारणस्य प्रथमः प्रकारः

[गीतिका]

नवनिम्बूकोत्थवारा परिशोधितं तु तुत्थम् ।
कृतचक्रिकं निदध्यात् परिशोषयेन्निदाघे ॥ ११९ ॥
लघुना पुटेन विज्ञः पुटयेत्तु सम्पुटस्थम् ।
अथ भावयेत्प्रयत्नाद् दधिमस्तुना त्रिघस्रम् ॥ १२० ॥
विधिना ह्यनेन तुत्थं वमनादिदोषहीनम् ।
अविलम्बितं प्रयत्नान्मृतिमेति निर्विशेषाम् ॥ १२१ ॥

भा.टी.—नींबू के ताजे स्वरस से शुद्ध किया हुआ तूतिया लेकर उसको फिर नींबूरस अथवा जल से घोटकर टिकिया बनालें और धूप में सुखा लें। इन टिकियाओं को सम्पुट में बन्द करके लघुपुट में फूँक देवें, स्वांगशीत होने पर सम्पुट में से तुत्थ को निकालकर इसको तीन दिन तक दही के जल की भावना देकर धूप में सूखालें। इस विधि से मारित तुत्थभस्म वान्ति, भ्रान्ति आदि दोषरहित हो जाती है। इसको अन्तः प्रयोग में निःशंक होकर काम में ला सकते हैं ॥ ११९–१२१ ॥

द्वितीयो मारणप्रकारः

सुनिर्मलं तुत्थकं तु पञ्चतोलकसंमितम् ।
टङ्कणं गन्धकञ्चैव सममेव समाहरेत् ॥१२२॥
पाषाणखल्वे विन्यस्य पेषयेल्लकुचाम्भसा ।
मूषिकायां निरुद्ध्याथ कौक्कुटे तु पुटे पुटेत् ॥१२३॥
पुटद्वयं प्रदातव्यं बलिनैव प्रयत्नतः ।
तुत्थकं जायते नूनं वान्तिभ्रान्त्यादिवर्जितम् ॥१२४॥

भा.टी.—शुद्ध तुत्थक पाँच तोला, सुहागा पाँच तोला, शुद्ध गन्धक पाँच तोला लेकर सब को एकत्र खरल में बड़हल के स्वरस से अच्छी तरह मर्दन कर धूप में सूखा लें। अब इसको मूषा में बन्द करके कुक्कुटपुट में फूंक दें। स्वांगशीत होने पर तुत्थ को निकाल उसमें केवल शुद्ध गंधक समभाग मिला बड़हल के स्वरस से मर्दन कर फिर कुक्कुटपुट में फूंक दें। इस तरह दो पुट केवल

गन्धक के साथ देने से तुत्थ की वान्ति-भ्रान्ति आदि दोष रहित भस्म हो जाती है ॥ १२२–१२४ ॥

तृतीयो मारणप्रकारः

पलोन्मितं तुत्थकं तु गन्धकन्तु पलार्द्धकम् ।
शरावसम्पुटे न्यस्य मृदा च परिलेपयेत् ॥१२५॥
पुटत्रयं प्रदातव्यं स्वल्पैरेव वनोत्पलैः ।
तुत्थकं मृतिमाप्नोति वान्तिभ्रान्त्यादिवर्जितम् ॥१२६॥

भा.टी.–एक पल शुद्ध तुत्थ और आधा पल शुद्ध गन्धक दोनों का एकत्र पीसकर शरावसम्पुट में बन्द करके अच्छी तरह मिट्टी से सन्धिलेप कर सुखा लें। अब इस सम्पुट को थोड़े से जंगली उपलों की अग्नि में फूँक देवें। इस विधि से तीन पुट गन्धक के साथ देने से तुत्थ की वान्ति भ्रान्ति आदि दोषरहित भस्म हो जाती है ॥ १२५, १२६ ॥

सुमृततुत्थकस्य गुणाः

तुत्थकं लेखनं भेदि कषायं मधुरं लघु ।
कृमिघ्नमथ चक्षुष्यं मेहमेदोहरं परम् ॥१२७॥
कफपित्तहरं बल्यं शूलहृत्कुष्ठनाशनम् ।
श्वित्रापहं त्वम्लपित्तहरं चैव रसायनम् ॥ १२८ ॥
तुत्थं सङ्कोचनकरं नाडीनां बलकृत् परम् ।
त्वग्दोषशमनं कामं विशेषाद्रुचिरं मतम् ॥ १२९ ॥

भा.टी.—तुत्थभस्म लेखन-भेदनकर्म करनेवाली, कषाय, मधुरस और लघुगुण होती है। यह उत्तम कृमिनाशक, नेत्ररोगों में लाभदायक, कफप्रमेह तथा मेदोविकारों को मिटानेवाली होती है। इसके सेवन से कफ-पित्तप्रकोप शान्त हो जाता है। शरीर में बल की वृद्धि होती है। इसके प्रयोग से शूल और कुष्ठ रोग दूर हो जाते हैं। श्वेतकुष्ठ तथा अम्लपित्त राग में यह लाभदायक होता है। विधिपूर्वक कुछ काल पथ्य के साथ तुत्थभस्म सेवन करने से रसायन गुण करती है। तुत्थभस्म संकोचक और नाड़ी मण्डल के लिये बल्य होती है। इसके सेवन या बाह्य प्रयोग से त्वक्रोग नष्ट हो जाते हैं और इसके सेवन से भोजन में रुचि उत्पन्न होती है ॥ १२७–१२९ ॥

मृततुत्थकस्य मात्रानिरूपणम्

गुञ्जाष्टमांशतो गुञ्जपादिकं तुत्थकं मृतम् ।
तत्तद्दोषत्रयोगेन वातशङ्कः प्रयोजयेत् ॥ १३० ॥

भा.टी.—उत्तम विधि से बनी हुई तुत्थभस्म को रत्ती के आठवें भाग से लेकर चौथाई भाग तक की मात्रा में निःशंक होकर प्रयोग कर सकते हैं॥१३०॥

मृततुत्थकस्य आमयिकः प्रयोगः

तुत्थकोदयरसायनम्

तुल्यकज्जलिकया समन्वितं तुल्यगन्धकमृतं तु तुत्थकम् ।
मर्दितं सपदि निम्बुकाम्भसा पेषयेत्समकटुत्रिकाम्भसा ॥१३१॥
गुञ्जकद्वितयसंमितां वटीं कारयेद्रसविधानकोविदः ।
भाषितोऽयमिह सूतचिन्तकैस्तुत्थकोदयरसायनाह्वयः ॥१३२॥
निषेचयेद्वटीमेकां नागिनीदलजद्रवैः ।
दिनं वारद्वयं युक्ता नाशयेद्विषमज्वरम् ॥१३३॥
तक्रेण दापयेच्चैकां गर्भिणीशूलशान्तये ।
शीलिता निम्बुकद्रावैः शूलं गुल्मञ्च नाशयेत् ॥१३४॥
हिङ्गुविश्वाम्लिकानिम्बूद्रवेण प्लीहशान्तिकृत् ।
पयसा सासितेनेह शुक्रमेहं समुद्धरेत् ॥१३५॥
अष्टमांशकनकोत्थभस्मना सार्द्धमण्डलकमेव शीलितम् ।
तुत्थकोदयरसायनं हरेत् कासविड्ग्रहयुतां चयन्यथाम् ॥१३६॥

तुत्थकोदयरसायनम्—तुल्यगन्धकमृतमिति यथोक्तेन द्वितीयेन प्रकारेण मृतमित्यर्थः (सार्द्धमण्डलकं चत्वारिंशद्दिनानि मण्डलमिति व्यवह्रियन्ते, तस्यार्द्धं विंशतिदिनानि, तेन च मिलित्वा षष्टिदिनानि मासद्वयमित्यर्थः तुत्थस्य तिमिरापहः प्रयोगो वाग्भटोक्तोऽप्यनुसन्धेयः । तद् यथा—"गोमूत्रे छगणरसेऽम्लकाञ्जिके च स्त्रीस्तन्ये हविषि विषे च माक्षिके च । यत्तुत्थं ज्वलितमनेकशो निषिक्तं तत्कुर्याद् गरुडसमं नरस्य चक्षुः ॥" इति ॥ १३१–१३६ ॥

भा.टी.—समभाग गन्धक के योग से बनायी हुई तुत्थभस्म एक भाग, पारदगन्धक की (समभाग) कज्जली एक भाग लेकर दोनों को एकत्र खरल में डालकर पहिले नीम्बूरस से, फिर सोंठ, मिर्च तथा पिप्पलीकषाय के साथ मर्दन करें। जब गोली बनाने योग्य हो जाय तो इसकी दो-दो रत्ती की गोलियाँ बना सुखाकर रख लें। रसायनशास्त्री लोग इस योग को तुत्थक रसायन नाम से कहते हैं। इनमें से दिन में दो बार एक एक गोली को पान के रस के साथ सेवन करने से विषमज्वर नष्ट हो जाता है। गर्भिणी स्त्री के शूल को नष्ट करने के लिये तुत्थक

रसायन की एक गोली तक्र के साथ दी जाती है। गुल्म तथा शूल में इसको नीम्बूरस के साथ प्रयोग करना चाहिए। प्लीहावृद्धि में एक-एक गोली प्रतिदिन दो बार हींग, सौंठ, इमली और निम्बूरस के साथ देनी चाहिए। शुक्रमेह में इन गोलियों को खाँड मिले हुए दूध के साथ सेवन कराना चाहिए। यदि इस तुत्थ-रसायन में अष्टमांश सुवर्णभस्म मिलाकर साठ दिन तक सेवन कराया जाय तो इससे कास तथा विड्ग्रह (कब्ज) युक्त क्षयरोग नष्ट हो जाता है ॥१३१-१३६॥

तुत्थकसत्त्वपातनस्य प्रथमः प्रकारः

पलद्वयोन्मितं तुत्थं यत्नतो विमलीकृतम्।
टङ्कणं तत्समं दत्त्वा मर्दयेन्निम्बुकद्रवैः ॥ १३७ ॥
विन्यस्य चान्धमूषायां प्रधमेत्प्रखराग्निना।
एव नातिचिरादेव सत्त्वं ताम्रमयं पतेत् ॥ १३८ ॥

भा.टी.—दो पल अच्छी तरह शुद्ध किया हुआ तूतिया, दो पल सुहागा लेकर दोनों को एकत्र खरल में नीम्बूरस से खूब मर्दन कर सुखा लें। अब इसको अन्धमूषा में रखकर कोयलों की अग्नि में तपायें तो शीघ्र ही ताम्रधातु-रूप सत्व का पातन होता है ॥ १३७, १३८ ॥

द्वितीयः सत्त्वपातनप्रकारः

पादसौभाग्यसंयुक्तं तुत्थकं सुविचूर्णितम्।
करञ्जतैले विन्यस्य रक्षेदेकदिनं ततः ॥१३९॥
विन्यस्य चान्धमूषायां प्रधमेत् कोकिलाग्निना।
एवं नातिचिरादेव सत्त्वं ताम्रमयं पतेत् ॥१४०॥

भा.टी.—शुद्ध तुत्थचूर्ण एक भाग, सुहागाचूर्ण चौथाई भाग लेकर दोनों को एकत्र पीसकर एक दिन तक करञ्जबीज तैल में भिगोकर रख दें। एक दिन बाद इसको तेल सहित ही अन्धमूषा में रखकर तीव्र कोयलों की अग्नि में तपावें तो शीघ्र ही ताम्र-रूप सत्व प्राप्त होता है ॥१३९, १४०॥

तृतीयः सत्त्वपातनप्रकारः

चूर्णीकृत तुत्थक तु दशतोलकसंमितम्।
निक्षिपेत्सलिलेऽत्युष्णे पञ्चतोलकसंमिते ॥१४१॥
द्रवीभूतं ततो ज्ञात्वा लौहखण्डान् विनिक्षिपेत्।
चूर्णरूपं शुद्धताम्रं तुत्थसत्त्वं पतत्यधः ॥१४२॥

जलं निक्षिप्य पत्राधःप्रदेशे खलु सञ्चितम् ।
इन्द्रगोपसमाकारं तुत्थसत्त्वं समाहरेत् ॥१४३॥

भा.टी.–दस तोला शुद्ध तुत्थकचूर्ण लेकर उसको पाँच तोले अत्यन्त गरम जल में डाल दें, जब तुत्थ जल में अच्छी तरह घुल जाय तो इसमें कुछ छोटे-छोटे लोहे के टुकड़े डाल दें। इनके डालने से तुत्थ का सत्वरूप शुद्ध ताम्रचूर्ण पात्रतल में बैठ जायगा। अब ऊपर के जल को सावधानी से गिराकर पात्रतल प्रदेश में सञ्चित वीरबहूटी सदृश वर्ण की तुत्थ को ले लें ॥१४१–१४३॥

तुत्थसत्त्वस्य मारणं गुणाः प्रयोगश्च

तुत्थसत्त्वं सुविमलं मारयेद्रविलोहवत् ।
तद्वदेव गुणास्तस्य प्रयोगश्चापि तादृशः ॥१४४॥

भा.टी.—तुत्थ से प्राप्त सत्व की भस्मविधि, उसके गुण और प्रयोगविधि ताम्र धातु के समान ही समझने चाहिए ॥ १४४ ॥

अथ कृत्रिमतुत्थस्य निर्माणप्रकारः

विशुद्धे ताम्रचूर्णे तु गन्धकाम्लं शनैः क्षिपेत् ।
विज्ञाय विद्रुतं ताम्रं शोषयेन्मृदुवह्निना ॥१४५॥
विमर्द्यात्युष्णनीरेऽल्पे द्रवीकुर्याद्विधानवित् ।
जले शीतत्वमापन्ने कणत्वं समुपागतम् ॥१४६॥
शिखिकण्ठसमच्छायं तुत्थकं तु समाहरेत् ।
इत्थं विनिर्मितं तुत्थं वीतशङ्कः प्रयोजयेत् ॥१४७॥

कृत्रिमतुत्थस्य निर्माणविधिः—गन्धकाम्लं तावदेव शनैः शनैः क्षेप्यं यावत् ताम्रं द्रुतं स्यात्। वीतशङ्कः, शुद्धताम्रद्वारा निर्मितत्वादित्यर्थः ॥१४५–१४७॥

भा.टी.—शुद्ध ताम्रचूर्ण को एक काँच के पात्र में डालकर उसमें थोड़ा-थोड़ा करके तब तक गन्धकाम्ल डालें जब तक सम्पूर्ण ताम्रचूर्ण उसमें घुल न जाय। पूर्ण रूप से ताम्रचूर्ण के घुल जाने पर पात्र को चूल्हे पर रखकर मन्द-मन्द अग्नि से पकाकर द्रवांश को सुखा दें। अब इस शुष्कचूर्ण को बहुत थोड़े से अत्यन्त गरम जल में डालकर खूब मर्दन करके घोल लें और स्फटिकीकरण के लिए पात्र को एक पात्र में रख दें। जल के शीतल होने पर नील वर्ण के कणरूप में तुत्थ प्राप्त होगा ॥ १४५–१४७ ॥

अथ सिन्दूरस्य नामानि

सिन्दूरं गिरिसिन्दूरं महिलाभालभूषणम् ।

गणेशभूषणञ्चैव तथा शृङ्गारभूषणम् ॥१४८॥
नागजं नागगर्भञ्च तथैव नागरेणुकम् ।
मङ्गल्यं भालसौभाग्यं तदेव परिकीर्तितम् ॥१४९॥

नागोपधातुत्वात् क्रमप्राप्तं सिन्दूरवर्णनं सिन्दूरमित्यादिना ॥१४८–१४९॥

भा.टी.—सिन्दूर, गिरिसिन्दूर, महिलाभालभूषण, गणेशभूषण, शृङ्गारभूषण, नागज, नागगर्भ, नागरेणुक, मङ्गल्य, भालसौभाग्य, ये सब नाम सिन्दूर के कहे जाते हैं ॥ १४८, १४९ ॥

वक्तव्य—गिरिसिन्दूर को *Lead proxide* नाम से लिया गया है जिसे आम भाषा में सिन्दूर कहते हैं। यह मूर्तियों के ऊपर रंगने के लिये लगाया जाता है। यह सिन्दूर नैसर्गिक रूप से तथा कृत्रिम विधि से भी प्राप्त किया जाता है। कृत्रिम विधि से प्राप्त करने में मुर्दासंग को ४०० से ४५० डिग्री ताप में रख वायु पहुँचाते हुए गरम किया जाय तो यह अधिक ओषजन लेकर लाल हो जाता है जो सिन्दूर कहा जाता है। यदि इसे ५२५ डिग्री से ऊपर गरम किया जाय तो वह फिर ओषजन छोड़ देता है जिससे फिर मुर्दासंग बन जाता है। आयुर्वेद में इसका बाह्य प्रयोग ही अधिक किया जाता है। वर्तमान अन्वेषक चिकित्सक इसे सिंगरफ मानते हैं और इसे मर्करी ओक्साइड नाम से ग्रहण करने को कहते हैं। उनका विचार है कि पारद का अंश पर्वतीय शिलाओं के मध्यस्थ रस के साथ मिलकर लाल रंग का हो जाता है जैसा कि पिसा हुआ रससिन्दूर अथवा हिंगुल। पर्वत के मध्य स्वभावतः पारद का रससिन्दूर वर्ण होने से वे इनको गिरि में स्वतः उत्पन्न (बना हुआ) सिन्दूर (*Oxide*) कहते हैं। साथ ही यह भी विचार करते हैं कि सिन्दूर (नागसिन्दूर) में देहलोहकर आदि गुण नहीं हो सकते हैं। परन्तु व्यवहार नागसिन्दूर से ही होता है। यदि पूर्ण ऊहापोह के साथ इसका व्यवहार किया जाय तो कोई हानि नहीं है। संक्षेपतः सिन्दूर को नाग धातु का समास या उपधातु समझना चाहिये।

ग्राह्यसिन्दूरस्य लक्षणम्

अतिसूक्ष्मकणं स्निग्धं गुरु वर्णसमुज्ज्वलम् ।
मृदुलं विमलञ्चैव सिन्दूरं जात्यमुच्यते ॥१५०॥

भा.टी.—अति सूक्ष्मकणवाला, स्निग्ध, गुरुभार चमकीले रंग का, कोमल स्पर्श और स्वच्छ सिन्दूर जात्य [उत्तम] कहा जाता है ॥१५०॥

सिन्दूरस्य गुणाः

सिन्दूरं क्षुद्रकुष्ठघ्नं त्वच्यं व्रणविशोधनम् ।
भग्नसन्धानजननं तथैव व्रणरोपणम् ॥१५१॥
पामाविचर्चिकासिध्मवीसर्पशमनं परम् ।
भूतघ्नञ्च विशेषेण रक्तदोषनिषूदनम् ॥१५२॥

भूतघ्नं जीवाणुजालसंहारकम् । रक्तदोषनिषूदनमिति बाह्यलेपादेव ।१५१,१५२।

भा.टी.— सिन्दूर बाह्य प्रयोग से क्षुद्र कुष्ठ—(पामा, विचर्चिका, कुष्ठ आदि) नाशक, त्वचा के लिए लाभदायक, व्रणशोधक, टूटी हड्डी को जोड़नेवाला तथा व्रणों को भरनेवाला होता है। इसके लेपादि से पामा, विचर्चिका, सिध्म तथा विसर्प रोग नष्ट होते हैं। यह जीवाणुनाशक और उत्तम रक्तदोषनिवारक है ॥ १५१, १५२ ॥

सिन्दूरस्य आमयिकः प्रयोगः

आभ्यन्तरः प्रयोगोऽस्य सिन्दूरस्य न दृश्यते ।
अतो बाह्यप्रयोगार्थं यत्किञ्चदुपदिश्यते ॥१५३॥
सिन्दूरं घृतसंयुक्तं लेपाल्लोचनवर्त्मनि ।
नाशयत्यचिरादेव कण्डूमञ्जननामिकाम् ॥१५४॥
मध्वाज्यगुग्गुलुगुडयुतसिन्दूरलेपतौ ।
कामं तु स्फुटितौ पादौ भवतस्तूत्पलप्रभौ ॥१५५॥

आभ्यन्तरः प्रयोगोऽस्य न दृश्यते सततमुपयुक्तं हीदं मनःशिलाद्ययोगकृतनागभस्मवदुपद्रवान् जनयति। अस्य तु बाह्य एव प्रयोगो दृष्टचर इति स एव यत्किञ्चिदुपदिश्यते—सिन्दूरं घृतसंयुक्तमिति ॥ १५३–१५५ ॥

भा.टी.—सिन्दूर का अन्तःप्रयोग नहीं देखा जाता है, अतः बाह्य प्रयोग के लिए यहाँ पर कुछ कहा जाता है। सिन्दूर में घी मिलाकर नेत्रपलकों पर लेप करने से शीघ्र ही नेत्रपलकों की कण्डू और अञ्जननामिका (अञ्जनहारी, गुहेरी) शान्त हो जाती है। फटे हुए पैरों पर सिन्दूर, शहत, घी, गूगल और गुड़ में मिलाकर लेप करने से कुछ ही दिनों में पैर कमल के सदृश कोमल और सुन्दर हो जाते हैं ॥ १५३–१५५ ॥

प्रथमः सिन्दूराद्यो मलहरः

विमलं सिक्थतैलन्तु कर्षत्रितयसंमितम् ।
तोलकार्द्धमितं टङ्कं सिन्दूरञ्चापि तन्मितम् ॥१५६॥

सम्मेल्य मसृणे खल्वे काचकुप्यां निधापयेत् ।
सिन्दूराद्यो मलहरो नाम्नायं परिकीर्तितः ॥ १५७ ॥

भा.टी.—तीन कर्ष (छः तोला), स्वच्छ सिक्थतैल, सुहागा आधा तोला, सिन्दूर आधा तोला लेकर तीनों को एकत्र खरल में अच्छी तरह मिला काँच की शीशी में रख लें। इसको सिन्दूराद्यमरहम कहा जाता है ॥ १५६, १५७ ॥

अस्य गुणाः

सिन्दूराद्यो मलहरः पूयनिर्हरणः परम् ।
भूतसङ्घप्रशमनो व्रणशोधनरोपणः ॥ १५८ ॥

भा.टी.—यह सिन्दूराद्यमलहर व्रणों में से पूय निकालने में उत्तम है। यह जीवाणुनाशक और व्रणों का शोधन तथा रोपण भी करता है ॥ १५८ ॥

द्वितीयः सिन्दूराद्यो मलहरः

अत्रैव टङ्कणस्थाने रालकं यदि दीयते ।
सिन्दूराद्यो मलहरस्तदायमपि कथ्यते ॥ १५९ ॥

भा.टी.—यदि उक्त सिन्दूरादिमलहर में टंकण (सुहागा) के स्थान पर राल का चूर्ण मिलाया जाय तो यह द्वितीय प्रकार का सिन्दूराद्यमलहर हो जाता है ॥ १५९ ॥

अस्य गुणाः

सिन्दूराद्यो मलहरः पामाकण्डूतिनाशनः ।
भग्नसन्धानजननो भूतघ्नो व्रणरोपणः ॥ १६० ॥
त्वग्दोषशमनः कामं स्फुटिताङ्गविरोपणः ।
गुदामयस्फोटकुष्ठवीसर्पादिविकारनुत् ॥ १६१ ॥

भा.टी.—यह सिन्दूरादिमलहम पामा कण्डूति (खुजली) नाशक है। इसको टूटी हुई हड्डियों को जोड़ने के काम में लाया जाता है और यह कृमिनाशक तथा व्रणों को भरता है। त्वचा की विकृतियों को दूर करता है और फटे हुए अंग, जैसे पैर हाथ आदि को रोपण करता है। इसको ब़वासीर, फोड़ा, कुष्ठ तथा वीसर्प आदि विकारों में प्रयोग किया जाता है ॥ १६०, १६१ ॥

सिन्दूराद्यतैलम्

तैलं सर्षपसम्भूतं शुभं दशपलोन्मितम् ।
निशार्कपत्रकल्कन्तु दद्याद्विंशतितोलकम् ॥ १६२ ॥
पलोन्मितञ्च सिन्दूरं तुत्थं रक्तिचतुष्टयम् ।

तैलपाकविधानेन पाचयेत्तैलपाकवित् ॥ १६३ ॥
सिन्दूराद्यमिदं तैलं भिषग्भिः परिकीर्तितम् ।
पामाविचर्चिकास्फोटक्षतकण्डूतिकापहम् ॥ १६४ ॥

भा.टी.—स्वच्छ सरसों का तेल दस पल (एक सेर), हरदी तथा आक के पत्तों का मिलित कल्क (पीसकर लुगदी) बीस तोला, सिन्दूर एक पल (आठ तोला), तूतिया चार रत्ती लेकर सब को एकत्र करके तेल बनाने की विधि से तेल पका लेवें। इस तेल को सिन्दूरादितैल कहते हैं। यह तैल बाह्य प्रयोग में पामा, बिचर्चिका, स्फोट, क्षत तथा कण्डू को नष्ट करता है ॥ १६२–१६४ ॥

वक्तव्य—यहाँ पर तैल पकाने के लिये जल आदि कोई द्रव द्रव्य का उल्लेख नहीं किया, अतः "अनुक्ते द्रवकार्ये तु सर्वत्र सलिलं मतम्" इस परिभाषा के अनुसार वहाँ पर तैलपाकार्थ अनुक्त जल भी चार सेर डाल देना चाहिए। स्नेह अथवा तैलपाक विधान की संक्षिप्त परिभाषा इस प्रकार समझना चाहिए—कल्क एक भाग, स्नेह या तेल चार भाग, द्रव सोलह भाग लेकर द्रवांश सूखने तक मन्द-मन्द अग्नि से तेल पका लेना चाहिए। जब तैल या स्नेह पक जाता है तो उसकी परीक्षा के लिये पकते हुए कल्क को अग्नि में डालना चाहिए। यदि कल्क डालने से अग्नि में कोई शब्द न हो तो समझें कि तैल सिद्ध हो गया है। जब तक जल का अंश होगा उसे अग्नि में डालने से अवश्य चट-चट शब्द होगा।

अथ मृद्दारश्रृङ्गस्य नामानि

मृद्दारश्रृङ्गकञ्चैव मत वोदारश्रृङ्गकम् ।
मुर्दाशङ्खं तथा मुद्रशङ्खकञ्च निगद्यते ॥ १६५ ॥

भा.टी.—मृद्दारश्रृंगक, वोदारश्रृंगक, मुर्दाशंख मुर्दाशंखक, ये सब नाम मुर्दासंग के कहे जाते हैं ॥ १६५ ॥

वक्तव्य—मुर्दासंग को अंग्रेजी में लिथोरि (*Lilhory*) कहते हैं। यह नैसर्गिक तौर पर प्राप्त होता है और कृत्रिम विधि से भी बनाया जाता है। कृत्रिम-विधि—पिघले हुए सीसे में धौंकनी द्वारा हवा देकर पकाया जाय तो यह चूर्ण रूप में हो जाता है। फिर इसे अधिक गर्मी देकर पकाया जाय तो चूर्ण भी पिघल जाता है। अब इसको जमा दिया जाय तो इसके चमकीले पीतवर्ण के पत्र से बन जाते हैं। इसी को मुर्दासंख कहते हैं। यह हल्के गरम गन्धकाम्ल में भी घुल जाता है जिससे सीसकगन्धित् बनता है। यह सिरकाम्ल में भी घुल जाता है जिससे सीसकसिरकित् बनता है। परन्तु यह जल में नहीं घुलता है।

मृद्दारश्रृङ्गस्य शोधनम्

मृद्दारश्रृङ्गं पीताभं सदलं निर्दलं तथा ।
सीसगर्भं खरस्पर्शं गुरु चैव प्रकीर्तितम् ॥ १६६ ॥

सिन्दूरसजातीयं मृद्दारशृङ्गमिति तस्येदं वर्णनम्—पीताभमिति तस्य परिचयः । सदलं निर्दलं तथेति द्विविधम् । सीसगर्भमिति सत्त्वमस्य सीसकमेव । स्पष्टमन्यत् ॥ १६६ ॥

भा.टी.—मुरदासंग कुछ पीली चमकवाला, पत्रयुक्त तथा पत्र रहित होता है । इसमें से सीसा निकाला जा सकता है और स्पर्श में यह खुरदरा तथा भार में गुरु होता है ॥ १६६ ॥

मृद्दारशृङ्गस्य शोधनम्

मृद्दारश्रृङ्गमानीय कुट्टयेत् खल्वमध्यगम् ।
प्रस्तरांशं परित्यज्य पेषयेदतियत्नतः ॥ १६७ ॥
वस्त्रपूतं ततः कृत्वा पुनः सुविमलाम्भसा ।
पेषयेत्पक्षमेकं तु ततो घर्मे विशोषयेत् ॥ १६८ ॥
मृद्दारश्रृङ्गकं काममेतद्विधिविशोधितम् ।
क्षतेऽवचूर्णनाद्यर्थं युञ्जीत भिषजां वरः ॥ १६९ ॥

भा.टी.—मुरदासंग के टुकड़ों को खरल में डालकर खूब कूटें । इसमें जो पत्थर का अंश हो उसे हटाकर अन्य द्रव्य को अच्छी तरह खरल में पीस लें । अब इस पीसे हुए चूर्ण को कपड़े में छान लें । फिर इस छने हुए बारीक चूर्ण को खरल में स्वच्छ जल से पन्द्रह दिन तक मर्दन करें और धूप में रखकर सुखा लें । इस विधि से शुद्ध किया हुआ मुरदासंग घावों (व्रणों) में छिड़कने के काम में लाना चाहिए ॥ १६७–१६९ ॥

मृद्दारश्रृङ्गस्य गुणाः

मृद्दारश्रृङ्गं शिशिरं परं वातकफापहम् ।
फिरङ्गव्रणहृत् केश्यं व्रणरोपणमुत्तमम् ॥१७०॥
भग्नसन्धानजननं पामाकण्डूतिकादिनुत् ।
सङ्कोचकं विशेषेण त्वग्दोषशमनं मतम् ॥१७१॥

अथास्य गुणाः–शिशिरं बाह्यप्रयोगेषु, आभ्यन्तरप्रयोगस्य व्यापत्तिमत्त्वादनुक्तचर एवेति ॥ १७०, १७१ ॥

भा.टी.—मुरदासंग शीत गुण और उत्तम वातकफ-कोप का शामक है। इसको फिरंगव्रणों पर छिड़कने से वे अच्छे हो जाते हैं। शिर के बालों के लिए लाभदायक और व्रणरोपक है। टूटी हुई अस्थि को जोड़ने में इसके लेप लगाये जाते हैं। और पामाकण्डू आदि त्वक्रोगों पर इसके अनेकविधि मलहम लगाये जाते हैं। इसके लगाने से स्थानीय त्वचा तथा कला-रक्तवाहिनियाँ संकुचित हो जाती हैं और त्वचा की खराबी दूर हो जाती है ॥ १७०, १७१ ॥

मृद्दारश्रृङ्गस्य आमयिकः प्रयोगः

पलं मृद्दारश्रृङ्गं तु टङ्काम्लञ्च द्वितोलकम्।
फिरङ्गं विनिहन्त्याशु व्रणेषु स्वच्चूर्णितम् ॥ १७२ ॥

अस्य च रोगयोग्यः प्रयोगः—टङ्काम्लं टङ्कणाम्लः, निर्माणप्रकारश्चास्य त्रयोदशे तरङ्गे द्रष्टव्यः ॥ १७२ ॥

भा.टी.—मुरदासंग को एक पल और टंकणाम्ल (*Boric acid*) दो तोला लेकर दोनों को एकत्र पीसकर चूर्ण कर लें। इस चूर्ण को फिरंगव्रणों पर छिड़कने से वे शीघ्र अच्छे हो जाते हैं ॥ १७२ ॥

वक्तव्य—मुरदासंग भी सीसकसमास होने से आभ्यन्तर प्रयोग में बहुत ही कम आता है, क्योंकि इसमें सीसकविष विद्यमान रहता है।

मृद्दारश्रृङ्गाद्यमलहरः

पलैकं सिक्थतैलन्तु पूर्वोक्तविधिसाधितम्।
मृद्दारश्रृङ्गजं चूर्णं शुद्धं तोलकसंमितम् ॥ १७३ ॥
सम्मेल्य काचफलके काचकुप्यां निधापयेत्।
अयं मृद्दारश्रृङ्गाद्यो नाम्ना मलहरः स्मृतः ॥ १७४ ॥

भा.टी.—पूर्वोक्त विधि से बनाया हुआ सिक्थतैल एक पल, शुद्ध मुरदासंग चूर्ण एक तोला लेकर दोनों को एकत्र अच्छी तरह काँच के फलक में मिलाकर काँच की शीशी में रख लें। इसको मृद्दारश्रृंगाद्य मलहर कहा जाता है ॥ १७३, १७४ ॥

अस्य गुणाः

मृद्दारश्रृङ्गकाद्योऽयं त्वच्यो मलहरः परम्।
भग्नसन्धानजननः पामाकण्डूत्तिनाशनः ॥ १७५ ॥
विपादिकाप्रशमनो व्रणशोधनरोपणः।
गुदामयहरश्चायं विशेषेण प्रकीर्तितः ॥ १७६ ॥

भा.टी.—यह मृद्दारश्रृंग मलहर त्वच्य, भग्नसन्धानक, पामा-कण्डु-नाशक, बिवाई में अत्यन्त लाभदायक और व्रणों का शोधक तथा रोपक है। बवासीर में गुदाव्रण-शोथ और मस्सोंके लिए विशेष रूपसे लाभदायक होता है ॥१७५, १७६॥

द्वितीयो मृद्दारश्रृङ्गाद्यो मलहरः

पलैकप्रमितं तैलमतसींबीजसम्भवम् ।
प्रदीप्तचुल्लिकासंस्थे न्यसेत्पत्तलभाजने ॥१७७॥
मृद्दारश्रृङ्गजं चूर्णं तोलकैकमितं क्षिपेत् ।
पचेत्तावत् प्रयत्नेन यावन्नैति प्रगाढताम् ॥१७८॥
ततो दृढपिधानायां काचकुप्यां निधापयेत् ।
अयं मृद्दारश्रृङ्गाद्यो नाम्ना मलहरः स्मृतः ॥१७९॥

भा.टी.—एक पल अलसी के तेल को एक पीतल के पात्र में डालकर उसे जलते हुए चूल्हे के ऊपर रख दें। अब इसमें एक तोला मृद्दारश्रृंगचूर्ण डाल कर तब तक पकायें जब तक कि तेल का गाढ़ा लेप सा न हो जाय। गाढ़ा हो जाने पर इसे उतारकर मजबूत ढक्कनवाली काँच की शीशी में रख लें। इसको भी मृद्दारश्रृंग मलहर (मलहम) कहते हैं ॥ १७७–१७९ ॥

अस्य गुणाः

मृद्दारश्रृङ्गकाद्योऽयं त्वच्यो मलहरः परम् ।
समाख्यातो विशेषेण विविधव्रणरोपणः ॥१८०॥

भा.टी.—यह मृद्दारश्रृंग मलहर भी उत्तम त्वच्य (त्वक्-विकार शामक) है। और विशेषकर सब प्रकार के व्रणों को भरने के लिए काम में लाया जाता है ॥१८०॥

अथ खर्परस्य नामानि

खर्परः खर्परश्चैव तदेव खर्परीयकम् ।
रसको रसकश्चैव मतं यशदकारणम् ॥१८१॥

अथ क्रमप्राप्तं खर्परं यशदोपधातुत्वादुच्यते—यशदकारणम् यशदगर्भत्वात् इति भावः ॥ १८१ ॥

भा.टी.—खर्पर, खर्परीयक, रसक तथा यशदकारण, ये सब नाम खपरिया के कहे जाते हैं ॥ १८१ ॥

खर्परस्य स्वरूपम्

खर्परोऽतिखरश्चैव सदलो निर्दलस्तथा ।
मृत्तिकाभश्च पीताभो भाराढ्यश्चेह शस्यते ॥१८२॥

भा.टी.—खर्पर (खपरिया) के खण्ड बाहर से स्पर्श में खुरदरे, पत्र युक्त या पत्र रहित मिट्टी के खण्ड जैसे पीले और गुरुभार होते हैं ॥१८२॥

वक्तव्य—खपरिया यशद का उपधातु है, जिसे जिक-कार्बोनेट (*Zinc-Carbonate*) कहते हैं। आजकल बाजार में केवल एक मिट्टी के ढेले के रूप में प्राप्त होनेवाला खर्पर असली नहीं होता है। अमेरिका की खानों से प्राप्त होनेवाले स्मिथ सोनाइट *(Smith Sonite)* और केलेमाइट *(Calamite)* आजकल क्रमशः कारवेल्ल खर्पर तथा दर्दुरखर्पर के नाम से लेने के लिए नवीन वैद्यों का आग्रह है। भारतीय रसायनशास्त्र में भी इन्हीं द्रव्यों को खर्पर सिद्ध किया है। यूनानी वैद्यक संगवसरी को खर्पर सिद्ध करती है। बंगाली वैद्य वंगसेनोक्त "खर्पररसायन" को खर्पर मानते हैं। परन्तु जब तक ठीक निर्णय न हो जाय तब तक कारवेल्ल और दर्दुरखर्पर के स्थान पर *Smith Sonite* और *Calamite* नामक द्रव्यों को शुद्ध करके व्यवहार में लाने से कोई हानि नहीं है।

खर्परस्य द्वौ भेदौ

खर्परो द्विविधः प्रोक्तः सदलो निर्दलस्तथा।
सदलो दर्दुराख्यः स्यात्कारवेल्लाभिधोऽपरः ॥१८३॥
खर्परं दर्दुराख्यन्तु योजयेत्सत्त्वपातने।
औषधेषु च सर्वत्र कारवेल्लं प्रयोजयेत् ॥१८४॥

सदलो निर्दलश्चेति द्विविधः खर्परः। तौ च क्रमेण दर्दुराख्यया कारवेल्लाख्यया च कथ्येते इह रसतन्त्रे औषधप्रयोगेषु ॥१८३, १८४॥

भा.टी.—खपरिया सदल (मोटे-मोटे वर्कोंवाला) तथा निर्दल (खाली पिण्ड रूप) भेद से दो प्रकार का होता है। इनमें से सदल खर्पर 'दर्दुर' और निर्दल खर्पर 'कारवेल्लक' कहा जाता है। सत्वपातनार्थ इनमें से दर्दुरसंज्ञक खर्पर लेना चाहिए। परन्तु वसन्तमालती आदि औषधियोगों में सर्वत्र कारवेल्लक खर्पर लेना चाहिए ॥१८३, १८४॥

वक्तव्य—१—मृत्तिका खर्पर, २—गुड़खर्पर तथा ३—पाषाणखर्पर भेद से यह तीन प्रकार का होता है। इनमें जो पर्याप्त पीतवर्ण और मिट्टी जैसा होता है वह मृत्तिकाखर्पर कहा जाता है और जो गुड़ाभमृत्तिका आकार का होता है वह गुड़खर्पर कहा जाता है पाषाणखर्पर अत्यन्त कठोर पत्थर की भाँति होता है। यह चिकित्सा में सबसे निकृष्ट माना जाता है।

खर्परस्य प्रथमो मारणप्रकारः

खर्परं खल्वगं लोहमुद्गरेण विघातयेत् ।
पतितं प्रस्तरांशञ्च यत्नतः परिवर्जयेत् ॥ १८५ ॥
प्रस्तरांशपरित्यक्तं खर्परं त्वथ खल्वगम् ।
निम्बूकस्वरसोपेतं पेषयेत्सप्तवासरम् ॥ १८६ ॥
विशोषितं तु पीताभं श्लक्ष्णचूर्णं प्रजायते ।
एवं नातिचिरादेव खर्परः परिशुध्यति ॥ १८७ ॥

खर्परशोधनं निम्बुनीरेण मर्दनम्—सप्तधा निम्बूनीरे निर्वापणाद्वा काञ्जिके तक्रे वा निर्वापणात् । उक्तं हि–"खर्परः परिसन्तप्तः सप्तवारान् निमज्जितः । निम्बूनीरद्रवस्यान्तर्निर्मलत्वमवाप्नुयात् ॥" इति ॥ १८५–१८७ ॥

भा.टी.—खपरिया के टुकड़ों को लेकर उनको लोहे के खरल या इमामदस्ते में डाल लोहे की मूसली से खूब अच्छी तरह कूटें । कूटने पर जो पत्थर के टुकड़े पृथक् हो जाँय उन्हें अलग करके पत्थर रहित भागको खरल में डालें और उसमें नींबू का स्वरस मिलाकर घोटें । जब नींबू का रस सूख जाय तो पुनः स्वरस डालकर घोटें । इस प्रकार सात बार समभाग नींबूरस डालकर घोटने के बाद सुखा लें । इसका सूक्ष्मचूर्ण हो जायेगा । इस विधि से खर्पर शीघ्र ही अच्छी तरह शुद्ध हो जाता है । नींबू के रस में घोटने के बाद उसमें जल डालकर थोड़ी देर रखकर ऊपर का स्वच्छ जल निकालकर फेंक दें । इस तरह उसमें खटाई का अंश नहीं रहता है ॥ १८५–१८७ ॥

द्वितीयः शोधनप्रकारः

खर्परः प्रखरे वह्नौ सप्तधा परितापितः ।
निषिक्तो निम्बुकद्रावे शुद्धिमायात्यनुत्तमाम् ॥ १८८ ॥

भा.टी.—खपरिया के खण्डों को तीव्र अग्नि में गरम करके नींबू के रस में बुझा दें । इस प्रकार सात बार नींबू के रस में बुझा देने से खर्पर की शुद्धि हो जाती है ॥ १८८ ॥

तृतीयः शोधनप्रकारः

खर्परः परिसन्तप्तस्तक्रे वा गृहवारिणि ।
निषिक्तः सप्तवारं तु विमलत्वमवाप्नुयात् ॥ १८९ ॥

भा.टी.—खर्पर को तीव्र अग्नि में तपाकर सात बार तक्र में अथवा काञ्जी में बुझा देने से भी वह शुद्ध हो जाता है ॥ १८९ ॥

विशोधितं खर्परन्तु पलद्वितयसंमितम् ।
तुल्येन चातिशुद्धेन रसेन्द्रेण विमर्दयेत् ॥ १९० ॥
श्लक्ष्णचूर्णं ततः कृत्वा सम्पुटस्थं तु कारयेत् ।
पुटयेदतियत्नेन शुष्कवन्योपलानले ॥ १९१ ॥
त्रिधैवं पुटितोऽयन्तु निर्विशेषां मृतिं व्रजेत् ।
इत्थं सुमृदुलं रम्यं पीताभं भस्म जायते ॥ १९२ ॥

खर्परस्य प्रथमो मारणप्रकारः—तुल्येन खर्परसमानेन अतिशुद्धेन इति भक्षणयोग्यतासम्पत्त्यै कथितम् । पीताभमिति यथादृष्टमुक्तम् । प्राञ्चस्तु—"खर्परं पारदेनैव चूर्णयित्वा दिनं पचेत् । वालुकायन्त्रमध्यस्थं शोणं भस्म प्रजायते" इत्याहुः ॥ १९०–१९२ ॥

भा.टी.—उक्तविधि से शुद्ध किये हुए खर्पर को दो पल प्रमाण मात्रा में लेकर खरल में डालें और इसमें दो पल शुद्ध पारद भी डाल दें । अब इनको खूब मर्दन करके बारीक चूर्ण बना लें । इस चूर्ण को सम्पुट में अच्छी तरह बन्द करके जङ्गली सूखे हुए उपलों की अग्नि (पुट) में फूंक दें । इस प्रकार सावधानी के साथ तीन बार पारद के साथ खर्पर को पुट देने से वह भस्म हो जाता है । इसकी भस्म अत्यन्त सुन्दर, कोमल और पीताभ वर्ण की होती है ॥ १९०–१९२ ॥

द्वितीयो मारणप्रकारः

खर्परो विमलः शुद्धस्तुल्यतालकपेषितः ।
सम्पुटस्थस्त्रिपुटितः सर्वथा मृतिमाप्नुयात् ॥ १९३ ॥

भा.टी.—शुद्ध खर्परचूर्ण में समभाग शुद्ध हरतालचूर्ण मिलाकर जल से घोटकर सुखा लें । अब इसे सम्पुट में बन्द करके साधारण पुट में फूँक दें । इसी विधि को तीन बार दुहराने से खर्पर की उत्तम भस्म हो जाती है ॥१९३॥

मृतखर्परस्य गुणाः

सुमृतः खर्परः शीतः कफपित्तापहः परम् ।
चक्षुष्यः सर्वमेहघ्नो रक्तप्रदरनाशनः ॥ १९४ ॥
रक्तपित्तार्शमरीश्वासगुदामयनिषूदनः ।
जीर्णज्वरहरः कामं त्वतीसारनिबर्हणः ॥ १९५ ॥
योगवाही विशेषेण त्रिदोषघ्नो विषापहः ।

विचर्चिकाकुष्ठहरो बलवीर्यविवृद्धिकृत् ॥१९६॥

मृतखर्परगुणाः—शीतः शीतवीर्य्यः। उक्तं हि—"खर्परं कटुकं क्षारं कषायं वामकं लघु। लेखनं भेदनं शीतं चक्षुष्यं कफपित्तनुत्। विषाश्मकुष्ठकण्डूनां नाशनं परमं मतम् ॥" इति। क्वचित्तु भ्रान्त्या खर्परस्तुत्थस्यैव भेद इत्युक्तं कैश्चित्; तन्न सम्यक्, तुत्थस्य ताम्रोपधातुत्वात्, खर्परस्य च यशदोपधातुत्वात्। यत्तु "रसश्च रसकश्चोभौ येनाग्निसहनौ कृतौ।" इत्याभाणकं तदपि यशदस्य बह्वावुड्डयनशीलत्वात्संगतमेवेति ॥ १९४, १९५ ॥

भा.टी.—खर्परभस्म शीतवीर्य, उत्तम कफपित्तप्रकोपहर होती है। इसके योग नेत्रों में लगाने से नेत्रों को लाभ पहुँचाते हैं। इसके सेवन से प्रमेहों में होनेवाले स्राव कम हो जाते हैं और रक्तप्रदर का स्राव भी कम हो जाता है। इसकी भस्म रक्तपित्त, अश्मरी, श्वास, बवासीर, जीर्णज्वर और पुरातन त्रिदोष प्रकोप जैसे राजयक्ष्म और विषों को भी नष्ट करती है। बाह्यप्रयोग में इसके प्रयोग से विचर्चिका तथा त्वक्-रोगों में आराम आता है। इसको विधिपूर्वक सेवन करने से शरीर में बल-वीर्य की वृद्धि होती है ॥ १९४–१९६ ॥

खर्परस्य मात्रानिरूपणम्

गुञ्जार्द्धतः समारभ्य गुञ्जाद्वितयसंमिता।
खर्परस्य मता मात्रा रोगापनयनक्षमा ॥ १९७ ॥

भा.टी.—खर्परभस्म की मात्रा आधी रत्ती से लेकर दो रत्ती तक भिन्न-भिन्न रोगों में प्रयोग की जा सकती है ॥ १९७ ॥

खर्परस्य आमयिकः प्रयोगः

गोक्षुरक्वाथसंयुक्तः खर्परः परिशीलितः।
विनिहन्त्यचिरादेव मूत्रकृच्छ्रभवां रुजम् ॥ १९८ ॥
वंशलोचनचूर्णेन खर्परः परिशीलितः।
चिरोत्थितं क्षयोत्थं वा कामं श्वासं समुद्धरेत् ॥ १९९ ॥
खर्परः शीलितस्तुल्यकान्तलोहस्य भस्मना।
विनिहन्ति गदान् पाण्डुश्वयथुप्रदरादिजान् ॥२००॥
रससिन्दूररजसा खर्परः परिशीलितः।
निरन्तरप्रयोगेण हन्ति जीर्णज्वरं परम् ॥ २०१ ॥
प्रवालमरिचोपेतो रससिन्दूरसंयुतः।
सजीरको निम्बूवारा खर्परस्तु निषेवितः ॥ २०२ ॥

धातुज्वरं वह्निमान्द्यं तथा जीर्णज्वरादिकम् ।
विनाशयत्याशु यथा तिमिरं तु प्रभाकरः ॥२०३॥

भा.टी.—खर्परभस्म को गोखरुक्काथ के साथ सेवन करने से शीघ्र ही मूत्रकृच्छ्र रोग में आराम आता है। पुराने कास श्वास अथवा क्षयकास में खर्परभस्म वंशलोचन के चूर्ण के साथ मिलाकर सेवन करने से शीघ्र लाभ होने लगता है। पाण्डु, श्वयथु तथा प्रदर आदि रोगों में खर्परभस्म में समभाग कांतलोहभस्म मिलाकर उचित अनुपान के साथ सेवन कराया जाता है। खर्परभस्म में रससिन्दूर मिलाकर कुछ दिन तक निरन्तर सेवन करने से जीर्णज्वर नष्ट होता है। खर्परभस्म में प्रवालभस्म, कालीमिर्चचूर्ण, रससिन्दूर तथा जीराचूर्ण मिला कर नींबू के स्वरस के साथ कुछ दिन सेवन कराने से धातुगतज्वर, अग्निमान्द्य तथा जीर्णज्वर आदि रोग शीघ्र नष्ट हो जाते हैं ॥ १९८–२०३ ॥

खर्परस्य प्रथमः सत्त्वपातनप्रकारः

लाक्षाभयाहरिद्रोमागुडरालकटङ्कणैः ।
चूर्णीकृतं खर्परन्तु गव्यदुग्धाज्यतः पचेत् ॥२०४॥
विधाय गोलकं घर्मे शोषयेद्रसकोविदः ।
वृन्ताकमूषानिहितं ध्मापयेत् प्रखराग्निना ॥२०५॥
विद्रुतं परितो ज्ञात्वा ढालयेत् क्षितिगर्तके ।
यशदप्रभमत्यच्छं सत्त्वं पतति शोभनम् ॥२०६॥

सत्त्वपातनप्रकारः—उमा अतसी, सुगममन्यत् । यशदप्रभं सत्त्वमिति खर्परस्य सत्वं यशदमेव भवति ॥ २०४–२०६ ॥

भा.टी.—खर्परचूर्ण में लाख, हरीतकी, हरिद्रा, अलसी, गुड़, राल तथा सुहागा चूर्ण मिला कर घोटें। जब खूब बारीक हो जाय तो इसको गोदुग्ध तथा गोघृत में मिलाकर अग्नि में पका लें। जब यह गोला-सा हो जाय तो इसे तीव्र धूप में सुखा लें और इस गोलक को वृन्ताक (पूर्वोक्त) मूषा में रखकर तीव्र अग्नि से तपायें। जब खर्पर पिघलने को होता है तो अग्नि की ज्वाला नीले वर्ण की होने लगती है और जब पिघल जाता है तो अग्नि की ज्वाला सफेद वर्ण की हो जाती है। इस अग्नि परीक्षा से जब खर्पर का पिघलना निश्चित हो जाय तो इस (खर्पर मूषा) को जमीन में बनाये हुए एक छोटे से गढ़े में उलट दें। इस विधि से यशद के सदृश वर्ण भारयुक्त स्वच्छ खर्परसत्व निकल आता है ॥ २०४–२०६ ॥

वक्तव्य—खर्परसत्व यशद ही होती है, क्योंकि खर्पर यशद धातु का ही *Oxide* है।

खर्परस्य द्वितीयः सत्त्वपातनप्रकारः

लाक्षाभयाहरिद्रोमागुडरालकटङ्कणैः।
यशदप्रभवः पिष्ट एतैस्तु समभागिकैः ॥२०७॥
मूकमूषागतो ध्मातः सततं प्रखराग्निना।
यशदप्रभमत्यच्छं सत्त्वमाशु प्रमुञ्चति ॥२०८॥

भा.टी.—खर्पर, लाक्षा, हरीतकी, हरिद्रा, अलसी, गुड़, राल तथा सुहागा; इन सब को समभाग में लेकर अच्छी तरह एकत्र पीसकर अंधमूषा में रखकर तीव्र अग्नि से तपावें तो स्वच्छ यशद के सदृश सत्व निकल आता है ॥२०७-२०८॥

खर्परसत्त्वस्य मारणम्

[गीतिका]

सत्त्वं पलप्रमाणं खलु खर्परीयकोत्थम्।
विनिधापयेत्कटाहे परिदीप्तचुल्लिकास्थे ॥२०९॥
विद्रुतं विलोक्य सत्त्वं परिघट्टयंस्तु दर्व्या।
अधिनिक्षिपेद्विशुद्धं भृशमल्पमल्पमालम् ॥२१०॥
विधिना ह्यनेन सत्त्वं मृतिमेति निर्विशेषाम्।
सुमृतं तु सत्त्वमेवं विनियोजयेद्विशङ्कः ॥२११॥

सत्त्वमारणम्—अल्पमल्पं आलं हरितालं विनिक्षिपेदिति ॥२०९–२११॥

भा.टी.—खर्परसत्व एक पल प्रमाण में लेकर एक लोहे की कढ़ाही में डालकर चूल्हे में अग्नि पर तपायें। जब सत्व पिघल जाय तो उसको करछी से चलाते हुए उसमें थोड़ा-थोड़ा करके शुद्ध हरतालचूर्ण डालते जायँ और करछी से चलाते जायँ। इस विधि से खर्परसत्व की उत्तम भस्म बन जाती है। इसको निःशंक होकर योगों में प्रयोग कर सकते हैं ॥ २०९–२११ ॥

मृतखर्परसत्त्वस्य गुणाः

सत्त्वं खर्परसम्भूतं पाण्डुश्वयथुगुल्मनुत्।
कासश्वासक्षयहरं विषमज्वरनाशनम् ॥२१२॥
रजःशूलं रक्तगुल्मं श्वेतप्रदरमुल्बणम्।
मधुमेहं तथा हिक्कां विशेषेण विनाशयेत् ॥२१३॥

भा.टी.—खर्परसत्व की भस्म पांडुरोग, शोथ, गुल्म, कास, श्वास, क्षय

रोगों को नष्ट करती है। इसके सेवन से विषमज्वर दूर हो जाता है। वातप्रकोप, रजःशूल, रक्तगुल्म तथा भयंकर श्वेतप्रदर, मधुमेह और हिक्कारोग को नष्ट करती है ॥ २१२, २१३ ॥

वक्तव्य—खर्परभस्म राजयक्ष्मा तथा जीर्णज्वर के लिए तथा अधिक स्वेद और रात्रिस्वेद के लिए उत्तम मानी जाती है, परन्तु खर्परसत्वभस्म इससे भी अधिक गुणकारी होती है।

मृतखर्परसत्त्वस्य मात्रादिनिरूपणम्

मृतखर्परसत्त्वस्य मात्रा यशदवन्मता।
आमयेषु च सर्वत्र प्रयोगश्चापि तादृशः ॥२१४॥

भा.टी.—खर्परसत्वभस्म की मात्रा यशदभस्म के समान ही समझनी चाहिए। इसी तरह रोगों में भी सब जगह यशद की भाँति इसका प्रयोग करना चाहिए ॥ २१४ ॥

अथ कान्तपाषाणस्य नामानि

कान्तपाषाणकः ख्यातः चुम्बको लोहकर्षकः।
कान्तोपलः कान्तदृषत् स एव परिकीर्तितः ॥२१५॥

लोहस्योपधातुत्वात् क्रमप्राप्तकान्तपाषाणस्योपक्रमः कान्तपाषाणकः ख्यात इति ॥ २१५ ॥

भा.टी.—कान्तपाषाण, चुम्बक, लोहकर्षक, कान्तोपल, कान्तदृषत्, ये सब नाम चुम्बक पत्थर के कहे जाते हैं ॥ २१५ ॥

वक्तव्य—चुम्बक पत्थर को मैगनिटिक ऑक्साइड आफ आइरन—(*Magnilic oxide of Iron*) या *Feroso Ferric oxide* कहते हैं। इसमें एक विद्युत् शक्ति होती है जिसको *Magnoliom* कहते हैं जिससे वह दूसरे लोह को अपनी तरफ खींचता है। यह भी खनिज द्रव्य है। इसको आयुर्वेद में चुम्बक लोह माना गया है जैसा कि लोहभेदों में पहले बताया जा चुका है। इसी पत्थर से प्राप्त किए हुए लोह को कान्तलोह कहा जाता है।

कान्तपाषाणस्य शोधनम्

चूर्णितं कान्तपाषाणं निम्बूकद्रवसंयुतम्।
शोभाञ्जनरसेनैव दोलायन्त्रगतं पचेत् ॥२१६॥
चतुर्यामं पचेद्धीमान सततं प्रखराग्निना।
एवं नातिचिरादेव शुद्धिमायात्यनुत्तमाम् ॥२१७॥

कान्तपाषाणशोधनं निम्बूकरसेन भावयित्वा शोभाञ्जनरसे दोलया परि-

पाचनात् अथवा निम्बूकरसमिश्रिते शोभाञ्जनरसे दोलया कान्तपाषाणस्य पाचनं विधेयम् । उक्तं हि—"शोभाञ्जनरसे साम्लवर्गे दोलागतो दिनम् । पाचितः शुद्ध्यते कान्तपाषाणः पारदोषकृत् ॥" द्वितीये प्रकारे स्वेदितमिति दोलया ॥२१६,२१७॥

भा.टी.—कान्तपाषाण को चूर्ण करके नींबूरस की भावना देकर फिर इसको दोलायन्त्र में सहजनास्वरस भरकर उसमें चार पहर तक तीव्र अग्नि से पकाने पर शीघ्र ही कान्तपाषाण की उत्तम शुद्धि हो जाती है ॥ २१६, २१७ ॥

द्वितीयः शोधनप्रकारः

चूर्णितं कान्तपाषाणमगस्त्यद्रवभावितम् ।
स्वेदितं तु वराक्वाथे शुद्धिमायात्यनुत्तमाम् ॥२१८॥

भा.टी.—कान्तपाषाण के चूर्ण को अगस्त्य के रस में दो-तीन भावना देकर सुखा लें, फिर इसको कपड़े में पोटली बनाकर त्रिफलाक्वाथ में दोलायन्त्र में चार पहर तक स्वेदन करें तो कान्तपाषाण की शुद्धि हो जाती है ॥ २१८ ॥

कान्तपाषाणस्य मारणप्रकारः

विशुद्धं कान्तपाषाणं गोमूत्रेण विमर्दयेत् ।
त्रिफलाक्वथितेनापि विमर्द्य कृतचक्रिकम् ॥२१९॥
सम्पुटस्थं पुटेद्धीमान् सप्तवारं प्रयत्नतः ।
एवम्तु कान्तपाषाणो म्रियते नात्र संशयः ॥२२०॥

एतस्य मारणं गोमूत्रत्रिफलाक्वाथाभ्यां विमर्द्य साध्यम् ॥ २१९, २२० ॥

भा.टी.—उक्त विधि से शुद्ध किये हुए कान्तपाषाण को गोमूत्र के साथ मर्दन करें। फिर इसको त्रिफलाक्वाथ के साथ मर्दन करके टिकिया बनाकर धूप में सुखा लें, अब इन टिकियाओं को सम्पुट में अच्छी तरह बन्द करके पुट में फूंक दें। स्वांगशीतल होने पर सम्पुट में से कान्तपाषाण को निकाल खरल में पुनः गोमूत्र और त्रिफलाकषाय के साथ मर्दन करके टिकिया बना फिर सम्पुट बन्द करके पुट में फूंक दें। इस विधि को सात बार दुहराने से निःसन्देह कांतपाषाण की भस्म हो जाती है ॥ २१९, २२० ॥

मृतकान्तपाषाणस्य गुणाः

सुमृतः कान्तपाषाणः शिशिरो बृंहणस्तथा ।
बल्यो वृष्यस्तथा त्वच्यो मूर्च्छामोहनिबर्हणः ॥ २२१ ॥
ज्वरघ्नश्च विषघ्नश्च तथा वार्द्धक्यनाशनः ।
रक्तसञ्जननः कामं हृद्वेपननिषूदनः ॥ २२२ ॥

रजोदोषं शुक्रदोषं रक्तपित्तं सुदारुणम् ।
क्लैब्यं कण्डूं कामलाञ्च क्षयं पित्तं त्वगाश्रितम् ॥२२३॥
कासं श्वासं महाघोरं प्रमेहं चाचिरोत्थितम् ।
विनाशयेद्विशेषेण न सन्देहोऽत्र कश्चन ॥२२४॥

मृतकान्तपाषाणगुणाः—कान्तपाषाणः शिशिरस्तथा मूर्च्छादिरोगनाशनश्च। न सन्देहोऽत्र कश्चन इति अनुभवप्रत्ययः ॥ २२१—२२४ ॥

भा.टी.—कान्तपाषाण की भस्म शीतगुण और शीतवीर्य होती है। इसके सेबन से शरीर मोटा (बृंहण) होता है और उसमें बलवृद्धि तथा उत्पादक अंगों में उत्तेजना (वृष्य) उत्पन्न होती है। यह त्वच्य तथा मूर्च्छा और मोह को दूर करती है। यह ज्वरनाशक, विषनाशक तथा वार्द्धक्यनाशक होती है। इसके सेवन से शरीर में रक्त की वृद्धि होती है और हृदय की घबड़ाहट (पलपिटेशन) दूर होती है। यह मासिकधर्म की खराबी, शुक्रदोष, भयंकर रक्तपित्त, नपुंसकता, कण्डू, कामला और क्षय रोगों को नष्ट करती है। इसके सेवन से त्वगाश्रित पित्त (रक्त में पित्त का प्रकोप मिश्रण), कास, श्वास तथा पुरातन प्रमेह रोग विशेष रूप से निःसन्देह दूर होते हैं ॥ २२१—२२४ ॥

अस्य मात्रा

कान्तपाषाणकस्येह रक्तिकाद्वितयोन्मिता ।
पूर्णमात्रा मता विज्ञैर्गदापनयनक्षमा ॥२२५॥

कान्तपाषाणभस्म की पूर्णमात्रा दो रत्ती तक प्रयोग की जा सकती है॥२२५॥

कान्तपाषाणस्य प्रयोगः

कान्तपाषाणकः कामं लोहवद् गुणकारकः ।
आमयेषु च सर्वेषु प्रयोगश्चापि तादृशः ॥ २२६ ॥

भा.टी.—कान्तपाषाण की भस्म प्रायः लोह अथवा कान्तलोह के समान गुणकारक होती है। अतः सब रोगों में लोहभस्म के समान ही प्रयोग करना चाहिए ॥ २२६ ॥

अथ काशीसस्य नामानि

काशीशकञ्च कासीसं पुष्पकासीसकन्तथा ।
पांशुकं पांशुकासीसं खगाख्यञ्च प्रकीर्तितम् ॥ २२७ ॥

भा.टी.—काशीशक, कासीस, पुष्पकासीसक, पांशुक, पांशुकासीस और खग (पक्षी) के नाम कसीस के कहे जाते हैं ॥ २२७ ॥

वक्तव्य—कसीस भी लोह का समास है और यह प्रायः कृत्रिम विधि से ही निर्मित प्राप्त होता है। इसका निर्माण-प्रकार आगे दिया गया है। आजकल कसीस हरे-हरे क्रिस्टिल के रूप में प्राप्त होता है। इसे अंग्रेजी में फेरीसल्फ (*Ferrisulph*) अथवा फेरस सल्फेट (*Ferrous Sulphate*) कहते हैं। इसको अग्नि पर गरम करने से इसमें से जल निकलता है। इस जल को वाटर आफ क्रिस्टलाइजेशन (*Water of Crystallisation*) कहते हैं। इसी के कारण यह कण रूप में प्राप्त होता है। जब तपाने पर इसमें से जल निकल जाता है तो यह कसीस सफेद रंग का हो जाता है। अतः कणरूप में होने का कारण इसमें जल ही है। यदि इसको अधिक गरम किया जाय तो इसमें से प्रथम जल निकलता है, फिर सफेद रंग का धुँआ निकलता है, जिसे यदि द्रवीभूत करके परीक्षा करें तो ज्ञात होता है कि यह तेल सा गाढ़ा पदार्थ है। इसकी कुछ बूँदों को जल में डालकर चखने से खट्टा स्वाद मालूम होता है और कसीस के द्रवीभूत धुंएँ को लकड़ी या कपड़े पर डालें तो वे झुलस जायेंगे। परीक्षा करने पर यह गन्धकाम्ल सिद्ध हुआ है। पहिले इसी को गंधकतैल कहते थे। क्रिस्टिल के स्वरूप में प्राप्त होनेवाले कसीस को पुष्पकासीस समझना चाहिये और जो ओक्साईड के रूप में हो जाता है उसे बालुकासीस समझा जाता है। कहीं कहीं कसीस के हीराकसीस, पुष्पकासीस और लोहकासीस, इस तरह तीन भेद लिखे हैं, परन्तु दो भेद ही अधिक प्रचलित हैं।

कासीसस्य द्वौ भेदो

चूर्णकासीसकञ्चैव पुष्पकासीसकन्तथा।
कासीसं द्विविधं ख्यातं रसतन्त्रप्रणेतृभिः ॥२२८॥

भा.टी.—चूर्णकासीस और पुष्पकासीस भेद से कसीस दो प्रकार की मानी गयी है ॥ २२८ ॥

अनयोः स्वरूपम्

चूर्णकासीसकं श्वेतमीषत्पीतञ्च कीर्तितम्।
पुष्पकासीसकं स्वच्छहरिद्वर्णं प्रकीर्तितम् ॥२२९॥

भा.टी.—इन द्विविध कासीसों में से चूर्णकासीस सफेद और कुछ पीले रंग की होती है। परन्तु पुष्पकासीस (हीरा कसीस) स्वच्छ हरित् वर्ण की होती है ॥२२९॥

वक्तव्य—कसीस की पोटली बाँधकर भांगरे के स्वरस में स्वेदन करने से वह उसमें घुलकर नीचे आ जाती है। अतः इसको थोड़ी देर अर्थात् करीब

सवा घंटे तक ही स्वेदन करना चाहिये और इसका चूर्ण बनाकर पोटली में नहीं बाँधना चाहिये, किन्तु मोटे-मोटे खण्डों को ही पोटली में बाँधना चाहिए।

कासीसस्य शोधनम्

कासीसं भृङ्गराजोत्थवारिणि घटिकात्रयम्।
सकृत् स्विन्नं प्रयत्नेन शुद्धिमायात्यनुत्तमाम् ॥२३०॥

भा.टी.—कसीस को एक बार भांगरे के रस में दोलायन्त्र द्वारा तीन घड़ी तक स्वेदन करने से वह उत्तमरूप से शुद्ध हो जाती है ॥२३०॥

कासीसस्य गुणाः

कासीसं तुवरं ग्राहि विपाकोष्णन्तु शीतलम्।
श्वित्रघ्नं नेत्र्यमतुलं विषघ्नं कचरञ्जनम् ॥२३१॥
वातश्लेष्मामयहरं मूत्रकृच्छ्रप्रणाशनम।
कण्डूपाण्डुकृमिघ्नञ्च रक्तसञ्जननं परम् ॥२३२॥
रजःप्रवर्तकं बल्यं ज्वरघ्नं प्लीहनाशनम्।
बाह्यप्रयोगे विज्ञेयं सङ्कोचनकरं परम् ॥२३३॥

लोहभंगत्वात् कान्तपाषाणसजातीयं कासीसं क्रमप्राप्तवर्णनम्। कासीसं द्विविधं चूर्णकासीसं पुष्पकासीसञ्चेति। कासीसं विपाके उष्णं स्पर्शतः, प्रथमावस्थायान्तु शीतलम्, कचानां केशानां रञ्जनं कृष्णताकरम्। तथा बाह्यप्रयोगे लेपादिना सङ्कोचनकरम्। उक्तञ्च "कासीसद्वयमम्लोष्णं तिक्तञ्च तुवरं तथा। वातश्लेष्महरं केश्यं नेत्र्यं कंडूविषप्रणुत् ॥ मूत्रकृच्छ्राश्मरीश्वित्रनाशनं परिकीर्तितम्। सकृद् भृङ्गाम्बुना स्विन्नं कासीसं निर्मलं भवेत्" इति ॥२३१–२३३॥

भा.टी.—कसीस कषैली (रस में), ग्राही गुण में, विपाक में कटु, उष्ण गुण और बाह्यस्पर्श में शीतल गुणयुक्त होती है। इसको सफेद कोढ़ पर बाहर से लगाया जाता है, नेत्रों के लिये लाभदायक होता। इसके लेप से अथवा अन्तः प्रयोग से वमन द्वारा शरीरगत विष नष्ट हो जाते हैं। कसीस के द्वारा बालों को काला करनेवाले खिजाब बनाये जाते हैं। यह वातश्लेष्महर, मूत्रकृच्छ्रनाशक, कंडूरोग उदरकृमि रोगों को नष्ट करता है। इसके कुछ काल सेवन से शरीर में रक्त की वृद्धि होती है। यह रजःप्रवर्तक, बल देनेवाला, जीर्णज्वरहर और प्लीहारोग नाशक है। बाह्य प्रयोग में कसीस अत्यन्त संकोचक होती है ॥२३१-२३३॥

विशुद्धं लोहचूर्णन्तु काचपात्रे पिधापयेत्।

सजलं गन्धकद्रावं शनैस्तस्मिन् विनिक्षिपेत् ॥ २३४ ॥
तावन्तं द्रावकं दद्याद्यावता द्रुतिमाप्नुयात् ।
क्षणेनैवोष्णतां याति फेनश्चोत्तिष्ठते परम् ॥ २३५ ॥
ततः सारकपत्रेण सारयेद् रसकोविदः ।
मलं सारकपत्रस्थं हित्वा द्रवमिहाहरेत् ॥ २३६ ॥
द्रवोन्मितां क्षिपेत्तीव्रां निर्जलां विमलां सुराम् ।
सुरानिक्षेपणाद् याति कासीसं तु तलस्थताम् ॥ २३७ ॥
ततो द्रवमिमं हित्वा चूर्णं घर्मे निधापयेत् ।
भानुभानुविशुष्कन्तु कासीसं जायतेऽमलम् ॥ २३८ ॥
द्विभागिकन्तु कासीसं सलिले तु त्रिभागिके ।
निक्षिप्तं द्रवतां यातीत्याहू रसविशारदाः ॥ २३९ ॥

अथ कासीसनिर्माणप्रकारो विशुद्धं लोहचूर्णमित्यादिना । गन्धकद्रावकश्चेषश्च लोहचूर्णद्रुतिसाधनापर्य्यन्तम् । भानोः सूर्य्यस्य, भानवः किरणाः, तैः शुष्कम् । निर्जलं विमला सुरा "*Absolute Alcohol*" इति नाम्ना प्रसिद्धा । स्पष्टमन्यत् ॥ २३४–२३९ ॥

भा.टी.—एक काँच के पात्र में शुद्ध लोहचूर्ण लेकर उसमें थोड़ा-थोड़ा करके सजल गन्धकद्राव तब तक डालें जब तक कि वह सपूर्ण लोहचूर्ण अच्छी तरह से घुल न जाय । गन्धक का तेजाब डालने पर लोहचूर्ण एकदम गरम होता है और पात्र में से झाग निकलने लगता है । जब झाग निकलना बन्द हो जाय और लोहचूर्ण घुल जाय तो इसे सारकपत्र (***Filter paper***) में छान लें । सारकपत्र में जो मैल रह जाय तो उसे अलग करके फेंक दें और द्रव को ले लें । अब द्रव में समभाग स्वच्छ और शुद्ध सुरा (***Absolute Alcohol***) डाल दें । सुरा डालने से कासीस पात्र के तलप्रदेश में बैठ जायगा । ऊपर के द्रव को किसी पात्र में ले लें और नीचे के कासीस को धूप में रखकर सुखा लें । इस प्रकार सूर्यकिरणों से सूखा हुआ कासीस स्वच्छ हो जाता है । इस प्रकार से बनाया हुआ कासीस दो भाग को तीन भाग जल में डालें तो वह उसमें अच्छी तरह घुल जाता है ॥२३४–२३९॥

कासीसद्रवस्य निर्माणप्रकारः

सार्द्धद्वितोलकमिते सलिले तु परिस्रुते ।
पञ्चगुञ्जोन्मितं शुद्धं कासीसं निक्षिपेद् बुधः ॥ २४० ॥

विद्रुतं जायते शीघ्रं कासीसद्रव उत्तमः।
गुदभ्रंशविसर्पादिविविधामयनाशनः ॥ २४१ ॥

भा.टी.—ढाई तोले शुद्ध परिस्रुत जल में पाँच रत्ती उक्त विधि से प्राप्त कासीस चूर्ण डालकर उसको गलायें। जब कासीस उस जल में अच्छी तरह घुल जाय तो कासीसद्रव (लोशन) तैयार समझना चाहिये। यह कासीसजल गुदभ्रंश (काँच का निकलना), वीसर्प आदि विविध रोगों में बाह्य रूप से प्रयोग किया जाता है ॥ २४०, २४१ ॥

कासीसस्य मात्रानिरूपणम्

गुञ्जार्द्धतः समारभ्य रक्तिकाद्वितयोन्मिता।
कासीसकस्य कथिता पूर्णमात्रा भिषग्वरैः ॥२४२॥

कासीसमात्रा गुञ्जार्धतो गुञ्जाद्वयपर्यन्ता। मात्राधिक्येन सेवितं दाहभ्रान्तिवान्तिकारकमिति ॥ २४२ ॥

भा.टी.—आधी रत्ती से लेकर दो रत्ती तक कासीस की मात्रा पूर्ण मात्रा कही जाती है ॥ २४२ ॥

कासीसस्य आमयिकः प्रयोगः

प्लीहशत्रुसहासारयुतं कासीसमुत्तमम्।
निषेवितं निहन्त्याशु प्लीहानमतिदारुणम् ॥ २४३ ॥
सौभाग्यं कन्यकासारयुत तु परिशीलितम्।
कासीसं विनिहन्त्याशु रजोरोधभवां रुजम् ॥ २४४ ॥
खगो दारुसिताकन्यासारोत्थरजसान्वितः।
शीलितो हन्ति रक्ताल्पजातां हृद्वपनव्यथाम् ॥ २४५ ॥
कासीसद्रवसंसिक्तवसनाच्छादितो भृशम्।
विसर्पशोथः प्रशमं याति नास्तीह संशयः ॥ २४६ ॥
कासीसं त्रिफलायुक्तं वारिणा परिपेषितम्।
विलिप्तं व्रणशोथानां सवर्णकरणं परम् ॥ २४७ ॥
खगः सुराष्ट्रजाहिङ्गुसुरदारुयुतोऽम्भसा।
न्यस्तः संवृत्तगुटिको दन्ते कृमिगदापहः ॥ २४८ ॥
एरण्डनिम्बबीजाढ्यं कासीसं सरसाञ्जनम्।
निषेवितं हरत्याशु विसर्पमचिरोत्थितम् ॥ २४९ ॥
कासीसं रक्तिकैकन्तु कपित्थफलमज्जया।

शीलितं नाशयत्येष हिक्कामिहसमुत्थिताम् ॥ २५० ॥
सर्जिकाक्षारसंयुक्तं कासीसं परिशीलितम् ।
मासमात्रप्रयोगेण रक्तसञ्जननं परम् ॥ २५१ ॥
धत्तूरगुञ्जाबीजाढ्यः खगस्तु परिलेपितः ।
मासद्वयप्रयोगेण श्वित्रं हन्ति चिरोत्थितम् ॥ २५२ ॥
वाकुचीबीजरजसा खगः खलु सगैरिकः ।
मासद्वयं प्रलेपेन श्वित्रं हन्यात्सुदारुणम् ॥ २५३ ॥
कासोसस्य द्रवो बस्तियोगेन विनियोजितः ।
विनिहन्ति गुदभ्रंशमर्शांसि च विशेषतः ॥ २५४ ॥

अस्य च रोगयोग्यः प्रयोगः—प्लीहशत्रुः शरपुङ्खा, सहासारः कुमारीसारः "मुसब्बर" इति ख्यातः, दारुसिता त्वक् , सुराष्ट्रजा स्फटिकी । दन्तकृमिषु स्फटिक्यादिभिः सहकासीसं जलेन सम्मर्द्य क्षुद्राः गुटिका कार्याः । एकां गुटिकां च सन्दंशेन गृहीत्वा छिद्रे स्थापयेत् । शिष्टं सुबोधम् ॥ २४३–२५४ ॥

भा.टी.—कासीसचूर्ण को शरपोंकाक्षार में मिलाकर गरम जल अथवा कुमारीस्वरस (मुसब्बर) के साथ सेवन करने से भयंकर प्लीहावृद्धि में आराम आ जाता है। स्त्रियों के मासिक का कष्ट अर्थात् माहवारी रुकने के कारण कष्ट होने पर कासीस को सुहागा और मुसब्बर चूर्ण में मिलाकर सेवन करने से शीघ्र आराम आता है। रक्त की कमी के कारण होनेवाली हृदय की घबराहट (पलपिटेशन) में कासीसचूर्ण को दालचीनी और एलुआचूर्ण में मिलाकर प्रयोग करने पर आराम आता है। वीसर्पशोथ को रोकने के लिए या कम करने के लिए कासीसजल में कपड़े को भिगोकर वीसर्प के शोथयुक्त प्रदेश पर रखने से आराम आता है। व्रण अच्छा होने पर उस स्थान पर की त्वचा को एक-सा वर्ण देने के लिए कासीस को त्रिफलाकषाय में घोलकर इस जल से दिन में कई बार लेप किया जाता है। दाँत में कीड़ा लगने पर कासीस को फिटकरी, हींग और देवदारुचूर्ण के साथ एकत्र पीसकर गोली-सी बना कर दाँत में रखनें से कृमिदन्त रोग में आराम आता है। शुद्ध कासीसचूर्ण को एरण्डबीज, निम्बबीज और रसौंतचूर्ण के साथ एकत्र पीसकर चार-चार रत्ती की गोली बना लें। इन गोलियों को प्रतिदिन दिन में तीन बार जल से कुछ दिन सेवन करने से पुराना बीसर्प भी शान्त हो जाता है। हिक्का को बन्द करने के लिए एक रत्ती कासीस को चार रत्ती कैथ के गूदे में मिलाकर सेवन कराया जाता है। शरीर

में रक्तवृद्धि के लिए शुद्ध कासीसचूर्ण में सज्जीक्षारचूर्ण मिलाकर सेवन कराया जाता है। पुराने सफेद कोढ़ के दागों (निसान) पर कासीसचूर्ण में धतूराबीज और गुञ्जाबीज (रत्ती) चूर्ण मिला जल से पीस लेप किया जाता है। इस लेप को दो मास तक बराबर लगाते रहने से श्वित्रकुष्ठ के निशान मिट जाते हैं। कासीसचूर्ण का बकुचीबीजचूर्ण और शुद्ध गेरुचूर्ण के साथ मिलाकर जल से पीसकर दो मास तक लेप करने से चिह्न मिट जाते हैं। गुदभ्रंश (काँच निकलना) तथा बवासीर के मस्सों में कासीसद्रव की गुदबस्ति कुछ दिन देते रहने से बवासीर के मस्से सूख जाते हैं और गुदभ्रंश भी गुद बन्धनियों के दृढ हो जाने से ठीक हो जाता है ॥ २४३–२५४ ॥

कासीसस्य प्रथमो मारणप्रकारः

काञ्जिकेन तु विभाव्य सप्तधा शोषयेत्खरगमिनांशुभिर्बुधः।
सम्पुटेऽथ लघुना पुटेन तत् स्याद्धि भस्म खलु लोहितप्रभम् ॥२५५॥
समादायाथ तद्भस्म पेषयेन्निम्बुकद्रवैः।
चक्रिकाः कारयित्वा च पुटेल्लघुपुटे पुनः ॥२५६॥
यावन्निरम्लं तद्भस्म तावदेवं पुनः पुनः।
निम्बूकोत्थै रसैर्वैद्यः पिष्ट्वा संशोष्य सम्पुटेत् ॥२५७॥
सुश्लक्ष्णं जायते भस्म सर्वदोषविवर्जितम्।
तत्साध्येषु विकारेषु वीतशङ्कः प्रयोजयेत् ॥ २५८ ॥

कासीसस्य मारणप्रकारः—अम्लराहित्यं प्रायः चत्वारिंशत्पुटैर्निष्पाद्यते। कासीसभस्म लौहवत् पाण्डुकामलाद्यामयनाशनं विशेषतः श्वित्रघ्नञ्च ॥२५५-२५८॥

भा.टी.—शुद्ध कासीसचूर्ण को खरल में डाल उसमें काञ्जी मिलाकर घोटें और सुखा लें। इस प्रकार काञ्जी की सात भावना देकर सुखा लें। अब इस चूर्ण को सम्पुट में बन्द करके लघुपुट में फूँक दें तो इसकी रक्तवर्ण की भस्म हो जाती है। अब इस भस्म को लेकर खरल में डालें और नींबू के रस से पीस कर टिकिया बना लें और धूप में सुखाकर सम्पुट में फूँक देवें। इस तरह नींबू रस की तब तक भावना देकर पुट देते रहें जब तक कि भस्म को चखने पर उसमें खट्टापन मालूम न हो। इस विधि से कसीस की सर्वदोषरहित कोमल चिकनी भस्म हो जाती है ॥ २५५–२५८ ॥

द्वितीय मारणप्रकारः

स्नुहीपत्ररसैर्यद्वा मर्दितं पुटितं मुहुः।
निरम्लीभावपर्यन्तं कासीसं भस्मतामियात् ॥ २५९॥

भा.टी.—शुद्ध कासीसचूर्ण को थोहर के पत्रों के स्वरस में घोंटकर टिकिया बनावें। टिकियाओं को धूप में सुखाकर सम्पुट में बन्द करके लघुपुट में फूंक देवें। इस प्रकार तब तक थोहरपत्र स्वरस के साथ घोटकर लघुपुट देते रहें जबतक कि भस्म में बिलकुल ही खट्टापन न रहे। इस विधि से भी कासीस की भस्म हो जाती है ॥ २५९॥

कासीसभस्मनो गुणादिनिरूपणम्

गुणमात्राविनिर्देशो लौहवत्परिकीर्तितः।
विशेषतः श्वित्रहरं भिषग्भिः समुदीरितम् ॥ २६०॥

इति उपधात्वादिविज्ञानीयो नाम एकविंशस्तरङ्गः।

भा.टी.—कासीसभस्म की मात्रा तथा गुण लोहभस्म के समान ही समझने चाहिये, किन्तु कासीसभस्म विशेष रूप से श्वित्रकुष्ठहर होती है ॥२६०॥

यह उपधात्वादिविज्ञानीय नाम इक्कीसवाँ तरङ्ग समाप्त हुआ।

—:०:—

अथ मिश्रलोहादिविज्ञानीयो नाम द्वाविंशस्तरङ्गः

अथ पित्तलस्य नामानि

पित्तलं पीतलोहञ्च कपिलोहञ्च रीतिका।
आरं तथारकूटञ्च तदेव परिकीर्तितम् ॥ १॥

तत्रादौ पित्तलनामानि—पित्तलमिति ॥ १॥

भा.टी.—पित्तल, पीतलोह, कपिलोह, रीतिका, आर, आरकूट, ये सब नाम पीतल के कहे जाते हैं। यह दो धातुओं के मिश्रण से बनता है ॥ १॥

पित्तलस्य निर्माणप्रकारः

द्विभागिकं सूर्यलोहं विधिना परिशोधितम्।
भागैकिकं च यशदं विमलं तु समाहरेत् ॥ २॥
निधाय गारमूषायां प्रधमेत् प्रखराग्निना।
द्रवीभूतं ततो ज्ञात्वा ढालयेद्रसकोविदः ॥ ३॥
रीत्याऽनया विशेषेण पित्तलं खलु निर्मितम्।
भस्मीकृत्य प्रयुञ्जीत रसेषु रसकर्मवित् ॥४॥

तस्य निर्माणप्रकारो द्विभागिकमिति । सूर्यलोहं ताम्रम् ॥ २–४ ॥

भा.टी.—अच्छी तरह शुद्ध किया हुआ ताम्र दो भाग और शुद्ध यशद एक भाग लेकर दोनों को एकत्र गारमूषा में रखकर मूषा को कोष्ठी में रखकर तेज अग्नि से तपायें । जब धमन करते हुए दोनों ही पिघलकर एक हो जायँ तो इसे ढाल देवें । इस रीति से बनाये हुएपीतल धातु को भस्म करके रसों में काम लाना चाहिए ॥ २–४ ॥

ग्राह्यपित्तलस्य स्वरूपम्

प्रखरानलसंतप्तं काञ्जिके परिषेचितम् ।
ताम्रप्रभं भवेद्यत्तु जात्यं तत्पित्तलं मतम् ॥ ५ ॥

मारणीयस्य ग्राह्यपित्तलस्वरूपं प्रखरानलसन्तप्तमित्यादि सुगमम् ॥ उक्तं हि—"सन्तप्ता काञ्जिके क्षिप्ता ताम्रा स्याद्राजरीतिका । काकतुण्डी तु कृष्णा स्यान्नासौ सेव्या विजानता" इति ॥ ५ ॥

भा.टी.—पित्तल को अति तीव्र कोयलों की अग्नि में तपाकर काञ्जी में बुझाने से यदि वह ताम्र सदृश दिखाई देता हो तो उसे जात्य (उत्तम) पित्तल समझना चाहिए ॥ ५ ॥

हेयपित्तलस्य स्वरूपम्

तप्तं यत्पित्तलं वह्नौ निषिक्तं गृहवारिणि ।
लौहप्रभं भवेत्कामं तद्धेयमिह कीर्तितम् ॥ ६ ॥

भा.टी.—जिस पीतल को अग्नि में तपाकर काञ्जी में बुझा देने पर काले लोहे के सदृश हो जाय तो अग्राह्य पीतल समझना चाहिए ॥ ६ ॥

पित्तलशोधनस्य प्रथमः प्रकारः

प्रतनूनि च पत्राणि पैत्तलानि समाहरेत् ।
स्थाल्यां वङ्गप्रलिप्तायां न्यस्य गोमूत्रसंयुतम् ॥ ७ ॥
प्रखरानलयोगेन पचेद्यामचतुष्टयम् ।
पित्तलं पक्वमेवन्तु शुद्धिमायात्यनुत्तमाम् ॥ ८ ॥

पित्तलशोधनं ताम्रवद् गोमूत्रे पाचनात् । अथवा हरिद्राचूर्णयुते निर्गुण्डी-कषाये निर्वापणात् ॥ ७–८ ॥

भा.टी.—पीतल के बहुत बारीक-बारीक पत्र बना लें । अब इनको रांगे की कलई किये हुए एक पात्र में डालकर उसमें गोमूत्र भी डाल दें । पात्र को चूल्हे पर चढ़ाकर चार पहर तक तेज अग्नि से पकावें तो इस प्रकार पीतल उत्तम प्रकार से शुद्ध हो जाता है ॥ ७–८ ॥

द्वितीयः शोधनप्रकारः

तनुपत्रीकृतं तप्तं रजनीरजसा युते ।
क्षिप्तं निर्गुण्डिकातोये पित्तलं शुद्धिमाप्नुयात् ॥९॥

भा.टी.—पीतल के पतले-पतले पत्र बनाकर अग्नि में गरम करे, जब अच्छी तरह लाल वर्ण के हो जायँ तो उन्हें निर्गुण्डीस्वरस में हल्दी का चूर्ण डाल उसमें बुझा दें। इस प्रकार सात बार करने से पित्तल शुद्ध हो जाता है ॥९॥

अथ पित्तलमारणस्य प्रथमः प्रकारः

सूक्ष्मपत्रीकृतं शोधितं पित्तलं तुल्यगन्धान्वितं खल्वयन्त्रे न्यसेत् ।
पेषयेद्भास्करक्षीरसंयोजितं शोषितञ्चातपे सम्पुटे विन्यसेत् ॥१०॥
लेपिते मृत्स्नया पङ्कपिण्डाभया त्वग्निवारं पुटेद्वारणाख्ये पुटे ।
मारितं पित्तलं त्वत्र रीत्यानया जायते सुन्दरं कज्जलाभं परम् ॥११॥

मारणप्रकारः सूक्ष्मेति। भास्करक्षीरं अर्कदुग्धम्। अग्निवारं त्रिवारम्। पङ्कपिण्डाभयेति घनपंकेनेति यावत्। वारणाख्ये गजपुटे ॥ १०, ११ ॥

भा.टी.—शुद्ध पीतल को रेती से रेत कर चूर्ण बना लें। इसको खरल में डालकर उसमें पीतल समभाग शुद्ध गन्धक मिलाकर उसको आक के दूध के साथ खूब अच्छी तरह मर्दन कर धूप में सुखा लें। अब इसे एक सम्पुट में बन्द कर दें और इसको गाढ़े-गाढ़े मिट्टी के कीचड़ से लेप करके सुखा लें। सूखने के बाद इस सम्पुट को गजपुट में फूँक देवें। इस प्रकार गन्धक के साथ तीन गजपुट देने से पीतल की काजल के सदृश काले रंग की उत्तम भस्म हो जाती है ॥ १०, ११ ॥

द्वितीयो मारणप्रकारः

तनुपत्रीकृतं शोधितं पित्तलं पलपञ्चकम् ।
समहिङ्गुलतालाभ्यां मर्दितं कन्यकाम्भसा ॥१२॥
सम्पुटस्थं ततः कृत्वा वारणाख्ये पुटे पुटेत् ।
त्रिधैवं पुटितं यत्नात् पित्तलं याति पञ्चताम् ॥१३॥
कज्जलाभं भवेद्भस्म रमणीयतरं शुभम् ।
इत्थं मृतं पित्तलं तु भवेद् भ्रान्त्यादिवर्जितम् ॥१४॥

भा.टी—शुद्ध पीतल का चूर्ण पाँच पल लेकर खरल में डालें और इसमें पाँच पल शुद्ध हिंगुल और पाँच पल शुद्ध हरताल भी डाल दें। फिर इसको घीकुआर के रस से खूब मर्दन करके सुखा लें। इस सूखे हुए चूर्ण को एक

सम्पुट में अच्छी तरह बन्द करके गजपुट में फूँके देवें। इस प्रकार तीन वार गजपुट में फूँकने से पीतल की सुन्दर काजल के सदृश काले रंग की उत्तम भस्म हो जाती है। इस भस्म में वान्ति भ्रान्ति आदि ताम्र के आठ दोष नहीं रहते हैं ॥१२-१४॥

तृतीयो मारणप्रकारः

पत्रीकृतं पित्तलं तु समगन्धशिलान्वितम्।
कन्यानीरेण सम्पिष्टं शोषितं सम्पुटे न्यसेत् ॥१५॥
त्रिवारं पुटयेदेवं भस्म स्यात्कज्जलप्रभम्।
एवं मृतं पित्तलं तु वीतशङ्कः प्रयोजयेत् ॥१६॥

तृतीये प्रकारे—समगन्धशिलान्वितमिति गन्धके शिलया च पृथक् समभागेन योजितम् ॥ १५, १६ ॥

भा.टी.—शुद्ध पीतल चूर्ण के समभाग शुद्ध गन्धक और शुद्ध मैनसिल मिलाकर घीकुआर के रस के साथ अच्छी तरह मर्दन करके धूप में सुखा लें। अब इस सूखे हुए चूर्ण को सम्पुट में बन्द करके गजपुट में फूँक देवें। इस प्रकार गन्धक और मैनसिल के साथ तीन गजपुट देने से पीतल की काजल के सदृश काली भस्म हो जाती है ॥ १५-१६ ॥

मृतपित्तलस्य गुणाः

सुमृतं पित्तलं रूक्षं तिक्तं नातिविलेखनम्।
कृमिघ्नं कुष्ठशमनं पाण्डवामयविनाशनम् ॥१७॥

पित्तलं सम्यङ्मृतं रूक्षादिगुणम्। प्रयोगस्ताम्रवत्। मात्रा तु यशदयोगात् गुञ्जापर्य्यन्तमपि इति विशेषः ॥ १७ ॥

भा.टी.—उत्तम विधि से बनी हुई पीतल की भस्म रूक्षगुण, तिक्तरस और कुछ लेखन कर्म करनेवाली है। इसके सेवन से उदरकृमि, कुष्ठ रोग तथा पांडुरोग नष्ट होते हैं ॥ १७ ॥

पित्तलस्य प्रयोगमात्रानिरूपणम्

पित्तलस्य योगस्तु रविलोहसमो मतः।
गुञ्जार्धस्तु गुंजैकमिता मात्रा च युज्यते ॥१८॥

भा.टी.—पीतल की भस्म की प्रयोगविधि ताम्रभस्म के समान ही समझनी चाहिये। और इसकी मात्रा आधी रत्ती से लेकर एक रत्ती तक प्रयोग की जाती है ॥ १८ ॥

पित्तलरसायनम्

पित्तलं कान्तकं व्योमसत्त्वं मृतं कीटविद्वेषणं त्र्यूषणं तुल्यकम् ।
होमधान्याजमोदाग्निभल्लातकब्रह्मबीजोद्भवक्षोदसंयोजितम् ॥१९॥
रक्तिकार्द्धोन्मितं मासमासेवितं नाशयेद् दारुणां श्वेतकुष्ठव्यथाम् ।
वह्निसन्दीपनं स्वामसम्पाचनं शूलनिर्मूलनं कीटकोत्सादनम् ॥२०॥

अथ पित्तलरसायनम्—व्योमसत्त्वमभ्रसत्वम्, कीटविद्वेषणं विडङ्गम्, होमधान्यं तिलाः, अग्निः चित्रकः, ब्रह्मबीजम् पलाशबीजम् ॥ १९–२० ॥

भा.टी.–पित्तलभस्म, कान्तलौहभस्म, अभ्रकसत्वभस्म, विडङ्ग, सोंठ, पीपर, मरिच, तिल, अजमोदा, चित्रक, शुद्ध भेलावा और पलास का बीज, ये सब समान भाग लेकर आधी रत्ती की मात्रा से मास पर्यन्त खाने से भयङ्कर श्वेतकुष्ठ दूर होता है और अग्निवृद्धि, आमदोष का पाचन, शूल का नाश तथा कीटों का नाश करता है ॥ १९, २० ॥

अथ कांस्यस्य नामानि

कंसोयं कांस्यक कास्यं घोषपुष्पञ्च घोषकम् ।
घोषो घोषं वह्निलोहं तदेव परिकीर्तितम् ॥ २१ ॥

भा.टी.—कंसीय, कांस्यक, कांस्य, घोषपुष्प, घोषक, वह्निलोह, घोष, ये सब नाम काँसे के कहे जाते हैं ॥ २१ ॥

कांस्यस्य निर्माणप्रकारः

रविलोहं वेदभागमितं विधिविशोधितम् ।
भागिकं विमलं वङ्गं गाढं मूषागतं धमेत् ॥ २२ ॥
विद्रुतं जायते रम्यं वरघोषं तु कांस्यकम् ।
एवं विनिर्मितं कांस्यं मारणाय प्रयोजयेत् ॥ २३ ॥

भा.टी.–अच्छी तरह शुद्ध ताम्र चार भाग और शुद्ध वंग एक भाग लेकर दोनों को एक मूषा में रखकर तीव्र गति से तपायें। जब दोनों पिघलकर एक हो जायँ तो इसको ढाल लें। इस प्रकार करने से सुन्दर उत्तम काँसा बन जाता है। इसी काँसे को भस्म करने के काम में लाना चाहिए ॥२२, २३॥

ग्राह्यकांस्यस्य स्वरूपम्

सुनादं भास्वरं स्निग्धं श्वेतं मृदु च निर्मलम् ।
घनाग्निसहमत्यन्तं कांस्यं ग्राह्यमिहोच्यते ॥ २४ ॥

ग्राह्यकांस्यं सुनादमिति। उक्तं हि—"श्वेतं दीप्तं मृदु ज्योतिः शब्दाढ्यं स्निग्धनिर्मलम्। घनाग्निसहसूत्राङ्गं कांस्यमुत्तममीरितम् ॥" इति ॥ २४ ॥

भा.टी.—जो काँसा बजाने पर अच्छा शब्द करता हो, चमकीला, स्निग्ध (चिकना स्पर्श), श्वेतवर्ण, कोमल, स्वच्छ हो और तीव्र अग्नि तथा हथौड़े की चोट को सहन करनेवाला हो उसे औषधि कार्य में ग्रहण करना चाहिए ॥२४॥

हेयकांस्यस्य स्वरूपम्

निरुज्ज्वलं खरं रूक्षं पीतं दहनतापितम् ।
आताम्रं मन्दनादञ्च कांस्यं हेयमुदीरितम् ॥ २५ ॥

भा.टी.—मैला (देखने में), खुरदरा, रूक्ष, पीतवर्ण, आग में तपाने पर ताँबे के सदृश हो जानेवाला, मन्द आवाज का काँसा औषधि कर्म में ग्रहण नहीं करना चाहिये ॥ २५ ॥

कांस्यशोधनस्य प्रथमः प्रकारः

तनुपत्रीकृतं कांस्यं वह्निसन्तापितं भृशम् ।
निर्वापितं गव्यमूत्रे सप्तधा शुद्धिमाप्नुयात् ॥ २६ ॥

भा.टी.—काँसे के पतले-पतले पत्र बनाकर उनको अग्नि में तपायें, जब लाल वर्ण के हो जायँ तो गोमूत्र में बुझा दें । इस प्रकार सात बार गोमूत्र में बुझाने से काँसे की शुद्धि हो जाती है ॥ २६ ॥

द्वितीयः शोधनप्रकारः

सूक्ष्मपत्रीकृतं घोषपुष्पाह्वयं मूत्रपट्वन्वितं स्थालिकायां न्यसेत् ।
यामसम्पाचितं तीक्ष्णतीक्ष्णाग्निना सर्वदोषोज्झितं जायते सत्वरम् ॥

भा.टी.—उत्तम काँसे को रेती से रेत कर सूक्ष्म चूर्ण बना लें । अब इस चूर्ण को एक हाँडी में डालकर उसमें गोमूत्र और सेन्धानमक भी डाल दें । इस हाँडी को चूल्हे पर रखकर एक पहर तक अग्नि से पकायें तो काँसा शीघ्र ही सर्व दोषरहित हो जाता है ॥२७॥

कांस्यमारणस्य प्रथमः प्रकारः

तनुपत्रीकृतं कांस्यं समगन्धसमन्वितम् ।
अर्कक्षीरेण सम्पेष्य शोषयेदातपे दृढम् ॥२८॥
सम्पुटस्थं ततः कृत्वा वारणाख्ये पुटे पुटेत् ।
एवं पुटत्रयात्कांस्यभस्म स्यात्सुमनोहरम् ॥ २९ ॥

भा.टी.–शुद्ध काँसे के अति सूक्ष्म पत्र बनाकर उसमें समभाग शुद्ध गंधक मिला आक के दूध के साथ अच्छी तरह घोंटकर धूप में सुखा लें । अब इसको सम्पुट में बन्द करके गजपुट में फूँक देवें । इस प्रकार गन्धक के साथ के तीन गजपुट देने से काँसे की सुन्दर भस्म हो जाती है ॥ २८, २९ ॥

द्वितीयो मारणप्रकारः

तुल्यरक्तान्वितं निम्बूकस्याम्भसा सूक्ष्मपत्रीकृतं कांस्यकं पेषयेत् ।
शोषितं त्रिपुटेत् सम्पुटस्थं ततो घोषपुष्पं तदा पञ्चतां यात्यलम् ॥३०॥

भा.टी.—शुद्ध कांसे का चूर्ण और शुद्ध हिंगुल को समभाग में लेकर खरल में नींबू के रस से अच्छी तरह मर्दन कर धूप में सुखा लें। अब इसको एक सम्पुट में बन्द करके गजपुट में फूँक देवें। इस प्रकार तीन गजपुट देने से कांसे की भस्म हो जाती है ॥ ३० ॥

तृतीयो मारणप्रकारः

कांस्यं तुल्यं शिलागन्धयुतं कन्याम्बुपेषितम् ।
पुटेत् त्रिधैवं यत्नेन भस्म स्यात् कज्जलप्रभम् ॥ ३१ ॥

भा.टी.—उत्तम शुद्ध काँसे के सूक्ष्म पत्र अथवा चूर्ण में समभाग शुद्ध मैनसिल और शुद्ध गन्धक मिला घीकुआर के रस से अच्छी तरह मर्दन करके सुखा लें। अब इसको सम्पुट में बन्द कर गजपुट में फूँक देवें। इस प्रकार मैनसिल तथा गन्धक के साथ तीन गजपुट देने से काँसे की काजल के सदृश काले रंग की भस्म हो जाती है ॥ ३१ ॥

मृतकांस्यस्य गुणाः

घोषपुष्पं तु तुवरं तिक्तोष्णं लेखने हितम् ।
नेत्रप्रसादनं रूक्षं सरं च विशदं परम् ॥३२॥
कृमिघ्नं कुष्ठशमनं कफपित्तप्रणाशनम् ।
वातघ्नं दीपनञ्चैव परमेतत्प्रकीर्तितम् ॥३३॥

कांस्यं तुवरादिगुणम् । प्रयोगादयश्चास्य ताम्रवदेवेति । अपि च—"घृतवर्जं बुधैः सर्वं पाच्यं कांस्यस्य पात्रके। भोजनन्तु प्रशस्तं स्याद् रीतिका मध्यमा स्मृता ॥" इत्यप्याहुः प्राञ्चः ॥ ३२, ३३ ॥

भा.टी.—कांसे की भस्म तुवर (कषाय) और तिक्तरस, उष्ण और लेखन गुण युक्त होती है। इसके प्रयोग से नेत्र स्वच्छ होते हैं। यह रूक्ष, सर और विशद गुणयुक्त होती है। इसके सेवन से उदरकृमि और कुष्ठ रोग नष्ट होते हैं। यह कफ, पित्त तथा वातनाशक और उत्तम दीपक होती है ॥३२, ३३॥

मृतकांस्यस्य प्रयोगादयः

कांस्यकस्य प्रयोगस्तु रविलोहसमो मतः ।
गुञ्जार्द्धतश्च गुञ्जैकमिता मात्रा प्रयुज्यते ॥३४॥

भा.टी.—काँसे की भस्म का प्रयोग ताम्रभस्म के समान ही समझना चाहिये। इसकी भस्म आधी रत्ती से लेकर आवश्यकतानुसार एक रत्ती तक प्रयोग की जाती है ॥ ३४ ॥

अथ अञ्जनस्य नामानि

अञ्जनस्य द्वौ भेदौ

अञ्जनं तु समाख्यातं मेचकं लोचकं तथा।
अञ्जनं द्विविधं ज्ञेयं स्रोतोजञ्च सुवीरजम् ॥ ३५ ॥

भा.टी.—अञ्जन को मेचक तथा लोचक नाम से कहा जाता है। अञ्जन के दो भेद माने गये हैं। १—स्र ोतोञ्जन, २ सौवीराञ्जन ॥ ३५ ॥

वक्तव्य—उक्त दो अञ्जनों में स्रोतोञ्जन (काला सुरमा) नागधातु का मूल खनिज है। इसमें गन्धक का योग होता है और स्वभावतः प्राप्त होने-वाला खनिज द्रव्य है। अफगानिस्तान, फारस तथा ईरान की बड़ी-बड़ी पर्वत-मालाओं में इसकी खानें पायी जाती हैं। इसके अतिरिक्त झेलम नदी के निकट कटासराज के पास अनेक पर्वतमय प्रदेशों में भी इसकी खानें पायी जाती हैं। यह काले चमकीले स्फटिकों के रूप में प्राप्त होता है और रासायनिक दृष्टि से सीसकगन्धिद् (*Lead sulphite*) माना जाता है। इसको "गैलीना" (*Galena*) कहते हैं और आधुनिक वैज्ञानिक इसको "अन्टीमनी सल्फाइड" (*Antimony sulphide*) कहते हैं। सौवीराञ्जन—यह स्रोतोञ्जन का ही एक भेद है। यह भी सुवीरा नदी के किनारे पाये जाने के कारण सौवीराञ्जन नाम से कहा जाता है। यह स्रोतोञ्जन की अपेक्षा गंधक आदि की न्यूनाधिकता के कारण कृष्ण वर्ण के स्थान पर धूम्रवर्ण या पाण्डुवर्ण का होता है—"स्रोतोञ्ज-नसमं ज्ञेयं सौवीरं तत्तु पांडुरम्"। यह सुरमा वैली आसाम से अधिक रूप में आता है। आधुनिक वैज्ञानिक इसको "स्टिबनाइटिस" (*Stybnitis*) मानते हैं।

तत्र स्रोतोऽञ्जनस्य नामानि

स्रोतोऽञ्जनं तु स्रोतोजं यामुनेयञ्च यामुनम्।
नीलांजनं तदेवोक्तं कपोतांजनकाह्वयम् ॥३६॥

भा.टी.—स्रोतोञ्जन, स्रोतोज, यामुनेय, यामुन, नीलाञ्जन और कपोताञ्जन ये सब नाम नीले सुरमे के माने जाते हैं ॥ ३६ ॥

सौवीराञ्जनस्य नामानि

सौवीराञ्जनकं ख्यातं सौवीरं तु सुवीरजम् ।
कृष्णाञ्जनं तथा कालाञ्जनञ्चापि प्रकीर्तितम् ॥ ३७ ॥

भा.टी.—सौवीराञ्जन को सौवीर, सुवीरज, कृष्णांजन तथा कालांजन नाम से ग्रहण किया जाता है ॥ ३७ ॥

स्रोतोऽञ्जनस्य स्वरूपम्

भंगे नीलोत्पलनिभं घर्षणे गैरिकप्रभम् ।
वल्मीकशर्षप्रतिमं मतं स्रोतोऽञ्जनं बुधैः ॥३८॥

तत्र स्रोतोऽञ्जनस्वरूपं भंगे नीलोत्पलनिभमिति । सौवीरांजनस्वरूपं बाह्यतः खलु धूमाभमिति । सुवीरदेशजातत्वात् सौवीरनाम्ना प्रसिद्धम् । सौवीरदेशश्च वितस्ता-(झेलम) नदीनिकटवर्तिकटासराज्यसमीपे पर्वतमालामयो देशस्तत्र हि खनिः सौवीराञ्जनस्येति । यत्तु कैश्चित् श्वेतः सकोणः स्फटिकाकृतिः पाषाणः सौवीराञ्जननाम्ना (श्वेत सुरमा) व्यवह्रियते, तत्तु पाषाणविशेष एव. तन्त्रेषु कृष्णत्वस्यैवाञ्जने वर्णितत्वात् विचार्यमेवेति ॥ ३८ ॥

भा.टी.—जो सुरमा तोड़ने पर भीतर से नीलकमल वर्ण का, घिसने पर गेरू के सदृश, वेडौल खण्डोंवाला होता है उसे स्रोतोञ्जन कहते हैं ॥ ३८ ॥

सौवीराञ्जनस्य स्वरूपम्

बाह्यतः खलु धूमाभं भंगे त्वतिसमुज्ज्वलम् ।
घर्षे खलु मषीवर्णं सौवीराञ्जनमुच्यते ॥ ३९ ॥

भा.टी.—काला सुरमा बाहर से देखने में कुछ धूम्र वर्ण का और तोड़ने पर भीतर अत्यन्त चमकीला, लिखने पर काला रंग देनेवाला होता है ॥३९॥

स्रोतोऽञ्जनसौवीराञ्जनयोः शोधनम्

अञ्जनद्वितयं यत्नात् पेषितं त्रिफलाम्भसा ।
दिनसप्तकमात्रेण विशुध्यति न संशयः ॥ ४० ॥

भा.टी.—उक्त दोनों प्रकार के अञ्जनों को यदि शुद्ध करना हो तो उन्हें अलग-अलग खरल में डालकर त्रिफलाकषाय के साथ सात दिन तक खूब रगड़कर सुखा के रख लें । इस विधि से निःसन्देह अञ्जन शुद्ध हो जाते हैं॥४०॥

द्वितीयः शोधनप्रकारः

भृङ्गराजरसेनेह पेषितं त्वञ्जनद्वयम् ।
दिनसप्तकमात्रेण शुद्धिमायात्यनुत्तमाम् ॥ ४१ ॥

उभयोः शोधनप्रकारः सुगम एव। अपिच अञ्जनात् पञ्चामांशं ताम्रचूर्णं दत्वा भस्त्राध्मातं गालयेत्। शीते सति मुद्‌गरघातं कुट्टयेत्। तथा हि अञ्जनतस्ताम्रयोगसंपत्त्या नागो विश्लिष्य पृथग्भवति ॥ ४१ ॥

भा.टी.—उक्त दोनों ही अञ्जनों को पृथक्-पृथक् खरल में डालकर भांगरे के स्वरस के साथ सात दिन मर्दनकर सुखा लेने से भी ये शुद्ध हो जाते हैं॥४१॥

तृतीयः शोधनप्रकारः

फलत्रिकनिशायुग्मभृङ्गराजरसे भृशम्।
अञ्जनद्वितयं स्विन्नं यामाच्छुद्धिमवाप्नुयात् ॥ ४२ ॥

भा.टी.—उक्त दोनों अञ्जनों की वस्त्र में पृथक्-पृथक् पोटली बनाकर इनको दोलायंत्र विधि से त्रिफला, हरिद्रा तथा भांगरे के स्वरस में छः घण्टे स्वेदन करने से भी ये शुद्ध हो जाते हैं ॥ ४२ ॥

स्रोतोऽञ्जनस्य गुणाः

स्रोतोऽञ्जनं तु शिशिरं तुवरं लेखनं परम्।
स्निग्धं स्वादु परं ग्राहि कफपित्तविषापहम् ॥ ४३ ॥
रक्तपित्तक्षयहरं नेत्रामयनिषूदनम्।
हिक्काच्छर्दिप्रशमनं स्तन्यवृद्धिकरं परम् ॥ ४४ ॥

भा.टी.—स्रोतोञ्जन (नीला सुरमा) शिशिर (शीतगुणवीर्य), तुवर (कषायरस), उत्तम लेखन (नेत्रगत मल को पतला करके निकालनेवाला), स्निग्ध, स्वादु (मधुर), ग्राही तथा कफपित्त तथा विष-प्रभाव-नाशक होता है। इसके सेवन से रक्तपित्त तथा क्षय रोग नष्ट होते हैं। नेत्र रोगों को नष्ट करता है। स्रोतोञ्जन हिक्का, छर्दि (वमन) को शान्त करता है और स्त्री के स्तनों में दूध की वृद्धि करता है ॥ ४३, ४४ ॥

सौवीराञ्जनस्य गुणाः

सौवीरमञ्जनं ग्राहि स्निग्धञ्च तुहिनोपमम्।
रक्तपित्तप्रशमनं नेत्रामयहरं परम् ॥ ४५ ॥
विषहिक्कापहं कामं व्रणशोधनरोपणम्।
परं रजोरोधकरं रक्तप्रदरनाशनम् ॥ ४६ ॥

भा.टी.—सौवीराञ्जन ग्राही, स्निग्ध और बरफ के समान शीतगुण होता है। इसके सेवन से रक्तपित्त शान्त हो जाता है, नेत्र रोग मिट जाते हैं। यह बाह्याभ्यन्तर शरीरगत विष तथा हिक्का को नष्ट करता है और व्रणों को शुद्ध

तथा रोपण करता है, इसके सेवन से मासिक धर्म रुक जाता है और रक्तप्रदर में होनेवाला रक्तस्राव भी बन्द हो जाता है ॥ ४५, ४६ ॥

आभ्यन्तरप्रयोगे स्रोतस्सौवीराञ्जनयोर्मात्रा

गुञ्जार्धतः समारभ्य गुञ्जैकमितमञ्जनम् ।
दिनद्वयं त्रयं वापि प्रयुञ्जीत भिषग्वरः ॥४७॥
अञ्जनद्वितयं रक्तप्रदरे तु दिनत्रयात् ।
अधिकं नोपयुञ्जीत रसतन्त्रविशारदः ॥४८॥

अधिकं नोपयुञ्जीतेति अधिकोऽनयोः प्रयोगो वन्ध्यात्वव्यापत्कर इत्यवधेयम् । अञ्जनं ह्यवयवेषु सञ्चितं भवति नैरन्तर्येणोपयुक्तं नानांशसाहचर्याच्चामृतनागजांश्चोपद्रवान् सञ्जनयति ॥ ४७, ४८ ॥

भा.टी.—उक्त दोनों प्रकार के अञ्जनों में से यदि किसी का आभ्यन्तर प्रयोग करना हो तो आधी रत्ती से लेकर एक रत्ती तक की मात्रा में प्रयोग कर सकते हैं । इन दोनों को यदि रक्तप्रदर के रक्तस्राव को बन्द करने के लिए देना हो तो तीन दिन से अधिक दिन तक इसका सेवन नहीं करना चाहिए ॥४७, ४८॥

वक्तव्य—यह पहिले बताया गया था कि अञ्जन नागधातु का मूल खनिज है । अतः इसमें सीसक का होना स्वाभाविक है । इस सीसक के कारण ही यह ग्राही प्रभाव रखता है । यदि इसको कुछ काल तक निरन्तर सेवन कराया जाय तो अञ्जनगत नाग शरीर में विशेषतः आँतों में सञ्चित हो जाता है, जिससे कालान्तर में अशुद्ध और अमृत नाग के उपद्रव उत्पन्न हो जाते हैं और स्त्री को प्रदर शान्ति के लिए अधिक दिन तक सेवन कराने से गर्भाशय संकोच और डिम्बग्रन्थि संकोच होने से उनमें गर्भधारण और उत्पादन की शक्ति नहीं रहती है । कथंचित् गर्भाशयप्राप्त शुक्र को और जीवाणु को भी यह गर्भाशय में जीवित नहीं रहने देता है, क्योंकि यह गर्भाशय में संचित होता है ।

अथ पुष्पाञ्जनस्य परिचयः

रीतिकाद्रावणविधौ रीतिस्थं यशदं द्रुतम् ।
समेत्यम्बरपीयूषयोगेन सितचूर्णताम् ॥४९॥
तदेव सितचूर्णन्तु पुष्पाञ्जनमुदीरितम् ।
भस्त्राध्मातं पुष्पितं तु यशदं वा तदाह्वयम् ॥५०॥

पुष्पाञ्जनपरिचयो गुणाश्च निगदव्याख्याताः, अग्नियोगात् पुष्पितस्य यशदस्य पुष्पाञ्जनं नामेति । रीतिका पित्तलम् ॥ ४९, ५० ॥

भा.टी.—पीतल धातु को पिघलाने पर जब पीतल में होनेवाला यशद (जस्ता) पिघल कर ओषजन से मिलकर श्वेत चूर्ण काला रूप धारण कर लेता है तो इसी यशद के श्वेत चूर्ण को पुष्पांजन कहा जाता है। अथवा केवल यशद को एक लोहपात्र अथवा मिट्टी के पात्र में रखकर तेज अग्नि से तपाने पर भी यह यशदपुष्प बन जाता है॥ ४९, ५० ॥

वक्तव्य—उक्त विधि से प्राप्त यशदपुष्प केवल अञ्जनप्रयोग में विशेषरूप से व्यवहार में आने के कारण पुष्पांजन कहा जाता है। वास्तव में यह (*Zinc Oxide*) होता है। अञ्जन के अतिरिक्त यह बाह्य प्रयोग में काम आता है।

पुष्पाञ्जनस्य गुणाः

पुष्पाञ्जनं तु शिशिरं स्निग्धं पित्तप्रणाशनम्।
अभिष्यन्दप्रशमनं परं दाहविनाशनम्॥५१॥
विचर्चिकादित्वग्दोषशमनं व्रणरोपणम्।
समाख्यातं विशेषेण हिक्कापञ्चकनाशनम्॥५२॥

भा.टी.—पुष्पांजन—शिशिर, स्निग्ध और पित्तप्रकोपनाशक है। इसके बाह्य प्रयोग से अभिष्यन्द (नेत्ररोग) तथा नेत्रपलकों की दाह शान्त हो जाती है। विचर्चिका आदि त्वक्रोगों में इसके योग लगाये जाते हैं। व्रणों को भरने के लिए इसके व्रणरोपक लेप लगाये जाते हैं। इसको प्राचीन पुस्तकों में विशेषरूप से हिक्कानाशक गुणवाला लिखा है॥ ५१, ५२ ॥

अञ्जनत्रितयस्य बाह्यप्रयोगः

अञ्जनद्वितयं पुष्पाञ्जनेन सहितं तु वा।
यशदेनाग्निदग्धेन ह्यभिष्यन्दहरं परम्॥५३॥

भा.टी.—स्रोतोञ्जन, सौवीराञ्जन के साथ यदि यशद को अग्नि पर रख कर बनाये हुए उसके फूले (पुष्पांजन) के साथ मिला दिया जाय तो इसे अञ्जनत्रितय कहा जाता है। यह अञ्जनत्रितय बाह्य प्रयोग में नेत्राभिष्यन्द रोगों में अत्यन्त लाभदायक है॥ ५३ ॥

तिमिरहराञ्जनम्

तालकैकमितं सीसं विशुद्धं दर्विकागतम्।
हसन्तिकायां विन्यस्य गालयेत्प्रखराग्निना॥५४॥

सीसोन्मितं सुविमलं सूतं सीसे तु विद्रुते।
निक्षिप्य द्रुतमादाय खल्वे सम्पेषयेद् दृढम् ॥ ५५ ॥
श्लक्ष्णचूर्णं ततो ज्ञात्वा द्वयोर्द्विगुणमञ्जनम्।
सौवीरं विमलं दत्त्वा पेषयेद्दिनसप्तकम् ॥ ५६ ॥
माषकत्रितयं चन्द्रं दत्त्वाथ परिपेषयेत्।
कुप्यां न्यसेन्मतमिदं तिमिरापहमञ्जनम् ॥५७॥

तोलकैकमितं सीसकमिति शार्ङ्गधरादौ प्रत्यञ्जननाम्ना व्यवहृतम्। चन्द्रं कर्पूरम् ॥ ५४–५७ ॥

भा.टी.—एक तोला शुद्ध सीसे को एक लम्बे बेंटवाली लोहे की करछी में डालकर उस करछी को जलते हुए कोयलों की अँगेठी पर रखकर तीव्र अग्नि देते हुए पिघलावें। जब सीसा पिघल जाय तो उसमें एक तोला शुद्ध पारद डालकर शीघ्र ही करछी को खरल में उलट कर मूसली से खूब अच्छी तरह मर्दन करके बारीक चूर्ण बना लें। अब इस चूर्ण में चार तोला शुद्ध सौवीराञ्जन (काला सुरमा) मिलाकर सात दिन की रगड़ाई करके अन्त में तीन मासे कपूर (भीमसेनी) डालकर अच्छी तरह मिलाकर शीशी में भरकर डाट बन्द करके रख लें। इस अञ्जन को कुछ काल निरन्तर नेत्रों में आँजने से तिमिर रोग नष्ट होता है ॥ ५४, ५७ ॥

तुहिनाञ्जनम्

सोरकं तोलकार्द्धन्तु घनसारञ्च तन्मितम्।
पलैकं खलु सौवीरं दत्त्वा सम्पेषयेद् भृशम् ॥५८॥
निदध्यात्काचकुप्यान्तु नाम्नेदं तुहिनाञ्जनम्।
कण्डूदाहपरिस्रावहरं परमुदीरितम् ॥ ५९ ॥

भा.टी.—उत्तम सोरा आधा तोला, कपूर आधा तोला और शुद्ध सौवीराञ्जन एक पल लेकर तीनों को एकत्र खरल में खूब अच्छी तरह घोटकर बारीक अञ्जन बनाकर काँच की शीशी में रख लें। इसको शीत अञ्जन कहते हैं, क्योंकि यह नेत्रों के लिए अत्यन्त ठंडा होने से बहुत लाभदायक होता है। इसके अतिरिक्त इस अञ्जन को कण्डू, दाह तथा स्रावयुक्त नेत्रों में भी पूर्ण रूप से व्यवहार करना चाहिए ॥ ५८–५९ ॥

अथ शिलाजतुनामानि

शिलाजतु च शैलेयं शिलाजं शैलधातुजम्।

शिलामयः शिलास्वेदः शिलानिर्यास इत्यपि ॥ ६० ॥
अश्मजं त्वश्मजतुकं गिरिजं त्वद्रिजं तथा ।
अश्मोत्थमश्मलाक्षा च गैरेयञ्च मतन्तु तत् ॥ ६१ ॥

भा.टी.—शिलाजतु, शैलेय, शिलाज, शैलधातुज, शिलामय, शिलास्वेद, शिलानिर्यास, अश्मज, अश्मजतुक, गिरिज, अद्रिज, अश्मोत्थ, अश्मलाक्षा और गैरेय, ये नाम शिलाजीत के कहे जाते हैं ॥ ६०, ६१ ॥

शिलाजतुपरिचयः

सूर्यसन्तापसन्तप्ताः शिलाः शैलाधिपस्य यद् ।
गाढं मुञ्चन्ति निर्यासं तच्छिलाजतु कीर्तितम् ॥६२॥
शैलाधिपशिलासारो निर्गतो रवितापतः ।
शुष्कः सन्मूर्ततां यातः शिलाजतु निगद्यते ॥६३॥

भा.टी.–जब ज्येष्ठ वैशाख की तीव्र सूर्य की किरणों से हिमालय की शिला (चट्टान) गरम हो जाती हैं और उनमें होनेवाला रस पिघलकर बाहर आकर जमने लगता है उसे शिलाजीत कहते हैं। अथवा हिमालय की शिलाओं का सार सूर्य के ताप से चू करके बाहर आ जाता है और सूख करके काला कोलतार-सा हो जाता है उसे शिलाजीत कहते हैं ॥ ६२, ६३ ॥

वक्तव्य—यह देखने में कोलतार (अलकतरा) के समान काला और गाढा-सा द्रव होता है। सूखने पर चमकीला और भङ्गुर हो जाता है। यह जल में घुल जाता है और तारों को छोड़ता है। अलकोहल, क्लोरोफार्म तथा ईथर में नहीं घुलता है। रासायनिक प्रतिक्रिया में उदासीन रहता है।

शिलाजतु विश्लेषण—शुद्ध शिलाजतु के विश्लेषण करने से उसमें जल ६.५%, ऐन्द्रियिक द्रव्य ३६.२०%, पार्थिव द्रव्य ३४.६५%, (*Nitrogenous matters*) १.३%, चूना, ७.८०%, अभ्रक (*Mica*) १.३५%, मात्रा में पाये जाते हैं। सम्भवतः इन्हीं तत्वों की उपस्थिति के कारण शिलाजतु त्रिदोषनाशक स्थिर किया गया हो। यह प्रायः सभी रोगों में लाभदायक होता है। कहा गया है—"न सोऽस्ति रोगो भुवि मानवानां शिलाजतु यन्न जयेत्प्रसह्य।" आज-कल शिलाजीत काश्मीर, गढ़वाल, बागेश्वर (अल्मोड़ा), भूटान, तिब्बत और गिलगित आदि पर्वतीय स्थानों से प्राप्त होता है। इसको वहाँ के लोग छोटे-छोटे खण्डों में एकत्र करके भेजते हैं।

कोई शिलाजीत को खनिज तैल मिनरल आयल (*Mineral oil*)

का यौगिक मानते हैं। सम्भव है कि इसी कारण उनके विचारों में शिलाजीत को अग्नि पर नहीं तपाना चाहिये। क्योंकि इसमें पैट्रोल की जाति का तैल होने से यह शीघ्र उड़नशील है और अग्निपरीक्षा में निर्धूम जलता है और पानी में तैरता है। परन्तु आयुर्वेद के रसग्रन्थों में इसकी भस्म करने को लिखा है। आधुनिक चिकित्सकों ने इसमें मिनरल आयल पाया है, अतः वे लोग भी शिलाजतु को क्षय रोग में व्यवहृत होता हुआ देखकर पेट्रोलियम इमलशन (*Petroleum Imultion*) का क्षय रोग में व्यवहार करने लगे हैं। परन्तु आजकल शिलाजीत के विषय में बहुत ठगी चल पड़ी है, इसका पूरा ध्यान रखकर ही शिलाजीत का व्यवहार होना चाहिए।

शिलाजतुभेदाः

सौवर्णं राजतं ताम्रं लौहञ्चेति विभेदतः।
शिलाजतु समाख्यातं भिषग्भिस्तु चतुर्विधम् ॥ ६४ ॥

शिलाजतुभेदाः सौवर्णादयः। उक्तं हि प्राचीनैः—"सौवर्णं राजतं ताम्रमायसञ्च चतुर्विधम्। शिलाजतु हि विज्ञेयं तत्तल्लक्षणलक्षितम्" इति ॥६४॥

भा.टी.—स्वर्णगर्भ शिलाजतु, रजतगर्भ शिलाजतु, ताम्रगर्भ शिलाजतु, लौहगर्भ शिलाजतु, इस तरह स्वर्ण आदि धातुयुक्त पत्थरों से प्राप्त होने के कारण शिलाजीत के चार भेद पाये जाते हैं ॥६४॥

तेषां रूपाणि

शिशिरं मधुरं तिक्तं कटुकं कटुपाकि च।
जटाकुसुमसङ्काशं सौवर्णं शैलधातुजम् ॥ ६५ ॥
शिशिरं पाण्डुरं तिक्तं स्वादुपाकि च राजतम्।
तिक्तोष्णतीक्ष्णं नीलाभं ताम्रं गिरिजमीरितम् ॥ ६६ ॥
तिक्तं सलवणं कृष्णं विपाके कटुशीतलम्।
गुरु स्निग्धं कषायञ्च सर्वश्रेष्ठं तदायसम् ॥ ६७ ॥
सौवर्णं वातपित्तघ्नं राजतं श्लेष्मपित्तहृत्।
कफघ्नं ताम्रजं ज्ञेयं त्रिदोषहरमायसम् ॥ ६८ ॥

तेषाँ रूपाणि—शिशिरं मधुरं तिक्तमित्यादिना। उक्तं हि—"सौवर्णन्तु जपापुष्पवर्णं भवति शैलजम्। मधुरं कटुतिक्तञ्च शीतलं कटुपाकि च" इति। तथा शिशिरं पाण्डुरं तिक्तं राजतमिति। तथा चोक्तम्—"राजतं पाण्डुरं शीतं कटुकं स्वादुपाकि च" इति। तिक्तोष्णादिगुणं ताम्रम्। यथाहुः—"ताम्रं मयूर-

कण्ठाभं तीक्ष्णमुष्णं च जायते" इति। लौहं तु—तिक्तं सलवणं कृष्णं शीतलञ्च। स्मरन्ति हि—"लौहं जटायुपक्षाभं सतिक्तं लवणं भवेत्। विपाके कटुकं शीतं सर्वश्रेष्ठमुदाहृतम्" इति। एतेन शिलाजतु स्वोपादानस्वर्णादिधातुवत् शीतवीर्यम्, ताम्रस्य तु उष्णवीर्यम्। ताम्रस्योष्णवीर्यत्वात्। तस्मात् लौहं शिलाजत्वपि उष्णवीर्यमिति लोकोक्तिर्भ्रान्तेति निश्चयः ॥६५–६८॥

भा.टी.—स्वर्णधातुयुक्त शिलाओं से निकलनेवाला शिलाजीत शिशिर-गुण, मधुर, तिक्त और कटुरस तथा कटुविपाकी और बाह्यदर्शन में गुडहलपुष्प सदृश वर्ण का होता है। रजतधातु युक्त शिलाओं से निकलनेवाला शिलाजीत शिशिर पाण्डुवर्ण, तिक्त रस, मधुरपाकवाला होता है। ताम्रधातु युक्त शिलाओं से प्राप्त होनेवाला शिलाजीत तिक्तरस, तीक्ष्ण, उष्ण गुण और बाह्यदर्शन में नीलाभवर्ण का होता है। लौहधातु युक्त शिलाओं से प्राप्त होनेवाला शिलाजीत तिक्त, किञ्चित् लवण और कषाय रस, कटुविपाक, शीतल, गुरु तथा स्निग्ध गुण और बाह्यदर्शन में काले रंग का होता है। इनमें से सुवर्ण शिलाजतु वातपित्तनाशक, रजतशिलाजतु श्लेष्मपित्तहर, ताम्रशिलाजतु कफनाशक, किन्तु लौह शिलाजतु त्रिदोषशामक होता है ॥ ६५–६८ ॥

शिलाजतुनः शोधनम्

[गीतिका]

विगताम्बुदे निवाते धरणीतलप्रदेशे।
प्रखरे निदाघकाले प्रणयेच्छिलाजशुद्धिम् ॥ ६९ ॥
विमलानि भाजनानि त्वयसा विनिर्मितानि।
युगसंमितानि तीव्रे निदधीत सूर्यतापे ॥७०॥
सुविचूर्णितं शिलाजं विनिधाय पात्रमध्ये।
द्विगुणं प्रतप्तनीरं त्रिफलाकषायमद्धम ॥७१॥
गिरिजे प्रदाय यामं निदधीत तीव्रतापे।
कामं विमर्द्य गिरिजं विदधीत वस्त्रपूतम् ॥७२॥
विनिधाय पूर्वपात्रे निदधीत तीव्रतापे।
अथ तीव्रतापयोगाद्विमलं सरं प्रकाशम् ॥७३॥
मृदुलं प्रगाढकृष्णं यदुपैति नीरपृष्ठे।
विदधीत सोष्णतोये खलु भाजनेऽपरस्मिन् ॥७४॥
अथ वै द्वितीयपात्रात् खलु भाजने तृतीये।

अथ भाजनात्तृतीयात् निदधीत तुर्यपात्रे ॥७५॥
सलिलं तु यावदच्छं न भवेत्तु तावदेवम्।
विदधीत वैद्यवर्यः सततं कृतावधानः ॥७६॥
सलिलं भवेद्यदाच्छं मलमेत्यधःप्रदेशे।
सलिलोर्ध्वभागसंस्थं गिरिजं हरेद्विशुद्धम् ॥७७॥
विधिना ह्यनेन शुद्धिं तदुपैति निर्विशेषाम्।
गिरिजं विशुद्धमेवं विनियोजयेद्विशङ्कः ॥७८॥

शिलाजतुशोधनप्रकारश्चरकाचार्योक्त एव व्यवहृतः सर्वसम्मतश्चेति स एव सरलात्तरैर्गीतिकया च निर्दिष्ट आचार्यैः। युगसंमितानीति चत्वारि। अशुद्धन्तु दाहादिकारणमाहुः। स्मरन्ति हि—"अशुद्धं दाहमूर्च्छायभ्रमपित्तास्रशोषकृत्। शिलाजतु प्रकुरुते मान्द्यमग्नेश्च विड्ग्रहम्" इति। प्रक्षेपक्वाथस्य मानञ्च जलमष्टगुणं शिलाजतुसमानञ्च क्वाथ्यद्रव्यमिति। यथाह स्म वाग्भटः—"तुल्यं गिरिजेन जले वसुगुणिते भावनौषधं क्वाथ्यम्।" इति। इत्थं शुद्धस्य गुणोत्कर्षाय भावनान्तरयोगोऽपि स्मर्य्यते कैश्चित्। विस्तरस्तु शिवागुटिकानिर्माणादौ वृद्धवाग्भटेऽनुसन्धेयः। भृङ्गरसत्रिफलागोदुग्धादिभिः शोधनन्तु गोत्रदोषशान्तये तत्र तत्र गुणाधानार्थञ्च कार्यमेव "गोदुग्धत्रिफलाभृङ्गद्रवैः पिष्टं शिलाजतु। दिनैकं लोहजे पात्रे शुद्धिमायात्यसंशयम्" इति स्मरणात् ॥ ६९–७८ ॥

भा.टी—बहुत तेज गर्मी के दिनों (वैशाख और जेठ के महीने) में जब आकाश में बादल बिलकुल न हों, तेज हवा न चलती हो तो उन दिनों में शिलाजीत का शोधन करना चाहिए। शिलाजीतशोधन करने के लिए चार बड़े-बड़े लोहे के पात्र (कढ़ाही, परात आदि) लेवें। अब एक पात्र में शिलाजतुचूर्ण (पत्थर का चूर्ण या शिलाजीत का पिंड) डालकर उसमें शिलाजतु से द्विगुण गरम जल और शिलाजतु से अर्धभाग त्रिफलाकषाय मिलाकर तीन घण्टे तक धूप में रख दें। इसके बाद धूप में ही इसको अच्छी तरह मसल कर कपड़े में छान लें। अब छने हुए काले रंग के शिलाजतु जल को उक्त चार पात्रों में से एक पात्र में भरकर तेज धूप में रख दें। तेज धूप के लगने से जल के ऊपर कोमल स्वच्छ तथा अतिकृष्णवर्ण की मलाई-सी लग जायेगी। इस मलाई के सदृश पदार्थ को धीरे-धीरे निकालकर दूसरे वहाँ पर रखे हुए पात्र के गरम जल में डाल दें। जब इस दूसरे पात्रस्थ जल के ऊपर मलाई-सी जम जाय तो इसको तीसरे पात्र के गरम जल में डाल दें। इसी तरह तीसरे पात्र की

मलाई को चौथे पात्र में डाल दें। इस प्रकार शिलाजतुजल युक्त पात्रों में से तब तक मलाई के रूप में जमी हुई शिलाजीत को निकालते रहें जब तक कि वह जल स्वच्छ वर्ण का न हो जाय और सारा पत्थर रेत मिट्टी आदि पात्र के तल में बैठ जाय। इस प्रकार अन्त में पूर्ण सावधानी के साथ स्वच्छ जल के ऊपर आयी हुई विशुद्ध शिलाजतु को एक स्वच्छपात्र में एकत्र कर लें। इस विधि से शिलाजतु उत्तम प्रकार से शुद्ध हो जाती है। इसको निःशंक होकर योगों में काम ला सकते हैं॥ ६६–७८॥

वक्तव्य–जिन पात्रों में शिलाजीत का जल पड़ा हुआ हो उनको हिलाना-डुलाना नहीं चाहिए। अन्यथा न ऊपर के भाग में मलाई आयेगी और न नीचे रेत आदि पदार्थ ही बैठ सकेंगे। पात्र के ऊपर धूल आदि न पड़ने पावें। इस लिए पात्र के मुख पर सीसा रख देना चाहिए अथवा बहुत बारीक और साफ कपड़ा से ढकना चाहिए। मलाई को निकालते हुए सावधानी रखनी चाहिए जिससे उसके नीचे के जल में बहुत कम्पन न होने पावे।

प्रक्षेपक्वाथमानम्

शिलाजतुसमं क्वाथः जलमष्टगुणं ततः।
पादांशशेषितः क्वाथ शिलामयविशुद्धये॥७९॥

भा.टी.—शिलाजीत की शुद्धि के लिए जिस औषधि का क्वाथ काम में लाना हो उसे शोधनीय शिलाजीत के समभाग लेकर उसमें आठ गुणा जल डालकर पकायें, जब पकते-पकते जल चतुर्थांश रह जाय तो उसे छानकर शिलाजीत शोधन के काम में लाना चाहिए॥ ७९॥

द्वितीयः शोधनप्रकारः

निरुक्तेनैव विधिना क्वाथस्थाने तु गोजलम्।
दत्त्वाहृता शिलालाक्षा शुद्धिमायात्यसंशयम्॥८०॥

भा.टी.—यदि शिलाजीत शोधन में (त्रिफला) कषाय के स्थान पर गोमूत्र (ताजा और साफ) डालकर धूप में रख के शिलाजीत की मलाई जमा ली जाय तो इससे भी शिलाजीत निःसन्देह शुद्ध हो जाती है॥ ८०॥

तृतीयः शोधनप्रकारः

पूर्वोक्तेनैव मार्गेण क्वाथे भृङ्गरसितं रसम्।
दत्त्वा हृतः शिलास्वेदः परां शुद्धिमवाप्नुयात्॥८१॥

भा.टी.–यदि त्रिफला कषाय के स्थान पर भाँगरे का स्वच्छ साफ स्वरस

डालकर धूप में सुखाकर शिलाजीत की मलाई निकाल ली जाय तो भी शिलाजीत शुद्ध हो जाती है ॥८१॥

वक्तव्य—शिलाजीत को विशेष रूप से वातहर, पित्तहर तथा कफहर बनाने के लिए इसे सामान्य शोधन के अनन्तर वात, पित्त और कफ नाशक गणों की औषधियों के पृथक्-पृथक् क्वाथ, अथवा सम्पूर्ण वातहर या पित्तहर अथवा कफ नाशक वर्ग के कषाय की भावना देकर विशेष रूप से शिलाजीत को बनाया जा सकता है। इस विधि से तैयार की हुई शिलाजीत अधिक शक्तिशाली हो जाती है और रोगों को (वातादि प्रकोपजन्य) शीघ्र ही शान्त करनेवाली हो जाती है।

शिलाजीत को विशेष शक्तिशाली बनाने के लिए पहिले सामान्य विधि से अर्थात् त्रिफला कषाय, गोमूत्र अथवा भाँगरे के कषाय स्वरस से शुद्ध करना चाहिए। इसके बाद जब उसमें मैल अथवा रेत बालु आदि का अंश न रहे तो फिर उसमें वातादि नाशक औषधियों का कषाय डालकर धूप में रख सुखा लेना चाहिए। जब पूर्व क्वाथ सूख जाय तो पुनः दूसरा क्वाथ उसमें डालकर धूप में रखकर सुखा लेना चाहिए।

कई फार्मेसीवाले शिलाजीत को गरम पानी या गोमूत्र में घोलकर छान लेते हैं, फिर उसे अग्नि पर चढ़ा कर गाढ़ा कर लेते हैं और अग्नितापी शिलाजीत के नाम से व्यवहार करते हैं। परन्तु इस विधि से बनायी हुई शिलाजीत में वालुका, रेत, मिट्टी आदि का अंश रहने से यह उत्तम नहीं है।

विशुद्धशिलाजतुनः परीक्षणम्

याङ्गारसंस्था निर्धूमा पक्वा लिङ्गोपमा भवेत्।
आस्वादे कटुतिक्ता च शिलाजाता तु साऽमला ॥८२॥

शुद्धशिलाजतुपरीक्षणं याऽङ्गारसंस्थेत्यादिना। यथाहुः—"वह्नौ क्षिप्तन्तु निर्धूमं पक्वं लिङ्गोपमं भवेत्। तृणाग्रेणाम्भसि क्षिप्तमधो गलति तन्तुवत् ॥ गोमूत्रगन्धि मलिनं शुद्धं ज्ञेयं शिलाजतु" ॥ इति। सामलेत्यत्र सा अमला इति च्छेदः ॥८२॥

भा.टी.—जिस शिलाजीत (शुद्ध) को जलते हुए कोयलों के ऊपर रखने से धुंआ न उठे, किन्तु भुत-भुत करके पकती हुई शिलाजीत लिंगाकार हो जाय, इसके साथ ही यदि उसे जिह्वा पर रखें तो उसमें कटु और तिक्त (कडुआ) स्वाद मालूम होता हो तो उसे शुद्ध (असली) शिलाजीत समझना चाहिए ॥८२॥

अपरं परीक्षणम्

सलिले या विनिक्षिप्ता तन्तुप्रसवकारिणी ।
आस्वादे कटुतिक्ता च शिलालाक्षा तु साऽमला ॥८३॥

भा.टी.—अथवा जिस शिलाजीत को थोड़ा-सा लेकर जल में डाला जाय यदि वह जल में इधर-उधर को तार से होकर फैलने लगे और स्वाद में कटु और तिक्त हो तो वह भी शुद्ध शिलाजीत होती है ॥८३॥

शिलामयस्य गुणाः

शिलाजतु मतं तिक्तं विपाके कटुकं तथा ।
मूत्रलञ्च विशेषेण योगवाहि रसायनम् ॥८४॥

भा.टी.—शिलाजीत तिक्त प्रधान रस, विपाक में कटु, मूत्र अधिक लाने वाला योगवाही और रसायन द्रव्य है ॥८४॥

अपि च—

शिलास्वेदो बल्यः श्वयथुशमनः पाण्डुहरण
क्षयश्वासप्लीहज्वरदहनमान्द्यापहरणः ।
अपस्मारोन्मादोदरगुदजकृच्छ्रप्रशमनः
समीरस्थौल्योरःक्षतहृदयशूलैकदलनः ॥८५॥
प्रमेहकरिकेशरी प्रबलशूलकालानलः
कृमिप्रशमनः परं सुविततारमरीशैलभित् ।
सकुष्ठकृमिगुल्मजित् प्रबलवातरक्तापहः
स्मृतो रसविशारदैः खलु शिलामयो निर्मलः ॥८६॥

गुणाः—उक्तमन्यत्रापि "शिलाह्वं कटुतिक्तोष्णं कटुपाकं रसायनम् । छेदि योगावहं हन्ति कफमेहाश्मशर्कराः ॥ मूत्रकृच्छ्रं क्षयं श्वासं वातास्रार्शांसि पाण्डुताम् । अपस्मारं तथोन्मादं शोथकुष्ठोदरकृमीन्" इति । स्यादेतत् शिशिरं हि शिलाजतु इति पूर्वमुक्तमत्र च शिलाह्वं कटुतिक्तोष्णमिति उष्णवीर्यमुच्यते विरुद्धम् ? अत्र ब्रूमहे—न वयं सर्वं शिलाजतु शीतवीर्यमिति प्रतिजानीमहे, यावता भवतैवं पर्य्यनुयुज्येमहि, अपितु ताम्रमुष्णवीर्यं सौवर्णं राजतं लौहञ्च शीतवीर्यमिति, "शिलाभ्यो यस्य यज्जातं धातोस्तत्तद्गुणं वदेत्" इति वृद्धवाग्भटस्मरणात् । यत्तु अनुभवसिद्धमस्योष्णत्वमिति तत्र च "सर्वञ्च तिक्तकटुकं नात्युष्णं कटुपाकतः" इति गृहाण । कटुपाकतः इति हेतुपञ्चम्यास्तसिल् । इदमुक्तं भवति कटुपाकप्रभावाद् उष्णत्वमपि स्वधातुगुणयोगात् शीतलं सत् नात्युष्णं

भवतीति। तस्मात् नात्युष्णमिति सयुक्तिको विरोधपरिहार उद्भावितो वाग्भटे। उत्कृष्टश्च तत्–"गोमूत्रगन्धि कृष्णं गुग्गुल्वाभं विशर्करं मृत्स्नम्। स्निग्धमनम्ल-कषायं मृदु गुरु च शिलाजतु श्रेष्ठम्" इति कथितम्। इत्यलमत्राम्रेडितेन। शिला-स्वेदो बल्य इत्यादिना शिलाजतुविशेषगुणाः निगदव्याख्याताः॥ ८५, ८६॥

भा.टी.—शिलाजीत बलकारक, शोथ, पाण्डुरोग, क्षय, श्वास, प्लीहावृद्धि, ज्वर, अग्निमान्द्य रोगों को मिटाती है। इसको अपस्मार, उन्माद, उदररोग, बवासीर और मूत्रकृच्छ्र रोगों में प्रयोग किया जाता है। इसके सेवन से वात-प्रकोप, शरीर की स्थूलता, उरःक्षत, हृदय रोग (शूल), प्रमेह, उदरशूल, उदरकृमि अत्यन्त बढ़ी हुई अश्मरी (पथरी), कुष्ठ रोग, वमन, गुल्म, भयं-कर वातरक्त रोग नष्ट हो जाते हैं॥ ८५, ८६॥

वक्तव्य—पथ्य भोजन के साथ उत्तम विधि से नियम पूर्वम शिलाजीत का सेवन करने से यह विशेष रूप से जत्रु के ऊर्ध्वभाग में व्याप्त प्रसाद संज्ञक वायु को नियमन करती है। यदि उक्तस्थान से वायु क्षीण हो गयी हो तो उसका पोषण करती है। शिलाजीत के सेवन से मूत्र में आनेवाला ओजस्राव (अल-ब्युमन) अथवा ओजधातु का क्षय दूर हो जाता है। इसके द्वारा चेतनावाही नाड़ियों की दुर्बलता दूर हो जाती है अर्थात् शिलाजीत चेतनावाही नाड़ियों के लिए बल्य है। धमनियों में बढ़ी हुई क्रिया को प्रकृतिस्थ करने के लिए शिलाजीत अमोघ और सर्वोत्तम औषधि है। अतः अधिक रक्तभार के कारण बढ़ी हुई धमनिक्रिया को नियमन करने के लिए अर्थात् अधिक रक्तभार (*Blood pressure*) के कारण फैली हुई धमनियों को संकुचित कर उनको बल देने के लिए शिलाजीत के समान अन्य कोई औषधि नहीं है। अधिक रक्त दबाव के कारण उत्पन्न होनेवाले तीव्र शिरःशूल में जिसमें हृदयकम्पन (पल-पिटेशन), नेत्र पलकों में शोथ, जी मिचलाना तथा अग्निमान्द्य में यह शीघ्र ही लाभ पहुँचाती है। पित्ताशय में जमे हुए कण रूप में होनेवाले पित्त को शिला-जीत शीघ्र ही पतला करती और बाहर निकालती है। शिलाजीत सेवन से पित्ताशय शुद्ध होता है और पित्ताशय शोथ शान्त हो जाता है। अतएव शिलाजीत पित्त जमने के कारण होनेवाली पित्ताश्मरी को निकालने के लिए उत्तम द्रव्य है। शिलाजीत के सेवन से मधुमेह शान्त हो जाता है और मधुमेह का उपद्रव स्वरूप संन्यास (मूर्च्छा) रोग नष्ट होता है। इसी तरह शिलाजतु से कामला तथा वमन रोग भी दूर हो जाते हैं। शिलाजतु सेवन से वातिक

संस्थान (*Nervous system*) की दुर्बलता, मानसिक शिथिलता, अधिक रक्तदबाव के कारण उत्पन्न भयंकर उन्माद, आक्षेप (कन्वल्शन्) युक्त मूर्च्छा (*coma*), अपस्मार, ताण्डववात और योषापस्मार रोग शान्त होते हैं। शिलाजीत के सेवन से स्वेद वाहिनियाँ विस्तृत हो जाती हैं, जिससे अधिक स्वेद आने लगता है। इसके द्वारा उदरच्छदा कला तथा सन्धि आदि स्थानों की कला में सञ्चित जल शोषित हो जाता है। इसके द्वारा हृदय की वृद्धि (विस्तृति) कम हो जाती है और अच्छी तरह निद्रा आने लगती है। शिलाजीत सेवन करने पर सर्वांग की महाधमनी अथवा क्षुद्रधमनी (केशिका) विस्तृत हो जाती है। इसके सेवन से वृक्कों में उत्तेजना उत्पन्न होती है जिससे मूत्र अधिक मात्रा में आता है, अतः शिलाजतु मूत्रल, पित्तनिःसारक, प्रवृद्धरक्त-वेगहर और स्वेदल है। क्योंकि शिलाजतु सेवन से वृक्कों की क्षुद्रधमनियाँ विस्तृत हो जाती हैं, जिससे अधिक मात्रा में मूत्र आता है। इसी तरह शिलाजतु से यकृत् की क्षुद्र धमनियाँ विस्तृत होती हैं, जिससे यकृत् में सञ्चित पित्त अधिक मात्रा में निकलता है। इसी प्रकार सर्वांगत्वचा की क्षुद्रधमनियों की विस्तृतिकारक होने से शिलाजतु से सर्वांग त्वक्जात शोथ में होनेवाला अधिक रक्तदबाव भी दूर हो जाता है। त्वक्गत क्षुद्र धमनियों को विस्तृत करने के कारण शिलाजीत अधिक मात्रा में स्वेद लाती है। धमनीगत अल्पशोथ के कारण रक्त के दबाव से क्षीण हुई धमनियों की स्थिति स्थापकता शक्ति को पुनः शीघ्र प्रकृतिस्थ करने के लिए शिलाजीत उत्तम औषधि है। शिलाजतु सेवन से कामला रोग में उपद्रवस्वरूप कण्डूति (कण्डू) भी नष्ट हो जाती है। शिलाजतु में धमनी तथा मांसपेशियों के लिए स्थितिस्थापक गुण होने के कारण ही शिलाजीत हृदय आदि शारीरिक यन्त्रों की नष्ट हुई स्वाभाविक क्रियाओं को पुनः प्राप्त करने के लिए तथा इन्हीं अंगों की बढ़ी हुई स्वाभाविक क्रियाओं को नियमित करने के लिए सर्वोत्तम औषधि मानी गयी है। शिलाजीत सेवन करने से मूत्राशय में शोथ तथा रक्त सञ्चय के कारण होनेवाले मूत्राशय स्राव अर्थात् अधिक मूत्रप्रवृत्ति नष्ट हो जाती है।

शिलाजीत के सेवन से मूत्र की प्रतिक्रिया (*Reaction*) में कोई परिवर्तन नहीं होता और न मूत्र की गन्ध तथा वर्ण में कोई परिवर्तन होता है। किन्तु इसके सेवन करने से चौबीस घन्टे में होनेवाले कुल मूत्र की मात्रा में वृद्धि हो जाती है अर्थात् जहाँ स्वभावतः चौबीस घन्टे में मनुष्य को सवा सेर से लेकर डेढ़ सेर तक मूत्र आता है वहाँ शिलाजीत से दो सेर तक मूत्र की मात्रा

भी बढ जाती है। यदि मूत्र में पहिले अलब्यूमिन (ओज) अथवा शर्करा निकलती हों तो वह भी शिलाजीत सेवन से बन्द हो जाती है।

शिलामयस्य मात्रा

द्विगुञ्जतः समारभ्य वसुगुञ्जामितं परम्।
शिलामयं प्रयुञ्जीत बलकालाद्यपेक्षया ॥ ८७ ॥

शिलाजतुनो मात्रा देशकालापेक्षया स्पष्टमुक्ता। वसुगुञ्जमितं अष्टगुञ्जाप्रमितं यावत्। कर्षमर्धपलं पलं, हीनमध्योत्तमो योगः प्राचीनोक्तो नाधुना हीनबलेषु युक्तः; व्यापद्भयात्। तदेतदाह बलकालाद्यपेक्षयेति ॥ ८७ ॥

भा.टी.—दो रत्ती परिमाण से लेकर आठ रत्ती परिमाण तक, रोगी का बलकाल आदि का ठीक-ठीक ध्यान रखते हुए शिलाजीत की मात्रा का प्रयोग किया जाना चाहिए ॥ ८७ ॥

शिलामयस्य आमयिकः प्रयोगः

शिलाजतु क्षौद्रयुतं शीलितं तु द्विगुञ्जकम्।
शुक्रबन्धसमुद्भूतं मूत्रकृच्छ्रं निवारयेत् ॥ ८८ ॥
दशमूलकषायेण शिलाजतु सितायुतम।
अष्ठीलिकां वातबस्तिं वातकुडलिकां हरेत् ॥ ८९ ॥
वरुणादिकषायेण शीलितस्तु शिलामयः।
विनिहन्त्यचिरादेव मूत्राघातमथाश्मरीम् ॥९०॥
अमृतादिकषायेण शीलितं तु शिलाजतु।
मूत्राघातं मूत्रकृच्छ्रं न शयत्यविलम्बितम् ॥ ९१ ॥
ससितं च सकर्पूरं शैलेयं परिशीलितम्।
मूत्रातातं तथा मूत्रजठरञ्च विनाशयेत् ॥ ९२ ॥
गोक्षुरक्काथसंयुक्ता शिलालाक्षा तु शीलिता।
मूत्रकृच्छ्राण्यशेषाणि नाशयेदलिसत्वरम् ॥ ९३ ॥
काकोल्यादिगणोद्दिष्टभेषजैः सह शीलितः।
शिलामयो वराशुद्धो वीर्यवृद्धिकरः परम् ॥ ९४ ॥
लोहताप्यघृतक्षौद्राभयाजन्तुघ्नसंयुता।
शीलिता तु शिलालाक्षा यक्ष्माणमिह नाशयेत् ॥ ९४ ॥

वीरतर्वादिकगणभेषजक्वाथसंयुतम् ।
गिरिजं शीलितं हन्ति मूत्रकृच्छ्रादिकान् गदान् ॥९६॥
सिताक्षीरयुतं प्रातः शीलितं तु शिलाजतु ।
विनिहन्ति विशेषेण प्रमेहजनितां व्यथाम् ॥९७॥
शिलाजतु सगोमूत्रं पुरत्रिशवकणायुतम् ।
ऊरुस्तम्भं महाघोरं नाशयत्यविलम्बितम् ॥९८॥
लोहभस्मयुतं नित्यं शिलाजतु समाक्षिकम् ।
शीलितं तु विशेषेण रक्तसञ्जननं परम् ॥९९॥
अर्जुनक्वाथसंयुक्तं शिलाजतु निषेवितम् ।
मासमात्रप्रयोगेण विनिहन्ति हृदामयम् ॥ १०० ॥
अग्निमन्थरसोपेत शिलाजतु निषेवितम् ।
मासद्वयप्रयोगेण स्थौल्यं नाशयति ध्रुवम् ॥ १०१ ॥
शालसारादितोयेन शैलेयं परिभावितम् ।
तेनैव च कषायेण द्विमासं परिशीलितम् ॥ १०२ ॥
विनाशयेच्चिरोद्भूतं मधुमेहं विशेषतः ।
तथैव नाशयत्याशु त्वश्मरीं मूत्रशर्कराम् ॥ १०३ ॥
कणापाषाणभेदैलासंयुतस्तण्डुलाम्भसा ।
शिलामयः शीलितस्तु प्रमेहं विनिवारयेत् ॥ १०४ ॥
एलामागधिकायुक्ता शिलालाक्षा तु शीलिता ।
मूत्राघातं मूत्रकृच्छ्रं नाशयत्यविकल्पतः ॥ १०५ ॥
शिलामयः शिलाघृष्टः सचन्द्रः परिपूरणात् ।
क्षतं सद्योऽभिघातोत्थं विना पाकं प्ररोपयेत् ॥ १०६ ॥
रजनीरजसोपेता शिलाजाक्षा तु शीलिता ।
गोमूत्रेण समाख्याता कुम्भकामलिनां हिता ॥ १०७ ॥
लोहकाञ्चनभस्माढ्यः सर्जकद्रवभावितः ।
शिलामयो गुञ्जमितः सततं परिशीलितः ॥ १०८ ॥
मसूरिकाज्वरं स्फोटं शोणकायज्वरं तथा ।
नाशयत्यचिरादेव वृक्षमिन्द्राशनिर्यथा ॥ १०९ ॥

शिलामयस्य रोगयोग्यः प्रयोगः—वातुकुण्डलिका मूत्राघातविशेषः वरुणादिगणस्तु सुश्रुतोक्तः । तद्यथा—"वरुणार्तगलशिग्रुमधुशिग्रुतर्कारीमेषशृ-

ङ्गीपूतीकनक्तमालमोरटाग्निमन्थसैरेयकद्वयबिम्बीवसुकवसिरचित्रकशतावरीबिल्वाजशृङ्गीदर्भा बृहतीद्वयं च ॥ वरुणादिर्गणो ह्येष कफमेदोनिवारणः । विनिहन्ति शिरःशूलगुल्माभ्यन्तरविद्रधीन् ॥" अमृतादिकषायस्तु-"अमृतं नागरं धात्री वाजिगन्धा त्रिकण्टकम् । प्रपिबेद्वातरोगार्त्तः सशूली मूत्रकृच्छ्रवान् ॥" इत्युक्तः । ससितमित्यादिप्रयोगे शैलेयं शिलाजतु । काकोल्यादिगणश्च–"काकोलीक्षीरकाकोलीजीवकर्षभकमुद्गपर्णीमेदामहामेदाच्छिन्नरुहाकर्कटशृङ्गीतुगाक्षीरीपद्मकप्रपौण्डरीकर्द्धिवृद्धिमृद्वीकाजीवन्त्यो मधुकं चेति ।" इति सुश्रुतोक्तः । गुणाश्चास्य "काकोल्यादिरयं पित्तशोणितानिलनाशनः । जीवनो बृहणो वृष्यः स्तन्यः श्लेष्मकरस्तथा"। वीरतर्वादिकोऽपि गणः सुश्रुताभिहित एव । यथा—"वीरतरुसहचरद्वयदर्भवृक्षादनी-गुन्द्रानलकुशकाशाश्मभेदकाग्निमन्थमोरटवसुकवसिरभल्लूककुरण्टकेन्दीवरकपोतवङ्का श्वदंष्ट्रा चेति। वीरतर्वादिरित्येष गणो वातविकारनुत् । अश्मरीशर्करामूत्रकृच्छ्राघातरुजापहः ॥" पुरो गुग्गुलुः, विश्वं शुण्ठी । शालसारादिगणोऽपि सुश्रुतोक्तः—"शालसाराजकर्णखदिरकदरकालस्कन्धक्रमुकभूर्जमेषशृङ्गितिनिशचन्दनकुचन्दनशिंशपाशिरीषासनधवार्जुनतालशाकनक्तमालपूतीकाश्वकर्णागुरूणि कालीयकं चेति । शालसारादिरित्येष गणः कुष्ठविनाशनः । मेहपाण्ड्वामयहरः कफमेदोविशोधनः ॥" मागधिका पिप्पली । सचन्द्रः सकर्पूरक्षोदः । शोणकायज्वरो नाम सपदि सर्वकायस्य शोणवर्णप्रदो ज्वरविशेषः "*Scarlet Fever*" इत्याङ्ग्लभाषायाम् । स्पष्टमन्यत् । दिङ्मात्रमत्रोदाहृतः प्रयोगः । यच्चाधुना दृश्यते प्रायशो वार्द्धक्ये रक्तवहा धमन्यः खरतां गताः रक्तवेगासहाः सत्यः शिरोरुग्भ्रममनोदेहेन्द्रियादिदौर्बल्यादिलक्षणान्यांश्च कांश्चिद्दारुणानुपद्रवान् पक्षवधादीन् जनयन्तस्तत्रापि वातपित्तहरैर्मूत्रलैर्वा द्रव्यै सह शिलाजतुनः प्रयोगः सुखकरो भवतीति ।

तथा—"ज्वरी ज्वरघ्नाम्बुदपर्पटादेः क्वाथेन रक्ती मधुयष्टिकायाः । शोषी रसैः क्रव्यभुगामिषोत्थैर्मायूरमांसैः पयसा च कार्श्ये ॥ मध्वम्बुना मेदसि सम्प्रवृद्धे क्षीरेण पर्याकुलबुद्धिसत्त्वः । पाण्ड्वामयार्तावुदरे सशोफे पिबेच्छिलाजं महिषीजलेन ॥ अश्मरीं वीरतराद्येन कुष्ठं खदिरवारिणा । विषं विषघ्नैरगदैः हन्त्येवं तद् यथामयम् ॥' इति च वाग्भटोक्तमनुसन्धेयमिति । तथा चास्य प्रयोगानन्तरमपि पथ्यापथ्ये विशेषः—"व्यायामातपमारुतचेतःसन्तापगुरुविदाह्यादि । उपयोगादपि परतो द्विगुणं परिवर्जयेत् कालम् ॥ कुलत्थान् काकमाचीं च कपोतांश्च सदा त्यजेत् । पिबेन्माहेन्द्रमुदकं कौपं प्रस्रवणाम्बु वा ॥" इति च ॥ ८८–१०६ ॥

भा.टी.—दो रत्ती शुद्ध शिलाजीत को मधु में मिलाकर सेवन कराने से शुक्रावरोध के कारण होनेवाले मूत्रकृच्छ्र में आराम आता है । अष्ठीलिका, वात-

वस्ति, तथा वातकुण्डलिका (मूत्ररोग) रोगों में शिलाजीत को दशमूल कषाय में खाँड मिलाकर उसके साथ सेवन करना चाहिए। शिलाजतु को वरुणादि क्वाथ के अनुपान से सेवन करने पर मूत्राघात (मूत्र रुकना) तथा पथरी रोग में लाभ होता है। मूत्राघात तथा मूत्रकृच्छ्र में शिलाजीत को अमृतादि क्वाथ अनुपान से सेवन कराया जाता है। शिलाजीत में खाँड और कपूर मिलाकर सेवन करने से मूत्रातीत और मूत्र जठर रोगों में आराम आता है। शिलाजीत को गोखुरूक्वाथ के साथ सेवन करने से शीघ्र ही सब प्रकार के मूत्रकृच्छ्र नष्ट हो जाते हैं। त्रिफला क्वाथ से शुद्ध किये हुए शिलाजीत को यदि काकोल्यादि गणों के साथ सेवन किया जाय तो शरीर में वीर्य की वृद्धि होती है। राजयक्ष्मा में शिलाजीत को लोहभस्म, स्वर्णमाक्षिकभस्म, घी, शहत, हरीतकीचूर्ण, वायविडंगचूर्ण में मिलाकर सेवन करने से लाभ होता है। वीरतरु आदि गणोक्तद्रव्यों के क्वाथ के साथ शिलाजीत का सेवन करने से मूत्रकृच्छ्र आदि सब रोगों में आराम आता है। प्रमेह जन्य कष्ट को दूर करने के लिए शिलाजतु को प्रातः काल खाँड और दूध के साथ सेवन कराना चाहिए। शिलाजतु में शुद्ध गूगल, सोंठ, पिप्पलीचूर्ण मिलाकर गोमूत्र अनुपान से सेवन करने पर शीघ्र ही तीव्र प्रकार का ऊरुस्तम्भ रोग शांत होने लगता है। शिलाजीत को लोहभस्म तथा स्वर्णमाक्षिक भस्म के साथ मिलाकर सेवन करने से शरीर में रक्त की वृद्धि होती है। शिलाजीत को अर्जुनत्वक् क्वाथ अनुपान से दो मास तक निरन्तर सेवन करने से हृदय रोग में लाभ होता है। शरीर की स्थूलता को कम करने के लिए शिलाजीत को अग्निमन्थ (अरणी) के स्वरस के साथ निरन्तर दो मास तक सेवन कराना चाहिए। शुद्ध शिलाजीत को शालसारादि गणोक्त द्रव्यों के क्वाथ की इक्कीस भावना देकर तैय्यार कर लें। अब इस शिलाजीत को शालसारादिगणोक्त द्रव्यों के क्वाथ के साथ ही निरन्तर दो मास तक सेवन करायें तो बहुत पुराना मधुमेह, अश्मरी तथा मूत्रशर्करा रोग में शीघ्र आराम आ जाता है। प्रमेहरोग में शिलाजीत को पिप्पली, पाषाणभेद, इलायचीबीजचूर्ण के साथ मिलाकर चावलों के धोवन के साथ सेवन कराना चाहिए। मूत्राघात और मूत्रकृच्छ्र में शिलाजतु को इलायचीबीजचूर्ण तथा पिप्पलीचूर्ण के साथ मिलाकर सेवन कराना चाहिए। शिलाजीत को कपूर के साथ शुष्करूप में पीसकर तत्काल होनेवाले छुरी या चाकू आदि के घाव में भर देने से वह घाव बिना पके ही भर जाता है। कुम्भकामला रोग में शिलाजतु को हरिद्राचूर्ण में

मिलाकर गोमूत्र अनुपान से सेवन कराने पर आराम आता है। शिलाजीत में लोहभस्म और स्वर्णभस्म मिलाकर सर्जक (राल) द्रव (क्वाथ) से सात भावना देकर रखलें। अब इसमें से एक रत्ती की मात्रा में कुछ दिन निरन्तर सेवन करने से मसूरिकाज्वर, स्फोटज्वर तथा तथा शोणकायज्वर (*Scarlet Fever*) शीघ्र ही नष्ट हो जाते हैं ॥ ८८–१०६ ॥

वक्तव्य—शिलाजतु का सेवन सामान्य और विशेष रूपसे किया जाता है। सामान्य रूप से सेवन करने में विशेषरूप से पथ्यादि की आवश्यकता नहीं होती है। परन्तु विशेषरूप से (रासायनिक गुण प्राप्त करने के लिए) सेवन करने पर शिलाजीत सेवन करने के बाद द्विगुण समय तक रोगी को पथ्यपूर्वक ही रखना चाहिए और अपथ्य पदार्थों का त्याग करना चाहिए।

अथ गैरिकस्य नामानि

गैरिकं त्वथ गैरेयं, गिरिमृद् गिरिमृत्तिका।
रक्तधातुर्लोहधातुस्तदेव गिरिमृद्भवम् ॥ ११० ॥

भा.टी.—गैरिक, गैरेय, गिरिमृद, गिरिमृत्तिका, रक्तधातु, लोहधातु तथा गिरिमृद्भव; ये सब नाम गेरू के कहे जाते हैं ॥ ११० ॥

वक्तव्य—गेरू पर्वतीय खानों से प्राप्त होनेवाली एक विशेष प्रकार की मृत्तिका है। यह लोहे की उपधातु मानी जाती है। क्योंकि इसके सत्वपातन करने में लौह धातु प्राप्त होता है, अतः गेरू लौह का प्राकृत स्वरूप मानी जाती है। इसको साधारणतया हीमोटाइट (*Heamolite*) कहते हैं। इसका स्वर्णगैरिक भेद भारतवर्ष में अल्पमात्रा में पाया जाता है, किन्तु अमेरिका और जर्मन देशों में प्रचुरमात्रा में मिलता है। यह लौह का समास होने से रेड आयर्न औक्साइड (*Red Iron Oxide*) कहा जाता है। टाटा के कारखानों में इससे लोहा निकाला जाता है।

गैरिकस्य द्वैविध्यम्

गैरिकं तु समाख्यातं द्विविधं रसकोविदैः।
पाषाणगैरिकं त्वाद्यं द्वितीयं स्वर्णगैरिकम् ॥ १११ ॥

भा.टी.—रसशास्त्रियों ने गेरू के दो भेद माने हैं, १—पाषाणगैरिक, २—स्वर्ण गैरिक ॥ १११ ॥

तयोः स्वरूपम्

सुवर्णगैरिकं स्निग्धं मसृणं त्वतिकोमलम्।
पाषाणगैरिकं रूक्षं कठिनं नातिलोहितम् ॥ ११२ ॥

पाषाणगैरिकात् श्रेष्ठं कथितं स्वर्णगैरिकम् ।
अतः सर्वत्र मतिमान् योजयेत्स्वर्णगैरिकम् ॥ ११३ ॥

अथ गैरिकनामानि तन्त्रव्यवहृतानि । तच्च द्विविधं पाषाणगैरिकं स्वर्णगैरिकञ्चेति । तद् गव्यपयसा भावितं गोघृतभृष्टं वा शुद्ध्यति ॥ ११२–११३ ॥

भा. टी.—उक्त दोनों में से स्वर्णगैरिक स्निग्ध (चिकना) मसृण (चमकीला) अत्यन्त कोमल होता है । किन्तु पाषाण गैरिक रूक्ष, कठिन और साधारण लाल वर्ण का होता है । पाषाण गैरिक की अपेक्षा स्वर्णगैरिक श्रेष्ठ माना जाता है, अतः वैद्य को गैरिक प्रयोग में सर्वत्र स्वर्णगैरिक ही लेना चाहिये ॥ ११२, ११३ ॥

गैरिकशोधनस्य प्रथमः प्रकारः

सुवर्णगैरिकं खल्वे चूर्णीकृत्य ततः परम् ।
भावितं गव्यपयसा शुद्धिमायात्यनुत्तमाम् ॥ ११४ ॥

भा.टी.—सोनागेरू को खरल में डालकर चूर्ण कर लें, तब इसमें ताजा गोदूध डालकर घोंटकर सुखा लें तो गेरू शुद्ध हो जाती है ॥ ११४ ॥

द्वितीयः शोधनप्रकारः

गव्याज्येन तु सम्भृष्टं यत्नतो मन्दवह्निना ।
सुवर्णगैरिकं शीघ्रं शुद्धिमाप्नोत्यसंशयम् ॥ ११५ ॥

भा.टी.—अथवा सोनागेरू के सूक्ष्म चूर्ण को कढ़ाही में डालकर थोड़ा-सा गोघृत के साथ भून लें तो वह उत्तम प्रकार से शुद्ध हो जाता है ॥ ११५ ॥

शुद्धस्वर्णगैरिकस्य गुणाः

सुवर्णगैरिकं स्निग्धं मधुरं शिशिरं परम् ।
तुवरं तापहरणं हिक्कावमिनिवारणम् ॥ ११६ ।
रक्तपित्तप्रशमनं तथासृग्दरनाशनम् ।
विषापहं तथा बल्यं मतं लोचनयोर्हितम् ॥ ११७ ॥
उदर्दकण्डूशमनं तथैव व्रणरोपणम् ।
ज्वरघ्नं च विशेषेण वह्निदाहनिबर्हणम् ॥ ११८ ॥

भा.टी.—शुद्धस्वर्णगैरिक स्निग्ध, मधुररस, अत्यन्त शीत, तुवर (कसैला), गर्मी को कम करनेवाला, हिक्का-वमन नाशक होता है । इसको रक्तपित्त तथा रक्तप्रदर में देने से शीघ्र लाभ होता है । बाह्याभ्यन्तर विविध विषों के प्रभाव को नष्ट करता है । कुछ काल तक सेवन करने से लोहांश के कारण बलप्रद है नेत्ररोग

कुकरे पर बाल, शोथ आदि में लाभ करता है। इसको उदर्द की खुजली में लगाया जाता है। व्रणरोपक मलहरों के रूप में यह व्रणों को भरता है। इसको सेवन करने से पित्तज्वर शान्त हो जाता है और अग्नि से जलने पर होनेवाली जलन में इसको लगाने से शान्ति मिलती है ॥ ११६–११८ ॥

गौरिकस्य मात्रानिरूपणम्

द्विगुञ्जतः समारभ्य चतुर्गुञ्जमितं परम्।
सुवर्णगैरिकं शुद्धं युञ्जीत भिषजां वरः ॥ ११९ ॥

भा.टी.—शुद्ध स्वर्णगैरिक को दो रत्ती से लेकर चार रत्ती पर्यन्त मात्रा में प्रयोग करना चाहिए ॥ ११९ ॥

गौरिकस्य आमयिकः प्रयोगः

निशाम्रबाजजन्तुघ्नसोमवल्करसाञ्जनैः।
गैरिकं वारिणा लेपात् योनिकण्डूयनं हरेत् ॥ १२० ॥
सिन्धूत्थयष्टीनिशया गैरिकं परिशीलितम्।
विनाशयेद्विशेषेण ह्यभिष्यन्दभवां रुजम् ॥ १२१ ॥
नागरारग्वधखटीकट्फलेन सकाञ्जिकम्।
कर्णमूलोत्थितं शोथं हन्ति लिप्तं तु गैरिकम् ॥ १२२ ॥
सुवर्णगैरिकं गुञ्जाद्वयं मधुसमन्वितम्।
भक्षितं विनिहन्त्याशु शीतपित्ताह्वयं गदम् ॥ १२३ ॥
सुवर्णगैरिकं शुद्धं निशया परिलेपितम्।
शीतपित्तं तथोदर्दं नाशयत्यविकल्पतः ॥ १२४ ॥
गैरिकं चन्दनोशीरधान्यकक्वाथसंयुतम्।
एलया सितया वापि रक्तपित्तं विनाशयेत् ॥ १२५ ॥
मालतीकलिकालाक्षारक्तचन्दनसंयुतम्।
सुवर्णगैरिकं हन्ति व्रणशुक्रं नवोत्थितम् ॥ १२६ ॥
सुवर्णगैरिकं शुद्धं केवलं वा स्वगान्वितम्।
घृतेन लिप्तं हन्त्याशु विसर्पस्य विसर्पिताम् ॥ १२७ ॥
नारिकेलस्य तैलेन विमलं स्वर्णगैरिकम्।
प्रलिप्तं नाशयेत्पीडां वह्निदग्धव्रणोत्थिताम् ॥ १२८ ॥
रससिन्दूरसंयुक्तं विमलं स्वर्णगैरिकम्।
शीलितं नाशयेत्तूर्णं जीर्णं वा पैत्तिकं ज्वरम् ॥ १२९ ॥

अथास्य रोग्योग्यः प्रयोगः—निशा हरिद्रा, जन्तुघ्नं विडङ्गम् , सोमवल्कः श्वेतखदिरः। मालतीकलिकाः तदाख्यवल्लीमुकुलानि। खगः काशीसम्। विसर्पिताम् इतस्ततो विसृतिम् ॥ १२०–१२९ ॥

भा.टी.—गेरू को हरिद्रा, आम्रबीजमज्जा, वायविडंग, खदिरसार तथा रसवत चूर्ण में मिलाकर जल से पीसकर लेप करने से योनिकण्डू नष्ट हो जाती है। नेत्राभिष्यन्द की पीड़ा में गेरू को सैन्धा नमक, मुलैठी और हरिद्राचूर्ण में मिलाकर सेवन कराना चाहिए। कर्णमूल शोथ को बैठाने के लिये गेरू को सोंठ अमलतास खडियामिट्टी तथा कायफल चूर्ण में मिला काञ्जी से पीसकर लेप किया जाता है। शीतपित्त रोग को शान्त करने के लिए दो रत्ती सोनागेरू को शहत में मिलाकर चटाया जाता है। शुद्ध सोनागेरू में हल्दी चूर्ण मिला जल से पीसकर लेप करने से निःसन्देह शीत पित्त रोग से आराम आता है। रक्तपित्त में गेरू को चन्दन (लाल) खश तथा धनिया क्वाथ के साथ अथवा खाँड और इलायची बीज चूर्ण के साथ देने से लाभ होता है। नेत्र के नूतन व्रण शुक्र (फूला) में गेरू में चमेली की कलियों का क्षार तथा चन्दनचूर्ण मिलाकर आँखों में लगाने से फूला कट जाता है। केवल शुद्ध सोनागेरू अथवा कासीसचूर्ण मिश्रित स्वर्णगैरिक को घी में मिलाकर लेप करने से वीसर्प-शोथ का फैलना रुक जाता है। आग से जलने के कारण होनेवाले व्रण की पीड़ा में सोनागेरू को नारियल के तेल में मिलाकर लेप किया जाता है। जीर्णज्वर अथवा पित्तप्रकोपाधिक ज्वर में शुद्ध स्वर्णगैरिकचूर्ण में रससिन्दूर मिलाकर उचित अनुपान के साथ सेवन कराया जाता है ॥ १२०–१२९ ॥

गैरिकाद्यमलहरः

सुवर्णगैरिकं शुद्धं तोलकैकमितं शुभम्।
तन्मिता रजनी चैव माषकं भालभूषणम् ॥ १३० ॥

सिक्थतैलं च विमलं कर्षत्रितयसंमितम्।
सम्पेष्य खलु यत्नेन काचकुप्यां तु विन्यसेत् ॥ १३१ ॥

गैरिकाद्यो मलहरो नामतः परिकीर्तितः।
कण्डूदाहप्रशमनो विविधव्रणरोपणः ॥ १३२ ॥

इति मिश्रगोड्डादिविज्ञानीयो नाम द्वाविंशस्तरङ्गः।

भा.टी.—शुद्ध स्वर्णगैरिक एक तोला, हरिद्राचूर्ण एक तोला, सिन्दूर एक मासा और पूर्वोक्त सिक्थ तैल ६ तोला लेकर इनको यथा विधि मिलाकर मरहम बना लें और चौड़े मुख की काँच की शीशी में रख लें। इसको गैरिक मरहम कहते हैं। यह मरहम कण्डूदाह को शान्त करता है और विविध प्रकार के व्रणों को भरने के काम में आता है ॥१३०–१३२॥

यह उपधात्वादिविज्ञानीय नाम बाईसवाँ तरङ्ग समाप्त हुआ।

—:०:—

अथ रत्नविज्ञानीयस्त्रयोविंशस्तरङ्गः

रत्नपदनिर्वचनम्

रमणीयतरं यस्माद्रमन्तेऽस्मिन्नतीव वा।
तस्माद्रत्नमिदं ख्यातं शब्दशास्त्रविशारदैः ॥ १ ॥

भा.टी. - आगे लिखे हुए हीरा आदि द्रव्यों को "रत्न" इसलिए कहा जाता है कि यह अन्य खनिजादिद्रव्यों की अपेक्षा अधिक सुन्दर होते हैं अथवा ये द्रव्य मनुष्यों को आत्यधिक प्यारे लगते हैं, अतः इनको रसशास्त्रज्ञ 'रत्न' शब्द से व्यवहार में लाते हैं ॥ १ ॥

नवमहारत्नानि

हीरकं त्वथ माणिक्यं मौक्तकं पुष्परागकम्।
नीलं तार्क्ष्यञ्च वैदूर्यं गोमेदं विद्रुमं तथा ॥ २ ॥

भा.टी. - हीरा, माणिक्य, मुक्ता (मोती), पुष्पराग (पुखराज), नील (नीलम), तार्क्ष्य (पन्ना), वैदूर्य, गोमेद, प्रवाल (मूंगा); ये नौ द्रव्य महारत्न के नाम से कहे जाते हैं ॥ २ ॥

नवग्रहाणां रत्नानि

एतानीह महारत्नान्याख्यातानि नवानि तु।
माणिक्यं मौक्तिकं चैव विद्रुमं तार्क्ष्यसंज्ञकम् ॥ ३ ॥
पुष्परागः पविर्नीलं गोमेदं च विदूरजम्।
नवग्रहाणां क्रमशो रत्नानि परिलक्षयेत् ॥ ४ ॥

नवग्रहाणां रत्नानि नवग्रहदैवतकानि माणिक्यादीनि। उक्तं हि "माणिक्यं तरणेर्बुधस्य गरुडोद्गारो गुरोः पुष्पकं। गोमेदं तमसः प्रवालमवनीसूनोर्विधोर्मौक्तिकम् ॥ नीलं मन्दगतेः कवेस्तु कुलिशं केतोर्बिडालाक्षकं। रत्नं रत्नविदो वदन्ति विहितं दाने तथा धारणे ॥" इति। क्रमशः इति रविचन्द्रभौमबुधगुरुशुक्रशनि-

राहुकेतूनाम् यथा क्रमस्तथाऽत्र रत्ननाम्नां निर्देशः कृतः "यथासङ्ख्यमनुदेशः सामानाम्' इति स्मरणात् । परिलक्षणं च ज्योतिःशास्त्रविधिना ॥ ३-४ ॥

भा.टी.—उक्त नवरत्नों में से माणिक्य सूर्य का, मौक्तिक चन्द्रमा का विद्रुम मङ्गल का, तार्क्ष्य बुध का, पुष्पराग बृहस्पति का, वज्र (हीरा) शुक्र का, नीलरत्न शनैश्चर का, गोमेद राहु का और वैदूर्य केतु ग्रह का रत्न माना जाता है। इस तरह नवग्रहों के उक्त रत्न माने जाते हैं ॥ ३, ४ ॥

वक्तव्य—ज्योतिःशास्त्र में रोगों की उत्पत्ति ग्रहों की दुष्टि के कारण मानी जाती है। अतः उन ग्रहों को शान्त या सन्तुष्ट करने के लिये मनुष्य को ग्रह-दोषानुसार मौक्तिकादि रत्नों का अन्तःप्रयोग, दान तथा धारण करने की विधि दर्शाते हुए रोग निवारणोपाय बताया गया है।

अथ हीरकस्य नामानि

हीरको हीरकं हीरमभेद्यं भिदुरं तथा।
कुलिशं वज्रकं वज्रं तथोक्तं भार्गवप्रियम् ॥ ५ ॥

तत्रादौ प्राधान्यात् हीरकस्य परिचयः—हीरको हीरकमिति पुन्नपुंसकं शब्द-द्वयं लिङ्गभेदभिन्नम्, एवमन्यत्रापि । अभेद्य इति च्छेदः । भार्गवः शुक्रः, तत्प्रियं तद्दैवतकं हीरमित्युक्तम् ॥ ५ ॥

भा.टी.—हीरक, हीर, अभेद्य, भिदुर, कुलिश, वज्रक, वज्र, भार्गवप्रिय; ये सब नाम हीरे के कहे जाते हैं ॥ ५ ॥

उत्तमहीरकस्य लक्षणम्

स्निग्धं विद्युद्विभं स्वच्छमलेख्यं च विलेखनम् ।
तीक्ष्णं षट्कोणमष्टास्रं जात्यं हीरकमुच्यते ॥ ६ ॥

उत्कृष्टहीरकलक्षणम्—विद्युद्विभं तडित्समप्रभम् । अलेख्यं हीरकभिन्नेन केनापि "कुलिशं केनापि नो लिख्यते" इति स्मरणात् । विलेखनमन्येषाम् । उक्तं हि—"अन्ये पुनर्लिख्यन्ते कुलिशेन" इति । तथा—"अच्छत्वं लघुता तथाष्टफलता षट्कोणता तीक्ष्णताऽप्येतान् पञ्चगुणान् गृणन्ति गुणिनो देवोप-भोग्ये पवौ ।" इति च ॥ ६ ॥

भा.टी.—जो हीरा, चिकना (स्पर्श में), बिजली के सदृश चमकीला, साफ, न काटे जानेवाला और शीशे को भी काट लेनेवाला, बहुत तीव्र, छः कोनों-वाला आठ पहलू होता है उसे उत्तम हीरा कहते हैं ॥ ६ ॥

हेयहीरकस्य स्वरूपम्

वर्तुलं मलिनं नीलं भूत्याभं स्फुटितं खरम् ।
सकाकपादं रेखाढ्यं हेयं हीरकमादिशेत् ॥ ७ ॥

त्याज्यं हीरकं वर्तुलं मलिनमित्यादिना । सकाकपादं काकचरणाकाराभिर्लेखाभिश्चिह्नितम् । रेखा राजी । उक्तं हि—"बिन्दुः काकपदं यवः किल मलो रेखेति नाम्नोदिताः । दोषाः पञ्च पवेः" इत्यादिना ॥ ७ ॥

भा.टी.—गोलाकार, मैला, नीलवर्ण, राख की सी आभावाला, फटा हुआ, खुरदरा काकपाद सदृश चिह्नवाला और अनेक रेखाओं से युक्त हीरा अग्राह्य समझा जाता है ।

हीरकस्य परीक्षणम्

यन्निकाषफलके शिलातले घृष्यते न हि निकामघर्षितम् ।
लीलयैव दलयत्यथापरान् तद्वरं भिदुरमीरितं बुधैः ॥ ८ ॥

भा.टी.—उत्तम हीरे को कसौटी पर जोर से देर तक घिसने अथवा किसी दृढ पत्थर पर उसे पर्याप्त घिसने पर वह बिलकुल नहीं घिसता है; बल्कि अपनी तेज नोक से कसौटी काँच आदि कठिन द्रव्यों को बड़ी आसानी से काट देता है ॥ ८ ॥

अशुद्धहीरकस्य दोषाः

अविशुद्धं मृतं हीरं शीलितं पार्श्ववेदनाम् ।
कुष्ठं तापं भ्रमादींश्च जनयत्यविलम्बितम् ॥ ९ ॥

अशुद्धहीरकस्य दोषाः—पार्श्ववेदनादयो निगदव्याख्याताः । उक्तं हि—"अशुद्धं कुरुते वज्रं कुष्ठं पार्श्वव्यथान्तथा । पाण्डुं ताप गुरुत्वञ्चे" ति ॥९॥

भा.टी.—हीरे का बिना शुद्ध किये और बिना भस्म किये ही सेवन करने से पार्श्वप्रदेश में पीड़ा, रक्त में विकृति हो जाने से कोढ़, शरीर में तापवृद्धि, भ्रम, मूर्च्छा आदि उपद्रव शीघ्र ही उत्पन्न हो जाते हैं ॥ ९ ॥

पोट्टलीमध्यगं भार्गवस्य प्रियं कोद्रवक्वाथतो दोलिकायन्त्रके ।
सप्तभिर्वासरैः स्वेदितं सन्ततं याति शुद्धिं परां निश्चितं सत्वरम् ॥१०॥

हीरकशोधनञ्च कोद्रवक्वाथे सप्तदिनानि स्वेदनात् साध्यम् । अन्यत्र तु व्याघ्रीकन्दे संस्थाप्य कोद्रवक्वाथे दोलया पाचनमाहुः । यथा—"व्याघ्रीकन्दमतं वज्रं दोलायन्त्रेण पाचयेत् । सप्ताहं कोद्रवक्वाथे कुलिशं विमलं भवेत्" इति । व्याघ्री कण्टकारिका ॥ १० ॥

भा.टी.—हीरे को एक वस्त्र में बाँधकर पोटली बना ले, इस पोटली को दोलायन्त्र में कोद्रव (कोदो) क्वाथ भरकर उसमें लटका दें। इस तरह सात दिन तक निरन्तर इसी द्रवक्वाथ में पकाने से हीरा निश्चित ही शुद्ध हो जाता है ॥ १० ॥

द्वितीयः शोधनप्रकारः

कुलत्थक्काथसंयुक्तं हीरं दोलाख्ययन्त्रगम् ।
स्विन्नं दिनत्रयं यत्नाद्विशिष्टां शुद्धिमाप्नुयात् ॥ ११ ॥

भा.टी.—हीरे को वस्त्र की पोटली में बाँधकर दोलायन्त्र विधि से कुलथी के क्काथ में तीन दिन निरन्तर पकाने से वह उत्तम प्रकार से शुद्ध हो जाता है ॥११॥

तृतीयः शोधनप्रकारः

हीरकं परिसन्तप्तं सुधाक्षीरे निषेचितम् ।
शतवारं प्रयत्नेन शुद्धिमाप्नोत्यसंशयम् ॥ १२ ॥

भा.टी.—हीरे को अग्नि में गरम करके थोहर के दूध में बुझा दें। इस विधि को सौ बार दुहराने से हीरा उत्तम रूप से शुद्ध हो जाता है ॥ १२ ॥

चतुर्थः शोधनप्रकारः

हीरकं परिसन्तप्तं प्रखरानलयोगतः ।
शतधा वापितं सूते शुद्धे शुद्धिमवाप्नुयात् ॥ १३ ॥
एवं निर्वापितं हीरं चूर्णतामेति सत्वरम् ।
अनुभूतः प्रकारोऽयं समाख्यातो महोत्तमः ॥ १४ ॥

शुद्धे सूते पारदे । अनुभूतः प्रकारोऽयमिति श्रद्धातिशयो ध्वनितः । महोत्तम इति प्रकारान्तरान्निर्धारणम् ॥ १३ ॥

भा.टी.—हीरे को कोयले की तेज आँच में गरम करके पारद में बुझा दें। इस प्रकार सौ बार पारद में हीरे को बुझाने से वह शुद्ध हो जाता है, इस शोधन में बीस पचीस बार गरम पारद में बुझाने पर हीरे खण्ड-खण्ड हो जाते हैं, फिर चूर्ण रूप में होने लगता है। यह अत्युत्तम अनुभूत शोधन प्रकार है ॥१३,१४॥

हीरकमारणस्य प्रथमः प्रकारः

शोधितं हीरकं यत्नतश्चूर्णितं तालकं गन्धकं हिंगुलं तन्मितम् ।
माक्षिकं मारितश्चेह हीरोन्मित राजकोलद्रवेणेह सम्पेषयेत् ॥१५॥
पिप्पलीत्थद्रवैर्भावयेत्सप्तधा भावितस्यास्य वै कारयेद् गोलकम् ।
उपलस्याग्निना वारणाख्ये पुटे सम्पुटस्थं ततो पाचयेद्यत्नतः ॥१६॥

हीरकं पञ्चतां नैति यावद् भृशं तावदेवं पुटेद्यत्नतः कोविदः।
माक्षिकं न क्षिपेद्वै द्वितीये पुटे हीरकं पञ्चतामेति सर्वात्मना॥१७॥

हीरकमारणं शोधितं हीरकमित्यादिना। तन्मितं हीरकमानम्। राजकोलं बृहद्बदरीफलम्। यावत् इति प्रायः पञ्चदशभिः पुटैः सिद्धयति। प्रतिपुटदानानन्तरं दृढहस्तेनातिदृढप्रस्तरमये खल्वे पेषणं कर्तव्यम्॥ १५-१७॥

भा.टी.—उक्त विधि से शुद्ध चूर्ण किए हुए हीरे में शुद्ध हरताल, शुद्ध गन्धक और शुद्ध हिंगुल तथा स्वर्णमाक्षिकभस्म, प्रत्येक बार हीरे के चूर्ण के समभाग मिलाकर एकत्र खरल में बड़े बेर के फलस्वरस से खूब अच्छी तरह मर्दन करें। इसके बाद इसको पीपलवृक्ष त्वक्-स्वरस की सात भावना दें और अन्त में एक गोला सा बना लें और अच्छी तरह धूप में सुखा लें। अब इस गोले को एक सम्पुट में अच्छी तरह बन्द करके गजपुट में उपलों की अग्नि में फूँक देवें। इस विधि से तब तक गजपुट में फूँकते रहें जबतक हीरे की उत्तम भस्म न हो जाय। परन्तु पहिले पुट के बाद दिये जानेवाले पुटों में स्वर्णमाक्षिकभस्म नहीं डालनी चाहिए। हरताल आदि द्रव्य अवश्य डालने चाहिए। इस तरह कुछ ही पुटों में हीरे की भस्म हो जाती है॥ १५-१७॥

वक्तव्य—पुट देकर द्रव्य को एक पक्के न घिसनेवाले खरल में खूब घोंटना चाहिए, फिर उसमें हरतालादि मिलाकर पुट देना चाहिए। अर्थात् पर्याप्त मर्दन इसके लिए आवश्यक है। प्रायः खूब मर्दन करके उक्त विधि से पुट देने पर १५ पुटों में इसकी भस्म हो जाती है।

द्वितीयो मारणप्रकारः

हीरकं विमलं सूतं मृतन्तु समभागिकम्।
मनःशिला गन्धकञ्च समं दत्त्वा विमर्दयेत्॥ १८॥
सम्पुटस्थं तु पुटयेद् वारणाख्ये पुटे भृशम्।
तावत्पुटेत्प्रयत्नेन यावन्नायाति पञ्चताम्॥ १९॥
द्वितीयादिपुटेष्वत्र सूतं न विनियोजयेत्।
एवं चतुर्दशपुटैर्हीरकं म्रियते ध्रुवम्॥ २०॥
अनुभूतः प्रकारोऽयं सुगमस्तु प्रकाशितः।
एवं मृतं हीरकन्तु वीतशङ्कः प्रयोजयेत्॥ २१॥

द्वितीयः प्रकारः—मृतं सूतं पारदमिति सम्बन्धः। द्वितीयादिपुटेषु पारदभस्म न योजयेत्॥ १८-२१॥

भा.टी.—शुद्ध हीरे का चूर्ण, पारदभस्म (रससिन्दूर), शुद्ध मैनसिल और शुद्ध गन्धक; सबको समभाग लेकर एकत्र खरल में मर्दन करके सम्पुट में अच्छी तरह बन्द करके गजपुट में फूँकें जबतक कि उसकी अच्छी तरह भस्म न हो जाय। परन्तु पहिले पुट के बाद पुट देने में पारदभस्म नहीं डालनी चाहिए। इस तरह चौदह पुटों में हीरे की अवश्य भस्म हो जाती है, हीरे की भस्म करने का यह सरल तथा अनुभूत प्रकार है॥ १८–२१॥

तृतीयो मारणप्रकारः

हीरकं विमलं तालं तथा रोगशिलामला।
समं समं समादाय खरखल्वे विमर्दयेत्॥ २२॥
त्रिवर्षारूढकार्पासशिफास्वरसयोगतः।
सम्पेष्य कामं यामैकं निदाघे परिशोषयेत्॥ २३॥
विशुष्कं सम्पुटे न्यस्य पुटयेत्तु महापुटे।
एवं चतुर्दशपुटैर्हीरकं याति पञ्चताम्॥ २४॥

रोगशिला मनःशिला अमला इति च्छेदः। खरखल्वे कठिनतमपाषाणोपादाने खल्वे। शिफा मूलम्। निदाघे घर्मे॥ २२–२४॥

भा.टी.—शुद्ध हीरा, शुद्ध हरताल तथा शुद्ध मैनसिल, इन तीनों को समभाग में एकत्र करके खरल में घोंटे, फिर इसमें तीन वर्ष के पुराने कपास की जड़ का रस डालकर धूप में तीन घंटे तक खूब रगड़ाई करें। जब रगड़ते हुए खुश्क हो जाय तो इसे सम्पुट में बन्द करके महापुट में फूँक देवें। इस विधि से चौदह पुट देने से हीरे की भस्म हो जाती है॥ २२–२४॥

मृतहीरकस्य गुणाः

सुमृतं हीरकं हृद्यं परमं षड्रसान्वितम्।
योगवाहि मतश्चैतत्सर्वोत्कृष्टं रसायनम्॥ २५॥
राजयक्ष्मप्रशमनं मेहमेदोविनाशनम्।
पाण्डुशोथोदरहरं तथा क्लैब्यहरं परम्॥ २६॥
वृष्यं महायुष्यमतीव नेत्र्यं बल्यं त्रिदोषघ्नमतीव वर्ण्यम्।
मेध्यं विशेषाद्विविधामयघ्नं सुधोपमं स्यात्सुमृतं तु हीरम्॥ २७॥

भा.टी.—उत्तम विधि से बनायी हुई हीरे की भस्म अत्यन्त हृद्य (हृदय बलदायक) षड् रसयुक्त द्रव्य के समान गुणकारी होती है। अर्थात् हीरकभस्म, पारदभस्म के समान गुणकारी होती है; अथवा इसमें छहों रस होते हैं। यह

भस्म योगवाही होती है और सर्वोत्तम रसायन है। राजयक्ष्मा, प्रमेह तथा मेदोविकारों को नष्ट करती है। इसके सेवन से पाण्डुरोग, शोथ तथा उदररोग शान्त हो जाते हैं। हीरकभस्म नपुंसकता की अद्वितीय औषधि है। यह वृष्य (उत्पादक अंगों को बल देनेवाला) आयुवर्धक, नेत्रज्योतिवर्धक, बलवर्धक, त्रिदोषप्रकोपनाशक, वर्ण्य, मेधावर्धक होती है। इसके अतिरिक्त उत्तम हीरक भस्म अनेक रोगों को नष्ट करने के कारण अमृत के समान गुणदायक औषधि है ॥ २५–२७ ॥

मृतहीरकस्य मात्रा

रक्तिकाया नेत्रगुणभागतस्तु कलांशकम्।
मृतं हीरं प्रयुञ्जीत बलकालाद्यपेक्षया ॥ २८ ॥

भा.टी.—रोग और रोगी का बल-काल आदि का पूर्ण निर्णय करके आवश्यकतानुसार रत्ती के बत्तीसवें भाग से लेकर रत्ती के सोलहवें भाग तक हीरे की भस्म की मात्रा समझनी चाहिए ॥ २८ ॥

हीरकस्य मात्रानिर्माणप्रकारः

रक्तिकैकमितं हीरं रम्ये खल्वे विनिक्षिपेत्।
मेलयेद्रससिन्दूरं चतुर्माषकसंमितम् ॥ २९ ॥
सम्पेष्य त्वतियत्नेन रसतन्त्रविचक्षणः।
गुञ्जैकतः समारभ्य द्विगुञ्जं विनियोजयेत् ॥ ३० ॥

भा.टी.—एक रत्ती उत्तम हीरकभस्म को एक उत्तम खरल में डालकर उसमें चार मासा उत्ताम रससिन्दूर मिलाकर अच्छी तरह पीसकर रख लें। अब आवश्यकता पड़ने पर इसमें से एक रत्ती से लेकर दो रत्ती तक की मात्रा में प्रयोग करें ॥ २९, ३० ॥

मृतहीरकस्य आमयिकः प्रयोगः

हीरकं रससिन्दूरयुतं सन्तानिकान्वितम्।
निषेवितं निहन्त्याशु ध्वजभङ्गं सुदारुणम् ॥ ३१ ॥
हीरकं सहिरण्यन्तु रससिन्दूरसंयुतम्।
विनिहन्त्यचिरादेव राजयक्ष्मासमुल्बणम् ॥ ३२ ॥
मकरध्वजसंयुक्तं हीरकं परिशीलितम्।
नाशयत्यचिरादेव क्लैब्यरोगान् विशेषतः ॥ ३३ ॥

भा.टी.—हीरकभस्म में रससिन्दूर मिलाकर मलाई के साथ कुछ दिन सेवन कराने से भयंकर नपुंसकता रोग शीघ्र ही नष्ट हो जाता है। भयंकर और

सर्वलक्षणयुक्त राजयक्ष्मा रोग में हीरकभस्म को स्वर्णभस्म तथा रससिन्दूर के साथ मिलाकर सेवन करने से आश्चर्यजनक लाभ होता है। सब प्रकार की नपुंसकताओं को दूर करने के लिए हीरे की भस्म को मकरध्वज में मिलाकर सेवन करने से शीघ्र ही लाभ होता है ॥ ३१-३३ ॥

कन्दर्पकोकिलरसः

सकर्पूरो हीरः प्रचुररससिन्दूरसहितः
सितैलासंमिश्रः प्रचुररससंयुक्तपयसा।
निपीतः षण्मासं जनयति समिष्टाशनयुतो
नरं नानानारीनिधुवनसमासक्तहृदयम् ॥३४॥
लावण्येऽमलमौक्तिकं रतिपतिं रूपे च सम्मोहने
भीमं भोजनभक्षणे खगपतिं दूरात्सदा वीक्षणे।
सिंहं संहतगात्रताभवमदे बुद्धौ तु वाचस्पतिं
हीरस्येह तु सेवको नरवरः प्रस्पर्द्धते निर्भरम् ॥ ३५ ॥
रसोऽयं तु समाख्यातो नाम्ना कन्दर्पकोकिलः
सेवितव्यः सदा यत्नाच्छरीरबलवृद्धये ॥ ३६ ॥

कन्दर्पकोकिलरसः—प्रचुरं यत् रससिन्दूरं तेन सहितः इति समासः। मात्रानिर्माणप्रकारोक्तविधानेन रससिन्दूरं हीरकभस्मना सह सम्मेल्य मात्रायामाहृत्य कर्पूरसितैलाभिः सह सम्मिश्र्य यथोक्तानुपानेन योज्यम् ॥ ३४-३६ ॥

भा.टी.—हीरकभस्म मात्रा निर्माण विधि के अनुसार रससिन्दूरयुक्त हीरे की भस्म में कपूर, खांड तथा इलायचीबीजचूर्ण मिलाकर इसको उत्तम स्वादिष्ट दूध के अनुपान के साथ निरन्तर छः महीने तक सेवन करने से और प्रायः मधुर द्रव्यों का भोजन करने से पुरुष में अनेक स्त्रियों के साथ समागम करने की शक्ति आ जाती है। इसके सेवन से पुरुष मुक्ता के समान सुन्दरता, कामदेव के समान रूप और मुग्धता, भोजन में भीम की समानता, देखने अर्थात् दृष्टि में गरुड़ की समानता, शरीर के सुडौलपने में शेर की समानता और बुद्धि में बृहस्पति की समानता करने में समर्थ हो जाता है। अर्थात् उक्त रस के सेवन से शरीर में सुन्दरता, रूप, तीव्र पाचनशक्ति, अतुल बल, तीव्र दृष्टि और प्रखर बुद्धि प्राप्त होती है। इस रस को कन्दर्पकोकिल रस कहते हैं। इसको शरीर की बलवृद्धि के लिए सेवन करना चाहिए ॥ ३४-३६ ॥

अथ हीरकरसायनम्

हीरं तार्क्ष्यञ्च माणिक्यं पुष्परागं च नीलकम् ।
वैदूर्यमथ गोमेदं चन्द्ररत्नञ्च विद्रुमम् ॥ ३७ ॥
भागोत्तरमिदं तस्मात्पञ्चगुञ्जोन्मितं हरेत् ।
योजयेन्मृतवैक्रान्तं तस्मादष्टगुणं ततः ॥ ३८ ॥
माक्षिकद्वयजं भस्म पृथग् वैक्रान्तसम्भवम् ।
तथा सर्वत्रिगुणितां समगन्धेशकज्जलीम् ॥ ३९ ॥
पिष्ट्वाजपयसा चैव वन्ध्याकर्कोटकीद्रवैः ।
वन्योपलैः कलावारं पादायुधपुटे पुटेत् ॥ ४० ॥
भिषग्वरैः समाख्यातमेतद्धीररसायनः
गर्भिणीनान्तु नाराणां विविधामयनाशनम् ॥ ४१ ॥
हीराद्यं विमलं रसायनमिदं सन्दीपनं पाचनम्
बल्यं मेध्यमलं तथैव महिलासौभाग्यसंवर्द्धनम्
योनिव्याधिनिबर्हणं खलु नृणां वन्ध्यत्वरोगापहं
वन्ध्यानां खलु पुत्ररत्नजननं काकादिसंज्ञावताम् ॥ ४२ ॥

हीरकरसायनम्—चन्द्ररत्नं मुक्ता, विद्रुमं प्रवालम् । भागोत्तरमिति क्रमशः यथोत्तरं प्रवर्धमानैकभागम् । समगन्धेशकज्जलीमिति पारदगन्धौ समौ कृत्वा कृतां कज्जलीमित्यर्थः । कलावारं षोडशवारम् । पादायुधपुटे कुक्कुटपुटे । वन्ध्यत्वं पुंसः शुक्रादिदुष्ट्याऽपत्यजननेऽसमर्थत्वम् । काकवन्ध्या च "पूर्वं पुत्रवती या सा कचिद् वन्ध्या भवेद् यदि । काकवन्ध्या तु सा ज्ञेया" इत्युक्तलक्षणा सकृत् प्रसूता इत्यर्थः । "काकवन्ध्या सकृत्प्रसूः" इति स्मरणात् । व्याख्यासमानमन्यत् ॥ ३७-४२ ॥

भा.टी.—हीरकभस्म, तार्क्ष्यमणिभस्म, माणिक्यभस्म, पुखराजभस्म नीलमभस्म, वैदूर्यभस्म, गोमेदभस्म, मुक्ताभस्म, प्रवालभस्म को क्रमशः उत्तरोत्तर एक-एक भाग वृद्धि से लेकर अर्थात् हीरकभस्म एक भाग, तार्क्ष्य दो भाग, माणिक्य तीन भाग, पुखराज चार भाग, नीलम पाँच भाग, वैदूर्य छः भाग, गोमेद सात भाग, मुक्ता आठ भाग, प्रवाल नौ भाग लेकर सबको एकत्र पीसकर रख लें। अब इस मिश्रित औषधि में से पाँच रत्ती मात्रा में लेकर उसमें वैक्रान्तभस्म चालीस रत्ती, स्वर्णमाक्षिकभस्म चालीस रत्ती, रूपामाखीभस्म चालीस रत्ती मिलायें, जितना यह सब मिलकर हो अर्थात् एक सौ पच्चीस रत्ती के इसमें सम-

भाग पारद गन्धक की बनी हुई उत्तम कज्जली त्रिगुण अर्थात् तीन सौ पचहत्तर रत्ती मिलाकर बकरी के दूध तथा बांझ ककोड़े के स्वरस में पीसकर सुखा लें। फिर इसको एक सम्पुट में अच्छी तरह बन्द करके जङ्गली उपलों के कुक्कुटपुट में फूंक दें। सम्पुट के स्वांगशीत होने पर औषधि को निकाल पुनः बकरी के दूध तथा ककोड़े के स्वरस में घोंटकर कुक्कुटपुट में फूंक दें। इस प्रकार सोलह पुट देवें। अन्त में पीसकर शीशी में रख लें। इस योग को वैद्य लोग हीरक-रसायन कहते हैं। यह रसायन गर्भिणी स्त्रियों के रोग को नष्ट करता है। इसके सेवन से पाचकाग्नि तीव्र होती है और आमदोष का परिपाक होता है। यह बलवर्धक, स्त्री सौभाग्यवर्धक, योनिरोगनाशक, पुरुषों के वन्ध्यत्वदोषनाशक तथा काकवन्ध्या स्त्री के बांझ दोष का नाशक है॥ ३७–४२॥

अथ माणिक्यस्य नामानि

माणिक्यं रङ्गमाणिक्यं पद्मरागसमाह्वयम्।
रविरत्नं शोणरत्नं कुरुविन्द च लोहितम्॥ ४३॥

भा.टी.—माणिक्य, रंगमाणिक्य, पद्मराग, रवि (सूर्य) रत्न, शोणरत्न, कुरुविन्द तथा लोहित, ये सब नाम माणिक्य मणि अथवा लाल के कहे जाते हैं॥४३॥

जात्यमाणिक्यस्वरूपम्

रक्तोत्पलदलच्छायं रम्यं दीप्तप्रभं परम्।
वृत्तायतं समाङ्गञ्च माणिक्यं जात्यमुच्यते॥ ४४॥

माणिक्यपरिचयः—तत्र ग्राह्यमाणिक्यस्वरूपं रक्तोत्पलदलच्छायमित्यादिना॥४४॥

भा.टी.—माणिक्यमणि वह उत्तम समझी जाती है जो देखने में रक्तकमलपत्रवत् छायावाली, सुन्दर चमकीली, गोल लम्बे आकार की, एक-सी बनावट की हो॥ ४४॥

त्याज्यमाणिक्यस्वरूपम्

विच्छायं लघु धूमाभं विरूपं कर्कशं परम्।
मलिनं चिपिटं वक्रं माणिक्यं त्याज्यमुच्यते॥ ४५॥

त्याज्यञ्च विच्छायमिति। आहुश्च "कुशेशयदलच्छायं स्वच्छं स्निग्धं महत् स्फुटम्। वृत्तायतं समं गात्रं माणिक्यं त्वष्टधा शुभम्॥" तथा—"यद्विच्छायं शर्करिलं कर्कशधूम्रं स्वरागविकलञ्च विरूपं लघु माणिक्यं तद् दोषावहं त्याज्यम्" इति च॥ ४५॥

भा.टी.—चमक रहित, लघुभार, धूम्रवर्ण, बेडौल, खुरदरी, मैली तथा चपटी और टेढ़ी माणिक्य उत्तम नहीं होती है॥ ४५॥

माणिक्यशोधनस्य प्रथमः प्रकारः

निम्बूकस्वरसेनेह दोलायन्त्रे विधानतः ।
यामैकं स्वेदितं काम माणिक्यं शुद्धिमाप्नुयात् ॥ ४६ ॥
अम्लवर्गोक्तभैवज्यैर्दोलिकायन्त्रयोगतः ।
विपाचितं तु माणिक्यं शुद्धिमायात्यनुत्तमाम् ॥ ४७ ॥

एतच्छोधनप्रकारः—निम्बूकरसेन दोलायन्त्रे स्वेदनाद् यामम् ॥४६,४७ ॥

भा.टी.—माणिक्यमणि को दोलायन्त्र में निम्बूस्वरस भरकर उसमें तीन घंटे तक स्वेदन करने से वह शुद्ध हो जाती है । इसी तरह किसी अम्लवर्गोक्त द्रव्य के स्वरस आदि को दोलायन्त्र में भरकर उसमें माणिक्य को तीन घंटे तक स्वेदन करने से माणिक्य उत्तम रूप से शुद्ध हो जाता है ॥ ४६, ४७ ॥

द्वितीयः शोधनप्रकारः

निम्बूकाम्लयुतं वारा माणिक्यं चषकस्थितम् ।
सुराप्रदीपे संपक्वं शुद्धिमायात्यनुत्तमाम् ॥ ४८ ॥
आविष्कृतो विधिरयं गुरुवर्यमहोदयैः ।
प्रकाशितः खलु मया भिषजां हितकाम्यया ॥ ४९ ॥

द्वितीयः प्रकारः—सुगमसाधनो नवाविष्कृतश्चेति ध्वनयति—आविष्कृतो विधिरयमित्यादिना ॥ ४८, ४९ ॥

भा.टी.—निम्बूकाम्ल (साइट्रिक एसिड) को जल में घोलकर रख लें । अब एक प्याले में माणिक्य रखकर उसमें उक्त निम्बूकाम्ल एवं जल भर दें और प्याले को त्रिपादिका पर रख नीचे सुराप्रदीप की अग्नि जलायें । इस तरह दो-तीन घण्टे निम्बूस्वरस में उबाल लेने से माणिक्य शुद्ध हो जाता है ॥४८,४९॥

माणिक्यमारणस्य प्रथमः प्रकारः

विमलीकृतमत्यर्थं माणिक्यं सुविचूर्णितम् ।
शिलालगन्धैर्विमलैः पृथक् तु समभागिकैः ॥ ५० ॥
निम्बूकस्वरसेनेह पेषयेद्दिनसप्तकम् ।
विन्यसेत्सम्पुटे घर्मे विशुष्कं कृतचक्रिकम् ॥ ५१ ॥
ततस्तु पुटयेद्धीमान् पुटे वारणसंज्ञके ।
रीत्यानया सुपुटितमष्टवारं प्रयत्नतः ॥ ५२ ॥
माणिक्यं म्रियते भस्म जायते पाण्डुरप्रभम् ।
पिष्टं तु लकुचद्रावैः पुटेदेवमथापि वा ॥ ५३ ॥

माणिक्यमारणम्—शिला मनःशिला, आलं हरितालम्, गन्धः गन्धकः, प्रत्येकं माणिक्यसमानम्। निगदव्याख्यातमन्यत् ॥ ५०-५३ ॥

भा.टी.—अच्छी तरह शुद्ध किये हुए माणिक्य को खरल में डालकर अच्छी तरह चूर्ण कर लें। अब इसमें माणिक्य समभाग (पृथक्-पृथक्) शुद्ध मैनसिल, शुद्ध हरताल, शुद्ध गन्धकचूर्ण मिलाकर निम्बू के रस से सात दिन तक मर्दन करें। जब टिकिया बनाने योग्य हो जाय तो टिकिया बनाकर धूप में सुखा लें। अब इनको एक सम्पुट में बन्द करके गजपुट में फूंक देवें। इस विधि को आठ बार दुहराने से माणिक्य की पाण्डुरवर्ण की भस्म हो जाती है। निम्बूरस के स्थान पर लकुच (बढ़हल) स्वरस से पीसकर आठ पुट देने से भी माणिक्य की भस्म हो जाती ॥ ५०-५३ ॥

द्वितीयो मारणप्रकारः

चूर्णीकृतं शोणरत्नं विमलैः समभागिकैः।
पेषयेन्निम्बुकद्रावैर्बलिरोगशिलेकुलैः ॥ ५४ ॥
विमर्द्य सुदृढे खल्वे यत्नेन सप्तवासरम्।
पुटयेद्वारणपुटे विशुष्कं कृतचक्रिकम् ॥ ५५ ॥
रीत्यानयापि पुटितमष्टवारमसंशयम्।
माणिक्यमचिरादेव मृतिमाप्नोत्यनुत्तमाम् ॥ ५६ ॥

द्वितीयप्रकारः—तालकस्थाने हिङ्गुलक्षेपः। सर्वमन्यत्पूर्ववत्। "निम्बूरसाभ्यां वा केवलं मारितं शुभम्। गन्धहिङ्गुलनिम्बूकैर्मारितं वा भवेत् शुभम्" इत्यपि ज्ञेयम्। माणिक्यगुणा व्याख्यातप्रायाः। प्राञ्चस्तु—"माणिक्यं दीपनं वृष्यं कफवातक्षयार्त्तिनुत्। भूतवेतालपापघ्नं कर्मजव्याधिनाशनम्" इत्याहुः॥५४-५६॥

भा.टी.—शुद्ध माणिक्य चूर्ण में, माणिक्यसमभाग शुद्ध गन्धक, शुद्ध मैनसिल, तथा शुद्ध हरताल चूर्ण मिला निम्बू के रस से खूब अच्छी तरह मर्दन-कर टिकिया बनाकर सुखा लें। अब इन टिकियाओं को सम्पुट में अच्छी तरह बन्द करके गजपुट में फूंक दें। इस विधि से आठ गजपुट देने मे शीघ्र ही माणिक्य की उत्तम भस्म बन जाती है ॥५४-५६ ॥

अथ मृतमाणिक्यस्य गुणाः

माणिक्यं सुमृतं मेध्यं मधुरं तु रसायनम्।
दीपनं वृष्यमायुष्यं वातपित्तहरं परम् ॥ ५७ ॥

कफप्रशमनं स्निग्धं क्षयरोगनिषूदनम् ।
वाजीकरणमत्यन्तं ध्वजभङ्गहरं मतम् ॥ ५८ ॥

भा.टी.—उत्तम माणिक्य भस्म मेधावर्धक, मधुररस, रसायनगुण, दीपक, उत्पादक अंगों के लिए बलदायक, आयुवर्धक तथा उत्तम वात-पित्त दोषहर है। इसके सेवन से कफ प्रकोप शान्त हो जाता है। यह अंगों में स्निग्धता उत्पन्न करती है और क्षय रोग को नष्ट करती है। इसके सेवन से उत्पादक अंगों की शिथिलता दूर होकर उनमें उत्तेजना आती है और नपुंसकता नष्ट हो जाती है ॥ ५७, ५८ ॥

अथ माणिक्यस्य मात्रा

आरभ्य गुंजापादांशात् गुञ्जार्द्धप्रमितं मृतम् ।
माणिक्यं योजयेद्धीमान् बलकालाद्यपेक्षया ॥ ५९ ॥

भा.टी.—बल काल आदि का विचार कर आवश्यकतानुसार माणिक्य भस्म की चौथाई रत्ती से लेकर आधी रत्ती तक की मात्रा प्रयोग की जाती है।५९।

माणिक्यमिहिरोदयरसायनम्

माणिक्यं कनकं रौप्यं तार्क्ष्यं तु समभागिकम् ।
कस्तूरिकाञ्च सर्वार्द्धां दत्त्वा कन्याम्भसा ततः ॥ ६० ॥
पिष्ट्वा द्विगुञ्जप्रमिता वटिकाः कारयेद्भिषक् ।
रसोऽयं तु समाख्यातो माणिक्यमिहिरोदयः ॥ ६१ ॥
रसायनमिदं वृष्यं बल्यं वह्निप्रदीपनम् ।
क्लैब्यापहं विशेषेण ध्वजभङ्गहरं मतम् ॥ ६२ ॥

माणिक्यमिहिरोदयरसायनम्—तार्क्ष्यं गरुडमणिः ॥ ६०–६२ ॥

भा.टी.—माणिक्य भस्म एक भाग, स्वर्णभस्म एकभाग, रजतभस्म एकभाग, तार्क्ष्य भस्म एक भाग और उत्तम कस्तूरी दो भाग (सबसे आधा भाग) लेकर खरल में डालकर घीकुआर के गूदे से मर्दन करके दो रत्ती की गोलियाँ बना लें। यह रस "माणिक्य मिहिरोदय" नाम से कहा जाता है। यह रस रसायन, वृष्य, बल तथा अग्निदीपक और विशेषरूप से नपुंसकता और ध्वजभंग (नामर्दी) को दूर करता है ॥ ६०–६२ ॥

अथ मौक्तिकस्य नामानि

मुक्ता मुक्ताफलञ्चैव मौक्तिकं मौक्तिकेयकम् ।
शुक्तिजं शौक्तिकेयञ्च शशिरत्नं शशिप्रियम् ॥ ६३ ॥

भा.टी.—मुक्ता, मुक्ताफल, मौक्तिक, शुक्तिज, शौक्तिकेय, शशिरत्न तथा शशिप्रिय ये सब नाम मोती के कहे जाते हैं ॥ ६३ ॥

जात्यमौक्तिकस्य स्वरूपम्

चन्द्रोद्भासि स्थूलमत्यन्तरम्यं स्निग्धं वृत्तं निर्व्रणं निर्मलं यत् ।
धत्ते न्यस्तं यत्तुलायां गुरुत्वं प्राज्ञैरुक्तं मौक्तिकं तत्तु जात्यम् ।।६४।।
विमर्दितं शालितुषैर्गोमूत्रपटुना भृशम् ।
यन्नैति विकृतिं किञ्चित्तन्मौक्तिकमकृत्रिमम् ।। ६५ ।।

मौक्तिकपरिचयः—चन्द्रोद्भासीति ग्राह्यमौक्तिकस्वरूपमाह । विमर्दितमिति अकृत्रिममौक्तिकपरीक्षा, आपणे कृत्रिममुक्तानां बहुधोपलम्भात् । निगदव्याख्यातमन्यत् । उक्तञ्च—लवणक्षारक्षोदिनि पात्रे गोमूत्रपूरिते क्षिप्तम् । मर्दितमपि शालितुषैर्यदविकृतं तत्तु मौक्तिकं जात्यम्" इति ।। ६४, ६५ ।।

भा.टी.—उत्तम (जात्य) मोती चन्द्रमा की सी चमकवाली, मोटेदल और दाने की, अत्यन्त सुन्दर, चिकना स्पर्श, गोलाकार, गढा या दाग रहित स्वच्छ गुरुभार होती है । उत्तम मोती को धानों की भूसी से रगड़ने अथवा गोमूत्र में लवण मिलाकर उसमें मलने से मोती की चमक में कोई परिवर्तन नहीं आता है । उक्त लक्षण युक्त मोती प्राकृतिक मोती कही जाती है ।। ६४, ६५ ।।

त्याज्यमौक्तिकस्य लक्षणम्

दीर्घं पार्श्वकृशं रूक्षं त्र्यस्रं श्यामञ्च सव्रणम् ।
हतप्रभं क्षुद्रकायं मौक्तिकं हेयमीरितम् ।। ६६ ।।

दीर्घं पार्श्वकृशमिति त्याज्यमौक्तिकस्वरूपम् । उक्तञ्च—"यद्विच्छायं मौक्तिकं व्यङ्गकायं शुक्तिस्पर्शं श्यामतां चातिधत्ते । मत्स्याक्षीकं रूक्षमुक्तानिम्नं नैतद्धार्य्यं धीमताऽसौख्यदायि" इति ।। ६६ ।।

भा.टी.—लम्बे आकार के बेडौल, एक तरफ मोटे एक तरफ पतले, रूक्षस्पर्श, तिकोने, श्यामवर्ण के, गढ़ेवाले, विना चमक के छोटे-छोटे मोती निकृष्ट समझने चाहिए ।। ६६ ।।

मौक्तिकशोधनस्य प्रथमः प्रकारः

जयन्तीस्वरसेनेह दोलायन्त्रे विधानतः ।
यामैकं सततं स्विन्नं मौक्तिकं शुद्धिमाप्नुयात् ।। ६७ ।।

भा.टी.—मोतियों को एक कपड़े की पोटली में बाँधकर दोलायन्त्र में जयन्ती (अरणी) स्वरस डालकर उसमें तीन घंटे तक स्वेदन करने से वह शुद्ध हो जाती है ।। ६७ ।।

द्वितीयः शोधनप्रकारः

अगस्त्यद्रवयोगेन यामं स्विन्नमनारतम् ।
दोलायन्त्रे पोट्टलीस्थं शुद्धिमायाति मौक्तिकम् ।। ६८ ॥

जयन्तीस्वरसेनेति मौक्तिकशोधनम्—"जयन्त्या मौक्तिकं शुचि" इति स्मरणात् , अथवा अगस्त्यपत्रस्वरसेन स्वेदनात् शुद्धयति । तथा सुराप्रदीपवह्निना चूर्णोदकेन पाचितं शुद्धयति मौक्तिकम् ॥ ६८ ॥

भा.टी.—मोतियों को एक कपड़े की पोटली में बाँधकर दोलायन्त्र में अगस्त्यस्वरस डालकर उसमें एक याम (तीन घण्टे) तक स्वेदन कर लेने से वे शुद्ध हो जाती हैं ॥ ६८ ॥

तृतीयः शोधनप्रकारः

सुराप्रदीपवह्निना शरावगं तु मौक्तिकम् !
सुधोदकेन पाचितं विशुद्धिमेत्यनुत्तमाम् ॥ ६९ ॥

भा.टी.—मोतियों को एक शराव (चीनी के प्याले) में रख उसमें चूने का जल डालकर इस प्याले को सुराप्रदीप की अग्नि से तीन घंटे पका लेने से भी मुक्ता शुद्ध हो जाती है ॥ ६९ ॥

मौक्तिकमारणस्य प्रथमः प्रकारः

विमलं मौक्तिकं गव्यपयसा परिपेषितम् ।
त्रिधा लघुपुटे पक्वं मृतं स्याच्छशिसुन्दरम् ॥ ७० ॥

भा.टी.—शुद्ध की हुई मोतियों को एक उत्तम खरल में डालकर गोदुग्ध के साथ अच्छी तरह घोंटकर सुखा लें । अब इस श्वेतचूर्ण को एक सम्पुट में बन्द करके लघुपुट में फूँक देवें । इस तरह तीन लघुपुट देने से मौक्तिक की चन्द्रमा के समान स्वच्छ वर्ण की भस्म हो जाती है ॥ ७० ॥

द्वितीयो मारणप्रकारः

मुक्ताफलन्तु तरुणीपरिस्रुतजलान्वितम् ।
पिष्टं त्रिवारं पुटितं मृतिमाप्नोत्यनुत्तमाम् ॥ ७१ ॥

मारणप्रकारः—गोपयसा यद्वा तरुणीपरिस्रुतजलेन शतपत्रीपुष्पार्केण "अर्क गुलाब" इति प्रसिद्धेन पेषितं त्रिधा पुटितं भस्मीभवति मुक्ताफलम् ॥ ७१ ॥

भा.टी.—शुद्ध मोतियों को एक उत्तम खरल में डालकर उसमें उत्तम अर्क गुलाब डालकर खूब अच्छी तरह घोंटें और सुखा लें । अब इसको सम्पुट में बन्द करके लघुपुट में फूँक दें । इस विधि से पीन पुट देने से मोतियों की भस्म हो जाती है ॥ ७१ ॥

मृतमौक्तिकस्य गुणाः

मौक्तिकं वृष्यमायुष्यं मधुरं शिशिरं परम् ।
दीपनं दाहशमनं नेत्र्यं वर्ण्यं च कीर्तितम् ॥ ७२ ॥
जीर्णज्वरप्रशमनं त्वस्थिदन्तविवर्द्धनम् ।
हृद्यं मेहहरं मेध्यं दन्तोद्भेदज्वरापहम् ॥ ७३ ॥
मौक्तिकं सुशिशिरं क्षयापहं श्वासकासपरिकोपनाशनम् ।
अस्थिशोषशमनं विषापहं देहवीर्यबलबुद्धिवर्धनम् ॥ ७४ ॥

मृतञ्च मौक्तिकं सेवनतः वृष्यादिगुणम् । बालस्य दन्तोद्भेदसमये तदुपद्रवरूपेण जातो ज्वरः दन्तोद्भेदज्वरः । स्पष्टमन्यत् । उक्तं हि—"कफपित्तक्षयध्वंस कासश्वसाग्निमान्द्यजित् । पुष्टिदं वृष्यमायुष्यं दाहघ्नं मौक्तिकं मतम्" इति ।

भा.टी.—मुक्ता वृष्य, आयुवर्धक, मधुररस, अत्यन्त शीतवीर्य द्रव्य है । इसके सेवन से अग्नि की दीप्ति होती है, हाथ, पैरों तथा सर्वांगीण भीतरी दाह को शान्त करता है । इससे नेत्रों की ज्योति बढ़ती है और त्वचा का वर्ण सुन्दर हो जाता है । मुक्तासेवन से जीर्ण ज्वर नष्ट हो जाता है, अस्थियों का पोषण और दाँत शीघ्र निकलने लगते हैं । यह हृदय के लिए उत्तम बल्य, प्रमेहहर, मेधावर्धक और दाँत निकलते समय के ज्वर को नष्ट करता है । मुक्ता शीतगुण, क्षयरोग नाशक, श्वास तथा कासरोग शामक है। इसके सेवन से अस्थिशोष नष्ट होता है, शरीरगत बाह्य विषों के प्रभाव को नष्ट करता है, शरीर में वीर्य, बल और बुद्धि की वृद्धि करता है ॥ ७२–७४ ॥

वक्तव्य—मुक्ताखटिक कार्बनित् (*Calciam corbonate*) होते हुए भी उसको उत्पन्न करनेवाले जीव के ऐन्द्रियक भाग की उपस्थिति से मुक्ता अन्य खटिक धातुओं में सर्वश्रेष्ठ मानी जाती है । मुक्ता बाह्य प्रयोग में क्षतों के लिये ग्राही और स्रावहर है । खटिकधातु क्षारीय होने के कारण आमाशय में उत्पन्न होनेवाले अनेक प्रकार के अम्लों को जो कि शूल और अम्लपित्त के कारण बनते हैं उदासीन कर देती है । आँतों पर इसका ग्राही प्रभाव विशेष रूप से होता है । इसी तरह शरीर के किसी मार्ग से निकलनेवाले स्राव, रक्तस्राव मलस्राव, मूत्रस्राव को यह सुखा देती है । गर्भावस्था में माता के शरीर में "विटामिन्स" की कमी को मुक्ता पूर्ण कर देती है । मुक्ता विशेषतः क्षयहर है । इसके देने से कफ की कमी के साथ रात्रिस्वेद और रक्तनिष्ठीवन में भी आराम आता है । इसी कारण से क्षय में मालतीवसन्त विशेष उपयोगी औषधि है ।

मुक्ता पुट में फूँककर भस्म बना लेने की अपेक्षा उसको शुद्ध करके गुलाब जल में २१ दिन तक खरल करके पिष्टी बनाकर प्रयोग करना अधिक गुणकारी माना जाता है। अतः इस पिष्टी का सेवन करना ही आजकल प्रचलित हो गया है। यह पिष्टी मानसिक दुर्बलता जैसे—साधारण कारण से क्रोध करना, विचारहीनता, ऊँचा शब्द सुनना, भीड़ में होने से जी घबड़ाना; इन रोगों में विशेष लाभदायक होती है। तीव्र मानसिक आघात, शराब, गाँजा, धत्तूरा आदि तीक्ष्णवीर्य, उष्ण, रूक्ष पदार्थों के अति सेवन से मस्तिष्क में विकृत होकर उन्मादरोग होने पर मुक्तापिष्टी उत्तम गुण करती है। रक्तपित्त, रक्तातिसार, रक्तप्रदर में भी इसका विशेष लाभ देखा गया है॥ ७२–७४॥

मृतमौक्तिकस्य मात्रानिरूपणम्

आरभ्य गुञ्जापादांशाद् गुञ्जैकप्रमितं मृतम्।
मौक्तिकं विनियुञ्जीत बलकालाद्यपेक्षया॥ ७५॥

भा.टी.—मोती के भस्म को रोग, रोगी का बल तथा काल आदि अच्छी तरह विचार करके चौथाई रत्ती से लेकर एक रत्ती तक मात्रा में प्रयोग किया जाता है॥ ७५॥

मृतमौक्तिकस्य आमयिकः प्रयोगः

रससिन्दूरसंयुक्तं मौक्तिकं परिशीलितम्।
विनिहन्त्यचिरादेव दन्तोद्भेदभवं ज्वरम्॥ ७६॥
मृतविद्रुमगन्धेशसंयुतं मृतमौक्तिकम्।
बीजपूराम्भसा पिष्टं पक्वं लघुपुटे ततः॥ ७७॥
भक्षितं सततञ्चैतद् गुञ्जाद्वितयसंमितम्।
मासमात्रप्रयोगेण निहन्ति क्षयमुल्बणम्॥ ७८॥
मृतविद्रुमसंयुक्तं मौक्तिकं परिशीलितम्।
हन्ति फुफ्फुसदौर्बल्यं चिरकालसमुद्भवम्॥ ७९॥
कटुकीगैरिकोपेतं सुमृतं मौक्तिकेयकम्।
निषेवितं निहन्त्याशु हिक्काः परमदारुणाः॥ ८०॥
स्वर्णार्ककान्तभसितसमेतं खलु मौक्तिकम्।
बीजपूरस्य तोयेन हिक्कां जयति दारुणाम्॥ ८१॥

रोगयोग्यः प्रयोगोऽस्य रससिन्दूरेति—स्वर्णम्, अर्कः ताम्रम्, कान्तं कान्तलोहं, तेषां भस्मानि, तैः समेतम्। निगदव्याख्यातमन्यत्॥ ७६–८१॥

भा.टी,—बच्चों के दाँत निकलते समय होनेवाले ज्वर में मुक्ताभस्म को रससिन्दूर के साथ मिलाकर सेवन कराने से शीघ्र आराम आता है। मुक्ताभस्म में प्रवालभस्म, शुद्ध गन्धक, शुद्ध पारद, प्रत्येक समभाग मिलाकर अर्थात् पारद गन्धक की कज्जली कर उसमें मुक्ता आदि मिलाकर इसको बिजौरानींबू के स्वरस से मर्दन कर लघुपुट में फूँक देवें। अब इस औषधि में से दो रत्ती की मात्रा लेकर निरन्तर एक मास तक सेवन कराने से भयंकररूपयुक्त राजयक्ष्मा में आराम आता है। फेफड़ों की पुरानी दुर्बलता में मुक्ताभस्म में प्रवालभस्म मिलाकर सेवन करने से आराम आता है। भयंकर हिचकी की बीमारी में मुक्ता को कुटकी तथा स्वर्णगैरिकचूर्ण के साथ सेवन कराने से शीघ्र आराम आता है। इसी तरह मुक्ताभस्म में स्वर्णभस्म, ताम्रभस्म तथा कान्तलोहभस्म मिलाकर बिजौरानींबूरस के साथ सेवन करने से दारुण हिचकी में आराम आता है॥ ७६–८१॥

अथ मुक्तापञ्चामृतरसायनम्

मौक्तिकं विद्रुमं वङ्गं शङ्खं मुक्तागृहं तथा।
वसुदेवाक्षिचन्द्रेन्दुभागिकं क्रमशः पृथक्॥८२॥
वरीविदारीकन्येक्षुदुग्धहंसपदीरसैः।
पृथक् सम्पेष्य यत्नेन पञ्चधा पुटपाचितम्॥८३॥
ततः काचोपधानेन विदध्यात्कूपिकागतम्।
रसायनमिदं ख्यातं मुक्तापञ्चामृताह्वयम्॥८४॥
अनारतं द्विगुञ्जन्तु गव्यदुग्धेन शीलितम्।
मासद्वयप्रयोगेण रसायनफलप्रदम्॥८५॥
जीर्णज्वरं महाघोरं राजयक्ष्माणमुल्बणम्।
निहन्ति सर्वरोगांश्च तत्तद्रोगानुपानतः॥८६॥

मुक्तापञ्चामृतरसायनम्—मुक्तागृहं मुक्ताशुक्तिः। मौक्तिकं अष्टभागम्, विद्रुमं चतुर्भागम्, वङ्गं द्विभागम्, शङ्खमेकभागम्, मुक्ताशुक्तिमप्येकभागाम्। वरी शतावरी, कन्या घृतकुमारी। निगदव्याख्यातमन्यत्॥ ८२–८६॥

भा.टी,—मुक्ताभस्म आठ भाग, प्रवालभस्म चार भाग, वङ्गभस्म दो भाग शङ्खभस्म एक भाग, शुक्तिभस्म एक भाग, लेकर सबको एकत्र खरल में डालकर इसको अलग-अलग शतावरीस्वरस, विदारीकन्दस्वरस, घीकुआरस्वरस, गन्ने का रस, दूध तथा हंसपदी के स्वरस में घोट सुखाकर पाँच लघुपुट देवें। अन्तमें इसको सम्पुट में से निकाल एक काँच की शीशी में भरकर डाट लगाकर रखलें।

इसको मुक्तापञ्चामृत रसायन कहते हैं। इसमें से प्रतिदिन निरन्तर दो मास तक गोदुग्ध के साथ सेवन करने से जरा व्याधि का नाश होता है। इसके सेवन से भयंकर जीर्णज्वर तथा तीव्र अवस्था का राजयक्ष्मा रोग नष्ट हो जाता है। इस तरह तत्तत् रोगहर द्रव्यों के अनुपान से यह रसायन सब रोगों में लाभ पहुँचाता है ॥ ८२–८६ ॥

अथ पुष्परागस्य नामानि

पुष्पराजः पुष्परागः पीतरक्ताह्वयस्तथा।
गुरुरत्नं पीतमणिः स एव गुरुवल्लभः ॥ ८७ ॥

भा.टी.—पुष्पराज, पुष्पराग, पीतरक्त, गुरु (बृहस्पति) रत्न, पीतमणि तथा गुरुवल्लभ, ये सब नाम पुखराजमणि के कहे जाते हैं ॥ ८७ ॥

जात्यपुष्पराजस्य लक्षणम्

स्निग्धं समं सुमसृणं तु सुवर्णवर्णं
स्वच्छं परं सुविमलं तु सुवृत्तगात्रम्।
यत्कर्णिकारकुसुमप्रभमुज्ज्वलञ्च
जात्यं तदेव गदितं खलु पुष्पराजम् ॥ ८८ ॥
निकषोपलसंघृष्टं वर्णं पुष्णाति यन्निजम्।
पुष्पराजन्तु तज्जात्यं मतं रत्नपरीक्षकैः ॥ ८९ ॥

अथ पुष्परागपरिचयः—स्निग्धं समं सुमसृणमिति ग्राह्यपुष्परागरूपम्। उक्तं हि—"पुष्परागं गुरु स्निग्धं स्वच्छं स्थूलं समं मृदु। कर्णिकारप्रसूनाभं मसृणं शुभमष्टधा" इति। तथा च "घृष्टो निकषपदे यत् पुष्यति यो रागमधिकमात्मीयम्। एष खलु पुष्परागो जात्यस्तथाऽयं परीक्षकैरुक्तः" इति। श्यामलादिरूपं च तत् त्याज्यम्। "कृष्णबिन्द्वङ्कितं द्व्यक्षं धवलं मलिनं लघु। विच्छायं शर्कराभं पुष्परागं सदोषकम्" इति स्मरणात् ॥ ८८, ८९ ॥

भा.टी.—उत्तम पुखराजमणि स्पर्श में चिकनी, समगात्र, चमकीली, स्वर्ण वर्ण की स्वच्छ, गोलाकर और देखने में अमलतास के फूल की सी आभावाली होती है। यदि इसको कसौटी पर घिसा जाय तो इसका वर्ण और भी साफ दिखाई देने लगता है। इस परीक्षा में ठीक उतरनेवाली पुखराजमणि को ही रत्नपरीक्षकों ने उत्तम माना है ॥ ८८, ८९ ॥

हेयपुष्पराजस्य लक्षणम्

श्यामलं निष्प्रभं कर्कशं द्व्यक्षकं कृष्णबिन्द्वङ्कितं शर्कराङ्कप्रभम्।
उन्नतं त्वानत यच्च रूक्षंपरं पुष्पराजं मतं तत्तु हेयं बुधैः ॥ ९० ॥

भा.टी.—जो पुखराज श्यामलवर्ण, प्रभारहित, स्पर्शरहित, स्पर्श में कठोर, दो नेत्रों के से चिह्नोंवाला अथवा छोटे-छोटे काले बिन्दुओं से युक्त, बालू के पिण्ड जैसा, कहीं ऊँचा, कहीं पर गहरा और रूक्ष (खुश्क) हो, उसे त्याज्य समझना चाहिएं ॥ ६० ॥

पुष्पराजस्य शोधनम्

कुलत्थक्वथितोपेतैः काञ्जिकैः स्वेदितं समम् ।
दोलायन्त्रे पुष्पराजं यामैकेन विशुद्धयति ॥ ६१ ॥

शोधनम्—कुलत्थक्कथितजलेन काञ्जिकेन च स्वेदनादस्य शुद्धिः–"पुष्परागञ्च संधानैः कुलत्थक्काथसंयुतैः" इति वचनात् ॥ ६१ ॥

भा.टी.—दोलायन्त्र में समभाग कुलत्थक्काथ और काञ्जी डालकर उसमें तीन घण्टे तक पुखराज को स्वेदन करने से वह शुद्ध हो जाता है ॥ ६१ ॥

पुष्पराजस्य मारणम्

माणिक्यमारणोद्दिष्टविधिभ्यामतियत्नतः ।
मारयेत्पुष्पराजन्तु रसतन्त्रविचक्षणः ॥ ६२ ॥

भा.टी.—पूर्व कथित माणिक्यमणि का दो प्रकार की मारण विधियों से पुखराज की भस्म हो जाती है । अर्थात् पुखराज की भस्म विधि भी माणिक्यमणि के सदृश ही समझनी चाहिए ॥ ६२ ॥

पुष्पराजस्य गुणाः

पुष्पराजन्तु शिशिरं दीपनं पाचनं परम् ।
कफवातप्रशमनं कुष्ठच्छर्दिनिबर्हणम् ॥ ६३ ॥
विषघ्नं दाहशमनं गुदजामयनाशनम् ।
मेध्यं बृंहणमायुष्यं रसज्ञैः परिकीर्तितम् ॥ ६४ ॥

भा.टी.—पुखराज शीत गुण द्रव्य है । इसके भस्म के सेवन से दीपन और पाचन क्रियायें बढ़ने लगती हैं । इसके प्रयोग से कफ वात का प्रकोप शान्त हो जाता है । यह कुष्ठ तथा वमन को नष्ट करती है, शरीरगत विषप्रभाव को नष्ट करती है, दाह को शान्त करती तथा बवासीर में लाभ पहुँचाती है । स्वस्थ शरीर में इसका प्रयोग करने से इसके द्वारा मेधा वृद्धि, शरीर में मांस वृद्धि तथा आयु वृद्धि होती है ॥ ६३, ६४ ॥

पुष्पराजस्य मात्रा

आरभ्य गुञ्जापादांशाद् गुञ्जैकप्रमितं परम् ।

सुसृतं पुष्पराजन्तु प्रयुञ्जीत भिषग्वरः ॥ ९५ ॥

भा.टी.—पुखराजभस्म की मात्रा चौथाई रत्ती से लेकर एक रत्ती तक पूर्ण मात्रा में सेवन की जा सकती है ॥ ९५ ॥

अथ नीलस्य नामानि

नीलो नीलोपलो नीलं नीलरत्नं सुनीलकम् ।
महानीलञ्च नीलाश्मशनिरत्नञ्च कीर्तितम् ॥ ९६ ॥

अथ नीलस्य परिचयः—ग्राह्यनीलस्वरूपं सरलाक्षरम् । वचनं हि—"एकच्छायं गुरु स्निग्धं स्वच्छं पिण्डितविग्रहम् । मृदु मध्ये लसज्ज्योतिः सप्तधा नीलमुत्तमम्" इति ॥ ९६ ॥

भा.टी.—नील, नीलोपल, नीलरत्न, सुनीलक, महानील, नीलाश्म तथा शनिरत्न ये सब नाम नीलम के कहे जाते हैं ॥ ९६ ॥

जात्यनीलस्य लक्षणम्

स्वच्छं सच्छायममलं मसृणं तु महोज्ज्वलम् ।
स्निग्धं गुरु लसज्ज्योतिर्जात्यं नीलं मतं बुधैः ॥ ९७ ॥

भा.टी.—उत्तम नीलम मणि, स्वच्छ तथा सुन्दर कान्तियुक्त, कुछ-कुछ पारदर्शक, चिकनी और पर्याप्त चमकीली, गुरुभार तथा ज्योतियुक्त नील वर्ण की होती है ॥ ९७ ॥

हेयनीलस्य लक्षणम्

रक्तार्द्धं विगतच्छायं रूक्षं लघु च कोमलम् ।
परिहेयं शौरिरत्नं मतं रत्नपरीक्षकैः ॥ ९८ ॥

भा.टी.—आधे भाग में रक्तवर्ण और आधे भाग में नीलवर्ण की अपारदर्शक, रूक्ष, लघुभार, कोमल (दबाव डालने पर मुड़नेवाली अथवा शीघ्र टूटनेवाली) नीलम त्याज्य समझनी चाहिए ॥ ९८ ॥

अथ नीलस्य शोधनम्

नीलीस्वरससंयुक्तं दोलायन्त्रे विधानतः ।
यामैकं परिपक्वन्तु नीलं शुद्ध्यति निश्चितम् ॥ ९९ ॥

भा.टी.—नीलमणि को दोलायंत्र में नील का स्वरस डालकर उसमें एक पहर तक स्वेदन करके शुद्ध कर लेना चाहिए ॥ ९९ ॥

अथ नीलस्य मारणम्

माणिक्यमारणोद्दिष्टविधिभ्यामतियत्नतः ।

मारयेच्छ्निरत्नं तु रसागमविशारदः ॥ १०० ॥

नीलीस्वरसेन स्वेदनादस्य शुद्धिः—"नीलं नीलीरसेन च" इति स्मरणात्। माणिक्यवच्चास्य मारणमिति ॥ १०० ॥

भा.टी.—नीलम मणि की भस्म पूर्वोक्त माणिक्य मणि की भस्म विधि के अनुसार ही की जाती है ॥ १०० ॥

मृतनीलस्य गुणाः

नीलं तु सुमृतं वृष्यं बल्यं दीपनमुत्तमम् ।
त्रिदोषशमनं वर्ण्यं गुदजामयनाशनम् ॥ १०१ ॥
त्वच्यं कुष्ठादिदोषघ्नं श्वासकासनिषूदनम् ।
कफपित्तानिलहरं विषमज्वरनाशनम् ॥ १०२ ॥

मृतनीलगुणाः—सुगमः। निगदन्ति हि—"श्वासकासहरं वृष्यं त्रिदोषघ्नं सुदीपनम्। विषमज्वरनियमनं पापघ्नं नीलमीरितम्" इति ॥ १०१, १०२ ॥

भा.टी.—उत्तम नीलभस्म वृष्य, बलवर्धक, दीपन, त्रिदोष प्रकोप शामक, त्वचा के लिए वर्ण्य तथा बवासीर रोग नाशक होती है। इसके सेवन से कुष्ठ आदि विकृतियाँ दूर होकर त्वचा का सुन्दर वर्ण निखर आता है। इसके सेवन से श्वासकास रोग में लाभ पहुँचता है। यह भस्म कफ, पित्त तथा वातहर और विष नाशक है ॥ १०१, १०२ ॥

मृतनीलस्य मात्रा

गुञ्जाष्टमांशप्रमितात् गुञ्जार्द्धप्रमितं परम् ।
सुमृतं नीलरत्नं तु प्राणाचार्यः प्रयोजयेत् ॥ १०३ ॥

भा.टी.—नील भस्म को आवश्यकतानुसार $\frac{1}{8}$ रत्ती (दो चावल भर) से लेकर $\frac{1}{2}$ रत्ती (चार चावल भर) तक की मात्रा में प्रयोग किया जाता है ॥१०३॥

अथ मरकतस्य नामानि

गारुत्मतं मरकतं तार्क्ष्यं गारुडसंज्ञकम् ।
बुधरत्नं रौहिणेयं हरिद्रत्नश्च तन्मतम् ॥ १०४ ॥

भा.टी.—गारुत्मत, मरकत, तार्क्ष्य, गारुडमणि, बुधरत्न, रौहिणेय, हरिद्रत्न, ये सब नाम मरकत (पन्ना) के कहे जाते हैं ॥ १०४ ॥

जात्यमरकतस्य स्वरूपम्

सच्छायं मसृणं स्वच्छं गुरु स्निग्धञ्च कोमलम् ।
अव्यङ्गञ्च हरिद्वर्णं जात्यं मरकतं मतम् ॥ १०५ ॥

मरकतस्य परिचयः—जात्यमरकतरूपं सच्छायमित्यादिना अव्यंगमिति अविकृतांगम्। उक्तञ्च—"हरिद्वर्णं गुरु स्निग्धं स्फुरद्रश्मिचयं शुभम्। मसृणं भासुरं तार्क्ष्यं गात्रं सप्तगुणं मतम्" इति ॥ १०५ ॥

भा.टी.—उत्तम कान्तियुक्त, चमकीला, स्वच्छ, गुरुभार, चिकना, कोमल-स्पर्श, सम और सुन्दर आकार तथा हरे रंग की मरकत मणि उत्तम मानी जाती है ॥ १०५ ॥

हेयमरकतस्य स्वरूपम्

रूक्षन्तु विगतच्छायं विकृताङ्गं खरं लघु।
सत्रासं चातिमलिनं हेयं मरकतं मतम् ॥ १०६ ॥

त्याज्यन्तु रूक्षमित्यादिना स्फुटम् ॥ १०६ ॥

भा.टी.—रूक्ष, तथा कान्ति रहित, विकृत आकार (शरीर), खुरदरा, लघुभार, देखने में कुछ भयावना सा, अपारदर्शक मलिन मरकतमणि त्याज्य मानी जाती है ॥ १०६ ॥

अथ मरकतस्य शोधनम्

सुरभीपयसा यामं दोलायन्त्रे विधानतः।
विपाचितं मरकतं विशुद्ध्यति सुनिश्चितम् ॥ १०७ ॥

एतस्य शोधनञ्च गोदुग्धेन स्वेदनात् सिद्ध्यति, "तार्क्ष्यं गोदुग्धकैस्तथा" इति स्मरणात् ॥ १०७ ॥

भा.टी.—मरकत मणि को दोलायन्त्र में गोदुग्ध डालकर उसमें तीन घंटे पका लेने से वह अच्छी तरह शुद्ध हो जाती है ॥ १०७ ॥

अथ मरकतस्य मारणम्

माणिक्यमारणोद्दिष्टविधिभ्यामनियततः।
अष्टधा पुटितं तार्क्ष्यं म्रियतेऽत्र न संशयः ॥ १०८ ॥

मरकतमारणञ्च माणिक्यवत् ॥ १०८ ॥

भा.टी.—पूर्वोक्त माणिक्यमणि की मारण (भस्म) विधियों में से किसी के द्वारा आठ बार पुट देने से मरकतमणि की उत्तम भस्म हो जाती है ॥ १०८ ॥

मरकतस्य गुणाः

मृतं मरकतं बल्यं विषघ्नं वह्निदीपनम्।
ओजोविवर्द्धनं वृष्यं पाण्डुशोफनिषूदनम् ॥ १०९ ॥
श्वासच्छर्दिप्रशमनं गुदजामयनाशनम्।
समाख्यातं विशेषेण सन्निपातनिबर्हणम् ॥ ११० ॥

मरकतगुणाः बल्यविषघ्नत्वादयः। आहुश्च प्राञ्चः—"ज्वरच्छर्दिविषश्वास-संनिपाताग्निमान्द्यनुत्। दुर्नामपाण्डुशोफघ्नं तार्क्ष्यमोजोविवर्धनम्" इति।१०९,११०

भा.टी.—मरकत मणि की भस्म, बलवर्धक, शरीरगत विष नाशक, अग्नि (पाचकाग्नि) दीपक, ओज वर्धक, उत्पादक अंगों के लिए बल्य, पाण्डुरोग तथा शोथरोग नाशक होती है। इसके सेवन से श्वास रोग, वमन तथा बवासीर रोग में लाभ होता है। तीव्र सन्निपात ज्वर की अवस्था में जब हृदय दुर्बल हो गया हो, ज्ञान शक्ति क्षीण हो गयी हो और रोगी मृत्यु-मुख में जाने लगा हो तो मरकत मणि की भस्म रोगी को जीवन प्रदान करती है॥ १०९, ११०॥

अथ मरकतस्य मात्रा

आरभ्य गुञ्जापादांशाद् गुञ्जैकप्रमितं परम्।
मृतं मरकतं युञ्ज्यात् बलकालाद्यपेक्षया॥ १११॥

भा.टी.—रोग तथा रोगी का बल काल देश अवस्था आदि का विचार करके चौथाई रत्ती से एक रत्ती तक की मात्रा में मरकतमणि भस्म का प्रयोग किया जा सकता है॥ १११॥

अथ वैदूर्यस्य नामानि

विदूररत्नं वैदूर्यं केतुरत्नं विदूरजम्।
बिडालाख्यं बिडालाक्षं वायजञ्च प्रकीर्त्तितम्॥ ११२॥

भा.टी.—विदूररत्न, वैदूर्य, केतुरत्न, विदूरज, बिडालाख्य, बिडालाक्ष, वायज ये सब नाम वैदूर्य (लसुनिया Cats Eye) के कहे जाते हैं॥ ११२॥

जात्यवैदूर्यस्य स्वरूपम्

वैदूर्यं गुरु सुस्निग्धं विडालेक्षणसप्रभम्।
भ्रमच्छुभ्रोत्तरीयाढ्यं वैदूर्यं जात्यमुच्यते॥ ११३॥

अथ वैदूर्य्यपरिचयः—गुरुसुस्निग्धमिति उत्कृष्टं वैदूर्य्यरूपम्। उक्तं हि—"वैदूर्य्यं श्यामशुभ्राभं समं स्वच्छं गुरु स्फुटम्। भ्रमच्छुभ्रोत्तरीयेण गर्भितं शुभमीरितम्" इति॥ ११३॥

भा.टी.—उत्तम वैदूर्यमणि गुरुभार, अत्यन्त चिकना स्पर्श, बिल्ली के नेत्र के समान चमकीला होता है। इस पर शुभ्रवर्ण का एक घेरा या यज्ञोपवीत जैसा चिह्न पड़ा हुआ होता है॥ ११३॥

हेयवैदूर्यस्य स्वरूपम्

विच्छायं लघु रूक्षञ्च सत्रासं चिपिटं खरम्।
कृष्णं तथा मृच्छिलाढ्यं वैदूर्यं हेयमीरितम्॥ ११४॥

भा.टी.—कान्ति रहित, लघुभार, रूक्ष (खुश्क),देखने में भयावह (डरावना-सा),चपटा आकार, खुरदरा, कृष्णवर्ण तथा मिट्टी और पत्थर के छोटे-छोटे खण्डों से युक्त, वैदूर्य अग्राह्य समझना चाहिए ॥ १२४ ॥

वैदूर्यस्य शोधनम्

त्रिफलाक्वथितोपेतं वैदूर्यं याममात्रकम् ।
दोलायन्त्रे परिस्विन्नं शुद्धिमायात्यनुत्तमाम् ॥ ११५ ॥

वैदूर्य्यशोधनं त्रिफलाक्वाथेन साध्यम् । स्मरन्ति हि—"वैदूर्य्यं त्रिफलाजलैः" इति ॥ ११५ ॥

भा.टी.—दोलायन्त्र में त्रिफला क्वाथ भरकर उसमें वैदूर्यमणि को तीन घण्टे तक पकाने से वह अच्छी तरह शुद्ध हो जाती है ॥ ११५ ॥

वैदूर्यस्य मारणम्

माणिक्यमारणोद्दिष्टविधिभ्यामतियत्नतः ।
विदूररत्नं पुटितं त्वष्टधा मृतिमाप्नुयात् ॥ ११६ ॥

भा.टी.—माणिक्य मणि की पूर्वोक्त मारण विधियों से ही आठ बार वैदूर्य मणि को पुट दी जाय तो उसकी उत्तम भस्म हो जाती है ॥ ११६ ॥

मृतवैदूर्यस्य गुणाः

सुमृतं खलु वैदूर्यं मधुरं शिशिरं परम् ।
दीपनं मेध्यमायुष्यं बल्यं च मलभेदनम् ॥ ११७ ॥
रक्तपित्तप्रशमनं चक्षुष्यं बृंहणं परम् ।।
पित्तामयप्रशमनं समाख्यातं विशेषतः ॥ ११८ ॥

वैदूर्य्यगुणाः—मधुरं शिशिरं परमित्यादिना । वदन्ति हि—वैदूर्य्यं रक्तपित्तघ्नं प्रजायुर्बलवर्धनम् । पित्तप्रधानरोगघ्नं दीपनं वृष्यमेव च" इति ॥११७,११८॥

भा.टी.—उत्तम वैदूर्य भस्म, मधुररस और अत्यन्त शीत गुणयुक्त होती है । यह पाचक अग्नि को उत्तेजित करती और धारण शक्ति को बढ़ाती है । स्वस्थशरीर में इसके सेवन से आयु की वृद्धि होती है और शरीर में बल बढ़ता है । इसके सेवन से मल पतला होकर निकलता है। यह भस्म रक्तपित्त शामक, नेत्रों के लिए लाभदायक और शरीर को मोटा करनेवाली होती है क्योंकि यह शीत वीर्य और मधुररस द्रव्य है, अतः विशेष रूप से पित्तरोग शामक मानी जाती है ॥ ११७, ११८ ॥

वैदूर्यस्य मात्रा

वस्वंशतो रक्तिकाया वैदूर्यं गुञ्जसंमितम् ।
प्राणाचार्यः प्रयुञ्जीत बलकालाद्यपेक्षया ॥ ११९ ॥

भा.टी.—रोग तथा रोगी, बल, अवस्था, देश, काल आदि का पूर्ण विचार करके वैदूर्यमणि भस्म को ⅛ रत्ती से लेकर एक रत्ती की मात्रा में प्रयोग कर सकते हैं ॥ ११९ ॥

अथ गोमेदकस्य नामानि

गोमेदकश्च गोमेदः पिङ्गस्फटिक इत्यपि ।
गोमेदो राहुरत्नश्च कीर्तितश्च तमोमणिः ॥ १२० ॥

भा.टी.—गोमेदक, गोमेद, पिङ्गस्फटिक, राहुरत्न तथा तमोमणि, ये सब नाम गोमेदमणि (*Sunstone*) के कहे जाते हैं ॥ १२० ॥

जात्यगोमेदस्य स्वरूपम्

गोमूत्राभं स्निग्धममन्दं समगात्रं
हेमारक्तं निर्दलमच्छं गुरुभारम् ।
दीप्तच्छायं मञ्जुलरूप मसृणं यद्
गोमेदाख्यं रत्नमिह स्यात्तज्जात्यम् ॥ १२१ ॥

गोमेदकपरिचयः—गोमूत्राभमिति तद्ग्राह्यरूपम् । हेमारक्तं स्वर्णवदीषद् रक्तम् । उक्तम्—"सुस्वच्छगोजलच्छायं स्निग्धं स्वच्छं समं गुरु । निर्दलं मसृणं दीप्तं गोमेदं शुभमष्टधा" इति ॥ १२१ ॥

भा.टी.—उत्तम गोमेदमणि गोमूत्र की सी आभावाली, चिकना स्पर्श, समभागयुक्त शरीर–अर्थात् दाग, गढ़ा, कहीं चपटा, मोटापन रहित, स्वर्ण के समान कुछ रक्तवर्णयुक्त, चमकीली, सुन्दराकार, पालिश की हुई सी चमकवाली होती है ॥ १२१ ॥

हेयगोमेदस्य स्वरूपम्

सत्रासं विगतच्छायं चिपिटं मलिनप्रभम् ।
सदलं लघु रूक्षं च गोमेदं हेयमीरितम् ॥ १२२ ॥

सत्रासमिति त्याज्यगोमेदरूपम् । तथाहि—"विच्छायं लघु रूक्षांगं चिपिटं पटलाचितम् । निष्प्रभं पीतकाचाभं गोमेदं न शुभावहम्" ॥ १२२ ॥

भा.टी.—अग्राह्य गोमेद त्रास युक्त (असुन्दर अनाकर्षक होने से कुछ भय सा उत्पन्न करनेवाला) कान्ति रहित, चिपटे आकार का, मैली चमक से युक्त,

पत्रों से युक्त, लघुभार, और रूक्ष (खुश्क) होता है ॥ १२२ ॥

गोमेदस्य शोधनम्

निम्बूकस्वरसेनेह दोलायन्त्रे विधानतः ।
परिस्विन्नं तु यामैकं शुद्धिमायात्यनुत्तमाम् ॥ १२३ ॥

गोमेदशोधनं निम्बूकस्वरसेन सम्यक्स्वेदनात् सम्पाद्यते ॥ १२३ ॥

भा.टी.—गोमेदमणि को दोलायन्त्र में नीम्बू का स्वरस भरकर उसमें तीन घंटे तक अच्छी तरह स्वेदन करने से यह उत्तम रूप से शुद्ध हो जाती है ॥१२३॥

गोमेदकस्य मारणम्

माणिक्यमारणोद्दिष्टविधिभ्यामतियत्नतः ।
अष्टवारं सुपुटितं गोमेदं मृतिमाप्नुयात् ॥ १२४ ॥

माणिक्यवदेवास्यापि मारणम् ॥ १२४ ॥

भा.टी.—पूर्वोक्त माणिक्यमणि की भस्म विधियों में से किसी एक विधि से आठ पुट देने से गोमेद की भस्म हो जाती है ॥ १२४ ॥

मृतगोमेदस्य गुणाः

गोमेदकं रुचिकरं दीपनं पाचनं परम् ।
त्वग्दोषशमनं बल्यं कफपित्तप्रणाशनम् ॥ १२५ ॥
उष्णं पाण्ड्वामयहरं क्षयक्षयकरं परम् ।
समाख्यातं विशेषेण बुद्धिसंवर्द्धनं तथा ॥ १२६ ॥

गुणास्तु रुचिकरत्वादयः पृथग्विधाः । उक्तं हि—"गोमेदं कफपित्तघ्नं क्षयपांडुक्षयङ्करम् । दीपनं पाचनं रुच्यं त्वच्यं बुद्धिप्रबोधनम् ।" इति ॥ १२५, १२६ ॥

भा.टी.—गोमेद भस्म भोजन में रुचिकारक, पाचकाग्नि की शक्ति को बढ़ानेवाली और आमरस को पाचन करती है । इसको कुछ दिन सेवन करने से त्वचा की खराबी (फोड़ा फुन्सी आदि) दूर हो जाती है। शरीर में बल बढ़ता है और कफ तथा पित्त का प्रकोप शान्त हो जाता है । यह भस्म उष्णगुण होती है, पांडुरोग तथा क्षयरोग को नष्ट करने में उत्तम गुण रखती है । इसके सेवन से वातिक संस्थान तथा मस्तिष्क का पोषण होने से बुद्धि, विचार, ध्यान, अन्वेषण आदि शक्ति की वृद्धि होती है ॥ १२५, १२६ ॥

मृतगोमेदस्य मात्रा

आरभ्य गुञ्जापादांशाद् गुंजैकप्रमितं मृतम् ।
गोमेदं तु प्रयुञ्जीत बलकालाद्यपेक्षया ॥ १२७ ॥

भा.टी.—रोग तथा रोगी का बल, काल आदि का विचार करके गोमेद भस्म की चौथाई रत्ती से लेकर एक रत्ती की मात्रा तक में सेवन करना चाहिए ॥ १२७ ॥

अथ प्रवालस्य नामानि

प्रवालक प्रवालश्च भौमरत्नश्च विद्रुमम् ।
अब्धिजन्तुविशेषोत्थं तदेव परिकीर्तितम् ॥ १२८ ॥

भा.टी.—प्रवालक, प्रवाल, भौमरत्न, विद्रुम, अब्धिजन्तुविशेषोत्थ, ये सब नाम प्रवाल मूंगा (*Red Coral Bead*) के कहे जाते हैं ॥ १२८ ॥

ग्राह्यविद्रुमस्य स्वरूपम्

आरक्तमञ्जुलच्छायं स्निग्धं वृत्तञ्च निर्व्रणम् ।
दीर्घस्थूलं गुरु दृढं ग्राह्यं विद्रुममुच्यते ॥ १२९ ॥

अथ विद्रुमपरिचयः—आरक्तमञ्जुलच्छायमिति ग्राह्यप्रवालरूपम् । उक्तं हि "पक्वबिम्बफलच्छायं वृत्तायतमवक्रकम् । स्निग्धमव्रणकं स्थूलं प्रवालं सप्तधा शुभम्" इति ॥ ११६ ॥

भा.टी.—गूढ रक्तवर्ण की कान्तिवाला अर्थात् रक्तवर्णकी, स्निग्ध और गोलाकार; लम्बी मोटी शाखायुक्त, व्रण (गढा छिद्र) रहित, गुरुभार तथा दृढ (मजबूत) प्रवाल उत्तम (ग्राह्य) माना जाता है ॥ १२६ ॥

वक्तव्य—आजकल प्रवाल के दो भाग प्रयोग में लाये जा रहे हैं १—शाखा प्रवाल । २—प्रवाल । शाखा प्रवाल ही उत्तम प्रवाल मानी जाती है । यह लम्बी-लम्बी शाखा-प्रशाखाओं से युक्त होती है, इसके बीच में कोई छिद्र नहीं होता है । तोड़ने में बहुत मजबूत और भीतर से भी बाह्य रंग से युक्त होती है । कई माला बेचनेवाले मूंगा की माला कह करके भी मूंगा बेचा करते हैं, परन्तु कई बार यह कृत्रिम मसाले का मूंगा पाया गया है। इन दोनों को जलती हुई आग में जलायें तो ये बत्ती की भाँति जलने लगते हैं । अतः यदि मालावाली मूंगा लेना हो तो उसे तोड़कर और आग में जलाकर परीक्षा कर लेनी चाहिए। मूलप्रवाल प्रायः अनेक गोल-गोल छिद्रयुक्त स्पञ्ज की भाँति का पत्थर सा होता है । इसके छिद्रों में मिट्टी, कङ्कड़, बालू-रेत भरी हुई होती है। यह मूलप्रवाल शाखाप्रवाल की अपेक्षा अल्पगुण और अधिक क्षारीय होता है। रसरत्नसमुच्चय में उत्तम शाखाप्रवाल की इस प्रकार परीक्षा लिखी है—"पक्वबिम्बीफलच्छायं वृत्तायतमवक्रकम् । स्निग्धमव्रणकं स्थूलं प्रवालं सप्तधा शुभम्" ॥

हेयविद्रुमस्य लक्षणम्

पाण्डुरं सव्रणं रूक्षं सशिरं लघु धूसरम् ।
कृष्णं सूक्ष्मं सुमसृणं हेयं विद्रुममीरितम् ॥ १३० ॥

त्याज्यविद्रुमं पाण्डुरादिरूपम् ॥ १३० ॥

भा.टी.—जो प्रबल पाण्डुरवर्ण, व्रण युक्त, रूक्ष (खुश्क) और छोटी-छोटी शिराओं जैसी लम्बी-लम्बी लकीरों से युक्त, लघुभार, धूसरवर्ण, काले रंग की पतली-पतली शाखाओंवाली, अत्यधिक चमकीली होती है, उसे औषधि कर्म में ग्राह्य नहीं समझना चाहिए ॥ १३० ॥

विद्रुमस्य प्रथमः शोधनप्रकारः

जयन्त्याः स्वरसेनेह दोलायन्त्रे तु विद्रुमम् ।
यामैकं सुपरिस्विन्नं शुद्धिमायात्यनुत्तमाम् ॥ १३१ ॥

जयन्तीरसेन विद्रुमशोधनम् । यामैकमित्यत्रात्यन्तसंयोगे द्वितीया ॥१३१॥

भा.टी—उत्तम शाखाप्रवाल को दोलायन्त्र में डालकर उसमें जयन्ती (अरणी) का स्वरस अथवा क्वाथ भर दें। अब इसको चूल्हे में रखकर तीन घंटे तक उबाल लें, तो प्रवाल शुद्ध हो जाता है ॥ १३१ ॥

द्वितीयः शोधनप्रकारः

सर्जिकाक्षारसंयुक्ते सलिले परिपाचितम् ।
यामैकेन प्रवालं तु शुद्धिमायात्यनुत्तमाम् ॥ १३२ ॥

यद्वा सर्जिकाक्षारवारिणा स्विन्नं शुद्ध्यति, "विद्रुमं क्षारवर्गेण" ति वचनात् ॥

भा.टी.—दोलायन्त्र में सज्जीखार का जल भरकर उसमें मूंगा डालकर तीन घंटे तक उबाल लेने से भी प्रवाल शुद्ध हो जाता है ॥ १३२ ॥

तृतीयः शोधनप्रकारः

तण्डुलीयद्रवेणेह दोलायन्त्रे तु यामकम् ।
प्रवालकं परिस्विन्नं शुद्धिमायात्यनुत्तमाम् ॥ १३३ ॥

तथा तण्डुलीयद्रवेणापि शुद्ध्यति । तन्त्रान्तरेऽपि तथा स्मरणात् ॥१३३॥

भा.टी.—प्रवाल को दोलायन्त्र में डालकर उसमें चौलाई का स्वरस भर दें और तीन घंटे तक अग्नि में पकायें तो प्रवाल शुद्ध हो जाता है ॥ १३३॥

अथ विद्रुमस्य प्रथमो मारणप्रकारः

विशोधितं विद्रुमं तु श्लक्ष्णचूर्णं तु कारयेत् ।
कन्याम्भसाऽथ सम्पेष्य शोषयेत् कृतचक्रिकम् ॥ १३४ ॥

सम्पुटस्थं ततः कृत्वा त्रिवारं पुटयेद्भिषक् ।
एवं पुटत्रयैर्भस्म जायते शशिसुन्दरम् ॥ १३५ ॥

विद्रुममारणं कुमारीरसेन त्रिधा पुटनात् । एवं गोदुग्धेन जयन्तीरसेन शतावरीरसेनापि पृथक्पुटनात् मृतिरस्य जायते। उपलक्षणञ्चैतत् निम्बूदकादिभिरपि पुटनात् म्रियते ॥ १३४, १३५ ॥

भा.टी.—शुद्ध प्रवाल की शाखाओं को पहिले इमामदस्ते या लोह के खरल में खूब कूटकर चूर्ण करलें । अब इस चूर्ण को साफ खरल में डाल घीकुआर के रस से खूब मर्दन करें, जब टिकिया बनाने योग्य हो जाय तो टिकिया बनाकर धूप में सुखालें और सम्पुट में बन्द करके पुट में फूँक देवें । इस प्रकार तीन बार कुमारीस्वरस से पुट देने से प्रवाल की चन्द्रमा के समान स्वच्छ और स्वेत भस्म हो जाती है ॥ १३४, १३५ ॥

द्वितीयो मारणप्रकारः

विद्रुमं गव्यदुग्धेन सम्पेष्य कृतचक्रिकम् ।
म्रियते पुटितं भस्म जायतेऽतिमनोहरम् ॥ १३६ ॥

भा.टी.—शुद्ध प्रवालचूर्ण को खरल में गोदुग्ध के साथ मर्दन करके टिकिया बना लें । इन टिकियाओं को धूप में अच्छी तरह सुखा सम्पुट में बन्द करके पुट में फूँक दें । इस प्रकार दो तीन पुट देने से प्रवाल की सुन्दर भस्म बन जाती है ॥ १३६ ॥

तृतीयो मारणप्रकारः

जयन्त्याः स्वरसेनेह सम्पेष्य कृतचक्रिकम् ।
त्रिवारं पुटितं सम्यग् विद्रुमं म्रियते ध्रुवम् ॥ १३७ ॥

भा.टी.—शुद्ध प्रवालचूर्ण को जयन्ती (अरणी) के स्वरस के साथ मर्दनकर टिकियाओं को सम्पुट में बन्दकर पुट में तीन बार फूँक देने से भी प्रवाल की उत्तम भस्म बन जाती है ॥ १३७ ॥

वक्तव्य—मुक्तापिष्टी की भाँति प्रवालपिष्टी का प्रयोग भी आजकल वैद्यों में बहुत प्रचलित हो गया है । परन्तु इसके बनाने में पर्याप्त मर्दन की आवश्यकता होती है । अनुभव से प्रवालपिष्टी बनाने की यह विधि सर्वोत्तम रहती है कि पहिले प्रवाल को गोदुग्ध की एक गजपुट देकर भस्म करलें । अब इस भस्म को गुलाबजल की इक्कीस भावना देकर सुखालें । इस विधि से प्रवालभस्म पर्याप्त हृद्य, शीतगुण तथा लघु बन जाती है ।

चतुर्थो मारणप्रकारः

पिष्टं वरीरसेनेह प्रवालं कृतचक्रिकम् ।
म्रियते पुटितं वह्नौ भस्म स्यात् सुमनोहरम् ॥ १३८ ॥

भा.टी.—शतावर के रस में प्रवाल को मर्दन कर टिकिया बनाकर धूप में सुखा सम्पुट में बन्द कर फूँक देने से प्रवाल की सुन्दर भस्म बन जाती है।१३८

अथ विद्रुमस्य गुणाः

विद्रुमं सुमृतं क्षारं मधुरं लघु शीतलम् ।
दीपनं पाचनं चैव दृष्टिरोगनिषूदनम् ॥ १३९ ॥
त्रिदोषशमनं बल्यं विशेषात्कफवातनुत् ।
क्षयकासहरं चैव रक्तपित्तप्रणाशनम् ॥ १४० ॥
स्वेदातिनिर्गमहरं रात्रिस्वेदहरं परम् ।
विषघ्नं भूतशमनं वीर्यवर्णविवर्धनम् ॥ १४१ ॥

विद्रुमगुणाः—सुमृतं प्रवालं रसतः क्षारं मधुरं च, लघु पाकतः, शीतलं वीर्यतः, दीपनमुदराऽठनेः, आमस्य पाचनम्, नेत्रामयनाशनमिति। दृष्टिरोगास्तिमिरादयः, तेषां नाशनम् । त्रिदोषशमनं सामान्यतः, विशेषात् कफवातनुत् । क्षयोत्थः कासः क्षयकासः, तं हरतीति अथवा क्षयहरः कासहरश्च । स्वेदातिनिर्गमहरं सामान्यतः, विशेषात् रात्रिस्वेदहरं परम् । भूताः जीवाणवः, तेषां शमनम् । वीर्यं वर्णञ्च विवर्धयतीति ॥ १३९–१४१ ॥

भा.टी.—यह भस्म क्षार-मधुररस, लघु, शीतल, दीपन, पाचनगुणयुक्त होती है। शरीर में षड्धातु की कमी के कारण होनेवाले तिमिर आदि दृष्टिरोगों को नष्ट करती है। यह त्रिदोषप्रकोप शामक, विशेष रूप से कफ-वातप्रकोप शामक, क्षयकासहर, रक्तपित्तशामक होती है। इसके सेवन से अधिक पसीने का निकलना तथा राजयक्ष्मा में रात्रि को स्वेद का निकलना बन्द हो जाता है। यह शरीर गत विषप्रभाव को नष्ट करती है और जीवाणुनाशक है। स्वस्थ शरीर में सेवन करने से वीर्य, शक्ति तथा त्वचा के वर्ण को उत्कृष्टता को बढ़ा देती है ॥ १३९–१४१ ॥

वक्तव्य—अनुभव से देखा जाता है कि उत्तम प्रवालभस्म, क्षय की सभी अवस्थाओं में अत्यन्त लाभदायक है। भस्म की अपेक्षा पिष्टी विशेष गुणकारक होती है। वह भी पहले लिखा गया है। जहाँ कहीं मन्दज्वर के साथ शुष्क साधारण कास आदि लक्षणों से क्षय की आशंका हो अथवा ज्वर आदि कोई चिह्न न होते-हुए भी शरीर दिन प्रतिदिन क्षीणता की ओर जा रहा हो और

शारीरिक भार कम हो रहा हो तो प्रवालपिष्टी से शीघ्र लाभ दिखाई देता है। ज्वर की अधिकता और निरन्तरता, शुष्ककास, श्वास, पार्श्वशूल (फुप्फुस व्यथा) आदि लक्षणयुक्त यक्ष्मा में प्रवालपिष्टी को शृंगभस्म तथा सतगिलोय के साथ देने से अच्छा लाभ होता है। परन्तु सब लक्षण युक्त यक्ष्मा, तीव्रज्वर, तीव्र-कास, रक्तनिष्ठीवन, दुर्गन्धित कफनिष्ठीवन, सर्वांग स्वेद, प्रातःकालीन स्वेद, तृषा, ओजोनाश, अतिक्षीणता आदि में प्रवाल को सुवर्णभस्म और गुडूचीसत्व के साथ देना लाभदायक होता है रक्त की द्रवता और वृद्धि में प्रवाल शीघ्र गुण करता है। अतएव इसे तीव्र रक्तार्श, रक्तपित्त (नकसीर आदि) *Haemophilia* रोगों में इसके प्रयोग से रक्त में घनत्व बढ़ जाता है। वह पुष्ट भी हो जाता है। गर्भावस्था में होनेवाले पाण्डु तथा अन्यान्य रोगों में प्रायः प्रवालपिष्टी बहुत उत्तम लाभदायक है। जिन माताओं की सन्तान सूखारोगग्रस्त होकर मर जाया करती है उसको गर्भावस्था में प्रवाल का सेवन कराना अत्यन्त लाभदायक सिद्ध हुआ है। जिन स्त्रियों में दूध पिलाने के कारण दुर्बलता अधिक बढ़ जाती है उनके लिए प्रवाल उत्तम औषधि है। जिन बालकों की गलग्रन्थि (*Toncile*) बढ़ जाती है और कान पकते रहते हैं और सदा प्रतिश्याय बना रहता है उनके लिए भी प्रवाल ग्राही और पोषक होने से लाभदायक सिद्ध हुआ है।

मृतविद्रुमस्य मात्रा

गुञ्जार्धतः समारभ्य गुंजाद्वयमितं परम्।
विद्रुमं विनियुंजीत बलकालाद्यपेक्षया ॥ १४२ ॥

भा.टी.—रोग तथा रोगी का बल, अवस्था तथा काल आदि पूर्ण विचार करके आधी रत्ती से लेकर दो रत्ती की मात्रा तक प्रवालभस्म का प्रयोग करना चाहिए ॥ १४२ ॥

अथ विद्रुमस्य आमयिकः प्रयोगः

तण्डुलोदकयोगेन प्रवालं रक्तिकाद्वयम्।
शीलितं विनिहन्त्याशु मूत्रकृच्छ्रं कफोत्थितम् ॥ १४३ ॥
रससिन्दूरसंयुक्तं प्रवालं गुञ्जसंमितम्।
कट्वीद्राक्षाभयायुक्तं विड्विघातं निहन्त्यलम् ॥१४४॥
प्रवालं सुमृतं गुञ्जं रससिन्दूरसंयुतम्।
गोक्षुरस्य कषायेण शीलितं मूत्रसादहृत् ॥ १४५ ॥

द्विरक्तिकं तु सुमृतं विद्रुमं मधुसंयुतम् ।
शीलितं नाशयत्याशु निशास्वेदमशेषतः ॥ १४६ ॥
विद्रुमं रससिन्दूरसंयुक्तं परिशीलितम् ।
पुनर्नवागोक्षुराभ्यां शोथं नाशयति ध्रुवम् ॥ १४७ ॥
रससिन्दूरसंयुक्तं विद्रुमं परिशीलितम् ।
वरीक्षुरकषायेण मूत्रकृच्छ्रं व्यपोहति ॥ १४८ ॥
समयशदसमेतं मारितं भौमरत्नं
विमलमधुविमिश्रं शीलितं तु त्रिमासम् ।
करयुगलसमुत्था स्वेदसंस्रावबाधा-
मपहरति नितान्तं वै बहूत्थानजाताम् ॥ १४९ ॥
अभ्रवांशीरजोयुक्तं विद्रुमं परिशीलितम् ।
विनिहन्ति विशेषेण कासं क्षयसमुत्थितम् ॥ १५० ॥
विश्वाभ्ररससिन्दूरव्याघ्रीयुक्तं तु विद्रुमम् ।
मधुना सेवितं हन्ति शिशूनां कासमुल्बणम् ॥ १५१ ॥
अभ्रकटफलसिन्दूरभार्ङ्गीयुक्तं तु विद्रुमम् ।
शिशूनां सज्वरं श्वासं नाशयत्याशु निश्चितम् ॥ १५२ ॥
शुक्तिकारससिन्दूरतुगाक्षीरीसमन्वितम् ।
विद्रुमं शीलितं श्वासं कासञ्च विनिहन्त्यलम् ॥ १५३ ॥

विद्रुमस्य रोगयोग्यः प्रयोगः, कट्वी कटुकी । विड्विघातम् विबन्धभेदम् । वांशी वंशरोचना । वरीक्षुरकषायेणेति शतावरीगोक्षुरयोः कषायेण । बहूत्थान-जातामिति बहुभिर्हेतुभिर्जाताम् । उपलक्षणञ्चैतत् "विद्रुमं गव्यपयसा यथाविधि निषेवितम् । निहन्ति क्षवथुं शीघ्रं तथा शीर्षव्यथामपि" इत्यपि ज्ञेयम् ॥१४३–१५३॥

भा.टी.—कफप्रकोपजन्य मूत्रकृच्छ्र में दो रत्ती प्रवालभस्म को चावलों के धोवन के साथ देने से शीघ्र आराम आता है । आँतों की प्रेरक शक्ति के दुर्बल पड़ जाने से होनेवाले विड्विघात (मलबन्ध भेद) में प्रवालभस्म १ रत्ती, रस-सिन्दूर एक रत्ती को कटुकी चूर्ण ४ रत्ती, द्राक्षा आठ-दस (संख्या में) तथा हरीतकी चूर्ण एक मासा के साथ गोली बनाकर गरम जल या दूध के साथ सेवन से आराम आता है । मूत्रसाद रोग में एक रत्ती प्रवालभस्म या पिष्टी को समभाग रससिन्दूर में मिलाकर गोखरू कषाय के साथ देने से लाभ होता है । रात्रि में-अधिक पसीना आने पर दो रत्ती प्रवालभस्म को मधु में मिलाकर दिन में दो तीन बार सेवन करने से शीघ्र आराम आता है । शोथ रोग में प्रवालभस्म में

रससिन्दूर मिलाकर इसको पुनर्नवा और गोखरू के कषाय के साथ सेवन कराना चाहिए। साधारण मूत्रकृच्छ्र में प्रवालभस्म या पिष्टी को शतावर और तालमखाने के कषाय के साथ सेवन कराने से लाभ होता है। हाथों की हथेलियों तथा शरीर के अन्य किसी स्थान से स्वेद निकलने पर प्रवालभस्म को यशदभस्म में मिला कर उत्तम मधु के साथ निरन्तर तीन मास तक सेवन करने से अवश्य आराम आता है। क्षयरोग की खाँसी में प्रवालभस्म को अभ्रकभस्म तथा वंशलोचनचूर्ण के साथ मिला वासा-स्वरस अथवा बनप्सा कषाय के साथ सेवन कराने से शीघ्र लाभ दिखाई देता है। छोटे-छोटे-बालकों की तेज खाँसी में प्रवालभस्म सोंठ-चूर्ण, अभ्रकभस्म, रससिन्दूर तथा कण्टकारीचूर्ण में मिलाकर शहत के साथ चटाने से बहुत लाभ होता है। बालकों के ज्वर, कास तथा श्वास अर्थात् ब्रांको-निमोनिया में प्रवालभस्म को अभ्रकभस्म, कायफलचूर्ण, रससिन्दूर तथा भारंगी-चूर्ण में मिलाकर सेवन कराने से शीघ्र आराम आता है। श्वास तथा कास में प्रवालभस्म को शुक्तिभस्म, रससिन्दूर, एवं वंशलोचनचूर्ण में मिलाकर सेवन कराने से शीघ्र आराम आता है ॥ १४३–१५३ ॥

अथ क्षुद्ररत्नगणः

वैक्रान्तं सूर्यकान्तश्च चन्द्रकान्तो नृपोपलः ।
पेरोजकश्च स्फटिकं क्षुद्ररत्नगणो ह्ययम् ॥ १५४ ॥

भा.टी.—वैक्रान्त, सूर्यकान्त, चन्द्रकान्त, नृपोपल (राजावर्त) पिरोज और स्फटिक; इनको (सामान्य) रत्न (मणि) कहा जाता है ॥ १५४ ॥

अथ वैक्रान्तस्य नामानि

वैक्रान्तश्चैव विक्रान्तं वैक्रान्तं जीर्णवज्रकम् ।
कुवज्रं क्षुद्रकुलिश चूर्णवज्रञ्च तन्मतम् ॥ १५५ ॥

भा.टी.—वैक्रान्त, विक्रान्त, जीर्णवज्रक, कुवज्रक, क्षुद्रकुलिश और चूर्ण-वज्र, ये सब नाम वैक्रान्त के कहे जाते हैं ॥ १५५ ॥

वक्तव्य—वैक्रान्त भी आयुर्वेद के खनिज सन्दिग्ध द्रव्यों में एक द्रव्य है। इसके नाम पर अनेक भिन्न-भिन्न द्रव्य लेने के लिए रसशास्त्रियों का मत-भेद है। पूर्वाचार्यों ने वैक्रान्त का प्रयोग हीरे के स्थान पर लिखा है। अतः यह द्रव्य हीरे का सादृश्य कुछ न कुछ अवश्य रखता है। अन्यत्र 'वैक्रान्तं दग्धहीरकम्' ऐसा लिखा हुआ भी मिलता है, जिससे ऐसा प्रतीत होता है कि

वैक्रान्त भी उन्हीं अवस्थाओं में और उसी वस्तु से बनता है जिससे कि हीरा। परन्तु हीरे के समान पूर्ण ताप तथा भार में प्राप्त न होने से (पृथ्वी के अन्तराल में) यह (वैक्रान्त) अर्धपक्व या दग्धावस्था में ही रह जाता है। अतः इसे दग्ध-हीरक के नाम से लिखा है। परन्तु यह कुछ भ्रमपूर्ण निर्णय है, क्योंकि हीरा कोयला (*Carbon*) से बनता है और उसमें कार्बन की अधिकता पायी जाती है, परन्तु वैक्रान्त के निर्माण में कार्बन निश्चित नहीं होता है। इस बात को देखकर कई नवीन अन्वेषकों के विचार में यह बात आ रही है कि अठपहलू—अष्टकोण या षट् पहलू—षट्कोण और चमक-दमक प्रभा, वर्ण कठोरता, उत्ताप सहन-शीलता आदि गुणधर्मों को देखते हुए वैक्रान्त "बिल्लौर पत्थर" है। क्योंकि बिल्लौर वैक्रान्त की उत्पत्ति करनेवाले स्थानों में पाया जाता है। और आजकल भी कहीं-कहीं विन्ध्य की पर्वत माला में पर्याप्त मात्रा में पाया जाता है। और मौक्तिक गुण भी बिल्लौर के वज्र (हीरा) अथवा वैक्रान्तवत् ही हैं। बिल्लौर भी वज्रवत् कठोर ताप से पैदा होता है और कठोरता में हीरकवत् ही है। अतः बिल्लौर हीरे से बहुत कुछ सादृश्य रखता है। बिल्लौर में भी हीरे की सी काँच और कठोर धातुओं को काटने की शक्ति मानी जाती है। अतएव सम्भवतः "विक्रान्तयति लोहानि तेन वैक्रान्तकः स्मृतः" ऐसा पाया जाता है। बिल्लौर भी हीरकवत् पारदर्शक होता है। परन्तु कई रसशास्त्रियों के विचार में तुरमली वैक्रान्त है और यही विचार आजकल दृढ़ होता जा रहा है। परन्तु वर्तमान में प्राप्त होनेवाली तुरमली प्रायः कणरूप, भंगुर, साधारण कठोर, अग्निसहन शक्तियुक्त तथा उसमें खरोंचनेसे उसमें चिह्न पड़ जाते हैं। अतः उत्तम जातीय तुरमली वैक्रान्त हो सकती है। इसका अन्तिम निर्णय अभी विद्वानों के हाथ में है। वैक्रान्त आजकल अफ्रीका से विशेष रूप में पाया जाता है।

वैक्रान्तस्य निर्वचनम्

वज्रवत् सर्वरोगाणां हरणाय यतस्त्विदम्।
धत्ते विक्रान्तिमतुलां वैक्रान्तं कथ्यते ततः ॥१५६॥

वैक्रान्तपरिचयः—वज्रवत् सर्वरोगहरणायातुलां विक्रान्तिं धत्ते यतस्तस्मात् वैक्रान्तमिति निर्वचनम् ॥१५६॥

भा.टी.—क्योंकि यह वैक्रान्त सब रोगों को नष्ट करने की अनुपम शक्ति रखता है, अतः इसको "वैक्रान्त" शब्द से कहा जाता है ॥१५६॥

ग्राह्यवैक्रान्तस्य स्वरूपम्

अष्टास्रमष्टफलकं सितपीतासितारुणम् ।
मसृणं गुरु षट्कोणं वैक्रान्तं जात्यमुच्यते ॥१५७॥
श्वेतो नीलस्तथा रक्तः पीतः पारावतप्रभः ।
तार्क्ष्याभः कर्बुरः कृष्णो वर्णतश्चाष्टधा हि सः ॥१५८॥

अष्टास्रमिति ग्राह्यवैक्रान्तरूपम् । "वैक्रान्तः श्वेतपीतादिभेदादष्टप्रकारकः। स्वर्णरूप्यादिकरणे स्वस्ववर्णः शुभो मतः। वैक्रान्तः कृष्णवर्णो यः षट्कोणो वसुकोणकः । मसृणो गुरुतायुक्तो निर्मलः सर्वसिद्धिदः" इति च प्राहुः प्राञ्चः ॥१५७, १५८॥

भा.टी.—जिस वैक्रान्त के खण्ड अष्टकोण और आठपहलूवाले, श्वेतवर्ण, पीतवर्ण, कृष्णवर्ण अथवा रक्तवर्ण के चिकने-चमकीले, गुरु भार हों अथवा षट्कोण छः पहलूवाले हों उसे उत्तम वैक्रान्त कहा जाता है। वर्णभेद से वैक्रान्त आठ प्रकार का माना जाता है। १—श्वेतवर्ण, २—नीलवर्ण, ३—रक्तवर्ण, ४—पीतवर्ण, ५—पारावतप्रभ (कबूतर के से वर्ण का), ६—तार्क्ष्याभ (गरुड़वर्ण या मरकतमणि वर्ण), ७—कुर्बुरवर्ण (काला साँवला-वर्ण मिश्रित), ८—कृष्ण (काला) वर्ण का होता है ॥१५७, १५८॥

वैक्रान्तशोधनस्य प्रथमः प्रकारः

वैक्रान्तं पोट्टलीसंस्थं पटुक्षारसमन्वितम् ।
अम्लेन केनचिद्वापि कोद्रवक्वथितेन वा ॥१५९॥
गोमूत्रेणाथवा कामं प्रखरानलयोगतः ।
दोलायन्त्रे परिस्विन्नः शुद्धिमायात्यनुत्तमाम् ॥१६०॥

वैक्रान्तशोधनप्रकारः—पटु लवणम् । क्षारः यवक्षारः स्वर्जिका वा । स्वेदनाद् निम्बूकादीनामम्लानां स्वरसकोद्रवकाथः गोमूत्रं कुलत्थक्वाथो वा ग्राह्यः ॥१५९, १६०॥

भा.टी.—वैक्रान्त के खण्डों को एक स्वच्छ कपड़े की पोटली में सैन्धा-नमक तथा सज्जीखार या जवाखार सहित बाँधकर इस पोटली को दोलायन्त्र में किसी अम्लद्रव कांजी या नींबू स्वरस को भरकर अथवा कोदों का क्वाथ अथवा गोमूत्र भरकर उसमें तीव्र अग्नि से स्वेदन (पकाना) करने पर वैक्रान्त अच्छी तरह शुद्ध हो जाता है ॥१५९, १६०॥

द्वितीयः शोधनप्रकारः

वैक्रान्तः सपटुक्षारः कुलत्थक्वाथयोगतः ।
दोलायन्त्रे परिस्विन्नः शुद्धिमाप्नोति यामतः ॥ १६१ ॥

भा.टी.—वैक्रान्त के खण्डों को सैन्धानमक और यवक्षार सहित एक कपड़े की पोटली बाँधकर दोलायन्त्र में कुलत्थ क्वाथ भर उसमें तीन घंटे तक तीव्र अग्नि से स्वेदन करने पर वह शुद्ध हो जाता है ॥ १६१ ॥

तृतीयः शोधनप्रकारः

वैक्रान्तं पोट्टलीसंस्थं कदलीकन्दजद्रवे ।
दोलायन्त्रे परिस्विन्नं यामैकेन विशुद्ध्यति ॥ १६२ ॥

भा.टी.—वैक्रान्त को एक कपड़े की पोटली में बाँधकर उसको कदली (केला) कन्दस्वरस में दोलायन्त्र द्वारा तीन घंटे तक पकाने से भी वह शुद्ध हो जाता है ॥ १६२ ॥

वैक्रान्तस्य प्रथमो मारणप्रकारः

विमलबलिविमिश्रं चूर्णवज्रस्य चूर्णं
समदरदसमेतं निम्बुनीरेण पिष्टम् ।
द्विरदपुटसमाख्ये तत् पुटे सम्पुटस्थं
वसुमितपुटपक्वं पञ्चतां याति नूनम् ॥ १६३ ॥

वैक्रान्तमारणम्—समगन्धकहिङ्गुलाभ्यामष्टपुटैः सम्पाद्यम् ॥ १६३ ॥

भा.टी.—शुद्ध वैक्रान्त चूर्ण में समभाग शुद्ध हिंगुल और शुद्ध गन्धक पृथक्-पृथक् मिलाकर नींबू स्वरस के साथ अच्छी तरह मर्दन करकेसुखा लें। सूखने के बाद अच्छी तरह सम्पुट में बन्द करके इसको गजपुट में फूँक देवें। स्वांगशीत होने पर चूर्ण को निकाल फिर उसमें समभाग शुद्धपारद और गन्धक मिला नींबू के रस से मर्दन कर सुखा के फिर सम्पुट में बन्द करके गजपुट में फूँक देवें। इस विधि को आठ बार दुहराने से अवश्य ही वैक्रान्त की भस्म हो जाती है ॥ १६३ ॥

द्वितीयो मारणप्रकारः

विशोधितं तु वैक्रान्तं यत्नतश्चूर्णयेद्भिषक् ।
त्रिगुणं गन्धपाषाणं समं चैव रसेश्वरम् ॥ १६४ ॥
दत्त्वा निम्बूकतोयेन पेषयेद् याममात्रकम् ।
सुशुष्कं सम्पुटे न्यस्य पुटेद् गजपुटेन वै ॥ १६५ ॥

एवमष्टपुटेनैव वैक्रान्तं म्रियते ध्रुवम्।
चतुर्थादिपुटेष्वत्र रसेशं न नियोजयेत्॥ १६६॥

यद्वा वैक्रान्तं समपारदत्रिगुणगन्धकाभ्यां निम्बूकतोयेन पिष्ट्वा पुटनान्म्रियते। परं पुटत्रयदानानन्तरं पारदक्षेपोऽनावश्यकः॥ १६४–१६६॥

भा.टी.—शुद्ध वैक्रान्त को एक पक्के खरल में डालकर अच्छी तरह पीस-कर चूर्ण कर लें। अब इसमें वैक्रान्त से तिगुना शुद्ध गन्धक और वैक्रान्त के समभाग शुद्ध पारद मिलाकर नींबू के रस के साथ तीन घण्टे तक अच्छी तरह मर्दन करें। अच्छी तरह घुट जाने पर धूप में सुखा सम्पुट में बन्द करके गजपुट में फूँक देवें। इस तरह त्रिगुण गन्धक और समभाग पारद के साथ मर्दन करके तीन गजपुट देवें। फिर चौथे पुट से आठवें पुट तक इसको केवल शुद्धगन्धक (त्रिगुण) के साथ मर्दन कर गजपुट में फूँक देवें। इस विधिसे सब मिलाकर आठ पुट देने से वैक्रान्त की उत्तम रूप से भस्म हो जाती है॥ १६४-१६६॥

वैक्रान्तस्य गुणाः

तत्तन्महागदहरः परमश्च मेध्यो
वह्निप्रदीपनकरोऽतिरसायनश्च।
दोषत्रयापहरणो बहुयोगवाही
वैक्रान्तकस्तु गदितः खलु वज्रतुल्यः॥ १६७॥
वैक्रान्तकं परं त्वच्यं राजयक्ष्मनिषूदनम्।
जराशोषादिशमनं ज्वरकुष्ठापहं तथा॥ १६८॥
पाण्डूदरश्वासकासप्रमेहश्वयथुप्रणुत्।
देहदार्ढ्यकरश्चैव समाख्यातं विशेषतः॥ १६९॥

वैक्रान्तगुणाः—ते ते प्रसिद्धाः महागदाः यक्ष्मप्रभृतयो महारोगाः तत्तन्महा-गदाः, तान् हरतीति। उक्तञ्चान्यत्र—"वैक्रान्तस्तु त्रिदोषघ्नः षडस्रो देहदार्ढ्य-कृत्। पाण्डूदरज्वरश्वासकासयक्ष्मप्रमेहनुत्॥" इति॥ १६७–१६९॥

भा.टी.—वैक्रान्त की भस्म सेवन करने से प्रसिद्ध महारोग, (यक्ष्मा, प्रमेह, अर्श, गुल्म, संग्रहणी, उदर आदि रोग) नष्ट हो जाते हैं। यह मेधाशक्ति (धारणशक्ति) को बढ़ाने के लिए उत्तम औषधि है। इसके सेवन से पुराना अग्निमान्द्य नष्ट हो जाता है। स्वस्थ शरीर में इसका सेवन उत्तम रसायन गुणों को उत्पन्न करता है। यह भयानक सन्निपात ज्वरों में त्रिदोष प्रकोप को शान्त करता है। और भिन्न-भिन्न रोग नाशक योगों में इसका मिश्रण करने से उन

योगों की शक्ति बढ़ जाती है। वैक्रान्त की भस्म हीरे की भस्म के समान ही गुणकारी होती है। वैक्रान्तभस्म उत्तम, त्वच्य और राजयक्ष्म नाशक होती है। इसके अतिरिक्त यह जरा (बुढ़ापा) शोष, शोकशोष, आदि अनेकविध शोष रोगों को नष्ट करता है और जीर्णज्वर, नवीन ज्वर, कुष्ठ रोग, पाण्डुरोग, उदर रोग, श्वास, कास, प्रमेह और शोथ रोगों को मिटाता है। स्वस्थ शरीर में इसके सेवन से शरीर अत्यन्त मजबूत अर्थात् रोगनिवारण शक्ति युक्त हो जाता है ॥ १६७–१६६ ॥

मृतवैक्रान्तस्य मात्रा

तत्त्वांशतो रक्तिकाया रुद्रांशप्रमितं मृतम् ।
वैक्रान्तकं प्रयुञ्जीत बलकालाद्यपेक्षया ॥ १७० ॥

वैक्रान्तभस्मनो मात्रानिर्देशे—तत्त्वांशः चतुर्विंशतितमोऽशः, रुद्रांशः एकादशोऽशः ॥ १७० ॥

भा.टी.—वैक्रान्तभस्म को रोग और रोगी का बल तथा देश काल आदि का अच्छी तरह निर्णय करके एक रत्ती के चौबीसवें भाग से लेकर रत्ती का ग्यारहवाँ भाग तक प्रयोग करना चाहिए ॥ १७० ॥

मृतवैक्रान्तस्य आमयिकः प्रयोगः

प्रथमं वैक्रान्तरसायनम्

सुमृतं खलु वैक्रान्तं चतुर्गुञ्जमितं शुभम् ।
तोलकैकमितञ्चैव सुमृतं घनसत्त्वकम् ॥ १७१ ॥
रसेश्वरञ्च सुमृतं तोलकार्द्धकसंमितम् ।
आदाय खल्वे सम्मर्द्य शाल्मलीमूलवारिणा ॥ १७२ ॥
कारयेद्रसतन्त्रज्ञो रक्तिकैकमितां वटीम् ।
एकैकां वटिकां दद्यात् समध्वाज्यं तु प्रत्यहम् ॥ १७३ ॥
रसायनमिदं बल्यं वृष्यं वर्ण्यञ्च बृंहणम् ।
क्लैब्यापहञ्च परमं नास्ति भेषजमीदृशम् ॥ १७४ ॥
आमया न प्रशाम्यन्ति येऽन्यभेषजसेवया ।
एतद्रसायनाभ्यासात् यान्ति शान्तिं तु निश्चितम् ॥ १७५ ॥

भा.टी.—उत्तम विधि से मारित वैक्रान्त चार रत्ती, उत्तम रूप से भस्म किया हुआ अभ्रकभस्म एक तोला, उत्तमपारदभस्म आधा तोला लेकर एकत्र खरल में डालें। अब इसको सेमर की जड़ के स्वरस के साथ खूब अच्छी तरह

मर्दन करें । जब मर्दन करते हुए गोली बनाने के योग्य हो जाय तो इसको एक एक रत्ती की गोलियाँ बना लें और धूप में सुखा कर रख लें। इनमें से प्रतिदिन एक-एक गोली शहत और घी (मक्खन) के साथ सेवन करायें । यह वैक्रान्त रसायन सेवन करने में बलकारक, उत्पादक अंगों के लिये शक्ति-वर्धक, वर्ण्य और शरीर में मांस की वृद्धि करनेवाला है । नपुंसकता को दूर करने में इससे उत्तम कोई औषधि नहीं है । इसके अतिरिक्त वे सब रोग जो किसी अन्य औषधि सेवन से शान्त नहीं होते हैं । इस औषधि (वैक्रान्तरसायन) से निश्चित ही शान्त हो जाते हैं ॥ १७१–१७५ ॥

द्वितीयं वैक्रान्तरसायनम्

वैक्रान्तकं तु सुमृतं रक्तिकाष्टकसंमितम् ।
पादांशिकञ्च सुमृतं काञ्चनं नष्टचन्द्रिकम् ॥ १७६ ॥
विमलं रससिन्दूरं तोलकद्वयसम्मितम ।
आदाय खल्वे संमर्द्य शाल्मलीमूलवारिणा ॥ १७७ ॥
रक्तिकैकमितां रम्यां वटिकां कारयेत्ततः ।
रसज्ञैः कीर्तितमिदं वैक्रान्तकरसायनम् ॥ १७८ ॥
मारिचाज्यकणायुक्तं मासद्वयमनारतम ।
रसायनमिदं यत्नात् सपथ्यं परिशीलितम् ॥ १७९ ॥
विनिहन्ति जराशोषं राजयक्ष्माणमुल्बणम् ।
ध्वजभङ्गं तथा क्लैब्यं कासं श्वासञ्च दारुणम् ॥ १८० ॥
अर्शांसि वह्निमान्द्यञ्च ग्रहणीं पाण्डुकामलाम् ।
उरःक्षतादिकान् रोगान् नाशयत्याशु निश्चितम् ॥ १८१ ॥

नष्टचन्द्रिकमिति सुमृतस्वर्णपरीक्षा । सपथ्यमिति हिताहारविहाराभ्यां सह ॥ १७६–१८१ ॥

भा.टी.—उत्तम विधि से मारित वैक्रान्त आठ रत्ती, चन्द्रिका रहित उत्तम स्वर्णभस्म दो रत्ती, उत्तम रससिन्दूर (द्विगुण गन्धक जारित) दो तोला लेकर सबको एकत्र खरल में सेमर की जड़ के स्वरस के साथ अच्छी तरह मर्दन करें। जब गोली बनाने के योग्य हो जाय तो इसकी एक-एक रत्ती की सुन्दर गोलियां बनाकर सुखा लें । इस योग को रसशास्त्रज्ञ "वैक्रान्त रसायन" नाम से कहते हैं । इस रसायन की एक गोली को मरिचचूर्ण और पिप्पलीचूर्ण में मिलाकर घी या मक्खन के साथ दो महीने तक निरन्तर पथ्यपूर्वक सेवन करने से जरा-

शोष (बुढ़ापे में होनेवाला क्षय) भयंकर राजयक्ष्मा मेढ्रेन्द्रियकी शिथिलता, और नपुंसकता, कास, भयंकर श्वास, अर्श रोग, अग्निमान्द्य, ग्रहणी, पाण्डु-रोग, कामलारोग, उरःक्षत (फुफ्फुस में क्षय होने के कारण मुख से खून निकलना) आदि रोग निश्चित ही शीघ्र नष्ट हो जाते हैं ॥ १७६–१८१ ॥

वक्तव्य—इस रसायन को दिन में एक या दो बार सेवन कराना चाहिए और रोगों के विभिन्न प्रकार के अनुपान भी स्वयं ही निर्धारित करने चाहिए। उरःक्षत आदि रोगों में यदि पिप्पली और मरिच अनुकूल न आते हों तो वासास्वरस, लाक्षास्वरस, पेटास्वरस आदि के साथ वंशलोचन, प्रवालपिष्टी आदि मिलाकर सेवन कराना चाहिये ।

अथ सूर्यकान्तस्य नामानि

सूर्यकान्तः सूर्यमणिस्तथा सूर्योपलाह्वयः ।
दीप्तोपलो वह्निगर्भो तथैव ज्वलनोपलः ॥ १८२ ॥

भा.टी.—सूर्यकान्त, सूर्यमणि, सूर्योपल, दीप्तोपल, वह्निगर्भ तथा ज्वलनोपल, ये सब नाम सूर्यकान्तमणि अर्थात् आतसीशीशे के कहे जाते हैं ।१८२।

ग्राह्यसूर्यकान्तस्य लक्षणम्

विमलो निस्तुषः स्निग्धो घृष्टो व्योमसुनिर्मलः ।
मसृणो निर्व्रणश्चैव जात्यः सूर्योपलः स्मृतः ॥ १८३ ॥

अथ सूर्यकान्तपरिचयः—ग्राह्य सूर्यकान्तस्य लक्षणं विमलो निस्तुष इति । उक्तञ्चान्यत्र—"शुद्धः स्निग्धो निर्व्रणो निस्तुषोन्तर्यो निर्घृष्टोऽत्यन्तनैर्मल्य-मेति । यः सूर्यांशुस्पर्शनिस्यूतवह्निर्जात्यः सोऽयं कथ्यते सूर्यकान्तः" इति।१८३।

भा.टी.—उत्तम सूर्यकान्तमणि, स्वच्छ और तुष रहित अर्थात् भीतर से श्वेत वर्ण की तुष जैसी रेखाओं से युक्त नहीं होना चाहिए । यह बाह्यस्पर्श में स्निग्ध और घिसने पर भी स्वच्छ चमकवाली और व्रण (गढे) रहित होती है ॥ १८३ ॥

सूर्यकान्तस्य परीक्षणम्

यस्तु सूर्यांशुसंस्पृष्टः प्रसूते दहनप्रभाम् ।
स एक जात्यः कथितः सूर्यकान्तः परीक्षकैः ॥ १८४ ॥

भा.टी.—जो सूर्यकान्त सूर्यकिरणों के स्पर्श से अग्नि उत्पन्न करके उसके आगे रखी हुई वस्तु को (रुई तिनका आदि) जला देता हो, उसे ही उत्तम सूर्यकान्त समझना चाहिये ॥ १८४ ॥

सूर्यकान्तस्य गुणाः

सूर्यकान्तो मतो मेध्य उष्णश्चैव रसायनः ।
बलासवातशमनो विशेषेण च कीर्तितः ॥ १८५ ॥

सूर्यकान्तश्च मेध्योष्णत्वादिगुणः । उक्तं हि—"रविकांतो भवेदुष्णो निर्मलश्च रसायनः । वातश्लेष्महरो मेध्यः पूजनाद्रवितुष्टिदः" इति । बलासः कफः ॥ १८५ ॥

भा.टी.—सूर्यकान्त, मेधावर्धक उष्णगुण और रसायन गुण करनेवाला होता है । यह विशेषरूप से कफ तथा वात प्रकोप शामक होता है ॥ १८५ ॥

सूर्यकान्तस्य मारणम्

सूर्यकान्तः सुसम्पिष्टः शिलाबलिसमन्वितः ।
सप्तधा पुटितो यत्नान्म्रियते नात्र संशयः ॥ १८६ ॥

भा.टी.—सूर्यकान्त को अच्छी तरह खरल में पीसकर समभाग शुद्ध मैनसिल और शुद्ध गन्धक मिलाकर सम्पुट में बन्द करके पुट में फूँक दें । इस प्रकार सात पुट मैनसिल और गन्धक के साथ देने से सूर्यकान्त की भस्म हो जाती है ॥ १८६ ॥

अथ चन्द्रकान्तस्य नामानि

चन्द्रकान्तश्चन्द्रमणिस्तथा चन्द्रोपलाह्वयः ।
शशिकान्तश्चेन्दुकान्तः स एव परिकीर्तितः ॥ १८७ ॥

भा.टी.—चन्द्रकान्त, चन्द्रमणि, चन्द्रोपल, शशिकान्त, इन्दुकान्त, ये सब नाम चन्द्रकान्त के कहे जाते हैं ॥ १८७ ॥

जात्यचन्द्रकान्तस्य लक्षणम्

यन्निर्मलं सुमसृणं शिशिरं च पीतं
स्निग्धं परं सुविशदं परमं पवित्रम् ।
स्रावं स्रवत्यथ परं तुहिनांशुसंगा-
च्चन्द्रोपलं खलु तदेव मतं तु जात्यम् ॥ १८८ ॥

चन्द्रकान्तपरिचयः—जात्यचन्द्रकान्तस्वरूपं यन्निर्मलेत्यादिना । उक्तञ्चाभियुक्तैः—"स्निग्धं शीतं पीताभदासमन्तर्धत्ते चित्ते स्वच्छतां यन्मुनीनाम् । यच्च स्रावं याति चन्द्रांशुसङ्गात् जात्यं रत्नं चन्द्रकान्ताख्यमेतत्" इति ॥१८८॥

भा.टी.—जो चन्द्रकान्त साफ, चमकीला, स्पर्श में शीत और पीले रंग का, चिकनास्पर्श, विशद और पवित्र हो तथा चन्द्रमा के स्पर्श से उसमें से जलसदृश स्राव होने लगता हो, उसे उत्तम चन्द्रकान्त समझना चाहिये।१८८।

चन्द्रकान्तस्य गुणाः

चन्द्रकान्तोऽतिशिशिरः स्निग्धः पित्तापहः परम् ।
रक्तपित्तप्रशमनस्तथा दाहनिषूदनः ॥ १८६ ॥

चन्द्रकान्तश्चातिशिशिरादिगुणः । तथा चोक्तमन्यत्र—"चन्द्रकान्तस्तु शिशिरः स्निग्धः पित्तास्रतापनुत् । शिवप्रीतिकरः स्वच्छो ग्रहालक्ष्मीविनाशनः॥" इति । चन्द्रकान्तमारणं मनःशिलाहिङ्गुलाभ्यां सम्पाद्यम् ॥ १८६ ॥

भा.टी.—चन्द्रकान्त अत्यन्त शीत, स्निग्ध और उत्तम, पित्तप्रकोप-शामक, रक्तपित्त-रोग-शामक तथा सर्वांगीण दाहनाशक होता है ॥ १८६ ॥

चन्द्रकान्तस्य मारणम्

कुनटीहिंगुलोपेतः कन्यानीरेण पेषितः ।
चन्द्रकान्तः सुपुटितो म्रियते नात्र संशयः ॥ १६० ॥

भा. टी.—चन्द्रकान्त में समभाग शुद्ध मैनसिल तथा हिंगुल मिलाकर अच्छी तरह पीसकर सम्पुट में बन्द करके पुट में फूँक देने से इसकी भस्म हो जाती है ॥ १६० ॥

अथ राजावर्तस्य नामानि

राजावर्तो नृपावर्त आवर्तमणिरित्यपि ।
नृपोपलश्च नीलाश्मा स एव परिकीर्तितः ॥ १६१ ॥

भा.टी.—राजावर्त, नृपावर्त, आवर्तमणि, नृपोपल, नीलाश्मा, ये सब नाम राजावर्त (लाजवर्द) के कहे जाते हैं ॥ १६१ ॥

जात्यराजावर्तस्य स्वरूपम्

यन्निर्मलः सुमसृणः खलु गारशून्यः
स्निग्धश्च शारदनिरभ्रनिभः सुनीलः ।
कृष्णो गुरुश्च शिखिकण्ठसमप्रकाशो
राजोपलः खलु स एव मतस्तु जात्यः ॥ १६२ ॥

अथ राजावर्तस्य परिचयः—ग्राह्यराजावर्तरूपं यन्निर्मल इत्यादिना । गार-शून्यः मलरहितः । शिखी मयूरस्तस्य कण्ठसमः प्रकाश आभा यस्य सः । उक्त-श्चान्यत्रापि—"निर्गारमसितमसृणं नीलं गुरु निर्मलं बहुच्छायम् । शिखिकण्ठ-समं सौम्यं राजावर्तं वदन्ति जात्यमणिम्" इति ॥ १६२ ॥

भा.टी.—जो लाजवर्द स्वच्छ, चमकीला और मलरहित, स्निग्ध (चिकना) और शरद कालीन बादल रहित आकाश के समान नीलवर्ण, कृष्ण, गुरुभार और मोरकण्ठ के सदृश प्रकाशवाला हो, उसे उत्तम लाजवर्द समझना चाहिए ॥ १६२ ॥

राजावर्तस्य प्रथमः शोधनप्रकारः

सगव्यमूत्रः सक्षारो निम्बूकद्रवयोगतः ।
स्विन्नो नृपोपलो यामं शुद्धिमायात्यनुत्तमाम् ॥ १९३ ॥

राजावर्तशोधनं गोमूत्रक्षारनिम्बूजलेन कार्यम् ॥ १९३ ॥

भा.टी.—दोलायन्त्र में गोमूत्र तथा निम्बूस्वरस और यवक्षार डालकर उसमें लाजवर्द की पोटली को लटकाकर तीन घण्टे तक स्वेदन करने से वह अच्छी तरह शुद्ध हो जाता है ॥ १९३ ॥

द्वितीय शोधनप्रकारः

निम्बूकाम्लसमायुक्तः सजलः क्षारसंयुतः ।
नृपोपलः परिस्विन्नो विशुद्ध्यति न संशय ॥ १९४ ॥

निम्बूकाम्लं प्रागुक्तपरिभाषम्, तेन समायुक्तः ॥ १९४ ॥

भा.टी.—दोलायन्त्र में निम्बूस्वरस, यवक्षार और जल भरकर उसमें लाजवर्द को तीन घंटे तक स्वेदन करने से भी वह अच्छी तरह शुद्ध हो जाता है ॥ १९४ ॥

तृतीयः शोधनप्रकारः

शिरीषपुष्पस्वरसैः स्वेदितस्तु नृपोपलः ।
दोलायन्त्रे याममात्रं शुद्धिमायात्यनुत्तमाम् ॥ १९५ ॥

शिरीषपुष्पस्वरसैर्वा दोलायन्त्रे स्वेदनाच्छुद्ध्यति ॥ १९५ ॥

भा.टी.—शिरीष पुष्प के स्वरस में दोलायन्त्र विधान से लाजवर्त को ३ घंटे तक स्वेदन करने से उत्तम शुद्धि हो जाती है ॥ १९५ ॥

राजावर्तस्य मारणम्

विचूर्णितं नृपोपलं विशुद्धगन्धकान्वितम् ।
नवेन निम्बुकाम्बुना सुपेषयेद् दिनत्रयम ॥ १९६ ॥
विशोषितञ्च विन्यसेच्छरावसम्पुटस्थितम ।
विधाय सन्धिलेपनं पुटेत्पुटे गजाह्वये ॥ १९७ ॥
विपाचितः सुवर्त्मना ह्यनेन नागवारकम् ।
नृपोपलोऽविलम्बितं समेति पञ्चतामलम् ॥ १९८ ॥

एतन्मारणञ्च गन्धकयोगेन निम्बूकद्रवैः सुपेषणमन्वष्टधा पुटनात् साध्यम् ॥ १९८ ॥

भा.टी.—शुद्ध लाजवर्द को खरल में अच्छी तरह चूर्ण करके उसमें समभाग शुद्ध गन्धक मिलाकर इसको ताजे नींबू के रस के साथ तीन दिन तक मर्दन करें और धूप में रखकर अच्छी तरह सुखा लें। अब इसको शरावसम्पुट में

बन्द करके अच्छी तरह सन्धिलेप करके सुखा लें। अन्त में गजपुट में फूंक देवें। इस विधि से अच्छी तरह आठ बार गजपुट में फूंक देने से लाजवर्द की निश्चित भस्म हो जाती है ॥ १९६–१९८ ॥

मृतराजावर्तस्य गुणाः

नृपोपलः कटुस्तिक्तो दीपनः पाचनस्तथा।
शिशिरः पित्तशमनो बृंहणोऽतिरसायनः ॥ १९९ ॥
पाण्डुप्रमेहहरणः क्षयशोषनिबर्हणः।
मदात्ययात्ययकरश्छर्दिहिक्कानिवारणः ॥ २०० ॥

मृतश्चायं कटुतिक्तादिगुणः। अन्यत्राप्युक्तं—"राजावर्तः कटुः स्निग्धः शिशिरः पित्तनाशनः।" इति ॥ १९९, २०० ॥

भा.टी.—राजावर्त कटु और तिक्तरस, दीपक और पाचक तथा शिशिर गुण, युक्त होता है। इसके सेवन से पित्तप्रकोप शान्त होता है और शरीर में मांसादि धातुओं की वृद्धि होने से मोटापन आता है और जरा-व्याधि का नाश होता है। यह पाण्डुरोग तथा प्रमेह, क्षय और शोष रोग को नष्ट करता है। इसके सेवन से पुरातन मदात्ययरोगजन्य उपद्रव शान्त हो जाते हैं और वमन तथा हिक्का रोग नष्ट होते हैं ॥ १९९, २०० ॥

मृतराजावर्तस्य आमयिकः प्रयोगः

नृपोपलः सममृततारताप्यसमन्वितः।
विपक्वो गव्यहविषा सितामध्वाज्यसंयुतः ॥ २०१ ॥
निषेवितो निहन्त्याशु सर्वानेव मदात्ययान्।
रससिन्दूरताम्राढ्यः सुमृतस्तु नृपोपलः ॥ २०२ ॥
यष्टीमधुकचूर्णेन सितामध्वाज्यसंयुतः।
निषेवितो निहन्त्याशु सर्वानेवमदात्ययान् ॥ २०३ ॥
मृताभ्रसत्त्वकान्ताभ्यां सुमृतस्तु नृपोपलः।
मधुना शीलितं हन्ति प्रमेहादिकमुल्बणम् ॥ २०४ ॥

भा.टी.—लाजवर्द की भस्म में समभाग रजतभस्म और स्वर्णमाक्षिक भस्म मिलाकर गोमूत्र में अच्छी तरह पका लें। अब इस चूर्ण में खांड, शहद और गोघृत मिलाकर उचित मात्रा में सेवन कराने से सब प्रकार के मदात्यय रोग और उपद्रव नष्ट हो जाते हैं। इसी तरह लाजवर्द भस्म में रससिन्दूर, ताम्रभस्म और मुलेठी चूर्ण मिलाकर इसको उचित मात्रा में लेकर खांड शहद

और गोघृत के साथ सेवन करने से सब प्रकार के मदात्यय रोग नष्ट हो जाते हैं। लाजवर्द की भस्म में समभाग अभ्रकसत्वभस्म और कान्तलोहभस्म मिलाकर कुछ दिन निरन्तर शहत के साथ सेवन करने से भयंकर प्रमेहादि रोग नष्ट हो जाते हैं।। २०१–२०४ ॥

राजावर्तस्य सत्त्वपातनं मारणञ्च

मनःशिलाज्यसंयुक्तं नृपोपलं विचूर्णितम्।
पचेत्तु लोहभाजनेऽथ सैरिभीसुदुग्धतः ॥ २०५ ॥
समित्रपञ्चकस्ततो विमर्द्य गोलकीकृतः।
सुतीक्ष्णखादिराग्निना विपाचितस्ततस्त्वयम् ॥ २०६ ॥
स्वकीयसत्त्वमुत्तमं विमुञ्चतीह सत्वरम्।
ततः सलुङ्गगन्धकं विपक्वमेति पञ्चताम् ॥ २०७ ॥

राजावर्तस्य सत्त्वपातनं तन्मारणञ्चाह मनःशिलेति—सैरिभी महिषी। निगदव्याख्यातमन्यत् ॥ २०५–२०७ ॥

भा.टी.—राजावर्त के चूर्ण में समभाग शुद्ध मैनसिलचूर्ण और गोदुग्ध मिलाकर इसमें भैंस का दूध डाल दें और इन सबको एक लोहे के पात्र में अच्छी तरह पकाकर खुश्क कर लें। अब इसमें समभाग पूर्वोक्त मित्र पञ्चक द्रव्य मिलाकर अच्छी तरह घोटकर गोलियाँ बना लें। अब इन गोलियों को एक बड़ी मूषा में रखकर तीव्र अग्नि में पकावें तो मूषा में इसका शीघ्र ही उत्तम सत्त्व निकल आता है। इस लाजवर्द सत्त्व में समभाग शुद्धगन्धक मिला बिजौरा नींबू के रस में घोटकर पुट में फूंक देने से लाजवर्द-सत्त्व की भस्म हो जाती है ॥ २०५–२०७ ॥

अथ पेरोजकस्य नामानि

परोजकञ्च पेरोजं रसज्ञैः परिकीर्तितम्।
भस्माङ्गं हरितं चेति द्विविधं तत् प्रकीर्तितम् ॥ २०८ ॥

भा.टी.—पेराजक तथा पेरोज, ये दो नाम पिरोजा के कहे जाते हैं। पिरोजा के दो भेद माने जाते हैं। १—भस्मांग (राख जैसे रंग का), २—हरित (हरे रंग का) ॥ २०८ ॥

पेरोजकस्य शोधनमारणे

शोधनं मारणञ्चैव पेरोजस्य विशेषतः।
नृपोपलसमं ख्यातं रसतन्त्रविशारदैः ॥ २०९ ॥

पेरोजकपरिचयः—पेरोजकञ्च द्विविधं भस्माङ्गं हरितञ्च। तस्य शोधनमारणे

राजावर्तवत्, तच्च सुमृतं मधुरादिगुणम्। उक्तञ्च—'पेरोजं हरिताश्मा च भस्माङ्गं हरितं द्विधा। पेरोजं सुकषायं स्यात् मधुरं दीपनं सरम्॥ स्थावरं जङ्गमञ्चैव संयोगाच्चापि यद्विषम्। तत्सर्वं नाशयेच्छीघ्रं मूलभूतादिदोषजम्' इति॥ २०६॥

भा.टी.—पिरोजा का शोधन और मारण विधान विशेषरूप से लाजवर्द के शोधन और मारण के समान ही समझना चाहिए॥ २०६॥

मृतपेरोजकस्य गुणाः

पेरोजकं सुतुवरं मधुरं च सुदीपनम्।
शूलदूषि विषघ्नञ्च चराचरविषापहम्॥ २१०॥

भा.टी.—पिरोजा कषाय और मधुर रस और अग्निदीपक होता है। इसके सेवन से उदर-शूल, शरीरगत पुराना विषप्रभाव तथा स्थावर और जंगम सब प्रकार के विषोंका प्रभाव नष्ट हो जाता है॥ २१०॥

अथ स्फटिकस्य नामानि

स्फटिकः स्फटिकं चैव स्फाटिकं स्फटिकदृषत्।
स्फाटीकं स्फटिकाश्मा च तथैव स्फटिकोपलः॥ २११॥
शालीपिष्टं धौतशिलं शिवरत्नं शिवप्रियम्।
सितोपलोऽमलमणिः स एव परिकीर्तितः॥ २१२॥

भा.टी.—स्फटिक, स्फाटिक, स्फटिकदृषत्, स्फाटीक, स्फटिकाश्मा, स्फटिकोपल, शालिपिष्ट (पिसे हुए चावलों के सदृश वर्ण), धौतशाली (धुले हुए चावलों के समान सफेद), शिवरत्न, शिवप्रिय, सिद्धोपल (सफेद मिश्री जैसा), अमल मणि, ये सब नाम स्फटिक (बिल्लौर) के कहे जाते हैं॥२११, २१२॥

जात्यस्फटिकस्य स्वरूपम्

शीतं स्निग्धं निस्तुषं नेत्रहृद्यं घृष्टं धत्ते स्वच्छतां पूर्वतुल्याम्।
स्वच्छच्छायं यच्च शुद्धान्तरालं तन्निर्दिष्टं शैवरत्नं तु जात्यम्॥ २१३॥

अथ स्फटिकपरिचयः—शीतं स्निग्धमिति ग्राह्यस्फटिकलक्षणात्। उक्तञ्चान्यत्र—"यद् गङ्गातोयबिन्दुच्छविरिव विमलं निस्तुषं नेत्रहृद्यं स्निग्धं शुद्धं तरलमधुरं पित्तदाहास्रहारि। पाषाणैर्यन्निघृष्टं स्फुटितमपि निजं स्वच्छतां नैव जह्यात्तज्जात्यं जात्वलभ्यं शुभमुपतनुते शैवरत्नं विचित्रम्॥ २१३॥

भा.टी.—जो स्फटिकमणि शीतस्पर्श, स्निग्ध, निस्तुष (तुष सदृश रेखा रहित), अत्यन्त दर्शनीय हो और घिसने पर भी उसकी अपनी पहिली स्वच्छता

(पारदर्शकता) न मिटे और जिसके भीतर और कोई अन्यवर्ण वस्तु आदि न हो तो उसे उत्तम स्फटिकमणि समझना चाहिए ॥ २१३ ॥

स्फटिकस्य शोधनमारणे

शोधनं मारणञ्चैव शिवरत्नस्य सर्वदा ।
राजवर्तमणेस्तुल्यं जानीयाद्रसकोविदः ॥ २१४ ॥

भा.टी.—रसतन्त्रज्ञ वैद्य को स्फटिकमणि का शोधन तथा मारण-विधान सदा राजावर्तमणि के समान ही समझना और करना चाहिए ॥ २१४ ॥

मृतस्फटिकस्य गुणाः

स्फटिको मधुरो बल्यस्तुषारसमशीतलः ।
रक्तपित्तप्रशमनो ज्वरदाहादिनाशनः ॥ २१५ ॥

इति रत्नादिविज्ञानीयो नाम त्रयोविंशस्तरङ्गः

स्फटिकगुणा निगदव्याख्याताः । अथात्र प्रसङ्गात् सर्वेषां सामान्यतो लक्षण-निर्देशः—"श्यामः स्यादिन्द्रनीलस्त्वतिमसृणयुतश्चाथ गारुत्मतः स्यात् नीलच्छायोऽतिदीप्तोऽप्यथ मिहिरमणिः सूर्यतप्तोऽग्निमुक् स्यात् । चन्द्रांशुस्पर्शतोऽम्भः स्रवति शशिमणिः पुष्परागस्तु पुष्पमुख्यः श्रीवज्रमुच्चैर्घनसममिह तं संविशेल्लोहपिण्डे ॥ वैदूर्यं यद् बिडालेक्षणरुचिगदितं स्याच्च गोमेदरत्नं गोमूत्राभं विधूमज्वलदनलनिभं पद्मरागं वदन्ति । मुक्ताशङ्खप्रवालं सरिदधिपतिजं विश्वविख्यातमेतद् राजावर्तन्तु पीतारुणमृदुसुरभित्क्षोणिभागोत्थमाहुः ॥" इति ॥ २१५ ॥

भा.टी.—स्फटिकभस्म मधुररस, शारीरिक बलवर्धक, बरफ के समान शीतल गुणवाली होती है । इसके प्रयोग से रक्तपित्त प्रकोप शान्त हो जाता है और पित्तप्रकोप जन्य ज्वर, दाह, तृषा आदि सब उपद्रव मिट जाते हैं ॥ २१५ ॥

यह रत्नादिविज्ञानीय नाम तेइसवाँ तरङ्ग समाप्त हुआ ।

अथ विषोपविषादिविज्ञानीयश्चतुर्विंशस्तरङ्गः

विषपदस्य निर्वचनम्

दृष्ट्वैतद् यद्विषीदन्ति जनास्तस्माद्विषं मतम् ।
नरं वा विषिणोत्येतन्मृत्युपाशैस्ततो विषम् ॥ १ ॥

विषोपविषाणाम्भूयसा रसयोगेषूपयोगात् परिशेषात् विषोपविषाणामपि परिचयावकाशः । रससंस्कारोपयोगाच्च । अथ विषं कस्मात् इति चेत् ? तत्राह—दृष्ट्वैतदिति । नरमित्युपलक्षणं इतरप्राणिनामपि । विषोपयोगाद्विषाददर्शनात् । तथा

चाहुः—"म्रियन्ते मक्षिकाः, प्राश्य काकः क्षामस्वरो भवेत्" इत्यादिना अपि च स्मरन्ति हि—"पुरा खल्वमृतार्थं सुरासुरैः सलिलनिधेर्विमथ्यमानात् क्रोध इव रूपवान् सत्त्वं समुद्बभूव कृष्णमनलनयनमूर्ध्वप्रदीप्तकेशं दंष्ट्राकरालं भैरवारावरूपम्। तद्दर्शनादेव यतो देवा दानवाश्च विषण्णास्तस्मात्तद्विषसंज्ञामवाप। तत्सहसैव सर्वभूतानि निर्दग्धुकाममुपयोगविशेषैर्विषममृततां विनयमानो ब्रह्मानुनीयौषधिषु न्यस्तवान्। तत्तत्स्थावरासु मूर्तिष्वधिवसनात् स्थावरमित्युच्यते। जाङ्गमं पुनः पृथिव्या भारावतारार्थमुरगादिरूपेण श्रीविष्णुर्निर्ममे" इति ॥ १ ॥

भा.टी.- संखिया, सक्तुक, हालाहल, आदि द्रव्यों को इसलिए विष कहा जाता है कि इनको देखने से ही मनुष्य तथा पक्षी और पशु अत्यन्त दुःखी हो जाते हैं। अथवा यह विष मनुष्य को मृत्युपाश द्वारा (बन्धन) नष्ट-भ्रष्ट कर देता है ॥१॥

वक्तव्य—चरकादि ग्रन्थों में भी "विष" की यही निरुक्ति लिखी है कि जब सुर और असुरों ने मिलकर अमृत प्राप्ति के लिए समुद्र का मंथन किया, तो अमृत निकलने से पूर्व एक ऐसा पदार्थ उसमें से प्राप्त हुआ जिसको देखकर वहाँ उपस्थित सब देवता और असुर विषण्ण (अत्यन्त दुःखी) और शिथिल-देह हो गये। अतएव यह तब से "विष" शब्द से कहा जाने लगा। "जगद्विषण्णं तं दृष्ट्वा तेनासौ विषसंज्ञकः। दर्शनादेव यतो देवा दानवाश्च विषण्णास्तस्मात्तद्विषसंज्ञामवाप"।

विषस्य नामानि तद्द्वैविध्यञ्च

विषं क्ष्वेडञ्च गरलं कालकूटञ्च तन्मतम्।
स्थावरं जङ्गमञ्चेति द्विविधं विषमुच्यते ॥ २ ॥

विषनामानि तन्त्रव्यवहृतानि, तच्च द्विविधं स्थावरजङ्गमप्रभेदादिति। स्थावरं दशविधमधिष्ठानभेदात्। स्मरन्ति हि—"स्थावरं मूलपुष्पफलदलत्वक्सारनिर्यासक्षीरधातुकन्दभेदाद्दशाधिष्ठानम्" इति। मूलादिविषाणां परिचयविस्तररत्नाकरेभ्य एव कणेहत्यावलोकनीय इत्यत्र विस्तरभयाद् विरमामः ॥२॥

भा.टी.—विष के क्ष्वेड, गरल, कालकूट, ये नाम कहे जाते हैं। यह विष स्थावर (वनस्पति आदि में होनेवाला) और जंगम (सर्प, बिच्छू, चूहा, मकड़ी आदि में होनेवाला) भेद से दो प्रकार का होता है ॥ २ ॥

स्थावरजङ्गमविषयोः स्वरूपम्

खन्यौषधाश्रयं यत्तु विषं तत्स्थावराह्वयम्।
सर्पादिजन्तुप्रभवं विषं जङ्गमसंज्ञकम् ॥ ३ ॥

भा.टी.—खानों से प्राप्त होनेवाले संखिया, हरताल, मैनसिल, पारद, ताम्र आदि को तथा वनौषधियों से प्राप्त होनेवाले वत्सनाभ, शृंगिक, कुचला आदि को स्थावर विष कहा जाता है और सर्प, बिच्छू, मकड़ी, बावला कुत्ता आदि के विष को जंगम विष कहा जाता है ॥ ३ ॥

स्थावरविषस्य भेदाः

अधिष्ठानविभेदेन विषं स्थावरसंज्ञकम् ।
समाख्यातं दशविधं रसतन्त्रविचक्षणैः ॥ ४ ॥

भा.टी.—स्थावर संज्ञक विष अधिष्ठान (आश्रय) भेद से दस प्रकार का रसतन्त्रज्ञों ने माना है ॥ ४ ॥

स्थावरपिषस्य अधिष्ठानानि

कन्दः सारोऽथ निर्यासः पुष्पं मूलं फलं दलम् ।
त्वक् क्षीरं खनिरित्यस्य ह्यधिष्ठानानि वै दश ॥ ५ ॥

भा.टी.—कन्द, सार, निर्यास (गोंद), पुष्प, मूल, फल, पत्र, त्वचा, दूध, तथा खान; ये दश स्थावर विष के आश्रय हैं ॥ ५ ॥

प्रकारान्तरेण स्थावरविषस्य द्वैविध्यम्

विषं चोपविषं चेति द्विविधं स्थावरं विषम् ।
प्रथमं वत्सनाभादि द्वितीयं तिन्दुकादिकम् ॥ ६ ॥

अपि च स्थावरं विषं विषोपविषभेदादपि द्विविधमाचख्युः प्राञ्चः । तदेतदाह प्रथमं वत्सनाभादीति ॥ ६ ॥

भा.टी.—स्थावर विष के भी विष (प्रधान विष) तथा उपविष (अप्रधान विष) भेद से दो भेद होते हैं । विषों में वत्सनाभ, शृंगक, कालकूट, हलाहल, संखिया आदि लिये जाते हैं । उपविषों में तिन्दुक (कुचला), कनेर, गुञ्जा, अफीम कलिहारी आदि लिये जाते हैं ॥ ६ ॥

विषस्य नव भेदाः

हालाहलः कालकूटः शृङ्गकश्च प्रदीपनः ।
सौराष्ट्रिको ब्रह्मपुत्रो हारिद्रः सक्तुकस्तथा ॥ ७ ॥
वत्सनाभ इति ज्ञेया विषभेदा अमी नव ।
रसे रसायनादौ च वत्सनाभः प्रशस्यते ॥ ८ ॥

विषाणां सक्तुकान्तानां प्रयोगो नेह दृश्यते।
अतस्त्वेषां विषाणां तु स्वरूपं न प्रदर्शितम् ॥ ९ ॥

अपि च स्थावरं विषं नवधा विभजन्ति पुराविदः। हालाहलः कालकूट इत्यादिना। हालाहलादिविषाणां तन्त्रान्तरोक्तानि लक्षणानि—"गोस्तनाभफलो गुच्छस्तालपत्रच्छदस्तथा। तेजसा यस्य दह्यन्ते समीपस्था द्रुमादयः॥ असौ हालाहलो ज्ञेयः किष्किन्धायां हिमालये। दक्षिणाब्धितटे देशे कोङ्कणेऽपि च जायते॥ देवासुररणे देवैर्हतस्य पृथुमालिनः। दैत्यस्य रुधिराज्जातस्तरुरश्वत्थसन्निभः॥ निर्यासः कालकूटोऽस्य मुनिभिः परिकीर्तितः। सोऽहिच्छत्रे शृङ्गवेरे कोङ्कणे मलये भवेत्॥ यस्मिन् गोशृङ्गके बद्धे दुग्धं भवति लोहितम्। स शृङ्गक इति प्रोक्तो द्रव्यतत्त्वविशारदैः॥ प्रदीपलोहितो यः स्याद्दीप्तिमान् दहनप्रभः। महादाहकरः पूर्वैः कथितः स प्रदीपनः॥ सुराष्ट्रविषये यः स्यात् स सौराष्ट्रिक उच्यते॥ वर्णतः कपिलो यः स्यात् तथा भवति सारकः। ब्रह्मपुत्रः स विज्ञेयो जायते मलयाचले॥ हरिद्रातुल्यमूलो यो हारिद्रः स उदाहृतः। यद्ग्रन्थिः सक्तुकेनैव पूर्णमन्यः ससक्तुकः॥" तदेतत्कन्दजातीयमेव नवधा प्रकाशितं विषम्। वाग्भटेन कन्दविषेष्वेवां परिगणनात्। यद्यपि च—"साक्तुकं मुस्तकं शृङ्गी बालकं सर्षपाह्वयम्। वत्सनाभश्च कर्मण्यं विषं स्निग्धं घनं गुरु॥ न जात्वन्यत् प्रयोक्तव्यं कालकूटं विशेषतः॥" इत्युक्तमभियुक्तैः, तथापि वत्सनाभातिरिक्तमुस्तकादिविषाणां परिचयानुपलम्भात् तदलभ्यत्वाद्वा प्रयोगो नेहोपलभ्यमानतन्त्रेषु दृश्यते। तदेतदाह—रसे रसायनादौ च वत्सनाभः प्रशस्यते॥७–९॥

भा.टी.—प्राचीन शास्त्रकारों ने स्थावर विष के नौ भेद माने हैं। १—हालाहल, २—कालकूट, ३—शृंगक, ४—प्रदीपन, ५—सौराष्ट्रिक, ६—ब्रह्मपुत्र, ७—हारिद्र, ८—सक्तुक, ९—वत्सनाभ। इन नौ विषों में से वत्सनाभ विष रस क्रिया तथा रसायन प्रयोग में सर्वोत्तम माना जाता है। किन्तु सक्तुक पर्यन्त विषों का प्रयोग नहीं पाया जाता है। अतएव इन सक्तुक, हारिद्र आदि विषों का स्वरूप भी पूर्णरूप से नहीं दिखाया गया है॥७–९॥

वत्सनाभक्षुपस्य परिचयः

सिन्दुवारदलः पार्श्वे तरुवृद्धिविवर्जितः।
नीलपुष्पः कन्दविषो क्षुपो हस्तद्वयोच्छ्रितः॥१०॥
वत्सनाभ इति ख्यातो रसतन्त्रविचक्षणैः।
गढपाले च काश्मीरे नेपालादौ च जायते॥ ११ ॥

तत्र वत्सनाभक्षुपस्य परिचयः शिष्यमतिवैशद्यार्थः। अस्य पत्राणि सिन्दुवारपत्रतुल्यानि परं पञ्चाङ्गुलवत् अस्योपरितनभागच्छिन्नमिव भवति ॥१०, ११॥

भा.टी.–वत्सनाभ पौधे के पत्ते सम्भालू के पत्तों से मिलते-जुलते होते हैं। और पाँच-पाँच के ग्रूप (झुण्ड) में जुड़े होते हैं। इसके आस-पास के वृक्ष बढ़ने नहीं पाते हैं। इसके पुष्प नीले रंग के निकलते हैं। इसके क्षुप की ऊँचाई दो हाथ के करीब होती है। वह कन्द जातीय क्षुप होता है। इसी के कन्द को रसशास्त्रज्ञ "वत्सनाभ" शब्द से कहा करते हैं। यह क्षुप प्रायः गढ़वाल, काश्मीर तथा नेपाल आदि पाँच हजार से अधिक ऊँचाईवाले शीत पर्वतीय प्रान्तों में पाया जाता है ॥ १०, ११ ॥

वत्सनाभस्य परिचयः

दैर्घ्ये तु पञ्चाङ्गुलतः परं सप्ताङ्गुलोन्मितः।
व्यासे चैकाङ्गुलात् सार्द्धद्व्यङ्गुलप्रमितस्तथा ॥ १२ ॥
आमूलचूलं क्रमशः स्थूलश्च पाण्डुरप्रभः।
कन्दोऽस्य भिषजां वर्यैर्वत्सनाभ इति स्मृतः ॥१३॥
दीर्घमूलं स्थूलकन्दं वत्सनाभविषक्षुपम्।
उत्पाट्य शीतसमये वसन्ते वा समाहरेत् ॥१४॥

शीतसमये वसन्ते वा समाहरणं पूर्णवीर्यत्वात्तदानीमस्येति भावः॥ १२-१४॥

भा.टी.—वत्सनाभ-कन्द प्रायः पाँच अंगुल से लेकर सात अंगुल तक लम्बा होता है। इसकी मोटाई या व्यास एक अंगुल से लेकर ढाई अंगुल तक होती है। यह मूल की तरफ से शिखा की तरफ मोटा होता है और वर्ण में पाण्डुर अर्थात् पीत श्वेत वर्ण मिश्रित होता है। इसी कन्द को वैद्य लोग वत्सनाभ (बछड़े की नाभि के आकार का होने से) कहते हैं। क्योंकि इसके कन्द में शीतऋतु अथवा वसन्त ऋतु में पूर्ण वीर्य-शक्ति प्राप्त हो जाती है, अतः लम्बी मूलवाले स्थूल (मोटा) कन्द वत्सनाभ क्षुप को उखाड़ कर वसन्त या शीत ऋतु में वत्सनाभ विष का सञ्चय करना चाहिए ॥ १२–१४ ॥

वत्सनाभस्य भेदाः

कृष्णाभः कपिशः पाण्डुवर्णतस्त्रिविधो मतः।
वत्सनाभो विशेषेण क्रमेण गुणवत्तमः ॥१५॥

कृष्णाभ इति तस्य त्रैविध्यम्। कृष्णापेक्षया कपिशः कपिशापेक्षया च पाण्डुरो गुणवान् इति ॥१५॥

भा.टी.—वत्सनाभ का कन्द वर्ण (रंग) भेद से तीन प्रकार का पाया जाता है। १—कृष्णाभ (कुछ काले रंग का), २—कपिश (पीला सफेद भूरे रंग का), ३—पाण्डु (पीला सफेद)। इनमें से कृष्णवर्ण वत्सनाभ की अपेक्षा कपिश और कपिश की अपेक्षा पाण्डुर वर्ण वत्सनाभ गुणों में उत्तम माना जाता है ॥१५॥

वत्सनाभस्य नामानि

वत्सनाभो वत्सनागः क्ष्वेडोऽस्त्री च विषं मतम्।
अमृतञ्च तदेवोक्तं रसतन्त्रविशारदैः ॥१६॥

रसशास्त्रज्ञ लोग, वत्सनाभ विष को वत्सनाभ, वत्सनाग, क्ष्वेड, विष तथा अमृत शब्द से व्यवहार करते हैं ॥ १६ ॥

ग्राह्यवत्सनाभस्य स्वरूपम्

स्थूलं स्निग्धं गुरु नवं फलपाकोत्तरादृधृतम्।
कीटाद्यभक्षितञ्चैव विषं ग्राह्यमिहोच्यते ॥१७॥

भा.टी.—औषधिकार्य में लिया जानेवाला वत्सनाभ कन्द मोटा, बाहर से चिकना स्पर्श, गुरुभार, नवीन और फलों (वत्सनाभ फल) के पक जाने के बाद उखाड़ा हुआ तथा घुन आदि लगने से रहित होना चाहिए ॥१७॥

वत्सनाभसंशोधनस्य प्रयोजनम्

अविशुद्धं विषं दाहं मोहं हृद्गतिरोधनम्।
मृत्युञ्च विदधात्याशु तस्मात्तं परिशोधयेत् ॥१८॥

भा.टी.—बिना शुद्ध किया हुआ वत्सनाभ विष सेवन करने या कराने से शरीर में दाह, मूर्च्छा तथा हृदयगति का अवरोध करता है, जिससे कई बार इसके अशुद्ध और अधिक प्रयोग से शीघ्र ही मनुष्य की मृत्यु हो जाया करती है। अतः इन दोषों या विकारों को दूर करने के लिए इसको सदा शुद्ध करके प्रयोग करना चाहिए ॥१८॥

वत्सनाभस्य प्रथमः शोधनप्रकारः

यथोक्तगुणसंपन्नं वत्सनाभं समाहरेत्।
ततश्चणकसंस्थानं खण्डशः कारयेद्भिषक् ॥१९॥
पाषाणचषके वापि मृत्तिकाभाजने ततः।
गोमूत्रेण समाप्लाव्य स्थापयेत्प्रखरातपे ॥२०॥
प्रत्यहं पूर्वनिक्षिप्तं गोमूत्रमपनीय तु।
दत्त्वा च नूतनं मूत्रं तीव्रघर्मे तु विन्यसेत् ॥२१॥

एवं दिनत्रयं कृत्वा त्वचामपनयेत्ततः ।
शोषयेच्च विषं त्वेवं शुद्धिमायात्यनुत्तमाम ॥२२॥

यथोक्तगुणसम्पन्नमिति प्रथमः शोधनप्रकारः । यथोक्ता गुणाः स्थूलस्निग्धत्वादयः । संस्थानं आकृतिम् ॥१६–२२॥

भा.टी.—उक्त गुण (स्थूल, नव, पूर्ण रस वीर्य) सम्पन्नवत्सनाभ विष को लेकर उसको चने के बराबर छोटे-छोटे टुकड़े कर लें । अब इन वत्सनाभ के टुकड़ों को किसी पत्थर के पात्र अथवा मिट्टी के पात्र में डालकर उसमें ताजा गोमूत्र भर दें और पात्र को तेज धूप में रख दें । प्रतिदिन प्रातःकाल पुराना पहिले का गोमूत्र निकालकर फिर उसी समय इस पात्र में नया गोमूत्र भरकर धूप में रख दें । इस प्रकार तीन दिन नया मूत्र डाल धूप में रखने के बाद इसको गोमूत्र से बाहर अलग निकालकर इसकी बाहरी त्वचा को धीरे-धीरे किसी चाकू आदि से छिल कर अलग कर दें और भीतर के शुद्ध विष को धूप में रखकर सुखा लें । इस विधि से वत्सनाभ विष उत्तमरूप से शुद्ध हो जाता है ॥१६–२२॥

द्वितीयः शोधनप्रकारः

विषं चणकसंस्थानं कृत्वा पोट्टलिकागतम् ।
सुरभीपयसा चेह दोलिकायन्त्रयोगतः ॥२३॥
यामद्वयं वा यामैकं स्वेदयेदतियत्नतः ।
संशोधितं विषं त्वेवं विशुद्धयति न संशयः ॥२४॥

गोदुग्धेन अजादुग्धेन वा दोलाया यामं स्वेदनादपि शुद्धयति ॥२३, २४॥

भा.टी.—वत्सनाभ विष को चने के बराबर टुकड़े करके एक स्वच्छ कपड़े में बाँधकर इसको पोटली बना लें । अब इस पोटली को दोलायन्त्र में गाय का दूध भरकर उसमें लटका दें और दोलायन्त्र को चूल्हे पर रखकर तीन अथवा छः घंटे तक पकायें इस विधि से भी वत्सनाभ की शुद्धि हो जाती है ॥२३, २४॥

वक्तव्य—दोलायन्त्र में गोदुग्ध से स्वेदन करने के बाद विष को गरम जल से धोकर सुखा लेना चाहिए ।

तृतीयः शोधनप्रकारः

खण्डीकृतो वत्सनाभः पोट्टलीगर्भसंस्थितः ।
अजादुग्धेन सुस्विन्नो यामतः शुद्धिमाप्नुयात् ॥२५॥

भा.टी.—वत्सनाभविष के छोटे-छोटे टुकड़े करके उनको एक कपड़े की

पोटली में बाँधकर बकरी के दूध के द्वारा दोलायन्त्र में तीन घण्टे तक स्वेदन करने से भी वह शुद्ध हो जाता है ॥ २५ ॥

अथ वत्सनाभस्य गुणाः

विषं तु कटुकं तिक्तमुष्णं चैव कषायकम् ।
योगवाहि परं चैतन्महोत्कृष्टं रसायनम् ॥ २६ ॥
त्रिदोषघ्नं विशेषेण मतं वातबलासनुत् ।
दीपनं शीतशमनं बृंहणं बलवर्द्धनम् ॥ २७ ॥
अग्निमान्द्यप्रशमनं प्लीहोदरनिबर्हणम् ।
वातरक्तापहं चैव श्वासकासविधूननम् ॥ २८ ॥
गुदामयग्रहणिकागुल्मनिर्दलनं परम् ।
कुष्ठपाण्डुरज्वरहरं त्वामवातप्रणाशनम् ॥ २९ ॥
विनिहन्ति विशेषेण तिमिरं च निशान्धताम् ।
अभिष्यन्दं नेत्रशोथं कर्णशोथञ्च दारुणम ॥ ३० ॥
कर्णशूलं शिरःशूलं गृध्रसीं कटिवेदनाम् ।
आखुवृश्चिकसर्पाणां विषं चैवाविलम्बितम् ॥ ३१ ॥

विषन्तु कटुकमिति वत्सनाभस्य गुणाः । बृंहणं शरीरधातुवृद्धिकरम् । गुदामयाः अर्शांसि ॥ २६–३१ ॥

भा.टी—वत्सनाभ कटु तिक्त और कषायरस उष्ण गुण और उत्तम योगवाही धर्मवाला होता है। यह विधिपूर्वक सेवन करने से श्रेष्ठ रसायन गुण करता है। यह अन्तःप्रयोग में त्रिदोष (पित्त तथा कफ) नाशक है, किन्तु विशेष रूप से वात और कफनाशक है। इसके सेवन से अग्नि वृद्धि होती है और शीत-प्रभाव शान्त हो जाता है। शरीर में पुष्टिके साथ बल की वृद्धि होती है। इसके सेवन से अग्निमान्द्यरोग, प्लीहोदररोग, वातरक्तरोग तथा श्वास और कास रोग नष्ट होते हैं। इसको बवासीर, संग्रहणी और गुल्महर योगों में मिलाकर देने से उक्त व्याधियों को समूल नाश करता है। इसके सेवनसे कुष्ठ(त्वचा के रोग), पाण्डु तथा ज्वर और आमवात रोगों में आराम आता है। इसके निरन्तर उपयोग से तिमिर तथा रात्र्यन्धता में विशेष रूपसे आराम आता है। नेत्राभिष्यन्द, नेत्रशोथ, कर्णशोथ, कर्णशूल, गृध्रसी तथा कटिवेदना में इसका प्रयोग सुखजनक होता है। इसीतरह बाह्य प्रयोग में यह चूहा, बिच्छू तथा सर्प विषों को शीघ्र ही नष्ट कर देता है ॥ २६–३१ ॥

वत्सनाभस्य विशिष्टा गुणाः

विषं प्राणप्रदमलं विधिना परिशीलितम् ।
तदेवाविधिना युक्तं मतं प्राणहरं परम् ॥ ३२ ॥
तस्माद्विषविधानज्ञो रोगाणां लक्षणानि तु ।
विमृश्य सूक्ष्मया बुद्ध्या प्रयुञ्जीत प्रयत्नतः ॥ ३३ ॥
विषं विशेषतो वातवेदनाहरमुत्तमम् ।
मूत्रलं स्वेदजननं शूलनिर्मूलनं परम् ॥ ३४ ॥
प्रवृद्धतापशमनं तथा शोथनिषूदनम् ।
तत्तद्धेतुप्रवृद्धाया हृद्गतेश्च नियामकम् ॥ ३५ ॥
स्वेदसञ्जनकान्येषां भेषजानामपेक्षया ।
परं तु तापशमनं न चातिस्वेदकृत्तथा ॥ ३६ ॥
प्रवृद्धरक्तसञ्चारसुसंयमनसंविधौ ।
अमोघास्त्रमिदं ख्यातं सर्वोत्कृष्टं महौषधम् ॥ ३७ ॥
रसतन्त्राचार्यकरसायां बाहुल्येन निरूपिते ।
विषप्रयोगे भूम्ना तु प्रवृत्ते सति भारते ॥ ३८ ॥
पूर्वाचार्यविनिर्दिष्टं रक्तनिर्हरणादिकम् ।
इदानीमत एवेह तिरोभूतं तु निर्भरम् ॥ ३९ ॥
विशोधितं खलु विषं मात्रया परिशीलितम् ।
हृदयस्य गतिं नैवावसादयति कर्हिचित् ॥ ४० ॥
मस्तिष्कदेशे संवृद्धां रक्तसञ्चरणक्रियाम् ।
नाशयत्याशु मस्तिष्के जातं वा रक्तसञ्चयम् ॥ ४१ ॥
फुप्फुसच्छदशोथघ्नस्तथा फुप्फुसशोथनुत् ।
तथा शोथसमुद्भूतत्रिविधज्वरवेगजित् ॥ ४२ ॥
शोथं विनाशयत्याशु हृदयावरणोत्थितम् ।
तथान्त्रावरणोद्भूतं ज्वरञ्च विनिहन्त्यलम् ॥ ४३ ॥
फुप्फुसच्छदशोथादिरोगाणां प्रक्रमे विषम् ।
प्रयुक्तं निरुणद्ध्येतत् केषाञ्चिद्भिषजां मतम् ॥ ४४ ॥
गलशोथं तुण्डिकेरीं तथैव गलशुण्डिकाम् ।
अन्यांश्च तरुणान् कण्ठरोगानाशु निहन्त्यलम् ॥ ४५ ॥
तत्तत्स्थानसमुद्भूतं त्वभिघातादिहेतुजम् ।

बाह्यमाभ्यन्तरं रक्तस्रावं ह्रासयति द्रुतम् ॥ ४६ ॥
सदाहं सद्रवं तीव्रशिरोवेदनयान्वितम् ।
सदाहं भ्रूयुगं हन्ति प्रतिश्यायं नवोत्थितम् ॥ ४७ ॥
सकफां बहुरक्तां वा स्वल्परक्तामुपक्रमे ।
प्रवृद्धमलवेगाढ्यां विनिहन्ति प्रवाहिकाम् ॥ ४८ ॥
ऊर्ध्वजत्रुगता या तु नाडिका पञ्चमो मता ।
शूलं तदुत्थितं शीघ्रं विनिहन्ति विशेषतः ॥ ४९ ॥
बहुवेगं वाल्पवेगं प्रगाढारक्तलोहितम् ।
ज्वरान्वितं तूर्ध्वगतं रक्तपित्तं व्यपोहति ॥ ५० ॥
तावदेव प्रयोक्तव्यं विषं होरात्रयोत्तरम् ।
गात्रतापो भवेन्नेह यावत् खलु शतांशिकम् ॥ ५१ ॥
अन्तर्दाहसमायुक्तं द्रुतं प्रबलनाडिकम् ।
पिपासया परिगतं द्रुतहृद्गतिसंयुतम् ॥ ५२ ॥
अजीर्णाध्मानसंयुक्तं तथैव स्वेदवर्जितम् ।
अतिमात्राभिसंवृद्धगात्रतापांशसंगतम् ॥ ५३ ॥
कासकम्पशिरःशूलैः पर्याकुलमनारतम् ।
अस्थैर्यारतिवैचित्यभयोद्वेगादिसंयुतम् ॥ ५४ ॥
वातवेदनयाक्रान्तं त्वारक्तमुखमण्डलम् ।
शुष्कोष्णचर्मसंस्पर्शं प्रगाढारक्तमूत्रकम् ॥ ५५ ॥
शीतपूर्वं तु दाहान्तं ज्वरं त्रिविधहेतुजम् ।
विषं विधिप्रयुक्तं तु नाशयत्याशु निश्चितम् ॥ ५६ ॥
त्रिविधोत्थानसंभूतान् विविधस्थानसंस्थितान् ।
निहन्ति तरुणानाशु शोथांस्तु त्रिविधाकृतीन् ॥ ५७ ॥
विविधस्थानसंस्थानां त्वसह्यत्वप्रकाशिकाम् ।
स्पर्शासहां गात्रभवां वेदनाञ्च निहन्त्यलम् ॥ ५८ ॥
तत्तद्रागघ्नभैषज्ययुतं तु विमलं विषम् ।
योगवाहितया हन्ति सर्वानेव महामयान् ॥ ५९ ॥
नानारसप्रयोगेण शान्ति यान्ति न ये गदाः ।
विषप्रयोगेण तु ते शाम्यन्ति हि न संशयः ॥ ६० ॥

अथास्य भूयः गुणवर्णनं विस्तरेण यथानुभवमाह—यस्माद्विषमविधिना युक्तं

मृत्युकरं तस्मात् सम्यग्विचार्य प्रयत्नतो युञ्जीतेति समन्वयः । यत्नश्च वृद्धवाग्भटोक्तोऽप्यनुसन्धेयः । तथाहि—"घृतोपस्कृतदेहस्य विशुद्धस्य हिताशिनः । सात्त्विकस्योदिते भानौ योज्यं शीतवसन्तयोः ॥ ग्रीष्मेऽप्यात्ययिके व्याधौ ।" इति । तथा—"अभ्यस्तेऽपि विषे यत्नात् वर्जनीयान् विवर्जयेत् । कट्वम्लतैललवणदिवास्वप्नातपानलान् ॥ रूक्षमन्नं विशेषेण भयं चाजीर्णतः सदा । दृग्विभ्रमं कर्णरुजामन्यांश्चानिलजान् गदान् ॥ विषं रूक्षाशिनः कुर्यात् मृत्युमेव त्वजीर्णतः" इति । प्रवृद्धस्तापः त्वगुष्मेति यावत्, तस्य शमनम् । पूर्वाचार्य्यैः सुश्रुतवाग्भटादिभिः । अत एवेति हेतुसमुच्चयः । यस्माद्विषं रक्तगतिनियामकं तस्मादित्यर्थः । शुद्धं हृदयस्य गतिं नैवावसादयति । अशुद्धमतिमात्रं वा शीलितन्तु हृदयावसादकरमस्त्येवेत्यर्थः । फुफ्फुसच्छदशोथः "*Pleurisy*" इत्याङ्गलभाषायाम्, तस्य विनाशकः । फुफ्फुसशोथस्तु "*Pneumonia*" इत्याख्यायते पाश्चात्यभिषक्तन्त्रेषु । हृदयावरणोत्थितः शोथः "*Pericarditis*" इति । अन्त्रावरणोद्भूतं ज्वरमिति तत्र शोथहेतुतया जातमिति यावत् । अयं हि "*Peritonitis*" इत्याख्यया प्रसिद्धः । प्रक्रम इति प्रारम्भकाले । तुण्डिकेरी गलरोगविशेषः "शोथः स्थूलस्तोददाहप्रपाकी श्लेष्मासृग्भ्यां तुण्डिकेरी मता तु" इत्युक्तलक्षणः । जत्रूर्ध्वगता पञ्चमी नाडिका "*Fifth cranial Nerve*" "*Trigeminal Nerves*" वा कथ्यते । अन्तर्दाहसमायुक्तामित्यादिना ज्वरस्य सोपद्रवस्य आवस्थिकस्य विस्तरेण वर्णनम् । सत्स्वेषु लक्षणेषु विधिप्रयुक्तं विषं ज्वरं हन्ति । तरुणान् बलवतो नवीनानिति विशेषः । न संशय इति निश्चितानुभवप्रकाशनम् ॥ ३२–६० ॥

भा.टी.—यदि वत्सनाभ को विधिपूर्वक सेवन किया जाय तो यह अत्यन्त हृद्य और बल्य होता है और यदि अविधिपूर्वक (मात्रा, देश, काल, अवस्था आदि का बिना विचार किये ही) सेवन किया जाय तो वही प्राणघातक भी हो जाता है। अतः विषप्रयोगज्ञ वैद्य को चाहिए कि वह रोगी के लक्षणों का सूक्ष्म बुद्धि से विचार करके बड़ी सावधानी के साथ विष का अन्तःप्रयोग करें । वत्सनाभ विशेष रूप से वातिक वेदनाओं के शान्त करने में उत्तम औषधि है । इसके प्रयोग से मूत्र और पसीना अधिक मात्रा में आता है । इसके सेवन से वातिकशूल तथा आमवातशूल शान्त हो जाते हैं । ज्वरों में बढ़े हुए ताप को शान्त करने के लिए इसका सेवन कराया जाता है । यह हृदयविकृति के कारण उत्पन्न शोथ को शान्त करता है । अधिक परिश्रम आमवात, फिरंग, अति तीक्ष्ण उष्ण द्रव्य सेवन चिरकाल

तक तीव्रज्वर आदि कारणों से बढ़ी हुई हृदय की गति (*Pulpilation*) को यह नियमित करता है। अन्य स्वेदजनक औषधियों की अपेक्षा (जो कि पसीना लाकर ज्वर को कम करती हैं) यह उत्तम ज्वरशामक है और अधिक मात्रा में पसीना भी नहीं लाता है। अति अधिक बढ़े हुए रक्तसञ्चार (*Blood presure*) को घटाने और नियमित करने में यह वत्सनाभ अचूक और सर्वोत्कृष्ट महौषधि है। रक्तभाराधिक्य को कम करने के लिये आजकल भारतवर्ष में अत्यधिक रूप से रसचिकित्सा में विष का प्रयोग होने के कारण ही रक्तनिर्हरण (फस्त खोलना) विरेचक रक्त के दबाव को कम करनेवाले उपचार प्रायः लुप्त-से हो गये हैं। अर्थात् एकमात्र वत्सनाभ प्रयोग से फस्त खोलने आदि उपचारों की आवश्यकता ही नहीं पड़ती है। क्योंकि शुद्ध वत्सनाभ मात्रापूर्वक सेवन करने पर कभी हृदय-गति को मन्द नहीं करता है और नहीं उसमें अनियमितता को उत्पन्न करता है। शुद्ध वत्सनाभ का प्रयोग मस्तिष्क में बढ़ी हुई रक्तसञ्चारण क्रिया तथा मस्तिष्क में होनेवाले रक्तसञ्चय को शीघ्र ही दूर कर देता है। शुद्ध वत्सनाभ अन्तःप्रयोग में फुप्फुसच्छदशोथ (*Pleurisy*) तथा फुप्फुसशोथ (*Pneumonia*) और शोथजन्य विविधप्रकार के ज्वरों को नष्ट करता है वत्सनाभ प्रयोग से हृदयावरणजन्यशोथ (*Pericarditis*) तथा अन्त्रावरण शोथजन्य ज्वर (*Peritenitis*) नष्ट हो जाते हैं। कई चिकित्सकों का मत है कि प्लुरिसी, निमोनिया आदि रोगों के प्रारम्भ में वत्सनाभ का प्रयोग करने से इन रोगों की वृद्धि रुक जाती है। गले में होनेवाले गलशोथ, तुण्डिकेरी तथा गलशुण्डिका आदि अन्यान्य कंठरोगों में विष प्रयोग से शीघ्र आराम आता है। बाह्याभ्यन्तर शरीर के किसी स्थान से किसी अभिघात आदि के कारण होनेवाले रक्तस्राव को रोकने में वत्सनाभ का प्रयोग किया जाता है। शुद्ध वत्सनाभ के प्रयोग से तीव्र शिरोवेदना, छींक,दाह तथा आँखों के दोनों भौंओं में दाह के साथ होनेवाले नूतन प्रतिश्याय में आराम आता है। कफयुक्त अधिक रक्त या अल्परक्त सहित अत्यधिक मल और वेगयुक्त प्रवाहिका के प्रारम्भ में वत्सनाभ का प्रयोग करने से रोग भयंकर रूप धारण नहीं कर सकता है और शान्त हो जाता है। जत्रु ऊर्ध्वगामी जो पञ्चमी नाड़ी (*Fifth cranial Nerve or Trigeminal Nerves*) है उसमें होनेवाले शूल को वत्सनाभ प्रयोग शीघ्र ही शांत कर देता है। तीव्रवेग या अल्पवेग अत्यधिक गाढ़े लाल रंग के ज्वर सहित ऊर्ध्वगत रक्तपित्त में वत्सनाभ का प्रयोग शीघ्र लाभ पहुँचाता है। तापांश को कम करने के लिये वत्सनाभ

को तब तक हर तीसरे घण्टे बाद प्रयोग करना चाहिये जब तक कि शारीरिक ताप १०० डिग्री तक न आ जाय। १०० सौ डिग्री से कम ताप हो जाने पर विष का प्रयोग नहीं करना चाहिये। विभिन्न कारणों से उत्पन्न होनेवाले शीतपूर्व और दाहान्त अर्थात् प्रायः मलेरिया (जिसमें भीतर अधिक गर्मी मालूम पड़ती हो, नाड़ी बहुत तेज चलती हो, अत्यधिक प्यास और हृदय की गति बहुत तेज हो, पेट में अफारा और अजीर्ण हो, पसीना न आता हो और शारीरिक तापांश बहुत बढ़ा हुआ अर्थात् १०५-१०७ डिग्री हो, रोगी कास, हस्त-पादकम्प और शिरःशूल से बहुत बेचैन हो और रोगी को किसी तरह शान्ति, चैन न आता हो और उसे बहुत घबड़ाहट और मृत्यु का डर हो, सारे शरीर में वातिक वेदनायें होती हों, मुखमण्डल लाल हो रहा हो, शारीरिक त्वचा खुश्क और गर्म हो और गाढे लाल रंग का मूत्र आ रहा हो) में तो वत्सनाभ को विधिपूर्वक सेवन कराने से शीघ्र ही सब लक्षण और उपद्रव शान्त हो जाते हैं। शरीर के विविध स्थानों में विविध कारणों से उत्पन्न होनेवाले अनेक तरुण (नूतन) शोथों में वत्सनाभ शीघ्र लाभ पहुँचाता है। विविध कारणों से उत्पन्न होनेवाली विभिन्न लक्षणोंवाली, स्पर्शासह, (असहनीय), रात्रि में होनेवाली शारीरिक वेदना को वत्सनाभ प्रयोग शीघ्र शान्त कर देता है। विष के गुणों के विषय में संक्षेप में यह समझना चाहिये कि शुद्ध वत्सनाभ को तत्तद् रोग-नाशक औषधियों के साथ मिला कर प्रयोग करने से यह योगवाहि धर्मके कारण सब प्रकार के भयंकर रोगों को नष्ट करता है। तत्तद् रोग नाशक प्रधान-प्रधान रसों के सेवन कराने से जो रोग नष्ट नहीं हो पाते हैं, वे रोग विधिपूर्वक विषके प्रयोग से शान्त हो जाते हैं॥ ३२–६०॥

वक्तव्य—वृद्धवाग्भट में विषसेवन के विषय में किन २ बातों पर विशेष ध्यान देना चाहिये, उनको इस प्रकार से लिखा है—"घृतोपस्कृतदेहस्य विशुद्धस्य हिताशिनः। सात्त्विकस्योदिते भानौ योज्यं शीतवसन्तयोः॥ ग्रीष्मेप्यात्ययिके व्याधौ" तथा "अभ्यस्तेऽपि विषे यस्मात् वर्जनीयान् विवर्जयेत्। कट्वम्लतैललवणदिवास्वप्नातपानलान्॥ रूक्षमन्नं विशेषेण भयं वाजीर्णतः सदा। दृग्विभ्रमं कर्णरुजामन्यांश्चानिलजान् गदान्। विषं रूक्षाशिनः कुर्यात् मृत्युमेव त्वजीर्णतः॥" इत्यादि।

बहिः प्रयोग में वत्सनाभ स्थानिक संज्ञावाहिनियों को आरम्भ में थोड़ा सा उत्तेजित कर फिर संज्ञा रहित कर देता है, जिससे उस स्थान में होनेवाली पीडा शान्त हो जाती है। यह पराश्रयी जीवाणुहर भी है। थोड़ी मात्रा में मुख द्वारा

दिया जाय तो यह हृदय को बल देता है, जिससे निर्बल और तीव्र नाड़ी बलवती और मन्द हो जाती है। परन्तु यदि अधिक मात्रा में दिया जावे तो वह हृदय को निर्बल कर देता है जिससे नाड़ी की प्रतिमिनट संख्या तथा शक्ति कम हो जाती है। साधारण मात्रा में यह श्वास-संस्थान को उत्तेजित करता है जिससे श्वास गहरा तीव्र हो जाता है। अधिक मात्रा में देने से श्वास मन्द हो जाता है। इसके अन्तःप्रयोग से भी स्वेद आता है। हृदय को मन्द करने तथा स्वेदक होने के कारण ज्वर की अवस्था में शरीर के बढ़े हुए तापमान को घटाता है। यह शरीर की संज्ञा-वाहिनियों के शिरों को थोड़े काल के लिये उत्तेजित कर फिर मन्द कर देता है जिससे शरीर के किसी भाग में शूल हो तो मिट जाती है।

इसकी विषैली मात्रा खाये जाने के कुछ मिनट बाद मुख, गलप्रणाली और आमाशय में दाह वमन होती है और त्वचा पर अधिक स्वेद आता है, एवं त्वचा की संज्ञा पड़ जाती है। मंद नाड़ी निर्बल मन्द और विषम हो जाती है। पुतलियाँ फैल जातीं श्वास कठिन हो जाता और रोगी अत्यन्त निर्बल होकर मूर्च्छित हो जाता है और मूर्च्छा के बाद मृत्यु हो जाती है। किन्तु रोगी की चेतना मृत्यु तक भी बनी रहती है।

उक्त विषैले लक्षणों के होने पर शीघ्र रोगी को वमन करा देना चाहिये और हृदय को सबल करने के लिये उत्तेजक औषधियाँ देनी चाहिए। हाथ और पैरों को गरम रखें और सारे शरीर को अच्छी तरह मलें। कस्तूरी वारुणीसार, विषमुष्टि वारुणीसार, मिलाकर मकरध्वज देना चाहिए।

विषप्रयोगस्य निषेधः

न बालेष्वतिवृद्धेषु रोगिणीगर्भिणीषु च।
न चातिक्षीणगात्रेषु यक्ष्मलक्ष्मयुते न च ॥६१॥
न क्रोधिते न च भ्रान्ते हृद्दौर्बल्ये विशेषतः।
वत्सनाभविषं वैद्यः प्रायशो न प्रयोजयेत ॥६२॥
एतेष्वपि प्रयोक्तव्येऽवश्यं खलु विधानवित्।
यत्नतोह्यल्पकालार्थं युञ्जीतात्यल्पमात्रया ॥६३॥

न बालेष्वतिबृद्धेष्विति विषप्रयोगनिषेधः तीक्ष्णवीर्यत्वात् हृदयावसादकत्वाच्च वत्सनाभस्य। अत्र चापि प्रयोगावश्यकता चेद् अत्यल्पकालमात्रोऽस्य प्रयोगो निरापद इति ॥६१–६३॥

भा.टी.—वैद्य को चाहिए कि वत्सनाभ विष को जहाँ तक हो सके प्रायः बालक, अत्यन्त वृद्ध, गर्भवती, रुग्णा, अतिक्षीण शरीर, राजयक्ष्मा के लक्षण युक्त अवस्था में, क्रोधित मनुष्य को और अतिश्रान्त मनुष्य को हृदय की दुर्बलावस्था में (विशेष रूप से) वत्सनाभ का प्रयोग (अन्तःप्रयोग) न करें। यदि अल्पवयस्कों को बिना विषप्रयोग किये हुए कार्य नहीं चलता हो तो बड़ी सावधानी के साथ बहुत अल्प मात्रा में और बहुत थोड़े समय के लिये प्रयोग कर सकते हैं ॥६१–६३॥

विषस्य मात्रायां प्रयोगे फलवैशिष्ट्यम्

विषं भवति पीयूषं मात्रया विनियोजितम्।
तदेवामात्रया युक्तं द्रुतं मुष्णाति जीवितम् ॥६४॥
तस्मात्पूर्वन्तु रोगाणां रोगिणां च बलाबलम्।
वीक्ष्य देशादिकञ्चापि विषमात्रां प्रकल्पयेत् ॥६५॥

वत्सनाभविषस्य मात्रा

कलांशतो रक्तिकाया वस्वंशप्रमितं विषम्।
विमलं विनियुञ्जीत बलकालाद्यपेक्षया ॥६६॥

विषं भवति पीयूषममृतं मात्रया विनियोजितम्। मात्रा च रोगिदेशकालबलापेक्षयेति बोधयति तस्मात् पूर्वन्त्विति। रक्तिकायाः षोडशांशतः अष्टमांशपर्य्यन्तमस्य मात्रानिर्धारणम् ॥६४–६६॥

भा.टी.—वत्सनाभ को यदि मात्रापूर्वक सब बातों का ध्यान रखते हुए प्रयोग किया जाय तो यह शरीर में अमृत का कार्य करता है अर्थात् जीवनदान करनेवाला होता है। यदि इसे अधिक मात्रा में सेवन किया जाय तो हृदय क्रिया को बन्द करके यह जीवन ही नष्ट कर देता है। अतः विषप्रयोग करने के पूर्व रोग और रोगी का बलाबल और देश, काल, अवस्था, प्रकृति, सात्म्य आदि का पूर्ण विचार करके विष की मात्रा निर्धारित करनी चाहिये। रोग और रोगी का बलाबल देश काल आदि का निश्चय करके रत्ती के सोलहवें भाग से लेकर रत्ती का आठवाँ भाग तक वत्सनाभ की मात्रा प्रयोग करनी चाहिये ॥६४–६६॥

अथ वत्सनाभविषस्य आमयिकः प्रयोगः।

मृत्युञ्जयरसः

अमृतं द्विगुणामलेङ्गुलाढ्यं त्रिदिनं त्वार्द्रकवारिणा विपिष्टम्।
मलिमागधिकामरिचटङ्कैः समभागैः परिपेषयेत्क्रमशः ॥६७॥

वाटिकाः कारयेद्यत्नात् ततो विषविधानवित् ।
गुञ्जार्धसम्मिता वापि गुञ्जापादांशसम्मिताः ॥ ६८ ॥
रसोऽयं तु समाख्यातो मृत्युञ्जयसमाह्वयः ।
अयं वातज्वरहरस्तथा फुफ्फुसशोथहृत् ॥ ६९ ॥
प्रवाहिकाप्रशमनो विविधज्वरनाशनः ।
आध्मानाजीर्णसंयुक्तसंनिपातनिपातनः ॥ ७० ॥

अस्य च रोगयोग्यप्रयोगक्रमे प्रथमतो मृत्युञ्जयरसः—यद्यपि तन्त्रान्तरेषु विषहिंगुलयोरार्द्रकवारिणा पेषणां नोक्तं तथापि अनुभूतचरत्वादुपयुक्ततमत्वाच्चात्र कथितमाचार्य्यैरिति । अस्य च आवस्थिकः प्रयोगः स्वानुभूतचरस्तन्त्रान्तरानुक्तोऽप्याविष्कृतः ॥ ६७–७० ॥

भा.टी.–शुद्ध वत्सनाभ एक भाग में दो भाग शुद्ध हिंगुल मिलाकर खरल में तीन दिन तक अदरख के स्वरस से खूब अच्छी तरह मर्दन करें । अब इसमें वत्सनाभ के बराबर भाग, शुद्ध गन्धक, पिप्पलीचूर्ण, कालीमिर्चचूर्ण और सुहागा खील; प्रत्येक मिलाकर अच्छी तरह मर्दन करें । जब गोली बाँधने योग्य हो जाय तो इसकी चौथाई रत्ती से आधी रत्ती तक की गोलियाँ बना लें । इसको "मृत्युञ्जयरस" नाम से कहा जाता है । यह रस अन्तः प्रयोग में वातज्वर (*Dengoo*), फुफ्फुस शोथ (निमोनिया), प्रारम्भिक प्रवाहिका तथा विविध प्रकार के ज्वरों को नष्ट करता है। इसके अतिरिक्त यह रस आध्मान तथा अजीर्ण युक्त सन्निपात ज्वर आन्त्रज्वर आदि को भी नष्ट करता है ॥ ६७–७० ॥

मृत्युञ्जयरसस्य आमयिकः प्रयोगः

आरक्तवक्त्रे प्रबलज्वरे च श्वासोच्छ्रये कष्टदकासवेगे ।
देयो दिनेऽयं प्रथमे द्वितीये मृत्युञ्जयः फुफ्फुसशोथरोगे ॥७१॥
रसोऽयं शीलितस्तीव्रज्वरवेगसमन्वितम् ।
आध्मानाजीर्णसंयुक्तं कृमिरोगं विनाशयेत् ॥ ७२ ॥
विविधोत्सेधजं वापि हृदावरणशोथजम् ।
ज्वरमारम्भवेलायां हन्ति मृत्युञ्जयो रसः ॥ ७३ ॥
नवज्वरायमाणं च त्वजीर्णाध्मानसंयुतम् ।
सन्निपातं त्रिहन्त्याशु रसोऽयं निम्बुकाम्भसा ॥ ७४ ॥
गौरवारुचिसंसृष्टं सामं वापि निरामकम् ।

रसोऽयं निम्बूकद्रावैर्निहन्ति विषमज्वरम् ॥ ७५ ॥
पिप्पलीमधुसंयुक्तो रसोऽयं परिशीलितः ।
नवज्वरायमाणन्तु जीर्णज्वरमपोहति ॥ ७६ ॥
सोत्सेधारक्तशिश्नाग्रं सदाहं वेदनान्वितम ।
निहन्त्यारम्भवेलायामौपसर्गिकमेहकम ॥ ७७ ॥

भा.टी.—फुप्फुस शोथ रोग (निमोनिया) में प्रारम्भ के पहिले और दूसरे दिन जब कि ज्वर बहुत तीव्र हो और रोगी का मुखमंडल लाल दिखाई देता हो और भयंकर कष्टदायक कास के साथ श्वास की अधिकता हो तो इस रस के प्रयोग करने से रोग का प्रभाव कम पड़ता जाता है । इस रस को तीव्र ज्वर-वेग युक्त और अजीर्ण तथा आध्मान सहित उदरकृमि-रोग में प्रयोग करने से शीघ्र लाभ होता है । हृदय में शोथ के कारण अथवा अन्य किसी शारीरिक भीतरी अंग के शोथ के कारण होनेवाले ज्वरों की प्रथमावस्था में इस रस का प्रयोग करने से शीघ्र ही इन रोगों के प्रभाव को शान्त कर देता है । अजीर्ण और आध्मान युक्त नूतन सन्निपातज्वर में इस रस को निम्बू के स्वरस के साथ अन्तः प्रयोग करने से शीघ्र ही सन्निपात ज्वर में लाभ होता है। अंग गौरव और अरुचि के साथ आम या निराम लक्षण युक्त विषमज्वर में इसको नीबू के रस के साथ सेवन कराने से आराम आता है । नवीन जीर्ण ज्वर में इस रस को पिप्पलीचूर्ण और शहद के साथ मिलाकर सेवन करने से आराम आता है । औपसर्गिकमेह अर्थात् सुजाक की प्रथमावस्था में जब इन्द्रिय के अग्रभाग में बहुत शोथ और लालिमा के साथ तीव्र दाह और वेदना हो तो इसके प्रयोग से ये सब लक्षण शान्त हो जाते हैं ॥ ७१–७७ ॥

हिंगुलेश्वरो रसः

अमृतं विमलं युगतोलमितं दरदं च कणासममेव समम् ।
परिपेष्य भृशं खलु सार्द्धयवप्रमिता वटिका विदधीत बुधः ॥७८॥
रसोऽयं तु समाख्यातो विबुधैर्हिङ्गुलेश्वरः ।
आमवातप्रशमनस्तथा वातज्वरापहः ॥ ७९ ॥

हिंगुलेश्वरः—शुद्धविषं द्वितोलकम् , हिंगुलं द्वितोलकम् , पिप्पली द्वितोलकमिता । वारिणा पेषयित्वा सार्धयवप्रमिताः वटिकाः विधेयाः । सोऽयमामवातादिशमनः ॥ ७८, ७९ ॥

भा.टी.—शुद्धवत्सनाभ दो तोला और पिप्पलीचूर्ण दो तोला, इन सबको

एकत्र खरल में जल के साथ मर्दन करके गोली बनाने योग्य हो जाने पर डेढ़ जौ के बराबर अर्थात् आधी रत्ती की गोली बना लें। इसको हिंगुलेश्वर रस कहते हैं। यह रस आमवात शामक और वातज्वरहर है ॥ ७८, ७९ ॥

हिंगुलेश्वरस्य आमयिकः प्रयोगः

तीव्रज्वरं साङ्गमर्दं सन्धिशूलसमन्वितम् ।
आमवातं निहन्त्याशु शीलितो हिङ्गुलेश्वरः ॥ ८० ॥
शीतकम्पाङ्गमर्दाढ्यं शिरोवेदनयान्वितम् ।
रसोऽयं शीलितो हन्ति वातिकज्वरमुल्बणम् ॥ ८१ ॥
नवज्वरायमाणन्तु जीर्णज्वरमथापि वा ।
सविरामज्वरं हन्ति रसोऽयं परिशीलितः ॥ ८२ ॥

सविरामज्वरमिति विरम्य पुनर्वेगोदये जनिशीलम् ॥ ८०-८२ ॥

भा.टी.—तीव्र ज्वर, अंगमर्द तथा सन्धिशूल युक्त आमवात में इस रस का सेवन करने से शीघ्र ही आराम आता है। सब शरीर में शीत कम्प अंगमर्द और तीव्र शिरोवेदना के साथ होनेवाला वातिक ज्वर इसके प्रयोग से शान्त हो जाता है। इसके अतिरिक्त नवज्वर अथवा जीर्णज्वर और सविरामज्वर (एक या दो दिन रुककर आनेवाला) में भी यह लाभ करता है ॥८०-८२ ॥

पञ्चामृतरसः

अमृतं तोलकमितं रसं गन्धञ्च तन्मितम् ।
मरिचं टङ्कणञ्चैव तोलकत्रितयोन्मितम् ॥ ८३ ॥
समादाय ततो वारा वटिका रक्तिकोन्मिताः ।
निर्यापयेद्भिषग्वर्यो रसः पञ्चामृताभिधः ॥ ८४ ॥
विविधोत्थानसंस्थानं विविधस्थानसंस्थितम् ।
ज्वरातिसार युक्तञ्च शोथं हन्त्यविशालम्बितम् ॥८५॥
जलोदरं शिरःशूल पीनसञ्च गलग्रहम् ।
नासारोगं कण्ठरोगं हन्ति च श्लैष्मिकामयम् ॥ ८६ ॥

भा.टी.—शुद्ध वत्सनाभ एक तोला, शुद्ध पारा एक तोला, शुद्ध गन्धक एक तोला, कालीमिरच तथा शुद्ध टंकण; प्रत्येक तीन-तीन तोला लेकर एकत्र खरल में जल से पीस लें, जब गोली बनने योग्य हो जाय तो इसकी एक-एक रत्ती की गोलियाँ बना लें। इसको पञ्चामृत रस कहते हैं। विविध कारणजन्य

और विविध लक्षण युक्त शरीर के विविध भागों में होनेवाले ज्वरातिसार सहित शोथ को यह रस नष्ट करता है। इसी प्रकार जलोदर (जलंधर पेट में पानी भरना) शिरःशूल, पीनस, गलग्रह, नासिकारोग, कण्ठरोग तथा कफप्रयोग जन्य रोगों को भी यह रस नष्ट करता है ॥ ८३-८६ ॥

अस्य आमयिकः प्रयोगः

पुनर्नवाकषायेण रसोऽतं वार्द्रकद्रवैः ।
विविधोत्थानसंस्थानं शोथं हन्त्याशु सर्वगम् ॥ ८७ ॥
आर्द्रकद्रवयोगेन रसोऽयं परिशीलितः ।
शिरःशूलं निहन्त्याशु वृक्षं शक्राशनिर्यथा ॥ ८८ ॥

भा.टीः—सर्वशरीरग, विविध कारणजन्य तथा विविध लक्षण युक्त शोथ को शान्त करने के लिये इस पञ्चाननरस को पुनर्नवा कषाय अथवा अदरख स्वरस के साथ देने से शीघ्र आराम आता है। अदरख स्वरस के साथ इस रस का सेवन करने से शिरःशूल शीघ्र नष्ट हो जाता है ॥ ८७, ८८ ॥

शिवताण्डवरसः

विषं तु तोलकमितं रससिन्दूरकं तथा ।
तालकं त्रिमलं सूतं बलिं च समभागिकम् ॥ ८९ ॥
चूर्णीकृतं च मरिचं चतुस्तोलकसंमितम् ।
समादाय भिषग्वर्यः पेषयेदार्द्रकद्रवैः ॥ ९० ॥
निर्यापयेद्विधानज्ञो वटिका रक्तिकोन्मिताः ।
रसोऽयं तु समाख्यातः शिवताण्डवसंज्ञकः ॥ ९१ ॥
दृढदन्तं लिप्तदेहं भ्रान्ततारकलोचनम् ।
विषयाशक्तकरणं सन्निपातं निपातयेत् ॥ ९२ ॥

शिवताण्डवरसः—विषादिगन्धकान्तानां प्रत्येकमेकतोलकम्, मरिचस्य च चतुस्तोलकं गृहीत्वा आर्द्रकरसैः पेषयेत्। व्याख्यासमानमन्यत् ॥ ८९-९२ ॥

भा.टी.-शुद्ध वत्सनाभ एक तोला, रससिन्दूर एक तोला, शुद्ध हरताल एक तोला, शुद्ध पारा एक तोला, शुद्ध गन्धक एक तोला और कालीमिर्चचूर्ण चार तोला लेकर इसको एकत्र खरल में अदरख स्वरस से अच्छी तरह मर्दन करें। गोली बनाने योग्य होने पर इसकी एक-एक रत्ती की गोलियाँ बना लें। इस रस को वैद्य लोग शिवताण्डव रस कहते हैं। यह रस सन्निपात की उस अवस्था में लाभ करता है

जब कि रोगी के दाँत बैठ गये हों, सारे शरीर में स्वेद आ रहा हो और रोगी की पुतलियाँ तथा नेत्र टेढ़े पड़ गये हों और इन्द्रियों की विषय ग्रहण शक्ति नष्ट हो गयी हो ॥८६–६२॥

आनन्दभैरवरसः

अमृतं गव्यमूत्रेण यत्नतो विमलीकृतम् ।
मागधी मरिचं चैव सौभाग्यं दरदं तथा । ६३ ।
समं समं समादाय वारिणा परिपेषयेत् ।
रक्तिकार्द्धमिताश्चैव वटिकाः कारयेत्ततः ॥६४॥
प्रवाहिकाप्रशमनः पूयमेहप्रणुत्परम् ।
ज्वरातिसारजिन्नाम्ना रसो ह्यानन्दभैरवः ॥६५॥

आनन्दभैरवः—यत्नतो विमलीकरणं प्रागुक्तम् । दरदं हिंगुलम् । सर्वं समानमानम् । पूयमेहः "*Gonorrhea*" इत्याङ्गलभाषायाम् ॥६३–६५॥

भा.टी.—गोमूत्र से अच्छी तरह शुद्ध किया हुआ वत्सनाभ चूर्ण, पिप्पली-चूर्ण, मरिचचूर्ण, शुद्ध सुहागाचूर्ण और शुद्ध हिंगुल; प्रत्येक समभाग में लेकर एकत्र खरल में डालकर जल से मर्दन करें। जब गोली बनाने योग्य हो जाय तो इसकी आधी-आधी रत्ती की गोलियाँ बना सुखाकर रखलें। यह रस आनन्द-भैरव नाम से कहा जाता है। इसके सेवन से प्रवाहिका (पेचिश) की शान्ति होती है और सुजाक में तथा ज्वरातिसार में आराम आता है ॥६३–६५॥

आनन्दभैरवस्य आमयिकः प्रयोगः

सशोथारक्तशिश्नाग्रं दाहकण्डूयनान्वितम् ।
पूयमेहं निहन्त्याशु रसो ह्यानन्दभैरवः ॥६६॥
अतिसारं ज्वरोद्भूतं ज्वरं वाप्यतिसारजम् ।
बहुतापं वातिवेगं हन्त्ययं तु रसोत्तमः ॥६७॥
अजीर्णशूलप्रबलज्वरायां प्रवाहिकायां कफवातजायाम् ।
ज्वरोपशान्त्यै विनियोजनीयः फलेन्द्रपत्रस्वरसादियोगात् ॥६८॥

सशोथारक्तशिश्नाग्रमिति प्रयोगयोग्यरोगावस्थानिर्देशः । फलेन्द्रपत्रं राज-जम्बुवृक्षपत्रम् ॥६६–६८॥

भा.टी.—पूयमेह (सुजाक) में जब मूत्रेन्द्रिय के मुख पर शोथ और रक्त-सञ्चय के साथ दाह (जलन) और कण्डू (खुजली) होती हो तो आनन्दभैरवरस

के सेवन से उक्त सब कष्ट मिट जाते हैं। तीव्र ज्वर में होनेवाले अतीसार में अथवा अतीसार में होनेवाले तीव्र वेग और अत्यन्त तापांशवाले ज्वर में यह आनन्दभैरवरस उत्तम कार्य करता है। इसी तरह इस आनन्दभैरवरस को अजीर्णशूल और प्रबलज्वरयुक्त कफवातप्रकोपजन्य प्रवाहिका में, ज्वर और प्रवाहिका में बड़ी जामुन के पत्तों के स्वरस के साथ सेवन करने से शीघ्र आराम आता है ॥९६–९८॥

जयावटी

विषं निशा कटुत्रिकं कृमिघ्ननिम्बुमुस्तकम्।
समं समं समोन्मितं जयन्तिकाशिफारजः ॥९९॥
समाहरेद्भिषग्वरो वटीं द्विगुञ्जसंमिताम्।
प्रमापयेत्तु नामतो बुधैर्मता जयावटी ॥१००॥
जयावटी विशेषतः प्रमेहकासपाण्डुजित्।
नवज्वरापहा परं तथैव रक्तपित्तनुत् ॥१०१॥

जयावटी—निशा हरिद्रा, कृमिघ्नं विडङ्गम्। रोगप्रयोगस्तु यद्यप्यनुपानभेदेन तन्त्रान्तरेषु विस्तरेणोक्तः, तथापि विषप्रयोगमधिकृत्य विशेषतो येषु येषु रोगेषु प्रयुज्यते तेषामेव परिसंख्यानम् ॥९९–१०१॥

भा.टी.--शुद्धवत्सनाभ, हरिद्राचूर्ण, सोंठचूर्ण, मरिचचूर्ण, पिप्पलीचूर्ण, वायविडंग चूर्ण, निम्बपत्रचूर्ण, मुस्ता (मोथा) चूर्ण, जयन्तीमूलचूर्ण; प्रत्येक समभाग में लेकर एकत्र खरल में जल के साथ मर्दन करें। गोली बनाने के योग्य हो जाने पर इसको दो-दो रत्ती की गोलियाँ बनालें। इसको विद्वान् वैद्य लोग जयावटी के नाम से व्यवहार करते हैं। यह जयावटी विशेष रूप से प्रमेह कास तथा पाण्डुरोग नाशक है। नवज्वर में प्रयोग करने से ज्वर शान्त हो जाता है और रक्तपित्त रोग में भी यह उत्तम लाभ पहुँचाती है ॥९९–१०१॥

जयावटिकाया आमयिकः प्रयोगः

चन्दनस्य कषायेण शीलिता तु जयावटी।
रक्तपित्तं निहन्त्याशु सज्वरं त्वविलम्बितम् ॥१०२॥
बलामूलकषायेण शीलिता तु जयावटी।
जत्रूर्ध्वपञ्चमीनाडीगतं शूलं व्यपोहति ॥१०३॥
मुस्तेन्द्रयवविश्वानां क्वाथेन तु जयावटी।
शीलिता ग्रहणीं हन्ति सज्वरामतिदारुणाम् ॥१०४॥
पर्पटस्य कषायेण जया तु परिशीलिता।

विनाशयति पित्तोत्थं ज्वरं खल्वतिदारुणम् ॥ १०५ ॥

भा.टी.—ज्वरयुक्त रक्तपित्त में जयावटी को रक्तचन्दन के कषाय के साथ सेवन कराने से शीघ्र ही रक्तपित्त में आराम आता है। यदि जयावटी को खरेंटी-मूलकषाय के साथ सेवन कराया जाय तो जत्रु के ऊर्ध्वभागगामी पञ्चमी नाडी (*Fifth Nerves*) के शूलमें (सूर्यावर्त, अर्धावभेदक आदि) शीघ्र आराम आ जाता है। अति भयंकर ज्वरयुक्त संग्रहणी रोग में इस जयावटी को मोथा, इन्द्रजौ और सोंठ के कषाय के साथ प्रयोग कराने से शीघ्र आराम आता है। अति भयंकर पित्तप्रकोपजन्य ज्वर में जयावटी को पित्तपापड़े के कषाय के साथ सेवन कराने से शीघ्र ज्वर कम हो जाता है ॥ १०२–१०५ ॥

कफकेतुरसः

अमृतं तोलकमितं गोमूत्रपरिशोधितम्।
पिप्पली शंखभसितं टङ्कणं चैव तन्मितम् ॥ १०६ ॥
शृङ्गवेररसेनैव पेषयेत्त दिनत्रयम्।
गुञ्जार्धमात्रा वटिकाः कर्त्तव्याः खलु यत्नतः ॥ १०७ ॥
रसोऽयं भाषितो नाम्ना कफकेतुसमाह्वयः।
प्रतिश्यायं तथा कासं कण्ठरोधं विनाशयेत् ॥ १०८ ॥
गलग्रहं कर्णरोगं श्वासं प्रतमकाभिधम्।
विनिहन्ति विशेषेण रसोऽयमविलम्बितम् ॥ १०९ ॥

कफकेतुरसः—शृङ्गवेररसेन आर्द्रकरसेन। अनुपानानि आवस्थिकः प्रयोगकालश्चानुभूतचरो विशदीकृतः ॥ १०६–१०९ ॥

भा.टी.—गोमूत्र से शुद्ध किया हुआ अमृत (वत्सनाभविष) एक तोला पिप्पलीचूर्ण, शंखभस्म और शुद्ध टंकण (सुहागा); प्रत्येक विष के समभाग लेकर सब को एकत्र खरल में अदरख के स्वरस के साथ तीन दिन तक मर्दन करें। गोली बनाने पर इसकी आधी-आधी रत्ती की गोलियाँ बनाकर सुखा लें। इसको कफकेतुरस कहते हैं। यह कफकेतुरस प्रतिश्याय, कास तथा कण्ठ के रोगों को नष्ट करता है। गले में कफ प्रकोप से रुकावट होने पर और कर्णरोगों तथा विशेषरूप से प्रतमक श्वास (दमा) रोग में यह बहुत शीघ्र ही लाभ पहुँचाता है ॥ १०६–१०९ ॥

अस्य आमयिकः प्रयोगः

क्षौद्रार्द्रकरसोपेतो रसोऽयं परिशीलितः।

तीव्रशीघ्रव्यथोपेतं स्तब्धांगं काससंयुतम् ॥ ११० ॥
सज्वरं वातजं वापि खलु वातबलासजम् ।
प्रतिश्यायं निहन्त्याशु दिवसत्रयमात्रतः ॥ १११ ॥
सन्निपातसमुद्भूतं तथैव तु गलग्रहम् ।
कर्णक्षतादिजनितं ज्वरं हन्ति च दारुणम् ॥ ११२ ॥
नवज्वरायमाणश्च प्रतिश्यायसमन्वितम् ।
श्वासं प्रतमकाभिख्यं नाशयत्यविलम्बितम् ॥ ११३ ॥

दिवसत्रयमात्रत इति अनुभवविषयीभूतकालनिवेदनं प्रायिकम् ।११०-११३।

भा.टी.—इस कफकेतुरस को वातप्रकोपजन्य अथवा कफवातप्रकोपजन्य प्रतिश्याय में, जब ज्वर, अधिकपीड़ा, शरीर में स्तब्धता तथा कास भी साथ हो तो अदरख और शहत के साथ सेवन करने से शीघ्र ही तीन दिन में आराम आ जाता है। इसी तरह गले में सन्निपातप्रकोपजन्य अवरोध और कर्ण, गल, कण्ठ आदि क्षत के कारण होनेवाले भयंकर ज्वरों में यह शीघ्र लाभ करता है। नूतन ज्वर और प्रतिश्याय युक्त प्रतमक श्वास रोग में भी यह शीघ्र ही उक्तानुपान से लाभ पहुँचाता है ११०–११३ ॥

विषरसायनम्

अमृतं तोलकमितं गोमूत्रविमलीकृतम् ।
तत्समं रससिन्दूरं हिंगुलं विमलं तथा ॥ ११४ ॥
तथैव तारं ताम्रं च रसगन्धकजारितम् ।
व्योषं पलार्द्धप्रमितं चतुर्जातं च चित्रकम् ॥ ११५ ॥
समादाय भिषग्वर्यो वारिणा परिपेषयेत् ।
वटिकाः कारयेद्युक्त्या रक्तिद्वितयसंमिताः ॥ ११६ ॥
प्राणाचार्यैः समाख्यातं नाम्ना विषरसायनम् ।
बल्यं वर्ण्यं परं वृष्यं नानारोगनिषूदनम् ॥ ११७ ॥
मासद्वयप्रयोगेण रसस्याऽस्य निरन्तरम् ।
दिव्यदृष्टिर्दीर्घकायो भवत्येवाविलम्बितम् ॥ ११८ ॥
अग्निसंदीपनमिदं यकृत्प्लीहनिषूदनम् ।
अजीर्णानाहशमनं परं शूलनिबर्हणम् ॥ ११९ ॥
कर्तुं जीवनसाफल्यं विहर्तुं ललनाकुले ।
यौवनानन्दमाहर्तुमिदं सेव्यं रसायनम् ॥ १२० ॥

विषरसायनम्—गोमूत्रविमलीकृतमिति विशेषः। तारं रजतम्। रसगन्धक-जारितमिति ताम्रविशेषणं प्रकारान्तरमृतनिषेधाय। युक्त्यासावधानतया जीवन-सफाल्यमिति वृष्यत्वादस्य योगस्य॥ ११४-१२०॥

भा.टी.—गोमूत्र में शुद्ध किया हुआ अमृत (विष) एक तोला, रस-सिन्दूर एक तोला, शुद्ध हिंगुल एक तोला, रजतभस्म, पारद-गन्धक योग से बनी हुई ताम्रभस्म; प्रत्येक एक तोला, शुण्ठीचूर्ण, मिरचचूर्ण, पिप्पलीचूर्ण, दालचीनी, तेजपात, छोटी इलायची, नागकेशर तथा चित्रकमूलचूर्ण; प्रत्येक आधा पल लेकर एकत्र खरल में जल के साथ पीसकर अच्छी तरह दो-दो रत्ती की गोलियाँ बनाकर सुखा लें। इस योग को वैद्य लोग "विषरसायन" नाम से कहते हैं। यह रसायन सेवन करने पर बल्य, वृष्य, वर्ण्य तथा अनेक विध रोगों को नष्ट करनेवाला है। इस रसायन का निरन्तर दो मास तक सेवन करने से मनुष्य शीघ्र ही दिव्यदृष्टि तथा दीर्घकाय हो जाता है। इसके सेवन से अग्नि की वृद्धि होती है और यकृत् तथा प्लीहा रोग नष्ट हो जाते हैं। पेट में शूल, अफारा और अजीर्ण होने पर सब रोग शान्त हो जाते हैं। युवावस्था का आनन्द लेनेवाले और अधिक स्त्रियों से रमण की इच्छावाले मनुष्य को इसका सेवन अवश्य करना चाहिये॥ ११४-१२०॥

अमृतरसायनम्

विषं द्वितोलकमितं सुरभीमूत्रभावितम।
धात्रीहृतं कान्तलोहं गगनं स्वर्णमाक्षिकम्॥ १२१॥
स्वर्णसिन्दूरकञ्चैव तारं वङ्गञ्च तन्मितम्।
खादिरं नागरं चैव त्रितोलकमितं पृथक्॥ १२२॥
समादाय भिषग्वर्यः कन्यानीरेण मर्दयेत्।
निर्मापयेत्तु वटिका रक्तिद्वितयसंमिताः॥ १२३॥
समाख्यातं भिषग्वर्यैर्नाम्नाऽमृतरसायनम्।
नानातङ्कप्रशमनं रसायनमनुत्तमम्॥ १२४॥
रसायनमिदं रम्यं दीपनं बृंहणं परम्।
बलसञ्जननञ्चैव रतिशक्तिविवर्द्धनम्॥ १२५॥
कासश्वासप्रशमनं क्षयक्षयकरं परम्।
क्लैब्यापहं विशेषेण शुक्रतारल्यनाशनम्॥ १२६॥
अतीसारग्रहणिकावह्निमान्द्यनिषूदनम्।

परं त्वग्दोषशमनं तथा कुष्ठविनाशनम् ॥ १२७ ॥
अपत्यकरमत्यन्तं परमोजोविवर्द्धनम् ।
धृतिस्मृतिप्रदञ्चैव नानामेहनिषूदनम् ॥ १२८ ॥
यौवनोपवने नित्यं रतिपुष्पचिचीषया ।
विहरद्भिः कामिभिस्तु सेव्यमेतद्रसायनम् ॥ १२९ ॥
एतद्दिव्यरसायनं घृतसिताक्षौद्रेण संयोजितं ।
वर्षैकं परिशीलितं ह्यविरतं कामं द्विगुञ्जोन्मितम् ।
वार्द्धक्यं विनिहन्त्यलं शमयति श्लेष्माणमत्युल्बणं
कामं कामकलाविलासचतुरप्रौढाङ्गनारञ्जनम् ॥ १३० ॥

अथामृतरसायनम्—सुरभीमूत्रं गोमूत्रम् , धात्री आमलकी, आमलकीसत्त्व-स्वरसेन शतधा पुटितं कान्तं म्रियत इति पूर्वमुक्तम् । गगनं अभ्रकम् । खादिरः खदिरसारः रतिरेव पुष्पं तस्य चिचीषा चयनेच्छा । कामम् अत्यर्थम् ।१२१-१३०।

भा.टी.—गोमूत्र से शुद्ध वत्सनाभ, आवलों के स्वरस से पुट दिया हुआ कान्तलोह, अभ्रकभस्म, स्वर्णमाक्षिकभस्म, स्वर्णसिन्दूर, रजतभस्म और वंगभस्म, प्रत्येक दो-दो तोला, खदिरसार (कत्था) और शुण्ठीचूर्ण पृथक् तीन-तीन तोला लेकर सबको एकत्र खरल में घीकुआर के स्वरस से अच्छी तरह मर्दन करें। गोली बनाने योग्य होने पर इसकी दो रत्ती की गोलियाँ बना लें । इस योग को वैद्य लोग अमृतरसायन कहते हैं । यह अमृतरसायन अनेक विध रोग नाशक और उत्तम रसायन गुणकारक दीपक बृंहण है। इसके सेवन करने से शरीर में बल की वृद्धि होती है, स्त्री सम्भोग-शक्ति बढ़ती है । यह कास तथा श्वास रोग को शान्त करता और क्षयरोग का क्षय (नाश) करता है । इसको कुछ काल सेवन करने से नपुंसकता नष्ट हो जाती है और शुक्र-धातु का पतलापन हट जाता है। यह रसायन पुरातन अतीसार, ग्रहणीरोग तथा अग्निमान्द्य रोगों को नष्ट करता है । रक्तविकृतिजन्य त्वक् रोगों को मिटाता और कुष्ठरोग को नष्ट करता है । इसके सेवन से वीर्य की दुर्बलता और दोष दूर होकर वह सन्तानोत्पादन करने के योग्य हो जाता है और शरीर में ओजः शक्ति बढ़ जाती है । स्वस्थ शरीर से इसका सेवन करने से धारण तथा स्मरण शक्ति बढ़ जाती है और अनेक-विध प्रमेहरोग नष्ट हो जाते हैं । इस दिव्य रसायन को गोघृत, मिश्री और शहद के साथ मिलाकर दो रत्ती मात्रा में निरन्तर एक वर्ष तक सेवन करने से बुढ़ापा तथा अतिवृद्ध कफप्रकोप शान्त हो जाता है ॥ १२१-१३० ॥

अथ विषस्य प्रयोगः

व्योषताम्रसमायुक्तं विषं तु परिशीलितम् ।
वातशूलं तथा गुल्मं विनिहन्ति सुदारुणम् ॥१३१॥
मधुयष्टीपद्मकन्दलाक्षोशीरयुतं विषम् ।
शीलितं तण्डुलाम्भोभी रक्तपित्तहरं परम् ॥१३२॥
वचाचन्दनलोध्राढ्यं विषं क्षौद्रेण शीलितम् ।
समाख्यातं विशेषेण जीर्णज्वरविनाशनम् ॥१३३॥
वरीविदारिकाद्राक्षाकपिकच्छूनमन्वितम् ।
विषं तु मधुना लीढं शुक्रसञ्जननं परम् ।१३४॥
रजनीगोक्षुरद्राक्षायुतं युक्तं विषं द्रुतम् ।
गोक्षुरस्य कषायेण मूत्रकृच्छ्रप्रणाशनम् ॥१३५॥
त्रायन्तीवायसीमूलगायत्रीराजपादपैः ।
शृतैर्विषं शीलितं तु ख्यातं कुष्ठनिषूदनम् ॥१३६॥
पाषाणभेदाश्मजतुयवक्षारसमन्वितम् ।
अमृतं शीलितं हन्ति त्वश्मरीमतिदारुणाम् ॥१३७॥
सर्जिकाक्षारसंयुक्तं सव्योषं परिशीलितम् ।
विषं खलु समाख्यातं परं गुल्मप्रणाशनम् ॥१३८॥
जन्तुघ्नदाडिमशिफाशतपुष्पायुतं विषम् ।
शीलितं नाशयत्याशु कृमिरोगं सुदारुणम् ॥१३९॥
त्रिक्षारशरपुङ्खाढ्यं कणामूलयुतं विषम् ।
शीलितं मात्रया नित्यं मतं प्लीहनिषूदनम् ॥१४०॥

अथ विषस्य प्रयोगाः—व्योष त्रिकटु । पद्मकन्दः शालूकं विषं वा । त्रायन्ती त्रायमाणा । वायसीमूलम्—"काकाह्वा चैव वायसी" इति निघण्टुः । गायत्री खदिरः, राजपादपः आरग्वधः, अश्मजतु शिलाजतु, दडिमशिफा दाडिमीमूलम् ॥१३१–१४०॥

भा.टी.—शुद्ध विष को सोंठ, मिर्च तथा पिप्पलीचूर्ण और ताम्रभस्म के साथ मिलाकर सेवन करने से भयंकर बातिक शूल और गुल्म रोग शान्त हो जाता है । रक्तपित्त को शान्त करने के लिए शुद्ध विषचूर्ण में मुलैठी, कमलकन्द, लाख तथा खश का चूर्ण मिला चावलों के धोवन के साथ सेवन करना

चाहिए। शुद्ध विषचूर्ण में श्वेतवच, चन्दन तथा लोध का चूर्ण मिलाकर शहत के साथ चटाने से कुछ ही दिनों में जीर्ण (पुराना) ज्वर नष्ट हो जाता है। शुक्र धातु की उत्पत्ति तथा वृद्धि के लिए वत्सनाभ चूर्ण को शतावरी, विदारीकन्द, द्राक्षा तथा कौंच के बीजों के चूर्ण में मिलाकर शहद के साथ चटाया जाता है। शुद्ध विष चूर्ण में हरिद्रा, गोखरू और द्राक्षा मिलाकर गोखरू कषाय के साथ सेवन करने से मूत्रकृच्छ्र नष्ट हो जाता है। कुष्ठ रोग में शुद्ध विष को त्रायमाणा, मकोयमूल, खैर तथा अमलतास की फली के कषाय के साथ सेवन करने से आराम आता है। अति भयंकर पत्थरी को नष्ट करने के लिए वत्सनाभविषचूर्ण में पाषाणभेदचूर्ण, शुद्ध शिलाजीत तथा यवक्षार चूर्ण मिलाकर कुछ काल निरन्तर सेवन कराना चाहिए। शुद्ध वत्सनाभचूर्ण में सौंठ मिर्च तथा पिप्पली-चूर्ण और सज्जीखार चूर्ण मिलाकर सेवन करने से गुल्म रोग नष्ट होता है। भयंकर उदरकृमि रोग में शुद्ध विषचूर्ण को वायविडंगचूर्ण में मिलाकर सेवन कराना चाहिए। शुद्ध वत्सनाभचूर्ण में त्रिक्षार (यवक्षार-सज्जीक्षार और टंकणक्षार) तथा सरसों का चूर्ण और पिप्पलीमूलचूर्ण मिलाकर कुछ दिन निरन्तर सेवन करने से प्लीहा (तिल्ली) रोग नष्ट हो जाता है ॥१३१-१४०॥

अथास्य बाह्यप्रयोगः

बीजपूरद्रवैः पिष्टं विषं समसितायुतम् ।
अञ्जनान्नाशयत्याशु काचं नातिचिरोत्थितम् ॥१४१॥
निशाद्वयकणायुक्तं विषं कृष्णाञ्जनान्वितम् ।
अञ्जितं नाशयत्यव काचं नातिचिरोत्थितम् ॥१४२॥
त्रिसप्तवारं त्वमृतं भावितं धात्रिकारसैः ।
अञ्जितं शुद्धशङ्खाढ्यं तिमिरं हन्ति दारुणम् ॥१४३॥
सुरभीमूत्रयोगेन सप्तधा भावितं विषम् ।
सकणं त्वञ्जितं यत्नान्मतं काचजिदञ्जनम् ॥१४४॥
सुश्लक्ष्णपिष्टहीराढ्यं विषं गोमूत्रभावितम् ।
नारीस्तन्येन संघृष्टं मतं काचजिदञ्जनम ॥१४५॥
करवीरकरञ्जार्कनिम्बपत्रनिशायुतम ।
रक्तचन्दनमञ्जिष्ठासप्तपर्णवचान्वितम ॥१४६॥
मालतीपत्रसंयुक्तं विषं तालशिलायुतम् ।

प्रलेपेन निहन्तीह व्रणान् कुष्ठसमुद्भवान् ॥ १४७ ॥
घृष्टमार्द्रकतोयेन विषमत्यल्पमात्रया ।
सद्यःपूरणयोगेन कर्णशूलहरं मतम् ॥ १४८ ॥
कदलीकन्दतोयेन विषं भृङ्गाम्बुभावितम् ।
पूरणाद्विनिहन्तीह पुष्पं नातिचिरोत्थितम् ॥ १४९ ॥
भृङ्गराजरसेनैव पूरणाच्च निशान्धताम् ।
विषाञ्जिते च नयने सिञ्चेद्दारा मुहुर्मुहुः ॥ १५० ॥

समं विषतुल्यं यत् सिताखण्डं तद्युतम् । काचः नेत्ररोगविशेषः। तिमिरमेव विकृतं सत् काचतां याति । सकणं पिप्पलीसहितम् । करवीरो हयमारः, निशा हरिद्रा, तालं हरितालम्, शिला मनःशिला । विषाञ्जिते चेत्युपक्रमः विषतीक्ष्णताप्रतिषेधाय सर्वत्र ज्ञेयः ॥ १४१–१५० ॥

भा.टी.—नूतन मोतियाबिन्द में अर्थात् मोतियाबिन्द उतरने के प्रारम्भ में शुद्ध वत्सनाभ को बिजौरा नीम्बू के स्वरस में घोंटकर उसमें समभाग (विष के बराबर) खांड मिलाकर आँखों में अञ्जन करने से मोतियाबिन्द बढ़ने नहीं पाता है । इसी तरह शुद्ध वत्सनाभ, हल्दी, दारुहल्दी, पिप्पलीचूर्ण और शुद्ध काला सुरमा एकत्र बारीक पीसकर अञ्जन बना लें । इस अञ्जन को नेत्रों में लगाने से नया मोतियाबिन्द नष्ट हो जाता है । भयंकर तिमिर (नेत्ररोग) में विष को इक्कीस बार आंवलों के स्वरस में भावना देकर उसमें विष के बराबर भाग शंखचूर्ण मिलाकर आँखों में आंजन किया जाता है । गोमूत्र में सात भावना दिये हुए वत्सनाभचूर्ण में समभाग पिप्पली चूर्ण मिलाकर अञ्जन करने से भी काचरोग नष्ट होता है । गोमूत्र में सात बार भावना दिये हुए वत्सनाम चूर्ण में समभाग हीरे का चूर्ण मिलाकर स्त्री-दुग्ध में पीसकर नेत्रों में लगाने से भी काच रोग नष्टहो जाता है। कुष्ट के व्रणों को नष्ट करने के लिए वत्सनाभ चूर्ण में लालचन्दन, मजीठ, सप्तपर्ण, वच, कनेरपत्र, कञ्चनपत्र, आक के पत्ते, निम्बपत्र, हरिद्राचूर्ण, चमेली के पत्र, हरताल और मैनसिल मिलाकर लेप करने से व्रण शीघ्र अच्छे हो जाते हैं । कर्णशूल को दूर करने के लिए वत्सनाभ को अदरख के स्वरस में घिस कर तत्काल कान में डालने से कान का दर्द बन्द हो जाता है । वत्सनाभ को भृंगराज के स्वरस की भावना देकर कदली कन्द के स्वरस में घिसकर नेत्र में डालने से नया फूला नष्ट हो जाता है। निशान्धता (रतौंधो) रोग में विष को भांगरा स्वरस में घिस कर डालने से वह नष्ट हो जाती है।

विषयुक्त अञ्जनों को नेत्रों में लगाने के बाद नेत्रों को बार-बार शुद्ध जल से कई बार धोना चाहिए ॥ १४१–१५० ॥

विषप्रभा वर्तिका

विषं तु तोलकमितं निशास्वरसपेषितम् ।
विशोधिता रोगशिला भृङ्गराजद्रवेण तु ॥१५१॥
श्लक्ष्णचूर्णीकृतं शङ्खं त्वब्धिफेनं च सैन्धवम् ।
कणाभया लोध्रनिशे बीजमक्षकरञ्जयोः ॥१५२॥
वृक्षाम्लं मरिचं चैव मञ्जिष्ठा रक्तचन्दनम् ।
समं समं समादाय त्वजाक्षीरेण पेषयेत् ॥१५३॥
निर्मापयेद्भिषग्वर्यो वर्तिकाः खलु शोभनाः ।
नामतस्तु समाख्याता भिषग्भिस्तु विषप्रभा ॥१५४॥
सङ्घृष्टा वर्तिका वारा नेत्रयोर्विनियोजिता ।
शुक्लार्ममांसर्पिल्लादीन् रोगान् नाशयति द्रुतम् ॥१५५॥
शिरीषदलपुष्पाढ्यं विषं तु परिशीलितम् ।
समाख्यातं विशेषेण भृशमाखुविषापहम् ॥१५६॥
कदलीकन्दतोयेन विषं साज्यं प्रयोजितम् ।
अशनाल्लेपनाच्चैव हन्ति सर्पविषं भृशम् ॥१५७॥
गोतक्रेण समायुक्तं विषमत्यल्पमात्रया ।
निपीतं शमयत्येव विषमाखुकुलोद्भवम् ॥१५८॥
विषं तु तिलतैलेन घृष्टं लेपप्रयोगतः ।
विनिहन्त्यचिरादेव वृश्चिकार्तिं सुदारुणाम् ॥१५९॥
अर्कक्षीरेण लिप्तं तु विषमत्यल्पमात्रया ।
सर्वासामेव लूतानां विषं जयति दारुणम् ॥१६०॥
विषगर्भाभिधं तैलं नित्यमभ्यङ्गयोजितम् ।
मन्यास्तम्भं हनुस्तम्भं पक्षाघातं परिग्रहम् ॥१६१॥
सर्वाङ्गग्रहणं पृष्ठत्रिककम्पादिकं तथा ।
निहन्ति हि विशेषेण निखिलानिलवेदनाः ॥१६२॥

विषप्रभा वर्तिका- अक्षस्य विभीतकस्य बीजम् । बीजस्य मज्जा ग्राह्या तथा करञ्जस्य च बीजमज्जा शिरीषस्य पत्रपुष्पाभ्यां संयुक्तं विषं विशेषतो मूषिकाविषापहम् ।

साज्यं सघृतम् लेपनात् दंशदेशे। नतं तगरम्। विषगर्भाभिधं तैलं विषगर्भतैलम्, तद्यथा—"धत्तूरस्य रसस्य पञ्चकुडवं तैलं तथा काञ्जिकं प्रस्थानाञ्च चतुष्टयं गदवचा त्रिंशत्परं शाणकाः। द्वद्वात्रीमग्निरात्पृथङ् नव विषात् षट् स्वर्णबीजात्पटोः स्युः सप्ताधिकविंशतिः परिमितं तीव्रानिलध्वंसनम्" ॥१५१-१६२॥

भा.टी.–हरिद्रा स्वरस में पिसा हुआ शुद्ध वत्सनाभ, भांगरे के स्वरससे शुद्ध की हुई मैनसिल, अत्यन्त सूक्ष्म चूर्ण किया हुआ शंख, समुद्रफेन, सैन्धानमक, पिप्पलीचूर्ण, हरीतकीचूर्ण, बहेड़े की मज्जा, करञ्जबीजमज्जा; वृक्षाम्ल (आलु बोखारा) कालीमिर्च चूर्ण, मञ्जिष्ठाचूर्ण, लालचन्दन, सब द्रव्य समभाग में लेकर एकत्र खरल में बकरीके दूध के साथ खूब मर्दन करें। जब बत्तियाँ बनाने के योग्य हो जाय तो उसकी लम्बी-लम्बी बत्तियाँ बनाकर सुखालें। इन बत्तियों को 'विषप्रभा" नाम से कहा जाता है। इस वर्त्ती को जल में पीस कर आंखों में लगाने से नेत्रशुक्ल (फूला), अर्म, मांस पिल्ल आदि नेत्रोंके रोग नष्ट होते हैं। शुद्ध वत्सनाभ को सिरसके पत्र तथा फूलों के साथ पीसकर उचित मात्रा में सेवन करने से विशेष रूप से चूहे का विष नष्ट होता है। सर्पविष को नष्ट करने के लिए वत्सनाभ को कदली कन्द स्वरस में पीसकर उसमें गोघृत मिलाकर खिलाना और दंशस्थान में लेप करना चाहिये। सब प्रकार के मूषक (चूहा) विष को नष्ट करने के लिए वत्सनाभ को गोतक्र के साथ थोड़ी मात्रा में सेवन कराने से निश्चय ही चूहोंका विष शान्त हो जाता है। वत्सनाभ को शुद्ध तिल तेल में घिस कर लेप करने से शीघ्र ही विच्छू के काटने की पीड़ा शान्त हो जाती है। सब प्रकार के लूता (मकड़ी) विष को नष्ट करने के लिये थोड़े से वत्सनाभ को आक के दूध में घिस कर लेप करना चाहिए। कूट, इलायचीबीज, बाकुची, जटामांसी, देवदारु तथा तगर के साथ विष मिलाकर जल में पिलाने और दंशस्थान पर लेप कराने से सब प्रकार के विष नष्ट हो जाते हैं। अन्य शास्त्रोक्त "विषगर्भ" नामक तैल की प्रतिदिन शरीरमें अभ्यंग करने से, मन्यास्तम्भ (गरदन की अकड़ाहट), हनुस्तम्भ, पक्षाघात (लकवा), परिग्रह (सब शरीर का टूटना) तथा सर्व शरीर की अकड़ाहट, पृष्ठ, त्रिकस्तब्धता, कम्प तथा और भी सब प्रकार की वातिक वेदना इस तेल की मालिश से शान्त हो जाती है ॥१५१-१६२॥

अथ उपविषाणां नामानि

बिषतिन्दुकबीजं च त्वाहिफेनञ्च रेचकम्

धत्तूरबीजं विजया गुञ्जा भल्लातकाह्वयः ॥१६३॥
अर्कक्षीरं स्नुहीक्षीरं लाङ्गली करवीरकम् ।
समाख्यातो गणोऽयं तु बुधैरुपविषाभिधः ॥१६४॥

अथ क्रमप्राप्तोपविषनिरूपणे प्रथमत उपविषाणां नामतः कीर्तनम्—विषतिन्दुकबीजमित्यादि । रेचकं जयपालः ॥१६३, १६४॥

भा.टी.—कुचलाबीज, अफीम, जमालगोटाबीज, धतूराबीज भांग की पत्ती, सफेदरत्ती, भिलावा, आक का दूध, थोहर का दूध, कलिहारी, कनेरजड़ की छाल, इन सब को वैद्य लोग उपविष गण कहते हैं ॥१६३, १६४॥

वक्तव्य—यद्यपि कुचला, अफीम, धतूरा, जमालगोटा और भांग विशेष विष हैं और आजकल इन्हीं विषों की घटना देखने को मिलती है, परन्तु ये विष कालकूट, शृंगिक, ब्रह्मपुत्र आदि विषों की अपेक्षा अल्पशक्तिवाले होने से उपविषों में गिने गये हैं । तन्त्रान्तर में कहीं सात उपविष माने गये हैं, जैसे "अर्कक्षीरं स्नुहीक्षीरं लांगली करवीरकः । गुञ्जाहिफेनधत्तूराः सप्तोपविषजातयः और कहीं "अर्कस्नुग् लांगली गुञ्जा हयारिविषमुष्टयः । धूर्तोऽहिफेनं जैपालो नवोपविषजातयः ॥" इस प्रकार नौ ही उपविष माने गये हैं । भिलावा और कुचला को उपविष नहीं माना है, परंतु आजकल कुचला महाविषोंमें गिना जाता है ।

अथ विषतिन्दुकस्य नामानि

कुचेलकं कुचेलञ्च कुचिला कुचिलं तथा ।
विषतिन्दुस्तथा तिन्दुस्तिन्दुकं विषतिन्दुकम् ॥१६५॥
कारस्करो रम्यफलः कुपाको विषमुष्टिका ।
विषमुष्टिः कालकूटस्तदेव विनिगद्यते ॥१६६॥

भा.टी.—कुचेलक, कुचेल, कुचिला, कुचिल, बिषतिन्दु, तिन्दु, तिन्दुक, विषतिन्दुक, कारस्कर, रम्यफल, कुपाक, विषमुष्टिका, विषमुष्टि, कालकूट, ये सब नाम कुचला (*Nuxwomica*) के नाम कहे जाते हैं ॥१६५, १६६॥

विषतिन्दुकस्य परिचयः

कारस्करः समाख्यातः शिखिजातीयकस्तरुः ।
काण्डोऽस्य वक्रः स्थूलश्च काण्डत्वग् भसितप्रभा ॥१६७॥
पत्रं तु वर्तुलं प्रायो मसृणं खल्वखण्डितम् ।
हरिद्वर्णं स्पष्टशिरं ह्रस्वकं पत्रवृन्तकम् ॥१६८॥

कुसुमं लघुशुक्लञ्च हरिदाभञ्च कोमलम् ।
नारङ्गरङ्गं मसृणं फलं रम्यं सुवर्तुलम् ॥१६९॥
मज्जा शुभ्रा कोमला च बीजं वृत्तञ्च रोमशम् ।
बीजमेव चिकित्सायां विबुधैर्विनियुज्यते ॥१७०॥
कोङ्कणे च तथा बङ्गे दक्षिणे च विशेषतः ।
देशेष्वन्येषु च तथा जायते विषतिन्दुकम् ॥१७१॥

तत्रादौ विषतिन्दुककीर्तनं कुचेलकमित्यादि—भसितप्रभा भस्मसदृशप्रभा-युक्ता। स्पष्टाः शिराः यत्र तादृशम् पत्रवृन्तकञ्च ह्रस्वकम् इत्यन्वयः। हरिदाभं ईषद्धरिद्वर्णम् । मज्जा फलमज्जा ॥१६७–१७१॥

भा.टी.–कुचला शिखिजाति का वृक्ष माना जाता है। इसका कांड (तना) टेढ़ा और मोटा होता है । इसके तने की छाल कुछ राख जैसे रंग (चमक) की होती है। इसका प्रायः गोल, चिकना और अखण्डित (पूरा) होता है। इसके पत्र का रंग हरा होता है और इसमें शिरायें (नाडियां) स्पष्ट दिखाई देती हैं और पत्रवृन्त (डंठल) छोटे-छोटे होते हैं। इसका फूल छोटा सफेद हरे रंग का और कोमल होता है। कुचले का फल नारंगी के रंग का सुन्दर गोल और चिकना होता है । फल के भीतर पायेजानेवाली मज्जा (गूदा) कोमल और सफेद होती है। इसी मज्जा में पायाजानेवाला बीज गोल टिकिया जैसा और रोंएदार होता है। इसी बीज को विद्वान् चिकित्सक चिकित्सका कार्य में लाते हैं। कुचले का वृक्ष कोंकण, बंगाल तथा दक्षिणीय प्रदेशों में विशेष रूप से पाया जाता है। इसके अतिरिक्त अन्य देशों में भी पाया जाता है॥१६७-१७१॥

वक्तव्य कुचला भारतवर्ष के गरम प्रदेशों में विशेष रूप से पाया जाता है। इसका वृक्ष बड़ा सुन्दर ४० फीट ऊँचा, तना सीधा टेढ़ा, पत्ते चौड़े अंडा-कृति आमने-सामने पूर्णधार, ३ से ६ इञ्च तक लम्बे और ३ से ५ नाड़ियोंवाले, फूल हरे से श्वेत, अनेक छोटे-छोटे शाखाओं के अन्त में पतली पुष्प नालों पर गुच्छों में लगते हैं। फूलों से हरिद्रा जैसी गन्ध आती है। इसका फल भूमण्ड-लाकार चिकना, नारंगी जितना और नारंगी रंग का होता है। ऊपर के पतले छिलके अन्दर नरम श्वेत कड़वा, लिचलिचा गूदा होता है जिसमें १ से ५ बीज होते हैं। इसका बीज आधा इंच व्यास, चपटी. गोल, एक पृष्ठनतोदर और दूसरा उन्नतोदर, चमकीले रेशमी बालों से युक्त, भूरा विषैला और कड़वा होता

है। यही बीज चिकित्सा में काम आते हैं। इस बीज में आधा% प्रतिशत एक क्षारीय तत्त्व होता है जिसे स्ट्रिकनीन (*Strychnine*) कहते हैं। एक और भी क्षारीयतत्त्व चौथाई से— । % होता है जो *Brucine* कहाता है। ये दो तत्त्व कुचलाबीज-चूर्ण की अपेक्षा अधिक तीव्र और घातक होते हैं। यदि कुचला को बिना शुद्ध किये अथवा अधिक मात्रा में खा लिया जाय तो धनुष्टंकार, आक्षेप, और पेशी मण्डल में वेदना, अधिक तृष्णा, बेचैनी और मुख मंडल में तीव्र लालिमा (मुख लाल वर्ण) हो जाती है। अतः इसको अवश्य शुद्ध करके और मात्रापूर्वक ही प्रयोग करना चाहिए।

विषतिन्दुकस्य प्रथमः शोधनप्रकारः

विषतिन्दुकबीजानि विन्यसेद् गृहवारिणि।
दिनत्रयं प्रयत्नेन त्वपनीय बहिस्त्वचम् ॥१७२॥
निदाघे चाथ संशोष्य चूर्णयेद्भिषजां वरः।
एवं विशुद्धिमायाति सर्वथा विषतिन्दुकम् ॥१७३॥

भा.टी.—परिपक्व कुचलाबीजों को काञ्जी में तीन दिन तक पड़े रहने दें। तीन दिन के बाद बीजों को काञ्जी से निकाल इसकी बाहरी त्वचा को छीलकर निकाल दें। और धूप में सुखाकर लोहे के खरल में खूब कूटकर चूर्णकर लें। इस विधि से कुचला सर्वथा शुद्ध हो जाता है ॥१७२, १७३॥

द्वितीयः शोधनप्रकारः

कारस्करस्य बीजानि त्वनिमन्दाग्नियोगतः।
निधाय पिष्टपचने तावदाज्येन भर्जयेत् ॥१७४॥
यावद् बहिस्त्वचा किञ्चिज्जायते कपिशप्रभा।
कुचेलमेवं त्वरितं शुद्धिमायात्यनुत्तमाम् ॥१७५॥

द्वितीयः प्रकारः—पिष्टपचनं 'तवा' इति हिन्दीभाषायाम्। कपिशप्रभा किंचिद्रक्तपीता। उक्तञ्चान्यत्र—"किञ्चिदाज्येन संभृष्टो विषमुष्टिर्विशुद्ध्यति" इति ॥१७४, १७५॥

भा. टी.—कुचले के बीजों को एक तवे में थोड़ा सा घी डालकर मन्द-मन्द अग्नि से तब तक भूनें जब तक कि बीजों की बाहरी त्वचा कपिशवर्ण (कुछ लाल-पीली सी) न हो जाय। उक्त कपिशवर्ण होने पर बाहरी छाल को पृथक् करके भीतरी मज्जा को उसी समय गरम-गरम कूट लें इस विधि से शीघ्र आवश्यकता पड़ने पर कुचले को शुद्ध किया जाता है ॥१७४, १७५॥

तृतीयः शोधनप्रकारः

विषतिन्दुकबीजानि पोट्टल्यां विन्यसेद्भिषक् ।
स्वेदयेद् गव्यपयसा दोलिकायन्त्रमागतः ॥१७६॥
एवं यामैकमात्रेण शुद्धिमायान्त्यनुत्तमाम् ।
शोधितं तिन्दुकं त्वेवं वीतशङ्कः प्रयोजयेत् ॥१७७॥

भा.टी.—कुचला बीजों को एक कपड़े में बाँधकर पोटली बना लें। अब इस पोटली को दोलायन्त्र में गाय का दूध डालकर उसमें लटकाकर तीन घण्टे तक पकायें। तीन घण्टे बाद बीजों को निकाल बाहर की त्वचा पृथक् करके उसी समय लोहे के खरल में कूटकर चूर्ण कर लें। इस विधि से भी कुचला बीज उत्तम रूप से शुद्ध हो जाते हैं ॥१७६, १७७॥

विषतिन्दुकस्य गुणाः

विषतिन्दुकमाग्नेयं कटुकं दीपनं परम् ।
उग्रवीर्यं तीक्ष्णसारं कामोद्दीपनमुत्तमम् ॥१७८॥
अम्लपित्तप्रशमनं मूत्रलं क्षुत्प्रदीपनम् ।
पाचनं श्लेष्महरणं बलसञ्जननं परम् ॥१७९॥
मेदोहरं रुचिकरं सारमेयविषापहम् ।
ग्रहणीहरमत्यन्तं तथोन्मादविनाशनम् ॥१८०॥
आध्मानापहमत्यन्तं तथाऽजीर्णविनाशनम् ।
आमाशयोत्थशूलघ्नं हृद्दौबल्यहरं परम् ॥१८१॥
श्वासप्रशमनञ्चैव तथा फुप्फुसशोथनुत् ।
अर्धाङ्गार्दितवातघ्नं नाडीबलविवर्धनम् ॥१८२॥
दुष्टनागाशनादुद्भूतं वा मदात्ययसम्भवम् ।
अर्धाङ्गवातं हन्त्याह भृशमङ्गविशेषगम् ॥१८३॥
मांसपेशीशोषयुते नवे कठिनपेशिके ।
पक्षाघाते न युञ्जीत स्पर्शानुभववर्जिते ॥१८४॥
मदात्ययात्ययकरं नाडीशूलनिबर्हणम् ।
अनिद्रापहमत्यन्तं गुदजामयनाशनम् ॥१८५॥
राजयक्ष्मसमुद्भूतदिशास्वेदनिवारणम् ।
मानसश्रमसम्भूतावसादविनिषूदनम् ॥१८६॥

अनिद्राजनिताजीर्णनाशनं दुग्धपाचनम् ।
अर्द्धावभेदकहरं श्रमकासनिबर्हणम् ॥१८७॥
निम्ननिर्दिष्टरोगाणां तत्तल्लक्षणसम्भवे ।
कारस्कारं प्रयुञ्जीत भृशमत्यल्पमात्रया ॥१८८॥
निर्जनप्रियतां चैव परां क्रोधालुतां तथा ।
विनिहन्ति हि रुग्णानां तत्तद्धेतुविशेषजाम् ॥१८९॥
अम्लतिक्तरसोन्मिश्रानुद्गारान् नाशयत्यलम् ।
श्रमोत्थां चित्तदौर्बल्यसमतां मलबद्धताम् ॥१९०॥
अत्यम्लवदनास्वादं नवं वा चिरकालजम् ।
आध्मानं नाशयत्याशु भोजनोत्तरकालिकम् ॥१९१॥
चित्तावसादसंयुक्तं दारुणाध्मानसंगतम् ।
अम्लपित्तसमुद्भूतमन्त्रशूलं व्यपोहति ॥१९२॥
मलत्यागसमीहाढ्यां मुहुर्वेदनयान्विताम् ।
कष्टप्रवृत्ताल्पमलां नाशयेन्मलबद्धताम् ॥१९३॥
अत्यल्पमूत्रस्रवणं सदाहं वेदनान्वितम् ॥
मूत्रणेच्छापरिगतं मूत्ररोधं निवारयेत् ॥१९४॥
रक्तातिस्रावसंयुक्तं दीर्घकालानुबन्धिनम् ।
रजःस्रावं निहन्त्याशु समयात्पौर्वकालिकम् ॥१९५॥
सवेदनां तथा पीतदुर्गन्धास्रावसंयुताम् ।
विनिहन्ति विशेषेण श्वेतप्रदरजां रुजम् १९६॥
रात्रौ निद्रायमाणस्य विवृद्धां पृष्ठदेशजाम् ।
वेदनां शमयत्याशु तथैव कटिवेदनाम् ॥२९७॥
दिने तु स्रवदास्रावं निशि स्रावविवर्जितम् ।
व्यपोहति विशेषेण प्रतिश्याये नवोत्थितम् ॥१९८॥
भक्षणोत्तरजं श्वासं हन्ति पित्तसमुत्थितम् ।
अनारतं जायमानं वर्त्मस्पन्दनकं तथा ॥१९९॥
रात्रिजागरणोद्भूतं तथा बह्वशनोत्थितम् ।
विवर्द्धमानं प्रत्यूषे सशब्दं तृष्णयान्वितम् ॥२००॥
आलोहितं घनञ्चैव कामं सलिलसन्निभम् ।
समुल्बणं विशेषेण विनिहन्त्युदरामयम् ॥२०१॥

मुहुर्मुहुर्मलत्यागवाञ्छयातिनिपीडितम् ।
कष्टप्रवृत्ताल्पमलं विनिहन्ति गुदामयम् ॥२०२॥

विषतिन्दुकगुणाः—आग्नेयं उष्णवीर्यम्, सारमेयः कुक्कुरः, तस्य विषं हरतीति तथा। दुष्टमशुद्धं यत् नागं सीसकं तस्य अशनात् भक्षणात् उद्भूतं जातं अर्धाङ्गवातमित्यन्वयः। मांसपेशीशोषादिलक्षणयुते पक्षाघातेऽस्य प्रयोगो निषिद्धः। मदात्ययस्य अत्ययो नाशनम्। अर्धावभेदकः शिरोरोगविशेषः। श्रमनिःश्वासरोधाज्जातः कासः श्रमकासः, तस्य निबर्हणम्। अथवा श्रमं कासं च नाशयतीति योज्यम्। निम्ननिर्दिष्टाः अनुपदमेव वक्ष्यमाणाः। अत्यल्पा मात्रा गुञ्जापादांशादप्यत्यन्तं हीनाः। गोमूत्रशुद्धस्य-षोडशांशश्चतुर्विंशतितमो वांशो योज्यः। तेषु रोगेषु तेषु तेष्वभिहितेषु लक्षणेषु सत्सु प्रयुक्तोऽनया मात्रया सिद्धिकरः कारस्करः। समयात्पौर्वकालिकमिति रजःस्रावसमयात् मासात् पूर्वकाले भवम्। अनारतं निरन्तरम्। उदरामयोऽतीसारः ॥१७८–२०२॥

भा.टी—कुचला बहुत उष्णवीर्य द्रव्य है, इसका बीज रस में कड़वा और उत्तम दीपन होता है। इसका प्रभाव बहुत तीव्र होता है। इसका सार (*Extract* अथवा *Tincture*) अतितीव्र होता है। बीज चूर्ण की अपेक्षा वह कास शक्ति को बढ़ाने में उत्तम गुण रखता है। अम्लपित्त को शान्त करता है और मूत्र अधिक मात्रा में लाता है तथा अधिक भूख लगाता है। इसके सेवन से आम रस का पाक होता है। अंगों के भीतर होनेवाला कफ सञ्चय या प्रकोप शान्त होता है। इसके सेवन से शरीर में बल वृद्धि होती है। शरीर में बढ़े हुए मोटेपन को घटाता है और भोजन में रुचि उत्पन्न करता है। यह पागल कुत्ते के विष को नष्ट करने में उत्तम गुण रखता है। इसके सेवन से ग्रहणी रोग, उन्माद रोग, उदाराध्मान (अफारा) तथा पुरातन अजीर्ण रोग नष्ट होते हैं। आमाशयजन्य शूल और हृदय की दुर्बलता को मिटाता है। इसके सेवन से श्वास (दमा) में आराम आता है और फुप्फुसशोथ (निमोनिया) नष्ट होता है। अर्धाङ्गवात तथा अर्दित वात व्याधि में यह लाभ करता है और नाड़ी के बल को बढ़ाता है। अशुद्ध सीसे के खाने से उत्पन्न अथवा मदात्ययरोग से उत्पन्न हाथ और पैरों तथा मुख में होनेवाले अर्धाङ्ग वात को नष्ट करता है। परन्तु कुचले के चूर्ण या इसके अन्य रस क्रिया आदि योगों को स्पर्शज्ञान रहित, कठिन मांस पेशी शोष युक्त नूतन पक्षाघात में प्रयोग नहीं करना चाहिये।

कुचला मदात्यय तथा नाडीशूल को नष्ट करता है। इसके बहुत अल्पमात्रा में सेवन से अनिद्रा रोग तथा बवासीर रोग में आराम आता है। राजयक्ष्म (थायसिस) में होनेवाले रात्रि स्वेद को यह सुखा देता है। अधिक पढ़ना-लिखना या विचार करना आदि मानसिक परिश्रम करने से होनेवाली शिथिलता को दूर करता है। यह नींद न आने के कारण होनेवाले अजीर्ण को मिटाता है और दूध को पचाता है। निम्नलिखित रोगी के तत्तत् लक्षणों की उत्पत्ति में कुचला को बहुत ही अल्पमात्रा में प्रयोग करने से शीघ्र लाभ होता है। यदि रोगी बहुत ही एकान्त प्रिय हो या उसका विभिन्न कारणों से तीव्र क्रोध आने का स्वभाव हो गया हो तो उसे न्यूनातिन्यून मात्रा में प्रयोग करना चाहिए। खट्टी और कड़वी रसवाले डकारों को यह नष्ट करता है। परिश्रम जन्य मलबद्धता (कब्जियत) मानसिक दुर्बलता के साथ होने पर इसके प्रयोग से लाभ होता है। नूतन या पुरातन भोजनोत्तर होनेवाले और सदा मुख का स्वाद खट्टा रखनेवाले आध्मान रोग को यह शीघ्र नष्ट करता है। चिरकालिक अम्लपित्त रोग के कारण होनेवाले अन्त्रशूल में (जिससे मन में बहुत खिन्नता रहती हो पेट में भयंकर अफारा होता हो) यह बहुत लाभ करता है। मलत्याग करने की इच्छा बनी रहने पर पेट में बार-बार पीड़ा होते रहने पर बड़ी कठिनाई के साथ बहुत थोड़ा शौच (टट्टी) होनेवाले कब्ज में कुचला लाभ करता है। इसी तरह मूत्र करने की इच्छा बनी रहने पर और बहुत थोड़ा मूत्र आने पर साथ ही मूत्र करते हुए मूत्रेन्द्रिय में दाह वेदनायुक्त मूत्र की रुकावट में कुचला लाभ करता है। इसी तरह ऐसी पुरानी माहवारी की विकृति में भी यह लाभ करता है जो समय अर्थात् २७, २८, २९ ३० दिन से पूर्व होती हो और उसमें अधिक रक्त निकलता हो। श्वेतप्रदर में जब गर्भाशय से पीला और दुर्गन्धित स्राव वेदना के साथ होता हो तो कुचला ऐसी अवस्था में लाभ करता है। रात्रि में सोने पर कमर और पीठ में होनेवाली तीव्र वेदना को कुचला-प्रयोग शान्त करता है। ऐसे नवीन प्रतिश्याय में जिसमें दिन में नासिका से स्राव होता हो और निकलना बन्द हो जाता हो तो कुचला प्रयोग लाभ करता है। भोजन करने के बाद पित्तप्रकोप से होनेवाले श्वास रोग में तथा हर समय नेत्र पलकों के फड़कते रहने पर कुचला प्रयोग से आराम आता है। रात्रि जागरण करने अथवा अधिक भोजन करने से प्रातःकाल बढ़ जानेवाले अतीसार में जिसमें रोगी को अधिक तृष्णा लगती हो और मल निकलते समय ऐसा शब्द होता हो, मल रक्तवर्ण और गाढ़ा अथवा जल के सदृश बहुत पतला और बड़े वेग के साथ

होता हो, कुचले के प्रयोग से आराम आ जाता है। ऐसे बवासीर रोग में भी कुचला प्रयोग से लाभ होता है, जिसमें बार-बार शौच जाने की इच्छा करती हो और बड़ी कठिनाई के साथ थोड़ा - थोड़ा शौच (मल) आता हो ॥१७८–२०२॥

वक्तव्य—कुचला सेवन करने से आमाशय तथा अन्य पाचन अंगों की निर्बलता हटती है, जिससे इन अंगों में बल आ जाता है और ये अपना कार्य अच्छी तरह करने लगते हैं। आँतों की आकुंचक तथा प्रसारक शक्ति बढ़ जाने से मलबन्ध हट जाता है। यह श्वास स्थान को उत्तेजित करता है। श्वास काठिन्य हटता और श्वास गहरा तथा बलवान् हो जाता है। यह मस्तिष्क की शक्ति को भी बढ़ाता है। वातनाड़ियों को उत्तेजित करके मांसपेशियों को दृढ़ तथा उत्तेजित करता है, जिससे हृदय बलवान होता है और श्वास भी बलवान् होकर सारे शरीर के अंग बल अनुभव करते हैं। इसके सेवन से उत्पादक अंग भी बलवान् होते हैं। दृष्टि श्रवण आदि की शक्तियाँ भी बढ़ जाती हैं। निर्बलता के कारण उत्पन्न हुई मन्दाग्नि के लिए यह उत्तम औषधि है। ऐसी अवस्था में भोजन के पीछे कुचला योग जैसे अग्नितुण्डी वटी दे अथवा सायं प्रातःकाल पञ्चतिक्तपानक के साथ कुचला आसव की ५ से १० बूंद मिलाकर देनी चाहिए। निर्बलता से मलबन्ध में कुचला चूर्ण और कुमारी-सार समान मिला गोलियाँ बनाकर दी जाती हैं। आंतों की निर्बलता से उत्पन्न गुदभ्रंश को हटाने के लिए कुछ काल तक इसका प्रयोग करने से अवश्य लाभ होता है। क्लैब्यरोगों के लिए कुचला का अन्तःप्रयोग तथा अनेकविध तैलों में बहिः प्रयोग किया जाता है। सर्पविष में तथा अहिफेनादि नींद लानेवाले विषों की अधिक मात्रा खाये जाने पर कुचला वारुणीसार अथवा स्ट्रिकनीन हाइड्रोक्लोराइड (*Strychnine Hydrochloride*) को १/३० भाग से १/१६ भाग यवकी मात्रा में सूचीवेध द्वारा देना चहिए।

कुचला या स्ट्रिकनीन (*Strychnine*) की अधिक मात्रा खायी जाने पर आधा या घंटे बाद लक्षण उत्पन्न होते हैं। पहिले पृष्ठ बाहु और जंघाओं में शूल होती है, फिर भिन्न-भिन्न मांसपेशियों में स्तम्भ हो जाता है और स्तम्भ (टेटेनिस) रोग के लक्षण होते हैं, परन्तु अति शीघ्रताके साथ होते हैं। स्तम्भरोग में प्रारम्भ में ही हनुस्तम्भ हो जाता है, परन्तु कुचला विष में हनुस्तम्भ प्रारम्भ में न होकर अन्त में होता है। इन विष लक्षणों को शान्त

करने के लिए वमन देना चाहिए और हरीतकी कषाय पिलावें। तीव्र लक्षणों को शान्त करने के लिए अर्थात् स्तम्भ और खिंचावट को दूर करने के लिए शामक औषधि अहिफेन या अहिफेन के योग (*Morphine*) का सूचीवेध दें या क्लोरलहाइड्रेट (*Chloral Hydrate*) ३० से ६० की मात्रा में अथवा (*Brymices*) दो ड्राम से एक औंस की मात्रा में दें। अथवा क्लोरोफार्म (*Chloroform*) और एमलनाइट्रेट (*Amyl Nitrate*) सुंघावें।

विषतिन्दुकस्य मात्रा

आरभ्य गुञ्जापादांशाद् गुञ्जैकप्रमितं परम्।
मात्राविद्विर्नियुञ्जीत विमलं विषतिन्दुकम् ॥२०३॥

भा.टी.—विषमात्राविज्ञ वैद्य को चौथाई रत्ती से लेकर एक रत्ती तक की मात्रा शुद्ध कुचला चूर्ण का प्रयोग करना चाहिए ॥२०३॥

विषतिन्दुकस्य आमयिकः प्रयोगः

नवजीवनरसः

कुचेलकं सुविमलं तोलकद्वयसंमितम्।
लोहं द्वितोलकमितं रससिन्दूरकं तथा ॥२०४॥
पलार्द्धं त्र्यूषणञ्चैव समादायार्द्रकद्रवैः।
विमर्द्य कारयेद्वैद्यो वटिका रक्तिकोन्मिताः ॥२०५॥
रसोऽयं तु समाख्यातो नवजीवनसंज्ञकः।
नवजीवनमेतद्धि ददाति नवजीवनम् ॥२०६॥
दीपनं पाचनञ्चैव बलसञ्जननं परम्।
नाडीबलप्रजननं रतिशक्तिविवर्द्धनम् ॥२०७॥
अन्त्रशूलहरं कामं त्वाध्मानविनिवारणम्।
मलबन्धहरं चैव तथातीसारनाशनम् ॥२०८॥
अर्द्धावभेदकहरं रक्तसञ्जननं परम्।
शूलापहं मानसिकश्रमोद्भूतावसादनुत् ॥२०९॥

नवजीवनरसः—रससिन्दूरकं तथेति लोहसमानं द्वितोलकमित्यर्थः। नाड्यः ज्ञानवहाः चेष्टावहाश्च तासां बलं शक्तिं जनयतीति तथा ॥२०४–२०९॥

भा.टी.—शुद्ध कुचला दो तोला, लोहभस्म दो तोला, रससिन्दूर दो तोला

सौंठ, कालीमिर्च, तथा पिप्पली चूर्ण आधा पल लेकर सब को एकत्र खरल में अदरख के रस से खूब मर्दन करें जब गोली बनाने योग्य हो जाय तो इसकी एक-एक रत्ती की गोलियाँ बना लें। इसको नवजीवन-रस नाम से कहा जाता है। यह नवजीवन रस सेवन करने से मनुष्य को नवीन जीवन प्रदान करता है। इसके सेवन से पाचक रस अधिक मात्रा में उत्पन्न होने से यह दीपक और आम रस को पचाने के कारण यह पाचक है। इसके सेवन से स्वस्थ शरीर में बल पैदा होता है। ज्ञानवाही तथा चेष्टावाही नाड़ियों की शक्ति बढ़ती है और स्मरण करने की शक्ति बढ़ती है। आंतों में होनेवाला शूल तथा आध्मान नष्ट होता है। इसके सेवन से मलबन्ध दूर होता है। और पुराने अतिसार में लाभ होता है। आधासीसी के दर्द में यह बहुत लाभ करता है और शरीर में रक्त की वृद्धि करता है और शरीर के किसी भाग में होनेवाले वातिक शूलों को तथा मानसिक परिश्रम से उत्पन्न शिथिलता को दूर करता है ॥२०४–१०६॥

अग्नितुण्डीरसः

अमृतं तोलकमितं जीरकञ्च फलत्रिकम्।
रसेश्वरं सुविमलं बलिञ्चैव विडङ्गकम् ॥२१०॥
सौवर्चलं च सामुद्रं सौभाग्यं सैन्धवं तथा।
सर्जिक्षारं यवक्षारं चित्रकं त्वजमोदिकाम् ॥२११॥
कुचेलकं सुविमलं सर्वेषां समभागिकम्।
समादाय भिषग्वर्यो जम्बीराम्लेन मर्दयेत् ॥२१२॥
निर्मापयेत्ततो यत्नाद्वटिका रक्तिकोन्मिताः।
नामतस्तु समाख्यातास्त्वग्नितुण्डीरसाख्यया ॥२१३॥
अग्नितुण्डीरसो ह्येषः दीपनः पाचनः परम्।
अग्निमान्द्यप्रशमनो नाडीबलविवर्द्धनः ॥२१४॥
गुदामयप्रशमनस्तथाऽतीसारनाशनः।
कटिपृष्ठसमुद्भूतां नाशयेद्वातवेदनाम् ॥२१५॥

अग्नितुण्डीरसः—अमृतं वत्सनाभः। रसेश्वरं पारदः। बलिर्गन्धकः॥

भा.टी.—शुद्ध वत्सनाभ, जीरा, हरीतकी, बहेड़ा, आंवलाचूर्ण, शुद्ध पारद, शुद्ध गन्धक, वायविडंगचूर्ण, सौवर्चलनमक, सामुद्रनमक, सुहागा, सैन्धानमक सज्जीखार, यवक्षार, चित्रकमूल चूर्ण, अजमोदाचूर्ण, शुद्ध कुचलाचूर्ण; प्रत्येक सम

भाग में लेकर खरल में एकत्र डालकर जम्बीरी नीम्बू के रस से मर्दन करें। जब गोली बनाने योग्य हो जाय तो दो-दो रत्ती की गोलियाँ बना लें। इसको अग्नितुण्डीरस के नाम से कहा जाता है। यह अग्नितुण्डी रस उत्तम दीपक और पाचक है। अग्निमान्द्य को नष्ट करता है। नाड़ियों की कार्यशक्ति को बढ़ाता है। अर्शरोग को शान्त करता और अतीसार को नष्ट करता है। कमर तथा पीठ में होनेवाली वेदनाओं को शान्त करता है ॥२१०–२१५॥

लक्ष्मीविलासो रसः

कुचेलकं सुविमलं रसतोलकसम्मितम्।
सुपुष्पितं च सौभाग्यं मरिचं चैव तन्मितम् ॥२१६॥
लोहं द्विकर्षप्रमितं गन्धेशौ द्वयेकभागिकौ।
सर्वं सम्मेल्य यत्नेन भावयेदार्द्रकद्रवैः ॥२१७॥
वरीभूधात्रिकाभृङ्गस्वरसेन च भावयेत्।
निर्मापयेत्प्रयत्नेन वटिका रक्तिकोन्मिता ॥२१८॥
समाख्यातो रसो लक्ष्मीविलास इति नामतः।
तारुण्यलक्ष्मामतुलां प्रददाति रसो ह्ययम् ॥२१९॥
रोगदुर्बलदेहानां कृशानां क्षीणरेतसाम्।
देहपुष्टिकरः कामं तथा वीर्यविवर्द्धनः ॥२२०॥
बलवर्णकरो वृष्यो वह्निमान्द्यविनाशनः।
रक्तसञ्जननश्चैव तथा लावण्यवर्द्धनः ॥२२१॥

लक्ष्मीविलासः—रसतोलकं षट् तोलकम्, लोहं ४ तो०, गन्धकः २ तो०, पारदः १ तो०। भूधात्रिका तामलकी ॥२१६–२२१॥

भा.टी.—शुद्ध कुचलाचूर्ण छः तोला, सुहागाखील छः तोला, कालीमिर्च चूर्ण छः तोला, लोहभस्म चार तोला, शुद्ध गन्धक दो तोला, शुद्ध पारद एक तोला लेकर पहिले पारे और गन्धक की कज्जली कर लें। फिर इसमें अन्य औषधियाँ खरल में अदरख के रस से मर्दन करें, फिर इसको शतावर भुंई, आंवला और भांगरे के स्वरस की तीन-तीन भावना देकर एक-एक रत्ती की गोलियाँ बना लें। इसको "लक्ष्मी विलास" नाम से कहा जाता है। इस रस के सेवन से शरीर में अत्यधिक तरुणावस्था की शोभा बढ़ जाती है। रोग से दुर्बल हुए शरीरवालों, कृश, तथा नष्ट वीर्य मनुष्यों के लिये यह शारीरिक पुष्टि को उत्पन्न

करता और वीर्य की वृद्धि करता है। इसके सेवन से शरीर में बल और वर्ण की वृद्धि होती है। अग्निमान्द्य के विकार नष्ट हो जाते और शरीर में रक्त की वृद्धि होती है और सुन्दरता बढ़ती है ।।२१६–२२१।।

शूलनिर्मूलनरसः

त्र्यूषणं गन्धपाषाणं मरिचं शङ्खभस्मकम् ।
सैन्धवं रससिन्दूरं जीरकं चाम्लवेतसम ।।२२२।।
सर्वार्द्धभागिकञ्चैव विमलं विषतिन्दुकम ।
आदाय भिषजां वर्यः शृङ्गवेरस्य वारिणा ।।२२३।।
बिभाव्य कारयेद्यत्नाद्वटिका रक्तिकोन्मिता ।
रसोऽयं तु समाख्यातः शूलनिर्मूलनाभिधः ।।२२४।।
दीपनः पाचनश्चायं वह्निमान्द्यप्रणाशनः ।
अतीसारग्रहणिकाविषूचीविनिवारणः ।।२२५।।
बलवर्णकरो वृष्यो गुल्मामयनिषूदनः ।
रसोऽयं शूलदलने बहुशो दृष्टप्रत्ययः ।।२२६।।

शूलनिर्मूलनरसे—गन्धपाषाणं गन्धकम् । दृष्टप्रत्ययः निश्चितमनुभूत इत्यर्थः ।।२२६।।

भा.टी.—सोंठ, पिप्पलीचूर्ण, शुद्ध गन्धक, कालीमिर्च चूर्ण, शंखभस्म, सेन्धानमक, रससिन्दूर, जीरा चूर्ण, अमलवेत चूर्ण, प्रत्येक समभाग में लें। और सबसे आधा भाग शुद्ध कुचलाचूर्ण लेकर सबको एकत्र खरल में अदरख में सहिजने के रस के साथ मर्दन करें। जब गोली बनाने योग्य हो जाय तो इसकी एक रत्ती की गोली बना लें। इसको "शूलनिर्मूलनरस" नाम से कहा जाता हैं। रस दीपन और पाचन होने से अग्निमान्द्य रोग को नष्ट करता है। इसके अतिरिक्त इसके सेवन से अतीसार ग्रहणी तथा विसूचिका रोग भी नष्ट होते हैं। पाचक शक्ति का वर्धक होने से इसके द्वारा शरीर में बल और वर्ण की वृद्धि होती है और उत्पादक अंगों की शक्ति बढ़ जाती है। इसके कुछ दिन प्रयोगसे गुल्म रोग नष्ट हो जाता है। परन्तु वातिक शूल, विशेषतः उदरशूल को नष्ट करने में निश्चित अनुभूत औषधि है। ।।२२२–२२६।।

सुमितवातारिरसः

कर्षैकप्रमितं शुद्धं विषतिन्दुकवीजकम् ।
समा कज्जलिका चैव समगन्धेशसाधिता ।।२२७।।

त्र्यूषणं च पलार्द्धं स्यान्निर्गुण्डीद्रवयोगतः।
ब्रह्मबीजद्रवेणापि भावयेत्सप्तवारकम् ॥२२८॥
निर्मापयेत्प्रयत्नेन वटी गुञ्जद्वयोन्मिता।
रसोऽयं सुप्तिवातारिः सुप्तिवातनिषूदनः ॥२२९॥

सुप्तिवातारिः—समगन्धकपारदाभ्यां साधिता कज्जली च विषतिन्दुकबीजात् समाना ग्राह्या। ब्रह्मबीजद्रवेण पलाशबीजकषायेण। सुप्तिवातः वातकृतः स्वाप इवाङ्गानाम् ॥२२७–२२९॥

भा.टी.—शुद्ध कुचला चूर्ण दो तोला, समभाग पारद गन्धक की कज्जली दो तोला, सोंठ मिर्च तथा पिप्पलीचूर्ण आधा पल अर्थात् चार तोला लेकर एकत्र खरल में डाल इसको सात भावना निर्गुण्डी स्वरस की और सात भावना पलाश (ढाक) बीज कषाय की देकर दो-दो रत्ती की गोलियाँ बना लें। इसको सुप्तिवा-तारिरस कहते हैं। यह सुप्तवात (सुन्नवाय) को नष्ट करता है ॥२२७–२२९॥

सारमेयविषापहो योगः

विषतिन्दुकबीजं तु प्रत्यहं परिशीलितम्।
निहन्ति कुक्कुरविषं खलु मासैकमात्रतः ॥२३०॥

भा.टी—शुद्ध कुचला चूर्ण को प्रतिदिन एक मास तक निरन्तर सेवन करने से पागल कुत्ते के काटने का विष नष्ट हो जाता है ॥२३०॥

वक्तव्य—अन्यत्र पागल कुत्ते के विष प्रभाव को नष्ट करने के लिए प्रतिदिन एक-एक कुचला बीज बढ़ाते हुए एक मास तक सेवन करने को लिखा है; परन्तु यह अधिक मात्रा है।

विषतिन्दुकस्य बाह्यप्रयोगः

विषतिन्दुकतैलम्

विषतिन्दुकबीजं तु तोलकैकमितं शुभम्।
तिलतैले तु विमले तोलकाष्टकसंमिते ॥२३१॥
मन्दाग्निना पचेत्तावद्यावदायाति रक्तताम्।
एतत्सञ्जायते रम्यं विषतिन्दुकतैलकम् ॥२३२॥
विषतिन्दुकतैलन्तु भृशमभ्यङ्गयोजितम।
पक्षाघातादिकान् रोगान् विनिहन्त्यविकल्पतः ॥२३३॥

सारमेयविषापहो योगः—मासमात्रं नियमेन सेवितं कुचेलकं कुक्कुरविषं

नाशयति। तन्त्रान्तरदर्शनात् क्रमवृद्धमात्रया सेवनीयम्। उक्तं हि—"कारस्करफलं सेव्यं क्रमवृद्धं दिने-दिने। सारमेयविषं हन्ति मासेन नहि संशयः॥" इति।

भा.टी.—कुचला बीज एक तोला लेकर आठ तोले शुद्ध तिल तैल में डालकर इस तेल को मन्द-मन्द अग्नि से तब तक पकायें जब तक कि कुचला बीज पककर लाल रंग का न हो जाय। बीज के लाल रंग का होने पर तैल को नीचे उतार लें। इस प्रकार यह कुचला तैल तैयार हो जाता है। इस तेल को शरीर में मालिश करने से पक्षाघात आदि वात रोग निश्चित दूर हो जाते हैं॥२३४॥

वक्तव्य—शुद्ध कुचलाचूर्ण, लौंगचूर्ण, कर्पूर, सोंठ, दालचीनी, पीपलामूल, प्रत्येक सम भाग में लेकर गोमूत्र के साथ एकत्र पीसकर लेप तैयार कर लें। इस लेप को माथे पर लगाने से आधा-सीसी की वेदना शान्त हो जाती है।

अथ अहिफेनस्य नामानि

अहिफेनमफेनञ्च निफेनमहिफेनकम्।
अफूकं फणिफेनञ्च नागफेनञ्च तन्मतम्॥२३५॥

भा.टी.—अहिफेन, अफेन, निफेन, अहिफेनक, आफूक, फणिफेन और नागफेन, ये सब नाम अफीम के कहे जाते हैं॥२३५॥

अहिफेनस्य परिचयः

खस्तिलस्य फलानां तु चीरणात्खलु दुग्धवत्।
निर्यासो योऽभिनिर्याति अहिफेनः स एव हि॥२३६॥

अहिफेनपरिचयः—खस्तिलस्येत्यादिना। यद्यपि केचित्—"समुद्रे चैव जायन्ते विषमत्स्याश्चतुर्विधाः। तेभ्यः फेनं समुत्पन्नमहिफेनं चतुर्विधम्॥" "केचिद्वदन्ति सर्पाणां फेनं स्यादहिफेनकम्। धारणं श्वेतवर्णञ्च रक्तवर्णञ्च जारकम्॥ सारणं पीतवर्णञ्च कृष्णवर्णञ्च मारणम्। विषवद्धत्तमं फेनं युज्यते रसकर्मणि" इत्याहुः। तत्त्वनर्गलं वचनमेव, तादृशपदार्थानुपलम्भात्। निघण्टुवर्णितगुणायोगाच्च खस्खसजातो निर्यास एव अहिफेनं सर्वसम्मतमिति निर्विवादम्। तदेतदाह—खस्तिलस्य तदाख्यक्षुपविशेषस्य, फलानां क्षुपलग्नानां हरितानामेव चरणात् लेखनादिति यावत्, "चीरं रेखाभेदो लेखनभेद" इति मेदिनी। चीरणं च लेखनयन्त्रविशेषेण सम्पाद्यते। लेखनयन्त्रं हि पञ्चषैस्तीक्ष्णाग्रैर्लोहफलकैरेकत्र ईषदन्तरेण संयोजितैः सम्पन्नं भवति। सायं खस्तिलफलानि लिख्यन्ते, प्रातश्च निर्यासः शुष्कः विलिख्यैकत्रीक्रियते। दुग्धवत् दुग्धसदृशो यो निर्यासः अभिनिर्याति बहिः स्रवति तस्यैव नाम अहिफेनमिति॥२३६॥

भा.टी.—खस्तिल के फलों को चीरने से जो दुग्ध उपलब्ध होता है उसे अफीम कहते हैं। सायंकाल में फलों में चीर लगाते हैं और सुबह सूर्योदय के पूर्व दुग्ध ग्रहण करते हैं ॥२३६॥

वक्तव्य—अहिफेन के विषय में अनेक प्रकार की कथायें लिखी हुई पायी जाती हैं। जैसे "समुद्रे चैव जायन्ते विषमत्स्याश्चतुर्विधाः। तेभ्यः फेनं समुत्पन्नमहिफेनं चतुर्विधम् ॥" "केचिद्वदन्ति सर्पाणां फेनं स्यादहिफेनकम्। धारणं श्वेतवर्णाञ्च रक्तवर्णाञ्च जारकम् ॥ सारणं पीतवर्णाञ्च कृष्णवर्णाञ्च मारणम्। विषवद्ध्युक्तमं फेनं युज्यते रसकर्मणि ॥" परन्तु ये सब बातें मिथ्या समझनी चाहिए। भारत में सर्वत्र अफीम की खेती की जाती है। बिहार प्रान्त में इसकी उपज अच्छी होती है। यह औषधियों में काम आती है। राजपूताना और मध्य भारत में होनेवाली अफीम को मालवा अफीम कहते हैं जो खाने के काम आती है। अफीम का क्षुप अर्थात् पोस्त का क्षुप वार्षिक (वर्ष में एक बार होनेवाला) २ से ४ फुट ऊँचा और शाखा रहित होता है। इसके कांड से रस निकलता है। इसके पत्ते लम्बे अण्डाकृति, कुछ-कुछ पत्तों में फटे हुए और दन्तुर होते हैं और फूल बड़े, श्वेत, कभी-कभी लाल और बैंगनी। :इसको फली एक इञ्च व्यास और एक कोष्ट की होती है। इसके बीज अनेक, श्वेत और सुन्दर तैलयुक्त होते हैं जिन्हें खशखश कहते हैं। पौधों की फलियों की तरुणावस्था में, रात्रि को एक औजार से सीधे ऊपर से नीचे समानान्तर चीर दिये जाते हैं, जिससे रस निकलकर जम जाता है, जो सबेरे इकट्ठा कर लिया जाता है। इन फलियों में जब तक रस निकलता रहता है चीरा देते रहते हैं। जलीय भाग उड़ जाने पर यह गाढ़ा हो जाता है। इसे कुछ पानी में घोल छान कर गाढ़ा कर लेते हैं, जो अफीम कही जाती है। अफीम पहिले तो नरम और भूरे रंग की होती है, परन्तु पीछे कठोर गहरी भूरी हो जाती है। यह गन्ध में तीव्र, स्वाद में तिक्त (कड़वी) और स्पर्श में कोमल होती है। अफीम गरम पानी में घुल जाती है और धूप से ढीली पड़ जाती है। इस को जलाने से कोयला नहीं बनता और धूप रहित जलती है। बाजार में यह प्रायः अशुद्ध अवस्था में मिलती है।

अफीम में अनेक क्षारीय तत्त्व होते हैं जो लगभग १८ हैं। जिनमें से मुख्य *Modphine* ५ से ७%, *Narcoline* २ से ८%, *Codeine* २ से ७% प्रतिशत है।

जिसने अफीम को विषैली मात्रा में खा लिया हो वह मोह-निद्रा में पड़ा रहता है और पुकारकर जगाना कठिन होता है। इसकी त्वचा शीत स्पर्श, मुख और ओष्ठ कुछ श्याम वर्ण, नाड़ी अतिशिथिल और मन्द चलती है। श्वास भी मन्द और विषम चलती है। नेत्र को पुतलियाँ संकुचित हो जाती हैं। अन्त में श्वासरोध के कारण मृत्यु हो जाती है।

खायी हुई अफीम को बाहर निकालने के लिए राई या मदनफलचूर्ण को गरम जल में मिलाकर वमन देनी चाहिए। अथवा वमन के लिए ऐपोमार्फीन (*Apomorphine*) १/१० से १/६ यव मात्रा में सूचीवेध द्वारा देनी चाहिए। यदि अफीम खाये देर हो गयी हो और अफीम पक्वाशय में पहुँच गयी हो तो उसे ५, ५ मासे त्रिवृत्-चूर्ण देकर विरेचन देना चाहिए। हृदय की गति को उत्तेजित करने के लिए उत्तेजक द्रव्य जैसे चाय, काफी का तीव्र फाण्ट पिलाना या कस्तूरी और विषमुष्टि वारुणीसार पिलाना चाहिए। इसके अतिरिक्त अन्य उत्तेजक औषधियां जैसे ब्राण्डी, स्ट्रिकनीन १/६० ग्रेन का सूचीवेध दें। और अमोनिया सुँघावें। हृदय को बल देने के लिए एट्रोपीन सल्फेट (*Atropine sulphate*) १/२० यव का सूचीवेध, या कनकासव, या वैले, डोला आसव ३० बूँद मात्रा में पुतली फैलने तक एक-एक घंटे पीछे देवें।

खस्तिलनिर्यासस्य निर्मलीकरणम्

खस्तिलस्य तु निर्यासं सलिले तु सुनिर्मले।
सन्द्राव्य खलु यत्नेन वस्त्रपूतन्तु कारयेत् ॥२३७॥
निर्मलीकृतमेतत्तु खस्तिलद्रवतोयकम्।
गव्यदुग्धसमायुक्तं पचेन्मन्दाग्नियोगतः ॥२३८॥
पाककालं सुविज्ञाय पाकविद्भिषजां वरः।
समाहरेत्प्रयत्नेन स्वफेनं निर्मलीकृतम् ॥२३९॥

खस्तिलनिर्यासनिर्मलीकरणप्रकारो निगदव्याख्यातः ॥२३७-२३९॥

भा.टी.—पोस्त डाटे से निकले हुए रस को स्वच्छ जल में घोलकर कपड़े में छान लें। इस प्रकार साफ किये हुए पोस्तद्रव (रस) को जल में थोड़ा गो-दूध मिलाकर उसे मन्द-मन्द अग्नि में पकायें। जब अच्छी तरह पक जाय तो उसे नीचे उतारकर रख लें, इस विधि से अफीम साफ हो जाती है ॥२३७-२३९॥

वक्तव्य—आज कल बाजार में मिलनेवाली अफीम में उसका भाग बढ़ाने के लिए अनेक द्रव्यों के रस मिला दिये जाते हैं। अथवा धतूरे का

स्वरस मिला दिया जाता है जिससे वह वास्तविक कार्य नहीं करती है और न उसका वास्तविक रंग ही देखने को मिलता है। अतः कच्ची अफीम को लेकर उसे उक्त विधि से अथवा अपक्व अफीम को अदरख रस की २१ भावना देकर काम में लाना चाहिए।

खस्तिलनिर्यासनिर्मलीकरणस्य प्रयोजनम्

विक्रीयते विपण्यां यत्त्वफेनं खलु साम्प्रतम्।
द्रव्यान्ययोगाद्धूर्तादिभावितत्वाच्च गर्हितम् ॥२४०॥
खस्तिलस्य तु निर्यासमादायातो भिषग्वरः।
स्वयं सुनिर्मलीकृत्य शोधयेच्च प्रयोजयेत् ॥२४१॥

अन्यद्रव्ययोगाद्धेतोः धत्तूरादिरसैर्भावितत्वाच्च विपणिषु उपलभ्यमानं नाभिलषितसिद्धिकरमिति अपक्वमेव तदादाय तत्साध्यव्याधिषु प्रयोगार्थं निर्मलीकृत्य शोधयितव्यमिति भावः ॥२४०, २४१॥

भा.टी.—आज कल दुकानों में बिकनेवाली अफीम अनेक अन्य द्रव्यों के योग से या धत्तूरा रस क्रिया योग से मिली हुई होने के कारण खराब होती है। अतः वैद्य को अफीम लेकर स्वयं साफ करके शुद्ध करनी चाहिये ॥२४०, २४१॥

अहिफेनस्य शोधनम्

निर्मलं त्वहिफेनं तु शृङ्गवेरस्य वारिणा।
विभावितं सप्तवारं शुद्धिमायात्यनुत्तमाम् ॥२४२॥

शोधनप्रकारः—अहिफेनं आर्द्रकजलेन सप्तधा भावितं शुध्यति इति। "अहिफेनं शृङ्गवेररसैर्भाव्यं त्रिसप्तधा। शुध्यत्युक्तेषु योगेषु योजयेत् तद्विधानतः" इति प्राञ्चः ॥२४२॥

भा.टी.—जल और गोदुग्ध से साफ की हुई अफीम को अदरख के स्वरस की सात भावना देकर सुखाकर रख लेने से अफीम अच्छी तरह शुद्ध हो जाती है ॥२४२॥

अहिफेनस्य गुणाः

अहिफेनं सुतिक्तं तु निद्राजनकमुत्तमम्।
ग्राहि चैव विशेषेण वेदनाविनिवारणम् ॥२४३॥
सन्निपातप्रशमनं तथा वमिनिषूदनम्।
पुरातनं नवं वापि विनिहन्त्यतिसारकम् ॥२४४॥
निहन्त्यामाशयोद्भूतक्षतमांसार्बुदव्यथाम्।
मद्यपानोत्थशोथस्य व्यथाञ्चामाशयाश्रयाम् ॥२४५॥

अपानवायोर्भुक्तान्नबहिर्निःसारणात्मिकाम् ।
क्रियां विवृद्धां चपलां ह्रासयत्यविकल्पतः ॥२४६॥
प्रथमायामवस्थायामतीसारैकलक्षणाम् ।
विनिहन्ति विशेषेण विषूचीमतिदारुणाम् ॥२४७॥
सातिसारं सप्रलापं पर्याकुलमनिद्रया ।
निपातयेत्सन्निपातमान्त्रिकज्वरसंज्ञकम् ॥२४८॥
प्रवाहिकाप्रशमनं त्वन्त्रशूलविनाशनम् ।
मदात्ययहरं चैव तथोन्मादनिबर्हणम् ॥२४९॥
रजःशूलप्रशमनमस्थिभग्नव्यथापहम् ।
नवामवातशमनं हतमस्थिच्युतौ तथा ॥२५०॥
शुष्ककासप्रशमनं गर्भस्रावनिषूदनम् ।
राजयक्ष्मसमुद्भूतनिशास्वेदनिषूदनम् ॥२५१॥
हृद्धमन्योगतेः कामं मन्दीकरणकारणात् ।
अन्त्रोत्थं फुप्फुसोत्थं वा रक्तस्रावं व्यपोहति ॥२५२॥
वाताधिक्याद् बृहद्वेगं कफनिर्गमवर्जितम् ।
कण्ठकण्डूसमुत्थं वा कासं नाशयति द्रुतम् ॥२५३॥
नाडीनां धमनीनां च यस्मात्तु हृदयस्य च ।
नैसर्गिकीं प्रवृद्धां वा गतिं मन्दयति द्रुवम् ॥२५४॥
तस्माद्धृदयरोगेषु रसतन्त्रविचक्षणः ।
अहिफेनं प्रयुंजीत सावधानतया सदा ॥२५५॥

अथ अहिफेनस्य गुणाः—अहिफेनं सुतिक्तं अतितिक्तरसम्, उत्तमं निद्राजनकम्, विशेषेण ग्राहि, वेदना पीडा व्यथेति यावत्, तस्या विनिवारणम्, नवः नवीनो य आमवातः, तस्य शमनम् ॥ २४३–२५५ ॥

भा.टी.—अफीम खाने में अत्यन्त कड़वी होती है। इसके सेवन से नींद आती है। यह विशेष रूप से ग्राही द्रव्य है और शरीर में होनेवाली वेदनाओं को दूर करती है। सन्निपात को शान्त करती तथा वमन को नष्ट करती है। नवीन अथवा पुरातन अतीसार को शान्त करती है। इसके सेवन से आमाशय में क्षत अथवा मांसार्बुद के कारण होनेवाली पीड़ा शान्त हो जाती है। अत्यधिक मद्यपान करने के कारण होनेवाली आमाशय शोथ पीड़ा को भी यह शान्त करती है। अपानवायु की भोजन को बाहर निकालनेवाली बढ़ी हुई शीघ्र

प्रवृत्ति को अफीम कम कर देती है। विसूचिका की प्रथमावस्था में होनेवाली एकमात्र अतीसार को यह शीघ्र शान्त करती है। आन्त्रिक ज्वर में अतीसार प्रलाप तथा निद्रा नाश होने पर अफीम या अफीम के योगों को देने से सब लक्षण मिट जाते हैं। इसके सेवन से मदात्यय तथा उन्मादरोग नष्ट हो जाते हैं। स्त्रियों को माहवारी के समय होनेवाली शूल को तथा हड्डी के टूटने से होनेवाली व्यथा को अफीम शान्त करती है। नूतन आमवात को शान्त करती और और अस्थिच्युत (*Dislocation*) में लाभ करती है। यह सूखीवात की खाँसी को शान्त करती और होनेवाले गर्भस्राव तथा पात को रोकती है। राजयक्ष्मा रोग में रात्रि के समय आनेवाले पसीने को यह रोकती है। हृदय और धमनियों की गति को पर्याप्त मन्द करने के कारण अफीम आन्त्र तथा फुप्फुसों से होनेवाले रक्तस्राव को रोक देती है। वायु की अधिकता के कारण तीव्रवेगयुक्त तथा कफरहित कास में अथवा कण्ठ में कण्डू जैसी होकर होनेवाले कास में अफीम के प्रयोग से शीघ्र आराम आता है। क्योंकि अफीम नाड़ियों, धमनियों तथा हृदय की स्वाभाविक अथवा बढ़ी हुई गति को शीघ्र ही मन्द कर देती है। अतः वैद्य को हृदय के रोगों में बड़ी सावधानी के साथ अफीम का प्रयोग करना चाहिए ॥२४३–२५५॥

वक्तव्य—महास्रोतों पर मुख द्वारा दिये जाने पर अफीम का इस प्रकार प्रभाव देखा जाता है कि मुख, तालु, जिह्वा, गला, आमाशय और आँतों के स्राव सूख जाते हैं। अफीम इन अंगों के न केवल स्रावों को किन्तु इनकी गतियों और क्रियाओं को भी मन्द कर देती है, जिससे क्षुधा नष्ट हो जाती है और अग्नि मन्द पड़ जाती है तथा महास्रोत के किसी अंग में किसी तरह की वेदना हो तो वह भी शान्त हो जाती है। अफीम का उक्त प्रभाव आंतों पर अधिक स्पष्ट होता है, जिससे आँतों के स्वाभाविक स्राव और चेष्टाएँ मन्द पड जाती हैं, मलबन्ध हो जाता और यकृत् से होनेवाला पित्तस्राव कम पड़ जाता है। अतः अफीम उद्वर्तहर, शोषक, ग्राही और शूलहर है। अफीम को देने से श्वासोच्छ्वास क्रिया मन्द पड़ जाती है। यदि अत्यधिक मात्रा में अफीम दी जाय तो एक मिनट में १८ के स्थान पर केवल ३–४ श्वास ही रह जाते हैं। अतएव अफीम के विष में श्वास की मन्दता से ही मृत्यु होती है। साधारण मात्रा में अफीम श्वास नलियों की मांस पेशियों को शिथिल करती है जिससे

उनमें होनेवाला उद्वर्त कम हो जाता है और शुष्ककास को आराम आता है। अफीम का मुख्य प्रभाव नाड़ी मंडल पर होता है। थोड़ी मात्रा में अफीम देने से मस्तिष्क उत्तेजित होता है, जिससे अफीम खानेवाले को प्रसन्नता और आराम का अनुभव होता है। कई मनुष्य थोड़ी अफीम खाकर ही अपना काम ठीक कर सकते हैं। अफीम की इस उत्तेजना के पीछे मन्दता और उसके पीछे तन्द्रा और फिर निद्रा की अवस्था आती है। थोड़ी मात्रा में खाने पर केवल मन्दता की अवस्था तक ही प्रभाव होता है और शेष दोनों अवस्थाएँ नहीं आती हैं। मन्दता की अवस्था में श्रवण, दर्शन और स्पर्श की इद्रियां कुछ कुण्ठित हो जाती हैं। निद्रा और तन्द्रा की अवस्था में शरीर की सब प्रकार की शूल नष्ट हो जाती है। अफीम की अधिक मात्रा खाने पर प्रथम उत्तेजना की अवस्था क्षणिक ही होती है तथा शीघ्र ही निद्रा या मोह-निद्रा की अवस्थायें आ जाती हैं, जिससे मस्तिष्क की सब क्रियायें मन्द हो जाती हैं। पुतलियां संकुचित होकर कई बार सुई की नोक के बराबर हो जाती हैं। अतः अफीम नाड़ीमण्डल का उत्तेजक, शूलहर, निद्राजनक और मादक द्रव्य है। उत्तेजक प्रभाव बहुत थोड़ी देर रहता है, परन्तु पीछे मन्दता का प्रभाव ही स्थिर रहता है। अफीम का मांसपेशियों पर भी मन्दता रूप प्रभाव होता है, परन्तु अधिक मात्रा में दिये जाने पर भी मांस पेशियों में पूर्ण मन्दता नहीं आती है। अफीम की विषैली मात्रा खाये जानेपर भी रोगी को सहारा देकर उसकी टाँगों पर चला सकते हैं। अफीम देने से मूत्र की मात्रा घट जाती है। यह स्रावों के लिए शोषक है, परन्तु स्वेद और स्तन्य पर इसका शोषक प्रभाव कम होता है। इसके देने से यदि मूत्र के साथ खांड आती हो तो वह भी कम हो जाती है। अफीम का निष्क्रमण आंतों द्वारा होता है, अतः इसका विशेष प्रभाव आतों पर ही होता है।

अहिफेनस्य निषेधः

न बालेषु न वृद्धषु मधुमेहप्रपीडिते ।
शीतपादकरायाञ्च त्रिषूर्च्छ्यां खलु नैव च ॥२५६॥
न श्लैष्मिके तथा कासे प्रचुरश्लेष्मनिर्गमे ।
अहिफेनं वृक्कशोथे प्रयुञ्जीत न कर्हिचित् ॥२५७॥

अहिफेनसेवननिषेधः न बालेष्विति। हृदयगत्यवसादकत्वादिगुणयोगात् विषप्रभाववत्त्वाच्च बालादिष्वस्य सेवननिषेधः। श्लैष्मिककासे तु शोषकत्वात्। वृक्कशोथे च मूत्रग्राहित्वात् इत्यवधेयम् ॥२५६, २५७॥

भा.टी.—अफीम बालकों को बूढों को तथा मधुमेह के रोगियों को नहीं देनी चाहिए। हाथ पैर ठंडे होने की अवस्था में विसूचिका में भी अफीम नहीं देनी चाहिए और अधिक निकलनेवाले श्लैष्मिक कास में तथा वृक्कशोथ होने पर अफीम का सेवन नहीं करना चाहिए ॥२५६–२५७॥

वक्तव्य—बच्चों पर अफीम का विषैला प्रभाव थोड़ी मात्रा में भी हो जाता है। अतः एक वर्ष तक के बच्चे को अफीम नहीं देनी चाहिए। यदि अफीम देना आवश्यक हो तो आधा बूँद अहिफेनासव दे सकते हैं। कितनों को अफीम की थोड़ी मात्रा भी अनुकूल नहीं पड़ती है। निरन्तर अफीम देने से इसकी साधारण मात्रा स्वाभाविक हो जाती है, अतः इसकी मात्रा बढ़ानी पड़ती है। तीव्र शूलों में रोगी अफीम की अधिक मात्रा को सह लेता है। अफीम के साथ बैलेडोना (*Balladona*) या धतूरा मिला देने से इसका मलबन्धक प्रभाव कम हो जाता है। हृदय फुप्फुस के रोगों में अफीम का प्रयोग बड़ी सावधानी से करना चाहिए, क्योंकि यह हृदयगति का अवसादक होती है।

बाह्यप्रयोगे अहिफेनस्य गुणः

अहिफेनं विशेषेण खलु बाह्यप्रयोगतः।
फुप्फुसच्छदशोथघ्नं त्वन्त्रावरणशोथनुत् ।।२५८।।
विविधोत्थानसम्भूतां विविधस्थानसंश्रयाम्।
तथा विविधसंस्थानां वेदनां विनिहन्त्यलम् ॥२५९॥
अभिष्यन्दप्रशमनं कर्णशूलनिबर्हणम्।
कृमिदन्तोत्थशूलघ्नं त्वामवातापहं तथा ॥२६०॥
गुदामयहरञ्चैव पायुस्थविदरापहम्।
व्रणपीडाप्रशमनं नाडीनामवसादनम् ॥२६१॥

बहिःप्रयोगे अहिफेनगुणाः—फुप्फुसच्छदः फुप्फुसावरणी श्लैष्मिकी कला, तत्र जातं शोथं हन्ति तथा अन्त्राणामावरककलाशोथञ्च हरतीति। विविधं नानाप्रकारं यत् उत्थानं निदानं तस्माज्जाताम्, शरीरे विविधस्थानेषु अङ्गप्रत्यङ्गेषु समाश्रिताम्, विविधसंस्थानां बहुविधरूपाम्, वेदनां पीडां व्यथामिति यावत्। अभिष्यन्दः अक्षिरोगविशेषः। पायुस्थो विदरश्चीरः तस्य विनाशकम्। नाडीनां अवसादनं दौर्बल्यकरम् ॥२५८–२६१॥

भा.टी.—अफीम बाह्य प्रयोग में विशेष रूप से फुप्फुस शोथ (निमोनिया) तथा अन्त्रावरण शोथ (पेरिटोनाइटिस) को नष्ट करती है। इस तरह बाह्य-

प्रयोग से अनेक विध कारणों से होनेवाली तथा शरीर के विभिन्न प्रदेशों की अनेक प्रकार की वेदनाओं को भी नष्ट करती है। नेत्र दुखने पर इसके लेप से लाभ होता है। कान में शूल होने पर इसके योग कान में डालने से शूल को नष्ट करते हैं। दाँतों में कीड़ा लगने से होनेवाले शूल तथा आम वातिक शूल में भी इसका लेप तथा प्रयोग किया जाता है। बवासीर तथा गुदा के फटने पर इसके लेप लगाये जाते हैं। व्रणों में होनेवाली पीड़ा को यह शान्त करती है और नाड़ियों की उत्तेजना को भी शान्त करती है ॥ २५९–२६१ ॥

अहिफेनस्य मात्रा

आरभ्य गुञ्जापादांशाद् गुञ्जैकप्रमितं शुभम् ।
अहिफेनं प्रयुञ्जीत बलकालाद्यपेक्षया ॥ २६२ ॥

भा.टी.—रोग तथा रोगी का बल, अवस्था, देश काल आदि को पूर्ण विचार करके अफीम को चौथाई रत्ती से लेकर एक रत्ती की मात्रा तक देना चाहिए ॥ २६२ ॥

अहिफेनस्य आमयिकः प्रयोगः

पिण्डखर्जूरसंयुक्तं फणिफेनं तु शीलितम् ।
नाशयत्यचिरादेव गर्भस्रावमसंशयम् ॥ २६३ ॥
अर्कमूलत्वचाचूर्णसंयुक्तं त्वहिफेनकम् ।
शीलितं त्वचिरादेव विनिहन्ति प्रवाहिकाम् ॥ २६४ ॥
एलालाक्षारजोयुक्तं फणिफेनं तु शीलितम् ।
रक्तस्रावं निहन्त्याशु फुप्फुसोत्थं सुदारुणम् ॥ २६५ ॥
रसाञ्जनसमायुक्तं शिलाघृष्टं त्वफेनकम् ।
योजितं विनिहन्त्याशु त्वभिष्यन्दभवां रुजम् ॥ २६६ ॥

भा.टी.—गर्भस्राव में अफीम को पिण्ड खजूर में मिलाकर देने से गर्भस्राव शीघ्र ही रुक जाता है। प्रवाहिका में अफीम को आक की जड़ की छाल के चूर्ण में मिलाकर सेवन कराने से शीघ्र आराम आता है। फेफड़ों से होनेवाले भयंकर रक्तस्राव को रोकने के लिए अफीम को छोटी इलायची तथा लाक्षाचूर्ण में मिलाकर प्रयोग करने से शीघ्र रक्तस्राव बन्द हो जाता है। आँख दुखने की पीड़ा को शान्त करने के लिए अफीम को रसौंत के साथ जल में घिस कर नेत्रों के बाहर लेप लगाने से शीघ्र पीड़ा बन्द हो जाती है ॥२६३–२६६॥

वेदनान्तकरसः

अहिफेनं सुविमलं माषकत्रयसंमितम् ।

घनसारं समं तुल्यां पारसीकयवानिकाम् ॥ २६७ ॥
रससिन्दूरकञ्चैव रसमाषकसंमितम् ।
आदाय पेषयेद्यत्नाद् विजयाद्रवयोगतः ॥ २६८ ॥
निर्मापयेत्तु वटिका रक्तिकाद्वयसंमिता ।
रसोऽयं तु समाख्यातो वेदनान्तकसंज्ञकः ॥ २६९ ॥
रसोऽयमम्भसा युक्तो विनिहन्ति विशेषतः ।
विविधोत्थानसंस्थानां वेदनां विविधाश्रयाम् ॥ २७० ॥

वेदनान्तकरसः—सर्वविधव्यथानाशाय प्रशस्ततमः । घनसारं कर्पूरम् । रससिन्दूरं रसमाषकं षण्माषकम् ॥ २६७–२७० ॥

भा.टी.—पूर्वोक्त विधि से शुद्ध की हुई अफीम तीन माशे, खुरासानी अजवायनचूर्ण छः मासे, रससिन्दूर छः मासे लेकर सब को एकत्र खरल में डालकर भाँग की पत्तियों के रस मर्दन करके दो रत्ती की गोलियाँ बनाकर सुखा लें । इसको वेदनान्तक रस नाम से कहा जाता है । इस रस को जल के साथ सेवन कराने के अनेकविध कारणजन्य और अनेकविध लक्षणयुक्त शरीर के विविध प्रदेश की वेदना शान्त होती है ॥ २६७–२७० ॥

निद्रोदयरसः

अहिफेनं सुविमलं रसमाषकसंमितम् ।
तन्मितां च तुगाक्षीरीं रससिन्दूरकं तथा ॥ २७१ ॥
धात्रीचूर्णं तोलकैकं समादाय भिषग्वरः ।
विभावयेत्प्रयत्नेन विजयावारिणा त्रिधा ॥ २७२ ॥
निर्मापयेत्तु वटिका रक्तिद्वितयसंमिताः ।
रसोऽयं तु समाख्यातो निद्रोदयसमाह्वयः ॥ २७३ ॥
तत्तद्रुगदैर्वेदनयार्दितानां पुंसां सुखस्वापकरोऽतिवेलम् ।
यथार्थनामा समुदीरितोऽयं रसस्तु निद्रोदयनामधेयः ॥ २७४ ॥

भा.टी.—अच्छी तरह शुद्ध की हुई अफीम छः मासा, वंशलोचन चूर्ण छः मासा, रससिन्दूर छः मासा, आँवलों का चूर्ण एक तोला लेकर सबको एकत्र खरल में डालकर भाँग की पत्तियों के स्वरस से तीन भावना देवें । जब गोली बनाने योग्य हो जाय तो दो रत्ती की गोलियाँ बनाकर सुखा लें । इसको निद्रोदय रस के नाम से कहा जाता है । यह रस विभिन्न रोगों की पीड़ा से दुःखी रोगियों को शीघ्र

ही सुख की निद्रा से लाभ करता है; अतः इस रस का निद्रोदय नाम देना बहुत ही उचित है ॥ २७१–२७४ ॥

सिन्दूरभूषणरसः

अहिफेनं सुविमलं रसमाषकसंमितम् ।
तत्समं सुमृतं स्वर्णं घनसारञ्च तन्मितम् ॥ २७५ ॥
रुचिरं रससिन्दूरं तोलकद्वयसंमितम् ।
एलाबीजं तुगाक्षीरी पृथक् तोलकसंमिताम् ॥ २७६ ॥
समादाय ततो मुस्तक्वाथेन परिपेष्य तु ।
निर्मापयेत्तु वटिका रक्तिकाद्वयसंमिता ॥ २७७ ॥
रसोऽयं तु समाख्यातो नाम्ना सिन्दूरभूषणः ।
महौषधमिदं ख्यातमतीसारप्रशुत्तये ॥ २७८ ॥

भा.टी.—शुद्ध की हुई अफीम छः मासा, स्वर्णभस्म छः मासा, कपूर छः मासा, उत्तम रससिन्दूर दो तोला, छोटी इलायची बीजचूर्ण एक तोला, वंशलोचनचूर्ण एक तोला लेकर सब को एकत्र खरल में मोथाकषाय के साथ मर्दन करें। गोली बनाने योग्य हो जाने पर इसकी दो-दो रत्ती की गोलियाँ बना लें। इसको सिन्दूरभूषण रस कहते हैं। अतीसार रोग को नष्ट करने के लिए यह रस बहुत उत्तम ॥ २७५–२७८ ॥

हर्षोदया वटी

फणिफेनं सुविमलं तोलकैकमितं शुभम् ।
कस्तूरिकाञ्च कर्पूरं पृथङ् माषत्रयोन्मितम् ॥ २७९ ॥
मरिचं रससिन्दूरं पृथक् तोलकसंमितम् ।
जातीफलं जातिपत्री कुङ्कुमं शुद्धहिङ्गुलम् ॥ २८० ॥
समाहरेत्पृथग्वैद्यो रसमाषकसंमितम् ।
विजयास्वरसेनेह त्रिवारं खलु भावयेत् ॥ २८१ ॥
कारयेद्वटिका यत्नाद् गुञ्जाद्वितयसंमिता ।
वटिकेयं समाख्याता बुधैर्हर्षोदयाभिधा ॥ २८२ ॥
बलवर्णाग्निजननी प्रमदामदमर्दिनी ।
वीर्यसंस्तम्भनी ह्येषा विशेषेण प्रकीर्तिता ॥ २८३ ॥
ताम्बूलवीटिकोपेता वटीयं परिशीलिता ।
माससमात्रप्रयोगेण ददाति विपुलं बलम् ॥ २८४ ॥

पृथुसन्तानिकोपेतं प्रतप्तं माहिषं पयः ।

तथा माषान्नपिष्टानि सेवयेत्प्रत्यहं पुमान् ॥ २८५ ॥

स्मरस्मयस्मेरविलोचनाभिर्विलासिनीभिः परितर्जितानाम् ।

यतः प्रहर्षं प्रकरोति यूनां हर्षोदया सार्थकनामिकाऽतः ॥ २८६ ॥

हर्षोदया वटी—जातीफलादिहिङ्गुलान्तानां पृथक् षण्माषकाः। पृथुसन्तानिका स्थूलं क्षीरसरम् ॥ २७६–२८६ ॥

भा.टी.—शुद्ध की हुई अफीम एक तोला, उत्तम कस्तूरी तीन मासे, कपूर तीन मासे, कालीमिर्चचूर्ण एक तोला, रससिन्दूर एक तोला, जायफलचूर्ण, जावित्रीचूर्ण, केशर, शुद्ध हिंगुल; प्रत्येक ६, ६ मासे लेकर सबको एकत्र खरल में डाल भाँग के पत्तों की स्वरस से तीन भावना दें। जब गोली बंधने योग्य हो जाय तो इसकी दो-दो रत्ती की गोलियाँ बना लें। इसको हर्षोदया वटी कहते हैं। इसके सेवन से शरीर में बल, वर्ण तथा पाचक अग्नि की वृद्धि होती है। इन गोलियों के सेवन से पुरुष मदमस्त स्त्री की मस्ती को चूर कर सकता है। विशेषकर यह गोलियाँ वीर्यस्तम्भन करने के काम आती है। इन गोलियों को पान के बीड़े में रखकर एक मास तक निरन्तर सेवन करने से शरीर में अत्यन्त बल वृद्धि होती है। इस वटी के सेवनकाल में मलाईवाला भैंस का दूध तथा उड़दकी पिष्टी (पीठी) की बनी हुई अमृती, हलवा आदि चीजें खानी चाहिए ॥ २७६–२८६ ॥

अहिफेनासवः

अहिफेनं सुविमलं तोलकत्रयसंमितम् ।

पञ्चाशत्तोलकमितां मृतसञ्जीवनीं सुराम् ॥ २८७ ॥

समादाय भिषग्वर्यः काचकुप्यां तु विन्यसेत ।

ततः काचपिधानेन रोधयेत् कूपिकामुखम् ॥ २८८ ॥

ततः कूपीं सुनिभृते स्थापयेत् सप्तवारकम् ।

अहिफेनासवो नाम्ना समाख्यातो भिषग्वरैः ॥ २८९ ॥

अहिफेनासवः—मृतसञ्जीवनी सुरा तन्त्रान्तरेषु ख्यातनिर्माणा। मात्राप्रमाणं चास्य ५ बिन्दुभ्यः १५ बिन्दुपर्य्यन्तम् ॥ २८७–२८९ ॥

भा.टी.—शुद्ध अफीम तीन तोला, मृतसञ्जीवनी सुरा पचास तोला लेकर एक काँच की शीशी में डालकर शीशी में काँच का डाट लगाकर बन्द कर दें। अब शीशी किसी सुरक्षित स्थान में सात दिन तक रखी रहे। सात दिन के बाद आसव तैय्यार हो जायगा। इसको वैद्य लोग अहिफेनासव नाम से कहते हैं ॥ २८७–२८९ ॥

वक्तव्य—अहिफेनासव को (*Tincture opium*) कहते हैं और इसको अहिफेनवारुणीसार या अहिफेनासुत भी कह सकते हैं। मृतसञ्जीवनी सुरा का योग और निर्माण भैषज्यरत्नावली में विस्तृत रूप से लिखा हुआ है। उसके अभाव में रेक्टीफाइड स्प्रिट में भी इसको बनाया जा सकता है।

अस्य गुणाः

विविधोत्थानसम्भूतातीसारविनिषूदनः।
कर्णशूलप्रशमनो दन्तशूलनिबर्हणः॥२९०॥
अस्थिभग्नादिसम्भूतां तथास्थिच्युतिसम्भवाम्।
वेदनां बहुहेतूत्थां विनिहन्त्यतिसत्वरम्॥२९१॥
विविधोत्थानजातानांवेदनानां निवृत्तये।
महौषधमिदं ख्यातं रसतन्त्रविचक्षणैः॥२९२॥

भा.टी.—उक्त अहिफेनासव विधि कारणजन्य अतीसार को दूर करता है। कानकी पीड़ा तथा दांत की पीड़ा को इसके सेवन से आराम आता है। इसी तरह हड्डी टूटने या हड्डी के अपने स्थान से हटने पर होनेवाली पीड़ा तथा अन्यान्य कारणों से होनेवाली पीड़ा में अहिफेनासव सेवन से शीघ्र आराम आता है। इसी तरह शरीर के किसी स्थान पर किसी कारण होनेवाली वेदना को शान्त करने के लिए रसशास्त्र में अहिफेनासव उत्तम औषधि है॥२९०–२९२॥

अस्य मात्रा

आरभ्य शरबिन्दुभ्यस्तिथिबिन्दुमितं परम्।
अहिफेनासवं युञ्ज्यात् बलकालाद्यपेक्षया॥२९३॥

भा.टी.—इस अहिफेनासव की पूर्ण मात्रा पाँच बूंद से लेकर पन्द्रह बूँद तक समझनी चाहिए॥२९३॥

अहिफेनासवस्य आमयिकः प्रयोगः

अहिफेनासवोऽयन्तु मात्रया परिशीलितः।
विविधोत्थानसम्भूतं नूतनं वा पुरातनम्॥२९४॥
सुदारुणमतीसारमतीसारैकलक्षणम्।
विषूचीं च निहन्त्याशु यथा सूर्यस्तमस्ततिम्॥२९५॥
बिन्दुक्षेपकयन्त्रेण निक्षिप्तः कर्णयोरयम्।
अत्यल्पमात्रयैवेह कर्णशूलं व्यपोहति॥२९६॥
अहिफेनासवे सिक्तं तूलं तु कृमिदन्तके।
न्यस्तं नातिचिरादेव वेदनां हन्ति तद्भवाम्॥२९७॥

अस्य च रोगयोग्यः प्रयोगः–अतीसारैकलक्षणामिति विषूचीविशेषणं प्रयोग-योग्यतानिर्देशार्थम् । निगदव्याख्यातमन्यत् ॥२६४–२६७॥

भा.टी—उक्त अहिफेनासव को मात्रापूर्वक सेवन करने से विविध कारणों से उत्पन्न पुरातन अथवा नूतन भयंकर अतीसार तथा तीव्र एवं एकमात्र अतीसार लक्षणयुक्त विसूचिका रोग शीघ्र नष्ट हो जाते हैं। बिन्दुक्षेपक यन्त्र के द्वारा इसको बहुत थोड़ी मात्रा में कान में डालने से कान की पीड़ा शान्त हो जाती है। अहिफेनासव में रूई को तर करके कीड़ा लगे हुए दाँत के छेद में भरने से उसकी वेदना शीघ्र शान्त हो जाती है ॥२६४–२६७॥

मंगलोदया वटी

फणिफेनं सुविमलं माषकैकमितं शुभम् ।
उत्तमं घनसारं च सप्तमाषकसंमितम् ॥२९८॥
सम्पेष्य वारिणा यत्नाद्वटिका रक्तिकोन्मिता ।
कारयेद्भिषजां वर्यो रसतन्त्रविचक्षणः ॥२९९॥
नामतस्तु समाख्याता वटिका मङ्गलोदया ।
प्रलापादिप्रशुत्त्यर्थं मता हिततमा परम् ॥३००॥

मङ्गलोदया वटी–अहिफेनं शुद्धं १ मा०, घनसारं कर्पूरम् ७ मा०, स्पष्टमन्यत्॥

भा.टी.—शुद्ध अफीम एक मासा, उत्तम कपूर सात मासा लेकर दोनों को एकत्र जल से पीसकर एक-एक रत्ती की गोलियाँ बना लें। इन गोलियों को मंगलोदया वटिका कहते हैं। सन्निपातज्वरादि में प्रलाप, निद्रानाश आदि उपद्रव तीव्र होने पर इस वटी के प्रयोग से उत्तम लाभ होता है ॥२९८–३००॥

वेदनान्तकमलहरः

सिक्थतैलं सुविमलं अहतोलकसंमितम् ।
फणिफेनञ्च विमलं अहमाषकसंमितम् ॥३०१॥
फणिफेनमितञ्चैव खलु हेरम्बभूषणम् ।
समादाय भिषग्वर्यः खल्वे सम्मेलयेत्ततः ॥३०२॥
काचकुप्यां निधायाथ पिधानेन निरोधयेत् ।
मतो मलहरोऽयं तु वेदनान्तकसंज्ञकः ॥३०३॥
वेदनां शमयत्याशु गुदाङ्कुरसमाश्रयाम् ।
पायुस्थविदरोद्भूतां वेदनाञ्चातिदारुणाम् ॥३०४॥

गुदांकुरप्रशमनः पायुस्थविदरान्तकः ।
मतो मलहरोऽयं तु वेदनान्तकसंज्ञकः ॥३०५॥

वेदनान्तकमलहरः—सिक्थतैलं पूर्वोक्तपरिभाषं नवतोलकम्, शुद्धमहिफेनश्च ९ मा०, हेरम्बभूषणं सिन्दूरम् ९ मा०, विदरश्चीरः ॥३०१–३०५॥

भा.टी.—स्वच्छ मोम का तेल नौ तोला, शुद्ध अफीम नौ मासे, सिन्दूर नौ मासे, सबको एकत्र एक खरल में मिला लें। अब इसको एक कांच की शीशी में भरकर डाट लगा दें। इसको वेदनाहर मलहम नाम से कहा जाता है। यह मलहम लेप करने से बवासीर के मस्सों का पीड़ा को शान्त करता है। गुदा फटने के कारण होनेवाली भयंकर पीड़ा में भी यह लेप करने से बहुत लाभ करता है। यह मलहम मस्सों पर लेप करने से उनको सुखा देता और गुदविकार को भर देता है ॥३०१–३०५॥

अथ जयपालस्य नामानि

जयपालश्च जेपालो रेचकः सारकस्तथा ।
विभेदनो मलद्रावी स एव परिकीर्तितः ॥३०६॥

भा.टी—जयपाल, जेपाल, रेचक, सारक, विभेदन, मलद्रावी, ये सब नाम जमालगोटे के कहे जाते हैं ॥३०६॥

जयपालस्य परिचयः

नात्युच्छ्रितो नातिह्रस्वो दन्तीजातीयकस्तरुः ।
अधुना तु विशेषेण देशे पञ्चनदाह्वये ॥३०७॥
तथैव सिंहलद्वीपे द्वीपेष्वन्येषु जायते ।
बीजं तस्य भिषग्वर्यैर्जयपाल इति स्मृतः ॥३०८॥
दन्तीबीजात् क्षुद्रतरं बीजमस्य तु यद्यपि ।
परं तीव्रतरा शक्तिर्दृश्यते मलभेदने ॥३०९॥

जयपालपरिचयः "जयपालो दन्तबीजम्" इति भावप्रकाशीयनिघण्टुव्यवहारभ्रान्तिनिरासाय । तदेतदाह "दन्तजातीयकस्तरुः इति । अपि च "दन्तीबीजात् क्षुद्रतरं बीजमस्य" इत्यपि भेदकं लक्षणमस्य दन्तीबीजात् । केचित्तु बृहद्दन्तीबीजं जयपालमाहुः । वस्तुतस्तु जयपालो दन्तीबीजात् भिन्न एवेति जयपालनाम्नैव प्रसिद्ध्यति वर्तमाने जगति ॥३०७–३०९॥

भा.टी.—जमालगोटा न बहुत बड़ा और न बहुत छोटा दन्ती जाति का एक वृक्ष होता है, जो आजकल पञ्जाब प्रान्त में अधिकतर पाया जाता है।

इसके अतिरिक्त यह सिंहलद्वीप तथा अन्य द्वीपों में भी पाया जाता है। इसी वृक्ष के बीजों को जयपाल नाम से कहा जाता है। यद्यपि जयपाल के बीज बड़ी दन्तीबीजों की अपेक्षा छोटे होते हैं। परन्तु इसमें बड़ी दन्तीबीजों की अपेक्षा दस्त लाने की शक्ति बहुत तेज होती है ॥३०७-३०९॥

वक्तव्य—जयपाल को इंग्लिश में *Corlan* और लेटिन में *Croton Tiglium* कहते हैं। यह एक छोटा सदा हरा प्रायः सर्वत्र पाया जानेवाला वृक्ष है। इसके पत्र २ से ४ इञ्च लम्बे, आगे से नुकीले तथा कुछ-कुछ दन्तुर होते हैं। फूलों के गुच्छे २ से ३ इञ्च लम्बे, शाखाओं के सिरों पर होते हैं। इसका फूल १ इञ्च व्यास का, बीज आधा से ३/४ इञ्च लम्बे अण्डाकार के होते हैं।

जयपाल के बीजों में हरा, पीला, दाहक, गन्धयुक्त ३० से लेकर ४०% तैल होता है। इसे *Croton oil* कहते हैं। यह ईथर, मद्यसार, क्लोरोफार्म तथा जैतून के तेल में घुलनशील होता है तथा तीव्र क्षोभक और रेचक (दस्तावर) होता है।

जयपालस्य प्रथमः शोधनप्रकारः

जयपालस्य बीजानि नवानि तु समाहरेत्।
बाह्यत्वचमपाकृत्य द्विधा खलु विभेदयेत् ॥३१०॥
हरिद्वर्णां नातिदीर्घां रसनां तु परित्यजेत्।
पोट्टल्यामथ विन्यस्य दोलायन्त्रे विधानतः ॥३११॥
गव्यदुग्धे प्रयत्नेन यामैकं स्वेदयेत्ततः।
एवं त्रिवारं सुस्विन्नो जयपालो विशुद्ध्यति ॥३१२॥

अस्य प्रथमे शोधनप्रकारे—त्रिवारं स्वेदनविधानं स्नेहाधिक्यनिवृत्तये ॥

भा.टी.—जमालगोटे के नूतन बीजों को लेकर उनके बाहरी छिलके अलग करके बीच से निकलनेवाली मींगी को चाकू से बीच में फाड़ लें। फाड़ने पर मींगी के बीच में से एक छोटी सी हरे रंग की जीभ सी होगी उसे अलग फेंक दें। अब इस जीभ रहित जयपाल बीज मज्जा को एक कपड़े में बाँध पोटली बनाकर देलायन्त्र में गाय का दूध डालकर एक पहर तक पकायें। इस प्रकार तीन बार गोदुग्ध में दोलायन्त्र द्वारा स्वेदन करने से जयपाल शुद्ध हो जाता है ॥३१०-३१२॥

द्वितीयः शोधनप्रकारः

त्वग्रसज्ञाविरहितं जयपालस्य बीजकम्।
वस्त्रांशटङ्कणोपेतं पोट्टल्यां रोधयेद् दृढम् ॥३१३॥

स्वेदयेद् दोलिकायन्त्रे द्वियामं गव्यदुग्धतः ।

इत्थं स्विन्नस्तु जैपालः शुद्धिमायात्यनुत्तमाम् ॥३१४॥

द्वितीयः प्रकारः—अष्टमांशटङ्कणक्षेपयुक्तः, टङ्कणं हि रूक्षत्वात् स्नेहाधिकमपाकरोति । रसज्ञेति बीजदलमध्यस्थितः हरिद्वर्णोऽङ्कुरः जिह्वाकृतिमत्त्वात् तदर्थाभिधायकैः शब्दैरभिधीयते ॥३१३, ३१४॥

भा.टी.—छिलका और जिह्वा रहित जमालगोटे के बीजमज्जा में उससे आठवाँ भाग सुहागा मिलाकर उसको कपड़े में बाँधकर पोटली बना लें, अब इस पोटली को दोलायन्त्र में गोदुग्ध डालकर छः घण्टे तक स्वेदन करें। इस विधि से भी जयपाल अच्छी तरह शुद्ध हो जाता है ॥३१३, ३१४॥

तृतीयः शोधनप्रकारः

जयपालं त्वग्रसज्ञारहितं पोट्टलीगतम् ।

दोलायन्त्रे तु यामैकं स्वेदयेद् गव्यदुग्धतः ॥३१५॥

सम्पेष्य खल्वे मूलेषु खर्परेषु प्रलेपयेत् ।

विज्ञाय विगतस्नेहं जयपालं समाहरेत् ॥३१६॥

न्यसेद्वा यत्नतो मध्ये मषीशोषकपत्रयोः ।

एवं तु विगतस्नेहो रेचकः शुद्धिमाप्नुयात् ॥३१७॥

तृतीयः प्रकारः—नूतनखर्परेषु लेपाद् विगतस्नेहम् । स्नेहापनयनञ्च विरेकातियोगदाहोत्क्लेशादिराहित्याय । मषीशोषकपत्रं "*Blotting paper*" इत्याङ्गलभाषाप्रसिद्धं मषीशोषणायोपयुज्यमानं कागदम् । रेचकः जयपालः ॥३१५-३१७॥

भा.टी.—जयपाल बीजों के छिलके और जिह्वा निकालकर एक कपड़े में बाँधकर दोलायन्त्र में गोदुग्ध के साथ तीन घंटे तक पकायें। तीन घंटे के बाद पोटली को खोलकर उसकी मज्जा को खरल अथवा सिल पर अच्छी तरह बारीक पीसकर पीठी-सी बना लें। अब पीठी को एक नये कोरे घड़े के बाहरी पेंदे पर पतला-पतला लेप कर दें। जब इसका तेल सूख जाय तो इसे खुरचकर इकट्ठा कर लें। अथवा कोरा घड़ा न मिल सके तो उक्त पीठी को दो ब्लाटिंग पेपर (*Blotting paper*) के बीच में एक दिन रखें। जब चिकनाहट रहित हो जाय तो निकालकर काम में लायें। यदि स्नेह बहुत मालूम पड़े तो पुनः ब्लाटिंग पेपरों के बीच में रख तेल को खुश्क कर लें। इस तरह भी जयपालबीज शुद्ध हो जाते हैं ॥३१५-३१७॥

जयपालस्य गुणाः

जयपालो मतस्तिक्तो विरेचनकरः परम् ।
जलोदरप्रशमनो नवज्वरनिबर्हणः ॥३१८॥
कृमिहारी कुष्ठहरो वातश्लेष्मनिषूदनः ।
वान्तिकृत्पित्तजननो वृश्चिकादिविषप्रणुत् ॥३१९॥

भा.टी.—जयपालबीज रस में कड़वे होते हैं। इसके सेवन से दस्त आते हैं। इसको जलोदर में सञ्चित जल को निकालने के लिए सेवन कराया जाता है। इसी तरह नव ज्वरों में इसको देने से विरेचन होकर ज्वरविष निकल जाने से ज्वर कम हो जाता है। उदरकृमियों को मारने के लिए इसको दिया जाता है जिससे वे मरकर विरेचन द्वारा बाहर निकल आते हैं। कुष्ठ रोगों में पित्तजन्य रक्तविकृति को इसके द्वारा नष्ट करने से आराम आता है। यह बाह्य प्रयोग में बात तथा कफप्रकोप शामक है। इसकी अधिक मात्रा वमन ले आती है। इसके प्रयोग से पित्त अधिक मात्रा में निकलता है और बिच्छू आदि के दंश-स्थान पर इसको लगाने से उसका जहर नष्ट हो जाता है ॥३१८, ३१९॥

जयपालस्य मात्रा

अष्टमांशाद्रक्तिकाया रक्तिकाचरणांशिकम् ।
जयपालं प्रयुञ्जीत भेषजैः सह योजितम् ॥३२०॥

जयपालमात्रा—रक्तिकाया अष्टमांशात् चतुर्थांशपर्य्यन्तम्। जयपालो हि प्रायशो न केवलमुपयुज्यते दाहशूलादिव्यापत्तिकरत्वात्। अतस्तदुत्थविकारानुत्पत्त्यर्थं टङ्कणशुण्ठ्यादिभिर्भेषजैः सहोपयोज्यः। अत एवोक्तं भेषजैः सह योजितमिति ॥३२०॥

भा.टी.—शुद्ध जयपालबीजमज्जा को अन्य औषधियों के साथ मिलाकर रत्ती का आठवाँ भाग लेकर रत्ती के चतुर्थांश भाग तक की मात्रा में प्रयोग करना चाहिए ॥३२०॥

जयपालस्य आमयिकः प्रयोगः।

इच्छाभेदी रसः

टङ्कणं मरिचं सूतं गन्धकं विश्वभेषजम् ।
समाहरेद्भिषग्वर्यस्तोलकैकमितं पृथक् ॥३२१॥
विशुद्धं जयपालं च तोलकत्रयसंमितम् ।
समादाय सुसम्पेष्य सार्द्धगुञ्जैकसंमिताः ॥३२२॥
वटिकाः कारयेद्वैद्यो द्विगुञ्जप्रमितास्तथा ।

इच्छाभेदी रसोऽयं तु नामतः परिकीर्तितः ॥३२३॥
शीततोयेन वटिका सार्द्धगुञ्जैकसंमिताम् ।
मृदुकोष्ठे नागरिके सितया विनियोजयेत् ॥३२४॥
क्रूरकोष्ठेषु शूरेषु ग्रामीणेषु तु कोविदः ।
प्रयुञ्जीत सितोपेतां वटीं गुञ्जाद्वयोन्मिताम् ॥३२५॥
वटीं भुक्त्वा जलं शीतं यावद्वारं तु पीयते ।
तावद्वारं विरिच्यन्ते मनुजा नात्र संशयः ॥३२६॥
विरेचननिवृत्त्यर्थं काममुष्णोदकं पिबेत् ।
विरेकान्ते प्रयोक्तव्यं पथ्यं तक्रोदनं खलु ॥३२७॥
प्रशान्तरेचनः पुमान् प्रयत्नतस्तु यामकम् ।
पिबेन्न शीतलं जलं विरिच्यते पुनर्यतः ॥३२८॥

इच्छाभेदी रसः—विश्वभेषजं शुण्ठी । नागरिके नगरनिवासिनि । यावद्वारन्तु शीतं जलं पीयते तावद्वारं विरेकः प्रभावात् । कामं यथेष्टम् ॥ ३२१–३२८ ॥

भा.टी.—शुद्ध सुहागा, कालीमिर्चचूर्ण, शुद्ध पारा, शुद्ध गन्धक, सोंठ चूर्ण, प्रत्येक एक-एक तोला लेवें और शुद्ध जयपालबीजमज्जा तीन तोला लेवें। पहिले पारद गन्धक को कज्जली बनाकर उसमें शेष द्रव्यों को डालकर जल के साथ घोटकर इसकी दो-दो रत्ती की गोलियाँ बना लें। इसको इच्छाभेदी रस नाम से कहा जाता है। मृदु कोष्ठवाले नागरिक मनुष्य को इस रस की डेढ़ रत्ती मात्रा खांड और शीतल जल के साथ देवें। क्रूर कोष्ठी (सख्त मेदावाला) और बलवान ग्रामीण मनुष्य को इसकी दो रत्ती मात्रा खांड मिलाकर देनी चाहिए। इस रस की गोली खाकर ठंडा पानी जितनी बार पिलाया जायगा उतनी ही बार मनुष्य को दस्त आते हैं। यदि दस्त रोकने हों तो रोगी को पर्याप्त गरम जल पिला देना चाहिए। इसके द्वारा विरेचन पर पथ्य में तक्र के साथ भात खिलाना चाहिए। विरेचन आने और बन्द होने के बाद तीन घण्टे तक शीतल जल पीने में पूर्ण परहेज करना चाहिए; अन्यथा फिर दस्त होने का भय रहता है ॥३२१–३२८॥

जलोदरारिरसः

सुमृतं रविलोहञ्च पिप्पलीं रसगन्धकम् ।
मरिचं रजनी चूर्णं पृथक् तोलकसंमितम् ॥३२९॥

नवं विशुद्धं जैपालं युगतोलकसंमितम् ।
आदाय वारत्रितयं त्रिवृत्क्वाथेन भावयेत् ॥३३०॥
निर्मापयेत्प्रयत्नेन वटिका रक्तिकोन्मिताः ।
जलोदरारिर्नाम्नायं रसः ख्यातो भिषग्वरैः ॥३३१॥
रसोऽयं रेचनकरो जलोदरहरस्तथा ।
विरेकस्तम्भनार्थञ्च हितं दध्योदनं मतम् ॥३३२॥

अथ जलोदरारिः—रविलोहं ताम्रम् । जयपालं युगतोलकसम्मितमिति द्वितोलकम् ॥ ३२६–३३२ ॥

भा.टी.–पञ्चामृतीकरण क्रिया युक्त ताम्रभस्म, पिप्पलीचूर्ण, शुद्ध पारद, शुद्ध गन्धक, कालीमिर्चचूर्ण, हरिद्राचूर्ण, प्रत्येक एक-एक तोला लेवें । नूतन और शुद्ध जयपालमज्जा दो तोला लेकर पहिले पारद गन्ध की कज्जली बना लें । फिर इसमें अन्य द्रव्य मिलाकर त्रिवृत्क्वाथ की तीन भावना देवें । अन्त में गोली बनाने योग्य होने पर एक-एक रत्ती की गोली बना लें । इसको वैद्य लोग जलोदरारि रस कहते हैं । इस रस के सेवन करने से विरेचन होकर जलोदर रोग नष्ट होता है । यदि इसके सेवन से अधिक दस्त आ रहे हों और उनको रोकना हो तो रोगी को दही और भात पथ्य में देना चाहिए ॥३२६–३३२॥

ज्वराररिसः

हिंगुलं पिप्पली शुण्ठी मरिचं विश्वभेषजम् ।
सौभाग्यममृतं धात्री पृथक् तोलकसंमितम् ॥ ३३३ ॥
जयपालं पलमितं नवं सुविमलीकृतम् ।
सम्पेष्यार्द्रकयोगेन वटीं गुञ्जैकसंमिताम् ॥ ३३४ ॥
निर्मापयेत्प्रयत्नेन ज्वरारिर्नामतो मतः ।
समाख्यातो विशेषेण नवज्वरनिबर्हणः ॥ ३३५ ॥

ज्वराररिसः—सौभाग्यं टङ्कणम् , अमृतं वत्सनाभः, धात्री आमलकी । नव जयपालमिति पुरातनं हि न तथा गुणकरम् ॥ ३३३–३३५ ॥

भा.टी.—शुद्ध हिंगुल, पिप्पलीचूर्ण, शुण्ठीचूर्ण, मरिचचूर्ण, सोंठचूर्ण, सुहागा, शुद्ध वत्सनाभ, आँवलाचूर्ण प्रत्येक एक-एक तोला लें । शुद्ध जयपाल-बीजचूर्ण एक पल मात्रा में लेवें । इन सबको एकत्र खरल में अदरख के साथ पीसकर एक-एक रत्ती की गोलियाँ बना लें । इसको ज्वराररिस कहा जाता है। यह रस नवज्वर को नष्ट करता है ॥ ३३३–३३५ ॥

अञ्जनभैरवरसः

सूतगन्धकणाटङ्कं पृथगेकैकभागिकम् ।
जयपालं सुविमलं सर्वेषामर्द्धभागिकम् ॥ ३३६ ॥
आदाय निम्बुकद्रावैः पेषयेदतियत्नतः ।
छायायामथ संशोष्य काचकूप्यान्तु विन्यसेत् ॥ ३३७ ॥
रसोऽयं तु समाख्यातो नाम्ना ह्यञ्जनभैरवः ।
अञ्जनाद्विनिहन्त्याशु सन्निपातं सुदारुणम् ॥ ३३८ ॥

भा.टी.—शुद्ध पारा, शुद्ध गन्धक, पिप्पलीचूर्ण, सुहागा; प्रत्येक एक-एक भाग लें। शुद्ध जयपालबीजचूर्ण सबका आधा भाग लेवें। पहिले पारे और गन्धक की अच्छी तरह कज्जली बनायें, फिर इसमें अन्य द्रव्यों को मिलाकर निम्बूस्वरस के साथ खूब अच्छी तरह से मर्दन करके छाया में सुखाकर इस चूर्ण को एक काँच की शीशी में भरकर रख लें। इसका नाम अञ्जनभैरव रस कहा जाता है। इस रस को सन्निपात रोगी के नेत्रों में अञ्जन करने से सन्निपात में आराम आता है ॥ ३३६–३३८ ॥

वृश्चिकविषहरः प्रलेपः

जलपिष्टस्तु जैपालो यत्नतः परिलेपितः ।
विषं वृश्चिकदंशोत्थं विनिहन्ति विशेषतः ॥ ३३९ ॥

वृश्चिकविषहरः प्रलेपः—यत्नतः परिलेपित इति यावत् दंशस्थानं तावदेव प्रदेशमभिव्याप्येत्यर्थः ॥ ३३९ ॥

भा.टी.—जयपालबीज को पत्थर में जल के साथ घिसकर इसका वृश्चिक (बिच्छू) दंश पर लेप करने से दंश की पीड़ा मिट जाती है ॥ ३३९ ॥

जयपालयुक्तयोगानां निषेधः

बाले वृद्धे कृशे क्षीणे गर्भिण्याञ्च गुदामये ।
प्रवाहिकायां शोथे च त्वामपक्वाशयाश्रिते ॥ ३४० ॥
गुदभ्रंशे चान्त्रशोथयुते बद्धगुदोदरे ।
तथान्त्रच्छदशोथे च जयपालं न योजयेत् ॥ ३४१ ॥

जयपालयुक्तयोगानां विशेषतो निषेधः प्राचीनानुक्तोऽपि अज्ञमतिमलमोषाय मान्यैराम्नातः, मा भूद् बालादिषु जयपालयोगात् व्यापद्भयमिति ॥ ३४०, ३४१ ॥

भा.टी.—जयपाल अथवा जयपाल के योगों को छोटे-छोटे बच्चे, बूढ़े, कृश तथा क्षीण मनुष्यों को, गर्भिणी स्त्री, बवासीर, प्रवाहिका पीड़ितों को तथा

आमाशय तथा पक्वाशयशोथ पीड़ितों को और गुदभ्रंश, आँतों में शोथयुक्त बद्धगुदोदर, आन्त्रावरककलाशोथ रोग में सेवन नहीं कराना चाहिए ॥३४०,३४१॥

अथ धत्तूरस्य नामानि

धत्तूरः कितवोन्मत्तौ धूर्तश्च कनकाभिधः।
शठश्च कण्टकफलः कीर्तितः शिवशेखरः ॥ ३४२ ॥

भा.टी.—धत्तूर, कितव, उन्मत्त, धूर्त, स्वर्ण-नामयुक्त, शठ, कण्टकफल तथा शिवशेखर, ये सब नाम धत्तूरे कहे जाते हैं।

धत्तूरस्य परिचयः

धत्तूरः क्षुपजातीयः सकण्टकफलस्तथा।
सुलभो, भिद्यते चायं पुष्पवर्णविभेदतः ॥ ३४३ ॥
धत्तूराः सर्व एवैते मताः समगुणान्विताः।
विशेषतस्तु सर्वेषु कृष्णपुष्पो गुणाधिकः ॥ ३४४ ॥
पत्रं मूलं फलं बीजं तथा मृदुदलद्रवः।
प्रयुज्यते विशेषेण धत्तूरस्य भिषग्वरैः ॥ ३४५ ॥

अयन्तूत्तरोपक्रमः—कनकाभिधः सुवर्णनामा। शिवशेखरः शिवपूजासु तद्व्यवहारात् ॥ ३४३–३४५ ॥

भा.टी.—धत्तूरा क्षुप जाति की औषधि है। इसके फलों पर काँटे से उगे होते हैं और यह प्रायः सर्वत्र पाया जाता है। फूलों के रंग में भिन्नता के कारण इसके कई भेद होते हैं। परन्तु प्रायः सभी प्रकार के धत्तूरे एक ही गुणवाले होते हैं, किन्तु काले फूलवाला धत्तूरा अन्यों की अपेक्षा अधिक गुणवाला होता है। औषधिकार्य में वैद्य लोग धत्तूरे के पत्र, मूल, बीज तथा कोमल पत्रस्वरस को विशेष रूप से काम में लेते हैं ॥ ३४३–३४५ ॥

वक्तव्य—धत्तूरा गरम प्रदेशों में उगनेवाला १ से २ फुट ऊँचा वार्षिक एक क्षुप है। इसके पत्ते ३ से ६ इंच लम्बे, त्रिकोण, अण्डाकृति, मूल पर गोल, दोनों पार्श्वविषम, पूर्णधार या कुछ दन्तुर होते हैं। इसके फूल सफेद या काले बड़े-बड़े घंटाकार, फल छोटे सेव जितने, काँटों से ढके हुए, बीज फल में बहुत भरे हुए होते हैं। इसका एक भेद बेलेडोना है। बेलेडोना तथा *Hysocyamus* के पत्तों से धत्तूर के पत्र बहुत मिलते हैं। इसमें भेद इतना है कि बेलेडोना का पत्ता कम झुर्रियाँ वाला तथा *Hysocyamus* का पत्ता लोमश होता है।

विश्लेषण—धतूरे *Hysocpamine*, *Hysocine* तथा *Alropine* तीन क्षारीय तत्त्व होते हैं। ये तत्त्व अन्य भागों की अपेक्षा बीज में अधिक पाये जाते हैं। उक्त तीन तत्त्वों में से *Alropine* नामक तत्त्व मद्यसार, क्लोरोफार्म, ईथर में घुल जाता है, किन्तु जल में नहीं घुलता है।

धत्तूरबीजानां प्रथमः शोधनप्रकारः

धत्तूरबीजान्यादाय पोट्टल्यां रोधयेत्ततः।
स्वेदयेद्दोलिकायन्त्रे गव्यदुग्धेन यामकम् ॥३४६॥
संस्वेद्य क्षालयेदुष्णतोयेन तु ततो भिषक्।
इत्थं शुद्धानि बीजानि वीतशङ्कः प्रयोजयेत् ॥३४७॥

गोदुग्धे गोमूत्रे वा यामैकं दोलया स्वेदनाच्छुध्यन्ति धत्तूरबीजानि। "धत्तूरबीजं गोमूत्रे चतुर्यामोषितं पुनः क्वथितं निस्तुषं कृत्वा शुद्धं योगेषु योजयेत्" इति हि स्मरन्ति प्राञ्चः ॥३४६, ३४७॥

भा.टी.—धतूरे के बीजों को एक कपड़े की पोटली में बाँधकर दोलायन्त्र में गोदुग्ध भरकर उसमें तीन घंटे तक स्वेदन करें। तीन घंटे के बाद पोटली से धतूरबीजों को निकाल गरम पानी से धो लें। इस विधि से शुद्ध धतूरबीजों को निःशंक काम में ला सकते हैं ॥३४६, ३४७॥

द्वितीयः शोधनप्रकारः

नवानि धूर्त्तबीजानि दोलिकायन्त्रयोगतः।
स्वेदयेद् गव्यमूत्रेण यामैकं पोट्टलीगतम् ॥३४८॥
खल्वेऽथ खलु सम्पेष्य वस्त्रपूतं तु कारयेत्।
इत्थं शुद्धानि बीजानि वीतशङ्कः प्रयोजयेत् ॥३४९॥

भा.टी.—नूतन धत्तूरे को लेकर गोमूत्र में दोला विधान से पकाकर धूप में सुखा कपड़े में छानकर रख लें। फिर इसे निर्भय होकर प्रयोग करें ॥३४८, ३४९॥

धत्तूरस्य गुणाः

धत्तूरः कटुकश्चोष्णस्तथा शोथनिषूदनः।
कृमिघ्नः कुष्ठशमनो विशेषाज्ज्वरनाशनः ॥३५०॥
परं त्वग्दोषशमनस्तथा कण्डूतिकापहः।
भ्रमकृन्मोहजननः समाख्यातो भिषग्वरैः ॥३५१॥

धत्तूरगुणाः—मोहजनकः, मोहो वैचित्यं तज्जनकः। स्पष्टमन्यत् ॥३५०, ३५१॥

भा.टी.—धतूरा रस में कटु, गुणों में गरम प्रकृति का होता है। यह बाह्याभ्यन्तर द्विविध शोथ को नष्ट करता है। उदरकृमि तथा बाह्यकृमियों को नष्ट करता है। कुष्ठ रोगों को शान्त करता और विशेषतः ज्वर को नष्ट करता है। त्वचा के रोगों को शान्त करने में उत्तम औषधि है और शरीर की कण्डू को मिटाता है। इसको कुछ अधिक मात्रा में खाने से शिर में चक्कर आते हैं और बेचैनी होने लगती है ॥३५०, ३५१॥

धत्तूरस्य विशिष्टा गुणाः

धत्तूरः श्वासशमनः कफसंशोषणः परम्।
आक्षेपोन्मादहरणः स्तम्भनो हर्षवर्द्धनः ॥३५२॥
अभिष्यन्दप्रशमनः कर्णशूलनिबर्हणः।
सवेदनार्बुदहरो लसीकाग्रन्थिशोथहृत् ॥३५३॥
कृमिदन्तव्यथाहारी त्वामवातव्यथाहरः।
स्तनशोथप्रशमनः प्रलापपरिकृन्तनः ॥३५४॥
भूतापहस्तथोन्मत्तसारमेयविषापहः।
कटिव्यथाहरः कान्ताकामोन्मादविनाशनः ॥३५५॥
निम्ननिर्दिष्टरोगेषु धत्तूरोऽत्यल्पमात्रया।
विशेषेण प्रयोक्तव्य इति सद्भिषजां मतम् ॥३५६॥
विविधस्थानसम्भूतां खलु शोथसमुत्थिताम्।
वेदनां विविधाकारां विनिहन्ति विशेषतः ॥३५७॥
प्रासूतिकज्वरोत्थं वा सन्निपातसमुत्थितम्।
भृशदुर्गन्धपीताभकृष्णवर्णमलान्वितम् ॥३५८॥
सलिलाभं विशेषेण विनिहन्त्यतिसारकम्।
कण्ठशुण्डीश्च हन्त्याशु भृशदारुणवेदनाम् ॥३५९॥
मसूरिकादौ स्फोटानामस्फुटोद्गमहेतुजम्।
आक्षेपं च प्रलापं च शमयत्यविकल्पतः ॥३६०॥
विसर्पोत्थं ज्वरोत्थं वा सन्निपातसमुत्थितम्।
विनिहन्ति विशेषेण प्रलापादीनुपद्रवान् ॥३६१॥
सन्निपातसमुद्भूतां शय्यातः खलु रोगिणाम्।
पलायनात्मिकां चेष्टां विनिवारयति द्रुतम् ॥३६२॥

प्रसवोत्तरकाले वा सन्निपातज्वरे खलु।
मूत्रानुत्पत्तिहेतूत्थं मूत्ररोधं व्यपोहति ॥ ३६३ ॥
नाडीदौर्बल्यजनितं वक्षस्याकुञ्चनान्वितम्।
तारालापयुतं हन्ति श्वासं तु तमकाभिधम् ॥ ३६४ ॥
कफजान कफपित्तोत्थान् रोगान् वा कफवातजान्।
विनिहन्ति विशेषेण ह्यूर्ध्वजत्रुसमाश्रितान् ॥ ३६५ ॥

ग्रन्थिकज्वरसम्भूतं कक्षवङ्क्षणकण्ठजम्।
ग्रन्थीनां श्वयथुं हन्ति ज्वरञ्चैव तदाश्रितम् ॥ ३६६ ॥

अथैतस्य गुणविशेषाः तन्त्रान्तरानिर्दिष्टाः अनुभूतचराः प्रकटीक्रियन्ते जगतो हिताय श्वासशमन इत्यादिना। आक्षेपो वातव्याधिविशेषः। अत्यल्पमात्रयेति गुञ्जापादांशादप्यत्यन्तं हीनया। कण्ठशुण्डी गलरोगविशेषः। तारालापयुतमिति तारः सुदीर्घोच्चो य आलापः तद्युतम्। जत्रूर्ध्वसमाश्रितानिति जत्रुः ग्रीवासन्धिः, तदूर्ध्वदेशाश्रितान्। ग्रन्थिकज्वरः *'Plague'* इति ख्यातः ॥ ३५२–३६६ ॥

भा.टी.—धतूरा श्वास रोग को शान्त करता और कफ को सुखाने में उत्तम गुण रखता है। शरीर में होनेवाले आक्षेप और उन्माद रोग को नष्ट करता है। शरीर से होनेवाले स्रावों को रोकता और रतिशक्ति को बढ़ाता है। बाह्य-योग से नेत्राभिष्यन्द रोग, कर्णशूल, वेदना सहित अर्बुद रोग तथा लसीका-ग्रन्थियों के शोथ को मिटाता है। दाँतों में कीड़ा लगने से होनेवाली व्यथा को कम करता और आमवात रोग को नष्ट करता है। स्तनों में होनेवाले शोथ को शान्त करता और प्रलाप सन्निपात आदि को शान्त करता है। जीवाणुनाशक है और पागल कुत्ते के विष को नष्ट करता है। कमर की पीड़ा को कम करता है और स्त्री के कामोन्माद रोग को नष्ट करता है। उक्त गुण युक्त धतूरा को निम्नलिखित रोगों में वैद्य को विशेष रूप से बहुत ही अल्प मात्रा में प्रयोग करना चाहिये। धतूरा विशेष रूप से, शोथ के कारण होनेवाली शरीर के विविध प्रदेश की और विविध प्रकार की वेदना को शान्त करता है। सन्निपात ज्वर के कारण अथवा प्रसूति ज्वर के कारण होनेवाले अत्यन्त दुर्गन्धित पीत और कृष्णवर्ण मलमिश्रित जल सदृश पतले दस्तोंवाले अतीसार में धतूरा विशेष रूप से लाभ करता है। अत्यन्त भयंकर वेदनायुक्त कण्ठशुण्डी रोग को शीघ्र नष्ट करता है, मसूरिका आदि स्फोटज्वरों में दानों के न निकल सकने के कारण होनेवाले आक्षेप और प्रलाप को शीघ्र धतूरा शान्त करता है। इसी तरह वीसर्पजन्य, ज्वरजन्य

अथवा सन्निपातजन्य आक्षेप तथा प्रलाप में इसके सेवन से आराम आता है। सन्निपात ज्वर की अवस्था में जब रोगी बिछौने से उठ-उठकर भागने की चेष्टा करता है तो ऐसी दशा में धतूरा अथवा धतूरे के योग शीघ्र लाभ करते हैं। स्त्री को प्रसव होने के बादवाले मूत्ररोध अथवा सन्निपात ज्वर में होनेवाले मूत्ररोध में धतूरा योगों से शीघ्र लाभ होता है। वातिकनाड़ियों की दुर्बलता के कारण उत्पन्न तमकश्वास में जब श्वास लेने में रोगी की छाती में संकोच हो रहा हो और रोगी जोर-जोर से कराह रहा हो तो धत्तूरयोगों से शीघ्र लाभ दिखाई देता है। इसके अतिरिक्त धतूर कफप्रकोपजन्य अथवा कफपित्तप्रकोपजन्य अथवा वातकफजन्य ऊर्ध्व जत्रु रोगों को विशेष रूप से नष्ट करता है। धतूरा ग्रन्थिक-ज्वर-(*Plague*) जन्य, कक्ष-(बगल)-वंक्षण तथा कण्ठस्थ ग्रन्थियों की शोथ और ग्रन्थिकज्वर में बाह्याभ्यन्तर प्रयोग से लाभ करता है ॥ ३५२–३६६ ॥

वक्तव्य—यदि त्वचा पर धतूर के लेप लगाये जावें तो स्थानिक शूल और शोथ कम हो जाते हैं। इसके लगाने से स्थानिक स्राव भी सूख जाते हैं। स्तनों पर इसके लगाने से स्तनों से दूध निकलना बन्द हो जाता है या कम हो जाता है। जिस स्थान पर स्वेद अधिक आता हो इसका लेप लगाने से स्वेद बन्द हो जाता है। शूल तथा स्रावों को कम करने का कारण यह है कि ये धतूर लेप संज्ञावाहिनियों तथा स्रावों को उत्तेजक वातनाड़ियों के सिरों को निश्चेष्ट कर देते हैं। ये यूका लिक्षा तथा दद्रु आदि कृमियों को भी नष्ट करते हैं। मुख द्वारा धतूर का प्रयोग करने से शरीर की सब संज्ञावाहिनियों के सिरे कुछ निःसंज्ञ हो जाते हैं। अतः यदि शरीर के किसी भाग पर शूल हो तो वह मन्द हो जाता है अर्थात् यदि आंत, मूत्रमार्ग आदि में किसी प्रकार की शूल हो तो वह मन्द हो जाती है। मुख द्वारा अन्तः प्रयोग में धतूर या धतूर के योग स्रावों को भी सुखाते हैं। मुख और गला सूख जाता त्वचा तथा शुक्र का स्राव भी बन्द हो जाता है। श्वासनलियों का उद्वर्त अर्थात् दमा हो तो वह शान्त हो जाता है। इसके देने से हृदय तथा नाड़ी की प्रतिमिनट शक्ति बढ़ती है तथा इनकी शक्ति भी कुछ बढ़ जाती है। अतः धतूर हृद्य है। धतूरे को नेत्रों में डालने से नेत्र का शूल शान्त होता है और पुतलियाँ फैल जाती हैं। धतूर का विषमज्वर पर विशेष प्रभाव होता है।

धतूर के अधिक मात्रा में खाये जाने पर मुख सूख जाता है। निगलने में कठिनता होती है, त्वचा सूख जाती और मूत्र का स्राव बन्द हो जाता है। पुतली

फैल जाती है। अत्यधिक मात्रा में खाये जाने पर रोगी प्रलाप करता लड़-खड़ा कर चलता है और उसकी नाड़ी तथा हृदय भी तीव्रता से चलते हैं। इसके लिए प्रथम वमन करा दें। वमन के बाद रोगी को चाय या काफी का तीव्र घोल पिला दें। यदि विष का वेग अधिक हो जिससे हृदय तथा नाड़ी अत्यधिक तेज चले और मृत्यु का डर हो तो रोगी को उत्तेजनाशामक द्रव्य जैसे अफीम या अफीम के योग जैसे *Morphine* का सूचीवेध कर दें। मूत्र बन्द होने पर मूत्रशलाका से मूत्र को निकाल लें।

धत्तूरस्य मात्रा

आरभ्य गुञ्जापादांशाद् गुञ्जार्धं तु विशोधितम्।
धत्तूरबीजचूर्णन्तु प्रयुञ्जीत विधानवित् ॥३६७॥
गुञ्जार्द्धतः समारभ्य सार्द्धगुञ्जैकसंमितम्।
चूर्णं धत्तूरपत्राणां प्राणाचार्यः प्रयोजयेत् ॥३६८॥

धत्तूरबीजमात्रा गुञ्जाचतुर्थांशात् गुञ्जार्धं यावत्। चूर्णमात्रा तु गुञ्जार्धतः सार्धगुञ्जम् ॥३६७, ३६८॥

भा.टी.—शुद्ध धत्तूरबीजचूर्ण की मात्रा चौथाई रत्ती से लेकर आधी रत्ती तक समझनी चाहिए। यदि धत्तूरपत्र चूर्ण का प्रयोग करना हो तो इसकी मात्रा आधी रत्ती से लेकर डेढ़ रत्ती तक समझनी चाहिए। ३६७, ३६८॥

धत्तूरस्य आमयिकः प्रयोगः

धत्तूरमूलं पत्रं वा सम्पेष्य त्रि..लाम्भसा।
कवोष्णस्तूपनाहेन ब्रध्नशोथं व्यपोहति ॥३६९॥
धूर्तपत्रद्रवे पिष्टं निफेनं सरसाञ्जनम्।
विनिहन्ति विशेषेण नेत्राभिष्यन्दमुल्बणम् ॥३७०॥
धत्तूरपत्रस्वरसः कवोष्णः स्वल्पमात्रया।
निक्षिप्तं नाशयत्याशु कर्णशूलमसंशयम् ॥३७१॥
धूर्तबीजानि सम्पेष्य वटिका खलु निर्मिता।
कृमिदन्तस्थरन्ध्रस्थां वेदनां हन्ति दारुणाम् ॥३७२॥
धूर्तपत्रं निशाफेनयुतं पिष्ट्वामलाम्भसा।
प्रलेपान्नाशयत्याशु स्तनश्वयथुवेदनाम् ॥३७३॥
धत्तूरदलकल्केन तैलपाकविधानतः।
साधितं सार्षपं तैलं हन्ति पेशीगतानिलम् ॥३७४॥

कटिवातव्यथां चैव सन्धिवातभवां व्यथाम् ।
यूकालिक्षादिकं चैव हन्ति केशेषु मर्दनात् ॥३७५॥
धत्तूरफलचूर्णं तु काकोदुम्बरिकान्वितम् ।
शीलितं तण्डुलाम्भोभिः सारमेयविषं हरेत् ॥३७६॥
सगुडः सार्कदुग्धश्च कृष्णधूर्तदलद्रवः ।
शीलितो विनिहन्त्येव सारमेयविषं द्रुतम् ॥३७७॥
धूर्तपत्रं साहिफेनं जलेन परिपेषितम् ।
लेपनान्नाशयत्याशु सर्वश्वयथुवेदनाम् ॥३७८॥

धत्तूरस्य रोगयोग्यः प्रयोगः—ब्रध्नशोथं वंक्षणसन्धिग्रन्थिशोथम् । तन्निदानादि यथा—"अत्यभिष्यन्दिगुर्वन्नसेवनान्निचयं गतः । करोति ग्रन्थवच्छोथं दोषो वंक्षणसन्धिषु । ज्वरशूलाङ्गसादाढ्यं तं ब्रध्नमिति निर्दिशेत्" ॥ चरकेतूक्तं "यस्य वायुः प्रकुपितः शोफशूलकरश्चरन् । वंक्षणाद् वृषणौ याति ब्रध्नस्तस्योपजायते" । निफेनं अहिफेनम्, निशाफेनयुतमिति निशा हरिद्रा, अफेनम् अहिफेनमिति च्छेदः । निगदव्याख्यातमन्यत् ॥३६९–३७८॥

भा.टी.—धतूरे की जड़ अथवा पत्तों को जल के साथ खूब पीसकर गरम करके पोलटिस बाँधने से ब्रध्नशोथ नष्ट हो जाती है । धतूरे के पत्तों के स्वच्छ रस में रसोंत और अफीम घोंटकर नेत्रों में डालने से भयंकर नेत्राभिष्यन्द में आराम आता है । कान के शूल में थोड़ा सा धतूरपत्रस्वरस को गरम करके कान में डालने से दर्द बन्द हो जाता है । धतूरे के बीजों को जल के साथ खूब पीस कर बनायी गोलियों को कृमिदन्त के छिद्र (खोड़) में रखने से दाँत की पीड़ा नष्ट हो जाती है । स्तनों में शोथ के कारण होनेवाली वेदना को शान्त करने के लिए धतूरे के पत्रों को हरिद्रा तथा अफीम के साथ जल से पीसकर लेप करने से शीघ्र आराम आता है । मांसपेशीगत वातप्रकोप को शान्त करने के लिये धतूरपत्रकल्क से सिद्ध सरसों के तेल की मालिश से आराम आता है। इसी तैल को कमर की वातपीड़ा, सन्धिवातपीड़ा में भी मालिश करने से आराम आता है । यदि शिर में जूं और लीख हो गयी हों तो इसे शिर के बालों में लगाने से जूं और लीख मर जाती हैं । पागल कुत्ते के विष प्रभाव को नष्ट करने के लिए धतूरपत्रचूर्ण को काकोदुम्बरिकाचूर्ण में मिला चावलों के साथ सेवन कराया जाता है । इसी तरह काले धतूरे के पत्तों के स्वरस में आक का दूध तथा गुड़ मिलाकर कुछ काल उचित मात्रा में सेवन कराने से कुत्ते के विष का प्रभाव

नष्ट हो जाता है। किसी प्रकार की बाह्यशोथजन्य पीड़ा को शान्त करने के लिए धतूरपत्र तथा अफीम को जल से पीसकर शोथ के ऊपर लेप करने से शीघ्र शान्त हो जाता है ॥ ३६६–३७८ ॥

प्रलापान्तकरसः

धत्तूरबीजं विमलं नवमाषकसंमितम् ।
रसेश्वरं गन्धकं च पृथक् तोलकसंमितम् ॥ ३७९ ॥
कटुत्रिकं च सौभाग्यं पृथक् तोलकसंमितम् ।
आदाय पेषयेद्यत्नात् कामं निम्बूकवारिणा ॥ ३८० ॥
निर्मापयेत्ततो युक्त्या वटिका रक्तिकोन्मिताः ।
रसोऽयं तु समाख्यातः प्रलापान्तकसंज्ञकः ॥ ३८१ ॥
विशेषतो मतोऽयं तु प्रलापपरिकृन्तनः ।
दीपनः पाचनश्चैव वह्निमान्द्यप्रणाशनः ॥ ३८२ ॥

भा.टी.—शुद्ध धतूरबीजचूर्ण नौ मासा, शुद्ध पारद छः मासा, शुद्ध गन्धक छः मासा, त्रिकटुचूर्ण तथा सुहागाचूर्ण पृथक्-पृथक् एक तोला लेकर पहिले पारे और गन्धक की कज्जली बना लें, फिर इसमें अन्य द्रव्यों के चूर्ण मिला नींबू स्वरस के साथ अच्छी तरह मर्दन करें। जब गोली बनने योग्य हो जाय तो इसकी एक-एक रत्ती की गोलियाँ बना लें। इसको प्रलापान्तक-रस कहते हैं। यह रस विशेष रूप से प्रलापोपद्रव को नष्ट करता है और दीपन-पाचन करता है तथा अग्निमांद्य को भी नष्ट करता है ॥ ३७९–३८२ ॥

उन्मादगजांकुशः

धूर्तबीजं रसं गन्धं वङ्गं रौप्यं च मारितम् ।
समाहरेद्भिषग्वर्यः सर्वं तु समभागिकम् ॥ ३८३ ॥
कन्याम्भसा विमर्द्याथ वटिका रक्तिकोन्मिताः ।
निर्मापयेत्प्रयत्नेन रसतन्त्रविशारदः ॥ ३८४ ॥
रसोऽयं तु समाख्यातो ह्युन्मादद्विरदांकुशः ।
हन्त्युन्मादं विशेषेण तथा ज्वरनिबर्हणः ॥ ३८५ ॥

उन्मादगजांकुशरसे—रौप्यं रजतम्, कन्याम्भसा कुमारीरसेन। उन्माद-द्विरदांकुश इति उन्माद एव द्विरदो हस्ती, तस्य वशीकरणाय अङ्कुश इवेति भावः ॥ ३८३–३८५ ॥

भा.टी.—शुद्ध धतूरबीजचूर्ण, शुद्ध पारद, शुद्ध गन्धक, वंगभस्म, रजत-भस्म, प्रत्येक समभाग में लेवें। पहिले पारे और गन्धक की कज्जली बनायें, फिर इसमें अन्य द्रव्यों के चूर्ण मिला घीकुआर के स्वरस से अच्छी तरह मर्दन

करके एक-एक रत्ती की गोलियाँ बना लें। इसको उन्मादगजांकुश रस कहते हैं। यह रस विशेष रूप के उन्मादरोग में काम आता है और ज्वरों को भी नष्ट करता है ॥ ३८३–३८५ ॥

ग्रन्थिशोथनिवारिका वर्तिका

धत्तूरस्य फलं त्वेकं तथैव विषतिन्दुकम् ।
तोलकं प्रमितञ्चैव चूर्णितं कृष्णजीरकम् ॥ ३८६ ॥
सहासारं मोचरसं कृष्णजीरकभागिकम् ।
समादाय स्नुहीपत्ररसेन परिमर्दयेत् ॥ ३८७ ॥
वर्तिकाः कारयेद्वैद्यो माषकत्रयसंमिताः ।
ग्रन्थिकज्वरसम्भूतग्रन्थिशोथनिवारिकाः ॥ ३८८ ॥
वर्तिकैका शिलायां तु सङ्घृष्य विमलाम्भसा ।
प्रलिप्ता शमयत्याशु ग्रन्थिशोथं सुदारुणम् ॥ ३८९ ॥
दिने वारद्वयं वापि वारत्रयमथापि वा ।
सङ्घृष्य वर्तिकामेकां लेपयेद्भिषजां वरः ॥३९० ॥

ग्रन्थिशोथनिवारिका वर्तिः—तथैवेत्येकसङ्ख्याकमेव । सहसारः कुमारीसारः "मुसब्बर" इति ख्यातः ॥ ३८६–३९० ॥

भा.टी.—धतूरे का एक फल, कुचलाबीज एक, कालाजीराचूर्ण एक तोला, एलुआ (मुसब्बर), मोचरस, प्रत्येक को एक तोला लेकर सबको एकत्र सेहुँड़ के दूध के साथ खूब मर्दन करे। जब बत्ती बनाने योग्य हो जाय तो इसकी तीन-तीन मासे की बत्तियाँ लें। इसको ग्रन्थिशोथहर वर्त्तिका कहते हैं। एक बत्ती को लेकर साफ पत्थर में स्वच्छ जल के साथ घिसकर इसका लेप करने से शीघ्र ही भयंकर ग्रन्थिशोथ मिट जाता है। दिन में दो बार अथवा तीन बार एक बत्ती को जल से घिसकर लेप करना चाहिए ॥ ३८६–३९० ॥

वक्तव्य—धतूरबीज, कालीमिर्च, कपूर, अफीम तथा सोयाबीज, प्रत्येक समभाग में लेकर एकत्र खरल में बकरी के दूध से मर्दन करें। इसकी मोटी गाढ़ी पीठी सी बनाकर इसको बार-बार शिर के आधे भाग में लेप करने से भयंकर अर्धावभेदक शूल शीघ्र ही नष्ट हो जाता है।

अथ भंगाया नामानि

भङ्गा भङ्गी मातुलानी मादिनी मातिका तथा ।
मातुली विजया तन्द्राकारिणी बहुवादिनी ॥ ३९१ ॥

भा.टी.—भंगा, भंगी, मातुलानी, मादिनी, मातिका, मातुली, विजया, तन्द्राकारिणी तथा बहुवादिनी, ये सब नाम भांग के कहे जाते हैं ॥३६१॥

वक्तव्य—भांग का काश्मीर और पश्चिमी हिमालय में तथा सर्वत्र मैदानों में होनेवाला एक ऊंचा सीधा वार्षिक क्षुप होता है। इसका तना ४ से ८ फुट लम्बा, पत्ते सात अंगुलियोंवाले होते हैं। इनका प्रत्येक पत्र लम्बा, दन्तुर और नोकिला होता है। फूल छोटे पत्तों के पक्ष में लगते हैं जिन में छोटे-छोटे फल लगते हैं। एक-एक फल में एक-एक बीज होता है। फूल तथा फलों की मञ्जरी, बीज, पत्र या इन पर लगा हुआ *Resin* काम आता है। मादाक्षुप के *Resin* से युक्त अपक्वपुष्पों को "गांजा" कहते हैं। अपक्वपुष्पों में मादकपदार्थ अधिक रहता है और पक जाने पर कम हो जाता है। गांजे में *Cannabis Resin* २०% होता है। क्षुप के तरुण पत्रों और फलों को "भांग" कहते हैं। भांग में *Resin* १०% होता है। पत्तों और फलों पर स्वभावतः उत्पन्न हुए *Resin* को इकट्ठा किया जाता है और इसे "चरस" कहते हैं। यह *Resin* प्रायः ६००० फुट ८००० फुट की ऊंचाई पर होनेवाले क्षुपों पर अधिक आता है। इस चरस में *Cannabine Resin* ४०% होता है। इसे तम्बाकू के साथ मिलाकर कई साधु और गृहस्थ लोग पीते भी हैं।

भांग में एक *Resin* होता है जो इसका क्रियाशील तत्व है और *Cannabis Resin* कहाता है।

भांग की अधिक मात्रा खायी जाने पर रोगी का शरीर शिथिल हो जाता है और वह बेहोश हालत में पड़ा रहता है। इसके लिए निम्बू का रस या और कोई वानस्पतिक खटाई खिलानी चाहिए। तीव्रावस्था में कुचला, *Stri Chinine* आदि उत्तेजक औषधियाँ देनी चाहिए।

भङ्गायाः परिचयः

भङ्गा तु क्षुपजातीया सर्वत्र सुलभा मता।
अतः परिचयस्तस्या विस्तरान्न प्रदर्शितः ॥३६२॥
दलद्रवो दलं बीजं मातुलान्या विशेषतः।
प्रयुज्यते भेषजेषु कामं रसचिकित्सकैः ॥३६३॥

भा.टी.—भांग एक क्षुप जाति का पौधा है, प्रायः सभी देश में पाया जाता है, इसीलिए इसका विस्तार नहीं बताया गया है। इसकी पत्ती का रस, पत्ती और बीज का व्यवहार प्रायः वैद्यसमुदाय करता है ॥३६२, ३६३॥

भङ्गायाः प्रथमः शोधनप्रकारः

मातुलानीं शुष्कपत्रां सलिले तु निमज्जयेत् ।
निष्पीड्य शुष्कां गव्याज्ये भर्जयेन्मन्दवह्निना ॥३९४॥
सुभृष्टामथ विज्ञाय सत्वरं तु समाहरेत् ।
इत्थं विशोधिता भङ्गा सर्वत्र विनियोजयेत् ॥३९५॥

भा.टी.—सूखी हुई भांग के पत्रों को जल में भिगोकर निचोड़ लें। अब इन पत्तों को धूप में सुखाकर गोघृत में मन्द-मन्द अग्नि से भून लें। जब अच्छी तरह भुन जायँ तो इन्हें नीचे उतार रख लें। इस तरह भांग के पत्ते शुद्ध हो जाते हैं। इन्हें सर्वत्र भांग के प्रयोगों में काम लायें ॥३९५॥

द्वियीयः शोधनप्रकारः

भङ्गां विशुष्कामादाय बब्बूलत्वक्कषायतः ।
स्वेदयेद् घटिकार्द्धं तु मध्यमानलयोगतः ॥३९६॥
विज्ञाय विजयां स्विन्नां धर्मे खलु विशाषयेत ।
एवं संस्वेदिदा भङ्गा शुद्धिमायात्यनुत्तमाम् ॥३९७॥
एव विशोधितां भङ्गां पिष्ट्वा गोदुग्धयोगतः ।
कामोद्दीपनयोगेषु विशेषेण नियोजयेत् ॥३९८॥
भङ्गा तिक्ता लघुस्तीक्ष्णा ग्राहिणी कफहारिणी ।
दीपना पाचनी चैव पित्तला मदकारिणी ॥३९९॥

भा.टी.—सूखे हुए भांग के पत्तों को लेकर उन्हें बबूर की छाल के क्वाथ में २५ या तीस मिनट तक मध्यम अग्नि में स्वेदन करें। जब अच्छी तरह से उबल जायँ तो क्वाथ से निकालकर धूप में सुखा लें। इस प्रकार बबूर के क्वाथ में उबाली हुई भांग उत्तम रूप से शुद्ध हो जाती है। उक्त विधि से शुद्ध की हुई भांग को गोदुग्ध के साथ पीसकर कामोद्दीपक योगों में विशेष रूप से प्रयोग किया जाता है। भांग के पत्ते रस में कड़वे, लघुगुण और तीव्र प्रभावक होते हैं। इसका शरीर में, विशेषतः महास्रोतों में ग्राही प्रभाव होता है। इसके सेवन से कफप्रकोप शान्त हो जाता है, अग्नि दीप्त होती तथा आमरस का परिपाक होता है। इसके सेवन से शरीर में पित्त की वृद्धि होती है और नशा आता है ॥३९६–३९९॥

भङ्गाया विशिष्टगुणाः

भङ्गा क्षुद्दीपनी चैव ध्वजभङ्गहरा परम् ।

स्वप्नमेहहरा चैव शुक्रस्तम्भनकारिणी ॥४००॥
निद्राप्रदायिनी कामं कामोद्दीपनकारिणी ।
प्रलापनाशिका चैव धनुःस्तम्भहरा तथा ॥४०१॥
अन्त्रशूलहरा चैव वृक्कशूलप्रणाशिनी ।
पित्तशोषजशूलघ्नी त्वामाशयबलप्रदा ॥४०२॥
अजीर्णजातिसारघ्नी तथाजीर्णनिवारिणी ।
उन्मादनाशिनी चैव वृक्कशोथव्यथाहरा ॥४०३॥
मूत्रला रक्तसंयुक्तमूत्रस्रावनिवारिका ।
विचित्रानन्दजननस्वप्नसन्तानकारिका ॥४०४॥
अर्शोव्यथाहरा चैव किञ्चिज्ज्वरनिवारिका ।
व्रणमेहसमुद्भूतशिश्नोत्थानव्यथाहरा ॥४०५॥
नाडीदौर्बल्यसम्भूतं तथाक्षेपसमुत्थितम् ।
रजःशूलं निहन्त्याशु भास्करस्तिमिरं यथा ॥४०६॥
आमाशयोत्थशूलघ्नी यक्ष्मकासहरा परम् ।
बस्त्याक्षेपहरा चैव साक्षेपतमकापहा ॥४०७॥
दारुणाक्षेपसंयुक्तमतिकष्टप्रदायिनम् ।
परं सङ्क्रामकं कासं विनिहन्ति विशेषतः ॥४०८॥
रजोनिवृत्तिकालोत्थां प्रौढावस्थाक्षये तथा ।
शीर्षव्यथां तु नारीणां विनिहन्ति सुदारुणाम् ॥४०९॥
गर्भस्रावसमुद्भूतां मासिकस्रावकालजाम् ।
रक्तप्रदरजां वापि वृद्धां रक्तस्रुतिं जयेत् ॥४१०॥
आलपन् विस्मरेद् यत्र स्वकीयं पूर्वभाषितम् ।
दौर्बल्यं मानसोद्भूतं विनाशयति सत्वरम् ॥४११॥
अन्नजातं तु निखिलं भुक्तं यत्र न जीर्यति ।
अजीर्णं नाशयत्याशु सारुचिं क्षुद्विवर्जितम् ॥४१२॥
अर्द्धावभेदकोपेतकाचरोगनिवारिका ।
सङ्कोचनी तथा श्रोत्रदृष्टिशक्तिविवर्द्धिनी ॥४१३॥

भङ्गायाः गुणाः—क्षुद्दीपनी क्षुधावृद्धिकरी, पित्तशोषजशूललक्षणं नारिकेललवणस्य गुणव्याख्याने द्रष्टव्यम् । अजीर्णजातिसारघ्नीति अजीर्णजातमतीसारं हन्ति । विचित्रानन्दजननेत्यादि—अस्याः प्रयोगात् निद्राविष्टः पुरुषः

स्वप्ने विचित्राण्यानन्दजननानि रूपाणि पश्यति। शिश्नोत्थानं ध्वजहर्षः। बस्त्याक्षेपः मूत्राशये जायमानः आक्षेपः ॥३६६–४१३॥

भा.टी.—भांग क्षुधा बढ़ानेवाली और उत्तम ध्वजभंगरोगहर है। इसके सेवन से स्वप्नप्रमेह (*Night-discharge*) में आराम आता है और वीर्य की स्तम्भनशक्ति बढ़ जाती है। इसके सेवन से अच्छी नींद आती है और कामोद्दीपन होता है। यदि रोगी अधिक प्रलाप आदि करता हो तो इसके योग देने से वह निद्रा में बदल जाते हैं। धनुःस्तम्भ रोग में इसके सेवन से लाभ होता है। आन्त्रशूल तथा वृक्कों में शूल होने पर इसके योग को दिया जाता है। पित्तशोष के कारण होनेवाले शूल को यह नष्ट करती है और आमाशय के बल को बढ़ाती है। अजीर्ण के कारण होनेवाले अतीसार तथा अजीर्ण रोग को नष्ट करती है। इसके योगों को उन्माद रोग में दिया जाता है और इससे वृक्कशोथजन्य पीड़ा भी शान्त हो जाती है। यह मूत्र को अधिक मात्रा में लाती है और रक्तमिश्रित मूत्रस्राव को रोकती है। स्वस्थावस्था में इसके सेवन से विचित्र आनन्ददायक निद्रा की वृद्धि होती है। बाह्यप्रयोग में बवासीर के मस्सों का कष्ट दूर होता है। साधारण रूप से ज्वर को भी मिटाती है। सुजाक में होनेवाली मेढ्रेन्द्रिय-स्तब्धता की पीड़ा को इसके लेप आदि से शान्ति मिलती है। इसके सेवन से नाड़ियों की दुर्बलता के कारण आक्षेपयुक्त माहवारी की पीड़ा अति शीघ्र दूर हो जाती है। आमाशय में शोथ के कारण होनेवाले शूल तथा राजयक्ष्मा के कास में इसके सेवन से शीघ्र आराम आता है। यदि किसी कारण वस्ति में आक्षेप हो अथवा शरीर में आक्षेपयुक्त तमक श्वास हो तो इसके योगों से लाभ होता है। अत्यन्त कष्टदायक तथा तीव्र आक्षेपयुक्त संक्रामक कास (हूपिंग कफ) में इससे विशेष लाभ देखा जाता है। स्त्री की प्रौढावस्था के अन्त में जब उसकी माहवारी बन्द हो जाती है तो इसके कारण शिर में कभी-कभी या हर समय तीव्र वेदना होती है। इस वेदना के लिए भांग के योग लाभकारी होते हैं। गर्भस्राव या गर्भपात के कारण होनेवाली अधिक रक्तप्रवृत्ति अथवा मासिक स्राव के समय, या रक्त-प्रदरजन्य अधिक रक्तप्रवृत्ति में भी इसके योगों के सेवन से आराम आता है। इस प्रकार की मानसिक दुर्बलता में जब मनुष्य बात करते हुए अपनी पहली बात को भूल जाय तो इसके कुछ काल तक बहुत अल्प मात्रा में सेवन करने से यह मानसिक दुर्बलता मिट जाती है। ऐसे अजीर्ण में जहाँ किसी प्रकार का खाना-पीना हजम न होता हो और भोजन में अरुचि के साथ भूख भी नहीं

लगती हो तो इसके योगों के सेवन से आराम आता है। आधे शिर में पीड़ा के साथ होनेवाला काच रोग (मोतिया बिन्द) अर्थात् नीला मोतिया में इसके सेवन से आराम आता है। इसके सेवन से अथवा बाह्यप्रयोग से स्थानिक रक्तवाहिनी में संकोच हो जाता है और कर्ण एवं नेत्रों को श्रवण एवं दर्शन शक्ति बढ़ती है ॥३९६-४१३॥

वक्तव्य–विजया थोड़ी मात्रा में अग्निदीपक एवं क्षुधावर्धक है। अहिफेन के समान अतीसार प्रवाहिकाहर है, किन्तु मलबन्धक नहीं है। इसका विशेष प्रभाव मस्तिष्क पर होता है। थोड़ी मात्रा में यह हर्षजनक, मध्यम मात्रा में प्रलापक और अति मात्रा में निद्राजनक है। प्रथमावस्था में खानेवाले को शारीरिक और मानसिक परिश्रम का स्मरण नहीं रहता है और वह बहुत प्रसन्नचित्त प्रतीत होता है। उसे समय और व्यक्ति का ठीक ठीक ज्ञान नहीं रहता है। दूसरी अवस्था में अर्थात् जब विजया की मात्रा कुछ अधिक हो तो मादक (नशा) प्रभाव होता है। मनुष्य प्रत्येक बात पर खूब हँसता और उच्छृङ्खल होकर बोलता है। यदि अधिक मात्रा दी जाय तो मनुष्य निद्रित और शिथिल हो जाता है। मस्तिष्क के अतिरिक्त वातनाड़ियों पर भी इसका प्रभाव होता है। संज्ञावाहिनियों के निःसंज्ञ हो जाने से संज्ञानाशक प्रभाव त्वचा पर होता है। शरीर की शूल न्यून हो जाती या लुप्त हो जाती है। अतः विजया शूलहर है। यद्यपि विजया का शूलहर प्रभाव अहिफेन और धतूर की अपेक्षा कुछ निर्बल है। यदि मांसपेशियों में तीव्र उद्वर्त आक्षेप हो तो वे भी विजया के द्वारा शान्त हो जाते हैं, जिससे आक्षेप रोग, हनुस्तम्भरोग तथा अन्य वातरोग में आराम आता है। थोड़ी मात्रा में देने से यह उत्पादक अंगों का बल बढ़ाने के कारण बाजीकरण भी है।

भंगाया मात्रा

द्विगुञ्जतः समारभ्य चतुर्गुञ्जमितां परम्।
भंगां खलु प्रयुञ्जीत बलकालाद्यपेक्षया ॥४१४॥

भा.टी.—रोग तथा रोगी का बलाबल देखकर, देश, काल आदि का निश्चय करके विजया को दो रत्ती से लेकर चार रत्ती की मात्रा तक प्रयोग करना चाहिये। ४१४॥

भंगाया आयिमकः प्रयोगः

आर्द्रा विशुष्का वा भङ्गा त्वजादुग्धेन पेषिता।
प्रलिप्ता पादतलयोः निद्रां जनयति द्रुतम् ॥४१५॥

भङ्गा सुश्लक्ष्णसंपिष्टा शिलायां विमलाम्भसा ।
कोष्णोपनाहयोगेन कथिताऽर्शोऽन्यथाहरा ॥४१६॥
धूम्रपानविधानेन भङ्गा युक्त्याथवाशिता ॥
साक्षेपं तमकश्वासं कासं संक्रामकं हरेत् ॥४१७॥

आमयिकप्रयोगे—धूम्रपानविधानेन प्रयुक्ता अथवा अशिता भक्षिता साक्षेपं तमकश्वासं तथा सङ्क्रामकं कासं "*Whooping Cough*" इति ख्यातं हरति ॥

भा.टी.—गीली या सूखी भांग की पत्तियों को खरल में बकरी के दूध के साथ पीस कर पैरों के तलवों पर.लेप करने से शीघ्र ही नींद आने लगती है। बवासीर के मस्सों में अधिक पीड़ा होने पर भांग की पत्तिओं को सिल पर जल के साथ पीसकर इसकी गुनगुनी पुलटिस गुदा पर बाँधने से पीड़ा शान्त हो जाती है। आक्षेप युक्त तमकश्वास (दमा) में भांग का धूम्रपान करने से दमा का दौरा कम हो जाता है। संक्रामक कास (*Whooping Cough*) में थोड़ी सी भांग खिलाने अथवा भांग के योग देने से कास का आक्षेपयुक्त कष्ट कम हो जाता है ॥४१५–४१७॥

मदनोदयमोदकः

जातीपत्रीफले मांसी लवङ्गं चन्द्रकुङ्कुमम् ।
एला दारुसिता व्योषं वङ्गं जीरकमभ्रकम् ॥४१८॥
लोहं च रससिन्दूरं पृथक् तोलकसंमितम् ।
शतावरी गोक्षुरको द्राक्षा कर्कटशृङ्गिका ॥४१९॥
बलात्मगुप्ता कुष्ठं च वृद्धदारकबीजकम् ।
चूर्णीकृतं सर्वमेतत् पृथक कर्षद्वयोन्मितम् ॥४२०॥
भङ्गा विशोधिता चैव पूर्वचूर्णार्द्धसंमिता ।
सितां सर्वद्विगुणितां दत्त्वा रसविशारदः ॥४२१॥
आरभ्य माषत्रितयाद्रसमाषकसंमितान् ।
निर्मापयेन्मोदकांस्तु खलु मोदकपाकवित् ॥४२२॥
नामतोऽयं समाख्यातो मदनोदयमोदकः ।
मदनोद्दीपनकरो विशेषात्परिकीर्तितः ॥४२३॥
शृतं परं घनीभूतं सितैलासंयुतं पयः ।
अनुपाने प्रयोक्तव्यं तदतीव हि बृंहणम् ॥४२४॥

मोदकस्यास्य सततं मासत्रयनिषेवणात् ।
कामरूपो भवेन्मर्त्यस्तथा भीमपराक्रमः ॥४२५॥
स्मरस्मयस्मेरदृशो नवयौवनघूर्णिताः ।
प्रमदास्तोषयत्यस्य सेवकोऽपातितध्वजः ॥४२६॥

मदनोदयमोदकः—जातिपत्रीफले इति जातिपत्री जातिफलञ्चेति । मांसी जटामांसी, चन्द्रः कर्पूरम् , दारुसिता गुडत्वक् । विशोधिता भंगा जातिपत्र्यादीनां चूर्णादर्द्धपरिमाणा ग्राह्या । रसमाषकसंमितान् इति षण्माषकपरिमितान् ॥४१८-४२६॥

भा.टी.—जावित्री, जायफल, जटामांसी, लौंग, कपूर, काश्मीरी केसर, छोटी इलायची बीज, दालचीनी, सोंठ, मिर्च, पीपल, बंगभस्म, अभ्रक (कृष्ण) भस्म, लोहभस्म, रससिन्दूर, प्रत्येक एक-एक तोला, शतावर चूर्ण, गोखरूचूर्ण, मुनक्का या किसमिस, काकड़ासिंगीचूर्ण, खरेटीमूलचूर्ण, कौंचबीजचूर्ण, बीजबन्द, कूठ, विधाराबीजचूर्ण, प्रत्येक दो-दो तोला लें । भांग का चूर्ण इन सब से आधा भाग, खांड भांगसहित सब औषधियों से दुगुनी लें । अब सबको एकत्र अच्छी तरह पीसकर (खांड को छोड़कर) रख लें । खांड की चासनी बना उसमें जावित्री आदि अन्य सब औषधियों को मिलाकर ३ मासे से लेकर छः मासे तक के मोदक (लड्डू) बना लें । इन मोदकों को 'मदनोदय मोदक' कहा जाता है । यह मोदक सेवन करने पर विशेष रूप से कामशक्ति को बढ़ाते हैं । इन मोदकों को उचित मात्रा में खाकर अनुपान में खूब औटाये हुए गाढ़े दूध में खांड और इलायची चूर्ण मिला पीना चाहिए । इस दूध के अनुपान से ये मोदक शरीर को बृंहण (मोटा) करते हैं । इन मोदकों को विधिपूर्वक उक्त दूध के साथ निरन्तर तीन मास तक सेवन करने से मनुष्य का शरीर कामदेव के सदृश हो जाता है और उसमें भीम के समान बल आ जाता है ॥४१८–४२६॥

त्रैलोक्यविजया वटी

भङ्गासत्त्वं भागिकं तु पूर्वोक्तविधिसाधितम् ।
तुगाक्षीरीरजश्चैव भागत्रितयसम्मितम् ॥४२७॥
संमर्द्य वारिणा खल्वे वटिका रक्तिकोन्मिताः ।
निर्मापयेत्प्रयत्नेन रसतन्त्रविचक्षणः ॥४२८॥
वटिकेयं समाख्याता त्रैलोक्यविजयाभिधा ।
प्रलापोन्मादशमनी वृक्कशूलप्रणाशिनी ॥४२९॥
रजःशूलहरा चैव यक्ष्मकासनिवारिका ।

अतीसारप्रशमनी स्वप्नमेहनिषूदनी ॥४३०॥

त्रैलोक्यविजया वटी-भङ्गासत्त्वं पूर्वोक्तेन विधिनेति वन्यौषधिसत्त्वनिर्माणसाधनेन यन्त्रविज्ञानीयोक्तेन वाष्पस्वेदनयन्त्रेण साधनीयम्। स्पष्टमन्यत्॥४२७-४३०॥

भा.टी.—वन्य-औषधि-सत्व-साधन-विधि से बनाया हुआ भांग का सत्व तीन भाग, बंशलोचनचूर्ण तीन भाग लेकर दोनों एकत्र खरल में जल के साथ मर्दन करके अच्छी तरह सावधानी से एक-एक रत्ती की गोलियाँ बना लें। इन गोलियों को त्रैलोक्यविजया वटी कहा जाता है। यह वटी सेवन करने पर प्रलाप, उन्माद को शान्त करती और वृक्क शूल को नष्ट करती है। माहवारी के समय होनेवाले रजःकष्टजन्य शूल को दूर करती और राजयक्ष्मा के कास को मिटाती है। इसके सेवन से पुरातन अतीसार नष्ट हो जाता है और स्वप्नदोष होना बन्द हो जाता है ॥४२७–४३०॥

त्रैलोक्यसंमोहनरसः

त्रैलोक्यविजयां शुद्धां भानुतोलकसंमिताम्।
हिंगुलं रससिन्दूरं घनसारं लवंगकम् ॥४३१॥
अभ्रकं शङ्खभसितं पृथक् तोलकसंमितम्।
गोक्षुरो वानरीबीजं तथा कर्कटश्रृङ्गिका ॥४३२॥
चूर्णीकृतं पृथक् चैतत्तोलकद्वयसंमितम्।
समादाय भिषग्वर्यः सप्तधा सुविधानतः ॥४३३॥
भङ्गायाः शतपुत्र्याश्च स्वरसेन विभावयेत्।
निर्मापयेत्तु वटिका रक्तित्रितयसंमिताः ॥४३४॥
यतः स्मरस्यापि कटाक्षपातैः स्त्रीणां तु संमोहनकारिणीनाम्।
सम्मोहनं वै विदधाति तस्मात् त्रैलोक्यसंमोहनसंज्ञकोऽयम् ॥४३५॥
वामावश्यकरः परं रुचिकरः क्लैब्यापहारी परं
हर्षोत्साहकरो धृतिस्मृतिकरः शुक्रातिसंस्तम्भनः।
पुत्रोत्पत्तिकरो रतिप्रियकरः सर्वत्र सौख्याकरः
सेव्योऽयं खलु कामिभी रसवरस्त्रैलोक्यसंमोहनः ॥४३६॥

त्रैलोक्यसंमोहनः—भङ्गा शुद्धा १२ तोलकप्रमिता। वानरीबीजं आत्मगुप्ताबीजम्। शतपुत्री शतावरी ॥४३२–४३६॥

भा.टी.—शुद्ध भांग की पत्ती बारह तोला, शुद्ध हिंगुल, रससिन्दूर, कपूर तथा लौंग का चूर्ण, कृष्णाभ्रकभस्म, प्रत्येक एक-एक तोला। गोखरूबीजचूर्ण,

कौंचबीजचूर्ण, काकड़ासिंगीचूर्ण; प्रत्येक दो-दो तोला लेकर सब को एकत्र खरल में डालकर इसको भांग के स्वरस की सात भावना तथा गुलाब के पुष्प-स्वरस की सात भावना देकर तीन-तीन रत्ती की गोलियाँ बना लें। इस रस को "त्रैलोक्यसम्मोहनरस" कहते हैं। इसके सेवन से यौवनोत्मत्त स्त्री वश में हो जाती और भोजन में पूर्णरुचि होती है। यह रस नपुंसकता को नष्ट करने में सर्वोत्तम माना जाता है। इसके सेवन से मनुष्य के शरीर में प्रेम और उत्साह पैदा होता है। धारणा और स्मरण शक्ति तथा शुक्रस्तम्भन शक्ति (*Retention power*) बढ़ जाती है ॥४३१-४३६॥

अथ गुञ्जाया नामानि

गुञ्जा रक्ता रक्तिका च ताम्रिका कृष्णचूडिका।
उच्चटा शीतपाकी च भिल्लभूषणिकारुणा ॥४३७॥
चूडामणिस्ताम्रिका च शिखण्डी कृष्णला तथा।
काकणन्ती च काम्भोजो सैवेह परिकीर्तिता ॥४३८॥

अथ गुञ्जानामानि तन्त्रव्यवहृतानि। भिल्लभूषणिका अरुणा इति च्छेदः॥

भा.टी.—गुञ्जा, रक्ता, रक्तिका, ताम्रिका, कृष्णचूडिका, उच्चटा, शीतपाकी, भिल्लभूषणिका (भीलों का आभूषण), अरुणा, चूड़ामणि, शिखण्डी, कृष्णला, काकणन्ती, काम्भोजो-ये सब नाम रत्ती के कहे जाते हैं ॥४३७, ४३८॥

वक्तव्य—सफेद और लाल भेद से रत्ती दो प्रकार की पायी जाती है। परन्तु दोनों की बेल एक सी होती है, केवल बीजों में अन्तर होता है। चिकित्सा में लाल गुञ्जा की अपेक्षा श्वेत को अधिक विषैला माना जाता है। अतः बाह्य प्रयोग में ही अधिक रूप से श्वेत तथा रक्त गुञ्जा का वर्णन पाया जाता है। शोधन करके अन्तःप्रयोग करने में कोई हानि नहीं होती है, किन्तु अशुद्धा-वस्था में सेवन करने से शरीर में विषैले लक्षण उदय हो जाते हैं।

गुञ्जा की लता भारत में सर्वत्र प्रायः पर्वतों पर अधिक पायी जाती है। इसकी लता वृक्ष और दिवारों तथा अन्य आश्रयों पर चढ़ी रहती है। इसका काण्ड पतला, मृदुपर्वमय, पत्रसंयुक्त (*Compound*), पक्षाकार (*Pinnate*) पत्तियाँ, इमली या आमलकी के तुल्य क्षुद्र, लम्बी, रस में मधुर, पुष्प क्षुद्र पीताभ, शिम्बा तुल्य, फल शिम्बी रूप (*Pod or Lagumlike*) इसके अन्दर बीज होते हैं। इसमें पुष्प शरत्काल में आता है। फल पकने पर लता शुष्क हो

जाती है। पुनः वर्षा पड़ने पर मूल फूट पड़ती है और गुञ्जा का वितान बन जाता है। सफेद गुञ्जाबीज में भी एक काला चिह्न होता है। कहीं-कहीं दक्षिण की ओर कृष्ण गुञ्जा भी पायी जाती है।

विश्लेषण—इसके बीजों में *Abrie acid* (एकतैल), तथा सर्पविष के तुल्य एक भयानक *Abine* नामक विष भी होता है।

गुञ्जायाः परिचयः

मिष्टमूलदला रम्या लता तु शीतपाकिनी।
कृष्णचूडफला गुञ्जा सर्वेषां विदिता मता ॥४३९॥
पत्रं पत्ररसो मूलं बीजं चास्याः प्रयुज्यते।
बीजमेव भिषग्वर्यैर्मतं तूपविषाह्वयम् ॥४४०॥

गुञ्जापरिचयः—मिष्टमूलदलेति। मिष्टं मूलं दलञ्च यस्याः सा तथा, रम्या सुन्दरदर्शना मनोहरेति यावत्। कृष्णवर्णा चूडा येषां तथाभूतानि फलानि यस्याः सा कृष्णचूडफला। स्पष्टमन्यत् ॥४३९, ४४०॥

भा.टी.—गुञ्जा का मूल मीठा होता है, सुन्दर होता है, सुन्दर लताएँ होती हैं। फल के ऊपर काला-काला दाग होता है। इसके फल, स्वरस, मूल तथा बीज का व्यवहार वैद्यवर्ग करते हैं। इसका केवल फल उपविष को दूर करता है ॥४३९, ४४०॥

गुञ्जाबीजानां शोधनप्रयोजनम्

गुञ्जाबीजं वान्तिकरं तीव्ररेचनकृत्तथा।
शीलितं त्वतिमात्रं तु गुञ्जाबीजमशोधितम् ॥४४१॥
विषूचीलक्षणाकारां करोति हि विषक्रियाम्।
अतो दोषनिवृत्त्यर्थं गुञ्जाबीजानि शोधयेत् ॥४४२॥

गुञ्जाबीजानां शोधनप्रयोजनम्—वान्तिकरत्वात् तीव्ररेचकत्वात् विषूचीसदृश-विषक्रियाहेतुत्वाच्च ॥४४१, ४४२॥

भा.टी.—यदि अशुद्ध गुञ्जाबीजों को अधिक मात्रा में खाया जाय तो इससे वमन तथा तीव्र रेचन होने लगते हैं। अर्थात् इसके अधिक मात्रा में खाने पर हैजे जैसे विषैले लक्षण उदय होते हैं, अतः इस दोष को दूर करने के लिए गुञ्जाबीजों को शुद्ध करके प्रयोग करना चाहिए ॥४४१, ४४२॥

गुञ्जाबीजानां प्रथमः शोधनप्रकारः

नवानि गुञ्जाबीजानि चूर्णीकृत्य प्रयत्नतः।
द्विगुणीकृतवस्त्रान्तः पोट्टल्यां रोधयेत्ततः ॥४४३॥

स्वेदयेद्दोलिकायन्त्रे द्वियामं गव्यदुग्धतः ।

इत्थं तु गुञ्जाबीजानि शुद्धिमायान्त्यनुत्तमाम् ॥४४४॥

गुञ्जाबीजशोधनप्रकारः—द्विगुणीकृतवस्त्रान्तः प्रक्षिप्य शोधनं गुञ्जाबीज-चूर्णनिष्क्रमणरक्षार्थम् काञ्जिके स्वेदनादपि शुद्धिर्गुञ्जाबीजानाम् ॥४४३,४४४॥

भा.टी.—नूतन गुञ्जाबीजों का मोटा-माटा चूर्ण करके एक साफ दोहरे कपड़े में बाँध कर पोटली बना ले, अब इस पोटली को दोलायन्त्र में गोदुग्ध डालकर उसमें ६ घण्टे स्वेदन करें। इस विधि से शुद्ध किये गुञ्जाबीज उत्तम रूप से शुद्ध हो जाते हैं ॥४४३–४४४॥

द्वितीयः शोधनप्रकारः

गुञ्जाबीजं पोट्टलीस्थं दोलायन्त्रे सकाञ्जिकम् ।

यामैकं स्वेदनादेव शुद्धिमायात्यनुत्तमाम् ॥४४५॥

भ.टी.—नूतन गुञ्जाबीजों को एक कपड़े में बाँधकर पोटली बना लें। अब इस पोटली को काञ्जी से भरे, दोलायन्त्र में तीन घण्टे तक स्वेदन करके निकालकर सुखा लें। इस विधि से गुञ्जाबीज शुद्ध हो जाते हैं ॥४४५॥

गुञ्जाया गुणाः

गुञ्जाबीजं सुविमलं कामोद्दीपनमुत्तमम् ।
ऊरुस्तम्भहरं चैव बलसंवर्द्धनं परम् ॥४४६॥
गुञ्जापत्रं शोथहरं त्वामवातप्रणाशनम् ।
तथैव च समाख्यातं वेदनाहरमुत्तमम् ॥४४७॥
गुञ्जापलाशनिर्यासो मधुरः कटुकस्तथा ।
स्वरभेदप्रशमनः शोथघ्नो वेदनाहरः ॥४४८॥
गुञ्जामूलं सुमधुरं कफनिःसारकं परम् ।
वातपित्तहरं चैव तृष्णाशाथनिवारणम् ॥४४९॥
स्वरभेदप्रशमनं तथा वान्तिविनाशनम् ।
मूत्रकृच्छ्रप्रशमनं बलवर्णकरं परम् ॥४५०॥
कासघ्नं शुक्रजननं रुच्यं विषविनाशनम् ।
वृष्यं व्रणापहं चैव विशेषात्परिकीर्तितम् ॥४५१॥
गुञ्जामूलं विशेषेण मधुयष्टिगुणोपमम् ।
अत एवाधुना तत्तु तदभावे प्रयुज्यते ॥४५२॥

भा.टी.—शुद्ध गुञ्जाबीज उत्तम कामोदीपक होते हैं। ऊरुस्तम्भ रोग में

इनको बाह्य और आभ्यन्तर रूप में प्रयोग करने से आराम आता है। इनको उचित मात्रामें शुद्ध करके सेवन करने से शारीरिक बलवृद्धि होती है। गुञ्जा के पत्र शोथनाशक होते हैं। आमवात की शोथ में इनका लेप करने से शीघ्र ही शोथ और शूल में आराम आता है। आमवात के अतिरिक्त वातिक शूलों में इनका लेप करने से शूल शान्त हो जाता है। गुञ्जापत्र-स्वरस में मीठा तथा कुछ चरपरा होता है इसको थोड़ा-थोड़ा मुख में रखने से स्वरभेद, गलशोथ तथा कण्ठ (गले) की वेदना दूर होती है। गुञ्जा की जड़ स्वाद में अत्यन्त मीठी होती है। इसको मुख में रखकर चूसने से कफ पतला होकर निकलने लगता है और स्वरभेद शान्त होता है। तृष्णा तथा गलशोथ मिट जाता है। यदि मूत्र करने में कठिनाई हो तो इसके सेवन से आराम आ जाता है, साथ ही शरीर में बल तथा वर्ण की वृद्धि होती है। गुञ्जामूल, कासनाशक, शुक्रोत्पादक, रुचिकारक और विषनाशक है। इसके प्रयोग में उत्पादक अंगों को बल मिलता है, विशेषतः व्रणविकार शान्त होते हैं। गुञ्जा-मूल में मुलेठी के गुण-धर्म विशेष रूप से पाये जाते हैं, अतः आजकल मुलेठी के अभाव में गुञ्जामूल का प्रयोग किया जाने लगा है ॥४४६–४५२॥

शुद्धगुञ्जाबीजस्य मात्रा

गुञ्जार्द्धतः समारभ्य सार्द्धगुञ्जैकसंमितम्।
गुञ्जाबीजं सुविमलं प्रयुञ्जीत विधानवित् ॥४५३॥

भा.टी.—गुञ्जाबीज चूर्ण की मात्रा आधी रत्ती से लेकर डेढ़ रत्ती तक शुद्धावस्था में प्रयोग करनी चाहिए ॥४५३॥

गुञ्जाया आमयिकः प्रयोगः

गुञ्जाबीजं शिलापिष्टं वारिणा परिलेपितम्।
निहन्त्युत्पिष्टसन्धिस्थां दारुणां शोथवेदनाम् ॥४५४॥
इन्द्रलुप्तं पक्षवधं तत्तदङ्गसमाश्रितम्।
गृध्रसीं दारुणां चैव सुघोरमवबाहुकम् ॥४५५॥
गुञ्जाबीजं शिलापिष्टं वारिणा चित्रकान्वितम्।
प्रलिप्तं शमयत्येव श्वित्रकुष्ठ विशेषतः ॥४५६॥

गुञ्जाया रोगयोग्यः प्रयोगः—प्रसारणाकुञ्चनविवर्तनाक्षेपणाशक्त्युग्ररुजत्व-स्पर्शासहत्वादिसन्धिमुक्तलक्षणैः सह समन्तात् श्वयथुगदान्, विशेषतो रात्रिरुजा-करश्चोत्पिष्टसन्धिर्भवति। इन्द्रलुप्तं केशभूमिजः क्षुद्ररोगविशेषः, "रोमकूपानुगं

पित्तं वातेन सह मूर्च्छितम् । प्रच्यावयति रोमाणि ततः श्लेष्मा सशोणितः । रुणद्धि रोमकूपांस्तु ततोऽन्येषामसम्भवः । तदिन्द्रलुप्तं खालित्यं रुह्येति च विभाव्यते।।" इत्युक्तलक्षणः । अवबाहुकः अंसदेशगतः सिराकुञ्चनजो वातव्याधिविशेषः।।४५४-४५६।।

भा.टी.—गुञ्जाबीजों को एक सिल या खरल में जल के साथ बारीक पीस लेप करने से सन्धिस्थान में दबाव पड़ने या रगड़ पड़नेके कारण होनेवाली भयंकर शोथवेदना शान्त हो जाती है । इसी तरह इसको इन्द्रलुप्त (बालों का उड़ना) तत्तत् अङ्गों में होनेवाले पक्षाघात, भयंकर गृध्रसीपीड़ा तथा तीव्र प्रकार का अवबाहुक वातव्याधि रोग में इसके प्रयोग से शीघ्र आराम आता है । यदि गुञ्जाबीजों को समभाग चित्रकमूलत्वक् में मिलाकर जल से बारीक पीसकर श्वेत कुष्ठ के दानों पर लेप किया जाय तो वे कुछ दिनों में नष्ट हो जाते हैं ।।४५४-४५६।।

प्रथमं गुञ्जाद्यतैलम्

गुञ्जाबीजं शिलापिष्टं कल्कीकृतमनुत्तमम् ।
तिलतैलं भृङ्गराजपत्रनिर्यासकं तथा ।।४५७।।
चतुर्गुणोत्तरं चैव मानमेषां प्रकल्पयेत् ।
तैलपाकविधानेन तैलमेभिस्तु साधितम् ।।४५८।।
निहन्त्यभ्यङ्गयोगेन कण्डूकुष्ठादिकामयान् ।
तथा दारुणकं हन्ति विविधां वातवेदनाम् ।।४५९।।

गुञ्जाद्यं तैलमाद्यम् । गुञ्जाबीजानि शिलापिष्टानि पलैकमितानि, तिलतैलस्य चत्वारि पलानि, भृङ्गपत्रस्य षोडशपलानि । यथाविधि पाचितं कण्डूकुष्ठादिहारि । दारुणकं केशभूमिरोगविशेषः "दारुणा कण्डुरा रूक्षा केशभूमिः प्रपाट्यते । कफमारुतकोपेन विद्याद्दारुणकं तु तम्" इत्युक्तलक्षणः ।।४५७-४५९।।

भा.टी.—एक भाग गुञ्जाबीज लेकर इनको सिल पर जल के साथ पीस कर कल्क (लुगदी-सी) बना लें । तिलतैल चार भाग लें, भांगरे के पत्तों का स्वरस सोलह भाग लें । अब इन तीनों को एक बड़े चौड़े मुख के पात्र में एकत्र मिला चूल्हे के ऊपर रखकर स्नेह-साधन-विधान के अनुसार पकाकर तैल सिद्ध कर लें । इसको गुञ्जादि तैल कहते हैं । यह तैल शरीर पर मलने से कण्डू कुष्ठ आदि त्वक्रोगों तथा शिर के दारुणक (गंज) रोग और विविध प्रकार की वातिक पीड़ाओं को शान्त करती है ।।४५७-४५९।।

द्वितीयं गुञ्जाद्यतैलम्

गुञ्जाबीजशिफाभिस्तु तैलं द्विगुणवारिणा ।

विपाचितं गण्डमालां निहन्त्यभ्यङ्गयोगतः ॥४६०॥
एरण्डतैलसंयुक्तं गुञ्जापत्रं सुपेषितम् ।
कोष्णोपनाहयोगेन वेदनाहरमुत्तमम् ॥४६१॥
गुञ्जापत्ररसे पक्वं तैलमभ्यङ्गयोजितम् ।
शोथप्रशमनं चैव वेदनाहरमीरितम् ॥४६२॥
गुञ्जापत्रं नवं वापि विशुष्कं चूर्णितं भृशम् ।
नाशयत्यचिरादेव स्वरभेदमसंशयम् ॥४६३॥

द्वितीयं तैलम्—गुञ्जाबीजं गुञ्जाशिफा च कल्कः पलद्वयमितः तैलस्याष्टौ पलानि, जलस्य षोडश पलानि, पक्वं गण्डमालाहरम् ॥४६०–४६३॥

भा.टी.—गुञ्जाबीज आधा भाग, गुञ्जामूल आधा भाग, तिल तैल चार भाग, जल आठ भाग लेकर, पहिले गुञ्जाबीज और मूल को जल के साथ पीस कर कल्क बना लें। अब इन तीनों को एकत्र एक पात्र में डालकर स्नेहसाधन विधि से तैल सिद्ध कर लें। इस तैल को कुछ दिन निरन्तर कण्ठमाला की ग्रन्थियों पर मालिश करने से वे बैठ जाती हैं। गुञ्जापत्रों को कुछ एरण्ड तैल मिलाकर पीसकर गुन-गुनी पुलटिस बाँधने से उस स्थान की वेदना शान्त होती है। यदि केवल गुञ्जापत्रस्वरस में तिलतैल सिद्ध करके शरीर पर मालिश की जाय तो शरीर की शोथ की वेदना शान्त होती है। हरे गुञ्जापत्रों अथवा सूखे हुए पत्रचूर्ण को थोड़ा-थोड़ा करके मुख में चबाकर चूसने से स्वरभेद मे अवश्य आराम आता है ॥४६०–४६३॥

गुञ्जाजीवनरसः

गुञ्जाबीजं सुविमलं सार्द्धतोलकसंमितम् ।
तन्मितं रससिन्दूरं तयोश्च द्विगुणीकृताम् ॥४६४॥
त्रिशोधितां तु विजयां समादाय भिषग्वरः ।
संपेष्य वटिकाः कार्या गुञ्जाद्वितयसंमिताः ॥४६५॥
रसोऽयं तु समाख्यातो गुञ्जाजीवनसंज्ञकः ।
बलसञ्जननश्चैव मदनोद्दीपनः परम् ॥४६६॥

गुञ्जाजीवनरसः—गुञ्जाबीजं १॥ तो०, रससिन्दूरं १॥ तो०, बब्बूलकषायेण शोधितायाः भङ्गायाः षटतोलकानि । स्पष्टमन्यत् ॥४६५, ४६६॥

भा.टी.—शुद्ध गुञ्जाबीज डेढ़ तोला, रससिन्दूर डेढ़ तोला और शुद्ध भाँग की पत्ती तीन तोला लेकर तीनों को एकत्र जल के साथ पीसकर दो-दो रत्ती की

गोलियां बना लें। इसको गुञ्जाजीवन रस कहते हैं। इस रस के प्रयोग से शरीर में बल की वृद्धि होती है और कामोत्तेजना बढ़ जाती है ॥४६४-४६६॥

गुञ्जाभद्ररसः

गुञ्जाबीजं सुविमलं रसतोलकसंमितम्।
जयन्ती निम्बबीजं च रसतोलकसंमितम् ॥ ४६७ ॥
तोलकत्रितयं सूतं गन्धं द्वादशतोलकम्।
समादाय ततः खल्वे पेषयेदतियत्नतः ॥ ४६८ ॥
काकमाचीजयाधूर्तनिम्बूकद्रवयोगतः।
वटिकाः कारयेद्यत्नाद् गुञ्जाद्वितयसंमिताः ॥ ४६९ ॥
रसोऽयं तु समाख्यातो गुञ्जाभद्रसमाह्वयः।
ऊरुस्तम्भ महाघारं विनिहन्ति विशेषतः ॥ ४७० ॥

गुञ्जाभद्ररसे—रसतोलकसम्मितमिति षट्तोलकप्रमितम्। धूर्तः धत्तूरः ॥४७०॥

भा.टी.—शुद्ध गुञ्जाबीजचूर्ण छः तोला, जयन्ती छः तोला, निम्बबीजमज्जा छः तोला, शुद्ध पारद तीन तोला, शुद्ध गन्धक बारह तोला लेवें। पहिले पारद और गन्धक की पृथक् कज्जली कर लें, फिर इसमें अन्य द्रव्यों का चूर्ण मिलाकर इसको एक खरल में मकोय स्वरस, जयास्वरस तथा धतूरस्वरस और नींबूरस के साथ खूब अच्छी तरह मर्दन करें। जब गोली बाँधने योग्य हो जाय तो इसकी दो-दो रत्ती की गोलियां बना लें। इसको गुञ्जाभद्र रस कहते हैं। यह रस महाभयंकर ऊरुस्तम्भ रोग में विशेष लाभ करता है ॥ ४६७—४७० ॥

अथ भल्लातकस्य नामानि

भल्लातकस्तु भल्लातस्तपनोऽरुष्करोऽग्निकः।
कृमिघ्नश्चैव वातारिः स एव परिकीर्तितः ॥४७१॥

भा.टी.—भल्लातक, भल्लात, तपन, अग्नि के नामवाला अर्थात् वह्नि, अग्नि, दहन, वायुसखा, आदि नाम युक्त, वातारि, व्रणकृत्, कृमिघ्न, अरुष्कर—ये सब नाम भिलावे के कहे जाते हैं ॥ ४७१ ॥

वक्तव्य—हिमालय के गरम प्रदेशों में भिलावे का एक सुन्दर १० से ४० फुट ऊँचा वृक्ष होता है। इसके पत्र बड़े ९ से ३७ इञ्च लम्बे, ५ से १२ इञ्च चौड़े समभाग में गोल होते हैं। इसके फूल हरे श्वेत अथवा हरे-पीले होते हैं। फल एक इञ्च लम्बा, पौन इञ्च चौड़ा, अण्डाकार, लाल, चिकना और इसके ऊपर की त्वचा मोटी होती है। इस फल के अन्दर एक दाहक रस होता है जो

हवा लगने पर या पकने पर काला हो जाता है। इसका बीज मीठा और एक प्रकार के तेल से युक्त होता है।

विश्लेषण—फल की बाहरी त्वचा में एक छाला डालने वाला तैल ३२% होता है जो ईथर में घुल जाता है।

भल्लातकस्य परिचयः

भल्लातकः समाख्यातः शाखिजातीयकस्तरुः।
जायतेऽद्रिषु बाहुल्याद् फलं तस्य प्रयुज्यते॥ ४७२॥

भल्लातकपरिचयः—अद्रिष्विति पर्वतेषु। भल्लातकशोधनप्रयोजनं निगदव्याख्यातम्॥ ४७२॥

भा.टी—भिलावा, एक डाल पत्तीवाला वृक्ष है। प्रायः पर्वतों में पाया जाता है और इसका फल प्रयोग में आता है॥ ४७२॥

ग्राह्यभल्लातकस्य स्वरूपम्

भल्लातकानि पक्वानि नीरांक्षिप्तानि यानि तु।
निमज्जन्ति हि तान्येव ग्राह्याणीह विशुद्धये॥ ४७३॥

भा.टी—औषधिकार्य में शोधन करने योग्य भिलावे के वे फल उत्तम समझने चाहिए जो पकने के बाद यदि उन्हें पानी में डाला जाय तो डूब जायँ। न डूबनेवाले फलों को शोधन के अयोग्य समझना चाहिए॥ ४७३॥

भल्लातकस्य शोधनप्रयोजनम्

भल्लातस्य तु रसः स्वल्पोऽपि पतितस्त्वचि।
करोति दारुणं दाहं व्रणं चैवातिदारुणम्॥ ४७४॥
शोथं सञ्जनयत्याशु तीव्रदाहसमन्वितम्।
मुखे निपतितो घोरं वीसर्पं प्रकरोति वै॥ ४७५॥
उक्तोपद्रवशान्त्यर्थं फलं भल्लातकोद्भवम्।
शोधयेद्भिषजां वर्यः सावधानतया सदा॥ ४७६॥

भा.टी—यदि भिलावे का रस बहुत ही थोड़ी मात्रा में भी शरीर के किसी स्थान पर लग जाय तो वहाँ पर भयंकर दाह और व्रण हो जाता है। यदि वह मुख में लग जाय तो तीव्र दाहयुक्त शोथ तथा वीसर्पशोथ को उत्पन्न कर देता है। अतः वैद्य को उक्त उपद्रवों से बचने-बचाने के लिए भिलावे के फलों को बड़ी सावधानी से शुद्ध करके काम लाना चाहिए॥ ४७४-४७६॥

भल्लातकस्य प्रथमः शोधनप्रकारः

इष्टकाचूर्णसंयुक्तं फलं भल्लातकोद्भवम् ।
पोट्टलीमध्यनिहितं घर्षयेन्नातिवेगतः ॥४७७॥
ततः प्रतप्ततोयेन क्षालयेदतियत्नतः ।
इत्थं तैलत्वचाहीनं भल्लातं शुद्धिमाप्नुयात् ॥४७८॥

भल्लातकशोधनप्रकार आद्यः—त्रिचतुर्गुणवस्त्रकृतपोट्टलिकायां इष्टिकाचूर्णं भल्लातकफलानि च निक्षिप्य औषधनिर्माणकुशलः धर्षयेत् । धर्षणेन तैलाधारत्वचापसारः । निर्यातं तैलं च विशुष्यतीष्टकाचूर्णेषु । तत उष्णैर्जलैः प्रक्षाल्य भेषजेषु योजयेत् । तैलमेवास्य दाहव्रणशोथादिकरम् । शोधनात्प्राक् नारिकेलतैलं हस्तयोर्म्रक्षणीयम् ॥४७७, ४७८॥

भा.टी.—एक कपड़े की दृढ़ पोटली अथवा थैली में भिलावे के फल और ईंट का बारीक चूर्ण भरकर उसको हाथों के सहारे मध्यम दबाव से रगड़ें । जब ईंट का चूर्ण तैल से तर हो जाय अर्थात् जब इसकी त्वचा निकल जाय तो इसको गरम पानी में डालकर अच्छी तरह धोकर साफ कर लें । इस विधि से भिलावे शुद्ध हो जाते हैं ॥४७७, ४७८॥

वक्तव्य—ईंट के चूर्ण में डालने से पूर्व भिलावाफलों की टोपी को चाकू से काट लेना चाहिए और रगड़ने के पूर्व हाथों में नारियल का तैल अच्छी तरह मल लेना चाहिए ।

द्वितीयः शोधनप्रकारः

भल्लातकफलानीह नारिकेलाम्बुयोगतः ।
स्विन्नानि दोलिकायन्त्रे शुद्धिमायान्त्यनुत्तमाम ॥४७९॥

द्वितीयः शोधनप्रकारः—नारिकेलजलद्वारा स्वेदनात् साध्यः । स्वेदनञ्च खण्डशः कृतभल्लातकफलानां विधेयम् । तथा सति स्विन्नानि उपभोगयोग्यानि भवन्ति भल्लातकानि ॥४७९॥

भ.टी.—भिलावे के फलों को काटकर दो टुकड़े करलें, अब इनको दोलायन्त्र में डाल उसमें नारियल का जल भर दें और एक दो घण्टे तक उबालें । इस विधि से भी भिलावे शुद्ध हो जाते हैं ॥४७९॥

वक्तव्य-- भल्लातकफलों को उक्त विधि से शोधन करने के बाद एक बार दोलायन्त्र द्वारा गोदुग्ध में अच्छी तरह स्वेदन कर लेने से अन्तःप्रयोग में इनके द्वारा कोई हानि होने की सम्भावना नहीं रहती है ।

भल्लातकः कटुस्तिक्त अत्युष्णः कृमिनाशनः।
रसायनो बलकरो गुल्मार्शोग्रहणीहरः ॥४८०॥
कुष्ठामयप्रशमनः कफवातोदरापहः।
विबन्धाध्मानशूलघ्नः श्वासादिगदनाशनः ॥४८१॥

भा.टी.—भिलावे के फल रस में चरपरे (कटु) तथा कड़वे होते हैं। गुणों में यह अत्यन्त उष्ण तथा कृमिनाशक हैं। इनके विधिपूर्वक सेवन करने से शरीर में रसायनगुण उत्पन्न होते हैं और शरीर में बल की वृद्धि होती है। इनको गुल्मरोग तथा अर्शरोग में प्रयोग करने से शीघ्र लाभ होता है। इनके प्रयोग से कुष्टरोग नष्ट होता है और कफवात-प्रकोपजन्य उदररोग शान्त होते हैं। आँतों की दुर्बलता से होनेवाले बिबन्ध तथा आध्मान और शूल में इनके प्रयोग से लाभ होता है और श्वास आदि रोगों में भी आराम आता है ॥४८०, ४८१॥

वक्तव्य—भिलावा आमाशय के लिए दीपक, वातनाड़ियों, श्वाससंस्थान, हृदय तथा त्वचा के लिए उत्तेजक और यकृत् के लिए पित्तनिस्सारक है। कहा जाता है कि जो मनुष्य शरद् ऋतु में इसके द्वारा बनाये हुए घृत का सेवन करता है वह रोगों से बचा रहता है। इसके सेवन से वृद्धावस्था देर से आती है। बाल देर तक काले रहते हैं और दाँत भी देर तक दृढ़ रहते हैं। तेल में दग्ध किये हुए भल्लातकचूर्ण में लवण मिलाकर बनाया हुआ मञ्जन दाँतों पर मलने से दाँत स्थिर होते हैं। श्वित्रकुष्ठ (सफेद कोढ़) के चिह्नों पर भल्लातकतैल का लेप लगाने से उनमें छोटे-छोटे छाले पड़ जाते हैं जो सूखकर काला चिह्न छोड़ जाते हैं, फिर ये कृष्णवर्ण चिह्न आपस में मिल कर त्वचा को सवर्ण कर देते हैं। सन्धिशोथों में गहरी शोथ को हटाने के लिए भल्लातक तेल के लेप लगाये जाते हैं। क्लीबरोग के लिए शिश्नेन्द्रिय पर भल्लातकादिलेप लगाने से हलके छाले पड़ जाते हैं और अन्दर का रक्तसञ्चय दूर हो जाता है। भारी चोट लगने से शरीर में तीव्र शोथ हो जाय तो एक शुद्ध भिलावे को तोड़कर घृत में तल करके उस घृत से बनाया हुआ हलवा (गुड़ का) खिलाया जाय तो शोथ को बहुत शीघ्र आराम आता है। चिरस्थायी त्वक्रोगों, फिरंगजन्य व्रणों और अर्बुदों में भिलावे के योग देने से आराम आता है। श्वासरोग, चिरस्थायी कास, प्रतिश्याय आदि मे कुछ काल निरंतर भल्लातक घृत या इसके किसी अन्य योग का सेवन करना चाहिए। वात-कफजन्य अजीर्ण और मन्दाग्नि के उपद्रवों तथा अर्शरोग में इसके

योगों का सेवन शीघ्र लाभ करता है। भल्लातक का प्रयोग उष्णऋतु में नहीं करना चाहिए। इसके प्रयोगकाल में लवण, धूप में भ्रमण और मैथुन अपथ्य समझना चाहिए। पित्तप्रकृति रक्तपित्ती गर्भिणी और वृक्करोगी को इसका सेवन नहीं कराना चाहिए। इसके अधिक मात्रा में खाये जाने पर मूत्र लाल और मात्रा में थोड़ा हो जाता है। त्वचा पर कोठ और स्फोट आदि हो जाते हैं। इन विकारों की शान्ति के लिए नारियल का तैल, तिल तथा हरीतकी का सेवन करना चाहिए।

भल्लातकस्य मात्रा

गुञ्जैकतः समारभ्य गुञ्जात्रितयसंमितम्।
भल्लातकं प्रयुञ्जीत बलकालाद्यपेक्षया ॥४८२॥

भा.टी—रोगी तथा शरीर का बल और देश-काल, प्रकृति का पूर्ण विचार करके एक रत्ती से लेकर तीन रत्ती तक शुद्ध भिलावे की मात्रा समझनी चाहिए।

भल्लातकस्य आमयिकः प्रयोगः

हरीतकीतिलगुडयुतं भल्लातकं समम्।
निषेवितं प्लीहपाण्डुज्वरघ्नं श्वासकासनुत् ॥४८३॥

भल्लातकस्य रोगयोग्यः प्रयोगः—सममिति हरीतकीतिलगुडभल्लातकाः समाः परिग्राह्याः ॥४९३॥

भा.टी.—शुद्ध भल्लातकचूर्ण, हरीतकीचूर्ण, तिलचूर्ण और गुड़, प्रत्येक समभाग लेकर एकत्र पीसकर बनायी हुई गोलियों का सेवन करने में प्लीहा-वृद्धि, पाण्डुरोग, ज्वर, श्वास और कास में आराम आता है ॥४८३॥

भल्लातकरसायनम्

शुण्ठीविडङ्गलोहाढ्यं भल्लातं विमलीकृतम्।
मध्वाज्यसंयुतं युक्तं मासत्रितयसेवनात् ॥४८४॥
रक्तवृद्धिं करोत्येतद् बलं चैव विवर्द्धयेत्।
नवयौवनलावण्यं जनयत्यविकल्पतः ॥४८५॥
समाख्यातमिदं नाम्ना भल्लातकरसायनम्।
सेवितव्यं सदा यत्नाद्रक्ताल्पत्वनिवृत्तये ॥४८६॥

भल्लातकरसायनम्—व्याख्यासमपाठम्। यद्यपि तन्त्रान्तरेषु भल्लातकरसायन-प्रयोगो नैकविधः श्रूयते, तथापि स्वल्पव्ययं बहुफलं निरापदमावश्यकगुणयोगिप्रकारममुमेव समामम्नुराचार्या इत्यवधेयम्। यत्नात् पथ्यरक्षाद्वारेति भावः ॥४८६॥

भा.टी.—शुण्ठीचूर्ण, विडंगचूर्ण और लोहभस्म तथा भिलावाचूर्ण प्रत्येक समभाग में लेकर एकत्र पीसकर रख लें। इनमें से उचित मात्रा में लेकर घी और शहत को मिलाकर निरन्तर तीन मास तक सेवन करने से शरीर में रक्त की वृद्धि होती है और बल बढ़ता है, जिससे शरीर में नवयौवन की सुन्दरता आ जाती है। इसको भल्लातक रसायन कहते हैं। इसको रक्ताल्पता (खून की कमी) रोग दूर करने के लिए सावधानी के साथ सेवन करना चाहिए ॥४८४–४८६॥

अथ करवीरस्य नामानि

करवीरो हयारिश्च हयमारोऽश्वमारकः।
अश्वान्तकोऽश्वहाश्वघ्नो मतश्चण्डातकस्तथा ॥४८७॥
करवीरः श्वेतपीतरक्तपुष्पविभेदतः।
त्रिविधस्तु समाख्यातो वैद्यविद्याविशारदैः ॥४८८॥

भा.टी.—करवीर, हयारि, हयमार, अश्वमार, अश्वान्तक, अश्वहा, अश्वघ्न, चण्डातक, ये सब नाम करवीर (कनेर) के कहे जाते हैं। कनेर श्वेतपुष्प, रक्तपुष्प और पीतपुष्प भेद से तीन प्रकार का माना जाता है ॥४८७, ४८८॥

करवीरस्य परिचयः

करवीरः समाख्यातः सर्वत्र सुलभस्तरुः।
भिषग्वरैरस्य मूलं मतं तूपविषाह्वयम् ॥४८९॥
करवीरस्य मूलत्वक् तद्रसो वा निषेवितः।
करोति हि विशेषेण मोहदाहभ्रमादिकम् ॥४९०॥
करवीरकमूलन्तु बाह्ययोगे प्रयुज्यते।
आभ्यन्तरः प्रयोगोऽस्य न कुत्रापि प्रकीर्तितः ॥४९१॥

करवीरपरिचयः—निगदव्याख्यातः। प्रायश्चौषधेषु श्वेतकरवीरस्यैव प्रयोग इति सम्प्रदायः ॥४८९–४९१॥

भा.टी.—कनेर सर्वत्र सुलभ रूप से पाये जानेवाला वृक्ष है। वैद्य लोग इसकी मूल को उपविष मानते हैं। कनेर मूल की छाल अथवा त्वक्रस को अधिक मात्रा में सेवन किये जाने पर विशेष रूप से मोह, दाह तथा भ्रम आदि विकार उत्पन्न होते हैं। कनेर की जड़ की छाल प्रायः बाह्य रोगों में ही काम आती है। आभ्यन्तर प्रयोग के लिए इसका उपयोग विरलावस्था में ही पाया जाता है ॥४९१॥

करवीरस्य बाह्यप्रयोगः

करवीरकमूलं तु वारिणा परिपेषितम्।

समाख्यातं प्रलेपेन ह्युपदंशव्रणापहम् ॥४६२॥
करवीरदलद्रावो नेत्रयोर्विनियोजितः ।
अभिष्यन्दं जलस्रावं व्यपोहति विशेषतः ॥४६३॥

करवीरस्य बाह्यप्रयोगः—उपदंशव्रणहरः नेत्राभिष्यन्दनाशनश्च। अपि च-करवीरमूलत्वक् १ तो०, करवीरपुष्पाणि १ तो०, आफूकम् ३ मा०, अश्वगन्धा १ तो०, धत्तूरबीजानि १ तो०, जले पिष्ट्वा वटिकाः कारयेत्। सेयं करवीरादि-वटी प्रलेपतो ध्वजभङ्गहरी ख्याता इति ॥४६२, ४६३॥

भा.टी.—कनेर की मूलछाल को जल के साथ पीसकर लेप तैयार कर लें। इस लेप को उपदंशव्रणों पर लगाने से उनमें आराम आता है। कनेर के पत्तों का स्वरस नेत्रों में डाला जाय तो नेत्राभिष्यन्द तथा नेत्रों से पानी निक-लना बन्द हो जाता है ॥४६२, ४६३॥

करवीराद्यं तैलम्

करवीरशिफाक्वाथविपक्वं तिलतैलकम् ।
कल्कीकृतविडंगाग्नियोगतो गोजलान्वितम् ॥४६४॥
करवीराद्यतैलं तु समाख्यातं भिषग्वरैः ।
अभ्यङ्गाद्विनिहन्त्याशु त्वग्गतान विविधान् गदान् ॥४६५॥

करवीराद्यं तैलम्—गोजलं गोमूत्रम्। तैलसाधनाय करवीरमूलक्वाथः ४ प्रस्थमितः, विडङ्गं चित्रकश्च उभयोर्मानं मिलित्वा १ कुडवम्, गोमूत्रं ४ प्रस्थ-मितम्, तिलतैलं १ प्रस्थमितम् ॥४६४, ४६५॥

भा.टी.—कनेर की छाल का क्वाथ चार सेर, वायविडंग तथा चित्रकमू-लत्वक् प्रत्येक दस-दस तोला और गोमूत्र चार सेर लें। पहले विडंग तथा चित्रकछाल को जल से पीसकर इसका कल्क बना लें। अब इस कल्क को एक बड़े पात्र में डालकर इसमें एक सेर तिलतैल और तिलतैल से चौगुना कनेर की छाल का क्वाथ तथा गोमूत्र मिलाकर अग्नि पर तैल सिद्ध कर लें। इसको करवीराद्य तैल कहते हैं। इस तैल को शरीर में मालिश मरने से अनेक प्रकार के त्वक् रोग नष्ट हो जाते हैं ॥४६४,४६५॥

अथ लांगलिकाया नामानि

लाङ्गली हलिनी सीरी विशल्या कलिहारिका ।
अग्निजिह्वा स्वर्णपुष्पा दीप्ता नक्तेन्दुपुष्पिका ॥४६६॥
विद्युज्ज्वाला वह्निशिखा लाङ्गली गर्भपातिनी ।
हली लांगलिनी चैव समाख्याता भिषग्वरैः ॥४६७॥

भा.टी.—लांगली, हलिनी, सीरी, विशल्या, कलिहारिका, अग्निजिह्वा, स्वर्णपुष्पा, दीप्ता, नक्तेन्दुपुष्पिका, विद्युज्ज्वाला, वह्निशिखा, लांगली, गर्भपातिनी, हली, लांगलिनी, ये सब नाम (कलिहारी) के कहे जाते हैं ॥ ४६६,४६७॥

वक्तव्य—संस्कृत में लांगल हलको कहते हैं। क्योंकि इसका कन्द हल के समान आकार का होता है, अतः इसे लांगली आदि नाम दिये जाते हैं। इसका कन्द भी सरलगामी नहीं होता, किन्तु वह भी भूमि में हल की भाँति कुंचित होता है। इसका कन्द श्वेतवर्ण, मृदु, मांसल और तिक्तरस होता है। क्षुप के शिखर पर ५–६ अंगुल लम्बे चौड़े पुष्प लगते हैं, जो पाकानुसार हरित पीत और रक्त हो जाते हैं। इन रक्तवर्ण पुष्पों के कारण ही इसको 'वह्निशिखा' आदि कहा जाता है। लांगली के क्षुप पञ्जाब के पर्वतों और हिमालय के अधस्तरों पर मिलते हैं, परन्तु वंग देश और दक्षिण में बहुतायत से पाये जाते हैं। इसका कन्द प्रायः वर्षाऋतु में फूटता है और झाड़ियों के सहारे कार्तिक मार्गशीर्ष तक हरा-भरा पाया जाता है। इसका कन्द दो प्रकार का होता है। १—गोलाकार, २—लम्बा और द्विभाग युक्त। पहिले प्रकार को स्त्री जाति की, दूसरे को पुष्प जाति की लांगली कहा जाता है।

लाङ्गलिकायाः परिचयः

लाङ्गली स्वर्णकुसुमा लता तु सुमनोहरा।
सीरशूला विशेषेण मता नक्तेन्दुपुष्पिका ॥४९८॥
लाङ्गल्या मूलमेवेह मतं तूपविषाह्वयम्।
तदेव च विशेषेण योगेषु विनियुज्यते ॥४९९॥

लाङ्गलिकापरिचयः—लता इति प्रायिकम्। क्वचित् दीर्घसरलोर्ध्वकाण्ड-क्षुपरूपेणापि दर्शनात्। एतस्या आभ्यन्तरप्रयोगो न कार्यः। अत्र यद्यपि लाङ्गलीशोधनमुपेक्षितं बाह्यप्रयोगैकयोग्यत्वात्, तथापि "लांगली शुद्धिमायाति दिनं गोमूत्रशोधिता" इति प्राचीनोक्तमनुसन्धेयम् ॥४९८, ४९९॥

भा.टी.—कलिहारी का क्षुप हरिद्राक्षुप से बहुत कुछ सादृश्य रखता है, परन्तु उसकी अपेक्षा अधिक ऊँचा होता है और पत्ते बहुत कम चौड़े बाँस की तरह लम्बे काले रंग के होते हैं। इसका काण्ड सीधा नहीं जाता है, प्रत्युत कन्द से निकलते ही एक ओर को कुञ्चित (सिकुड़ता) ही जाता है, जिससे उसकी आकृति हलाकार बन जाती है ॥४९८,४९९॥

लाङ्गलिकाया आभ्यन्तरप्रयोगे दोषाः

शुष्का वार्द्रा लाङ्गलिनी स्वल्पापि परिशीलिता।
करोति दारुणं दाहं मोहातीसारविभ्रमम् ॥५००॥

भा.टी.—कलिहारी के कन्द को सूखा या गीला किसी रूप में थोड़ी मात्रा में भी सेवन कराया जाय तो इससे भयंकर दाह, मोह, अतीसार तथा भ्रम उत्पन्न होता है ॥५००॥

लाङ्गलिकाया गुणाः

लाङ्गकी कटुका चोष्णा कफवातहरा सरा।
अपरापातनी चैव सद्यःप्रसवकारिका ॥५०१॥
शोथापहा विशेषेण मता व्रणनिवारिणी।
कुष्ठकृमिप्रशमनी विशेषात्परिकीर्तिता ॥५०२॥
आभ्यन्तरप्रयोगार्थं लाङ्गलीं न प्रयोजयेत्।
बाह्यप्रयोगे युञ्जीत तत्तद्रोगापनुत्तये ॥५०३॥

भा.टी.—कलिहारीकन्द कटुरस, उष्णगुण होने से वात-कफ के विकारों को नष्ट करता और सारण है। प्रसव के बाद अपरा (नाल) न निकलने पर इसको प्रसूता के शिर और हाथ-पैरों में लेप करने से वह शीघ्र निकल जाती है। विलम्ब-प्रसव में भी इसे स्त्री के हाथ-पैरों तथा शिर में लेप करने से प्रसव जल्दी होता है। शरीर के किसी बाह्य देश में शोथ होने पर इसके लेप से वह शान्त हो जाता है और व्रणों पर इसके योगों का लेप लगाने से वे अच्छे हो जाते हैं। यह विशेष रूप से कुष्ठ तथा कृमियों को मारने में काम आता है। कलिहारी को आभ्यन्तर प्रयोग के लिए काम में नहीं लाना चाहिए। अतः इसको तत्तत् रोगों को नष्ट करने के लिए बाह्यरूप से ही काम में लायें ॥५०१–५०३॥

लाङ्गलिकाया बाह्यप्रयोगाः

सुधौतं लाङ्गलीमूलं वारिणा परिपेषितम्।
नाभौ योनौ प्रलिप्तं वा सद्यःप्रसवकृन्मतम् ॥५०४॥
लाङ्गली वारिणा पिष्टा करपादप्रलेपिता।
अपरां पातयत्याशु न सन्देहोऽत्र कश्चन ॥५०५॥
लाङ्गलीमूलतोयं तु पूरितं कृमिकर्णके।
निहन्त्यन्तःप्रविष्टांस्तु शतपाद्यादिकान् कृमीन् ॥५०६॥

सूर्यभक्ताद्रवोपेतः सत्र्योषो लाङ्गलीद्रवः ।
विधाय वस्त्रपूतं तु योजयेत् कृमिकर्णके ॥५०७॥
पातयत्यचिरादेव कृमिकीटपिपीलिकाः ।
तथा कर्णजलौकाश्च तथैवान्यान् कृमीनपि ॥५०८॥
कङ्कगोधावसोपेतं तुलसीलाङ्गलीद्रवैः ।
साधितं तैलमभ्यङ्गाद् हन्त्युन्मन्थं विशेषतः ॥५०९॥

लाङ्गल्या बाह्यप्रयोगाः—सूर्यभक्ता "हुरहुर" इति ख्याता। कङ्कः पक्षिविशेषः प्रसिद्धप्रायः। उभयोर्वसया युक्तम्। उन्मन्थः—"कर्णे बलाद् वर्धयतः पाल्यां वायुः प्रकुप्यति। कफं संगृह्य कुरुते शोथं स्तब्धमवेदनम्। उन्मन्थकः सकण्डूको विकारः कफवातजः" इत्युक्तलक्षणः कर्णपालीरोगः ॥५०४–५०९॥

भा.टी.—लांगलीमूल को अच्छी तरह धो साफ करके सिल पर जल के साथ पीसकर इसका नाभि तथा योनि प्रदेश के ऊपर लेप करने से प्रसव शीघ्र हो जाता है। कलिहारी को जल के साथ पीसकर इसका हाथ-पैरों में लेप करने से निश्चित रूप में अपरा निकल आती है। कान के अन्दर कान-खजूरा आदि किसी कीड़े के घुस जाने पर कलिहारीमूल जल से पीसकर इसको कान में डालने से कीड़े मर जाते हैं। कान के अन्दर कीड़े पड़ जाने या बाहरी कीड़ों के पहुँच जाने पर कलिहारीमूल स्वरस और हुलहुल के स्वरस में त्रिकुट चूर्ण घोटकर उसको कपड़े में छान लें। अब इस रस को कान में डालें तो सब कीड़े मरकर बाहर आ जाते हैं। यदि कोई जोंक आदि भीतर चिपकनेवाले कीड़े भी अन्दर गए हों तो वे भी मरकर बाहर आ जाते हैं। कंकपक्षी, गोह की चर्बी, तिलतैल, तुलसीस्वरस तथा लांगलीमूलस्वरस को एकत्र मिलाकर तैल पका लें। इस तैल की मालिश करने से उन्मन्थ (कान की पाली में कफ-वात-प्रकोपजन्य शोथ) रोग शीघ्र शान्त होता है ॥५०४–५०९॥

अथ अर्कक्षीरस्य नामानि

अर्कक्षीरं रविक्षीरं सूर्यक्षीरं तथैव च ।
अर्कदुग्धं सूर्यदुग्धं रविदुग्धं च तन्मतम् ॥५१०॥

भा.टी.—अर्कक्षीर, सूर्यक्षीर, अर्कदुग्ध, सूर्यदुग्ध, रविदुग्ध, ये सब नाम आक के दूध के हैं ॥५१०॥

अर्कक्षीरस्य गुणाः

अर्कक्षीरं मतं स्निग्धं तिक्तोष्णं कुष्ठगुल्मनुत् ।

उदरापहमत्यन्तं रेचनं वान्तिकारकम् ॥५११॥
गुदांकुरप्रशमनं कृमिदन्तव्यथापहम् ।
क्षारकर्मकरं चैव त्वचि लिप्तं विशेषतः ॥५१२॥

भा.टी.—आक का दूध स्निग्ध, तिक्तरस, उष्णगुण होता है। इसके सेवन से कुष्ठ तथा गुल्म रोग नष्ट होता है और उदररोगों में लाभ करता है। इसके सेवन से अत्यन्त दस्त लगते हैं और वमन होती है। इसको बवासीर के मस्सों के दर्द में, दाँत में कीड़ा लगने से होनेवाले दर्द में प्रयोग किया जाता है। यदि इसको त्वचा पर लेप किया जाय तो यह वहाँ पर क्षार का काम करता है अर्थात् वहाँ पर जला देता है ॥५११, ५१२॥

अर्कक्षीरस्य बाह्यप्रयोगः

सक्षौद्रे रविदुग्धे तु तूलमल्पं निषेचितम् ।
कृमिदन्तस्थरन्ध्रस्थं कृमिदन्तव्यथापहम् ॥५१३॥
त्रिगुणक्षौद्रसंयुक्तं रविदुग्धं प्रलेपितम् ।
मुखक्षतं शमयति द्रुतं नास्तीह संशयः ॥५१४॥
निशाशिरीषबीजाढ्यं सूर्यदुग्धं विलेपितम् ।
गुदांकुरान् पातयति चिरोत्थानप्यसंशयम् ॥५१५॥

अर्कक्षीरोपक्रमस्तत्र बाह्ये प्रयोगे—तूलं कार्पासखण्डम्। त्रिगुणेत्यादिलेपनोत्तरं मुखनिष्ठ्यूतं नान्तर्गिलनीयमित्यवधेयम्। निशा हरिद्रा। स्पष्टमन्यत् ॥५१५॥

भा.टी.—आक का दूध तथा मधु समभाग में लेकर एकत्र मिला इसमें एक छोटा-सा रुई का फाहा भिगोकर कीड़ेवाले दाँत के छेद में भर देने से कृमिदन्त पीड़ा शान्त हो जाती है। आक का दूध एक भाग, शहद तीन भाग लेकर दोनों को एकत्र मिला लें, इसको मुखक्षत में भीतर लेप करने से शीघ्र ही मुख के क्षतों में निःसन्देह आराम आता है। बहुत से पुराने बवासीर के मस्सों को गिराने या निकालने के लिए आक के दूध में हरिद्राचूर्ण और सिरसबीजचूर्ण मिलाकर लेप बना लें। इस लेप को मस्सों में लगाने से मस्से गिर जाते हैं ॥५१३–५१५॥

अथ स्नुहीक्षीरस्य नामानि

स्नुहीक्षीरं सुधाक्षीरं सेहुण्डक्षीरकं तथा ।
स्नुहीदुग्धं सुधादुग्धं स्नुग्दुग्धं च मतन्तु तत् ॥५१६॥

भा.टी.—स्नुहीक्षीर, सुधाक्षीर, सेहुण्डक्षीर, स्नुहीदुग्ध, स्नुग्दुग्ध, ये सब नाम थोहर के दूध के कहे जाते हैं ॥५१६॥

स्नुहीक्षीरस्य शोधनम्

पलद्वयं सुधादुग्धं तोलकद्वयसंमिते ।
चिञ्चादलद्रवे वस्त्रपूते घर्मे विशोषयेत् ॥५१७॥
द्रवं विशुष्कं विज्ञाय सुधादुग्धं समाहरेत् ।
ततः सर्वत्र योगेषु प्रयुञ्जीत भिषग्वरैः ॥५१८॥

प्रथमशोधनप्रकारे चिञ्चा अम्लिका, तस्याः पत्ररसो ग्राह्यः । केचित्तु "अर्क-सेहुण्डयोर्दुग्धं तत्स्वयं शुद्धमुच्यते" इत्यप्याहुः ॥५१७, ५१८॥

भा.टी.—दो पल थोहर के दूध को, कपड़छान किये इमली के पत्तों के दो तोले रस में धूप में रखकर सुखा लें । जब द्रवांश सूख जाय तो शुद्ध थोहर के दूध को रख लें और सब जगह प्रयोग करें ॥५१७,५१८॥

स्नुहीक्षीरस्य गुणाः

सुधादुग्धं वातहरं गुल्मोदरविनाशनम् ।
विषाध्मानहरं चैव गुदांकुरहरं परम् ॥५१९॥
परं विरेचनकरं पुष्पकृत्त्वक्षिमध्यगम् ।
समाख्यातं विशेषेण क्षारकर्मकरं परम् ॥५२०॥

गुणपाठे—पुष्पकृत्त्वक्षिमध्यगमिति । अक्षिमध्यपतितं पुष्पाख्यं "फुला" इतिख्यातं रोगं करोति ॥५१९,५२०॥

भा.टी.—थोहर का दूध वातहर तथा गुल्म और उदररोग नाशक है । विष प्रभाव तथा आध्मान और गुदांकुर (मस्से) को नष्ट करने में उत्तम प्रभाव रखता है । अंतःप्रयोग में यह अत्यन्त विरेचक है । यदि यह आँख में पड़ जाय तो इससे आँख में फूला पड़ जाता है और बाहर किसी स्थान पर लगाने पे क्षारकर्म (जलानेवाला) करता है ॥५१९, ५२०॥

अस्य आमयिकः प्रयोगः

सुधादुग्धं निशाकोषातकी सैन्धवसंयुतम् ।
गोमूत्रेण प्रलिप्तं तु पातयेद् गुदजांकुरान् ॥५२१॥

भा.टी.—हरिद्रा, खेखसा, सेंधानमक के साथ थूहर का दूध गोमूत्र में मिलाकर अर्श पर लेप किया जाय तो अर्शाङ्कुर दूर होता है ॥५२१॥

क्षारवर्तिका

चूर्णं दारुहरिद्रायास्तोलकैकमितं हरेत् ।
मासार्द्धं पेषयेद्धारा निदाघे खलु शोषयेत् ॥५२२॥

समांशिके सुधादुग्धे रविदुग्धे च तन्मिते।
निक्षिप्य खलु खल्वेऽथ पेषयेदतियत्नतः ॥५२३॥
विज्ञाय वर्तिकायोग्यं रसतन्त्रविशारदः।
दीर्घा एषणिकाकारा वर्तिकाः कारयेत्ततः ॥५२४॥
समाख्याता भिषग्वर्यैर्नामतः क्षारवर्तिकाः।
भगन्दरमहाघोरनाडीव्रणविशोधिकाः ॥५२५॥
वर्त्तिकेयं सुविन्यस्ता प्रयत्नेन भगन्दरे।
नाडीव्रणान्तराले च खलु शोधयति द्रुतम् ॥५२६॥

रोगयोग्यप्रयोगे क्षारवर्तिका—मासार्धं पञ्चदशदिनानि। एतावत्कालं पेषणञ्च सुश्लक्ष्णतासम्पादनाय। निगदव्याख्यातमन्यत् ॥५२२-५२६॥

भा.टी.—दारुहल्दी का चूर्ण एक तोला लेकर इसको खरल में डालकर जल के साथ पन्द्रह दिन तक अच्छी तरह मर्दन करके धूप में सुखा लें। अब इसमें एक तोला थोहर का दूध और एक तोला आक का दूध मिलाकर खरल में फिर मर्दन करें, जब बत्ती बनाने योग्य हो जाय तो इसकी लम्बी-लम्बी सींक की तरह की बत्तियाँ बना लें। इनको क्षारवर्ति कहा जाता है और ये भगन्दर तथा भयंकर नाड़ीव्रण को शुद्ध करने के काम आती हैं। इन वर्त्तियों को भगन्दर में अथवा नाड़ीव्रण के भीतर अच्छी तरह रखा जाय तो इससे शीघ्र ही व्रण शुद्ध हो जाते हैं ॥५२२-५२६॥

क्षारसूत्रम्

सुधादुग्धे वस्त्रपूतहरिद्राचूर्णसंयुते।
निषिक्तेन तु तूलेन स्वल्पेन खलु यत्नतः ॥५२७॥
प्रलिप्तं सुदृढं सूत्रं छायायामथ शोषयेत्।
विलिप्य सप्तधा ह्येवं शोषयेद् भिषजां वरः ॥५२८॥
सूत्रमेतत्समाख्यातं क्षारसूत्रं तु नामतः।
गुदांकुरच्छेदनार्थममोघास्त्रमिदं मतम् ॥५२९॥
भगन्दरच्छेदनार्थमप्येतद्विनियुज्यते।
प्रयोक्तव्यं क्षारसूत्रं सावधानतया सदा ॥५३०॥

क्षारसूत्रम्—वस्त्रपूतहरिद्राचूर्णाक्ते सेहुण्डदुग्धे सिक्तेन स्वल्पेन तूलकेन सुदृढं तनु वर्तितं सूत्रमादाय लेपयेत्। एवं सप्तधा शुष्कं तच्छेदन-समर्थं भवति। प्रयोगकाले सावधानता न्यूनाधिकच्छेदभयात्। क्षारसूत्रबन्धनं च यावच्छेदो न

स्यात् तावत् प्रतितृतीयमहः ईषद्गाढतरीक्रियते ॥५२७–५३०॥

भा.टी.—थोहर के दूध में कपड़छन हल्दी का चूर्ण मिलाकर इसमें एक दृढ़ सूत्र (तागा) भिगोकर छाया में सुखा लें, जब अच्छी तरह सूख जाय तो इसे फिर उक्त हरिद्राचूर्ण युक्त थोहर के दूध से लेप करके छाया में सुखा लें। इस प्रकार सात बार लेपकर सुखा लें। इसे क्षारसूत्र के नाम से कहा जाता है। बवासीर के मस्सों को काटने के लिए यह अचूक साधन है। इसी को भगन्दर के छेदन करने के लिए भी काम में लाया जाता है। परन्तु इसके प्रयोग में बड़ी सावधानी से काम लेना चाहिए ॥५२७–५३०॥

अथ कृष्णसर्पविषस्य नामानि

कृष्णसर्पविषं चैव गरलं दारदं तथा।
जङ्गमविष इत्येते नामख्याता भिषग्वरैः ॥५३१॥

भा.टी.—कृष्णसर्पविष, गरल, दारद तथा जंगमविष, ये सब नाम साँप के विष के कहे जाते हैं ॥५३१॥

कृष्णसर्पविषस्य आहरणविधिः

शुक्तिकां तालपत्रेण खर्जूरस्य दलेन वा।
आच्छाद्य सर्वतो दीर्घयष्टिकायां तु बन्धयेत् ॥५३२॥
कृष्णसर्पो यथा रोषात् तालपत्रे दशेत्तथा।
विदध्यात् कृष्णसर्पस्य सन्मुखं यष्टिकामिमाम् ॥५३३॥
निदध्यात्तावदेवं तु बहुवारं दशेद्यथा।
शुक्तिकासञ्चितं सर्पविषं त्वथ समाहरेत् ॥५३४॥
पुनः पुनः कृष्णसर्पं रोषयन् भिषजां वरः।
समाहरेद्विषं त्वेवं सावधानतया सदा ॥५३५॥

विषाहरणप्रकारः शिष्यबुद्धिवैशद्याय। वाग्भटस्तु प्रकारान्तरमामम्नौ। तत्तु बहुलमनुपयुक्तत्वात् उपेक्षितम्। नवीनोद्भावितञ्च बहुगुणसुलभं प्रकटितमिति ॥५३२–५३५॥

भा.टी.—एक शुक्ति (सीप) को ताड़ के पत्ते अथवा खजूर के पत्ते से अच्छी तरह चारों तरफ से ढक कर बाँध लें। अब इस सीप को एक लम्बी लाठी या बाँस में बाँध लें। इस शुक्तिका युक्त लाठी के सामने आने और बँधी हुई सीप को देखने से काला साँप जैसे क्रोध में आवे उसी तरह इस लाठी को साँप के मुख के आगे कर दें। इस तरह जितनी बार काला साँप क्रोध में आकर इस सीप के ऊपर अपना डंक मारे उतनी ही बार इसको उसके आगे कर देना चाहिए।

इस तरह करने से सीप में सर्प का विष सञ्चित पाया जायगा। इस विष को बड़ी सावधानी के साथ लेकर सुरक्षित कर लें ॥ ५३२–५३५ ॥

वक्तव्य—फण वाले या दर्वीकर सर्प की विषैली दाढ़ में से विष को निकाल कर सुखा लिया जाता है। इसके निकालने की क्रिया सपेरे या गारुड़िये या कञ्जर लोग अच्छी तरह जानते हैं। यह विषद्रव कुछ पीला भूरा-सा होता है। सुखाने पर इसमें से ५० या ७५% प्रतिशत जल का भाग उड़ जाता है और पहिले भूरे रंग का चूर्ण-सा रह जाता है जो कभी नहीं बिगड़ता है।

कृष्णसर्पविषस्य शोधनम्

तैलाक्तशुक्तिकामध्यसञ्चिते जङ्गमे विषे।
पादांशं सार्षपं तैलं न्यस्य घर्मे विशोषयेत् ॥ ५३६ ॥
जायते पीतवर्णं तन्निदाघे परिशोषितम्।
कृष्णसर्पविषं त्वेवं शुद्धिमायात्यनुत्तमाम् ॥ ५३७ ॥

भा.टी.—एक सीप में थोड़ा-सा तेल चुपड़कर उसमें उक्त प्रकार से सञ्चित सर्पविष डाल दें और उसमें सर्पविष के चतुर्थांश सरसों का तैल मिलाकर धूप में सूखने को रख दें। धूप में सूखने पर यह पीले रंग का हो जाता है। इसको सावधानी से रख लें। इस विधि से कृष्णसर्प का विष उत्तम रूप से शुद्ध हो जाता है ॥ ५३६, ५३७ ॥

कृष्णसर्पविषस्य गुणाः

कृष्णसर्पविषं तीक्ष्णं महोष्णमतिदारुणम्।
पित्तप्रकोपणकरं तथा दाहकरं परम् ॥ ५३८ ॥
आसन्नमृत्युकालोत्थं संज्ञालोपप्रणाशनम्।
श्वासकृच्छ्रप्रशमनं तथा श्लेष्मविशोषणम् ॥ ५३९ ॥
हृद्दौर्बल्यसमुद्भूतं महात्ययिकलक्षणम्।
अवसादं निहन्त्याशु निश्चितं करणाश्रितम् ॥ ५४० ॥
प्रणश्यन्नाडिकां घोरां शीतपादकरान्विताम्।
श्वासकृच्छ्रादिसंयुक्तां विनिहन्ति विषूचिकाम् ॥ ५४१ ॥
निरुक्तलक्षणोपेतं सन्निपातं व्यपोहति।
शीताङ्गसन्निपातोत्थं हृदुत्तेजनकृत्परम् ॥ ५४२ ॥
शीतगात्रश्वासकृच्छ्रप्रणश्यन्नाडिकादिषु।

सन्निपातसमाकारलक्षणेषु भवत्सु तु ॥ ५४३ ॥
अन्येष्वपि च रोगेषु नूतनेष्वात्ययिकेषु च ।
कारस्करसमायुक्तैः प्रयोगैर्विविधैस्तथा ॥ ५४४ ॥

कस्तूरीभैरवाद्यैश्च न सिद्ध्यन्ति गदा यदा ।
निष्फला स्याद् यदा चैव मृतसञ्जीवनी सुरा ॥ ५४५ ॥

तदैव कृष्णसर्पस्य विषं योगेषु योजितम् ।
प्रयुञ्जीत भिषग्वर्यः सावधानतया सदा ॥ ५४६ ॥

कृष्णसर्पविषगुणाः—आसन्ने मृत्युकाले समुत्थो यः संज्ञालोपः तस्य प्रणाशनम् । करणाश्रितम् इन्द्रियाश्रयम्, निरुक्तलक्षणमिति संज्ञालोपश्वासकृच्छ्रेन्द्रियावसादप्रणश्यन्नाडिकादिकम् । कस्तूरीभैरवस्तन्त्रान्तरेषु प्रसिद्धः । तदैवेति नियमः प्रयोगयोग्यकालनियमज्ञापनाय । शिष्टं निगव्याख्यातम् ॥ ५३८-५४६ ॥

भा.टी.—कृष्णसर्प का विष अत्यन्त तेज और महान् उष्ण (गरम) होता है । यह अन्तःप्रयोग में पित्तप्रकोप तथा अत्यन्त दाहकारी होता है । मृत्यु के समय जब रोगी का संज्ञानाश (बेहोश) होने लगता है तो इसके प्रयोग से वह पुनः चैतन्य लाभ करता है । श्वास निकलने में होनेवाली कठिनाई को शान्त करता और बढ़े हुए कफ को सुखा देता है । हृदय की दुर्बलता के कारण उत्पन्न अत्यन्त भयानक 'इन्द्रियों के अवसाद (शिथिलता) अर्थात् हृदयकार्यावरोध को वह शीघ्र ही दूर करता है । विसूचिका में जब नाड़ी नहीं चलती हो और हाथ-पैर बिलकुल ठंडे हो गये हों तथा श्वास बड़ी कठिनाई से आनेवाला हो तो इसके प्रयोग से सब उपद्रव नष्ट होकर रोगी बच जाता है । उक्त-लक्षणयुक्त अर्थात्-संज्ञानाश, श्वासकृच्छ्रता, इन्द्रियशैथिल्य, नाड़ी-अवरोध आदि लक्षण-युक्त सन्निपात को या शीतांग सन्निपात को यह नष्ट करता है और नाड़ी की गति को उत्तेजित करता है । सन्निपातज्वरों के अतिरिक्त शीतांग, श्वासकष्ट, नाड़ीलोप आदि सन्निपात के जैसे लक्षणों से युक्त, अन्य महाभयंकर नूतन रोगों के होने पर इस विष को प्रयोग में लाने से शीघ्र लाभ होता है । इसी तरह उन रोगों में जिनमें कुचलायोग तथा कस्तूरी के योग जैसे कस्तूरीभैरव बृहत् कस्तूरीभैरव आदि योगों से कोई लाभ नहीं हुआ हो अथवा जहाँ पर मृतसञ्जीवनी सुरा का प्रयोग भी निष्फल हो तो ऐसी अवस्थाओं में भी कृष्णसर्पविष को बड़ी सावधानी के साथ योगों में मिलाकर प्रयोगों में लाना चाहिए ॥५३८-५५६॥

कृष्णसर्पविषस्य निषेधः

न बालेषु न वृद्धेषु न तथा राजयक्ष्मिषु ।
न संन्यासे न मूर्च्छाये न जीर्णज्वरजर्जरे ॥५४७॥
जीर्णामयप्रजीर्णेषु रक्तपित्तिषु नैव च ।
न क्षीणेषु प्रयुञ्जीत कृष्णसर्पविषं भिषक् ॥५४८॥

सर्वविषप्रयोगनिषेधे—जीर्णामयप्रजीर्णेष्विति जीर्णव्याधिभिः क्षीणमलमांसादिषु ॥५४७,५४८॥

भा.टी.—कृष्णसर्पविष का सेवन बालकों, वृद्धों तथा राजयक्ष्मा के रोगियों को नहीं करना चाहिए। इसी तरह संन्यासरोग, मूर्च्छा तथा जीर्णज्वर के कारण अत्यन्त दुर्बल कृशशरीर रोगी को इसका सेवन नहीं करना चाहिए। ऐसे रोगियों को भी जो पुराने रोग के कारण बहुत जीर्णशरीर हो गये हों, जिनको रक्तपित्तरोग हो अथवा जो अतिव्यवाय (मैथुन) आदि से क्षीणशरीर हो चुके हों उनको भी कृष्णसर्पविष सेवन नहीं करना चाहिए ॥५४७,५४८॥

कृष्णसर्पविषस्य आमयिकः प्रयोगः ।

सूचिकाभरणरसः

कृष्णसर्पविषं शुद्धं माषकद्वयसंमितम् ।
रसाहिगन्धकविषं पृथङ् माषद्वयात्मकम् ॥५४९॥
छागमायूरवाराहमात्स्यपित्तैस्तु पेषयेत् ।
संमर्द्यार्द्रकतोयेन यामैकमितयत्नतः ॥५५०॥
कारयेद्वटिका वैद्यः क्षुद्रसर्षपसंमिताः ।
समाख्यातो रसोऽयं तु सूचिकाभरणाह्वयः ॥५५१॥
सन्निपातसमाक्रान्तलोकानुग्रहकाम्यया ।
आविष्कृतो रसोऽयं तु भैरवेण महात्मना ॥५५२॥
क्षतादिवर्जितकरस्तथा नीचनखः पटुः ।
वटीनिर्मापकश्चास्य कर्तव्यः परिचारकः ॥५५३॥
रसं नखान्तरलग्नमपनीय शलाकया ।
प्रक्षालयेत्करौ कामं भूयो भूयो मलारिणा ॥५५४॥

सूचिकाभरणरसः—रसः पारदः, अहिः नागः, विषं अमृतम् । भैरवेण तदाख्येन रससिद्धेन । क्षतादिवर्जितकर इति विषसंचारो यथा न स्यात् शरीरे मलारिणा फेनकेन '*Soap*' इत्याङ्गलभाषाप्रसिद्धेन ॥५४९–५५४॥

भा.टी.—शुद्ध कृष्णसर्पविष दो मासा, शुद्ध पारद, नागभस्म, शुद्ध गन्धक, शुद्ध वत्सनाभ, दो-दो मासा लेवें। पहिले पारे और गन्धक की अच्छी तरह कज्जली करलें। अब इसमें अन्य द्रव्यों को मिलाकर इसको बकरी के पित्त, मोर के पित्त, सूअर के पित्त तथा मछली के पित्त से पृथक्-पृथक् तीन घंटे मर्दन करें, अन्त में तीन घंटे अदरख के रस के साथ मर्दन करें। जब गोली बनाने योग्य हो जाय तो इसकी बड़ी सावधानी से छोटी सरसों के बराबर गोलियाँ बनालें। इसको सूचिकाभरणरस कहते हैं। इस रस को महात्मा भैरव ने सन्निपातरोग पीड़ित सांसारिक लोगों के कष्टनिवारणार्थ आविष्कृत किया है। इस रस को घोटनेवाला तथा गोली बनानेवाला परिचारक (औषधिनिर्माता) बहुत समझदार होना चाहिए। उसके हाथों में कहीं भी किसी प्रकार का क्षत (घाव) नहीं होना चाहिए और इसके निर्माण के समय उसके नाखून बढ़े हुए न होने चाहिये। क्योंकि क्षत में सर्पविष पहुँचकर सर्पदंश के लक्षण उदय करके गोली बनानेवाले की मृत्यु कर सकता है। अतः गोली बनाने के बाद नाखूनों के भीतर लगे हुए इस रस को किसी सींक से अच्छी तरह निकालकर हाथों को अच्छी तरह साबुन से कई बार धोकर साफ कर लेना चाहिए ॥५४९–५५४॥

अस्य गुणाः

सूचिकाभरणो ह्येष सन्निपातविनाशनः।
विषूचिकाहरः कामं श्वासकृच्छ्रापहः परम् ॥५५५॥
कृष्णस्याहेर्विषगुणैर्निर्दिष्टेषु च लक्ष्मसु।
प्रयुञ्जीत विशेषेण रसतन्त्रविचक्षणः ॥५५६॥
रसोऽयं खलु दातव्यः शृङ्गवेरस्य वारिणा।
आरक्तास्यश्च रक्ताक्षस्तीव्रतापयुतो यदि ॥५५७॥
न स्याद्रोगी तु होरार्द्धे वटीं दद्यात्ततोऽपराम्।
दध्योदनं च दातव्यं पथ्यमत्र विजानता ॥५५८॥
आरक्ताक्षं रक्तवक्त्रं तीव्रतापसमन्वितम्।
विज्ञाय रोगिणं वैद्यः स्नपयेच्छीतलाम्बुना ॥५५९॥
शीताम्बुसिक्तवस्त्रेण भूयो भूयः प्रयत्नतः।
आच्छादयेन्मस्तकं तु व्यथादाहप्रशान्तये ॥५६०॥
कृष्णसर्पविषस्यात्र तीव्रतापादिकेषु तु।
समुत्पन्नेषु चिह्नेषु न युञ्जीत पुना रसम् ॥५६१॥

कृष्णसर्पविषोपेतरसेषु तु विशेषतः ।
एष एव विधिः कार्यो रसतन्त्रविशारदैः ॥५६२॥

भा.टी.—यह सूचिकाभरण-रस सन्निपातज्वरनाशक, विसूचिकारोगहर और श्वासकृच्छ्रतानिवारक है । काले सर्प के काटनेपर होनेवाले विष लक्षणयुक्त अवस्थाओं में वैद्य को इस रस का विशेष रूप से प्रयोग करना चाहिए । इस रस को अदरख के स्वरस के साथ देना चाहिए । यदि इस रस की एक वटी सन्निपात पीड़ित रोगी को देनेपर वह आधे घंटे में रक्तवर्णमुख, रक्तनेत्र तथा तीव्र तापयुक्त न हो तो इस रस की दूसरी गोली अदरख के साथ देनी चाहिए । इस रस के सेवन में रोगी को दही और भात पथ्य में देना चाहिए । यदि इस रस के प्रयोग से रोगी तीव्रताप, रक्तमुख तथा रक्तनेत्रयुक्त हो जाय तो पित्त को शान्त करने के लिये उसे ठण्डे पानी से स्नान कराना चाहिए । इसके सेवन से होनेवाली व्यथा तथा गरमी को शान्त करने के लिये रोगी के मस्तक पर ठण्डे जल में कपड़ा निचोड़कर बार-बार रखना चाहिए । इस रस के प्रयोग करने पर यदि कृष्णसर्पविष के लक्षण तीव्रताप, रक्तमुख, रक्तनेत्र आदि उदय हो जायँ तो फिर इस रस की मात्रा नहीं देनी चाहिए । इसी तरह कृष्णसर्पविषयुक्त अन्य रसों के प्रयोग में भी यही अनुपात पथ्य तथा शीत उपचार करना चाहिए ॥५५५–५६२॥

द्वितीयः सूचिकाभरणरसः

विषं सर्पविषं शङ्खविषं माषमितं पृथक् ।
विशोधितं हिङ्गुलञ्च माषकत्रयसंमितम् ॥५६३॥
सम्पेष्य पञ्चपित्तेन वटिकाः सर्षपोन्मिताः ।
निर्माय विनियुञ्जीत सावधानतया भिषक् ॥५६४॥
रसोऽयं तु समाख्यातः सूचिकाभरणाह्वयः ।
तत्तन्निर्दिष्टरोगेषु पूर्ववद् गुणकारकः ॥५६५॥

अथापरः सूचिकाभरणः—विषं वत्सनाभः, शङ्खविषं श्वेतमल्लविषम् । पञ्चपित्तेनेति । पञ्चपित्तं यथा—"वराहच्छागमहिषमत्स्यमायूरपित्तकम् । पञ्चपित्तमिति ख्यातं सर्वेष्वेव हि कर्मसु" ॥५६३–५६५ ॥

भा.टी.—शुद्ध वत्सनाभविष, सर्पविष, शुद्ध संखिया, प्रत्येक एक-एक मासा, शुद्ध हिंगुल तीन मासा लेवें । इन सब को एक खरल में डालकर पञ्चपित्तों के साथ अच्छी तरह मर्दन करें । जब गोली बनाने योग्य हो जाय तो इसकी सरसों के बराबर गोलियाँ बना लें । इस रस को सूचिकाभरण रस कहते

हैं। पूर्वोक्त सूचिकाभरणवाले रोगों अथवा अवस्थाओं में यह रस गुणकारक माना जाता है ॥५६३–५६५॥

विषूचीध्वंसनरसः

कृष्णसर्पविषं शुद्धं विषं पारदगन्धकम्।
सौभाग्यं नागरं ताप्यं मृतं माषमितं पृथक् ॥५६६॥
विशोधितं च दरदं सर्वेषां समभागिकम्।
समादाय ततः खल्वे मर्दयेन्निम्बुकाम्भसा ॥५६७॥
वटिकाः कारयेद्वैद्यः श्वेतसर्षपसंमिताः।
रसोऽयं तु समाख्यातो विषूचीध्वंसनाह्वयः ॥५६८॥
विषूचीध्वंसनरसो विषूचीविनिषूदनः।
शीतपादकराद्यग्रलक्षणेषु सुखावहः ॥५६९॥
सूचिकाभरणोद्दिष्टविधानेन भिषग्वरः।
विषूचीध्वंसनरसं प्रयुञ्जीत प्रयत्नतः ॥५७०॥

विषूचीध्वंसनरसः—ताप्यं माक्षिकम्, दरदं हिंगुलम्। स्पष्टमन्यत् ॥

भा.टी—शुद्ध कृष्णसर्पविष, शुद्ध वत्सनाभ, शुद्ध पारा, शुद्ध गन्धक, सुहागा, सोंठ का चूर्ण, स्वर्णमाक्षिकभस्म, प्रत्येक एक-एक मासा और शुद्ध हिंगुल, इन सब के बराबर भाग लें। पहिले पारे गन्धक तथा हिंगुल को एकत्र घोंटकर उसकी कज्जली बना लें। फिर इसमें अन्य द्रव्यों का चूर्ण मिलाकर एक खरल में नींबू के रस के साथ खूब अच्छी तरह से मर्दन करें। जब गोली बनाने योग्य हो जाय तो इसको सफेद सरसों के बराबर गोलियाँ बनाकर रख लें। इसको विषूचीध्वंसन रस कहते हैं। यह विसूचिका (हैजा) रोग को नष्ट करता है। यह रस विसूचिका की उस अवस्था में विशेष लाभदायक है जब कि रोगी के हाथ पैर ठण्ढे हो गये हों, मुख पीला पड़ गया हो और नाड़ी नहीं मिलती हो। वैद्य को इस रस का प्रयोग सूचिकाभरणरस के समान ही करना चाहिए। अर्थात् पथ्य तथा उपचार सब शीत करने चाहिए ॥५६६–५७०॥

मृतसञ्जीवनरसः

कृष्णसर्पविषं शुद्धं विषं ताप्यं च टङ्कणम्।
दरदं रसगन्धं च तालं माषमितं पृथक् ॥५७१॥
छागमायूरवाराहमात्स्यपित्तेन भावयेत्।
निर्मापयेत्तु वटिकाः क्षुद्रसर्षपसंमिताः ॥५७२॥

आसन्नमरणान् मर्त्यान् यतः सञ्जीवनाह्वयः ॥५७३॥
श्वासं प्रलापं बाधिर्यं मूकतां हिमगात्रताम् ।
रसोऽयं नाशयेत्तूर्णमासन्नमरणाश्रयान् ॥५७४॥

मृतसंजीवनरसः—विषं वत्सनाभः, तालं हरितालम् ।५७१–५७४॥

भा.टी.–शुद्ध कृष्णसर्पविष, शुद्ध वत्सनाभ, स्वर्णमाक्षिक भस्म, सुहागा, शुद्ध हिंगुल, शुद्ध पारा, शुद्ध गन्धक, शुद्ध हरताल, प्रत्येक एक एक मासा लेवें। पहले पारे गन्धक तथा हिंगुल की एकत्र कज्जली बना लें। फिर इसमें अन्य द्रव्य मिलाकर बकरी, मोर, सूअर और मछली के पित्त को पृथक्-पृथक् तीन अथवा सात भावना देवें। गोली बनाने योग्य होने पर छोटी सरसों के बराबर प्रमाण की गोलियाँ बनाकर रखलें। क्योंकि यह रस सेवन करने से बिलकुल मृत्युमुख में गये हुए मनुष्यों के जीवन की रक्षा करता है, अतः इसको मृतसञ्जीवन (मरे हुए को बचानेवाला) रस कहा जाता है। मृत्यु के समय होनेवाले तीव्र श्वास, बहिरापन, तुतलाहट और शरीर का ठण्डा हो जाना आदि उपद्रवों को शीघ्र हीं नष्ट कर देता है ॥५७१–५७४॥

रक्तचित्रकशोधनम्

रक्तचित्रकमूलं तु चूर्णतोये निमज्जयेत् ।
ततो निदाघसंशुष्कं शुद्धिमायात्यनुत्तमाम ॥५७५॥

रक्तचित्रकमूलादिशोधनपाठाः—स्पष्टार्थाः । केचित्तु एरण्डबीजमरिच-पिप्पलीनामपि शुद्धिं स्मरन्ति—तत्र च एरण्डबीजं नारिकेलोदकेन स्विन्नं, मरिचञ्चाम्लतक्रेण भावितं, पिप्पली च चित्रकरसैः भाविता शुद्ध्यति-इति॥५७५॥

भा.टी.—लाल चित्रक का चूने के पानी की भावना देकर धूप में सुखा लेने से शुद्धि हो जाती है ॥५७५॥

वृद्धदारकशोधनम्

वृद्धदारकबीजानि दोलायन्त्रे तु यामकम् ।
स्विन्नानि गव्यपयसा विशुद्ध्यन्ति न संशयः ॥५७६॥

भा.टी.—विदहारे के बीजों को एक कपड़े में बांधकर पोटली बनालें, अब इस पोटली को दोलायन्त्र में गोदुग्ध भर उसमें तीन घंटे तक स्वेदन करें तो विदहाराबीज शुद्ध हो जाते हैं ॥५७६॥

वक्तव्य—कई वैद्य एरण्डबीज, कालीमिर्च, पिप्पली तथा चित्रकत्वक् को भी शुद्धि करने को कहते हैं, परन्तु साधारणरूप से इनको शुद्ध नहीं किया

जाता है। यदि इनको शुद्ध करना हो तो इस विधि से शुद्ध कर सकते हैं। एरण्डबीजों को तोड़कर उनका छिलका निकालकर भीतर की मज्जा को नारियल के जल में तीन घंटे स्वेदन कर लें। कालीमिर्च को शुद्ध करना हो तो उसे खट्टे मट्ठे में दो एक दिन भिगोकर निकालकर सुखा लेना चाहिए। पिप्पली को शुद्ध करने के लिए उनको चित्रकस्वरस में भावना देकर सुखा लेना चाहिए।

निम्बूकबीजशोधनम्

अपामार्गकषायेण दोलायन्त्रे तु यामकम्।
स्विन्नानि निम्बूबीजानि विशुद्ध्यन्ति विशेषतः ॥५७७॥

भा.टी.—निम्बू के बीजों को लेकर कपड़े में बाँधकर पोटली बना लें। अब इसको दोलायन्त्र में अपामार्ग का क्वाथ भरकर उसमें तीन घंटे तक स्वेदन करके पोटली को निकाल लें। फिर बीजों का छिलका अलग करके उनको सुखा लें। इस तरह निंबूबीज शुद्ध हो जाते हैं ॥५७७॥

हिंगुशोधनम्

रामठं समशुद्धाज्यसंयुतं दर्विकागतम्।
विपक्वमग्नितापेन शुद्धिमायात्यनुत्तमाम् ॥५७८॥

भा.टी.—एक लोहे की बड़ी चम्मच में हींग के टुकड़े और गोघृत दोनों समभाग डालकर उसको अग्नि में पकायें, जब हींग के टुकड़े फूलकर घी के ऊपर तैरने लगें तो नीचे उतारकर घृत से पृथक् कर सुखा लें। इस विधि से हींग शुद्ध हो जाती है ॥५७८॥

गुग्गुलुशोधनम्

चतुर्गुणे गव्यदुग्धे गुग्गुलुं स्वेदयेद् भृशम्।
वस्त्रपूतं विधायाथ मलं वस्त्रस्थमुत्सृजेत् ॥५७९॥
दुग्धं शीतं तु विज्ञाय दुग्धपात्रतलस्थितम्।
समाहरेद् गुग्गुलुं तु सर्वदोषसमुज्झितम् ॥५८०॥

गुग्गुलुशोधनं मन्दाग्निना विधेयम्। स्पष्टमन्यत् ॥५७९, ५८०॥

भा.टी.—एक साफ मोटे कपड़े में गूगल के छोटे-छोटे टुकड़ों को बाँधकर उसे दोलायन्त्र या एक पात्र में गूगल से चौगुना दूध भरकर तीव्र अग्नि से उबालें। जब गूगल गलकर दूध में मिल जाय तो पोटली को (जिसमें गूगलमें तिनके, पत्ते, पत्थर, कंकड़ आदि न रह जाय) निचोड़कर अलगकर दें। जब दूध ठंडा हो जाय तो पात्र के तलप्रदेश में जमे हुए गूगल को निकाल लें।

इस विधि से गूगल सर्वदोष रहित होकर शुद्ध हो जाता है ॥५७६,५८०॥

वक्तव्य—गूगल को त्रिफलाक्वाथ और गोदुग्ध में दोलायन्त्र द्वारा भी पूर्वोक्त विधान से शुद्ध किया जाता है, त्रिफलाक्वाथ में शुद्ध करने से गूगल पित्तप्रकोपयुक्त रोगों में भी दिया जा सकता है। यह दस्त भी साफ लाता है।

ग्रन्थसमाप्तिकालः

खेभग्रहेन्दुप्रमिते श्रीमद्विक्रमवत्सरे।
चैत्रे कृष्णत्रयोदश्यां ग्रन्थ एष समग्रन्थि ॥५८१॥
विभासयति मेदिनीं दिनमणिस्तु यावत्परं
तथा गगनमण्डले तुहिनदीधितिर्द्योतते।
भिषग्वरमहोदयाः खलु रसागमाध्यायिन-
स्तथा रसतरङ्गिणीमिह पठन्तु तावत्परम् ॥५८२॥

इति गढपालमण्डलांतर्गतश्रीनगरनिकटवर्ति-खोला-ग्रामनिवासिना सदानंद-शर्मणा श्रीगुरुवरकविराजनरेन्द्रनाथमित्रमहोदय-साहाय्येन विरचितायां रसतरङ्गिण्यां विषोपविषादिविज्ञानीयो नाम चतुर्विंशस्तरङ्गः॥ समाप्ता चेयं रसतरङ्गिणी॥

ग्रन्थसमाप्तिकालः—खं व्योम शून्यवाचकम्, इभा दिग्गजा अष्टौ, ग्रहा नव, इन्दुश्चन्द्रः एकत्वसंख्यावाचकः, अंकानां वामतो गतिरिति न्यायात् १६८० वैक्रमवत्सरे चैत्रे कृष्णत्रयोदश्यामेष रसतरङ्गिणीनामको ग्रंथ आचार्य्यैः समग्रंथि रचित इत्याशयः। विभासयतीत्याशीःप्रार्थनम्। दिनमणिः सूर्यः। तुहिनदीधितिः चन्द्रः। रसागमाध्यायिनः रसतन्त्रपाठकाः ॥५८१,५८२॥

इति स्फुटतरागमप्रथितसम्प्रदायाध्वना यथामति चलन्नहं गुरुकृपावलम्बीकृताम्। तरङ्गिणीप्रसादनीमुपनयामि श्रद्धाधनः प्रसीदतु निरन्तरं मयि हरः सनारायणः॥

इति वाराणसेयश्रीपंडितशिवदत्तमिश्राणां शिष्येण जालंधरमण्डलान्तर्गतजाडलनगरवासिना आयुर्वेदाचार्यश्रीहरिदत्तशास्त्रिणा निर्मिता रसतरङ्गिणीप्रसादनी समाप्ता।

भा.टी.—विक्रम सम्वत् १६८० चैत्र कृष्ण त्रयोदशी को यह ग्रन्थ समाप्त हुआ। जब तक भूमि पर सूर्य चमकते रहे और जब तक चन्द्रमा गगन-मण्डल में विराजमान रहे तब तक रस शास्त्र का अध्ययन करनेवाले वैद्यवर महोदय लोग इसे स्वाध्याय करते रहें ॥५८१,५८२॥

यह विषोपविषादिविज्ञानीय नाम चतुर्विंश तरङ्ग समाप्त हुआ

॥ परिशिष्ट ॥

वृश्चिकहारी गुटिका

हरताल को समभाग हींग में मिला बिजौरानींबू के रस से मर्दन कर एक-एक मासे की बड़ी गोली बनाकर सुखा लें। इनमें से एक-एक गोली घिसकर विच्छू के दंश स्थान पर लेप करने और रोगी की आँखों में अञ्जन करने से बिच्छू का जहर नष्ट हो जाता है।

पञ्चामृतरस

पारदभस्म, अभ्रकभस्म, लोहभस्म, शुद्ध शिलाजीत, शुद्ध वत्सनाभ, गिलोय और त्रिफलाकषाय से शुद्ध किया हुआ गूगल, और ताम्रभस्म, इन सब को समभाग में लेकर एकत्र खरल में जल के साथ घोटकर आधी-आधी रत्ती की गोलियाँ बना लें।

मात्रा—१ से २ गोली, वासावलेह, बकरी के दूध, शहद, पीपलचूर्ण, कालीमिर्चचूर्ण और घी अथवा जल के साथ दें।

गुण—यह रसायन राजयक्ष्मा के ज्वर आदि विविध उपद्रवों को शान्त करता है। इस रस का उपयोग कीटाणुजन्य क्षय में ज्वरवेग तीव्र होने पर किया जाता है। प्रथमावस्था में ज्वर अल्प होने पर जहाँ तक हो नहीं करना चाहिए। द्वितीयावस्था में ज्वरवेग तीव्र होने पर इसका उपयोग अत्यन्त लाभकारी होता है। क्षय में धातुओं की क्षीणता पर बल-मांस क्षीण होने पर कफस्राव अधिक होने पर इसका सेवन अत्यन्त लाभकारी होता है।

शुक्रक्षयजन्य शोषरोग में, दीर्घकालीन प्रदरजन्य क्षयरोग में इससे अच्छा लाभ होता है। प्रमेहरोग में भी इसका उपयोग उत्तम कार्य करता है। सदा मूत्र करने की शंका बनी रहना, बराबर मूत्र आना, रात्रि में अधिक मूत्र आने से निद्राभंग होना, क्षीण-कृश हो जाना, मुख में खुश्की रहना, सर्वांग में चिकना पसीना आना, सन्धिस्थानों में दुर्गन्ध आना—आदि लक्षण होने पर इसका उपयोग हितावह होता है। संक्षेप में यह रस धातुओं की क्षीणता कम करता है एवं यह धातुओं को साम्यावस्था में लाना और ज्वरघ्न, बल्य, तथा रसायन है और प्रमेह आदि को नष्ट करता है।

स्मृतिसागर रस

शुद्ध पारद, शुद्धगन्धक, शुद्धहरताल, शुद्धमैनसिल, ताम्रभस्म, इन सबको

समभाग में लेकर एकत्र खरल में वच और ब्राह्मीकषाय की २१-२१ भावना और मालकांगनीतैल की एक भावना देकर सुखाकर रख लें। पहिले मालकांगनीतैल की भावना बाद को ब्राह्मी-वचकषाय की भावना देने से गोलियाँ अच्छी तरह बन सकती हैं। कई रसचिकित्सक इसमें स्वर्णमाक्षिकभस्म भी एक भाग मिलाते हैं, जिससे इसमें गुणों की वृद्धि पायी जाती है।

मात्रा—आधी रत्ती से एक रत्ती तक मक्खन या घी के साथ देवें।

उपयोग—यह रस अपस्मार को दूर करने में अत्यन्त उपयोगी है। यह स्राववाहिनी और वातवाहिनियों पर शामक प्रभाव करता है। चेष्टावाही नाड़ियों के क्षोभ को शान्त करने में विशेष रूप से प्रसिद्ध है। अपस्मार की भाँति यह उन्माद तथा हिस्टीरिया (जो गर्भाशय की विकृति से हो) तथा बालग्रह रोग में भी यह अतिलाभकारी है। स्त्रियों को गर्भावस्था में तीव्र यकृत्संकोच और गर्भवात के कारण जड़ता, मन्दता, आलस्य, निद्रा, तन्द्रा, वमन आदि लक्षण होने पर इसके सेवन से लाभ होता है। संन्यास-रोग में निश्चेष्टता, शीतलता, लालास्राव और वातकफात्मक लक्षण होने पर स्मृतिसागर का उत्तम उपयोग होता है। सुषुम्णा तथा मस्तिष्कावरण की विकृति के कारण जिन अपतन्त्रक आदि विकारों में आक्षेप होते हों, यदि इनके साथ कफ का संसर्ग और जड़ता आदि लक्षण हों तो यह रस उत्तम कार्य करता है। अकस्मात् स्मृतिभ्रंश में भी यह लाभदायक है। संक्षेपतः इसका कार्य मनोदेश, सुषुम्णा, आज्ञावाहिनियों और स्नायुओं पर शामक और आक्षेपहर होता है।

शिलाञ्जन

शुद्ध मैनसिल, पिप्पली, मरिच, वच, सिरस के बीज, लहसुन और सैन्धानमक; इन सबको समभाग में लेकर चूर्ण बना इसको बकरी के मूत्र में घोटकर अञ्जन बना लें। इस शिलाञ्जन को आँखों में आँजने से सन्निपात की मूर्च्छा तथा तन्द्रा-उपद्रव में आराम आता है।

द्वितीय शिलाञ्जन

शुद्ध मैनसिल, लहसुन, पिप्पली, सिरसबीज तथा सैन्धानमक, प्रत्येक समभाग लेकर सूक्ष्म चूर्ण कर लें। इसको मधु में मिलाकर आँखों में आँजने से सन्निपात की तन्द्रा में शीघ्र आराम आता है।

वृश्चिकविषनाशक गुटिका

सिरसबीज, केसर, करञ्जबीज, कुष्ठचूर्ण और मैनसिल को समभाग प्रमाण में लेकर जल के साथ पीसकर गोली बना लें। इन गोलियों को जल में घिसकर बिच्छू के दंशस्थान पर लगावें तो भयंकर बिच्छू का जहर उतर जाता है।

तन्द्राहरी वर्तिका

शुद्ध मैनसिल को लहसुन के स्वरस में खूब अच्छी तरह घोट इसकी बत्तियाँ बना लें। इस वर्तिका को वैद्य लोग तन्द्राहरी-वर्तिका कहते हैं; क्योंकि इसके लगाने से शीघ्र ही तन्द्रा दूर हो जाती है। इस वर्तिका को सरसों के तैल अथवा जल के साथ स्वच्छ पत्थर पर घिसकर नेत्रों में आँजने से सन्निपात-ज्वरादि में होनेवाली तन्द्रा दूर हो जाती है।

वातेभकेशरी रस

शुद्ध सोमल कालीमिर्चचूर्ण, लौंगचूर्ण, शुद्ध वत्सनाभचूर्ण, छुहारे की गुठली का चूर्ण, जायफलचूर्ण, और करीर की कोंपलें, प्रत्येक एक-एक तोला, अफीम और मिश्री २–२ तोला लें। सबको एकत्र खरल में बड़ के दूध से मर्दनकर सरसों के बराबर गोलियाँ बना लें। (सि० भै० म०)

मात्रा—१ से ३ गोली, दिन में दो-तीन बार दें।

उपयोग और अनुपान—इस रस को श्वसनकसन्निपात (*Pneumonia*) में मिश्री के साथ देने से तत्काल लाभ प्रतीत होता है। श्वास, कास और कफ-प्रधान सन्निपात में शहद के साथ, और मरणासन्न बेहोशी की अवस्था में १-१ रत्ती सफेद कत्था और अकरकरे के साथ देने से कफप्रकोप शान्त होकर रोगी होश में आ जाता है और उसकी रुकी हुई जबान खुल जाती है। हिचकी में मूली के बीज के साथ, अतीसार में छोटी हरड़, सौंफ और जीरे के साथ, रक्तप्रदर में शहद या घी के साथ, सिरदर्द में नकछिकनी के साथ नस्य के रूप में, अफारा में अदरख के रस के साथ सेवन करायें और नाभि पर चूहे की मींगनी का लेप करायें, एकाहिक, तृतीयक, चातुर्थिक आदि विषम ज्वरों में गुड के साथ, पित्तज्वर में शक्कर के साथ, नपुंसकता में दूध की मलाई के साथ, सुजाक में गुलाब के गुलकन्द या शक्कर के शर्बत के साथ, वाजीकरण के लिए जायफल और कस्तूरी के साथ देने से अच्छा काम करता है।

नयनामृतद्रव

गुलाब के एक कर्ष शुद्ध अर्क में दस रत्ती फिटकरी का चूर्ण मिलाकर द्रव (*Lotion*) बना लें। इसको नयनामृत द्रव कहते हैं। इसको बिन्दुत्क्षेपक यन्त्र (आइ-ड्रोपर) से आँखों में डालने से अभिष्यन्द (नेत्र दुःखना), नेत्र में चोट लगने से क्षत तथा शोथ आदि रोगों में आराम आता है।

टङ्कणादिवटी

शुद्ध टंकण, शुद्ध गन्धक, शुण्ठी, कालीमिर्च और शुद्ध वत्सनाभविष, प्रत्येक समभाग लेकर पहिले पारद गन्धक को कज्जली करके उसमें अन्य द्रव्यों का चूर्ण मिलाकर लकुचस्वरस के साथ मर्दन करके दो-दो रत्ती की गोली बना लें। इन गोलियों को भोजन के पूर्व जल के साथ सेवन करने से मन्दाग्नि तथा अजीर्ण रोग में शीघ्र लाभ होता है।

शूलाद्रिभञ्जन चूर्ण

कालीमिर्चचूर्ण, नौसादरचूर्ण, अजवाइनचूर्ण और सौंफ या सोयाबीजचूर्ण, प्रत्येक समभाग लेकर एकत्र मिला मर्दन करके चूर्ण तैय्यार कर लें। इसे शूलाद्रिभञ्जन चूर्ण कहते हैं। यह शूल में बहुत बार परीक्षित चूर्ण है। इसको गरम जल के साथ सेवन करने से उदरशूल और अग्निमान्द्य रोग नष्ट होता है। इसको गरम जल अथवा नींबू के रस के साथ खाने से यह अत्यन्त स्वादिष्ट होता है। अपान वायु ठीक निकलता है तथा विबन्ध नहीं होने पाता है। इसके द्वारा भोजन या पाचन होता है। इसकी मात्रा एक मासा समझनी चाहिए।

वह्निप्रदीपन चूर्ण

सैन्धानमकचूर्ण, नौसादरचूर्ण, कालीमिर्चचूर्ण बड़ी इलायचा के बीजों का चूर्ण, सौंफचूर्ण, प्रत्येक समभाग में लेकर एकत्र पीसकर चूर्ण बना लें। इसको वह्निप्रदीपनचूर्ण कहते हैं। इसको एक मासा मात्रा में लेकर गरम जल के साथ सेवन करने से चिरकाल की नष्ट हुई पाचक अग्नि दीप्त हो जाती है। खाने में अत्यन्त स्वादिष्ट होता है। इसको भोजन के पूर्व सेवन करने से अपानवायु का अनुलोमन होता है। तीव्र आमशूल शान्त होता है। इसके अतिरिक्त यह चूर्ण दीपक, पाचक, शोधक और रोचक कार्य के लिए प्रसिद्ध है।

कफनिःसारकवटी

पिप्पली, वच, दालचीनी, काकड़ासिंगीचूर्ण; प्रत्येक एक-एक भाग छोटी कण्टकारीचूर्ण, मुलैठीचूर्ण दो-दो भाग, नौसादरचूर्ण आठ भाग लेकर सब को एकत्र खरल में डालकर वासा (अडूसा) क्वाथ की तीन भावना देकर मर्दन करें। जब गोली बनाने योग्य हो जाय तो इसकी तीन-तीन रत्ती की गोलियाँ बना सुखाकर काँच की शीशी में रखकर बन्द कर लें। इसको वैद्य लोग कफ-निःसारक वटी कहते हैं। खाँसी के समय इसको मुख में रखकर इसका रस चूसते रहने से छाती और कण्ठ में चिपका हुआ कफ शीघ्र ही बाहर निकलने लगता है और इससे कास, श्वास, प्रतिश्याय तथा स्वरभेद आदि रोग नष्ट होते हैं।

नवसादर चूर्ण

नौसादरचूर्ण, कटुकीचूर्ण तथा हरीतकीचूर्ण प्रत्येक समभाग में लेकर एकत्र पीस लें। इसमें से ६ मासा मात्रा में आवलों के रस के साथ सेवन करने से भयंकर कामला-रोग नष्ट होता है।

सुधांशु द्रव

पत्थर बालुका आदि रहित स्वच्छ सैन्धवचूर्ण आधी रत्ती लेकर एक काँच की साफ शीशी में डालकर उसमें सवा तोला परिस्रुत शुद्ध जल डाल दें और शीशी में डाट लगाकर इसको हिलायें, जिससे सैन्धानमक जल में अच्छी तरह घुल जाय। इस प्रकार बनाए हुए द्रव (लोशन) को सुधांशुद्रव कहा जाता है। अब इस द्रव में से बिन्दुत्क्षेपकयन्त्र (आइड्रोपर) द्वारा कुकरे, नेत्रकण्डू, नेत्रपलकशोथ युक्त आँखों को अच्छी तरह खोलकर प्रत्येक में दो या तीन बूंद डाल दें। इस द्रव को नेत्रों में डालने से तथा सोरकाम्लीय रजत आदि द्राव (*Silver Nitrate*) के लगाने से पलकों में होनेवाली लालिमा शीघ्र ही नष्ट हो जाती है।

लवणजल (उक्त प्रकार से निर्मित) को, नेत्रपलकों में रजतनत्रित् (*Silver-Nitrate*) लगाने के बाद इसके अतिप्रभाव को दूर करने के लिए, नेत्रप्रक्षालन के काम में लाया जाता है। नेत्रव्रण तथा नेत्राभिष्यन्द के कारण उत्पन्न नेत्रार्जुन, नेत्रपुष्प रोग में भी इस जल को नेत्रों में डाला जाता है। कुछ महीनों तक साधारण लवणजल को १० बूंद से १५ बूंद तक मात्रा में

सूचीवेध द्वारा नेत्र के रक्त पटल में प्रवेश करने से नेत्रपुष्प अच्छा हो जाता है। चिरस्थायी प्रतिश्याय तथा अन्य साधारण नासारोगों (शोथादि) में लवणोदक से प्रक्षालन करने पर शोथ आदि शान्त हो जाते हैं। हिक्का को बन्द करने के लिए लवणोदक का नस्य दिया जाता है। गला तथा कण्ठ के शोथ में उष्णलवणोदक के गण्डूष से लाभ होता है। विसूचिका रोग के कारण अथवा किसी कारण अतिरक्तस्राव होने पर शरीर के रक्त में द्रवभाव के कम हो जाने पर इसे (द्रवभाग) पूरा करने के लिए साधारण लवणजल को त्वचा द्वारा, किसी शिरा द्वारा या गुदा द्वारा शरीर में प्रवेश किया जाता है (इसी को सेलाइन इजेकशन् भी कहते हैं) उक्त कार्य के लिए एक से तीन पाइण्ट तक (डेढ़ सेर तक) लवणजल शरीर में प्रवेश कराना चाहिए। इस क्रिया से रक्त का परिमाण बढ़ जाता है और मूत्र अधिक मात्रा में आने लगता है, जिससे रोगी की दशा अच्छी होने लगती है। उदराध्मानशूल, गुदकृमि तथा अपस्मार के वेगों को रोकने के लिए भी लवणोदक की वस्ति दी जाती है।

कर्णपाकज वेदनाहर योग

स्वच्छ सैन्धवचूर्ण को बकरे के मूत्र में घोलकर इसको कान में डालने से कर्णनाड़ी में पाक होने के कारण होनेवाली भयंकर वेदना निःसन्देह शीघ्र ही दूर हो जाती है।

सैन्धवादि नस्य

सैन्धानमक, कूठ, सफेद सरसों, सहंजने के बीज, इन सब को समभाग में लेकर एकत्र अच्छी तरह चूर्ण कर लें। अब इस चूर्ण को बकरी के मूत्र की तीन भावना देकर सुखा करके रख लें। इसको सैन्धवादि नस्य कहते हैं। यह नस्य त्रिदोषप्रकोपजन्य तन्द्रा की अवस्था में नासिका द्वारा सुंघाने से तन्द्रा को हटा देता है।

खजूरविषहर योग

सैन्धानमक के चूर्ण को चांगेरीस्वरस में मिलाकर कानखजूरे के काटे हुए या चिपके हुए स्थान पर रगड़ने से उसका विष शीघ्र नष्ट हो जाता है।

सर्पविषहर योग

एक मासा सैन्धानमक के चूर्ण में समभाग कालीमिर्च, पिप्पली तथा सोंठ

का चूर्ण मिलाकर इसमें शहद, घृत तथा मक्खन मिलाकर तक्षक सर्प के काटने पर भी यदि विष तीव्र लक्षणयुक्त न हो तो इस योग के सेवन कराने से शीघ्र ही विष नष्ट हो जाता है।

आखुविषहर योग

विषैले चूहे के काटे हुए स्थान पर मंजीठ, हरिद्रा, घर का धुआँ और सैन्धानमक चूर्ण समभाग में लेकर एकत्र जल से पीसकर लेप करने से चूहे का जहर नष्ट हो जाता है।

वरटीविषहर योग

बर्रे, ततैया या हड्डा के तीव्र पीड़ा शोथादियुक्त विष को शान्त करने के लिए कालीमिर्च, सोंठ, सौचलनमक और सैन्धानमक को पान के पत्तों के रस में पीसकर लेप करने से शीघ्र ही विष शान्त हो जाता है।

विडलवणादि नस्य

विडलवण में सिरसबीज तथा अपामार्ग की जड़ का चूर्ण मिलाकर सूक्ष्म चूर्ण करलें। इस चूर्ण का नस्य लेने से अर्धावभेदक (आधा सीसी का दर्द) की पीड़ा शान्त हो जाती है।

चतुर्मुख रस

शुद्ध पारद शुद्ध गन्धक, लोहभस्म, अभ्रकभस्म प्रत्येक ४ तोला; सुवर्ण-भस्म १ तोला लेकर पहिले पारे और गन्धक की कज्जली बनालें, फिर इसमें अन्य औषधियाँ मिला घीकुआर के रस से ७ दिन मर्दन करें। फिर इसमें सोंठ, हरड़ और पुनर्नवाक्वाथ, कौंचबीज और लौंग का क्वाथ, चित्रकमूल और पद्मकाष्ठ का क्वाथ; इन तीनों वर्गों की क्रमशः ३-३ भावना देकर खूब गाढ़ा करके एक गोला सा बनालें। अब इस गोले को एरण्ड के पत्ते में लपेटकर तीन दिन तक धान्यराशि में रख दें। पश्चात् गोले को निकाल चित्रकमूल और पद्मकाष्ठ क्वाथ में घोटकर आधी रत्ती की गोलियाँ बनालें।

मात्रा—१-२ गोली दिन में दो बार त्रिफला और शहद के साथ दें। उपयोग—यह रस राजयक्ष्मा की उत्तम औषधि है। जब क्षय के कीटाणुओं से उत्पन्न सेन्द्रिय विष द्वारा लघु और वृहदन्त्र विकृत होकर यक्ष्मा आरम्भ हुआ हो तो यह रस उत्तम कार्य करता है। इस रस का मुख्य गुण शरीर में

बल पैदा करना है। बाहर से देखने पर रोगी हृष्ट-पुष्ट दीखता हो, किन्तु भीतर से धीरे-धीरे शक्ति क्षीण हो रही हो और शरीर का भार भी बिना किसी रोग के घट रहा हो तो यह रस उत्तम लाभ करता है। आँतों में शोथ, ग्रन्थिपीड़ा के साथ अग्निमान्द्य, अरुचि, अतिसार, मन्दज्वर आदि लक्षण युक्त आन्त्र क्षय में इसका उपयोग उत्तम कार्य करता है। इसके अतिरिक्त यह रस अग्नि-प्रदीपक, बल्य तथा रसायन माना जाता है। राजयक्ष्मा में जब ज्वर तीव्र हो तो इसे नहीं देना चाहिए, बल्कि पञ्चामृतरस का प्रयोग करके ज्वर शान्त होने पर घी का प्रयोग करना चाहिए।

बालचन्द्ररस

स्वर्णभस्म १ तोला, शुद्ध सोना गेरू ३ तोला, मुक्तापिष्टी १२ तोला लें। अब तीनों को एकत्र मिला अच्छी तरह खरल करके रखलें।

मात्रा—१-१ रत्ती दिन में २-४ बार मक्खन मिश्री, गिलोयसत, शर्बत, अनार, दाडिमावलेह या वासावलेह के साथ देवें।

गुण—यह रसायन राजयक्ष्मा रोग में होने वाली वान्ति, उवाक, अतीसार, अरुचि, श्वासोच्छ्वास में कष्ट, पीनस, शुष्क कास, श्वास और रक्तपित्त आदि उपद्रवों को दूर करता है और कृत्रिम विष तथा दूषित विषजनित दाह आदि का शमन करता है।

यह रस रक्तगत कीटाणु और विष का नाश करता है। मस्तक और वातवाहिनियों पर शामक असर पहुँचाता है। हृदय के लिए बल्य है और पाचनसंस्थानगत सेन्द्रिय विष को नष्ट करता है।

सूतशेखर रस

शुद्ध पारद, शुद्ध गन्धक, सुहागे का फूला, शुद्ध वत्सनाभ, स्वर्णभस्म, ताम्रभस्म, सोंठ, कालीमिर्च, पीपल, शुद्ध धतूरे के बीज, तेजपत्र, नागकेशर, इलायचीबीज, बेलगिरी, शंखभस्म, कचूर, सबको समभाग लेकर एकत्र घोटकर भांगरे के स्वरस से ७ दिन मर्दन करके एक २ रत्ती की गोलियाँ बनालें।

मात्रा—१ से ३ गोली दिन में २ से ३ बार दध-मिश्री, घी और शहद अथवा रोग के अनुसार अनुपान से देवें।

उपयोग—संक्षेपतः इस रसायन के सेवन से अम्लपित्त, वमन, शूल, गुल्म, कास, संग्रहणी, दाह, त्रिदोष, अतीसार, श्वास, मन्दाग्नि, भयंकर हिचकी, उदावर्त, ज्वर, क्षय आदि रोग ४० दिन में निस्सन्देह नष्ट हो जाते हैं।

यह रस पित्त की अम्लता तथा तीक्ष्णता को शान्त करता है। यह पित्त-शामक, हृद्य और संग्राही होने से आन्त्रसन्निपात, सूतिकारोग, क्षय की प्रथमावस्था और द्वितीयावस्था, पित्तातिसार, रक्तातिसार, ज्वरातिसार, पित्तजसंग्रहणी रोग में सेन्द्रिय विष को नष्ट करके मल को बाँधकर लाता है, दाह को कम करता है और ज्वर को शमन करता है। वातपित्तात्मक कास तथा पित्तप्रधान श्वास को भी शान्त करता है। यह रस मध्य कोष्ठ के भीतर पाचक अवयवसमुदाय पर शामक प्रभाव रखता है, जिससे इन अवयवों में होनेवाले वातविकार नष्ट होते हैं।

कुमुदेश्वर रस

ताम्रभस्म ४ तोला और वनौषधिमारित बंगभस्म २ तोला लेकर दोनों को एकत्र मिलाकर मुलेठी के क्वाथ की ७ भावना देकर १-१ रत्ती की गोलियाँ बनालें।

मात्रा—१ से दो रत्ती तक दिन में तीन बार लेवें। इसके बाद निम्नलिखित चन्दनादिक पिलावें।

चन्दनादिक्वाथ—सफेद चन्दन, अनन्तमूल, नागरमोथा, छोटी इलायची बीज, नागकेशर, प्रत्येक १ तोला और धान की खील (लाजा) ५ तोले मिला १६ गुने जल में पकाकर आधा अवशेष रख लें। इसे छानकर इसमें मिश्री और मधु मिलाकर थोड़ा पिलायें। यदि आमप्रकोप के कारण तृषा लगती हो तो इस रस को मुलेठी के क्वाथ के साथ देना चाहिए।

यह रस पित्तप्रकोप, आम प्रकोप या मधुमेह आदि रोग अथवा अन्य किसी कारण से उत्पन्न तृषा को शान्त करता है। यदि वमन भी हो तो उसे भी शीघ्र शान्त कर देता है। यह रस न केवल उक्त रोगों के कारण उत्पन्न तृषा को ही शान्त करता है, बल्कि शीघ्रशुक्रस्खलन तथा स्वप्नप्रमेह में बहुतशीघ्रलाभ करताहै।

आरोग्यवर्द्धिनी गुटिका

शुद्ध पारा, शुद्ध गन्धक, लोहभस्म, अभ्रकभस्म ताम्रभस्म, १-१ तोला, त्रिफलाचूर्ण ६ तोले, शुद्ध शिलाजीत ३ तोले, शुद्ध गूगल ४ तोले, चित्रकमूल की छाल ४ तोले, कुटकीचूर्ण २२ तोले लें। पहिले पारद गन्धक की कज्जली करके उसमें शेष औषधियों का चूर्ण मिला नीम के पत्तों के रस में ३ दिन खरल करके मटर के समान गोलियाँ बनालें।

मात्रा—१—३ गोली दिन में २ बार जल के साथ देवें।

उपयोग—यह वटी कुष्ठ एवं सर्वज्वर हर है। यह दीपन, पाचन हृदय के लिए लाभदायक, मेदोहर, मलशुद्धिकर, अत्यन्त क्षुधावर्द्धक और सामान्यतः सब रोगों में लाभकारी है। यह वृहदन्त्र तथा लघु अन्त्र की विकृति को नष्ट करती है जिससे आन्त्रविषजन्य रक्त की विकृति दूर होने से कुष्ठ आदि रोग मिट जाते हैं। इससे पाचन रस की उत्पत्ति होती है और यकृत् बलवान् होता है, अतः पुराने अजीर्ण अग्निमान्द्य, यकृत्-दौर्बल्य में यह लाभकारी है। सर्वांगशोथ में पाये जानेवाले हृदयदौर्बल्य को यह मिटाती है और मूत्रमार्ग से जलांश को बाहर निकालने से शोथ कम करती है। पाचन-शक्ति को तीव्र करके धातुओं का समीकरण करने के कारण यह मेदोदोष में लाभदायक होती है। मलावरोध (जीर्ण) के लिए यह उत्तम औषधि है। तन्तुवर्ग (*Pyorrhoea*) में वात कफ की प्रधानता होने पर इसके सेवन से लाभ होता है। बालग्रैवेयक ग्रन्थि (*Thymus Gland*) के निर्बल होने से या विकृति होने से शरीर की वृद्धि रुक जाती है और शरीर पोला-सा निर्जीव-सा हो जाता है। इस तरह की शरीर प्रगति के अभाव में समय पर स्त्री और पुंस्त्व के चिह्न न उदय होने में इस वटी के निरन्तर प्रयोग से लाभ देखा गया है। यह जीर्ण वृक्कविकार में भी लाभ करती है। प्रमेह में अपच और कब्ज होने पर यह उत्तम लाभ करती है। इसी तरह इसके उपयोग से हिक्कारोग भी शीघ्र नष्ट होता देखा गया है। परन्तु इस वटी को गर्भिणी स्त्री, दाह, मोह, तृषा, भ्रम और पित्तप्रकोपयुक्त रोगी को नहीं देना चाहिए।

सूर्याञ्जन

केवल गन्धक योग से बनायी हुई ताम्रभस्म, शुद्ध सौवीराञ्जन और शुद्ध हरताल, इन सबको समभाग में लेकर खरल में अच्छी तरह पीसकर अञ्जन तैयार कर लें। इसको सूर्याञ्जन कहा जाता है। इसकी एक शलाका प्रतिदिन एक बार आँखों में लगाने से पिल्लरोग तथा पलक के बालों के गिरने में आराम आता है।

स्वप्नमेहान्तक वटी

वंगभस्म २ तोला, रीठे के बीजों की मज्जा ४ तोला, खांड ४ तोला लेकर सब को एकत्र जल के साथ ३ घंटे घोंटकर ३-३ रत्ती की गोलियाँ बनाकर सुखालें।

मात्रा—३ से ६ गोली दिन में तीन बार शीतल जल के साथ।

उपयोग—यह वटी प्रमेह, शुक्रमेह, शुक्रतारल्य (पतलापन), वीर्यक्षयजन्य दुर्बलता तथा स्वप्नप्रमेह के लिए अत्यन्त लाभकारी है। इसको कुछ दिन निरन्तर सेवन करने से स्तम्भन शक्ति बढ़ जाती है। स्वप्नमेहवाले को दिन में तीन बार दो गोली जल के साथ देनी चाहिए और रात्रि को भोजन बन्द कर देना चाहिए।

वृहद्वंगेश्वर रस

वंगभस्म, शुद्ध पारद, शुद्ध गन्धक, रजतभस्म, कपूर और अभ्रकभस्म १-१ तोला तथा सुवर्णभस्म और मुक्तापिष्टी ३-३ माशे लेकर पहिले पारद-गन्धक की कज्जली बना लें, फिर उसमें अन्य औषधियों को मिलाकर भाँगरे के स्वरस में ३ दिन तक खरल करके १-१ रत्ती की गोलियाँ बना लेवें।

मात्रा—१ से २ रत्ती तक दिन में २ बार गाय या बकरी के दूध अथवा दही या रोगानुसार अनुपान के साथ देवें।

उपयोग-यह रस सब प्रकार साध्य असाध्य प्रमेह, मूत्रकृच्छ्र, पाण्डु, धातुगतज्वर, श्लीपद, रक्तपित्त, वातपित्त और कफप्रधान संग्रहणी, आमदोष, मन्दाग्नि, अरुचि, बहुमूत्र, मूत्रातिसार, स्तम्भन का अभाव और सोमरोग आदि को दूर करता है। शरीर को पुष्ट बनाता है। बल, ओज, तेज, वर्ण और रुचि उत्पन्न करता है। वीर्य की उत्पत्ति वृद्धि के लिए यह अत्यन्त लाभदायक है। शुक्रस्थान और उससे सम्बन्ध रखनेवाली वातवाहिनियों को मजबूत बनाता है। शुक्रक्षयजन्य हृदयदौर्बल्य को दूर करता है। अधिक मैथुन करने से होनेवाले शुक्रक्षय के लिए यह उत्तम औषधि है।

पुष्पधन्वरस

पारदभस्म अथवा द्विगुण गन्धकजारित रससिन्दूर, नागभस्म, लोहभस्म, अभ्रकभस्म और वंगभस्म, प्रत्येक समभाग लेकर एकत्र खरल में धतूरा, भांग, मुलेठी, सेमल की छाल पान के पत्तों के रस की एक-एक भावना देकर २-२ रत्ती की गोलियाँ बना लें।

मात्रा—१ से २ गोली तक दिन में दो बार दूध, घी, मक्खन, मलाई या शहद के साथ लेवें।

गुण—यह रसायन अत्यन्त कामोत्तेजक और वीर्यवर्धक है। अण्डकोष-फलवाहिनी और शुक्रवाहिनी की निर्बलता से उत्पन्न नपुंसकता, मानसिकदोषजन्य

नपुंसकता, स्मृतिनाश, निद्रानाश, वीर्य का पतलापन, इन्द्रिय की शिथिलता, स्त्रियों के बीजकोष (*Ovaries*) का विकास न होने से होनेवाला बाँझपन, उपदंश अथवा सुजाक के विकार से गर्भाशय दूषित होकर होनेवाला योनिस्राव, स्त्रियों का अस्थिक्षय, शुक्रमेह, लालामेह, अथवा प्रमेह के कारण होनेवाली नपुंसकता आदि रोगों को दूर करनेवाली औषधि में पुष्पधन्वरस प्रथम श्रेणी का माना जाता है।

गुल्मकुठार रस

शीशभस्म, वंगभस्म, अभ्रकभस्म और लोहभस्म, प्रत्येक पाँच तोले, ताम्रभस्म २० तोले लेकर सबको एकत्र जम्बीरीनींबू के रस में ३ दिन तक खरल कर १-१ रत्ती की गोलियाँ बना लें।

मात्रा—१ से २ गोली दिन में दो बार शहद, अदरखरस, जवाखार और सज्जीखार के साथ दें। रक्तगुल्म तथा पित्तज गुल्म में चतुर्जातकक्वाथ के साथ दें।

प्रयोग—यह रसायन सब प्रकार के गुल्म, अजीर्ण आमविकार, पित्तज अम्लपित्त, हृदयशूल, पार्श्वशूल, उदरशूल आदि रोगों को दूर करता है। इस रसायन का उपयोग जीर्णरोग में तथा क्षीण रोगियों के लिए होता है। जिन रोगियों को उवाक या बेचैनी हो उनको आँवले या नींबूरस का अनुपान देना चाहिए। इस रस का अधिक मात्रा में उपयोग नहीं करना चाहिए।

शूलवज्रिणी वटी

शुद्ध पारद, शुद्ध गन्धक, लोहभस्म, प्रत्येक दो तोला, ताम्रभस्म, सुहागा, भुनी हींग, सौंठ, कालीमिर्च, पीपल, हरड़, बहेड़ा, आँवला, कचूर, दालचीनी, इलायचीबीज, तेजपात, तालीसपत्र, जायफल, लौंग, अजवायन, जीरा, धनिया, प्रत्येक एक तोला लेकर बारीक चूर्ण करलें। पहिले पारदगन्धक की पृथक् अच्छी तरह कज्जली करके फिर उसमें अन्य चीजों का चूर्ण मिलावें। अन्त में इसको बकरी के दूध में चार पहर अच्छी तरह मर्दन करके २-२ रत्ती की गोलियाँ बना लें।

मात्रा—१ से ४ गोली दिन में ३ बार बकरी के दूध या जल के साथ देवें।

प्रयोग—पेट की विकृति के लिए यह उत्तम औषध है। यह वटी वातिक, श्लैष्मिक, पैत्तिक, और कफपित्तज, पक्तिशूल (परिणामशूल), आमशूल, पार्श्वशूल, हृदयशूल शिरःशूल, तथा अन्य रोगों के उपद्रव रूप शूलों को शान्त करती है और पाचनक्रिया को नियमित करती है। पित्तशुद्धि करके रक्तकणों

की वृद्धि करती है, अपानवायु की क्रिया को नियमित करने से अधोवायु तथा मलमूत्र के अवरोध को दूर करती है। आंतों की क्रिया को नियमित बनाती है। इसके अतिरिक्त यकृद्वृद्धि, प्लीहावृद्धि सहित पाण्डुरोग, अग्निमान्द्य, अजीर्णातिसार पुरातन नवीन आमवात, वृषणों में जलवृद्धि, श्लीपदरोग, उदरस्थ छोटे २ कृमि, कफप्रधान श्वास, कास अर्श रोगों को रोगानुसार अनुपान से नष्ट करती है।

पुनर्नवामण्डूर

पुनर्नवा, निसोत, सौंठ, मिर्च, पीपल, वायविडंग, देवदारु, कूठ, हल्दी, चित्रकमूल, हरड़, बहेड़ा आँवला, दन्तीमूल चव्य, इन्द्रजौ, कुटकी, पीपलामूल, नागरमोथा, काकड़ासिंगी, काला जीरा, अजवायन और कायफल, इन सब औषधियों का चूर्ण प्रत्येक समभाग लें। फिर सब चूर्ण परिमाण से दूनी मण्डूरभस्म लेकर इसको एक लोहे की कड़ाही में मण्डूर से आठ गुना गोमूत्र डालकर उसमें मण्डूर को पकायें। गोमूत्र चतुर्थांश शेष रहने पर उक्त औषधियों का चूर्ण मिलाकर फिर पकायें। जब गोली बांधने योग्य हो जाय तो इसे उतारकर मटर के समान गोलियाँ बनाकर सुखा लें।

मात्रा—२–४ गोली दिन में दो बार गुड़ के साथ दें। ऊपर से तक्र अथवा जल पिलायें।

उपयोग—यह मण्डूर पाण्डुरोग में अतिलाभदायक औषधि है। पाण्डु अथवा कुम्भकामला के जीर्ण होने पर सर्वाङ्गशोथ में यह शीघ्र लाभ पहुँचाता है। शोथ के साथ अफारा, मन्दज्वर अरुचि, रक्ताणुओं की कमी, नैर्बल्यजन्य श्वासवृद्धि, प्लीहावृद्धि आदि उपद्रवों को भी यह दूर करता है। इसी तरह आंतों की निर्बलता, आंतों में मल खुश्क हो जाने के पश्चात् वातप्रकोप से होनेवाला शूल और सूक्ष्म कृमि भी नष्ट हो जाते हैं। इसके सेवन से मल तथा मूत्र दोनों की शुद्धि होती है और रक्तसञ्चालन क्रिया नियमित तथा बलवती होती है जिससे यकृत् -वृद्धि, प्लीहावृद्धि से होनेवाले जलोदर, हृदयरोग भी मिट जाते हैं। यह मण्डूर नूतन अर्श तथा संग्रहणी में भी लाभकारी होता है।

कासीसाञ्जन

शुद्ध हीराकसीसचूर्ण एक भाग ताम्रभस्म चौथाई भाग लेकर दोनों को एकत्र खरल में तुलसी स्वरस की अच्छी तरह सात भावना देकर सुखा लें। यह कासीसाञ्जन तैय्यार हो गया। इस अञ्जन को सावधानी से नेत्रों में आंजने से नेत्र पलकों के बालों का गिरना तथा पिल्लरोग में निश्चय लाभ होता है।

सौवीराञ्जन चूर्ण

शुद्ध सौवीराञ्जन, कत्था, लोध्रचूर्ण, फिटकरीचूर्ण, नागकेशरचूर्ण, प्रत्येक समभाग लेकर खरल में एकत्र करकेपीस लें। अब इसको एक काँच की शीशी में भरकर अच्छी तरह ढक्कन लगा दें। इसमें से आधे मासे से लेकर एक मासे तक मात्रा में प्रयोग करना चाहिए। इस चूर्ण के सेवन से नासिका से होनेवाला, गुदा मार्ग से होनेवाला, शरीर में कट जाने से होनेवाला, योनिमार्ग से होनेवाला रक्तस्राव बन्द हो जाता है। इस चूर्ण को नस्यके रूपमें नासिका से होनेवाले रक्तस्राव (नकसीर) में प्रयोग किया जाता है। गुदा तथा योनि से होने वाले बवासीर और रक्तप्रदर के रक्तस्राव में प्राशन रूप (चाटना) में प्रयोग किया जाता है। चाकू छुरी आदि से कट जाने पर होनेवाले रक्तस्राव में इसे अवचूर्णन (छिड़कना) के रूप में प्रयोग किया जाता है। अन्तः प्रयोग में इसको खांड मिलाकर अथवा केवल जल के साथ ही प्रयोग करना चाहिए।

प्रमेह गजकेशरी रस

लोहभस्म, नागभस्म, वंगभस्म एक-एक तोला, अभ्रकभस्म ४ तोला, शुद्ध शिलाजीत ५ तोला और वासा के फूलों की केशर ६ तोले। सबको एकत्र मिला कर नींबू के रस से ७ दिन तक खरल कर १–१ रत्ती की गोलियाँ बना लें।

मात्रा—१–२ गोली दिन में दो चार जल, गुडमार अर्क या रोगानुसार अनुपान के साथ दें। प्रमेह में घी, मिश्री और शहद के साथ दें।

उपयोग—यह रस मधुमेह, लालामेह, सान्द्रमेह, सब प्रकार के पित्तप्रमेह, मूत्रकृच्छ्र, अश्मरी और दाह आदि को नष्ट करता है।

इसके सेवन से मधुमेह में शर्करा की मात्रा शीघ्र ही कम हो जाती है। इसके द्वारा अग्न्याशय विकृतिजन्य पाचन क्रिया की न्यूनता से शारीरिक धातु-उपधातुओं की विकृति दूर हो जाती है। और अग्न्याशय सबल होकर शर्करा की अधिक उत्पत्ति मर्यादित हो जाती है।

मधुमेह में होनेवाले अधिक मूत्रोत्सर्ग, भयंकर तृषा, मुखमें खुश्की, अत्यधिक क्षुधा, आँखों के सामने अंधियारा आ जाना, भ्रम, कानों में शब्द, बेचैनी, सिर दर्द आदि लक्षण होने पर यह अत्यन्त लाभकारी होता है। इसके सेवन से मूत्रासुत (मूत्र में एसिटोनयूरिया *Acetonuria*) में शीघ्र लाभ होता है। मधुमेह में वातप्रकोप के कारण सर्वाङ्गशूल, रक्तवाहिनीगत वातप्रकोप, कालाय-

खञ्ज सदृश कम्प, चलने में विचलित होना, शरीर में सन्धियों की शिथिलता तथा तीव्रवेदना आदि लक्षण भी इससे शान्त होते हैं।

बार-बार चक्कर आना, शिर उठाने पर चक्कर आकर गिर जाने का डर, भय होना, बार-बार मूत्र करने के बाद बहुत दुर्बलता अनुभव करना आदि लक्षणों में भी यह लाभ करता है।

संक्षेप में प्रमेह गजकेशरी रस सर्वधातु पोषणक्रम को व्यवस्थित करनेवाला, शक्तिवर्धक, शर्करा, जनन कार्य को नियमित करनेवाला और मूत्र दोष नाशक है। अग्न्याशय, यकृत और मूत्रमार्ग पर अधिक लाभदायक है।

गैरिकादि प्रलेप

शुद्ध गेरू, सोरा, सौंठ, कायफल तथा वचचूर्ण; प्रत्येक समभाग में लेकर काञ्जी के साथ पीसकर इसका गाढ़ा-सा लेप बना लें। इस लेप को कर्णमूल शोथ पर बार-बार लेप करने से कर्णमूल शोथ बैठ जाता है।

नखदन्त विषहर प्रयोग

नाखून और दाँत से काटने के कारण पैदा हुए विष को नष्ट करने के लिए शुद्ध स्वर्णगैरिक और आमलकीचूर्ण प्रत्येक समभाग में लेकर जल से नख तथा दन्तक्षत स्थान पर लेप कर देना चाहिए। इससे शीघ्र ही विष नष्ट हो जाता है।

लघुसूत शेखररस

शुद्ध सोना गेरू २० तोले और सौंठ का बारीक चूर्ण १० तोले लेकर एकत्र खरल में पान के पके पत्तों के रस के साथ तीन दिन तक खरल करके २-२ रत्ती की गोलियाँ बनालें। मात्रा १ से २ गोली मिश्री युक्त दूध के साथ।

गुण—यह रस पित्त जन्य शीर्ष शूल, आधा शीशी का दर्द- सूर्यावर्त आदि मस्तक शूल, खट्टी वमन, निद्रानाश, पित्तज उन्माद, दाह, स्वेद में दुर्गन्ध, ऊर्ध्वरक्तपित्त, मुंह में छाले होना आदि रोगों को नष्ट करता है।

प्रवाल पञ्चामृतरस

शुद्ध प्रवाल (शाखा) मोती, शंखचूर्ण, मुक्ताशुक्तिचूर्ण और कपर्दचूर्ण; प्रत्येक एक-एक तोला लेकर बारीकचूर्ण करके एकत्र खरल में ६ तोला अर्क दुग्ध में घोटकर गोला सा बनाकर सुखा लें। अब इस गोले को एक सम्पुट में बन्द करके गजपुट में फूंक देने से इसकी कोमल भस्म बन जाती है।

कुछ वैद्य अर्क दुग्ध के स्थान में गोदुग्ध का उपयोग करते हैं। इस विधि से बनायी हुई भस्म अधिक सौम्य और पित्त शामक होती है।

मात्रा—१ से २ रत्ती, दिन में २ बार शहद और पिप्पलीचूर्ण, गुलकन्द, नींबू का रस, अथवा अनार रस के साथ देवें।

गुण—यह रस आनाह, गुल्म, उदररोग, प्लीहा, बद्धोदरश्वास, कास, मन्दाग्नि, कफ वात प्रकोपजन्यरोग, अजीर्ण हृद्रोग, ग्रहणी, अतीसार, बाल ग्रह रोग, प्रमेह, मूत्ररोग, अश्मरी रोगों को दूर करता है। कफ वात प्रकोपजन्य रोगों और उदर रोगों में अर्क दुग्ध से बनी हुई भस्म अधिक लाभ करती है।

प्रवाल पञ्चामृत रस का कार्य विशेष रूप से मध्यकोष्ठ, यकृत्, प्लीहा और ग्रहणी पर अच्छा होता है। पाचक पित्त के द्रवत्वधर्म के न्यून होने पर पेट में भोजन के बाद भारीपन होता हो अथवा अफारा आता हो, यह रस उत्तम कार्य करता है। पाचक पित्त की अधिक वृद्धि (द्रवत्व की) में जब अम्लोद्गार कण्ठदाह आदि लक्षण होने पर इसको दाडिमावलेह या अनार रस के साथ देने से पित्त की अम्लता कम हो जाती है। परन्तु इसको कुछ काल निरन्तर उपयोग में लाना चाहिए।

नवजीवन मलहर

शुद्ध अफीम तीन मासे, मोम का तैल छः तोला, त्रिफलाभस्मचूर्ण एक तोला, गन्धाविरोजा एक तोला, लेकर एक स्वच्छ पात्र में डालकर अग्नि में पकावें और करछी से चलाते जायँ। जब पिघलकर सब एक और गाढ़ा-सा हो जाय तो नीचे उतारकर एक चौड़े मुँह की शीशी में रखलें और उसका ढक्कन बन्द कर दें। इसको नवजीवन मलहर कहते हैं। इस मलहर को आवश्यकतानुसार एक साफ नवीन कपड़े पर लगाकर, जिस व्रण पर लगाना हो उसे पहिले नीम के क्वाथ से अच्छी तरह धोकर साफ करलें, फिर इस फाहे को उस व्रण पर चिपका दें। इस मरहम के लेप से सूजाक के कारण होनेवाले वेदनायुक्त दुष्ट व्रण निःसन्देह ठीक हो जाते हैं।

कर्णमूल हर लेप

अफीम एक मासा, एलुआ और हरिद्रापुष्प एक तोला लेकर दोनों को एकत्र खरल में धत्तूरे के पत्तों के रस से पीसकर अग्नि में गुनगुना गरम करलें। इस लेप को कर्णमूल में दो तीन बार लेप करने से शीघ्र ही कर्णमूलशोथ नष्ट हो जाता है।

अहिफेन तैल

स्वच्छ और शुद्ध अफीम एक तोला लेकर इसको एक पाव स्वच्छ जल में घोल लें, अब इसमें दस तोला धत्तूरे के पत्तों का रस और एक पाव तिलतैल मिलाकर स्नेहसाधन विधि के अनुसार तैल को सिद्ध करलें। जब तैल ठीक सिद्ध हो जाय तो इसे छानकर कांच की शीशी में भरकर रखलें। यह तैल विशेष रूप से बेचैन करनेवाले कान के दर्द को नष्ट करने के लिए अचूक औषधि है। इसे कान के शूलवालों को सदा अपने पास रखना चाहिए।

भल्लातकादि कषाय

शुद्ध भल्लातकचूर्ण, गिलोय, सौंठ, पुनर्नवा, देवदारु, प्रत्येक समभाग में लेकर एकत्र करके कषाय बना लें। इस कषाय के कुछ दिन सेवन करने से ऊरुस्तम्भ रोग नष्ट होता है। अथवा पिप्पली, पिप्पलीमूल और भिलावे का कषाय अथवा इनका कल्क बनाकर उसमें मधु मिलाकर सेवन करने से ऊरुस्तम्भ शीघ्र ही नष्ट होता है।

भल्लातकादिगुटिका

शुद्ध भिलावा सौंठचूर्ण, विदहाराबीजचूर्ण प्रत्येक समभाग में लेकर एकत्र पीस लें। अब इसमें सब के बराबर गुड़ मिलाकर घोंटकर एक-एक मासे की गोलियाँ बना लें। इनको भल्लातकादि गुटिका कहते हैं। इनके सेवन से बवासीर रोग में लाभ होता है।

भल्लातकादि लेप

भिलावाचूर्ण को एक सिल पर शहत मिलाकर खूब बारीक घोटकर उसमें एरण्डतैल मिला दें। इस लेप को शिर पर लगाने से बहुत शीघ्र इन्द्रलुप्त (बालों का उड़ जाना) रोग में आराम आता है।

भल्लातक रसायन

शुद्ध भिलावाचूर्ण, सोंठचूर्ण, लोहभस्म, वायविडंगचूर्ण और तिल, इन सबको एकत्र मिला पीसकर रख लें। इस चूर्ण में से उचित मात्रा में लेकर शहत के साथ चाटने से समय से पूर्व आयी जरा (बुढ़ापा) दूर होती है और शरीर सुन्दर-दर्शनीय हो जाता है।

। समाप्त ।